PHARMACOTHERAPY CASEBOOK

A Patient-Focused Approach

临床药物治疗学病例分析

以患者为中心的治疗方法

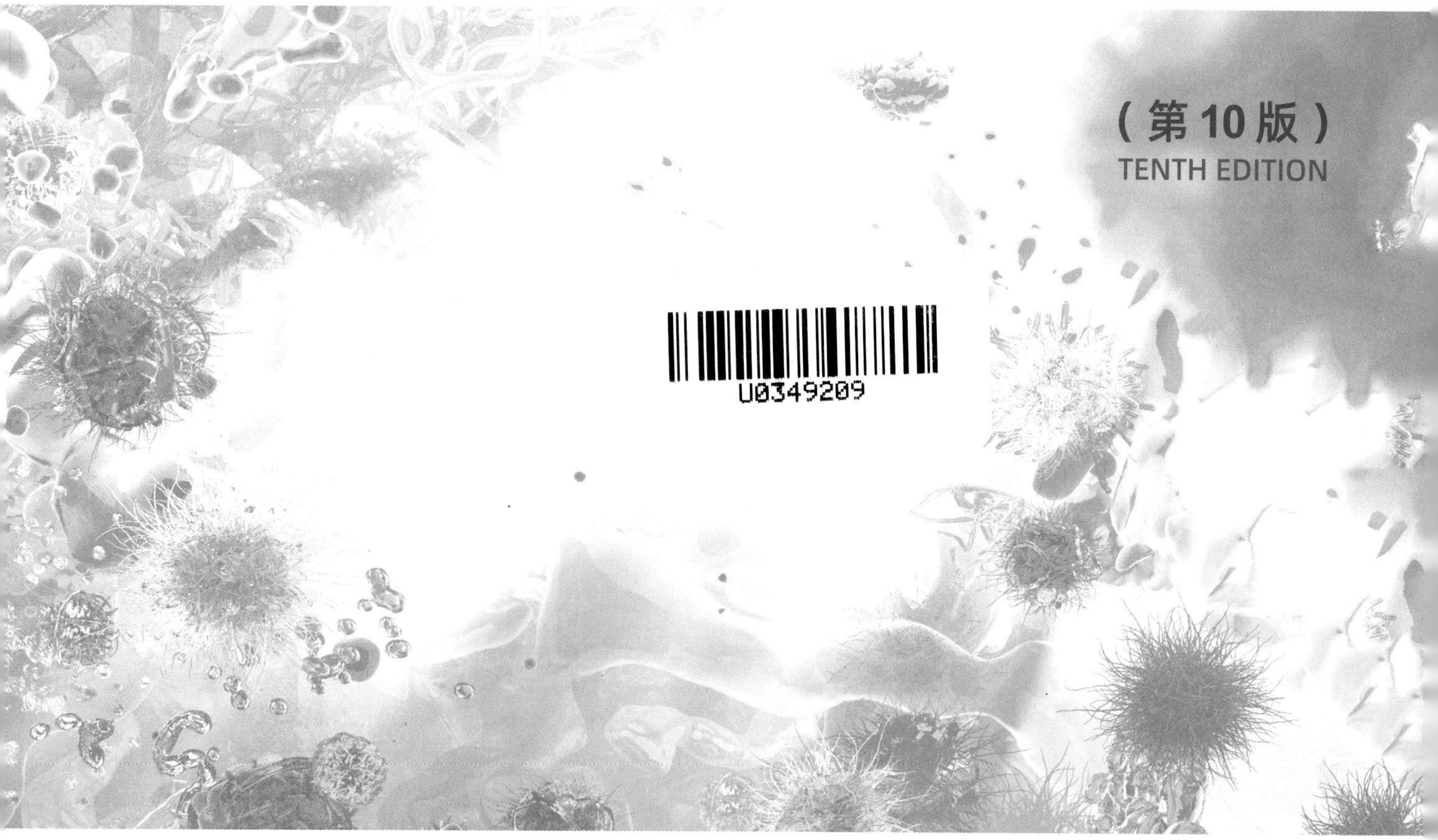

（第 10 版）

TENTH EDITION

主编 >>>

[美] 特里·L.施温哈默（Terry L.Schwinghammer）

[美] 朱莉亚·M.科勒（Julia M.Koehler）

[美] 吉尔·S.博尔切特（Jill S.Borchert）

[美] 道格拉斯·斯兰（Douglas Slain）

[美] 莎伦·K.帕克（Sharon K.Park）

主译 >>>

顾朋颖　刘　锋　王新春

科学技术文献出版社

SCIENTIFIC AND TECHNICAL DOCUMENTATION PRESS

·北京·

Mc Graw Hill

图书在版编目（CIP）数据

临床药物治疗学病例分析：以患者为中心的治疗方法：第10版 /（美）特里 · L. 施温哈默等主编；顾朋颖，刘锋，王新春主译. —北京：科学技术文献出版社，2023. 1

书名原文：PHARMACOTHERAPY CASEBOOK：A Patient-Focused Approach，TENTH EDITION

ISBN 978-7-5189-9454-0

Ⅰ. ①临… Ⅱ. ①特… ②顾… ③刘… ④王… Ⅲ. ①药物疗法 Ⅳ. ① R453

中国版本图书馆 CIP 数据核字（2022）第 142455 号

著作权合同登记号 图字：01-2021-4942

Terry L. Schwinghammer，Julia M. Koehler，Jill S. Borchert，Douglas Slain，Sharon K. Park

PHARMACOTHERAPY CASEBOOK: A Patient-Focused Approach, TENTH EDITION

ISBN 978-1-259-64091-9

临床药物治疗学病例分析：以患者为中心的治疗方法（第10版）

策划编辑：袁婴婴　责任编辑：帅莎莎　袁婴婴　责任校对：张永霞　责任出版：张志平

出 版 者	科学技术文献出版社
地　　址	北京市复兴路15号　邮编　100038
编 务 部	(010) 58882938，58882087（传真）
发 行 部	(010) 58882868，58882870（传真）
邮 购 部	(010) 58882873
官方网址	www.stdp.com.cn
发 行 者	科学技术文献出版社发行　全国各地新华书店经销
印 刷 者	北京时尚印佳彩色印刷有限公司
版　　次	2023 年 1 月第 1 版　2023 年 1 月第 1 次印刷
开　　本	889 × 1194　1/16
字　　数	1183千
印　　张	43
书　　号	ISBN 978-7-5189-9454-0
定　　价	238.00元

译者名单

主　译　顾朋颖　刘　锋　王新春

副主译　姜　岳　张　霞　李　倩　刘　娟　李军政

编　委（按姓氏拼音排序）

董小林　昆明市延安医院
顾朋颖　中国科学技术大学附属第一医院（安徽省立医院）
姜　岳　清华大学第一附属医院
李　倩　皖南医学院第一附属医院（皖南医学院弋矶山医院）
李军政　南方医科大学珠江医院
刘　锋　四川大学华西医院
刘　果　四川大学华西医院
刘　娟　北京大学第三医院北方院区
孙　萍　陕西省肿瘤医院
王　辉　昆明市延安医院
王万雄　昆明市第二人民医院
王新春　石河子大学医学院第一附属医院
徐春静　北京大望路急诊抢救医院
张　霞　天津市宝坻区人民医院

主译简介

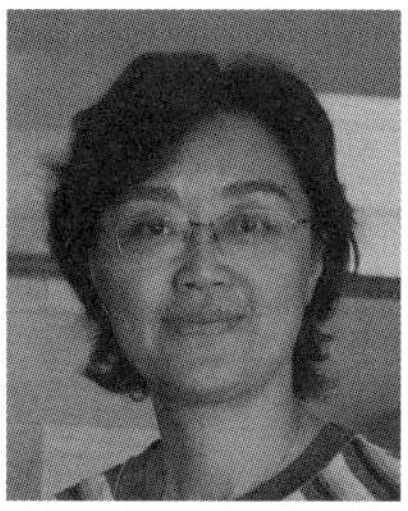

顾朋颖，中国科学技术大学附属第一医院（安徽省立医院南区）老年医学科主任，副教授，研究生导师。现任安徽省保健医学会第四届理事，中国老年保健医学研究会保健管理分会青年学组第一届委员会副主任委员，中国女医师协会老年医学专业委员会委员，中国老年学和老年医学学会老年病学分会委员，中国老年保健医学研究会老龄健康专家委员会委员，中国老年保健医学研究会老龄健康服务与标准化分会首届青年学组副主任委员，安徽省医学会内分泌分会青年委员副主任委员，安徽省老年医学学会首届青年学组副主任委员，中华医学会老年医学分会老年骨代谢病学组委员，安徽省首批健康科普专家。在老年医学相关领域发表论文 30 余篇，其中被 SCI 收录 10 余篇，承担及参与省部级、院级课题数项，获得安徽省科学技术进步三等奖。

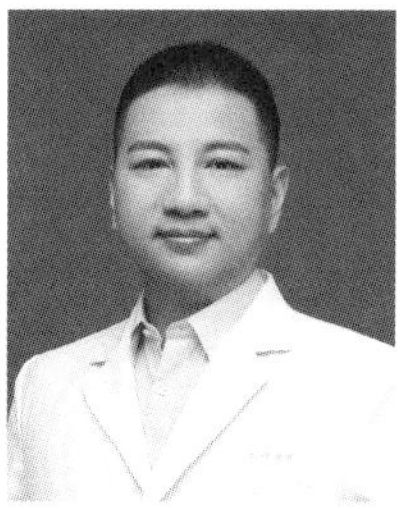

刘锋，四川大学华西医院医学专业博士，主任医师，副教授，研究生导师。现任中华医学会耳鼻咽喉头颈外科分会鼻科学组成员，中华医学会变态反应学分会鼻眼过敏性疾病学组专家委员，中国医师协会内镜医师分会耳鼻咽喉专业委员会委员，中国中西医结合学会耳鼻咽喉头颈外科变态反应、鼻颅底肿瘤及嗅觉专病常务委员，四川省医学会耳鼻咽喉头颈外科专业委员会副主任委员，四川省耳鼻咽喉头颈外科学会鼻科专业委员会主任委员。在相关领域发表论文 30 余篇，其中 20 篇被 SCI 收录，承担及参与国家级、省部级课题 10 项，获得国家发明专利 2 项、实用新型专利 3 项，获得四川省医学科技进步二等奖。

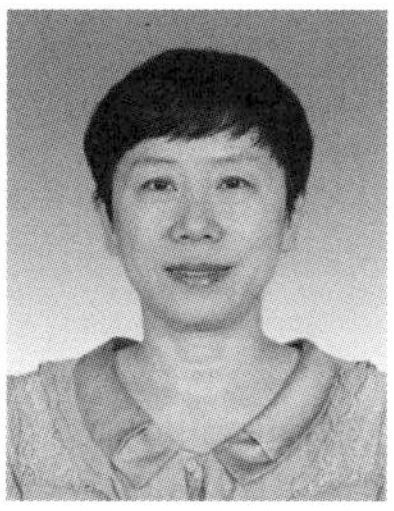

王新春，药学部主任，主任药师、教授，药剂学博士，博士生导师。现任中国医院协会药事管理专业委员会委员，新疆医院协会药事管理专业委员会常务委员、新疆医学会临床药学专业委员会常务委员、新疆药学会药物经济学专业专委会副主任委员、新疆药学会临床药物实验专业委员会委员等。在相关领域发表论文 100 余篇，其中被 SCI 收录 11 篇。主持科研课题 10 余项，其中国家自然科学基金委员会－新疆维吾尔自治区人民政府联合基金重点项目 1 项、国家自然科学基金地区科学基金 3 项，国家科技部资助课题 2 项、兵团科技攻关重点领域项目 1 项。获得国家发明专利 8 项；获得新疆生产建设兵团科学技术进步奖二等奖 2 项、三等奖 1 项，获新疆维吾尔自治区科学技术进步奖二等奖 1 项。

原著主编名单

Terry L. Schwinghammer, PharmD, FCCP, FASHP, FAPhA, BCPS
Professor and Chair
Department of Clinical Pharmacy
School of Pharmacy
West Virginia University
Morgantown, West Virginia

Julia M. Koehler, PharmD, FCCP
Professor and Associate Dean for Clinical Education and External Affiliations
College of Pharmacy and Health Sciences
Butler University
Ambulatory Care Clinical Pharmacist
Methodist Hospital of Indiana University Health
Indianapolis, Indiana

Jill S. Borchert, PharmD, BCACP, BCPS, FCCP
Professor and Vice Chair
Department of Pharmacy Practice
Director, PGY2 Ambulatory Care Residency Program
Midwestern University Chicago College of Pharmacy
Downers Grove, Illinois

Douglas Slain, PharmD, BCPS, FCCP, FASHP
Professor
Department of Clinical Pharmacy
School of Pharmacy
West Virginia University
Infectious Diseases Clinical Specialist
WVU Medicine and Ruby Memorial Hospital
Morgantown, West Virginia

Sharon K. Park, PharmD, BCPS
Assistant Professor
Department of Clinical and Administrative Sciences
School of Pharmacy
Notre Dame of Maryland University
Clinical Pharmacy Specialist
Drug Information and Medication Use Policy
The Johns Hopkins Hospital
Baltimore, Maryland

原著编者名单

Marie A. Abate, BS, PharmD
Professor of Clinical Pharmacy；Director, West Virginia Center for Drug and Health Information；Director of Programmatic Assessment, West Virginia University School of Pharmacy, Morgantown, West Virginia

Nicole P. Albanese, PharmD, CDE, BCACP
Clinical Assistant Professor, Department of Pharmacy Practice, University at Buffalo, School of Pharmacy and Pharmaceutical Sciences；Clinical Pharmacist in Ambulatory Care, Buffalo Medical Group, Buffalo, New York

Kwadwo Amankwa, PharmD, BCPS
Assistant Professor, Notre Dame of Maryland University, Baltimore, Maryland

Jarrett R. Amsden, PharmD, BCPS
Associate Professor, Department of Pharmacy Practice, Butler University College of Pharmacy and Health Sciences；Infectious Diseases Clinical Pharmacist, Department of Clinical Pharmacy, Community Health Network, Indianapolis, Indiana

Alexander J. Ansara, PharmD, BCPS (AQ Cardiology)
Associate Professor, Department of Clinical Pharmacy Practice, Butler University College of Pharmacy and Health Sciences；Clinical Pharmacist in Advanced Heart Care, Indiana University Health Methodist Hospital, Indianapolis, Indiana

Sally A. Arif, PharmD, BCPS (AQ Cardiology)
Associate Professor, Department of Pharmacy Practice, Midwestern University, Chicago College of Pharmacy, Downers Grove；Clinical Pharmacist, Rush University Medical Center, Chicago, Illinois

Lori T. Armistead, PharmD
Clinical Instructor, UNC Eshelman School of Pharmacy, The University of North Carolina at Chapel Hill, Chapel Hill, North Carolina

Jessica J. Auten, PharmD, BCPS, BCOP
Clinical Pharmacy Specialist（Inpatient Malignant Hematology）, Department of Pharmacy, North Carolina Cancer Hospital, Chapel Hill, North Carolina

Melissa Badowski, PharmD, BCPS, AAHIVP
Clinical Assistant Professor, Section of Infectious Diseases, University of Illinois at Chicago, College of Pharmacy；Illinois Department of Corrections HIV Telemedicine Program, Chicago, Illinois

Jacquelyn L. Bainbridge, PharmD, FCCP
Professor, Department of Clinical Pharmacy, Skaggs School of Pharmacy and Pharmaceutical Sciences, University of Colorado, Aurora, Colorado

Gina M. C. Baugh, PharmD
Clinical Associate Professor, Department of Clinical Pharmacy, School of Pharmacy, West Virginia University, Robert C. Byrd Health Sciences Center, Morgantown, West Virginia

Scott J. Bergman, PharmD, BCPS (AQ-ID)
Southern Illinois University Edwardsville School of Pharmacy, Edwardsville, Illinois

Christopher M. Bland, PharmD, BCPS, FIDSA
Clinical Assistant Professor, Department of Clinical and Administrative Pharmacy, University of Georgia College of Pharmacy；Critical Care/Infectious Diseases Clinical Pharmacist, St. Joseph's/Candler Health System, Savannah, Georgia

Meghan M. Bodenberg, PharmD, BCPS
Associate Professor and Director of Site-Based Experiential Education, Butler University College of Pharmacy & Health Sciences, Indianapolis, Indiana

Scott Bolesta, PharmD, BCPS, FCCM
Associate Professor, Department of Pharmacy Practice, Nesbitt School of Pharmacy, Wilkes University, Wilkes-Barre；Investigator, Center for Pharmacy Innovation and Outcomes, Geisinger Health System, Danville；Clinical Pharmacist in Internal Medicine/Critical Care, Pharmacy Department, Regional Hospital of Scranton, Scranton, Pennsylvania

Larissa N. H. Bossaer, PharmD, BCPS
Associate Professor, Department of Pharmacy Practice, Bill Gatton College of Pharmacy, East Tennessee State University；Adjunct Professor, Department of Family Medicine, Quillen College of Medicine, East Tennessee State University, Johnson City, Tennessee

Bonnie L. Boster, PharmD, BCOP
Clinical Pharmacy Specialist—Breast Medical Oncology, Division of Pharmacy, The University of Texas MD Anderson Cancer Center, Houston, Texas

Jessica H. Brady, PharmD, BCPS
Clinical Associate Professor, Department of Clinical Sciences, School of Pharmacy, University of Louisiana at Monroe；Adult Medicine Clinical Pharmacist, University Health Conway, Monroe, Louisiana

Trisha N. Branan, PharmD, BCCCP
Clinical Assistant Professor, Department of Clinical & Administrative Pharmacy, University of Georgia College of Pharmacy；Critical Care Clinical Pharmacist, Athens Regional Medical Center, Athens, Georgia

Amie D. Brooks, PharmD, FCCP, BCPS, BCACP
Professor, Department of Pharmacy Practice, St. Louis College of Pharmacy, St. Louis, Missouri

Gretchen M. Brophy, PharmD, BCPS, FCCP, FCCM, FNCS
Professor of Pharmacotherapy & Outcomes Science and Neurosurgery, School of Pharmacy, Virginia Commonwealth University, Richmond, Virginia

Kristen L. Bunnell, PharmD, BCPS
Infectious Diseases Pharmacotherapy Fellow, University of Illinois at Chicago, School of Pharmacy, Chicago, Illinois

Rodrigo M. Burgos, PharmD, AAHIVP
Clinical Assistant Professor, Section of Infectious Diseases, Department of Pharmacy Practice, College of Pharmacy, University of Illinois at Chicago, Chicago, Illinois

Karim A. Calis, PharmD, MPH, FASHP, FCCP
Adjunct Senior Clinical Investigator, Eunice Kennedy Shriver National Institute of Child Health and Human Development；Clinical Professor, University of Maryland School of Pharmacy, Baltimore, MD；Clinical Professor, Virginia Commonwealth University School of Pharmacy, Richmond, Virginia

Lauren Camaione, BS, PharmD
Pediatric Pharmacotherapy Specialist, The Brooklyn Hospital Center；Clinical Assistant Professor of Pharmacy Practice, Long Island University, Arnold and Marie Schwartz College, Brooklyn, New York

Krista D. Capehart, PharmD, MSPharm, AE-C
Clinical Associate Professor, Department of Clinical Pharmacy, School of Pharmacy, West Virginia University, Morgantown；Director of the Wigner Institute for Advanced Pharmacy Practice, Education, and Research, Charleston, West Virginia

Katie E. Cardone, PharmD, BCACP, FNKF, FASN
Associate Professor, Department of Pharmacy Practice；Albany College of Pharmacy and Health Sciences, Albany, New York

Diana H. Cauley, PharmD, BCOP
Clinical Pharmacy Specialist, Genitourinary Medical Oncology, Division of Pharmacy, The University of Texas MD Anderson Cancer Center, Houston, Texas

Juliana Chan, PharmD, FCCP, BCACP
Clinical Associate Professor, Colleges of Pharmacy and Medicine, University of Illinois at Chicago；Clinical Pharmacist—Gastroenterology/Hepatology, Illinois Department of Corrections Hepatology Telemedicine, Sections of Hepatology, Digestive Diseases and Nutrition, Chicago, Illinois

Sheh-Li Chen, PharmD, BCOP
Clinical Pharmacy Specialist in Benign Hematology, University of North Carolina Medical Center; Assistant Professor of Clinical Education, UNC Eshelman School of Pharmacy, Chapel Hill, North Carolina

Amber N. Chiplinski, PharmD, BCPS
Clinical Pharmacy Coordinator, Meritus Medical Center, Hagerstown, Maryland

Kevin W. Cleveland, PharmD, ANP
Director of Student Services and Assistant Dean for Experiential Education; Associate Professor, Idaho State University College of Pharmacy, Meridian, Idaho

Jennifer Confer, PharmD, BCPS, BCCCP
Clinical Associate Professor, Department of Clinical Pharmacy, School of Pharmacy, West Virginia University, Morgantown; Clinical Pharmacist in Critical Care, Cabell Huntington Hospital, Huntington, West Virginia

Tracy J. Costello, PharmD, BCPS
Assistant Professor of Pharmacy Practice, Butler University College of Pharmacy and Health Sciences; Clinical Pharmacy Specialist, Family Medicine, Community Health Network, Indianapolis, Indiana

Elizabeth A. Coyle, PharmD, FCCM, BCPS
Assistant Dean of Assessment, Clinical Professor, University of Houston College of Pharmacy, Houston, Texas

Brian L. Crabtree, PharmD, BCPP
Professor and Chair, Department of Pharmacy Practice, Eugene Applebaum College of Pharmacy and Health Sciences, Wayne State University, Detroit, Michigan

Daniel J. Crona, PharmD, PhD
Assistant Professor, Division of Pharmacotherapy and Experimental Therapeutics, Eshelman School of Pharmacy; Clinical Pharmacy Specialist （Genitourinary Malignancies）, Department of Pharmacy, North Carolina Cancer Hospital, Chapel Hill, North Carolina

Nicole S. Culhane, PharmD, FCCP, BCPS
Director of Experiential Education; Professor, Clinical and Administrative Sciences, School of Pharmacy, Notre Dame of Maryland University, Baltimore, Maryland

Aaron Cumpston, PharmD, BCOP
Clinical Specialist, Department of Pharmacy, West Virginia University Medicine, Morgantown, West Virginia

Kendra M. Damer, PharmD
Associate Professor, Department of Pharmacy Practice, College of Pharmacy and Health Sciences, Butler University, Indianapolis, Indiana

Lisa E. Davis, PharmD, FCCP, BCPS, BCOP
Professor, Department of Pharmacy Practice & Science, College of Pharmacy, University of Arizona, Tucson, Arizona

Christopher M. Degenkolb, PharmD, BCPS
Clinical Pharmacy Specialist in Internal Medicine, Richard L. Roudebush VA Medical Center, Indianapolis, Indiana

Paulina Deming, PharmD, PhC
Associate Professor of Pharmacy, University of New Mexico College of Pharmacy, Albuquerque, New Mexico

Margarita V. DiVall, PharmD, MEd, BCPS
Clinical Professor & Director of Assessment, Northeastern University School of Pharmacy, Boston, Massachusetts

Holly S. Divine, PharmD, BCACP, CGP, CDE, FAPhA
Clinical Associate Professor, Department of Pharmacy Practice and Science, University of Kentucky College of Pharmacy, Lexington, Kentucky

Ernest J. Dole, PharmD, PhC, FASHP, BCPS
Clinical Pharmacist; University of New Mexico Hospitals Pain Consultation & Treatment Center; Clinical Associate Professor, University of New Mexico College of Pharmacy, Albuquerque, New Mexico

Jennifer A. Donaldson, PharmD
Clinical Pharmacist Specialist, Riley Hospital for Children at Indiana University Health, Indianapolis, Indiana

Gabriella A. Douglass, PharmD, BCACP
Assistant Professor, Department of Pharmacy Practice, Harding University College of Pharmacy, Searcy; Clinical Pharmacist in Ambulatory Care, ARcare, Augusta, Arkansas

Scott R. Drab, PharmD, CDE, BC-ADM
Associate Professor of Pharmacy & Therapeutics, University of Pittsburgh, School of Pharmacy; Director, University Diabetes Care Associates, Pittsburgh, Pennsylvania

Sharon M. Erdman, PharmD
Clinical Professor, Department of Pharmacy Practice, College of Pharmacy, Purdue University, West Lafayette; Infectious Diseases Clinical Pharmacist, Eskenazi Health, Indianapolis, Indiana

Kathryn Eroschenko, PharmD
Clinical Assistant Professor, Department of Pharmacy Practice, Idaho State University, Meridian; Clinical Pharmacist in Ambulatory Care, Saint Alphonsus Medical Group Clinic, Boise, Idaho

Brian E. Erstad, PharmD, FCCP, FCCM, FASHP
Professor and Head, Department of Pharmacy Practice and Science, The University of Arizona College of Pharmacy, Tucson, Arizona

John S. Esterly, PharmD, BCPS AQ-ID
Scientific Director, Hepatitis C/HIV, Merck Research Laboratories, Chicago, Illinois

Jeffery D. Evans, PharmD
Clinical Associate Professor, Department of Clinical Pharmacy, School of Pharmacy, University of Louisiana at Monroe, Monroe, Louisiana

Virginia Fleming, PharmD, BCPS
Clinical Assistant Professor, Clinical and Administrative Pharmacy, University of Georgia College of Pharmacy, Athens, Georgia

Rachel W. Flurie, PharmD, BCPS
Assistant Professor, Internal Medicine, Department of Pharmacotherapy and Outcomes Science, School of Pharmacy, Virginia Commonwealth University, Richmond, Virginia

Michelle Fravel, PharmD, BCPS
Clinical Assistant Professor, Department of Pharmacy Practice and Science, University of Iowa College of Pharmacy, Iowa City, Iowa

Mary E. Fredrickson, PharmD, BCPS
Clinical Pharmacy Specialist, St. Joseph Warren Hospital, Warren, Ohio

Michelle D. Furler, BSc Pharm, PhD, CDE
Pharmacist, Kingston, Ontario, Canada

Lisa R. Garavaglia, PharmD, BCPS, BCPPS
Clinical Specialist in Pediatric Hematology/Oncology, Department of Pharmacy, West Virginia University Medicine; Adjunct Assistant Professor, West Virginia University School of Pharmacy, Morgantown, West Virginia

Sharon B. S. Gatewood, PharmD, FAPhA
Associate Professor, Department of Pharmacotherapy and Outcomes Sciences, School of Pharmacy, Virginia Commonwealth University, Richmond, Virginia

Amanda Geist, PharmD
Neonatal Intensive Care Unit Clinical Pharmacist, The Western Pennsylvania Hospital, Pittsburgh, Pennsylvania

Jane M. Gervasio, PharmD, BCNSP, FCCP
Professor, Department of Pharmacy Practice
Butler University, College of Pharmacy and Health Sciences, Indianapolis, Indiana

Ashley Glode, PharmD, BCOP
Assistant Professor, Department of Clinical Pharmacy, University of Colorado Skaggs School of Pharmacy and Pharmaceutical Sciences, Denver; Clinical Pharmacy Specialist, University of Colorado Cancer Center, Aurora, Colorado

Michael J. Gonyeau, BS Pharm, PharmD, MEd, FNAP, FCCP, BCPS, RPh
Clinical Professor; Acting Chair, Department of Pharmacy and Health Systems Sciences, Director of Undergraduate and Professional Programs, Northeastern University School of Pharmacy; Clinical Pharmacist, Integrated Teaching Unit, Brigham and Women's Hospital, Boston, Massachusetts

Jean-Venable "Kelly" R. Goode, PharmD, BCPS, FAPhA, FCCP
Professor and Director, Community Pharmacy Residency Program, School of Pharmacy, Virginia Commonwealth University, Richmond, Virginia

Anthony J. Guarascio, PharmD, BCPS
Assistant Professor, Department of Pharmacy, Practice, Mylan School of Pharmacy, Duquesne University, Pittsburgh, Pennsylvania

Wayne P. Gulliver, MD, FRCPC
Professor of Medicine and Dermatology; Faculty of Medicine, Memorial University of Newfoundland, Newfoundland, Canada

John G. Gums, PharmD, FCCP
Professor of Pharmacy and Medicine, Departments of Pharmacotherapy & Translational Research and Community Health & Family Medicine, Colleges of Pharmacy and Medicine, University of Florida; Associate Dean of Clinical Affairs, College of Pharmacy, University of Florida; Director of Clinical Research, Department of Community Health and Family Medicine, University of Florida, Gainesville, Florida

Jennifer R. Guthrie, MPAS, PA-C
Assistant Professor; Director of Experiential Education, Physician Assistant Program; College of Pharmacy and Health Sciences, Butler University, Indianapolis, Indiana

Deanne L. Hall, PharmD, CDE, BCACP
Associate Professor of Pharmacy and Therapeutics, University of Pittsburgh School of Pharmacy; Clinical Pharmacy Specialist—Ambulatory Care, UPMC Presbyterian/Shadyside, Pittsburgh, Pennsylvania

Felecia Hart, PharmD, MSCS
Clinical Neurology Research Fellow, Skaggs School of Pharmacy and Pharmaceutical Sciences, University of Colorado, Aurora, Colorado

Deborah A. Hass, PharmD, BCOP, BCPS
Oncology Pharmacist, Mt. Auburn Hospital, Cambridge, Massachusetts

Keith A. Hecht, PharmD, BCOP
Associate Professor, Department of Pharmacy Practice, School of Pharmacy, Southern Illinois University Edwardsville; Clinical Pharmacy Specialist, Hematology/Oncology, Mercy Hospital St. Louis, St. Louis, Missouri

Brian A. Hemstreet, PharmD, FCCP, BCPS
Assistant Dean for Student Affairs; Associate Professor of Pharmacy Practice, Regis University School of Pharmacy, Denver, Colorado

Sarah D. Hittle, PharmD, BCPS, BCCCP
Critical Care Clinical Pharmacy Specialist, St. Vincent Hospital, Indianapolis, Indiana

Brian M. Hodges, PharmD, BCPS, BCNSP
Market Clinical Director, Comprehensive Pharmacy Services, Charleston Area Medical Center; Clinical Assistant Professor, West Virginia University School of Pharmacy, Charleston, West Virginia

Brittany Hoffmann-Eubanks, PharmD, MBA
Clinical Pharmacist, Jewel-Osco Pharmacy, South Holland, Illinois

Lisa M Holle, PharmD, BCOP, FHOPA
Associate Clinical Professor, Department of Pharmacy Practice, University of Connecticut School of Pharmacy; Assistant Professor, Department of Medicine, School of Medicine, Farmington, Connecticut

Yvonne C. Huckleberry, PharmD, BCPS
Clinical Pharmacy Specialist, Critical Care, Department of Pharmacy Services, Banner University Medical Center; Clinical Assistant Professor, College of Pharmacy, The University of Arizona, Tucson, Arizona

Andrew Y. Hwang, PharmD
Postdoctoral Fellow, Departments of Pharmacotherapy & Translational Research and Community Health & Family Medicine, Colleges of Pharmacy and Medicine, University of Florida, Gainesville, Florida

Carrie L. Isaacs, PharmD, CDE
Clinical Pharmacy Specialist in Primary Care, Lexington VA Medical Center, Lexington, Kentucky

Timothy J. Ives, PharmD, MPH, FCCP, CPP
Professor of Pharmacy, UNC Eshelman School of Pharmacy；Adjunct Professor of Medicine, School of Medicine, The University of North Carolina at Chapel Hill, Chapel Hill, North Carolina

Catherine Johnson, PhD, FNP-BC, PNP-BC
Chair of Advanced Practice, School of Nursing, Duquesne University, Pittsburgh, Pennsylvania

Laura L Jung, BS Pharm, PharmD
Independent Medical Writer, Hematology/Oncology, Mount Holly, North Carolina

Teresa C. Kam, PharmD, BCOP
Clinical Pharmacist in Hematology/Stem Cell Transplantation, Indiana University Health, Indianapolis, Indiana

Michael D. Katz, PharmD
Professor, Department of Pharmacy Practice and Science, The University of Arizona College of Pharmacy, Tucson, Arizona

S. Travis King, PharmD, BCPS
Assistant Professor of Pharmacy Practice, University of Mississippi School of Pharmacy；Clinical Pharmacist in Infectious Diseases, University of Mississippi Medical Center, Jackson, Mississippi

Michael B. Kays, PharmD, FCCP
Associate Professor, Department of Pharmacy Practice, Purdue University College of Pharmacy, West Lafayette and Indianapolis；Adjunct Associate Professor, Department of Medicine, Indiana University School of Medicine, Indianapolis, Indiana

Cynthia K. Kirkwood, PharmD, BCPP
Executive Associate Dean for Academic Affairs；Professor, Department of Pharmacotherapy & Outcomes Science, School of Pharmacy, Virginia Commonwealth University, Richmond, Virginia

Julie C. Kissack, PharmD, BCPS, FCCP
Professor and Chair, Department of Pharmacy Practice, Harding University College of Pharmacy, Searcy, Arkansas

Jonathan Kline, PharmD, CACP, BCPS, CDE
Director of Pharmacy, Jefferson Medical Center, Ranson, WV；Adjunct Clinical Associate Professor, Department of Clinical Pharmacy, West Virginia University School of Pharmacy, Morgantown, West Virginia

Vanessa T. Kline, PharmD, BCPS
Clinical Pharmacy Specialist, Winchester Medical Center, Winchester, Virginia

Julia M. Koehler, PharmD, FCCP
Associate Dean for Clinical Education and External Affiliations；Professor of Pharmacy Practice, College of Pharmacy and Health Sciences, Butler University；Ambulatory Care Clinical Pharmacist, Transition Clinic and Pulmonary Rehabilitation, Indiana University Health, Indianapolis, Indiana

Cynthia P. Koh-Knox, PharmD
Clinical Associate Professor, Department of Pharmacy Practice, Purdue University College of Pharmacy, West Lafayette, Indiana

Brian J. Kopp, PharmD, BCPS, FCCM
Clinical Pharmacy Specialist—Critical Care, Department of Pharmacy Services, Banner University Medical Center—Tucson；Clinical Assistant Professor, College of Pharmacy, The University of Arizona, Tucson, Arizona

Michael D. Kraft, PharmD, BCNSP
Clinical Associate Professor, Department of Clinical Pharmacy, University of Michigan College of Pharmacy；Assistant Director—Education and Research, Department of Pharmacy Services, University

of Michigan Hospitals and Health Centers, Ann Arbor, Michigan

Connie K. Kraus, PharmD, BCACP
Professor（CHS）, University of Wisconsin-Madison, School of Pharmacy；Clinical Instructor, University of Wisconsin-Madison, Department of Family Medicine and Community Health, Madison, Wisconsin

Po Gin Kwa, MD
Clinical Assistant Professor, Faculty of Medicine, Memorial University of Newfoundland；Pediatrician, Eastern Health, St. John's, Newfoundland and Labrador, Canada

Kena J. Lanham, PharmD, BCPS
Clinical Pharmacy Specialist—Critical Care, Rush University Medical Center, Chicago, Illinois

Rebecca M. T. Law, BS Pharm, PharmD
Associate Professor, School of Pharmacy；Faculty of Medicine, Memorial University of Newfoundland, St. John's, Newfoundland and Labrador, Canada

Mary W. L. Lee, PharmD, BCPS, FCCP
Professor of Pharmacy Practice, Chicago College of Pharmacy；Vice President and Chief Academic Officer, Pharmacy and Optometry Education, Midwestern University, Downers Grove, Illinois

Cara Liday, PharmD, CDE
Associate Professor, Department of Pharmacy Practice and Administrative Sciences, Idaho State University；Clinical Pharmacist, InterMountain Medical Clinic, Pocatello, Idaho

Kristen L. Longstreth, PharmD, BCPS
Clinical Pharmacy Specialist, St. Elizabeth Youngstown Hospital, Youngstown；Clinical Associate Professor of Pharmacy Practice, Northeast Ohio Medical University, Rootstown, Ohio

Amy M. Lugo, PharmD, BCPS, BC-ADM, FAPhA
Clinical Pharmacy Specialist；Director—Managed Care Residency, Defense Health Agency Pharmacy Operations Division Formulary Management Branch, San Antonio, Texas

Cheen Lum, PharmD
Clinical Specialist in Behavioral Care, Community Hospital North；Ambulatory Care Pharmacist—Behavioral Care, Community Health Network, Indianapolis, Indiana

Robert MacLaren, BSc Pharm, PharmD, MPH, FCCM, FCCP
Professor, Department of Clinical Pharmacy, Skaggs School of Pharmacy and Pharmaceutical Sciences, University of Colorado, Aurora, Colorado

Erik D. Maki, PharmD, BCPS
Associate Professor, College of Pharmacy and Health Sciences, Drake University, Des Moines, Iowa

Margery H. Mark, MD
Associate Professor of Neurology and Psychiatry, UMDNJ-Robert Wood Johnson Medical School, New Brunswick, New Jersey

Joel C. Marrs, PharmD, FCCP, FASHP, FNLA, BCPS (AQ Cardiology), BCACP, CLS
Associate Professor, University of Colorado Skaggs School of Pharmacy and Pharmaceutical Sciences, Aurora, Colorado

Jay L. Martello, PharmD, BCPS
Clinical Assistant Professor, Department of Clinical Pharmacy, West Virginia University School of Pharmacy, Robert C Byrd Health Sciences Center, Morgantown, West Virginia

Lena M. Maynor, PharmD, BCPS
Clinical Associate Professor and Director of Advanced Pharmacy Practice Experiences, Department of Clinical Pharmacy, School of Pharmacy, West Virginia University, Morgantown, West Virginia

James W. McAuley, RPh, PhD, FAPhA
Professor of Pharmacy Practice and Neurology, Colleges of Pharmacy and Medicine, The Ohio State University, Columbus, Ohio

Jennifer McCann, PharmD, BCPS, BCCCP
Assistant Professor of Pharmacy Practice, Butler

University College of Pharmacy and Health Sciences, Indianapolis, Indiana

William McGhee, PharmD
Clinical Pharmacy Specialist, Children's Hospital of Pittsburgh of UPMC；Adjunct Clinical Assistant Professor, School of Pharmacy, University of Pittsburgh, Pittsburgh, Pennsylvania

Ashlee McMillan, PharmD, BCACP
Director of Skills Development and Clinical Assistant Professor, Department of Clinical Pharmacy, West Virginia University School of Pharmacy, Morgantown, West Virginia

Brian McMillan, MD
Assistant Clinical Professor, Department of Ophthalmology, West Virginia University School of Medicine, Morgantown, West Virginia

Cydney E. McQueen, PharmD
Clinical Associate Professor, Department of Pharmacy Practice and Administration, School of Pharmacy, University of Missouri–Kansas City, Kansas City, Missouri

Sarah T. Melton, PharmD, BCPP, BCACP, CGP, FASCP
Associate Professor of Pharmacy Practice, Gatton College of Pharmacy at East Tennessee State University, Johnson City, Tennessee

Renee-Claude Mercier, PharmD, BCPS-AQ ID, PhC, FCCP
Professor of Pharmacy and Medicine, University of New Mexico, College of Pharmacy, Albuquerque, New Mexico

Sarah M. Michienzi, PharmD
PGY-2 HIV/ID Specialty Resident, Section of Infectious Diseases, Department of Pharmacy Practice, College of Pharmacy, University of Illinois at Chicago, Chicago, Illinois

Augusto Miravalle, MD
Associate Professor and Vice Chair of Education, Department of Neurology, University of Colorado School of Medicine, Aurora, Colorado

Marta A. Miyares, PharmD, BCPS (AQ Cardiology), CACP
Clinical Pharmacy Specialist, Internal Medicine, Jackson Memorial Hospital；Director, PGY1 Residency Program, Miami, Florida

Rima A. Mohammad, PharmD, BCPS
Clinical Assistant Professor, Department of Clinical Pharmacy, College of Pharmacy, University of Michigan；Clinical Pharmacist, University of Michigan Health System, Ann Arbor, Michigan

Scott W. Mueller, PharmD, BCCCP
Assistant Professor, Department of Clinical Pharmacy, Skaggs School of Pharmacy and Pharmaceutical Sciences, University of Colorado, Aurora, Colorado

James J. Nawarskas, PharmD, BCPS
Associate Professor, Department of Pharmacy Practice and Administrative Sciences, College of Pharmacy, University of New Mexico, University of New Mexico, Albuquerque, New Mexico

Leigh A. Nelson, PharmD, BCPP
Associate Professor, University of Missouri-Kansas City School of Pharmacy, Division of Pharmacy Practice and Administration；Associate Professor, University of Missouri-Kansas City School of Medicine, Department of Psychiatry；Clinical Pharmacist, Truman Medical Center Behavioral Health, Kansas City, Missouri

Branden D. Nemecek, PharmD, BCPS
Assistant Professor, Department of Pharmacy Practice, Mylan School of Pharmacy, Duquesne University, Pittsburgh, Pennsylvania

TuTran Nguyen, PharmD, BCPS
Adjunct Faculty, Department of Clinical Pharmacy Practice, Butler University College of Pharmacy and Health Sciences；PGY-2 Internal Medicine Pharmacy Resident, Indiana University Health Methodist Hospital, Indianapolis, Indiana

Sarah A. Nisly, PharmD, BCPS
Associate Professor, Department of Pharmacy Practice, Butler University, College of Pharmacy and Health Sciences；Clinical Specialist—Internal Medicine, Indiana University Health Methodist Hospital, Indianapolis, Indiana

Jason M. Noel, PharmD, BCPP
Associate Professor, Department of Pharmacy Practice and Science, University of Maryland School of Pharmacy, Baltimore, Maryland

Sarah Norskog, PharmD
PGY2 Oncology Pharmacy Resident, University of Colorado Hospital, Aurora, Colorado

Kimberly J. Novak, PharmD, BCPS, BCPPS
Advanced Patient Care Pharmacist—Pediatric and Adult Cystic Fibrosis, Residency Program Director—PGY2 Pharmacy Residency-Pediatrics, Nationwide Children's Hospital；Clinical Assistant Professor, The Ohio State University College of Pharmacy, Columbus, Ohio

Kelly K. Nystrom, PharmD, BCOP
Associate Professor of Pharmacy Practice, Creighton University School of Pharmacy and Health Professions, Omaha, Nebraska

Cindy L. O'Bryant, PharmD, BCOP
Associate Professor, Department of Clinical Pharmacy, University of Colorado Skaggs School of Pharmacy and Pharmaceutical Sciences；Clinical Pharmacy Specialist, University of Colorado Cancer Center, Aurora, Colorado

Dannielle C. O'Donnell, BS, PharmD
Clinical Assistant Professor, College of Pharmacy, The University of Texas at Austin；Principal Medical Science Liaison, Immunology, US Medical Affairs, Genentech, Austin, Texas

Carol A. Ott, PharmD, BCPP
Clinical Professor of Pharmacy Practice, Purdue University College of Pharmacy；Clinical Pharmacy Specialist—Psychiatry, Eskenazi Health, Indianapolis, Indiana

Manjunath (Amit) P. Pai, PharmD
Associate Professor of Clinical Pharmacy and Deputy Director of the Pharmacokinetics Core, Department of Clinical Pharmacy, University of Michigan College of Pharmacy, Ann Arbor, Michigan

Neha S. Pandit, PharmD, AAHIVP, BCPS
Associate Professor, Department of Pharmacy Practice, University of Maryland School of Pharmacy, Baltimore, Maryland

Laura M. Panko, MD, FAAP
Assistant Professor of Pediatrics, Children's Hospital of Pittsburgh of UPMC, School of Medicine, University of Pittsburgh, Pittsburgh, Pennsylvania

Emily C. Papineau, PharmD, BCPS
Associate Professor of Pharmacy Practice, Butler University, College of Pharmacy and Health Sciences；Director of Ambulatory Pharmacy Services, Community Health Network, Indianapolis, Indiana

Dennis Parker, Jr, PharmD
Neurocritical Care Clinical Pharmacist, Detroit Receiving Hospital；Clinical Associate Professor, Eugene Applebaum College of Pharmacy and Health Sciences, Detroit, Michigan

Robert B. Parker, PharmD, FCCP
Professor, Department of Clinical Pharmacy, University of Tennessee College of Pharmacy, Memphis, Tennessee

Neelam K. Patel, PharmD, BCOP
Clinical Pharmacy Specialist—Breast Medical Oncology, Division of Pharmacy, The University of Texas MD Anderson Cancer Center, Houston, Texas

Rebecca S. Pettit, PharmD, MBA, BCPS, BCPPS
Pediatric Pulmonary Clinical Pharmacy Specialist, Riley Hospital for Children at Indiana University Health, Indianapolis, Indiana

Nicole C. Pezzino, PharmD
Assistant Professor of Pharmacy Practice, Wilkes University, School of Pharmacy, Wilkes-Barre；Clinical Pharmacist in Community/Ambulatory Pharmacy, Nanticoke, Pennsylvania

Beth B. Phillips, PharmD, FCCP, BCPS
Rite Aid Professor, University of Georgia College of Pharmacy；Clinical Pharmacy Specialist, Charlie Norwood VA Medical Center, Watkinsville, Georgia

Bradley G. Phillips, PharmD, BCPS, FCCP
Milliken-Reeve Professor and Department Head, Clinical and Administrative Pharmacy, University of Georgia College of Pharmacy, Athens, Georgia

Amy M. Pick, PharmD, BCOP
Associate Professor of Pharmacy Practice, Creighton University School of Pharmacy and Health Professions, Omaha, Nebraska

Melissa R. Pleva, PharmD, BCPS, BCNSP
Clinical Pharmacist Specialist, Department of Pharmacy Services, University of Michigan Hospitals and Health Centers；Adjunct Clinical Assistant Professor, University of Michigan College of Pharmacy, Ann Arbor, Michigan

Charles D. Ponte, BS, PharmD, FAADE, FAPhA, FASHP, FCCP, FNAP
Professor of Clinical Pharmacy and Family Medicine, West Virginia University Schools of Pharmacy and Medicine, Morgantown, West Virginia

Jamie Poust, PharmD, BCOP
Oncology Pharmacy Specialist, University of Colorado Hospital, Aurora, Colorado

Amber E. Proctor, PharmD
Clinical Oncology Specialist, UNC Healthcare；Clinical Assistant Professor, UNC Eshelman School of Pharmacy, Chapel Hill, North Carolina

Darin Ramsey, PharmD, BCPS, BCACP
Associate Professor of Pharmacy Practice, Butler University College of Pharmacy & Health Sciences；Clinical Specialist in Primary Care, Richard L. Roudebush VA Medical Center, Indianapolis, Indiana

Randolph E. Regal, BS, PharmD
Clinical Associate Professor, Department of Clinical Pharmacy, College of Pharmacy, University of Michigan；Clinical Pharmacist, University of Michigan Health System, Ann Arbor, Michigan

Paul Reynolds, PharmD, BCPS
Critical Care Pharmacy Specialist, University of Colorado Hospital；Clinical Assistant Professor, Department of Clinical Pharmacy, Skaggs School of Pharmacy and Pharmaceutical Sciences, University of Colorado, Aurora, Colorado

Denise H. Rhoney, PharmD, FCCP, FCCM
Ron and Nancy McFarlane Distinguished Professor and Chair, Division of Practice Advancement and Clinical Education, UNC Eshelman School of Pharmacy, Chapel Hill, North Carolina

Christopher Roberson, MS, AGNP-BC, ACRN
Nurse Practitioner, Baltimore, Maryland

Margaret A. Robinson, PharmD
Clinical Instructor, Department of Pharmacotherapy and Outcomes Sciences, School of Pharmacy, Virginia Commonwealth University, Richmond, Virginia

Michelle L. Rockey, PharmD, BCOP
Oncology Clinical Coordinator, The University of Kansas Hospital Cancer Center, Westwood, Kansas

Julianna V. F. Roddy, PharmD, BCOP
Clinical Pharmacist Specialist, Hematology/BMT/Oncology, Arthur G. James Cancer Hospital and Richard J. Solove Cancer Institute, The Ohio State University, Columbus, Ohio

Keith A. Rodvold, PharmD, FCCP, FIDSA
Professor of Pharmacy Practice and Medicine, Colleges of Pharmacy and Medicine, University of Illinois at Chicago, Chicago, Illinois

Kelly C. Rogers, PharmD, FCCP
Professor, Department of Clinical Pharmacy, University of Tennessee College of Pharmacy, Memphis, Tennessee

Carol J. Rollins, MS, RD, CNSC, PharmD, BCNSP
Clinical Professor, College of Pharmacy, University of Arizona；Clinical Pharmacist, Banner University Medical Center, Tucson, Arizona

Rochelle Rubin, PharmD, BCPS, CDE
Senior Clinical Pharmacy Coordinator—Family Medicine; Assistant Residency Program Director—PGY1 Pharmacy Residency, The Brooklyn Hospital Center; Clinical Assistant Professor of Pharmacy Practice, Arnold and Marie Schwartz College, Long Island University, Brooklyn, New York

Laura Ruekert, PharmD, BCPP, CGP
Clinical Specialist in Behavioral Care, Community Hospital North; Associate Professor of Pharmacy Practice, Butler University, Indianapolis, Indiana

Laurajo Ryan, PharmD, MSc, BCPS, CDE
Clinical Associate Professor, Division of Pharmacotherapy, The University of Texas at Austin College of Pharmacy, UT Health Science Center San Antonio, San Antonio, Texas

Laurel Sampognaro, PharmD
Clinical Associate Professor, Department of Clinical Pharmacy, School of Pharmacy, University of Louisiana at Monroe, Monroe, Louisiana

Elizabeth J. Scharman, PharmD, DABAT, BCPS, FAACT
Director, West Virginia Poison Center; Professor, Department of Clinical Pharmacy, School of Pharmacy, West Virginia University Health Sciences Center—Charleston Division, Charleston, West Virginia

Marc H. Scheetz, PharmD, MSc
Associate Professor, Department of Pharmacy Practice, Chicago College of Pharmacy, Midwestern University; Infectious Diseases Clinical Pharmacist, Northwestern Medicine, Chicago, Illinois

Kristine S. Schonder, PharmD
Assistant Professor, Department of Pharmacy and Therapeutics, University of Pittsburgh School of Pharmacy, Pittsburgh, Pennsylvania

Natalie R. Schwarber, PharmD
Infectious Diseases Clinical Pharmacist, HSHS St. John's Hospital, Springfield; Adjunct Clinical Instructor, Southern Illinois University Edwardsville School of Pharmacy, Edwardsville, Illinois

Jacqueline Schwartz, PharmD
Assistant Professor, School of Pharmacy, Pacific University, Hillsboro, Oregon

Terry L. Schwinghammer, PharmD, FCCP, FASHP, FAPhA, BCPS
Arthur I. Jacknowitz Distinguished Chair in Clinical Pharmacy and Chair, Department of Clinical Pharmacy, West Virginia University School of Pharmacy, Morgantown, West Virginia

Mollie A. Scott, PharmD, BCACP, FASHP, CPP
Regional Associate Dean; Clinical Associate Professor, UNC Eshelman School of Pharmacy, Chapel Hill, North Carolina

Brian Sedam, PharmD, BCPS, BCACP
Ambulatory Care Clinical Specialist, Community Health Network, Indianapolis, Indiana

Roohollah R. Sharifi, MD, FACS
Professor of Urology and Surgery, University of Illinois at Chicago College of Medicine; Section Chief of Urology, Jesse Brown Veterans Administration Hospital, Chicago, Illinois

Amanda E. Shearin, PharmD, BCPS
Clinical Pharmacist, University Medical Center, University of New Mexico, Albuquerque, New Mexico

Amy H. Sheehan, PharmD
Associate Professor of Pharmacy Practice, Purdue University College of Pharmacy; Drug Information Specialist, Indiana University Health, Indianapolis, Indiana

Alexandra Shillingburg, PharmD, BCOP
Clinical Specialist in Oncology, Pharmacy Department, West Virginia University Medicine, Morgantown, West Virginia

Dane L. Shiltz, PharmD, BCPS
Associate Professor, Department of Clinical Pharmacy Practice, Butler University College of Pharmacy and Health Sciences; Clinical Pharmacist in Internal Medicine, Indiana University Health Methodist Hospital, Indianapolis, Indiana

Carrie A. Sincak, PharmD, BCPS, FASHP
Assistant Dean for Clinical Affairs；Professor of Pharmacy Practice, Chicago College of Pharmacy, Midwestern University, Downers Grove, Illinois

Douglas Slain, PharmD, BCPS, FCCP, FASHP
Professor, Department of Clinical Pharmacy, West Virginia University School of Pharmacy；Infectious Diseases Clinical Specialist, West Virginia University Medicine, Morgantown, West Virginia

Carmen B. Smith, PharmD, BCPS
Assistant Professor—Pharmacy Practice, Division of Acute Care Pharmacy, St. Louis College of Pharmacy, St. Louis, Missouri

Curtis L. Smith, PharmD, BCPS
Professor of Pharmacy Practice, Ferris State University College of Pharmacy；Clinical Pharmacy Specialist, Sparrow Health System, Lansing, Michigan

Steven M. Smith, PharmD, MPH, BCPS
Assistant Professor of Pharmacy and Medicine, Departments of Pharmacotherapy & Translational Research and Community Health & Family Medicine, Colleges of Pharmacy and Medicine, University of Florida, Gainesville, Florida

Denise R. Sokos, PharmD, BCPS
Adjunct Assistant Professor, Department of Pharmacy and Therapeutics, University of Pittsburgh School of Pharmacy, Pittsburgh, Pennsylvania

Suellyn J. Sorensen, PharmD, BCPS, FASHP
Director, Clinical Pharmacy Services, St. Vincent Hospital and Health Care Center, Indianapolis, Indiana

Robin Southwood, PharmD, CDE
Clinical Associate Professor, Clinical and Administrative Pharmacy Department, College of Pharmacy, University of Georgia, Athens, Georgia

Mikayla Spangler, PharmD, BCPS
Associate Professor, Creighton University School of Pharmacy and Health Professions；Clinical Pharmacist, CHI Health Clinic—Lakeside, Omaha, Nebraska

Tracy L. Sprunger, PharmD, BCPS
Associate Professor of Pharmacy Practice, Butler University College of Pharmacy and Health Sciences, Indianapolis, Indiana

Mary K. Stamatakis, PharmD
Professor, Department of Clinical Pharmacy；Associate Dean of Academic Affairs and Educational Innovation, West Virginia University School of Pharmacy, Morgantown, West Virginia

Jennifer L. Swank, PharmD, BCOP
Medical Oncology Clinical Pharmacist, H. Lee Moffitt Cancer Center and Research Institute, Tampa, Florida

Lynne M. Sylvia, PharmD
Senior Clinical Pharmacy Specialist—Cardiology, Tufts Medical Center；Clinical Professor, School of Pharmacy, Northeastern University, Boston, Massachusetts

Heather Teufel, PharmD, BCPS
Clinical Pharmacist—Emergency Medicine, University of Pennsylvania Health System—Chester County Hospital, West Chester, Pennsylvania

Janine E. Then, PharmD, BCPS
Lead Pharmacist—Clinical Services, UPMC Presbyterian Hospital, Pittsburgh, Pennsylvania

James E. Tisdale, PharmD, BCPS, FCCP, FAPhA, FAHA
Professor, College of Pharmacy, Purdue University, West Lafayette；Adjunct Professor, School of Medicine, Indiana University, Indianapolis, Indiana

Trent G. Towne, PharmD, BCPS (AQ-ID)
Associate Professor of Pharmacy Practice, Natural and Health Sciences, Manchester University College of Pharmacy；Infectious Diseases Clinical Pharmacist, Parkview Regional Medical Center, Fort Wayne, Indiana

Tran H. Tran, PharmD, BCPS
Associate Professor, Department of Pharmacy Practice, Chicago College of Pharmacy, Midwestern University, Downers Grove；Clinical Pharmacist, Loyola

University Medical Center, Maywood, Illinois

Kevin M. Tuohy, PharmD, BCPS
Associate Professor of Pharmacy Practice, Butler University College of Pharmacy and Health Sciences; Clinical Pharmacy Specialist—Internal Medicine, Indiana University Health Methodist Hospital, Indianapolis, Indiana

Rodney B. Turner, PharmD, BCPS
Assistant Professor, School of Pharmacy, Pacific University, Hillsboro; Infectious Diseases Clinical Specialist, Legacy Health, Portland, Oregon

Joseph P. Vande Griend, PharmD, FCCP, BCPS
Associate Professor and Assistant Director of Clinical Affairs, Skaggs School of Pharmacy and Pharmaceutical Sciences, University of Colorado; Associate Professor, Department of Family Medicine, University of Colorado School of Medicine, Aurora, Colorado

Ashley H. Vincent, PharmD, BCACP, BCPS
Clinical Associate Professor, Department of Pharmacy Practice, College of Pharmacy, Purdue University, West Lafayette; Clinical Pharmacy Specialist—Ambulatory Care, IU Health Physicians Adult Ambulatory Care Center, Indianapolis, Indiana

Mary L. Wagner, PharmD, MS
Associate Professor, Department of Pharmacy Practice, Ernest Mario School of Pharmacy, Rutgers, State University of New Jersey, Piscataway, New Jersey

Alison M. Walton, PharmD, BCPS
Associate Professor of Pharmacy Practice, College of Pharmacy and Health Sciences, Butler University; Clinical Pharmacy Specialist—Ambulatory Care, St. Vincent, Indianapolis, Indiana

Zachary A. Weber, PharmD, BCPS, BCACP, CDE
Clinical Associate Professor, Department of Pharmacy Practice, Purdue University College of Pharmacy, Indianapolis, Indiana

Lydia E. Weisser, DO, MBA
Medical Director, G. Werber Bryan Psychiatric Hospital, Columbia, South Carolina

Jeffrey T. Wieczorkiewicz, PharmD, BCPS
Assistant Professor, Department of Pharmacy Practice, Chicago College of Pharmacy, Midwestern University, Downers Grove; Clinical Pharmacy Specialist—Acute Care Internal Medicine, Edward Hines Jr. VA Hospital, Hines, Illinois

Jon P. Wietholter, PharmD, BCPS
Clinical Associate Professor, Department of Clinical Pharmacy, West Virginia University School of Pharmacy; Internal Medicine Clinical Pharmacist, Ruby Memorial Hospital, West Virginia Medicine, Morgantown, West Virginia

Susan R. Winkler, PharmD, BCPS, FCCP
Professor and Chair, Department of Pharmacy Practice, Chicago College of Pharmacy, Midwestern University, Downers Grove, Illinois

Nancy S. Yunker, PharmD, FCCP, BCPS
Assistant Professor of Pharmacy, Department of Pharmacotherapy and Outcomes Science, Virginia Commonwealth University School of Pharmacy; Clinical Pharmacy Specialist—Internal Medicine, VCU Health, Richmond, Virginia

William Zamboni, PharmD, PhD
Associate Professor, UNC Eshelman School of Pharmacy, UNC Lineberger Comprehensive Cancer Center, University of North Carolina at Chapel Hill, Chapel Hill, North Carolina

原著前言

《临床药物治疗学病例分析：以患者为中心的治疗方法（第10版）》编写的目的在于通过病例分析帮助医学生及临床医生不断提高自己的技能，解决其遇到的与药物治疗相关的问题。病例分析有利于学生积极主动地参与到学习过程中，促进学生独立自学，提高他们解决问题、临床决策、口头交流、团队合作的能力。病例分析还可以讨论病理生理学、药物化学、药理学，以及个别疾病药物治疗的重点和要点，通过将生物医学、药学及药物治疗学相结合，帮助医学生理解学科之间的关系，为实习做好准备。

本书是《药物治疗学：病理生理学方法（第10版）》（以下简称《药物治疗学》）重要的补充图书。本书涵盖病例157个，这些病例在章节中的安排与《药物治疗学》教科书的各章节内容相对应。学习者应对有关章节中疾病的病理生理学，以及每种疾病相关治疗药物做到熟练掌握，并能对病例分析中有关患者的疾病治疗问题做出正确的处置和决定。与《药物治疗学》相配套的病例分析及其他有关的学习资料可以在AccessPharmacy.com检索。本书中的病例可以锻炼学生及临床医生更科学地制定药物治疗方案，理解方案背后的理由及如何执行方案，从而提高药物治疗相关技能，这些技能在以后的职业实践中非常重要。

不同病例中有关患者问题所涉及的理论知识和临床实践方面的答案是不同的，有些病例只涉及一种疾病，而有些病例会涉及多种疾病及药物治疗相关问题。本书将病例的难易程度分为3级，这种难易程度的划分可为教师教学提供参考（有关分级的详细内容在本书第1章）。

本书第1篇共有11章，主要阐述本书的使用方法，以及病例学习中几种特殊人群（如儿科）和特殊状况（如中毒）的处理方法和指南。

第1章描述了案例陈述的方式，以及学生和教师如何使用本书获得最佳的学习效果。本书每个病例的治疗方法都非常系统，涉及的步骤有：发现存在的或潜在的药物治疗问题；确定预期治疗目标；确定治疗方案；制定最佳个体化药物治疗方案；选择合适参数用于评价结果；对患者进行教育；药物治疗方案的沟通与实施。

第2章介绍了主动学习方法的基本原理和实现方法。本章通过描述如何借助学习方法提高学习效果，为本书的学习奠定了基础，且为教师提供了很多非常好的主动学习方法，并为学生提供了一些在主动学习环境中如何提高学习效率的建议。

第3章讨论了与患者进行沟通的重要性，并且提供了沟通策略，以提高临床医生与患者沟通交流的效率，沟通策略可作为患者病例模拟会诊的基础。

第4章描述了患者护理过程，简述了制定诊疗方案的方法。诊疗方案的制定有助于提高患者药物治疗相关需求。在学习本书病例过程中，鼓励学习者练习书写诊疗计划。

第5章描述了记录临床干预措施和向其他医疗保健提供者传达建议的两种方法，包括传统的SOAP法及更具有药物专业特征的FARM法。学生要以病例分析为基础，练习书写药物治疗记录，这种练习是一种非常好的方法，能够为以后的实践奠定基础。

第2篇至第18篇按疾病分类编排了病例，与《药物治疗学》一一对应。第19篇《补充和替代疗法》包含本书前面介绍的相关患者病例，每个方案都涉及一种或多种膳食补充剂的潜在使用方法，随后会提出相关问题帮助学生获得所需的相关临床知识，从而为特定患者提供有科学依据的补充剂、保健品方面的循证建议。本篇共讨论了16种不同的膳食补充剂：大蒜、鱼油（Ω-3脂肪酸）、生姜、辅酶Q10、款冬、野甘菊、圣约翰草、卡瓦、肉桂、α-硫辛酸、黑升麻、大豆、非洲刺李、氨基葡萄糖、软骨素和接骨木果。

课堂上病例讨论的重点应尽量放在解决患者问题的过程上，就像患者自己找到问题本身的答案一样。今天所学到的知识可能会过时，或许明天就会被推翻，但能够发现患者问题且能够运用合适的方法解决问题的医疗卫生工作者才能适应不断发展变化的科学知识，并以有效的方式提高患者的生活质量。

旧版的案例分析得到了广泛的认可，尤其是很多药学院和护士执业培训项目都选择这本书作为教材，我们对此表示感谢。一些机构的工作人员及那些想提升药物治疗技能的药师们也在使用这本书。我们希望本版能有更高的价值，满足当今医疗卫生工作者的需求，为社会提供更安全、更有效的药物治疗服务。

原著致谢

《临床药物治疗学病例分析：以患者为中心的治疗方法（第 10 版）》一书共有 5 位编者参与了撰写，Jill S. Borchert 和 Douglas Slain 以前是部分篇章的编者，现在是全文的编者。我们欢迎 Sharon K. Park 成为本书新编者之一。如章节所示，每一位编者负责特定的章节。

编者们非常感谢来自美国和加拿大 100 多家药学院、医疗保健机构及其他机构的作者对这本书所做的努力，他们为本书提供了 212 个病例。特别感谢他们为保证本书的顺利出版而对稿件进行反复的修改，并为本书提供了最新药物治疗信息。这些专业知识技能的分享，为下一代医疗卫生工作提供了更多帮助。

我们还要感谢麦格劳－希尔专业出版社（McGraw–Hill Professional）的 Michael Weitz、Peter Boyle、Barbara Holton、Laura Libretti，他们的加入和意见使本书能够高质量地出版；非常感谢 Anju Joshi（Cenveo Publisher Service）为我们提供细致入微的出版前服务。最后，感谢我们的配偶在本书编写过程中对我们的理解、支持和鼓励。

Terry L. Schwinghammer, PharmD, FCCP, FASHP, FAPhA, BCPS

Julia M. Koehler, PharmD, FCCP

Jill S. Borchert, PharmD, BCACP, BCPS, FCCP

Douglas Slain, PharmD, BCPS, FCCP, FASHP

Sharon K. Park, PharmD, BCPS

注意

医学是一门不断发展变化的学科。随着研究的深入和临床经验的拓宽，我们的知识越来越丰富，治疗方法和药物疗法也需要改进。本书的作者和出版商对其信息来源进行了核对，以使提供的内容完整并且大体上符合出版当下所公认的标准资料。然而，鉴于有人为错误的可能性或是医学科学的变化，作者、出版商及参与本书工作的其他人员均不能保证这本书所包含的信息都是准确完整的，对于任何错误遗漏或是因本书错误遗漏造成的不良后果，他们不承担任何责任。因此，建议读者通过与其他来源的信息进行核对来确认本书包含的信息。特别是在读者服用药物时，建议读者与所服用药物包装中包含的说明书进行核对，确保本书中所包含的信息是准确的，而且在推荐剂量或禁忌证方面没有变化。这个建议对于新药和不常用的药物来讲尤其重要。

目　录

第 1 篇　以患者为中心的治疗原则

第 1 章　导论（本书使用指南）…… 001

第 2 章　主动学习方法…… 009

第 3 章　耐心沟通：医生应该在与患者进行一对一的谈话中获取更多有价值的信息 …… 015

第 4 章　患者诊疗计划…… 022

第 5 章　药师提供服务的相关文件…… 030

第 6 章　儿科学…… 040

第 7 章　老年病学…… 044

第 8 章　姑息疗法…… 047

第 9 章　临床毒理学：对乙酰氨基酚中毒 …… 051

第 10 章　氰化物中毒 …… 055

第 11 章　化学试剂暴露 …… 059

第 2 篇　心血管疾病

第 12 章　心脏骤停 …… 063

第 13 章　高血压 …… 067

第 14 章　高血压危象 …… 071

第 15 章　射血分数降低的心力衰竭 …… 074

第 16 章　射血分数正常性心力衰竭 …… 078

第 17 章　急性失代偿性心力衰竭 …… 082

第 18 章　缺血性心脏病：慢性稳定型心绞痛 …… 085

第 19 章　急性冠状动脉综合征：ST 段抬高型心肌梗死 …… 088

第 20 章　室性心律失常 …… 092

第 21 章　心房颤动 …… 095

第 22 章　深静脉血栓形成 …… 098

第 23 章　肺栓塞 …… 102

第 24 章　长期抗凝治疗 …… 106

第 25 章　脑卒中 …… 110

第 26 章　血脂异常 …… 114

第 27 章　外周动脉疾病 …… 117

第 28 章　低血容量性休克 …… 120

第 3 篇　呼吸系统疾病

第 29 章　急性哮喘 …… 123
第 30 章　慢性哮喘 …… 126
第 31 章　慢性阻塞性肺病 …… 129
第 32 章　肺动脉高压 …… 132
第 33 章　囊性纤维化 …… 135

第 4 篇　胃肠系统疾病

第 34 章　胃食管反流病 …… 139
第 35 章　消化性溃疡 …… 142
第 36 章　非甾体类抗炎药诱发性溃疡 …… 145
第 37 章　应激性溃疡的预防 / 上消化道出血 …… 148
第 38 章　克罗恩病 …… 152
第 39 章　溃疡性结肠炎 …… 155
第 40 章　恶心与呕吐 …… 158
第 41 章　腹泻 …… 161
第 42 章　肠易激综合征 …… 164
第 43 章　小儿胃肠炎 …… 168
第 44 章　便秘 …… 171
第 45 章　门静脉高压和肝硬化性腹水的治疗 …… 174
第 46 章　食管静脉曲张 …… 177
第 47 章　肝性脑病 …… 180
第 48 章　急性胰腺炎 …… 183
第 49 章　慢性胰腺炎 …… 186
第 50 章　甲型病毒性肝炎 …… 189
第 51 章　乙型病毒性肝炎 …… 192
第 52 章　丙型病毒性肝炎 …… 196

第 5 篇　肾脏疾病

第 53 章　药物性急性肾损伤 …… 200
第 54 章　急性肾损伤 …… 203
第 55 章　进行性肾脏疾病 …… 206
第 56 章　终末期肾病 …… 210
第 57 章　抗利尿激素分泌失调综合征 …… 213
第 58 章　慢性肾脏疾病的电解质紊乱 …… 216
第 59 章　恶性肿瘤性高钙血症 …… 220
第 60 章　低钾血症和低镁血症 …… 223

第 61 章 代谢性酸中毒 …… 226
第 62 章 代谢性碱中毒 …… 229

第 6 篇 神经系统疾病

第 63 章 阿尔茨海默病 …… 232
第 64 章 多发性硬化症 …… 236
第 65 章 复杂部分性癫痫发作 …… 240
第 66 章 全身性强直阵挛发作 …… 244
第 67 章 癫痫持续状态 …… 247
第 68 章 急性颅脑损伤患者的管理 …… 249
第 69 章 帕金森病 …… 254
第 70 章 慢性疼痛管理 …… 259
第 71 章 急性疼痛管理 …… 263
第 72 章 偏头痛 …… 266

第 7 篇 精神疾病

第 73 章 注意缺陷多动障碍 …… 271
第 74 章 神经性暴食症 …… 274
第 75 章 酒精戒断症状 …… 277
第 76 章 尼古丁依赖 …… 280
第 77 章 精神分裂症 …… 283
第 78 章 严重抑郁症 …… 288
第 79 章 躁郁症 …… 292
第 80 章 广泛性焦虑障碍 …… 296
第 81 章 强迫症 …… 300
第 82 章 失眠 …… 304

第 8 篇 内分泌紊乱

第 83 章 1 型糖尿病和酮症酸中毒 …… 307
第 84 章 2 型糖尿病：新发疾病 …… 310
第 85 章 2 型糖尿病：现有疾病 …… 313
第 86 章 甲状腺功能亢进：Graves 病 …… 316
第 87 章 甲状腺功能减退 …… 319
第 88 章 库欣综合征 …… 322
第 89 章 肾上腺皮质功能减退 …… 325
第 90 章 高催乳素血症 …… 328

第 9 篇　女性健康问题（妇科疾病）

第 91 章　妊娠和哺乳 …… 331
第 92 章　避孕 …… 334
第 93 章　紧急避孕 …… 337
第 94 章　经前焦虑症 …… 340
第 95 章　子宫内膜异位症 …… 343
第 96 章　更年期症状管理 …… 346

第 10 篇　泌尿系统疾病

第 97 章　勃起功能障碍 …… 349
第 98 章　良性前列腺增生 …… 352
第 99 章　尿失禁 …… 356

第 11 篇　免疫系统疾病

第 100 章　系统性红斑狼疮 …… 359
第 101 章　药物过敏反应 …… 362
第 102 章　实体器官移植 …… 366

第 12 篇　骨与关节疾病

第 103 章　骨质疏松症 …… 369
第 104 章　类风湿性关节炎 …… 372
第 105 章　骨关节炎 …… 375
第 106 章　痛风和高尿酸血症 …… 379

第 13 篇　耳鼻喉疾病

第 107 章　青光眼 …… 382
第 108 章　过敏性鼻炎 …… 386

第 14 篇　皮肤疾病

第 109 章　皮肤的药物反应 …… 389
第 110 章　寻常痤疮 …… 392
第 111 章　银屑病 …… 395
第 112 章　特应性皮炎 …… 399

第 15 篇 血液疾病

第 113 章 缺铁性贫血…………402
第 114 章 维生素 B_{12} 缺乏症…………407
第 115 章 叶酸缺乏症…………410
第 116 章 镰状细胞贫血…………413

第 16 篇 感染性疾病

第 117 章 感染性疾病的实验室检查…………417
第 118 章 细菌性脑膜炎…………421
第 119 章 急性支气管炎…………424
第 120 章 社区获得性肺炎…………427
第 121 章 医院获得性肺炎…………430
第 122 章 中耳炎…………434
第 123 章 鼻窦炎…………437
第 124 章 急性咽炎…………440
第 125 章 流感…………443
第 126 章 皮肤和软组织感染…………446
第 127 章 糖尿病足部感染…………450
第 128 章 感染性心内膜炎…………453
第 129 章 肺结核…………457
第 130 章 艰难梭菌感染…………461
第 131 章 腹腔内感染…………464
第 132 章 下尿路感染…………467
第 133 章 肾盂肾炎…………470
第 134 章 盆腔炎和其他性传播疾病…………474
第 135 章 梅毒…………478
第 136 章 生殖器疱疹、淋球菌和衣原体感染…………481
第 137 章 骨髓炎和化脓性关节炎…………484
第 138 章 脓毒血症…………487
第 139 章 皮肤癣菌病…………490
第 140 章 细菌性阴道病…………492
第 141 章 念珠菌性阴道炎…………495
第 142 章 侵袭性真菌感染…………498
第 143 章 免疫缺陷患者的感染问题…………501
第 144 章 外科抗菌药物预防给药…………504
第 145 章 儿童免疫接种…………507
第 146 章 成人免疫接种…………510
第 147 章 人类免疫缺陷病毒（HIV）感染…………513

第 17 篇　肿瘤疾病

第 148 章　乳腺癌…… 518
第 149 章　非小细胞肺癌…… 522
第 150 章　结肠癌…… 526
第 151 章　前列腺癌…… 530
第 152 章　非霍奇金淋巴瘤…… 534
第 153 章　霍奇金淋巴瘤…… 538
第 154 章　卵巢癌…… 542
第 155 章　急性淋巴细胞白血病…… 546
第 156 章　慢性粒细胞白血病…… 551
第 157 章　肾癌…… 555
第 158 章　黑色素瘤…… 558
第 159 章　造血干细胞移植…… 561

第 18 篇　营养与营养失调

第 160 章　肠外营养…… 564
第 161 章　成人肠内营养…… 568
第 162 章　肥胖…… 572

第 19 篇　补充和替代疗法

第 163 章　膳食补充剂及相关案例（Ⅲ级）…… 576

附　录

附录 A　换算系数与人体测量学…… 598
附录 B　常用的实验室检查…… 602
附录 C
　第 1 部分：常用医学缩略语…… 612
　第 2 部分：避免易引起误解的缩写、符号和剂量名称，预防用药错误…… 636
附录 D　案例问题的回答示例…… 640

第1篇　以患者为中心的治疗原则

第 1 章　导论（本书使用指南）

Terry L. Schwinghammer, PharmD, FCCP, FASHP, FAPhA, BCPS

一、运用病例分析提高学生的学习效率

病例分析的学习方法能够培养学生自我学习、批判性思考、发现问题及解决问题的能力。无论这本书中的病例是用在专业课上还是自学中，病例分析的重点都是学习如何解决药物治疗中出现的问题，而不仅仅是简单地寻找问题本身的答案。通过对病例问题的解答，学生不仅可以学到相关的科学知识，还能从自学及与他人的讨论中获得更多的知识。通过学习相似病例可以巩固相关知识，比从老师那里学到的更多。医药卫生专业课程的传统学习方式主要依赖讲师的讲述和学生的死记硬背，这样不利于发展学生更高层次的思维能力。

病例分析中会提供患者的病史，以及必须解决的一个或多个健康问题。学生的任务是了解病例的相关内容、分析已有信息、收集其他相关信息、提出假设、提出并分析几种可行的解决方案、选择最佳解决方案，以及思考该方案的疗效和不良后果。而解决问题的方案不止一个，授课老师无须提供这方面的最佳解决方案，他们也不一定非得是这方面的专家。事实上，老师应给予学生指导和帮助，而不是仅仅给学生提供答案。当然，学生也有可能成为老师。老师与学生可以通过深层次的讨论相互学习。

二、本书的编排结构

（一）背景介绍

本书中的病例可作为学生课后自学的重点内容，也可作为学生和老师课堂讨论的内容。学生在讨论病例的过程中需要充分了解和准备病例、提出合理的解决方案，以及讨论使用这种药物治疗的原因，这才是有意义的学习和讨论。要达到这种学习效果，学生需要在讨论前认真预习。本书中的病例亦与《药物治疗学：病理生理学方法（第 10 版）》（以下简称《药物治疗学》）的内容相对应。基于此，建议学生在通读教科书内容后，再研究本书病例。在线学习中心 AccessPharmacy（www.AccessPharmacy.com，需要订阅）包含了《药物治疗学》教科书和许多其他资源。这些资源对学生解决病例问题非常有帮助。本书中的病例也可与《药物治疗学原理与实践（第 3 版）》或其他药物治疗书籍配合使用，原始文献是本书内容的必要补充，因此我们也建议读者参阅原始文献。

书中大多数病例是全科医生可能会遇到的常见病，未覆盖《药物治疗学》中所涉及的疾病。另外，本书某些章节所讨论到的多种疾病可能在其他章节中也会有相应的病例。

（二）病例难易等级

每个病例都在标题下方标明了难易等级。病例按难易程度分为 3 个等级。老师可以根据学生的临床经验挑选适合讨论的病例。难易等级如下。

Ⅰ级（简单病例）：病例中的问题只涉及本章节内容。基本上不需要提前掌握疾病或临床方面的知识。

Ⅱ级（较复杂病例）：病例中的问题涉及多个章节的内容，也可能涉及本书以外的内容。有可能需要查阅其他文献来解决这类问题。学生在讨论这类问题时，需要有一定的临床经验。

Ⅲ级（复杂病例）：需要查阅本书多个章节及本书以外的其他文献，另外，需要具备丰富的临床经验才能够解决此类病例的给药方案问题。

（三）学习目标

每个病例都会有需要达到的学习目标。制定学习目标的目的在于让学生最终获得较好的临床技能，而不是让学生仅仅学会理论知识。学生在学习理论知识、分析病例、提出给药方案及相应的理由等一系列学习活动后，应当具备相应的知识、技能和能力。当然，真正的临床技能只有通过在各种医疗环境中与现实的患者接触才能获得。制定学习目标的主要目的在于刺激学生进行思考，而学习的目的不只在于此，而是比这更多。事实上，学生应该总结每个案例的学习成果及学习目标的达成情况。这样有助于学生更加了解自己的学习状况，增强他们的学习动力和求知欲。

三、患者介绍

本书中病例描述的格式和结构与临床常见的病历格式一致。患者的病史和体检结果是用以下标准格式列出的。

（一）主诉

主诉（chief complaint，CC）是患者用自己的语言向医生简要说明自己就医的原因。为了清楚准确地表达患者的症状，一般不使用医学术语及诊断名词。只有在形成正确评价（如病史、体检结果、实验室检查结果及其他检查结果）后，才会使用医学术语，最终形成诊断用语。

在英国，主诉这个词是使用“presenting complaint（PC）”来表示。可用来表示主诉的词语还包括就诊原因（reason for encounter，RFE），来访问题（presenting problem），入院问题（problem on admission）及来访原因（reason for presenting）。

（二）现病史

现病史是对患者症状更为完整的描述。现病史通常包括以下几个方面：

- 发病时间。
- 发病具体部位。
- 疾病的性质、程度和持续时间。
- 是否恶化或减轻。
- 治疗后的效果。
- 相关的其他症状、身体功能或活动（如活动能力、饮食情况等）。
- 对日常活动的影响程度。

（三）既往史

既往史包括严重疾病、外科手术及既往受伤史。较轻的疾病（如流行性感冒、感冒）通常省略，除非这类疾病对现在的疾病有影响。

（四）家族史

家族史包括患者父母、兄弟姐妹和子女的年龄及健康状况。对于已故的亲戚，应当记录其死亡的年龄和原因。尤其是要记录遗传病和有遗传倾向的疾病（如糖尿病、心血管疾病、恶性肿瘤、类风湿性关节炎及肥胖）。

（五）个人史

个人史包括可能导致疾病的社会、环境和行为因素。主要包括患者的婚姻状况、子女数目、教育程度、职业、身体状况、嗜好、饮食习惯，以及吸烟、饮酒和用药情况。

（六）用药史

用药史应当详细记录患者目前使用的处方药、非处方药、保健品的使用情况及家庭治疗情况。由于现在有成千上万种处方药和非处方药，因此获得完整的用药史很重要，用药史包括所有药物（包括保健品和其他替代疗法）的名称、剂量、给药途径、用药时间和治疗持续时间。

（七）过敏史

记录患者过敏的药物、食物、宠物和环境因素（如草、灰尘、花粉），对过敏反应要进行准确完整的记录。医生要注意区分药物的毒、副作用（肠胃不适）和真正的过敏反应（荨麻疹）。

（八）系统回顾

在系统回顾中，医生要询问患者是否存在与身体各个系统相关的症状。在很多情况下，只记录相关的阳性和阴性结果。在一个完整的系统回顾中，一般是从头部开始向脚部进行描述，包括皮肤、头部、眼部、耳部、鼻部、口腔和喉部、颈部、心血管系统、呼吸系统、胃肠道、泌尿生殖系统、内分泌系统、肌肉骨骼和神经精神系统。系统回顾的目的在于评价各个系统的状况，以免遗漏相关的重要信息。现病史中包括的内容一般不需要在系统回顾中重复。

（九）体格检查

体格检查的具体程序因主诉、病史和就诊类型而异。年度筛检、入职体检及保险体检时，需要做完整的体格检查。而大部分临床情况下，患者需要做哪几项体格检查，主要是根据他们的主诉来进行选择。对于精神病患者来讲，检查的重点是患者精神疾病的类型和严重程度，而不是身体方面的问题。本书的大部分病例都包括综合性的体格检查数据，以便学生熟悉常见的检查程序，区分哪些体格检查结果与主诉有关，哪些是常规性检查，哪些是正常结果。应参考合适的体格检查教材，以此了解身体各个系统可能需要的特殊程序。体格检查一般包括以下内容：

· 一般状况（外观整体）。
· 生命体征：血压、脉搏、呼吸频率和体温，在临床上，疼痛作为第 5 个生命体征，其性质和严重程度也要包括在内。为了本书的使用方便和一致性，本书生命体征中还包括身高和体重。但是，从严格意义上来讲，身高和体重并不属于生命体征。
· 皮肤。
· 五官（头、眼、耳、鼻、喉）。
· 肺部 / 胸部。
· 心血管系统。
· 腹部。
· 生殖系统 / 直肠。
· 肌肉骨骼 / 四肢。
· 神经系统。

（十）实验室检查

本书中几乎所有病例均包括实验室检查结果。附录 A 包含常用的转换因子和人体测量数据，这些信息对解决病例中的许多问题很有帮助。附录 B 包含整本书中的实验室检查的正常（参考）范围。附录中值的单位有两种：传统单位和国际标准化（SI）单位（le système International d' Unités）。实验室检查的正常范围通常由样本群中具有代表性的样本测得。正常范围的上限值和下限值为平均值 ±2 个标准差，具有 95% 的可信度。因此“正常范围”这个词可能具有一定的误导性，某一个体检结果即使是在“正常”范围内，患者也有可能不正常。此外，统计学方法所计算的这个正常范围，也会有 5% 的健康个体不在这个正常范围内。基于上述原因，建议采用参考范围这个术语代替正常范围。参考范围因实验室不同而有差异，因此附录 B 中给定的数值仅供大家参考。在实际的临床工作中应使用特定机构专业的参考范围。

本书中所有病例的体检结果和实验室检查结果均在正常范围内。例如，心血管检查的描述可以包括最大冲动点在第 5 肋间隙的陈述；实验室检查结果可以为血清钠 140 mEq/L（140 mmol/L）。实际具体的检查结果（不是“心脏检查结果和血清钠正常”这种简单的陈述）会直接反映临床工作中发现的问题。更重要的是，学生需要分析列出全部正常和异常值，并独立鉴别发现相关的阳性和阴性结果。如果仅仅为学生提供异常的，以及和讨论疾病有关的结果，学生就会失去分析鉴别发现相关结果的机会。

基于人性化考虑，为了鼓励学生记住他们将来是为患者服务，而不是单纯地治病，本书中所提到的患者姓名均为虚构。然而，在实际的临床工作中，患者资料的保密工作至关重要。除非绝对必要，在整个疾病治疗的讨论过程中，患者的真实姓名是不能出现的。为了增加学生在这方面的敏感性，老师们在课堂讨论时也应当避免使用病例中虚构的患者姓名。在本书中，患者的姓名通常都在开始描述时出现，接下来的问题和病例的其他部分会很少使用。

患者的年龄、种族和性别也值得重视。病例描述的传统格式通常是以描述患者的年龄、种族及性别开始，如“患者，男，65 岁，欧裔……”其中种族如“非裔”或“欧裔”在许多实际病例中通常没什么意义，并且在很多情况下反而会造成误解。因此，对于种族的描述通常被排除在病例描述外。当种族与该病例相关时，此信息可以在患者的个人史或者体格检查中涉及。本书的成年患者在描述性别时使用“men”和“women”这两个词，而不是“males”和“females”。因为“men”和“women”更具有褒义和中性色彩。

本书的病例中还包括医学缩写词、药品的通用名称和专利名称。这些词在实际临床工作中的相关医疗记录中也很常见。虽然缩写和品牌名有时可能会引发一些医疗问题，但是，我们这样做的目的是让病例尽可能显得真实。附录 C 罗列了本书中用到的医学缩写词。附录中的缩写词是一些常见的医学缩写词。而医学缩写词会有很多，成千上万。大量的缩写词会增加初学者分析患者相关信息的难度，给初学者的学习带来困难。大部分医疗机构都有常见医学缩写词的名单。在临床实践中，医生要参考本医疗单位的缩写词名单，避免使用本单位名单上没有的缩写词。附录C中也列出了避免使用的缩写词和名称。鉴于这类医疗失误可能会给患者造成重大人身损害，这部分应是学生必读内容。

本书中也包括一些商业药品的图片。这些图片仅作为范例，并不意味着对这些特定产品的认可。

四、药学服务和药物治疗问题

药物治疗在改善人类健康状况、提高生活质量、延长寿命方面起着重要的作用。生物技术的发展进步为一些特殊化合物的生成提供了可能，为疾病的预防和治疗提供了新途径，这在10年前是无法想象的。每年美国食品药品监督管理局（FDA）会批准约20多种含有活性成分的新药，这些新药在美国从来没有上市过。尽管药物治疗的成本经常受到严格审查，但药物治疗费用实际上只占全部医疗费用的一小部分。合理的药物治疗是具有很高的成本效益比的，能够减少不必要的手术、避免入院和缩短住院时间，以此来降低医疗总体支出。一些研究表明，处方药的不合理使用是目前存在的常见严重问题之一。一项根据决策分析模型做出的研究估计，2000年药物相关性发病和死亡耗资超过1770亿美元，住院治疗费用占全部治疗费用的70%（1215亿美元）；长期住院护理费用占全部费用的18%（328亿美元）。1999年美国医学研究所估计每年约有7000人死于用药过失。社会迫切需要更好的用药方法，广泛推行药学服务具有积极意义。通过设计、实施和监控合理的治疗方案，可产生明确的结果，提高患者的生活质量。

根据美国药师协会（American Pharmacists Association，APhA）的相关内容，药师的职责是促进药物、医疗器械的合理应用，以达到良好的治疗效果，从而为社会服务。药师联合委员会（Joint Commission of Pharmacy Practitioners，JCPP）编写的《药学行业发展前景》（*Vision of Pharmacy Practice*）称，到2015年，药师要成为为患者提供优质药学服务的工作人员。药学院已采用创新性的教学策略和课程来培养药师。这种策略以患者为服务中心，更加重视技能培训、实验室操作，尤其是在门诊环境中。大部分内容是以提高学生自学能力，培养学生解决问题、交流技能和养成终身学习的理念为构架的。

从广义上来讲，药学服务还包括鉴别、解决及预防已经存在或是潜在的药物治疗问题。药物治疗问题是指发生在患者身上的与药物治疗有关的（或疑似有关的）任何不良事件，这类不良事件会影响预期治疗目标的实现。这些不良事件将会对患者的生理和心理及社会、经济产生影响。这类问题需要专家介入才能够解决。现在已经证实有7种类型的药物治疗问题。这些药物治疗问题根据用药指征、治疗效果、药物安全和药物依从性可分为7类。

用药指征：

①有些药物治疗是没有必要的，因为患者没有相应的临床指征。

②有时需要增加药物来治疗或预防某种疾病。

治疗效果：

③有些药物不能达到预期的治疗效果。

④给药剂量太低无法达到预期的治疗效果。

药物治疗的安全性：

⑤药物会有不良反应。

⑥给药剂量太高会导致不良反应的发生。

药物的依从性：

⑦患者不能或不愿意接受药物治疗。

药物治疗问题的具体细节将会在第4章详细讨论。本书作为《临床药物治疗学》的辅助教材，编写目的之一就是让这本书成为疾病药物治疗的学习工具。因此，对于本书中提到的大部分患者，我们要认识和强调的问题是患者的疾病是什么，这种疾病是否需要额外的药物治疗（用药指征第2个）。其他已经存在或潜在的药物治疗问题可能在诊疗一开始就存在，也有可能是在诊疗过程中才出现。

五、以患者为中心的治疗方法

在这本病例分析中，每位患者陈述之后都有一组以患者为中心的问题描述，每个病例的编排都以这种结构展开。不管患者患有什么疾病，所有病例中的问题都可以有效地使用一个系统化的诊疗程序来解答。所有问题的设计旨在引导学生识别并解决与药物治疗有关的难题。这有利于学生了解自己对知识的掌握情况，分析自己还需要掌握哪些方面的知识，从而成功有效地解决病例中患者遇到的问题。解决药物治疗问题的具体步骤如下所述。

1. 发现存在的或潜在的药物治疗问题

在以患者为中心的治疗方法中，第1步是收集患者的相关信息，对其做出正确分析，第2步确定是否存在药物治疗问题。一些作者喜欢将这个过程分为两个或更多单独的步骤，因为经验不足的学生在处理复杂病情时会感到很困难。这个步骤类似于将患者的主观和客观结果以SOAP（subjective，主观；objective，客观；assessment，评价；plan，用药方案）格式记录。区分患者的药物治疗问题和患者本身所患的疾病是很重要的。事实上，来咨询药师的大部分患者都知道自己的病症。然而，药师必须能够分析评价患者的相关资料，判断是否存在药物治疗问题、药物治疗方案是否有效。对于哮喘、类风湿性关节炎这类慢性疾病，药师要根据患者的相关信息来判断病情是否有变化。这些信息包括但不限于患者的症状、体检发现的体征、实验室检查结果及其他诊断性检查结果。有些病例还需要学生制定完整的患者问题列表。在临床工作中，这类信息来源于患者自己的陈述、医生及患者的医疗记录等。

发现药物治疗问题后，医生应当决定哪些患者可以接受药物治疗。另外，医生必须考虑到药物治疗可能带来的问题。对于某些病例（不管是本书中还是实际生活中）来讲，并不是所有信息对于诊疗都是有用的。提供患者准确有效的评估信息在为患者提供诊疗服务方面非常有帮助。

2. 确定预期治疗目标

收集完患者相关资料并确定患者药物治疗问题后，接下来就是确定药物治疗具体目标。

治疗目标包括：

- 治愈（如细菌感染）。
- 症状缓解（如癌症疼痛）。
- 减缓疾病的进程（如类风湿性关节炎、HIV感染）。
- 预防疾病或症状的发生（如冠心病）。

药物治疗的其他重要治疗目标包括：

- 无并发症或疾病加重的现象发生。
- 避免或减少药物治疗带来的不良反应。
- 提供成本效率较高的治疗方案。
- 保证患者的生活质量。

这一步骤的信息来源包括患者或其家属、医生、医疗记录、《药物治疗学》教材及其他相关文献。

3. 确定治疗方案

预期治疗目标确定后，我们应该确定治疗方案，以达成预期的治疗效果。医生在选择治疗方案之前，需要考虑所有可用于实现预定治疗结果的可行药物治疗方案。有可能的话，也可将有效的非药物治疗方法（如饮食、锻炼、心理疗法）内容列入治疗方案的候选名单中。有关替代疗法的信息来源包括《药物治疗学》教材和其他参考文献，还包括专业医务人员的临床经验。

近年来，保健食品和其他治疗方式也引起了公众的关注。人们每年花费数十亿美元用于购买保健品，但这些保健品的功效几乎没有科学依据。而有些保健品有危害，有些可能会与患者服用的处方药发生相互作用或是加重患者病情。另外，有些保健品确实是有疗效的（如用于治疗骨关节炎的葡萄糖胺）。医疗卫生工作人员应当了解保健品，并能够回答患者提出的关于这类产品功效、安全性方面的问题。本书第19篇讲述了此重要问题。该篇有很多病例都在讲述保健品方面的问题，且这些病例与本书前面章节所列举的病例也有关。每个病例中都涉及患者可能使用的一种或多种膳食补充。然后就会有相关问题帮助读者获得相关的临床知识，为患者提供有科学依据的保健品方面的建议。该部分有针对18种疾病的13种保健品：大蒜（血脂异常）、鱼油（糖尿病，银屑病，血脂异常）、银杏叶（周围动脉疾病，阿尔茨海默病）、圣约翰草（抑郁症）、黑升麻（更年期症状）、大豆（更年期症状）、α-硫辛酸（慢性疼痛，2型糖尿病）、Co-Q10（帕金森病）、卡瓦（焦虑）、非洲刺李（良性前列腺增生）、款冬（偏头痛、过敏性鼻炎）、野甘菊（预防偏头痛）和肉桂（糖尿病）。所有保健品均有参考文献支持。

4. 制定最佳个体化药物治疗方案

此步骤的目标是确定给予患者个体化的药物、剂型、剂量、给药途径、给药方案和治疗持续时间。在权衡每一种治疗方案的风险和益处时，都应该考虑患者的具体情况。例如，给一位哮喘患者制定治疗高血压的新方案时，应该采用噻嗪类利尿药而不是β受体阻断药。相反，某一位高血压伴痛风患者服用β受体阻断药会比服用噻嗪类利尿药效果更好。

避免使用某些特定药物的原因应当在治疗方案中写明。避免使用某些药物的可能原因包括药物过敏、药物－药物或者药物－疾病间的相互作用、患者年龄、肝肾功能损害、不良反应、依从性差、妊娠及高昂的治疗费用。

药物具体剂量的选择主要取决于药物的适应证。例如，阿司匹林用于治疗类风湿性关节炎的剂量要比预防心肌梗死的剂量大得多。非甾体类抗炎药在镇痛时使用的剂量要低于抗炎时的剂量。药物用法的依从性和患者的耐受性共同决定给药剂型。例如，某些类风湿性关节炎患者喜欢自己在家中皮下注射肿瘤坏死因子抑制剂戈利木单抗来治疗，而有些患者因不愿意或不能使用皮下注射而选择静脉滴注戈利木单抗。在制定药物治疗方案时，患者所能承受的经济、心理、社会和伦理道德因素都应该考虑在内。另外，还需要准备备用方案，以防初始治疗方案失败或者不能被采用。

5. 选择合适参数用于评价结果

为了评价治疗效果，预防不良反应的发生，学生必须能够选择用于评价治疗效果的临床和实验室参数。确定的检测参数必须具体、可测和可行，并且与治疗目的直接相关，同时具备确定的终点。为了方便记忆，用SMART这个缩写词来代表具体的（specific）、可测的（measurable）、可行的（achievable）、相关性（related）和时限性（time bound）。假如是治疗细菌性肺炎，医生应该了解主观的和客观的临床参数（如胸部不适、咳嗽和发热等症状减轻），实验室检查（如白细胞计数和分类趋向正常）和其他结果（如胸部X线片上显示的浸润程度改善）。这些参数可以为细菌的清除程度和疾病的愈合程度提供足够的证据。数据采集的间隔与选择的结果参数有关，每种数据的采集间隔都是独立的，应当分别设立。应该注意的是在初步诊断建立后，不要重复昂贵或侵入性的检查。

不良反应的监测参数也应该是确定的、可测的。例如，仅仅陈述“药物诱导性的血液异常”是不够的。医生应当制订合适的诊疗计划，获得适当的参数（如每月测定的血红蛋白/血细胞比容、白细胞或者血小板计数），鉴别出血液异常的类型（如贫血、白细胞减少症或者血小板减少症）。

监测药物不良事件旨在预防或者发现有可能发生的严重不良反应。例如，让所有用药患者都做周期性的肝功能检查不是经济有效的，因为有的药物只引起轻微的肝功能异常或是基本不影响肝功能，如奥美拉唑。另一方面，有些药物（如用于治疗类风湿性关节炎的甲氨蝶呤）很有可能会导致严重的肝功能异常，针对这类药物要制订专门的肝功能检查计划。

6. 对患者进行教育

药学服务的前提是患者和提供服务人员之间存在着医患关系。患者是医疗服务的合作者，如果整个过程没有他们的参与，我们的努力将化为零。对于糖尿病、高血压、哮喘等慢性病，患者在疾病治疗中的作用要大于医疗卫生工作者的作用。随着处方药购买方式的便捷发展，自我保健治疗越来越普遍。因此，为了提高患者的依从性、保证治疗成功、减少不良反应的发生，患者应当获得足够的相关信息。第3章讲述的是会诊技巧，借此可有效地了解患者的相关知识水平，同时也可以为其提供其他信息以填补知识空白。在个案讨论中，学生要给那些对自己病情了解甚微的患者提供各种信息。根据1990年的综合预算调节法案（Omnibus Budget Reconciliation Act，OBRA），药师应该告知患者以下内容：

- 药品的名称和性状（可能包括适应证）。
- 剂量、剂型、给药途径和治疗持续时间。
- 对具体用药方法进行说明和指导。
- 常见和严重的不良反应、相互作用和禁忌证，以及相应的应对措施。
- 自我监测的技术。
- 适当的储存方法。
- 处方补充信息。
- 漏服事件的处理。

老师应当在病例讨论过程中模拟一些会诊场景，以增强医药教学技能。为了加强学生记忆，讲述时应尽量精简事实性信息。药物的信息来源之一是“Detailed Drug Information for the Consumer™”，即消费者具体药物信息，是用通俗语言描述的药物信息。Micromedex Healthcare Series数据库中有针对文化程度在12年级以上的患者的药物信息，这个数据库是需要订阅的。MedlinePlus是国家卫生研究所的免费网站，上面有处方药、非处方药、保健品、诊断性检查和其他药物信息，患者可以参阅这个网站的内容。

7. 药物治疗方案的沟通与实施

如果因缺少与处方医生或者其他医护人员的沟通而导致方案没有实施，那么再好的药物治疗方案都没有意义。病历中永久性的、有重要意义的书面文件可有效保证医生间的准确沟通，仅口头沟通会产生误会或者传达错误信息，尤其是那些读音相近，但药效明显不同的药物，这类药物有很多。

多年来，临床医生一直使用 SOAP 格式记录患者病情的评价、沟通结果、制定的给药方案。书面的 SOAP 记录方法不一定是学习药物治疗问题的最佳方法，因为经验丰富的临床医生采取的许多必要步骤在 SOAP 上的体现并不明显，也有可能被忽略掉。例如，SOAP 中一般并不精确阐述预期治疗结果，而是留给人们去推测。医疗卫生工作人员也可采用 SOAP 直接分析患者相关信息，做出诊断或是给出治疗方案，而没有提供其他所有可行的诊断或治疗方案。SOAP 中记录的治疗方案本身有可能非常简短，很快过渡到监测参数以保证治疗成功，以发现和预防药物不良反应。最后，SOAP 中很少有传达给治疗中重要参与者（即患者）的信息。如果 SOAP 用于记录药物治疗问题，那么它应包含每一个应该考虑到的环节。

在本书的第 5 章中，FARM（findings，发现；assessment，评估；recommendations，解决；monitoring，监控）表是一个非常有效地用于描述诊疗计划和实施计划的方式。除了利用 SOAP 外，学生也可以用 FARM 表与其他医疗卫生工作人员交流药物治疗方案。尽管每个书面病例并不要求写成上述格式的交流文件，但还是建议老师们将 SOAP 或者 FARM 表作为成功完成每个病例学习的必需部分。

除了和其他医疗机构的专家交流外，药学服务人员还需记录好每位患者的药物治疗问题，制定合理的解决方案、实施方案和实际取得的治疗结果。药学服务方案应当是记录上述各种考量因素、构思良好、科学合理的医疗文件。本书第 4 章讨论了药学服务方案的哲学，同时描述了其产生和应用。这一章中有一个药学服务方案样本，学生在学习分析本书病例时可参考使用。

（一）临床过程

药学服务包括评估患者病情进展，以确保达到预期的治疗目标。本书中的许多病例都包括患者临床过程的描述。有些病例包括了患者几个月、几年的病情进展记录，以及住院和门诊治疗记录。随访问题包括继续评价和解决临床过程中陈述的问题。

（二）自学任务

每个病例最后的部分是几个与患者或疾病相关的学习任务，这些任务可作为学生自学或课外独立学习的作业。完成这些作业大多要求学生翻阅《药物治疗学》教材章节以外的参考资料。

（三）参考文献与网址

病例最后选取了与该病例相关的参考文献。这些参考文献可能会对学生解答书中的问题有所帮助。这些参考文献一般包括重要临床试验资料、Meta 分析、权威综合评价和临床实践指南。本教材包括更多更综合性的与各疾病相关的参考文献。

有些病例将网址列为药物治疗信息的来源。网站列举的信息来源均来自权威资源网站，如美国食品药品监督管理局（www.fda.gov）和疾病控制预防中心（www.cdc.gov）。学生们对那些来源于非权威、未被广泛认可网站上的相关医疗卫生信息要谨慎对待。网站上统一资源定位器（URLs）有时会改变，因此本书中列出的所有网站不是一直都有效。

六、病例问题的解答

许多学生可能会对自学和课堂讨论病例的学习方法感到陌生。因此，刚开始时学生会感到很难设计出完整的病例问题答案。附录 D 包括 2 个病例的答案，作为如何准备和回答病例中问题的参考。病例的作者在附录中提供了相应的答案，但不是唯一的“正确”答案，那些已经提前为讨论课做好准备的善于思考的学生可能会提出或补充其他合理答案。

通过勤奋的自学、实践和教师的指导，学生将逐渐获得知识、技能和自信，并能为自己未来的患者制订和实施更加完善的药物护理计划。本书的目的就在于帮助学生通过终身学习不断进步。

参考文献

[1] Herreid CF.Case studies in science: a novel method of science education.J Coll Sci Teach 1994; 23: 221-229.

[2] DiPiro JT, Talbert RL, Yee GC, et al., eds. Pharmacotherapy:A Pathophysiologic Approach,

10th ed. New York, McGraw-Hill, 2016.

[3] Chisholm-Burns MA, Schwinghammer TL, Wells BG, Malone PM, Kolesar JM, DiPiro JT.Pharmacotherapy Principles & Practice, 2nd ed.New York, McGraw-Hill, 2010.

[4] Caldwell SH, Popenoe R. Perceptions and misperceptions of skin color.Ann Intern Med 1995; 122:6 14-617.

[5] Ernst FR, Grizzle AJ.Drug-related morbidity and mortality: updating the cost-of-illness model.J Am Pharm Assoc 2001; 41: 192-199.

[6] Cipolle RJ, Strand LM, Morley PC.Preface. In:Cipolle RJ, Strand LM, Morley PC, eds. Pharmaceutical Care Practice:The Patient-Centered Approach to Medication Management Services, 3rd ed.New York, McGraw-Hill, 2012.

[7] American Pharmacists Association.Vision and Mission for the Pharmacy Profession.Washington, DC, American Pharmacists Association, 2013. Available at: http://www.pharmacist.com/vision-and-mission-pharmacy-profession. Accessed July 21, 2013.

[8] Joint Commission of Pharmacy Practitioners.Future Vision of Pharmacy Practice.November 10, 2004. Available at: http://pharmacy .osu.edu/academics/introduction-to-pharmacy/materials/jcpp_vision_for_pharmacy_practice.pdf.Accessed July 21, 2013.

[9] Cipolle RJ, Strand LM, Morley PC.Drug therapy problems.In:Cipolle RJ, Strand LM, Morley PC, eds.Pharmaceutical Care Practice:The Patient-Centered Approach to Medication Management Services, 3rd ed.New York, McGraw-Hill, 2012:chap 5.Available at: http://www.accesspharmacy.com/content.aspx?aID=56172882. Accessed July 21, 2013.

[10] Delafuente JC, Munyer TO, Angaran DM, et al.A problem-solving active-learning course in pharmacotherapy.Am J Pharm Educ 1994; 58: 61-64.

[11] Winslade N. Large-group problem-based learning: a revision from traditional to pharmaceutical care-based therapeutics.Am J Pharm Educ 1994; 58: 64-73.

[12] Detailed Drug Information for the Consumer. Micromedex® Healthcare Series [Internet database].Greenwood Village, CO, Thomson Reuters (Healthcare) Inc., 2013.Updated periodically.Available at: http://www.micromedex.com/products/ddic/.Accessed July 21, 2013.

[13] MedlinePlus:Trusted Health Information for You.A Service of the U.S. National Library of Medicine.Bethesda, MD, National Institutes of Health, 2013.Available at: http://www.nlm.nih.gov/medlineplus/.Accessed July 21, 2013.

[14] Canaday BR, Yarborough PC.Documenting pharmaceutical care: creating a standard.Ann Pharmacother 1994; 28: 1292-1296.

第 2 章　主动学习方法

Rachel W. Flurie，PharmD，BCPS
Gretchen M. Brophy，PharmD，BCPS，FCCP，FCCM，FNCS
Cynthia K. Kirkwood，PharmD，BCPP

医务人员需要有效解决问题的能力、批判性思维和沟通技巧来处理日常工作中的各种情况。因此，仅仅具备医学知识不足以让学生为患者提供有效的医疗卫生服务。学生们应当认识到药师提供的服务不仅仅是药物信息。这些信息从互联网网站、智能手机移动应用程序和在线参考文本中都可以很容易得到。药师要能够评价、分析和综合信息，并能够利用所学知识去预防和解决药物相关问题。临床医生需要能够从专业角度讨论患者诊疗问题，提出适当问题，整合信息，并制订行动计划。

完成正规医疗卫生培训教育的学生也必须认识到学习是一个终身的过程。每年有大量新药被批准，药物使用指南的变化及创新性的研究改变了疾病的治疗方式。学生必须积极拓展知识并增强临床技能，以适应不断变化的职业需求。

沃伦（Warren）认为医学生从事医疗卫生行业需具备下面几种能力：批判性思维、自信、宽容、沟通技巧，了解自身的身体状况并能在毕业后继续自学。为了使学生日后成为医疗卫生行业的顶梁柱，医疗卫生方面的老师在教学过程中应当采用主动学习方法。

一、主动学习方法与传统教学方法

主动学习有许多定义和方法，均在教育学文献中有所描述。简而言之，主动学习是学生积极参与学习、主动思考并明白如何应用所学知识的过程。大多数人认为，与被动接受讲座相比，主动学习能够促使学生积极参与学习过程、促进深层次学习、提高批判性思维能力、促进学生和导师之间的互动并促进社会发展。学生以积极方式学习，并将他们的知识应用于实际情景时学习效率会大大增强。主动学习是以学生为中心的学习方法，让学生为自己的学习负责。

相比之下，传统教学方法是以老师为中心的学习方法。在课程一开始，学生们会拿到一个教学大纲，包括了这个学期“一切需要了解的”内容。在课堂上，老师讲述已经备好的课程，学生不需要提前预习。学生只是被动地接受各种信息。学习结果主要是通过笔试来考察：多选题或简答题等。在这种教学方法下，学生只是单独地记住了老师给予的重点，他们并不会用他们所学的知识来解决医疗工作中的实际问题。考试分数（如考试或课程等级）并不能够真正地反映学生利用所学知识解决实际问题的能力。

培养学生终身学习的能力，关键是激发他们的求知欲，让他们积极参与到课堂学习。这就需要老师放弃传统教学方法，采用新的教学方法帮助学生们学会学习。主动学习要求学生在课堂学习中，不仅仅是聆听，而是更深入地参与，不再强调知识的传递，取而代之的是技能的培养和知识的应用。学习的中心必须从老师转移到学生，给学生提供一个积极参与学习的良好机会。

二、主动学习方法

老师们可以通过多种方式让学生积极参与学习。让学生积极参与学习的方法有：暂停下来让学生回顾知识、小组协作或者合作、以问题为中心学习法（PBL）、团队学习方式（TBL）、以小组方式共同完成某个任务（如解决问题、讨论病例）。主动学习方式中还有很多方法能够使学生有效利用课堂时间进行更深层次的思考，如信息分析、整合和评价。下面是一些鼓励学生主动学习的例子。

（一）针对学生的相关练习

这些练习是讲课的补充，而且很容易实施。要点书写（quick writing tasks）可以用于评估学生对教学内容的理解（或反应）程度。书写有助于学生发现理论知识方面的不足，增强对教材的理解，并以合乎逻辑的方式组织思维。可以通过“小纸片”或“半页纸回答”的方式让学生对课堂提问进行书面解答。课堂问题如“今天课上最难懂的要点是什么？”或“今天课上难点是什么？”在课堂上可以科学安排小测验的时间，将讲课时间碎片化，吸引学生，让学生积极参与课程学习。在课堂开始前进行预习小测试有助于学生了解他们不知道的知识，并在课堂上积极听讲，弄清楚不太懂的内容。小测验也可以在讲授课程的过程中进行［如使用电子观众应答系统（ARS）来进行］，可以评分也可以不评分。ARS有助于让学生积极参与课堂内容，促进互动，发现学生理解错误的地方，激发学生进行讨论。课堂结束时的小测试能够让学生们应用他们刚从病例中学到的内容来解决相关问题，从而提高解决问题的能力。

（二）问答

问答这种主动学习方式，能够提高学生的学习参与度和理解能力。“等候时间”是老师提出问题，并要求学生进行思考的主动学习方法。在短暂停顿后，老师可以让学生主动回答或随机点名回答问题。在这个等候时间内，老师应当让每位学生思考问题，而不是单单让马上举手回答问题的学生作答。名为“鱼缸”的主动学习方法是指老师要求学生将与本课堂有关的问题写下来，在本课堂结束时或在下一堂课开始时用于讨论。然后，老师从中抽出几个问题来讨论或要求全班回答。在使用主动学习方法的课堂上，学生通过讨论就可以学到很多知识。但是，许多学生可能不注意听同班同学所讲的内容，而是在等老师重复或解释同学已经讲过的内容。为了促进学生积极听讲，老师可以让学生主动回答问题后，让另一个学生回答他/她是否同意前一个同学的回答并回答为什么。

（三）思考–配对–分享

“思考–配对–分享”练习涉及向学生提问后让学生解答的过程。让学生单独思考（思考）问题2～5分钟后再与旁边的同学进行讨论3～5分钟（配对），最后，将他们讨论后的答案与全班分享。让学生与旁边的同学先讨论，在讨论过程中他们会对问题进行进一步思考，得出问题的答案，然后再进行全班讨论，这个方法可以迅速得到学生的反馈，最后获得全班满意的讨论结果。另一种类型的分享是小组讨论，3～4位学生组成的小组通过合作完成讨论，小组可以进行20～30分钟的讨论，然后将课堂上学习的理论知识应用到一个新的病例中。为了获得不同的讨论结果，其中一种方法是根据学生不同的学习经历背景（如社区、医院防护中心）进行分组。分配功能角色和角色扮演可以让学生从多个视角来讨论问题。

（四）问题为中心学习法

在课堂上，通过将药物治疗知识应用于病例的方法，能够提高学生解决问题的能力。应用知识能够巩固之前所学的知识，并帮助学生理解这个理论知识在现实生活中的重要性。以问题为中心的学习方法（PBL）是一种以解决复杂问题为中心的教育学习方法，从而培养学生探求和分析问题、解决问题、讨论问题、调查问题的能力。PBL的过程是以学生发现病例中的问题为开端。学生可以独自或以小组的方式分析案例，找出解决问题所需的理论知识。在掌握理论知识后，学生可以应用所掌握的知识来解决实际问题。可以以小组或者大组的形式讨论病例，使学生提高交流能力，学会尊重他人意见，在交流中获得满足，以及养成指出错误和接受批评的习惯。交互式PBL计算机工具和真实病例的配套使用也能激发学生课内和课外的学习热情。计算机辅助PBL可以即时反馈整个学习过程的进度，且能够与其他主动学习方法（如测验）联合使用。创建虚拟患者的程序可以创造性地应用于PBL病例，然后根据学生的药物治疗方案进行治疗，模拟出实际的治疗效果。

（五）合作式或协作式学习方法

合作式或协作式学习方法能够让学生学到知识。学生在学期一开始以随机方式被分成4～6人/小组。每组给予一个病例，每组选出一个组长。每组的每个学生都应主动承担病例中某一部分的问题，然后病例会在班级上进行讨论，每个组员获得相同的分数。学生完成小组或大组讨论后，老师担当的是讨论的引导者，而非讲授人。学生们应积极主动地参与到问题的认识和解决中。合作式或协作式方法有利于学习团队协作能力、相互配合和沟通能力的培养。小组讨论有助于学生提出观点、阐述观点，以及培养和提高解决临床问题的能力。这些技巧对于终身学习都是非常重要的，并且对学生的职业生涯大有裨益。

（六）团队学习法

团队学习法（TBL）是一个以学生为中心，讲师进行引导的小组性质的学习方法，可以在大群教育环境中实施。这门课程中，由5～7位学生组成的小组进行一整个学期的学习。团队学习法侧重于深化学习和团队协作能力的培养。按照TBL的下列学习框架结构学习，就可以达到上述学习目标，学习内容包括：①课前预习准备；②掌握可能会使用到的理论知识；③将这些理论知识以小组解决问题的方式应用到实际情景中。同行评审过程能够提供重要反馈，有助于成员形成对个人学习和有效团队合作有积极作用的态度、行为和技能。越来越多的学校采用这种学习方法，形成各种组合和排列的TBL。指南描述了团队学习法的核心要素，这些要素应该纳入到学生学习过程中，以最大限度地提高学生的参与度和学习效率。

（七）以案例分析为基础的学习方法

很多专业学校将以案例分析为基础的学习方法（CBL）应用到药物治疗学教学中。CBL是对实际临床问题的描述。只描述事实，通常是按照时间先后顺序描述，类似于患者在护理环境中所遇到问题的先后顺序。而且叙述部分就像现实生活中一样，很多情况下，所提供的信息是不完整的或者重要细节不会被提到。在分析病例过程中，学生必须区分相关事实和无关事实，并且要认识到解决方案有多个，而不是仅有一个标准答案。在病例学习中，学生应积极主动分析病例中的事实和重要细节，从多个解决方案中选择最优方案，并说出自己这样选择的原因，以促进学生自主学习。在CBL中，学生主要是应用自己学到的理论知识来解决在临床病例中遇到的问题。

学生想要达到最佳学习效果就必须积极参与课堂。由于知识背景不同，在处理患者的问题时学生们分析的角度不同，学习到的内容也会不同。McDade提出在准备课堂病例讨论时的学习步骤如下：

- 迅速浏览病例，对病例和需要分析的信息种类有大体的认识。
- 再仔细阅读病例，在关键内容下划横线。
- 在便条纸上写下关键问题，随后，再阅读一遍病例，对每一个问题进行思考，找出相关信息，整理出问题的相关考虑和决定。
- 确定问题和治疗选择的优先次序。
- 提出针对问题的建议。
- 对病例讨论的结果进行评估。

三、给学生和老师有关主动学习方面的建议

主动学习方法能够让学生在学习过程中发挥能动作用。学生主动学习，老师积极创新，以及学校管理的支持是主动学习法能够顺利进行并取得成功的重要条件。

（一）给学生的建议

学生可能会对主动学习法有一些担忧：有些学生可能习惯于被动地接收信息，对主动学习这个过程还不太习惯。主动是获得成功的关键，我们需要充分认识到主动学习的三大障碍：懒惰、害怕改变和习惯的力量。

课前准备。必须在上课前完成阅读任务和家庭作业以充分利用课堂时间讨论其他参考材料未能解答的问题。时间管理很重要，要合理地使用课外时间，找出你最有效率的时间段来解决问题。在解决问题时，我们关注的应是结果而不是解决问题所花的时间。在做阅读时，要用表格或图表来汇总信息。另外，学生要将课上或阅读中遇到的问题列出来，与你的同学或老师讨论或尝试自己回答这些问题。

要理解这些问题而不是去记忆。为了解答问题或提出合适的治疗方案，学生除了阅读老师提供的参考材料之外，还应该阅读其他资料。学生可能需要翻阅以前所做的笔记，也可能要进行文献检索，以及利用图书馆和网络获得其他信息。学生要理解“为什么”和“怎么做”，而不是仅仅记住“是什么”。记住答案只是短期内知道了答案，而理解才能让学生真正获得知识，且能够让学生明白这答案背后的原因。在主动学习中，大部分知识都靠自学。你将会发现，更多的阅读会获得更多的知识。同时，你

也在获得一种关键的终身学习技能。只要注意以下几点，你的阅读将会逐渐深入。

· 有目的阅读。
· 积极将前后阅读的内容相结合。
· 应用自己的能力构建逻辑框架。
· 思考辩论中不同部分的作用。

上课期间，学生在学习过程中要积极参与。在班级和小组讨论中，学生要积极讨论药物治疗问题，因为讨论病例中的问题可以让你充分运用所学的知识、医学和药学术语，积极参与聆听，进行批判性思考，提高人际交往技能。在小组讨论时，所有成员要积极讨论病例中的问题，寻找解决问题的方案。教导他人也是一个很好的学习方法。要认真聆听，尊重他人的想法和意见。主题写作可以培养学生的批判性思维能力、交流能力和组织能力。停下来写一些东西能够让你思考你刚才听到的内容并能够强化你所学到的内容。虽然现在有许多可供选择的数字笔记方法，但并不清楚这些方法对学习有无好处。通过讨论你所学到的内容，写下来，与以前的病例相结合，并将它应用到现在的病例中，你可以这样反复应用知识，直到它成为你的一部分。

（二）给老师的建议

老师也可能会对是否采用主动学习法感到忧虑。他们可能会认为他们的班级人太多，不适合采用主动学习法。他们可能担心采用主动学习法后，他们将无法完成课程进度，或是担心将需要太多的时间改变他们的课程，甚至担心学生可能会抵制主动学习法。有些迟疑不决的老师可能认为主动学习法是要替代讲座这种学习模式。事实上，我们可以积极地将主动学习法纳入讲座中，以加强学习效果。老师可以布置课前小讲座、小测验或文章阅读等，也可将一些课程内容作业转移到网络上。可以采取多种方法，提高主动学习的效果。

可以讨论课程预期。花一些时间讨论教学方法、学习方法和评价方法，以及如何提高学生的学习效率，要让学生明白主动学习法的好处。

在课堂上逐步实施主动学习这种学习方法。为了能够顺利地在课堂上实施主动学习法，教师必须克服教学模式改变所导致的焦虑情绪问题。先用简单的主动学习法（停顿技术）试验，逐步实施主动学习法。

考虑使用一些技巧，最大限度地让学生参与到讨论中来。可以先让学生两人一组或多人一组讨论问题，然后在全班分享他们的想法，这会大大降低学生在课堂讨论时的焦虑程度。如果可能的话，在讨论过程中，多在教室中走动，尽量记住每位学生的名字。

采取循序渐进的方法。学生要分阶段让自己形成主动学习的习惯，而不是一蹴而就。序列性的学习活动与作业任务可以让学生逐步完成学习发展的三个阶段：学习能力、智力发展和人际交往能力。

让学生做好小组学习的准备。小组学习是通过后期学习获得的。老师应该为小组讨论学习创造一个良好的环境，确保学生能够理解老师期望学生学习的内容，并能够有效组织课程学习，最大限度地让学生参与到团队学习中来。

要制订一个让课程进行并坚持下去的计划，确定本学期您所希望实现的学习目标。为本学期课程学习制定一个学习大纲，预估每个学习活动所花费的时间。

四、如何使用这本书

本书有利于学生理解疾病及其治疗管理，并有利于培养和提高学生解决问题的能力。学生们应当认识到学习和理解是通过解决问题来实现的。我们鼓励学生在课堂讨论之前独自或者通过小组讨论解决每一个病例，然后在课堂上进行讨论。这些案例可以作为一种主动学习的材料，在课堂上让学生学习讨论病例，不断练习应用相关知识，提高 TBL 技能。学生可以以小组团队的方式口头讨论问题，辩论各种治疗方案的优劣。

五、总结

病例学习和其他主动学习方法的使用有助于必需技能的培养，这些技能可以运用于社区医疗、非卧床护理、初级护理、卫生系统、长期护理、家庭保健治疗、医疗管理和药物行业。医疗卫生服务的职能是在不断变化的，因此，学生获取知识、培养继续学习所需的终身技能是非常重要的。老师们将主动学习方法引入课堂有利于培养能够适应职业变化的终身学习者，从而能够应对职业生涯中不断发生的各种变化。

参考文献

[1] Warren G. Carpe Diem:A Student Guide to Active Learning.Landover, MD:University Press of America; 1996.

[2] Gleason BL, Peeters MJ, Resman–Targoff BH, et al.An active–learning strategies primer for achieving ability–based educational outcomes.Am J Pharm Educ. 2011;75(9):186.

[3] Michael J. Where's the evidence that active learning works?Adv Physiol Educ. 2006;30:159-167.

[4] Bonwell CC, Eison JA.Active Learning:Creating Excitement in the Classroom.Washington, DC:George Washington University, School of Education and Human Development; 1991.ASHE–ERIC Higher Education Report No. 1.

[5] Shakarian DC.Beyond lecture: active learning strategies that work.JOPERD. 1995;May-June:21-24.

[6] Michaelsen LK, Parmelee DX, McMahon KK, Levine RE.Team–Based Learning for Health Professions Education:A Guide for Using Small Groups to Improve Learning.Sterling, VA:Stylus Publishing; 2008.

[7] Moore AH, Fowler SB, Watson CE.Active learning and technology: designing change for faculty, students, and institutions.EDUCAUSE Rev. 2007;42:42-61.

[8] Cain J, Robinson E. A primer on audience response systems: current applications and future considerations.Am J Pharm Educ. 2008:72(4):Article 77; 1-6.

[9] DiVall MV, Hayney MS, Marsh W, et al.Perceptions of pharmacy students, faculty members, and administrators on the use of technology in the classroom.Am J Pharm Educ. 2013;77(4):Article 75; 1-7.

[10] Poirier TI, O'Neil CK.Use of web technology and active learning strategies in a quality assessment methods course.Am J Pharm Educ. 2000;64:289-298.

[11] Stead DR.A review of the one–minute paper. Active Learn Higher Educ. 2005;6(2):118-131.

[12] Paulson DR, Faust JL.Active Learning for the College Classroom. http://www.calstatela.edu/dept/chem/chem2/Active/main.htm.Accessed February 21, 2013.

[13] Elliot DD.Promoting critical thinking in the classroom.Nurs Educ. 1996;21:49-52.

[14] Sylvia LM, Barr JT.Pharmacy Education:What Matters in Learning and Teaching.Sudbury, MA:Jones & Bartlett; 2011.

[15] Walton HJ, Matthews MB.Essentials of problem–based learning.Med Educ. 1989;23:542-558.

[16] Raman–Wilms L. Innovative enabling strategies in self–directed, problem–based therapeutics: enhancing student preparedness for pharmaceutical care.Am J Pharm Educ. 2001;65:56-64.

[17] Dammers J, Spencer J, Thomas M. Using real patients in problem–based learning: students' comments on the value of using real, as opposed to paper cases, in a problem–based learning module in general practice.Med Educ. 2001;35:27-34.

[18] McFalls M. Integration of problem–based learning and innovative technology into a self–care course. Am J Pharm Educ. 2013;77(6):Article 127; 1-6.

[19] Benedict N. Virtual patients and problem–based learning in advance therapeutics.Am J Pharm Educ. 2010;74(8):Article 143; 1-6.

[20] Conway SE, Johnson JL, Ripley TL.Integration of team–based learning strategies into a cardiovascular module.Am J Pharm Educ. 2010;74(2):35.

[21] Thompson BM, Schneider VF, Haidet P, et al. Team–based learning at ten medical schools: two years later.Med Educ. 2007;41:250-257.

[22] Haidet P, Levine RE, Parmelee DX, et al. Guidelines for reporting team–based learning

activities in the medical and health sciences education literature.Acad Med. 2012;87:292-299.

[23] Parmelee D, Michaelsen LK, Cook S, Hudes PD.Team–based learning: a practical guide:AMEE guide no. 65.Med Teach. 2012;34:e275-e287.

[24] Hartzema AG.Teaching therapeutic reasoning through the case–study approach: adding the probabilistic dimension.Am J Pharm Educ. 1994;58:436-440.

[25] Delafuente JC, Munyer TO, Angaran DM, et al. A problem–solving active–learning course in pharmacotherapy.Am J Pharm Educ. 1994;58:61-64.

[26] Thistlethwaite JE, Davies D, Ekeocha S, et al. The effectiveness of case–based learning in health professional education.A BEME systematic review:BEME guide no. 23.Med Teach. 2012;34:e421-e444.

[27] McDade SA.An Introduction to the Case Study Method:Preparation, Analysis, Participation.New York:Teachers College Press; 1988.

[28] Williams B. Case–based learning—a review of the literature: is there scope for this educational paradigm in prehospital education?Emerg Med J. 2005;22:577-581.

[29] Stacy EM, Cain J. Note–taking and handouts in the digital age.Am J Pharm Educ. 2015;79(7):Article 107; 1-6.

[30] Robbins A. Awaken the Giant Within.New York:Simon & Schuster; 1991.

[31] Chickering AW, Gamson ZF, Barsi LM. Seven Principles for Good Practice in Undergraduate Education.Racine, WI:The Johnson Foundation; 1989.

[32] Prince M. Does active learning work?A review of the research.J Eng Educ. 2004;93:223-231.

[33] Weimer ME.Learner–Centered Teaching. 1st ed.San Francisco, CA:Jossey–Bass; 2002:167-183.

第3章　耐心沟通：医生应该在与患者进行一对一的谈话中获取更多有价值的信息

Krista D. Capehart，PharmD，MSPharm，AE-C

与患者交谈是药物使用过程中的一个重要环节。无论在什么环境中，药师在与他人交流的过程中，都有机会给他人宣传知识，以及从他人身上学习到新的知识。药师除了需要具备高超的专业技能外，还需具备出色的沟通技巧。从其他文献中我们可以发现人际交往的复杂性，本章主要讲述各种情景下交流沟通的关键要素。

一、以患者为中心的诊疗及沟通的作用

随着医疗服务变得越来越重要、更加可及、质量更高，药师在诊疗中的作用也变得至关重要。2010年通过的患者保护与平价医疗法案（Patient Protection and Affordable Care Act）行动促进了可信赖医疗组织（ACOs）和以患者为中心的医疗组织（PCMHs）的发展。国家质量保证中心将PCMH定义为“初级保健的一种方式，这种方式强调护理协调和沟通问题及以患者为中心，以患者的需求为中心”。药师凭借其药物专业知识和沟通技巧与医疗团队合作，优化用药过程，确保患者真正处于医疗卫生服务的中心。

在以患者为中心的医疗卫生服务中，患者与医疗卫生工作人员共同决定、共同参与自己的医疗服务方案。共同决策是指帮助患者做决策或是让患者理解明白可供选择的多个治疗方案。共同决策能够增加患者的医学知识，有助于患者理解他们在医疗过程中所遇到的风险，使其获得更符合他们价值观和信念的医疗服务。

因此，患者–医生的交流互动不仅仅是收集药物史，传达口头或书面处方，还涉及其他方面。药师需要运用积极的聆听技能来理解患者在药物治疗中所关心的问题，让患者参与自己的诊疗过程，并建立一个长期的、良好的、互信的医患关系。建立信任关系对于有效的沟通是必不可少的，但信任关系的建立不是很容易。在社区药房，信任关系可能来自一个有爱心的药师总是抽出时间来询问患者的药物使用情况。在门诊，信任关系可能来自药师对患者进行糖尿病护理知识的宣教，以及使患者糖化血红蛋白水平出现改善。建立信任关系的途径多种多样，但最终的目标都是让患者感觉到在接受药物治疗时，他们可以信赖并依赖药师。

药师–患者之间相互交流的方式也多种多样，这与当时所处的实际环境、药师所受的教育培训、互动交流的目的及其他因素有关。2015年，JCPP出版了《药学治疗过程》，目的是使患者的药物治疗过程标准化。药学治疗过程的步骤包括：①收集信息；②评估信息；③药物治疗方案制定；④方案实施；⑤随访：监测和评价（图3–1）。

在信息收集和方案执行阶段均需要良好的沟通。在信息收集阶段，药师收集有关患者基础信息和目前药物使用情况的信息。实际情况不同，可能获取的信息不同，但获取信息的过程是相同的。在方案实施阶段，药师有机会对患者进行健康教育。健康教育的内容可能包括新药的使用方法、生活方式的调整、治疗方案改变或转诊到其他科室或医疗机构。这一过程的关键是药师与患者及医护团队成员之间的协作。

二、改善药师与患者之间的互动交流

与患者交谈、收集信息时，药师要有耐心、同情心及有驾驭语言、引导谈话内容的能力。互动式

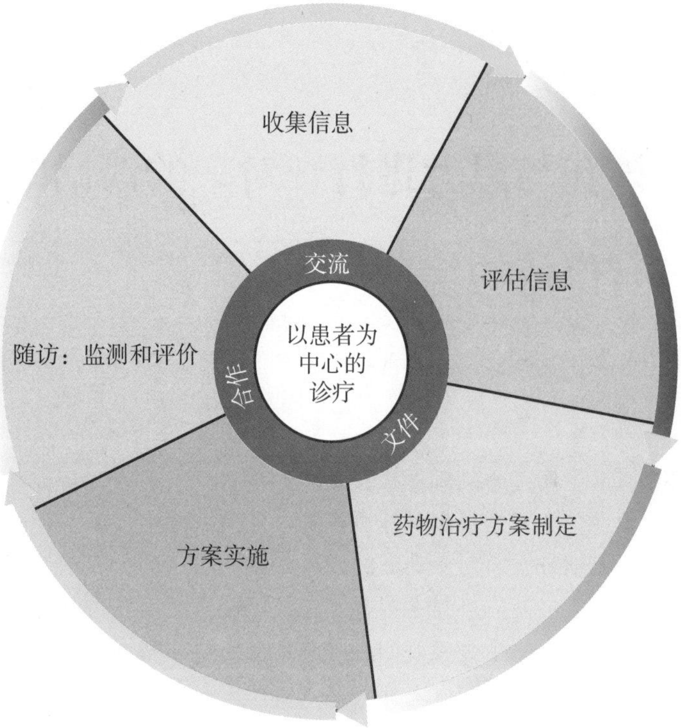

药师对患者的诊疗过程

药师采用以患者为中心的诊疗方法，同时与其他医疗团队合作，以改善患者的健康，提高患者的药物治疗效果。

使用循证实践原则，药剂师应：

收集信息

药师应保证收集患者的必要的主观信息和客观信息，以便了解患者的相关医疗、用药史和临床状况。

评估信息

药师根据患者的整体健康目标，评估所收集的患者的信息，并分析患者治疗的临床效果，以便识别和排除问题，实现患者的最佳护理。

药物治疗方案制定

药师与其他卫生保健专业人员和患者或护理人员合作，制订以患者为中心的个性化诊疗方案，该方案以证据为基础，具有成本效益。

方案实施

药师与其他卫生保健专业人员和患者或护理人员合作实施诊疗方案。

随访：监测和评价

药师监测和评估诊疗方案的有效性，并根据需要与其他卫生保健专业人员以患者或护理人员合作调整治疗方案。

图 3-1　患者诊疗过程

（经 JCPP 批准。Pharmacists' Patient Care Process. May 29, 2014. https://www.pharmacist.com/sites/default/files/files/PatientCareProcess.pdf, accessed January 26, 2016.）

药物咨询应该采用开放式问题，以 5 个"W"，1 个"H"（who、what、when、where、why 和 how）开始提问。封闭性问题是那些需要患者用简单的是或否来回答，而不需要阐述太多的问题。药师很难从封闭性问题上获得患者完整的信息。例如，如果药师问："你曾经服用过医生给你开的华法林吗？"患者的回答可能是："是的。"然而，有可能是患者理解了医生给开的处方是每日一片的剂量，并坚持下去，但没有意识到最近处方发生了变化，周一、周三、周五、周六为每日一片，而一周内的其他时间为每日半片。开放性的问题是这样的"你每天是怎么服用华法林的？"患者可能会详细地描述自己服用华法林的情况，药师就会收集到更准确的信息，以评估患者的用药情况、病史和病情。有一个地方可以使用封闭性问题，就是在收集了大部分信息后，可以使用封闭性问题来减少不必要的细枝末节。

药师必须是一个很好的聆听者，听取患者愿意分享的和不愿意分享的内容。在药房环境中，药师要成为一个积极的倾听者并不是一件很容易的事。这需要药师能够使患者集中注意力、对患者产生移情作用、了解患者的个性，以及能够理解患者的肢体语言。

不管当时的环境如何，药师要让分散患者注意力的因素降到最少，确保患者将其主要注意力放在药师的问题上。如果条件允许，可以使用单独的咨询室。这种保护患者隐私的做法表明药师是为患者考虑的，是将注意力放在患者身上的。

人们总是将共情和同情这两个概念混淆。共情是指药师能够理解患者感受，并能够与患者产生共鸣的能力，而同情是指对患者的情况感到遗憾。药师要能够认识到患者的情绪、让患者树立信心、为患者的问题提供解决方案，这样有助于促进药师与患者之间的互动和提高治疗效果。每位患者都会有自己的医疗经历及对医疗的看法和期望，因此，药师要积极聆听了解患者，这样有助于治疗方案的制定和实施。

药师要认识到非言语交流和言语交流一样重要。非言语交流包括肢体语言、时间、声调、肢体接触、肢体距离及当时所处的环境。肢体语言包括双臂交叉（表明患者不再想与药师交流）和点头（表示聆听者在注意听或是表示同意）。拖延时间（如长时间停顿）或语速太快可能会令人不舒服。声调包括音调和语调，声调是显性的，可以表明一个人的愤怒、迷恋、困惑和其他的情绪。肢体接触、距离和物理环境都与个人相关，每个人的情况都不一样。一般来说，人与人之间的舒适距离在 2 英尺左右。有些患者会觉得与他人的舒适距离是伸直手臂的长度；而另一些患者则需要更多的个人距离，不喜欢身体接触。这个概念有时可能会很棘手，可能需要时间来掌握这个问题。药师必须理解患者的非言语语言的意思。Egan 建立了一个好的记忆方法，以帮助药师掌握非言语线索（SOLER），这有利于药师与患者建立互信关系（表 3–1）。

表 3–1　帮助药师掌握非言语线索，提高聆听效率

字母	意义
S	正视患者（不要斜视患者）
O	张开的姿势（双腿不要交叉，手臂也不要交叉）
L	向患者微微倾斜（不侵入患者私人空间）以示兴趣
E	眼神接触交流
R	放松

三、药师 – 患者进行交流的实例

不同的执业环境和期望导致药师与患者交谈的时机不同。例如，医院药师可以为该院所开具的出院后用药及为患者开始注射的药物提供咨询服务。社区药师一般是为新的或补充药物提供咨询服务，或是帮助患者选择非处方药物。药师与患者沟通，进行药物治疗管理，与患者共同参与药物治疗的实施，并参与药物治疗方案的调整。

（一）药物治疗史 / 病史

与患者进行交流时，要注意收集综合信息。使用先前提到的要点从患者那里收集信息，以提高医疗卫生服务疗效和安全性。

一开始收集的是患者的人口统计信息，包括姓名、住址和出生日期。这时药师就可以开始完善患者资料。使用开放性问题来询问患者的过敏史（药物过敏、环境过敏和食物过敏），例如，你可以这样提问“你曾经对什么药物过敏？”请务必记录患者过敏时的反应。有时有必要评估风险与收益，确定是否真正存在过敏问题。询问患者的个人史，包括抽烟、喝酒、非法药物使用和咖啡因摄入。询问患者的个人史有时会使药师和患者感到不适，缓解这种不适的方法之一是给患者普及一下药物与酒精、烟草的相互作用方面的知识。重要的是，信息一定要完整，以便更有利于评估药物之间的相互作用。记住还要询问这些物质的类型、数量及使用频率。

如果确定是处方药，首先要询问患者是否随身携带着处方药或是记录有处方药的书面清单。在急诊室或者其他情况下，患者无法见到药师时，随身携带处方药或记有处方药的书面清单是一个很好的办法。不管患者是否携带有清单，药师都要询问患者，“你服用的是什么处方药？”每种药物都要记录其药名、药效强弱、给药方法、主治医生及患者的服药情况。通过将患者实际的服药情况与医嘱做对比，评估患者的依从性。请记住，没有正确理解医嘱、试图省钱及其他原因都可以导致患者依从性差，不一定是因为患者不想根据医嘱服药。此外，一定要问患者为什么开这些药物，是否知道开每种药物的原因。还要提醒每个患者非口服药物的使用方法。封闭性问题后可以紧接一个开放性问题，例如，“你是否使用过治疗皮肤病的药物？你使用过哪些非口服药物？”这会促使患者记住一些他们可能会忘记的药物。

应询问患者服用过的非处方项目，包括非处方药（OTC）、草药、维生素和膳食补充剂。患者可能产生这样的误解，认为 OTC 或“天然”药物不会与处方药发生相互作用，或是认为 OTC 或“天然”药物不会对健康产生有害作用。这时药师就要给患者普及不正确使用药品可能会给患者带来的潜在危险。

药师在与患者交谈时，应该获取有关疾病和医疗诊断状况方面的资料，但这种情况可以灵活掌握。可以在询问过敏史后，开始询问患者用药情况之前，询问患者的疾病情况，这会让药师认识到患者所服用的药物是用来治疗哪种类型的疾病。药师也可以先收集处方和非处方药物资料后，再询问患者所患疾病的情况。如果患者在之前没有注意到之前提到的药物治疗，药师可以这样问患者“你知道服用 X 药物目的是什么吗？”

与患者的全面交流能够最大限度地提高药师医疗服务水平，为给药方案的调整提供依据，以及为药物治疗管理提供基础。然而，这样的交流并不总是可行。有时，可能需要从药房配药记录、家庭成员或其他来源收集信息。不是从患者本人身上获取来的信息可以稍后再确认。

（二）新处方咨询

1990年通过的《综合预算协调法案》（OBRA 90）在一定程度上能够帮助确保医疗救助患者的用药安全。虽然先前已有规范规定药师需要给患者提供药物方面的咨询服务，但是OBRA 90又提出了药物记录的新要求，并要求药师完成对所有医疗救助患者的前瞻性药物使用审查。不同的国家药物咨询的要求不同。OBRA 90要求药师必须提供药物咨询服务，但没有要求咨询服务必须完成。

药物咨询服务能够增加患者的医药知识，提高药物使用的正确率，提高患者的依从性。可能的话，药物咨询服务可以在私密的环境开展。如果没有一个单独的咨询室，可以隔离出一个能够相对保护患者隐私的空间来提供咨询服务，这样会使患者更自在些。因为患者在谈论某类型的药物时，可能会比较尴尬，例如，治疗阴道感染的药物。在私密的环境中，用保密的语气谈论这些，会提高患者对咨询服务的满意度。

对患者提供新药方面的咨询服务时，应该先对患者已经知道的药物进行评价，了解其对这些药物的知晓情况。例如，药师可以这样问“今天开具药物的用法，医生是怎么跟您说的？”这是展开这部分咨询服务的绝佳方式。在了解患者的药物知识水平后，药师要告知患者药物名称（包括该药名的通用名）、药效强度、给药途径和用药计划。询问患者的日常活动情况，并根据患者的活动情况安排制定药物使用方案，增加患者的依从性。药师在给患者讲述药物方面的内容时，要从这种药物治疗的疾病、产生的作用，以及患者如何进行自我监测以提高治疗效果等这些方面来讲述。患者应该明白自己服药后，是否会感到有效果及什么时候自己会感到有变化。例如，患者服用治疗高血压和血脂紊乱的药物后，如果没有感觉到变化，应该去医院做化验或检查。可以将潜在的不良反应分成两类来进行讨论：一类是发生频率高但不严重的，另一类是发生频率很低但严重的。药师要从如何避免一些最常见的不良反应方面为患者提供咨询服务。可能的话，还要告知患者发生严重不良反应时的应对措施，告知患者与本次开具药物有相互作用的药物或疾病，以及如何处理相互作用的方法。在这一部分的结尾部分，药师要告知患者药物的存储方法、漏服的处理办法及相关补充信息。

在咨询服务的最后，要确定患者理解了药师对患者所讲的内容。“宣教－反馈法”可以用来确定患者是否理解了药师所讲的内容及纠正患者产生的误解，该方法的效果非常好。为了避免让患者觉得药师是在测试自己，药师可以这样说：“我已经跟您说了很多关于药物服用方法、不良反应、存储等方面的内容，为了确保我没有遗漏相关重要内容，您告诉我一下您回家后打算怎么服用药物吗？”这似乎是将药物相关内容的责任推给了药师，减轻了患者的压力。

（三）补充内容的咨询服务

与新药物咨询服务相比，补充内容的咨询服务是一个相对简单的过程。补充内容咨询服务的主要内容不是如何服药而是患者服药后的监测问题。例如，药师可以这样问：“以前您服药后，发生过哪些不良反应？”和“您是根据医嘱来服药的吗？”在涉及医疗设备或装置的使用时，补充内容的咨询服务尤为重要。例如，人们很难正确地使用计量吸入装置。即使在短短的2～3个月内，吸入器的正确使用率也会随着时间的推移而降低。有研究表明，药师咨询可以提高吸入器的正确使用率和患者依从性。另外，重要的是能随访患者自上次补充药物以来出现的任何问题，并为将来可能会出现的任何问题提供联系信息。

（四）非处方药部分

帮助患者选择非处方药是药师为患者提供药学服务的另一个工作内容。这种药学服务与上述服务是不同的，这是因为药师必须分析判断患者目前的症状、选择的OTC是否合适及患者是否需要转诊。有各种各样的记忆方法帮助药师记住推荐药品之前所要提出的问题。这些问题包括：CHAPS-FRAPS（C：主诉；H：现病史；A：过敏史；P：药物史，S：个人史；F：家族史；R：症状回顾；A：评估；P：诊疗方案和SOAP）；7个基本信息（L：位置；Q：质量；S：严重程度；T：时间；C：背景；M：修正因子；A：相关症状）和 PQRST（P：姑息疗法与激进疗法；Q：质量和数量；R：区域和辐射；S：症状；T：体征与时间关系）。最全面的记忆方法是 QuEST/SCHOLAR 法。此方法能够使药师对患者做出最全面的评估，为患者选择出最合适的非处方药品。QuEST/SCHOLAR 过程包括：

举例说明

例如，Joe 来药房购买治疗胃灼热的 OTC 药物，让你帮他参考一下，提个建议。根据 QuEST/SCHOLAR 程序，你可以这样做：

1.Qu（快速准确地评估患者）："让我们谈谈您的病情吧"。询问并记录患者的主诉（SCHOLAR）、药物史和过敏史

· S（症状）"您有什么症状？"

· C（性质）"您的疼痛是烧灼痛、锐痛还是阵发性疼痛？"

· H（病史）"您曾经这样疼痛过吗？您尝试过哪些治疗？使用过哪些药物？药物起作用了吗？"

· O（发病情况）"症状是什么时候开始的？"

· L（位置）"您所说的胃灼痛，疼痛点在哪里？"

· A（病情加重因素）"什么因素使症状更严重？"

· R（病情缓解因素）"什么因素使症状缓解？"

2.E（确定患者是否进行自我保健）

· 根据您所说的情况，我认为 OTC 药物可能适合（不适合）您。

3.S（建议适当的自我保健策略）

· 我还会推荐 ________ 和非药物疗法。

4.T（与患者交谈互动）

· 您可以每隔 ___ 小时吃 ___ 片来缓解症状。这种药物 ______ 将会起作用。您应该在 _____ 分钟后就会感觉在症状开始缓解。另外，您还需要改变您的生活方式，如不要吃辛辣食物，睡觉时将床头抬高。如果您的症状持续 2 周或没有好转，请去医院看医生。另外，OTC 药物可能会掩盖一些症状，需要医生为您做进一步的检查。

QuEST/SCHOLAR 法为药师系统评估患者提供了一种技术方法，可为患者提供全面而有效的评价，最终能为患者选择合适的非处方药物。要注意保护患者的隐私（如果可能的话，要在私密的环境中提供咨询服务），而且还需要了解使患者感到尴尬的话题。在帮助患者选择 OTC 药物时，可能会遇到上述问题。认识到这一点并准备充分，有助于让患者感到自在。在帮助患者选择 OTC 药物和草药时，使用宣教 – 反馈方法，以确保患者准确理解所讨论的信息。

四、沟通障碍

药师与患者之间的沟通并不总是按照我们的计划进行。沟通时总会遇到一些障碍。有些障碍是有共同点的，了解这些障碍有助于你做好准备。常见的障碍可分为三类：患者障碍、药师障碍和制药 / 企业障碍。表 3–2 总结了这些障碍。

表 3–2　交流障碍

患者障碍	药师障碍	制药 / 企业障碍
患者文化程度	药师对咨询的态度	隐私没有得到很好的保护 家庭经济紧张
医学知识水平	患者缺乏沟通训练	患者数量庞大，药师数量相对较少
对药师角色的误解		
患者着急		
年老		
视觉困难		
听力困难		

因为患者最终负责自己的医疗保健，所以患者障碍可能是最难克服的。这些障碍包括患者的教育程度和医学知识水平。年老的患者在沟通方面有其独特的障碍，比如，身体健康的变化、抑郁症、认知能力下降、听觉、视力、声音和言语表达能力下降。此外，与药师接触的可能是患者的护理人员，而不是患者本人，患者本人可能会对药师产生误解，认为药剂师只是"把药放进瓶子里"的人。

（一）医学知识水平

医学知识水平是指个人获取、处理和理解基本医疗保健信息，最终做出适当医疗决定的能力。因此，患者仅仅"了解"他们自己的健康状况是不够的。他们必须对医疗服务做出决定，能够大概了解医疗系统，并且对其有一定的信心。医学知识水平可能与教育程度有关，但并不表明教育程度越高，医学知识水平越高。例如，有位女性可能有工商管理硕士学位，受过良好的教育，而且在其相关领域非常成功，但是，她可能没意识到自己不适合服用非处方药对乙酰氨基酚，并且治疗咳嗽和感冒的非处方药物也有可能含有对乙酰氨基酚。反而，一位女性可能只有 10 年级文化程度，她的小孩患有癌

症，她有可能非常了解甚至精通医疗系统，并能非常详细地告诉你关于她孩子的用药情况和医疗需求，她在这方面有可能比大多数护士和其他医护人员还要清楚。重要的是我们要清楚不能通过查看患者的文化程度或社会地位来判断他 / 她医学知识水平的高低。

患者的医学知识水平越低，往往羞耻感越强。患者通常不会主动承认自己缺乏相关知识，所以确定患者在医学知识方面的水平很重要，特别是与药物依从性较差有关的医学知识。一些迹象有可能会表明患者医学知识较差，例如，患者填写表格只填写一部分；提到药物时，不会说药物的名字，只提这些药物的颜色；核对药物时，打开瓶子看药物，而不是看标签；找借口说，如“我忘了我的眼镜”；推迟预约时间；长期依从性差；不看书面材料；或是与药师交流时会带上他人。

一旦认识到患者缺乏医学知识，药师要尊重、体谅患者，保护其隐私。如果对上述问题敏感度不够的话，就有可能使已经建立的互信关系破裂，失去影响患者健康结果的机会。药师需要认识到交流的时间是有限的，有一些技巧可以提高患者的理解水平。首先，将话题的数量限制为两三个，涉及太多的话题可能会导致患者发生混淆。其次，可以现场演示一下程序或使用方法，其中一个例子是给患者演示如何使用吸入器和分隔装置。然后，利用前面讲到的宣教 - 反馈法来确定患者是否完全理解了相关内容。也可用图片向患者展示有关药品使用方法和安全方面的信息。美国药典创建的标准象形图可在 http://www.usp.org/usp-healthcare-professionals/related-topics-resources/usp-pictograms/download-pictograms 下载。最后，总结信息，积极地用开放性的语言进行沟通，并保持眼神交流。

与药学知识水平较差的患者交流时，使用通俗语言是最重要的原则之一。这主要是指在解释复杂情况时，用通俗语言来解释，而不是用医学术语，这样有利于患者理解相关情况。例如，使用“水丸（water pill）”代替“利尿药”，使用“扩张呼吸道的药物”代替“支气管扩张剂”，使用“疮”代替“脓肿”。其他示例可以在 http://www.plainlanguage.gov./populartopics/health_literacy/index.cfm 这个网站的通俗语言同义词库下找到。

（二）年老

老年患者会发生许多生理变化，如认知能力下降和痴呆等，这些会使沟通更加困难。听觉和视力等感觉也可能会随着年龄的增加而下降。因为仅靠患者自己很难理解和掌握药师提供的信息，所以当药师遇到这类患者时，应该要求患者家属在场。

一些常见的技术可以使药师与这些患者的交流更有效，了解患者的优点和缺点并迎合他们，选择最适合该患者的宣教材料。做好多花时间给患者宣教的准备，以确保其充分理解并认同相关信息，选择在利于交谈的环境中进行咨询服务——不会让人分心的地方。如果患者有听力方面的问题，大声说话也不会有帮助，这只会扭曲声音。要慢慢地说，并且句子要简短。尽量使用通俗易懂的语言，避免使用医学术语，因为某些医学术语可能引起混淆，导致患者发生困惑。最后，如果患者有视力方面的问题，确保他们戴有眼镜，并准备大号字体的宣教材料。您可能还需要确定您的处方填写软件是否可以打印更大字体的处方标签，以方便患者阅读。

（三）未来药学实践与沟通的作用

随着电子病历的实施和医疗星级评定的兴起（一个使用绩效措施来评价处方药计划和社区药房绩效的复杂系统），药师掌握与患者的沟通技能变得越来越不可或缺。药师可以应用这些沟通技巧开发新的药学服务。在某些情况下，这可能需要与其他医护人员合作，来优化药物治疗。在社区药房，药师则需要完成全面的药物评价，以提高药物星级评定和药物的依从性。训练有素的药师会提供优化的给药方案和咨询服务，减少不良事件的发生。

五、结论

与患者交流互动是药师执业的基石。良好的沟通是从药师 - 患者互信关系的建立开始的，良好沟通会提高药师对专业的成就感。这样，大多数药师就会对职业更加热爱和期待。药师需要认识到患者的特殊需要，很多患者不来药房是因为他们“感觉良好”。患有慢性病的患者可能需要有人花时间来关注他 / 她的身体状况，那这个人可能就是你，当你表现出兴趣时，患者可能更愿意与你合作，最终改善患者的身体状况。简单地说，沟通很重要很关键。

参考文献

[1] Patterson K, Grenny J, McMillan R, Switzler A. Crucial Conversations. 2nd ed. New York, NY: McGraw Hill; 2012.

[2] Rantucci M. Pharmacists Talking With Patients:A Guide to Patient Counseling. 2nd ed.Philadelphia, PA:Lippincott, Williams, & Wilkins; 2007.

[3] Berger B. Communication Skills for Pharmacists:Building Relationships, Improving Patient Care. 3rd ed.Washington, DC:American Pharmacists Association; 2009.

[4] Ncqa.org.Patient-Centered Medical Home(PCMH). 2014. http://www.ncqa.org/Programs/Recognition/Practices/PatientCenteredMedicalHomePCMH.aspx.Accessed September 15, 2015.

[5] Shafir A, Rosenthal J. Shared-Decision Making:Advancing Patient- Centered Care through State and Federal Implementation. 1st ed. Washington, DC:National Academy for State Health Policy; 2012. http://www.nashp.org/sites/default/files/shared.decision.making.report .pdf.Accessed September 15, 2015.

[6] Stacey D, Bennett C, Barry M. Decision aids for people facing health treatment or screening decisions.Cochrane Database Syst Rev. 2011;10:CD001431.

[7] Bennett M, Kliethermes M. How to Implement the Pharmacists' Patient Care Process.Washington, DC:American Pharmacist Association; 2015.

[8] Egan G. The Skilled Helper.Belmont, CA:Brooks Cole, Cengage Learning; 2010.

[9] Ahrq.gov.Figure 9:Tips for Conducting a Patient Medication Interview | Agency for Healthcare Research & Quality. 2012. http://www .ahrq.gov/professionals/quality-patient-safety/patient-safety-resources /resources/match/matchfig9.html. Accessed September 15, 2015.

[10] Drug Diversion Toolkit.Patient Counseling—A Pharmacists Responsibility to Ensure Compliance. 1st ed.Baltimore, MD:Center for Medicare and Medicaid Services; 2014. https://www.cms.gov/Medicare- Medicaid-Coordination/Fraud-Prevention/Medicaid-Integrity- Education/Provider-Education-Toolkits/Downloads/drugdiversion-patientcounseling-111414.pdf. Accessed September 15, 2015.

[11] Erickson S, Kirking D, Sandusky M. Michigan Medicaid recipients perceptions of medication counseling as required by OBRA 90.J Am Pharm Assoc. 1998;38(3):333-338.

[12] Schillinger D, Piette J, Grumbach K, et al.Closing the loop.Arch Intern Med. 2003;163(1):83. doi:10.1001/archinte.163.1.83.

[13] Mehuys E, Van Bortel L, De Bolle L, et al.Effectiveness of pharmacist intervention for asthma control improvement. Eur Respir J. 2008;31(4):790-799. doi:10.1183/09031936.00112007.

[14] The pharmacist's role in self-care. J Am Pharm Assoc. 2002;42(5s1):S40. doi:10.1331/108658002764653743.

[15] Boyce R, Herrier R. Obtaining and using patient data.Am Pharm. 1991;31:65-71.

[16] Bates B, Bates B, Northway D. PQRST: a mnemonic to communicate a change in condition. J Am Med Direct Assoc. 2002;3(1):23-25. doi:10.1016/s1525-8610(04)70239-x.

[17] Leibowitz K, Ginsburg D. Counseling self-treating patients quickly and effectively.In:APhA Inaugural Self-Care Institute.Washington, DC:American Pharmacist Association; 2002.

[18] Yorkston K, Bourgeois M, Baylor C. Communication and aging.Phys Med Rehab Clin North Am. 2010;21(2):309-319. doi:10.1016/j.pmr.2009.12.011.

[19] Ngoh L. Health literacy: a barrier to pharmacist-patient communication and medication adherence. J Am Pharm Assoc. 2009;49(5):e132-e149. doi:10.1331/japha.2009.07075

第4章　患者诊疗计划

Terry L. Schwinghammer, PharmD, FCCP, FASHP, FAPhA, BCPS

一、患者监护过程

患者监护过程是与医生患者之间互动交流有关的一个系统和全面的方法，该流程适用于患者看病的整个过程。因医护人员的目的和目标不同，这一过程可能会有所不同。对于药师来说，患者监护过程的主要目的是要确定、解决、预防药物治疗相关问题。药物疗法问题是“患者在参与或可疑参与药物治疗时发生的任何不希望出现的事件，这些事件会干扰预期治疗目标的达成，并需要专业的判断来解决。”药师的患者监护过程包括三个基本要素：①对患者的相关药物需求进行评估；②制订诊疗计划，以满足其需要；③后续评估，以判断是否取得积极的治疗结果。因此，制定患者诊疗方案只是整个患者监护过程中的一部分。在制定患者个体化监护方案之前，临床医生对患者监护过程的全面了解是非常必要的。该过程提供了一个合理和连贯的框架，可以作为最为重要的护理规划和本章的框架。

（一）相关药物需求评估

评估的第1步是通过收集、组织和综合患者、药物和疾病的有关信息来明确患者相关药物的需求。在患者监护过程中，和所有患者直接诊疗服务一样，患者是主要的信息来源。这包括询问患者想要什么样的结果（预期）和不想要的结果（担忧），以确定他们对其药物治疗的理解程度。举例来说，临床医生可能会问：“今天我怎么帮你呢？”或“今天有什么问题我可以帮你？”除了与患者交谈获取信息外，还可以从以下方面获得信息：①家属或看护人员；②患者本次和以前的病历资料；③与其他医疗卫生工作人员的讨论交流。信息的类型可能包括如下。

1. 患者信息

- 人口统计学资料和背景资料：年龄、性别、种族、身高、体重。
- 个人史：居住环境、职业、特殊需求（如体能、文化特性、药物管理方法）。
- 家族史：父母和兄弟姐妹的相关健康资料。
- 保险/管理信息：医疗保险类型，主要的保健医生。

2. 疾病信息

- 既往史。
- 目前的健康问题。
- 现病史。
- 系统回顾、体格检查、化验结果、X线/影像结果等相关信息。
- 医学诊断。

3. 药物信息

- 变态反应和不良反应（包括药物名称和所发生的反应）。
- 当前处方用药：
  - √处方开了什么药。
  - √患者实际如何服药。
  - √当前用药的有效性和不良反应。
  - √当前用药的疑问或担忧。
- 目前的非处方用药、维生素和替代/补充治疗药物。
- 过去的处方和非处方用药（如近6个月内停用的药品）。

将获得的信息进行整理、分析并整合，用以：①确定患者的药物治疗是否合理、有效、安全和方便；②识别可能干扰治疗目标的药物治疗问题；③鉴别需要防止的潜在药物治疗问题。方法之一是利用《药物治疗检查》（copyright © 2003–2012, Cipolle et al.）中描述的适当的药物治疗学知识来组织和整合这些信息。

要认真评估患者、药品和疾病信息，发现当前药物治疗问题，从而确定用药方案的合理性。这个过程包括一系列步骤：①开始应对每一种药物是否符合患者的适应证进行评估；②优化药物和剂量以保证药物的最大有效性；③制定个体化给药方案，尽最大可能保证患者的用药安全。完成以上 3 个步骤后，药师还应当考虑其他的因素，如成本、患者依从性和用药便利性等。

药物治疗问题可分为不同的类别，如下所述。请参见表 4–1，可用于实际操作情况的核对。

用药指征：

（1）有些药物治疗是没有必要的，因为患者没有相应的临床指征。

（2）有时需要增加药物来治疗或预防某种疾病。

治疗效果：

（3）有些药物治疗并不能够达到所期望的治疗效果。

（4）有可能是给药剂量太低无法达到所期望的治疗效果。

药物治疗的安全性：

（5）药物会有不良反应。

（6）给药剂量太高会导致不良反应的发生。

药物的依从性：

（7）患者不能或不愿意服用药物。

药物治疗问题只有在清楚了解问题的原因后才能得到解决或预防。因此，有必要对药物治疗问题及其病因进行确定和归类（表 4–2）。

表 4–1　需要进行预防和解决的药物治疗问题

评估	指征	有效性	安全性	依从性
药物治疗问题	**不必要的药物治疗** • 没有用药指征 • 重复治疗 • 有指征表示可用非药物疗法进行治疗 • 治疗可避免的不良反应 • 成瘾 / 娱乐性质药物的使用 **需要额外的药物治疗** • 未治疗的症状 • 预防用药 • 协同用药	**需要不同的药物** • 更有效的药物 • 产生耐药 • 剂型不合适 • 对症状无效 **剂量过低** • 剂量错误 • 给药频率太低 • 持续时间短 • 药物相互作用 • 给药方式错误	**药物不良反应** • 不良反应 • 患者不安全用药 • 药物相互作用 • 给药太快或换药太快 • 过敏反应 • 禁忌证 **剂量过高** • 剂量错误 • 给药频率太高 • 持续时间长 • 药物相互作用 • 给药方式错误	**依从性差** • 不理解医嘱 • 患者不愿服药 • 患者忘记服药 • 药品太贵 • 不能吞咽或给药不便 • 药品短缺

注：经允许改自 Cipolle RJ, Strand LM, Morley PC. Pharmaceutical Care Practice:A Clinician' s Guide, 2nd ed.New York, McGraw–Hill, 2004:168.

表 4–2　药物治疗问题产生的原因

药物治疗问题	不必要的药物治疗	需要额外的药物治疗	无效药物
导致药物治疗问题产生的原因	• 无用药指征下用药 • 一种药物就可以解决的问题，使用多种药物重复治疗 • 使用非药物疗法效果更好 • 使用一种药物治疗由另一药物导致的可避免的不良反应 • 药物滥用、酗酒或吸烟导致的健康问题	• 需要使用新药来治疗疾病 • 需要预防性给药来降低新问题发生的风险 • 疾病需要联合疗法才能达到协同或相加的效果	• 对疾病不是最有效的药物 • 对疾病无效的药物 • 对所用药物耐受 • 剂型不当

续表

药物治疗问题	剂量过低	药物不良反应	剂量过高	依从性差
导致药物治疗问题产生的原因	• 剂量太低而不能达预期效果 • 给药频率太高 • 药物相互作用降低了有效药量 • 治疗持续时间太短	• 药物导致与剂量无关的不良反应 • 由于患者存在多个危险因素而需更安全的药物 • 药物相互作用导致与剂量无关的不良反应 • 给药太快或换药太快 • 药物导致过敏反应 • 患者本身的危险因素使其药物无法使用	• 对患者来说剂量过高 • 给药频率太高，治疗持续时间太长 • 药物相互作用导致药物毒性反应 • 给药速度太快	• 患者没有理解用药说明 • 患者不愿服药 • 患者忘记吃药 • 药品太贵 • 患者不能吞咽或自己无法正确服药 • 药物对患者无效

注：经允许改自 Cipolle RJ, Strand LM,Morley PC. Pharmaceutical Care Practice:A Clinician' s Guide, 2nd ed. New York, McGraw-Hill, 2004:178-179.

（二）制订患者诊疗计划

医生在制订患者诊疗计划时，要有患者的积极参与。制订计划还有可能会需要不同科室医生和患者家属的参与。患者诊疗计划的制订包括治疗目标的确立和合适治疗措施的确定。

（1）解决所有存在的药物治疗问题。

（2）针对每一种疾病制定有效的解决方案，以达到预期治疗目标。

（3）预防可能发生的药物治疗问题。

其他医疗专业（如护士、理疗师、呼吸治疗学家）有诊疗方案的实践标准，而且运行多年，但是药学还没有一个标准的、广为接受的诊疗方案。1995 年，医疗保健组织评审联合委员会将药学诊疗计划定为评审认定的必备要求，该要求规定药物诊疗方案是整个诊疗方案的一部分。系统性监护方案过程的实施有助于组织药师实践活动、有利于与其他医药监护专家交流沟通，并为患者监护出现的相关问题提供药物干预治疗记录，防止纠纷的产生。

诊疗方案不只是一个文件，而是一个系统性的、连续性的计划、实施和记录过程。它是一个随患者需求变化而改变的持续监护的动态工具。不管诊疗方案流程是怎么变化的，药师需要记住的基本要素是：患者的需求决定着方案。所有医护人员和患者必须就监护方案达成共识，因为每个人都会参与方案的一部分。并且在门诊服务中，患者通常是诊疗方案实施的主要力量。

诊疗计划的组织和制订是一个重要的环节。每个问题应单独分析处理，然后放到整个诊疗过程中来判断是否合适，因此诊疗计划的制订与实施是个严密的过程。诊疗方案的要点包括：

· 疾病状况：列出需要用药物进行治疗的疾病。
· 药物治疗问题：阐述药物治疗问题，包括患者的问题或病情，使用的药物治疗，以及药物与患者病情之间的联系。
· 治疗目标：用将来时态阐述治疗目标。目标应该是贴合实际的、可测的和（或）可观察到的、明确的及有具体时限的。
· 干预：药师与患者一起制定诊疗方案并对其实施先后顺序做出规定，以解决患者的相关用药需求。该方案要解决患者所关注的问题、需求及应该优先处理的问题，因此，我们要重视患者的参与。所要解决的问题、活动可以用过去、现在或将来时态来陈述。这些活动包括：给患者的建议、给患者看护人员的建议、给处方医生（解决、预防患者药物治疗问题）的建议。
· 随访计划：确定患者下次复诊时间及之后随访可能出现的问题。

以下是如何将每一部分整合成完整的监护方案的一个例子：

Patrick Murpby，男，73 岁，2 个月前曾行冠状动脉旁路移植术，6 周前开始每天口服（PO）辛伐他汀（QD，10 mg）以调节血脂。本周空腹血脂检查结果表明 TC 为 230 mg/dL，LDL 141 mg/dL，HDL

45 mg/dL，TG 220 mg/dL。并且患者还在吸烟，每天 1.5 包。

- 疾病状况：血脂异常。
- 药物治疗问题：因辛伐他汀用量不足，血脂还处于异常状态。
- 治疗目标：患者的 LDL 在 6 周内应降到小于 100 mg/dL（注：已知患者患有冠状动脉疾病，因此，其 LDL 治疗目标应小于 100 mg/dL，理想的治疗目标为 70 mg/dL）。
- 干预：辛伐他汀的最大使用剂量是 80 mg/d，因此应适当提高服用剂量，以达到 LDL 目标值。辛伐他汀用量应提高至每天 20 mg，PO，QD，服用 30 天。观察辛伐他汀导致的不良反应（便秘、罕见的肌无力），建议患者戒烟，并且记录吸烟日志，包括吸烟的数量、每天吸烟的次数和抽烟原因。
- 随访计划：患者需要 6 周后复诊，检测空腹血脂水平，咨询药物潜在的不良反应及讨论戒烟相关计划。

（三）随访评估

随访评估的目的在于评价用药方案对患者的正面和负面影响，发现新的药物治疗问题，采取适当的措施解决新出现的药物问题，必要时，调整用药方案。随访评估需要与患者直接接触，以获得关于治疗效果、药物不良反应、患者关于药物治疗疑问等方面的反馈信息。此外，医生还要通过临床评估、实验室检查、X 线片及其他检查方法收集相关数据，评估和记录患者的疾病的恢复情况。

将患者目前状态和治疗目标做对比也是评估的内容之一。Cipolle 等人使用了一些术语来描述患者的疾病状况及当前状况与预期治疗目标之间的对比情况。这些术语也可描述随访评估结果，如表 4–3 所示。

表 4–3　疾病状态及定义

状态	定义
痊愈	对于急性病症来讲，达到其治疗目标，不必继续治疗
稳定	治疗目标达到了，继续采用相同的治疗方法以控制慢性疾病
缓解	接近治疗目标，需继续采用相同的治疗方法以保证最佳治疗效果
部分缓解	治疗有进展，但还需要做部分调整，在下次评估时达到最佳治疗效果
没有缓解	基本无进展，继续相同的治疗，以期随着时间延长得到好的治疗效果
恶化	尽管选用了最佳药疗方案，治疗时长也够，但是患者的身体状况在恶化，需要调整药物治疗方案（如提高当前用药的剂量、增加第 2 种药物以获得协同或相加的效果）
失败	尽管选用了最佳药疗方案，治疗时长也够，用药剂量也够，但没有达到治疗目标。需要停止当前的治疗方案，开始新的治疗方案
死亡	在药物治疗期间，患者死亡。记录可能导致患者死亡的因素，尤其是可能与药物治疗有关的因素

例子：上述 Murphy 先生 6 周后复诊，空腹血脂检查结果表明 LDL 胆固醇为 120 mg/dL，而患者在主诉中未提到不良反应，患者的治疗结果是部分缓解。这表明为了进一步降低其 LDL，我们需要调整治疗方案，将辛伐他汀的剂量提高至每天 40 mg，QD，口服。

二、治疗方案记录的举例说明

患者药学监护过程的每一步都必须有记录。记录必须不断更新，以反映患者当前和可能会发生变化的需求、针对这些需求所采取的措施、患者疾病的恢复情况、未来治疗方案的调整变化和随访评估信息。这些记录可以为医护人员之间的沟通提供一种途径，也可以用来反映患者疾病这一系统的、动态性的过程。表 4–4 中的病例将展示治疗方案是如何制定的。

本章末有一张空白的治疗方案表格（表 4–5），学生可以根据本书中的病例，用该表格来完成治疗方案的制定，学生学习本书中的病例时，应练习使用该表格。大量的医疗信息和患者记录的计算机化使得电子病历的使用几乎成了强制性规定。因此，使用这种相对简单的纸质表格是培养学生进行电子化组织和处理大量复杂医学信息能力的第 1 步。

病例概况：Donald Bennett，男，64 岁，患有骨关节炎，目前使用萘丁美酮进行治疗。患者曾经在门诊测量过血压，共计 3 次，每次血压测量 2 次，取其平均值，诊断其患有高血压。目前高血压尚未进行治疗。患者药学监护方案中应该包括哪些信息呢？

（一）患者信息

· 患者姓名：表明患者身份的信息，是必须记录的信息。“患者姓名：Donald Bennett”是表格首先要记录的信息。虽然先记录患者的姓名是理所当然的事，但有时，医护人员会将这个信息遗漏掉。忙碌时医护人员可能拿起一

表 4–4　患者诊疗记录样本

药疗记录		
患者姓名：Donald Bennet		性别：男
住址：621 E. Greene St., Washington PA 15301		种族：欧裔
电话：412–555–1950	年龄：64	实际体重：80.3 kg（177 磅）
保险：伦敦联合健康计划：#1234789		理想体重：75.3 kg（166 磅）
疾病：左膝骨关节炎（稳定）		过敏反应：青霉素过敏——荨麻疹
烟 / 酒 / 物质滥用：吸烟，每周 3 根雪茄；每周饮酒 3 次；不喝咖啡		不良反应：布洛芬→消化不良

用药记录						
开始日期	停止日期	指征	药品名称	实际剂量	给药方案	临床疗效
2015.12.14		骨关节炎	萘丁美酮	750 mg	一次 2 片，PO，QD	能够缓解轻度膝盖疼痛
2016.5.3	2016.5.17	HTN	氢氯噻嗪	25 mg	一次 1 片，PO，QD	2016.5.17：因低钾血症停用
2016.5.17		HTN	氨苯蝶啶 / 氢氯噻嗪	37.25 mg/25 mg	一次 1 片，PO，QD	2016.5.31：血钾 WNL; HTN 部分缓解
2016.5.31		HTN	阿替洛尔	50 mg	一次 1 片，PO，QD	

评估、计划和随访评估						
日期	疾病	药物治疗问题	目标	当前疾病状态	干预	随访计划
2016.5.3	HTN	未治疗的高血压	在 4 周内血压降低到 110 ～ 138 mmHg/70 ～ 88 mmHg。	高血压未治疗时（160/104 mmHg）	开始时，使用氢氯噻嗪进行降压治疗。一次 25 mg，PO，一天一次连续使用 4 周。	2 周后复查血压和血钾水平
2016.5.17	HTN	氢氯噻嗪导致了低钾血症	血钾 3.5 ～ 5.0 mEq/L	未治疗时（血钾 3.2 mEq/L）	停服氢氯噻嗪，开始服用氨苯蝶啶 / 氢氯噻嗪，一次 3.75/25 mg，PO，QD。	2 周后，复查血钾
2016.5.17	HTN	氢氯噻嗪不能充分降压	血压 110 ～ 138 mmHg/70 ～ 88 mmHg	部分缓解（血压 150/92 mmHg）	降压药物改为上述的氨苯蝶啶 / 氢氯噻嗪	2 周后复查血压和血钾
2016.5.31	HTN	低钾血症需要药物进行治疗	血钾 3.5 ～ 5.0 mEq/L	稳定（血钾 3.6 mEq/L）	继续当前疗法	1 个月后，检查低钾血症导致的症状
2016.5.31	HTN	氢氯噻嗪不能充分降压	同上所述	部分缓解（血压 146/92 mmHg）	增加阿替洛尔进行降压治疗。一次 50 mg，PO，QD，连续使用 4 周。	1 个月后，复查血压

注：BP：血压；HTN：高血压；WNL：在正常限值内；HCT：氢氯噻嗪。

张空白表格就开始记录，准备后来再填写患者的个人信息，而后一分心就忘记填写患者姓名了。

- 现住址和电话号码：必须填写的内容，以备将来联系和随访评估。住址信息应该完整详细（621 E. Greene Street, Washington, PA 15301），电话号码还应该包括区号（412-555-1950）。
- 保险信息：包括医疗保险的名称和编号（Metro United Health Plan #1234789），以确保准确记账。
- 人口统计学信息：包括年龄（出生日期）、性别、种族、身高和体重，以便进行个体化药物治疗。Bennett 先生，64 岁，身高 180.3 cm（5'11''），体重 80.36 kg（177 磅）。体重的信息应该包括磅（lb）和千克（kg）两种计量单位的信息。磅转化为千克的计算公式是：体重的磅值 /2.2 = 体重的千克值。Bennett 先生的体重是 177 磅或者 80.4 千克（177 lb/2.2 = 80.4 kg）。该信息用于确定治疗药物和用药剂量。有些药物不会在脂肪组织中分布。理想体重（IBW）可用于计算这类药物的计量。IBW 的计算公式为：IBW（男性）= 50 kg + 2.3 ×（身高减去 5 英尺后的英寸数）；IBW（女性）= 45.5 kg + 2.3 ×（身高减去 5 英尺后的英寸数）。Bennett 的 IBW 应为：50 kg + 2.3 × 11 = 75. 3 kg。
- 过敏反应和药物不良反应：要详细记录此方面信息，药物反应需明确是过敏反应还是药物不良反应。Bennett 先生对青霉素过敏，曾导致荨麻疹。另外，Bennett 先生还有消化不良的问题，这是布洛芬常见的不良反应。这些信息对于使患者免受相关伤害非常关键。过敏反应与不良反应不同。过敏反应是免疫系统介导的反应，患者如对某种药物有过敏反应，通常在今后用药中要避免使用该药物，除非在一些罕见病例中，该药物的治疗效果超过其过敏反应的风险时才可应用。然而，某些不良反应有时会随着持续用药、调整给药方案或是改变给药途径逐渐减轻而具有一定的自限性。举例来说，一天一次服用的可导致嗜睡的药物可以选择在睡前服用。引起胃肠不适的药物可以就餐时服用。
- 烟 / 酒 / 物质滥用：这方面的信息对于药物的筛选、剂量计算和患者教育都很重要。有可能的话，需要包括名称、数量和使用频率。Bennett 先生偶尔吸烟，大概一星期 3 根雪茄，每次吸烟时饮用 1 盎司威士忌酒。记录物质滥用的相关不良反应也很重要。举例来说，咖啡因可急剧升高血压，尽管人体能够对咖啡因很快产生耐受性，但是如果咖啡因的使用与该患者发病有关，就应当记录下来。烟酒可能会影响一些药物的代谢，强化或者削弱某些药物的作用。举例来说，香烟会加快茶碱的代谢速度，因此，吸烟者一般需要增加茶碱剂量以达到治疗效果。某些物质，如可卡因、咖啡因及烟草等可能会提高一些药物的拟交感神经作用，或者削弱某些药物（如某些抗高血压药物）的抗交感神经作用。
- 病情状况：为了从总体上了解患者的健康状况，应列出患者所有的病情状况。治疗方案也应根据疾病制定。每组疾病都应该单独列出药学治疗计划，然后再从整体判断。

（二）用药记录

用药记录包括每种药物开始使用的时间、用药指征、药物名称、规格和患者实际使用的用药方案。该实际用药方案可能不同于医嘱，因为患者有时会不遵医嘱用药。治疗评估必须基于患者的实际用药方案。目前，Bennett 先生正在服用萘丁美酮，QD，一次 2 片，每片规格为 750 mg，口服。药物治疗时，也应当记录已停用药物的停药时间。

也要记录相关的初步临床诊断，如“布洛芬导致消化不良，即使就餐时服用也不会缓解，因此停用了该药。”抗高血压治疗方案也应当记录如下：开始时，口服氢氯噻嗪 25 mg，QD，然后改服氨苯蝶啶 / 氢氯噻嗪 37.5/25 mg，PO，QD。因为仅用利尿药只能部分缓解高血压，随后加服阿替洛尔 50 mg，QD，口服。

（三）评估、计划和随访评估

这一部分主要记录干预措施和患者对干预措施的反应。该部分是以“流程图”的方式记录患者患病到现在疾病的恢复情况。“流程图”所包括的历史信息对于治疗方案的制定很重要。

- 每次就诊时，日期应记录在表格最左边的一列。流程图显示，Bennett 先生就诊过 3 次，时间分别为：2016 年 5 月 3 日、5 月 17 日和 5 月 31 日。
- 下一列填写疾病，应该明确诊断是符合用药指征的临床诊断。5 月 3 日，Bennett 先生被诊断患有高血压；随后的就诊均为了复诊高血压的治疗情况。

· 第 3 列记录与每次医学诊断相关的药物治疗问题。每一医学诊断可能发现一个或更多的药物治疗问题。5 月 3 日，Bennett 先生有一个药物治疗问题——未治疗的高血压。也就是说，他应该使用药物治疗高血压，但是还没有治疗。5 月 17 日和 5 月 31 日，这两次复诊他都有药物治疗问题，所以记录了两次。每个药物治疗问题都应用独立的一行进行记录。虽然他只有一个有效的诊断（高血压），但他还有两个与该诊断有关的药物治疗问题，如 5 月 17 日和 5 月 31 日所示，氢氯噻嗪导致了低钾血症，另外，氢氯噻嗪不足以使血压完全降下来。

· 治疗目标记录在下一列。治疗目标缩写 SMART，即目标是具体的（specific，S）、可测量的（或可观察的）（measurable，M）、可以实现的（achievable）以及还应该与药物治疗问题直接相关（related，R）。在这个病例中，Bennett 先生的治疗目标为：收缩压应该低于 140 mmHg，舒张压低于 90 mmHg。如果患者能耐受，降压这种治疗方法可能有用。例如，临床医生可以先建立一个可接受的血压控制范围，如收缩压在 110 ～ 138 mmHg 范围内，舒张压在 70 ～ 88 mmHg。还应将实现目标的时间（time，T）具体化，例如，他的血压应该在治疗后 4 周内降低到指定的范围内。

· 当前状况包括患者在每次复诊时的实际血压。这个病例中，5 月 3 日 Bennett 先生在药物治疗开始前，实际血压为 160/104 mmHg。需要注意的是，继续治疗之后他的血压还在下降。5 月 17 日和 5 月 31 日，他的血压分别为 150/92 mmHg 和 146/92 mmHg。5 月 31 日（治疗 4 周后）的血压状态是部分缓解的结果，虽然药物治疗后，血压下降了，但仍需要调整治疗方案以达到血压目标值。

· 必须记录执行的干预措施。记录药物的名称、剂量、给药途径、频率、治疗时长。5 月 3 日，使用氢氯噻嗪进行降压治疗，一次 25 mg，QD，口服。向下看，你可以看到在 5 月 17 日和 5 月 31 日，根据前一列记录的血压调整了药物治疗方案。查看这一横行，我们就会发现调整治疗方案的依据：记录的问题（高血压）和测量的具体值（血压）。顺着该列往下看，可以看到其干预措施和干预措施对患者的效果。

· 随访方案明确了对治疗结果如何评估的各个细节。该列应包括何人做何事及何时做等信息。5 月 3 日制定的治疗方案显示 Bennett 先生应该在治疗 2 周后来门诊测量血压和血钾浓度。该流程表能够显示随访患者的细节，很容易发现患者是否来复诊等细节。Bennett 先生根据方案应该在 2 周后进行复诊（5 月 17 日）。只要患者接受药物治疗就应该继续执行随访方案。当患者情况稳定后，应拉长随访间隔时间，如每 6 个月一次或者 1 年一次。然而，评估、计划及随访都应随着药物治疗而继续。在该病例中，Bennett 先生血压稳定后，其应学会监控自己的血压和不良反应，同时保持一年 2 次的复诊频率。患者的监护方案仍然有效，代表着药学治疗的进行及动态过程。

（四）患者总结

根据治疗计划中记载的信息，药师向患者提供药学服务的同时，能够让接触到此信息的其他医护人员可以从中摘录患者过去和目前的高血压水平及药物治疗情况。

Bennett，男，64 岁，诊断出骨关节炎和高血压。患者在 2016 年 5 月 3 日就诊，当时血压为 160/104 mmHg。患者的目标血压范围是：收缩压 110 ～ 138 mmHg，舒张压 70 ～ 88 mmHg。这将是今后血压测量治疗比对的标准。患者开始使用氢氯噻嗪进行降压治疗，一次 25 mg，QD，口服。服用 2 周后，复查血压和血钾浓度。根据治疗方案，患者复诊，其血压为 152/98 mmHg，病情只是部分缓解。未达到治疗目标水平。氢氯噻嗪这种利尿药连续使用 4 周后，才有可能达到足够的降压效果。因此，在单用利尿药降压期间，没有调整其方案。然而，血钾浓度降低至 3.2 mEq/L（参考范围是 3.5 ～ 5.0 mEq/L）时，就需要纠正低血钾。因为噻嗪类利尿药有可能导致低血钾，因此停用氢氯噻嗪 25 mg，而改为同时服用氨苯蝶啶 37.5 mg + 氢氯噻嗪 25 mg，一次一片，QD。患者按计划 2 周后复诊，显示血压已经下降（148/96 mmHg），但仍未达到 4 周前制定的治疗目标值。这表明高血压部分缓解，需要一步调整高血压治疗方案。但其血钾水平已回到正常水平。因此，用药方案增加了阿替洛尔 50 mg，一次一片，QD，口服。按照计划，患者应在 1 个月后复诊。

三、结论

药物治疗方案的执行是一个持续的过程，需不断地进行药学服务并记录相关的服务内容。同时，根据实际情况调整治疗方案也很重要。药物治疗方案包括动态记录患者过去和当前发生的事件，以及根据患者的病情变化不断调整方案。任何执业环境，都可以将这个过程并入药师给患者提供的直接药学服务中。

表 4-5　患者治疗方案的表格样本

药物治疗患者记录						
患者姓名				性别：		
地址：				种族：		
电话：	年龄：			实际体重：		
保险：				理想体重：		
疾病状况：				过敏：		
烟草 / 酒精 / 物质使用：				不良反应：		
用药记录						
起始时间	停止时间	用药指证	药物名称	实际剂量强度	给药方案	临床印象
评估、计划和随访评价						
日期	疾病	药物治疗问题	目标	目前状态	干预措施	随访计划

参考文献

[1] Cipolle RJ, Strand LM, Morley PC.Pharmaceutical Care Practice:The Patient-Centered Approach to Medication Management Services, 3rd ed.New York, McGraw-Hill, 2012.

[2] ASHP Council on Professional Affairs.ASHP guidelines on a standard method for pharmaceutical care.Am J Hosp Pharm 1996;53:1713-1716.

[3] Rich DS.JCAHO's pharmaceutical care plan requirements.Hosp Pharm 1995;30(4):315-319.

[4] McCallian DJ, Carlstedt BC, Rupp MT.Elements of a pharmaceutical care plan.Am J Pharm Assoc 1999;39(1):82-83.

[5] Expert Panel on Detection, Evaluation, and Treatment of High Blood Cholesterol in Adults. Executive summary of the third report of the National Cholesterol Education Program (NCEP) Expert Panel on Detection, Evaluation, and Treatment of High Blood Cholesterol in Adults (Adult Treatment Panel III).JAMA 2001;285:2486-2497.

[6] Chobaman AV, Bakris GL, Black HR, et al.The seventh report of the Joint National Committee on Prevention, Detection, Evaluation, and Treatment of High Blood Pressure: the JNC 7 report.JAMA 2003;289(19):2560-2572.

第 5 章 药师提供服务的相关文件

Timothy J. IVES, PharmD, MPH, FCCP, CPP
Lori T. ARMISTEAD, PharmD

事件没有记录就相当于该事件没有发生！这句话在所有的医疗环境中都适用。所有的医疗卫生工作者都应该详细记录患者的状况和为使患者获得最佳疗效所做的工作，并且将这些记录好好保存。这样有助于提高工作效率、促进医护人员之间的交流、保证患者安全及提高医疗服务质量。记录文件也是医疗卫生服务工作者准确及时获得报酬的凭证。按时间记录患者接受的监护和服务是医护工作者交流的一种形式，也是促进监护质量提高的重要因素。每个参与的医生都能了解患者的评估情况、患者的治疗方案，以及谁给患者提供这些医疗服务。此外，第三方付款人也需要从医护人员那里获得相关的医疗记录，确保该记录相关内容与保险范围相一致。文件内容一般包括：

- 完整清晰的记录。
- 提供医疗服务的日期、地址及医生的身份信息。
- 每次进行医疗服务的文件包括进行医疗服务的原因、检查结果、之前的检查结果、发现的健康危险因素。
- 让患者所做检查的理由、评价、临床初步诊断（或诊断）和诊疗计划。
- 患者的病情进展情况，对治疗的反应和改变，以及初始诊断 / 评估的修正。

传统的记录文件都是纸质版的，这种记录方式在很多情况下有下列问题：很难查看、携带不便、可移动性流通性差、字迹难以辨认、逻辑性较差及关键信息缺失。纸质记录的上述不足使得很多学术中心和医疗保健系统采用电子病历（electronic health records，EHRs）。此外，2001 年，美国医学研究所（Institute of Medicine）“提高质量”的报告指出，EHRs 是促进医疗卫生工作者获得医疗信息、决策支持信息和收集数据的关键组成部分，是减少医疗差错和相关费用的重要举措。EHRs 还可以改进文档记录，提高医疗记录的一致性，更好地提供高质量的预防服务和慢性病诊疗服务，以及更好地保护患者的隐私。此外，EHRs 能够有助于更好地实施质量监控措施。

一、医疗记录原则

记录的内容包括患者基础信息、过去和现在的疾病情况、检查、化验、治疗和结果。尤其在电子数据库蓬勃发展的今天，它还有以下优点。

- 提高医护人员评价诊断病情、制定治疗方案、评价治疗效果的能力。
- 简化医护监护人员之间的沟通和保证诊疗的连续性。
- 能够更准确及时地复诊和支付。
- 提高了医疗服务的质量。
- 提高了时间效率。
- 更容易遵守执业准则。
- 减少用药差错和不良药物事件的发生。
- 能够更好地进行用药评价和医疗服务质量评价。
- 电子病历使用了更清晰明确的人寿保险理赔编码系统［世界卫生组织发布的现行程序术语和第十版国际疾病分类法——临床版（ICD-10-CM）］。

很多记录来源于系统性的患者监护过程，每个学科都有其标准化的患者监护评价过程。例如，医生应根据标准化的人体系统检查方法进行体格检查与病史记录，并且使用标准化、系统化的方法记录结果。

现在有几种医疗评价 / 文件记录系统。45 年前，一个以问题为中心的病历书写模式被提出，大多数医生、护理人员、准医生及其他医疗卫生工作者使用 SOAP（主观、客观、评估、计划）格式书写进度记录。SOAP 的要素包括：

- S = 主观：主诉、现病史及患者就诊的原因。
- O = 客观：体检发现和可测量的数据，如实验室值、药物水平和影像检查。
- A = 评估：患者目前问题的分析结果或结论、病情进展的说明证据、干预措施或药物治疗后患者病情的缓解情况、功能状态的变化。
- P = 计划：根据评估结果采取相应的干预措施、与他人合作、随访计划、诊断调整及医疗记录文件，这些医疗文件中记录患者需要被告知的干预措施的变化和（或）药物治疗方案的调整。

公共顾问医生通常采用 SOAP 格式的缩减版进行记录。这种缩短的格式通常包括结果（如主观的和客观的信息）、评估（或者印象）及诊断（或者建议）。在大多数情况下，EHRs 包括 SOAP 格式中许多关键内容。EHRs 文件是专门为记录医疗服务和历史而制定的，能够最大限度地满足美国医疗保险和医疗补助服务中心提出的要求。传统上，这类文档是通过听写和誊写来完成的。大多数 EHRs 选择预先确定的模板，自动插入临床数据，以便于文档的处理。

二、记录药师提供的药物服务内容

现在，医疗卫生服务已经发展为以患者为中心、医药护团队合作的服务方式。药师在团队中发挥着越来越重要的作用，是团队中不可缺少的成员。例如，药师查看患者的初始医疗记录后，就会更加有信心发现药物治疗问题，同时，查看医疗记录也有利于社区药师建立有效和全面的药物管理方案。药师临床敏锐度增加，使得患者监护过程的标准化成为可能和必要。这种标准化的患者监护过程适用于所有药学实践情况。2013 年，JCPP 通过了药剂实践文件。该文件认为，有药师参与的、以患者为中心的、医药护团队合作的医疗服务能够使患者获得最佳的治疗效果。药师在医疗团队中发挥着重要作用，是团队不可缺少的成员。2014 年，JCPP 颁布了一个针对药师的药学治疗监护过程文件。该文件适用于各种药学服务。协作、通信和文档记录是该过程中的关键内容。现在已经有了可互操作信息技术系统，提高了医药护人员之间的文件互通及有效交流。

如第 1 章所述，本案例采用系统化的方法来发现和解决与药物有关的问题。可以概括为以下几步。

（1）发现实际存在的或可能发生的药物治疗问题。

（2）确定所期望的治疗结果和治疗终点。

（3）制定几种治疗方案。

（4）制定最佳个体化药物治疗方案。

（5）确定结果评价的参数。

（6）对患者进行宣教讲解。

（7）药物治疗方案的沟通与实施。

第 7 步是很关键的一步。药师至少应当记录实际存在的或可能发生的药物治疗相关问题，以及他们期望实施或者已经实施的相关干预。药师必须与非药学工作人员（如医生、护士）、患者、护理人员（如父母）及其他药师进行充分交流。目标是为实际存在 / 可能发生的问题提供一个清晰的、简明扼要的记录，引导药师思考如何制定干预措施。此外，药师也应根据药物服务的文件记录获得酬劳。

三、药物治疗管理（MTM）

MTM 已被定义为能够优化治疗结果的一种独特服务或一组服务。药师是 MTM 的主要提供者，药师可以独立地为患者提供药学服务，也可以与其他医护人员合作。MTM 的范围很广，包括执业药师或其他有资质的医疗卫生工作者工作范围内的专业活动和职责范围。MTM 干预包括但不限于下列以患者为中心的活动：

- 对患者的健康状况进行必要的评估。
- 制定药物治疗方案。
- 选择、实施、修改或管理药物治疗方案。
- 监测和评估患者对治疗的反应，包括药物的安全性和有效性。
- 进行全面的药物检查，以确定、解决和预防包括药物不良事件在内的药物有关问题。

- 记录提供的药学服务，并将其重要信息传达给其他主要的医疗卫生工作者。
- 提供口头宣教和培训，提高患者对药物的理解，促进药物的正确使用。
- 提供信息、支持服务和资源，增强患者对其治疗方案的依从性。
- 在向患者提供地更广泛的医疗保健服务中，协调和整合 MTM 服务。

在这个过程中，药师负责记录服务过程，评估患者病情的恢复情况，并为账单的支付提供依据。药师在记录中包含核心记录元素（core documentation elements，包括诊断、治疗过程中的数次评价、病情进展情况、干预措施、医师建议等）的内容有助于医药护之间共享的文档和信息具有一致性，同时便于信息在不同的医师、组织和地区之间进行共享。MTM 服务文档包括以下几类信息：

- 人口统计特征。
- 已知过敏、疾病（如心力衰竭）或重要状况（如怀孕）。
- 所有药物的记录，包括处方药、非处方药、草药和其他膳食补充剂。
- 药物治疗问题的评估与解决方案。
- 进行治疗监测。
- 干预措施或转诊。
- 对患者进行宣教。
- 提供给医药护或患者的反馈。
- 复诊预约方案。
- 与患者交流互动的时长。
- 适当的计费代码。

同样，美国卫生系统药师协会提出了药师在用药记录中可能使用到的信息类别，如下：

- 患者入院药物史的总结，包括药物过敏史及其表现。
- 向其他医护专业人员提供的药物治疗方案选择与实施方面的口头和书面咨询服务。
- 药师给医生药物方面的建议。
- 理清药物给药顺序。
- 药物用量、频率、剂型、用药途径方面的调整。
- 包括试验性药物在内的药物使用。
- 可监督的实际存在和可能发生的药物相关问题。
- 药物治疗监测结果，包括：

√用药的适宜性、给药途径和给药方法。

√患者用药的重复性。

√患者对医嘱的依从性。

√实际和潜在的药物之间、药物与食物之间、药物与实验室检查方法及药物与疾病之间的相互作用。

√与药物疗法有关的临床和药代动力学实验室数据。

√实际和潜在的药物毒性和不良反应。

√与患者药物治疗有关的症状、体征。

- 提供相关的药物教育与咨询服务。

四、记录药历的 SOAP 注释格式

如前所述，SOAP 的主要内容是记录主观（S）和客观（O）信息，然后进行评估（A），制定药学治疗方案（P）。主观（S）信息包括患者症状（如疼痛）、临床医生观察结果（如躁动）或患者提供的信息（如吸烟史）。主观信息是描述性的，一般不能通过诊断方法来确认。大部分的主观信息都是通过与患者交谈获得的，如第 1 章（主诉、现病史、既往病史、家族史、个人史、药物史、过敏史和系统回顾）。重要的主观信息也可以在完成病例（如药物的不良反应、使用标准量表来评定疼痛严重性）后，通过与患者直接交谈获得。

客观（O）信息的主要来源是体格检查。其他相关客观信息包括实验室数据、血清药物浓度（包括每个药物的目标治疗范围）及其他诊断性检查（如心电图、X 线、细菌培养和药敏测试）结果。也应考虑将可能使患者易患某种疾病的危险因素纳入客观信息内。用于交流的内容应只包括和病情相关的阳性结果和阴性结果。相关阴性结果是指某些患者患有某个疾病时，不会出现的症状和体征。

评估（A）部分概述了医生根据患者的主观和客观的信息所做的初步诊断。评估通常是诊断或鉴别诊断。这部分 SOAP 应该包括临床医生做出评估的所有依据。这有助于其他医护人员通过阅读这部分 SOAP 了解到医生是如何做出这种评估的。

方案（P）这部分可包括另外的诊断性检查、开始治疗、治疗方案调整及中止治疗等内容。如果方

案中包括药物治疗方案的调整，那么也应该包括方案调整的原因。应包括药物、剂量、剂型、时间表、给药途径和疗程。方案旨在实现一个具体的、可衡量的目标或终点，应当明确说明。方案还应简单包括药效和药物毒性参数，用来测定是否达到了预期治疗效果，以及检测和预防与药物有关的不良事件。理想的情况下，要告知患者的信息也应该包括在方案中，方案在必要时会经常被其他医护人员参阅。

五、记录药物治疗相关问题与解决方案的 FARM 格式

目前还没有专门针对药师的统一药历记录系统，但是，现在已经有一个与病历记录相似的格式。该格式可能在记录方法上有所不同，但其结构和主体相似，用于反映药学治疗过程。此过程包括发现和评估实际存在的或潜在的药物相关问题、治疗方案，以及后续的问题监测等方面的内容。在这一系统中，药物相关问题可以通过问题发现、评估、解决 / 建议和监测这种系统性的解决方法来发现和解决。药师通过 FARM 这个缩写帮助其记住药学病历内容。

（一）发现药物治疗相关问题

FARM 第 1 步是明确清楚地记录药物相关问题的性质。FARM 记录的每一个问题都应当分别解决，并采用序列数字注明。理解了问题的类型，有助于鉴别药物治疗相关问题。药物相关问题有以下 8 种类型：

- 不必要的药物治疗。
- 无效药物。
- 剂量过低或过高。
- 药物不良事件。
- 依从性差。
- 治疗时间欠佳。
- 成本 – 效率较低药物的使用。
- 药物监测不足或缺乏。

采用分类系统列出各种类型的药物相关问题至少有两个好处。首先，它展现出了一个适用于任何实践情况的框架，以保证药师考虑到每种可能的问题。其次，分类系统能够优化数据分析和检索功能。因此，问题和解决问题的干预措施可以以标准化的格式存储在电脑中。当以后分析这些信息时，如确定通过干预节省了多少费用、药师如何改善了治疗效果、某一类型问题发生了多少次，就能够成组而不是单个地回顾这些问题和干预措施。

（二）结果记录

每次陈述完与药物相关的问题后，应当记录实际存在或可能发生的药物相关问题或相关发现（F）。该部分信息应包括收集和完整评价有效信息后所形成的相关信息摘要。人口统计学信息包括：患者的身份信息（如姓名、首字母缩写和病案号）、年龄、种族（如果有关）和性别。如前几部分提到的 SOAP 记录格式一样，FARM 格式中记录的医疗信息也应该包括表明药物相关问题的主观和客观发现。

（三）问题评估

FARM 记录中评估（A）部分包括药师对当前情况的评价（如问题的性质、程度、类型、有意义的临床表现）。这一部分应当记录整个过程并得出结论：问题是否存在、治疗是否有必要。如果需要其他信息来更好地评估问题和提出建议，这些数据应注明出处（如患者、药师、医生）。应当陈述问题是否严重或者紧迫，以便于判断干预措施是否应立即执行，或是在一天、一周、一个月或更长时间后执行。FARM 记录中应该包括预期的治疗效果或者终点。这可能包括短期目标［如原发性高血压患者的血压应降到＜ 140/90 mmHg（治疗终点）］和长期目标［如预防患者心血管并发症（治疗结果）］。

（四）问题解决

解决（R）部分应当根据前面的分析，提出解决药物相关问题的措施（或是已经开始执行）。FARM 应该体现出，在考虑所有可行的治疗方案后，选择了对患者最有益的治疗方案，或将该治疗方案提供给医生、患者、护理人员。治疗方法应当包括非药物治疗，如饮食调整或者辅助装置（如手杖、助行器、轮椅），并阐明选择该治疗方法的原因。如果选择的是药物治疗方法，需详细说明药物的名称、剂量、给药途径、给药时间和疗程。仅仅简单地列出多个治疗方案是不够的，更重要的是，要列出选择该特定治疗方案的原因。如果由于药物不良反应、过敏、药价昂贵等原因，患者不能继续坚持一开始选择的治疗方案，也可选择其他符合要求的治疗方案。如果患者需要接受医学知识方面的教育，该部分也应当记录在相关内容中。相反，如果需要对患者隐瞒某种类型的信息时，应当阐明其理由。如果不需要采取任何措施，或是没有采取任何措施，也

要将这种情况记录下来。在这种情况下，该记录可作为药师参与患者治疗的依据。这样，药师便有了患者的诊疗过程记录。

（五）监测终点和结果

然而，仅仅记录问题的性质、问题的评估，以及解决问题方案的选择对于提供清晰、简明的记录是不够的。为了提供真正有效的药学服务，必须制定实施监测随访方案，确保实现预期治疗目标。患者随访监控（M）方案必须有记录而且充分完全实施。该过程包括询问患者、收集实验室数据、进行连续性的体格检查、评估该治疗方案的效果。该监控随访方案的执行可保证患者达到最佳的治疗效果。

评估效果的监控参数包括初始的症状、体征及实验室检查异常结果是否得到改善或解决。用于监测或预防不良反应的监控参数是由已知与药物治疗有关的最常见的和最严重的不良事件而确定的。在监测时，也要准确描述可能存在的不良反应。如你可以这样询问患者“是否有消化不良、腹泻或便秘等方面的问题”，而不是叙述成“胃肠不适的监控”。同时，也要明确记录监测参数的频率、持续时间和目标终点。方案调整的每一个时间点、理由等都应当记录。例如，2 型糖尿病（DM）患者需要在“治疗 2 周后去诊所（RTC）检查血糖（BG）水平；治疗 4 ～ 6 周后复查血脂，并在 3 个月后复查糖化血红蛋白水平。如果坚持治疗 3 个月后，没有达到目标值糖化血红蛋白＜ 7%，那么就需要增加二甲双胍的量，从一次 500 mg，QD，PO，增加到一次 1000 mg，BID，口服。如果坚持治疗 3 个月后，达到了目标值糖化血红蛋白＜ 7%，那么，继续原来的治疗方案，即一次 500 mg，BID，口服。6 个月后，继续测糖化血红蛋白水平。”

六、总结

SOAP 或 FARM 格式的药历内容包括发现药物相关问题、记录药师发现的问题（F）、评价（A）发现的问题、基于前面的分析提出解决方案（R），以及监测随访（M）的参数和时间。每种格式的记录都应当提供一个明确而具体的过程记录、活动、随访计划。应当以标准化、逻辑性较强的格式来记录每一个药物相关问题。

医学研究院（Institute of Medicine）、医疗保险和医疗补助服务中心（Centers for Medicare & Medicaid Services）等组织，以及参与提高医疗卫生服务质量的研究人员认为，EHRs 改变了文件记录的方式与效率，进而提高了医疗卫生服务质量。虽然记录的格式不可能严格遵循 SOAP 或者 FARM 格式，但文档的共同原则仍将被保留。

七、案例样本展示

下面的案例说明了如何在实践中使用这种系统。

Julia Stevens，女，71 岁，于周一早晨去门诊首次就诊。

（一）主诉

在做家务时，我有时有点喘不过气来，而且最近我的脚也有点问题。

（二）现病史

她称，她有轻度的心力衰竭（心衰），而且在 4 年前发作过心脏病。她独自一人生活，通常活动量还行，能够自理，但是自己看电视时间太长，几乎没怎么出去运动。在打扫房子或爬楼梯时，有疲倦、气短的感觉，脚偶尔有刺痛，过去的几个月中这种刺痛已经变得烦人了。

（三）既往史

她的丈夫去世后，她就搬到城里在她儿子附近生活。除了慢性心力衰竭（CHF）和心肌梗死（MI）这些疾病外，她还有心房颤动和糖尿病（DM）。她服用的药物有：二甲双胍 500 mg，PO，BID；奥美拉唑 20 mg，PO，QD；地高辛 0.125 mg，PO，QAM；华法林 5 mg，PO，QAM；阿司匹林肠溶片 81 mg，PO，QAM；呋塞米 40 mg，PO，QD；美托洛尔缓释片 100 mg，PO，QAM。

（四）家族史

她丈夫最近去世了。她总共有 2 个儿子，其中一个在 8 年前自杀了，另外一个儿子还活着，和她在一个小区生活。

（五）个人史

15 年前，她已经不再吸食非法毒品，也不再吸烟。她有 35 年一天一包烟的吸烟史。她很少喝酒，也不酗酒。

（六）用药史

· 二甲双胍 500 mg，PO，BID。
· 奥美拉唑 20 mg，PO，QD。

· 地高辛 0.125 mg，PO，QAM。
· 华法林 5 mg，PO，QAM。
· 阿司匹林肠溶片 81 mg，PO，QAM。
· 呋塞米 40 mg，PO，QAM。
· 美托洛尔 100 mg，PO，QAM。

（七）过敏史

青霉素类（皮疹）。

（八）系统回顾

· 全身：体重无减轻、无发热或寒战。偶尔疲劳 / 劳累时有气喘。
· 五官检查：最近一次眼科检查是在 1 年多以前。无听力丧失、无耳鸣、无口腔溃疡。经常看牙医，没有声音改变，无鼻窦充血。
· 呼吸系统：无咳嗽、肺炎、肺结核暴露史，端坐呼吸、发作性夜间呼吸困难。
· 心血管系统：无杂音、风湿发热、心悸，无胸部压迫 / 疼痛。
· 消化系统：无吞咽困难、吞咽疼痛、恶心、呕吐、腹痛、腹泻、便秘、黑便、便血，粪便粗细无变化。
· 泌尿生殖系统：无性病史；无尿痛、灼烧、血尿、夜尿症；无性功能障碍。
· 血液系统：无淤伤及出血问题。
· 内分泌系统：无甲状腺疾病、热 / 冷不耐受、多尿 / 烦渴。
· 血管系统：走路时腿部无疼痛。
· 神经系统：足部有刺痛。无头晕、虚弱、平衡或步态方面的问题。
· 皮肤系统：无皮疹、皮肤病变。
· 精神系统：无焦虑、抑郁；需要注意的是，因她丈夫的过早死亡，她有一段时间过得很艰难，但现在她觉得还不错。

（九）体格检查

1. 全身

Julia Stevens，女，71 岁，白人，其外表与所述年龄相符。发育良好、营养均衡，无急性疾病。

2. 生命体征

血压 169/88 mmHg，心律齐为 68 bpm，呼吸频率 13 次 / 分，体温 37.2 ℃（99 ℉）；体重 83.5 kg（184 磅），身高 162.6 cm（5′4″）。

3. 皮肤

正常。

4. 五官检查

眼底轻度动静脉狭窄，其余无明显异常。

5. 颈部 / 淋巴结

颈部柔顺、甲状腺正常、无肿块结节、无压痛；颈静脉压（JVP）6 cm；颈动脉搏动正常；无颈动脉杂音。

颈部、锁骨上方、腋窝及腹股沟无淋巴结肿大。

6. 胸肺

双肺底有轻度湿啰音；无干啰音、触觉性震颤。

7. 乳房

乳房正常、无疼痛、肿胀、溢乳或肿块。

8. 心血管系统

无杂音或摩擦音。第三心音奔马律（+）；心尖搏动最明显处在第 5 肋间距锁骨中线左侧 3 cm 处。肝颈静脉回流征阳性。45° 半卧位时颈静脉轻度扩张。

9. 腹部

柔软、无压痛、无肿胀、肠鸣音正常，无肝脾大。

10. 生殖系统 / 直肠

正常。

11. 肌肉骨骼 / 四肢

两侧足部均有 1 ～ 2 度水肿。踝肱指数（ABI）1.02（阴性）。肌力 5 级。

12. 神经系统：

· 双侧颅神经 Ⅱ～Ⅻ 完好无损。
· 振动感觉阈值正常。
· 深部腱反射正常。

13. 实验室检查，余无明显异常

· INR 3.5。
· FBG 198 mg/dL。
· A1C 9.5% = eAG 226 mg/dL。
· 血清肌酐 1.3 mg/dL。
· TC 183 mg/dL, LDL 128 mg/dL, HDL 38 mg/dL, TG 150 mg/dL。
· 血清地高辛 1.0 ng/mL。

14. 影像检查

· 胸部 X 线检查显示在肺部基底有一些弥漫的斑块。心脏轮廓增大。
· B 超显示瓣膜正常，射血分数为 40%。

15. 心电图

窦性心律正常。改变与左心室肥厚一致。

16. 评估

（1）地高辛、呋塞米和美托洛尔用于缓解轻度、Ⅱ～Ⅲ级心力衰竭、足部水肿和轻度肺水肿。

（2）二甲双胍用于治疗 2 型糖尿病，但治疗效果欠佳。

（3）有周围神经病变的症状，但目前还未治疗。

（4）目前采用地高辛和美托洛尔控制心房颤动。根据指南，抗凝血药华法林的治疗结果为 INR 3.5，高于目标值 INR 2～3。

（5）使用美托洛尔并不能使血压得到良好的控制。

（6）阿司匹林和美托洛尔用于治疗临床动脉粥样硬化性心血管疾病（ASCVD）[心肌梗死病后状态（S/P MI）]，没有使用他汀类药物进行治疗。

（7）中度肾功能不全第 3 阶段：血清肌酐（Scr）1.3 mg/dL，肌酐清除率（ClCr）29 mL/min，肾小球滤过率（GFR）为 43 mL/min [根据密歇根残疾资源目录（MDRD）]。

（8）肥胖：身体质量指数（BMI）31.6 kg/m^2。

（9）无用药指征：奥美拉唑。

（10）不良反应与使用 β 受体阻断药有关。

（11）患者用药依从性差。

（十）治疗方案

（1）CHF：增加呋塞米的用量，增加到 40 mg，PO，BID。就 CHF 问题咨询心内科医生。

（2）2 型糖尿病：增加二甲双胍的用量，增加到 1000 mg，PO，BID。如果有必要使用胰岛素的话，需要找糖尿病的咨询护士进行这方面的宣教，以及学习注射方面的技术。

（3）周围神经病变：开始使用加巴喷丁进行治疗，使用方法是每次 100 mg，PO，每晚睡前服用（QHS）。

（4）心房颤动：减少华法林的剂量，继续按照原来的方案使用地高辛和美托洛尔。

（5）高血压：增加血管紧张素转换酶（ACE）抑制剂或血管紧张素Ⅱ受体拮抗剂（ARB）治疗高血压的同时，可以保护肾脏。

（6）临床 ASCVD（S/P MI）：继续使用美托洛尔和阿司匹林，增加他汀类药物。

（7）肾功能不全咨询肾病科医生。

（8）肥胖：就减轻体重，改变其生活方式等方面，提供咨询服务。

（9）停用奥美拉唑。

（10）2 周后复诊预约。届时将重新评估患者用药的依从性，并提出建议，以加强用药效果。

（十一）以 SOAP 格式或者 FARM 格式做记录

注：SOAP 记录中的主观、客观结果相当于 FARM 记录中的结果这部分。SOAP 中方案这部分相当于 FARM 记录中的建议 / 解决方式和监控 / 随访这部分。

1. 结果

（1）主观结果

患者 71 岁，女，其丈夫过世后，最近搬到此地。患者称在上楼和较长距离行走时，会有轻度的呼吸急促，足部有时会有刺痛。患有心房颤动、2 型糖尿病、轻中度心衰，以及 4 年前曾发生过心肌梗死。独自生活，能够自理，很少外出，总是在家看电视。服用的药物有二甲双胍、奥美拉唑、地高辛、华法林、阿司匹林、呋塞米和美托洛尔。患者称自己遵照医嘱服药，但难以很清楚描述出是如何服用的，而且不清楚每种药物的具体作用。

（2）客观结果

1）生命体征：血压 169/88 mmHg，脉搏规则整齐，68 bpm，呼吸频率 13 次 / 分，体温 37.2 ℃（99 ℉）；体重 83.5 kg（184 磅），身高 162.6 cm（5′4″）。

2）心血管系统：第三心音奔马律，心尖搏动最明显处在第 5 肋间距锁骨中线左侧 3 cm 处。

3）胸部：左右基底有轻度湿啰音。

4）四肢：双侧足部 1～2 度水肿，ABI 阴性。

5）五官检查：眼底轻度动静脉狭窄，其余不明显。

6）用药（每瓶有标签）：

· 二甲双胍 500 mg，PO，BID。
· 奥美拉唑 20 mg，PO，QD。
· 地高辛 0.125 mg，PO，QAM。
· 华法林 5 mg，PO，QAM。
· 阿司匹林肠溶片 81 mg，PO，QAM。
· 呋塞米 40 mg，PO，QAM。
· 美托洛尔 100 mg，PO，QAM。

7）实验室检查：

· INR 3.5。
· 空腹血糖 198 mg/dL。
· A1C 9.5%（eAG 226 mg/dL）。

· 血清肌酐 1.3 mg/dL。
· TC 183 mg/dL，LDL 128 mg/dL，HDL 38 mg/dL，TG 150 mg/dL。
· 血清地高辛 1.0 ng/mL。

8）胸部 X 线片：肺基底部有弥散性斑点。心脏轮廓增大。

9）心电图：左心室肥大（LVH）。

2. *初步诊断*

（1）轻度心力衰竭Ⅱ级、足部水肿、劳力性呼吸困难（DOE）、从事日常活动时会有症状、胸部 X 线片提示有心脏扩大，射血分数下降。继续使用 β 受体阻断药和地高辛（在安全范围内），目前还没有使用 ACE 抑制剂。

（2）二甲双胍用于治疗 2 型糖尿病，但没有得到良好的控制。糖化血红蛋白高于＜ 7% 的目标值。ACE 抑制剂或 ARB 对肾脏具有保护作用，但还没有开具这两类药物。

（3）患者出现了周围神经病变的症状：足部有疼痛和刺痛感。

（4）心房颤动：

a. 心率控制：使用美托洛尔和地高辛后，心率得到了控制。地高辛水平在可接受范围内，不需要调整剂量。

b. 抗凝：INR 值超过正常范围（2.0 ～ 3.0），没有临床并发症。无法确定其原因，可能与近期事件导致的生活饮食变化有关。患者没有提供这方面的相关信息，可以减少华法林的剂量。

（5）血压升高、血清肌酐值增加和血管局部缩窄提示：美托洛尔未能很好地控制血压。肾脏和眼部的检查结果表明患者血压一直非常高。有必要重复测定以明确该诊断。增加 ACE 抑制剂可更好地控制血压。

（6）临床 ASCVD（S/P MI）：使用低剂量的阿司匹林和美托洛尔进行治疗；没有使用他汀类药物。

（7）根据 MDRD，SCr 增加、GFR 下降提示患者可能有中度肾功能不全。评估是否需要调整剂量。本病例没有必要进行调整，加入 ACE 抑制剂可能有利于缓解 GFR 下降的问题。

（8）肥胖：BMI 31.6 kg/m^2 提示患者处于肥胖状态。

（9）无用药指征（奥美拉唑 20 mg）：在进一步询问时，患者回忆起在 4 年前因 MI 住院治疗时开始使用奥美拉唑。出院时，她就有了服用奥美拉唑的处方。她称没有胃食管反流（GERD）或消化性溃疡（PUD）方面的问题，不需要服用奥美拉唑。

（10）不良反应：尽管美托洛尔可能适合于心肌梗死和心衰的后续治疗，但是它属于选择性 β_1 受体阻断药，具有的 β_2 受体阻断作用可产生负性肌力作用，可能会加重 CHF。

依从性差可能与缺乏药物知识有关。

3. *方案（建议 / 解决方法）*

（1）轻度心力衰竭：继续使用 β 受体阻断药和地高辛，由心内科医生来评估其适合性。建议开始采用 ACE 抑制剂赖诺普利，每日 10 mg，耐受的话，可逐渐增加到每日 40 mg。足部水肿和肺水肿一直持续，需增加呋塞米的用量到 40 mg，PO，BID 。控制食盐的摄入量。治疗 2 周后随访，再次评价药物方案的适合性。

（2）2 型糖尿病：

a. 用药根据现行的美国糖尿病协会（ADA）指南：开始服用赖诺普利，每日 10 mg。建议增加二甲双胍的用量，增加到 1000 mg，PO，BID，以更好地控制血糖。继续测定血清肌酐水平。监测血糖值，如果餐前血糖值较高的话，增加赖脯胰岛素来降低血糖。根据胰岛素敏感性，30 ～ 40 mg/dL 需要 1 个单位的胰岛素。

b. 膳食：建议一日三餐加上睡前餐，选择碳水化合物（CHO）含量较低的食物。限制 CHO 的摄入量，每餐 CHO 摄入量不高于 60 g；睡前餐 CHO 在 15 ～ 20 g。限制食盐的摄入量。检查空腹（AC）血糖和睡前（HS）血糖。可以向营养学家咨询。

（3）周围神经病变：开始服用加巴喷丁，用法：100 mg，PO，QHS。如有必要且耐受的话，逐渐增加剂量，几周后，剂量增加到以 300 mg，PO，BID，以更好地控制症状。

（4）心房颤动：

a. 心率控制：建议继续使用美托洛尔和地高辛，除非心内科医生有其他建议。此时不要进行调整，无调整指征。

b. 抗凝：INR 高于目标范围 2.0 ～ 3.0。建议今天开始服用华法林 2.5 mg，然后周一到周六每天服用 5 mg，PO；周日剂量为 2.5 mg，PO（一周内剂量减少 7.1%）。2 周内复查 INR；根据需要调整剂量使其保持在 2.0 ～ 3.0。

（5）高血压：目前血压为≥160/100 mmHg；目标血压140/90 mmHg（2015年ADA糖尿病治疗标准）。如前面的建议，使用赖诺普利每日10 mg治疗高血压。如果反复测量后仍存在高血压，可以逐渐增加剂量，维持血压水平（包括改善CHF症状）；最高剂量为每天40 mg。

（6）临床ASCVD（S/P MI）：建议继续服用阿司匹林肠溶片81 mg，PO，QAM。建议增加上述所说的赖诺普利和高剂量的他汀类药物（阿托伐他汀，每日40 mg，PO）。如果不会累及心脏的话，可以继续使用美托洛尔。

（7）肾功能不全：再次测量血清肌酐。目前不需要调整药物剂量。建议开始服用低剂量的ACE抑制剂（赖诺普利，每日10 mg）。该药物对肾脏具有保护作用，能够缓解糖尿病对肾脏造成的损害，使GFR降低问题得到缓解。

（8）肥胖：就减轻体重、改变其生活方式方面，提供咨询服务。

（9）无用药指征：停用奥美拉唑20 mg。

（10）不良反应：如上所述，需要心内科医生的意见来判断是否需要使用β受体阻断药和地高辛来治疗CHF，且这些药物是否合适。

（11）评估和加强对治疗方案的依从性，为患者说明每种药物的使用方法及其作用。推荐使用药盒来提高患者的依从性。

4. 监测/随访

（1）2周后RTC复诊。

（2）在RTC复诊前：

实验室检查（按顺序输入）：

a. 目前电解质基线水平（长时间使用呋塞米和地高辛可能会导致K、Na、Ca、Mg等水平异常）。

b. 今天的血清肌酐水平。

c. 下次复查INR。

（3）咨询：

a. 心内科咨询/教育。与Welford博士办公室进行预约。

b. 膳食咨询。与注册营养师Mary Ann Stamos进行预约。

（4）应该教给患者如何测餐前和睡前血糖，以及关注在RTC时的信息。

（5）本次复诊后的处方药：

- 赖诺普利，每日10 mg，PO，用于治疗CHF、高血压和2型DM。
- 二甲双胍1000 mg，PO，BID，用于治疗2型DM。
- 赖脯胰岛素，用法如前所示。
- 加巴喷丁100 mg，PO，QHS，用于治疗周围神经病变，2周后，剂量逐渐增加到300 mg，PO，BID。
- 地高辛0.125 mg，PO，QAM，用于缓解CHF症状和控制心率。
- 呋塞米40 mg，PO，BID，用于治疗CHF。
- 周一到周六，华法林5 mg，PO，QAM，周日2.5 mg，用于治疗S/P MI和预防脑血管疾病（CVA）。
- 阿司匹林肠溶片，每日81 mg，PO，用于预防继发性的心血管疾病。
- 美托洛尔缓释片100 mg，PO，QAM，用于治疗S/P MI和控制心率。
- 阿托伐他汀，每日40 mg，PO，用于预防继发性ASCVD。
- 停用奥美拉唑。

参考文献

[1] Patterson ES, Lowry SZ, Ramaiah M, et al. Improving clinical workflow in ambulatory care: implemented recommendations in an innovation prototype for the Veteran's Health Administration. EGEMS (Washington, DC). 2015;3(2):1149.

[2] Evaluation and Management Services Guide. Washington, DC:Centers for Medicare & Medicaid Services; November 2014. www.cms .gov/Outreach-and-Education/Medicare-Learning-Network-MLN/ MLNProducts/downloads/eval_mgmt_serv_guide-ICN006764.pdf.Accessed October 25, 2015.

[3] Institute of Medicine.Crossing the Quality Chasm:A New Health System for the 21st Century. Washington, DC:National Academy Press; 2001.

[4] Bates DW, Gawande AA.Improving safety with information technology.N Engl J Med. 2003;348:2526-2534.

[5] Andel C, Davidow SL, Hollander M, et al.The economics of health care quality and medical

errors.J Health Care Finance. 2012;39:39-50.

[6] Wright A, McCoy AB, Hickman TT, et al.Problem list completeness in electronic health records: a multi–site study and assessment of success factors. Int J Med Inform. 2015;84(10):784-790.

[7] Jamoom E, Beatty P, Bercovitz A, et al.Physician Adoption of Electronic Health Record Systems:United States, 2011.NCHS Data Brief, No. 98.Hyattsville, MD:National Center for Health Statistics; 2012.

[8] Poon EG, Wright A, Simon SR, et al.Relationship between use of electronic health record features and health care quality: results of a statewide survey. Med Care. 2010;48:203-209.

[9] Campanella P, Lovato E, Marone C, et al.The impact of electronic health records on healthcare quality: a systematic review and meta–analysis.Eur J Public Health. 2015;Jun 30. pii:ckv122. http://dx.doi .org/10.1093/eurpub/ckv122.

[10] McNally ME.The importance of detailed documentation in ICD–10.Bull Am Coll Surg. 2015;100(8):63-64.

[11] Weed LL.Medical records that guide and teach.N Engl J Med. 1968;278:593-600, 652-657.

[12] Adams AJ, Clark DR, DeLander GE, et al. Report of the AACP task force on patient–centered medical homes and accountable care organizations.Am J Pharm Educ. 2013;77(7):Article 142.

[13] van Lint JA, Sorge LA, Sorensen TD.Access to patients' health records for drug therapy problem determination by pharmacists.J Am Pharm Assoc. 2015;55:278-281.

[14] American College of Clinical Pharmacy. Standards of practice for clinical pharmacists. Pharmacotherapy. 2014;34(8):792-795.

[15] Bennett MS, Kliethermes MA, Derr S, Irwin A. APhA academies reflect on the pharmacists' patient care process of the joint commission of pharmacy practitioners.J Am Pharm Assoc. 2015;55:230-236.

[16] Joint Commission of Pharmacy Practitioners. Pharmacists' patient care process. http://www.pharmacist.com/sites/default/files/files/PatientCareProcess.pdf.Accessed October 27, 2015.

[17] Donnelly WJ.The language of medical case histories.Ann Intern Med. 1997;127:1045-1048.

[18] Voytovich AE.Reduction of medical verbiage.Ann Intern Med. 1999;131:146-147.

[19] Bluml BM. Definition of medication therapy management: development of professionwide consensus.J Am Pharm Assoc. 2005;45:566-572.

[20] Center for Medicare and Medicaid Services. 2015.Medication Therapy Management (MTM) Fact Sheet. https://www.cms.gov/medicare /prescription–drug–coverage/prescriptiondrugcovcontra/mtm.html.Accessed November 8, 2015.

[21] American Pharmacists Association, National Association of Chain Drug Stores Foundation. Medication therapy management in pharmacy practice: core elements of an MTM service model (version 2.0).J Am Pharm Assoc. 2008;48(3):341-353.

[22] American Society of Health–System Pharmacists. ASHP guidelines on documenting pharmaceutical care in patient medical records.Am J Health Syst Pharm. 2003;60:705-707.

[23] Canaday BR, Yarborough PC. Documenting pharmaceutical care: creating a standard.Ann Pharmacother. 1994;28:1292-1296.

[24] Cipolle RJ, Strand LM, Morley PC.Pharmaceutical Care Practice:The Clinician's Guide. 3rd ed. 纽约，纽约州：McGraw–Hill; 2012.

[25] Roth MT, Moore CG, Ivey JL, et al.The quality of medication use in older adults: methods of a longitudinal study.Am J Geriatr Pharmacother. 2008;6:220-233.

[26] Levey AS, Bosch JP, Lewis JB, et al.A more accurate method to estimate glomerular filtration rate from serum creatinine: a new prediction equation.Modification of Diet in Renal Disease Study Group.Ann Intern Med. 1999;130:461–470.

第6章 儿科学

儿童不仅仅是成年人的缩小版 .... Ⅲ级

Amanda Geist, PharmD

学习目标：

完成该病例学习后，学生能够：

- 确定儿童器官发育的速度和程度对药物吸收、分布、代谢和消除的影响。
- 比较儿童和成人，以及不同年龄组儿童之间药代动力学和药效学方面的差异性。
- 确定并解决儿科疼痛方面的问题。
- 确定并解决儿科药物剂型和给药方面的问题。

患者介绍

■ 主诉

护士述患者高热、低血压、窒息发作次数增多和行为异常。

■ 现病史

Alexander Halstrom 出生于 25 周零 4 天，体重 730 g，早产儿，男婴。现在为出生 22 天，根据护理报告，患者因高热、窒息发作次数增多，以及行为异常 1 天进行了插管治疗，且使用了镇静剂、血管升压药和肠外营养治疗。

■ 既往史

- 早产：25 周零 4 天出生，阿普加评分为 1 分、4 分、6 分。
- 超低出生体重儿（ELBWI）：体重 760 g。
- 呼吸窘迫综合征（RDS）。
- 贫血。
- 早产窒息。
- 有早产儿视网膜病变的风险。
- 胆汁淤积症。
- 尿布皮炎。
- 脑室出血（IVH）Ⅱ级。
- 低血压。
- 小头畸形，头围低于 10 个百分位数。
- 新生儿败血症。
- 禁食（NPO），接受营养支持。
- 动脉导管未闭（PDA），有从左到右的分流。
- 肺出血。
- 按计划免疫接种。

■ 家族史

母亲 24 岁，孕次为 2 次、产次为 0 次、流产次为 1 次（G2 P0 AB1）。早产是羊水过多、胎儿状态不佳，以及分娩过早发动导致的。

孕产妇实验室检查结果：HBsAg（–），风疹（–），VDRL 检查（–），HIV（–），GBS 状态未明，使用青霉素预防性给药，使用吲哚美辛进行保胎治疗。

母亲在怀孕期间没有使用药物，也没有喝酒。

■ 个人史

对其病情无影响。

■ 当前用药

- 氨苄西林 73 mg，静脉注射（IV），每 12 小时一次（每天 200 mg/kg）。
- 庆大霉素 1.8 mg，IV，每 8 小时一次（每天 7.5 mg/kg）。
- 咖啡因 3.7 mg，IV，每 24 小时一次（每天 5 mg/kg）。
- 苯巴比妥 3.7 mg，IV，每 24 小时一次（每天 5 mg/kg，用于治疗胆汁淤积，属于无适应证用药）。

- 吗啡，持续性输入，10 mcg/（kg・h）。
- 咪达唑仑，持续性输入，0.05 mcg/（kg・h）。
- 多巴胺，持续性静脉滴入，10 mcg/（kg・h）。
- 每日总液体输入量达 150 mL/kg 时采用全胃肠道营养（TPN）。
- 制霉菌素霜 100 000 U/g，有需要时，涂抹受影响部位。
- 凡士林软膏，有需要时，涂抹受影响部位。
- 甘油栓，便秘时使用，一次一枚，每 24 小时一次。
- 对乙酰氨基酚 7.3 mg，PO/PR，疼痛 / 发烧时使用，每 6 小时一次，[10 mg/（kg・dose）]。

■ 过敏史

无已知药物过敏史（NKDA）。

■ 体格检查

全身

早产儿有低血压问题，予以插管、镇静剂进行治疗。早产儿在保育箱中有利于经常进行心脏和呼吸监测及持续的生命体征评估。

生命体征

血压 43/23 mmHg，心律 178 bpm，呼吸频率 73 次 / 分，目前体温：38.7 ℃，氧饱和度：92%。

五官检查

前囟门软、未闭合、平坦。

颈部

柔软、无触痛、无肿块、无淋巴结肿大。

肺部

呼吸急促；闻及湿啰音和干啰音；两肺呼吸音对称。

心血管系统

心动过速，心律整齐，3/6 收缩期杂音；脉搏正常。

腹部

柔软、无触痛、无膨出；无肿块、无器官肿大；肠鸣音（+）。

生殖系统

男性外生殖器正常；直肠检查延期。

四肢

无畸形；四肢运动范围正常。

皮肤

皮肤薄，可见到血管；无皮疹、水疱，无其他病变。

神经系统

服用吗啡和咪达唑仑后，患者处于镇静状态；肌张力和活动度正常，符合胎龄。

实验室检查结果

Na 138 mEq/L	Hgb 11.5 g/dL	Ca 9.8 mg/dL
K 3.5 mEq/L	Hct 35%	Mg 2 mEq/L
Cl 99 mEq/L	Plt 170 × 10^3/mm^3	白蛋白 1.9 g/dL
CO_2 28 mEq/L	WBC 22.5 × 10^3/mm^3	甘油三酯 103 mg/dL
BUN 12 mg/dL	Neutrophils 73%	T.bili 13.1 mg/dL
SCr 0.2 mg/dL	Bands 17%	D.bili 9.1 mg/dL
Glu 87 mg/dL	Lymphs 6%	CRP 14.8 mg/dL
	Monos 4%	出生时胎粪药物筛查（MDS）（–）

菌培养和敏感性数据（表 6–1）

表 6–1　菌培养和敏感性数据

来源	敏感性
血液，中央静脉	待定
血液，外周	待定
尿液，导尿管	迄今无菌生长
气管穿刺吸引	革兰阴性杆菌
脑脊液（CSF）	迄今无菌生长
单纯疱疹病毒（HSV）PCR	待定

■ 初步诊断

早产儿在保育箱内，有小头畸形、RDS、早产窒息、Ⅱ级脑室出血（IVH）、胆汁淤积、贫血和 PDA 问题；目前使用插管和镇静剂进行治疗；有营养和血流动力学支持，最近发生了晚期败血症。

问题

问题识别

1.a Alexander 的胎龄、产后日龄和校正胎龄是多少?

1.b 胎龄和校正胎龄对儿科用药有什么影响?

1.c 有哪些信息表明新生儿存在感染?

1.d 比较诊断儿童败血症和成人败血症之间临床检查结果的异同。

■ 临床过程

几天后，菌培养和药敏试验结果出来了，报告如表 6–2 所示：

表 6–2 菌培养和药敏试验结果

来源	微生物 / 敏感性
血液（中央静脉）	金黄色葡萄球菌
	氨苄西林—R
	氨苄西林 / 舒巴坦 –R
	头孢呋辛—R
	头孢他啶—R
	头孢吡肟—R
	克林霉素—S
	红霉素—R
	左氧氟沙星—S
	苯唑西林—R
	利奈唑胺—S
	磺胺甲噁唑 / 甲氧苄啶—S
	万古霉素—S
血液（外周）	金黄色葡萄球菌
	氨苄西林—R
	氨苄西林 / 舒巴坦 –R
	头孢呋辛—R
	头孢他啶—R
	头孢吡肟—R
	克林霉素—S
	红霉素—R
	左氧氟沙星—S
	苯唑西林—R
	利奈唑胺—S
	磺胺甲噁唑 / 甲氧苄啶—S
	万古霉素—S
尿液（导尿管、	无菌生长
气管穿刺吸引）	嗜麦芽寡养单胞菌
	氨曲南—S
	头孢他啶—R
	左氧氟沙星—S
	磺胺甲噁唑 / 甲氧苄啶—S
CSF	无菌生长
HSV PCR	阴性

注：R，耐药；S，敏感；I，中度敏感。

新生儿重症监护病房（NICU）的医务人员向你咨询磺胺甲噁唑 / 甲氧苄啶的婴儿使用剂量问题，因为他现在手头的资源没有这方面的信息。他计划开始使用磺胺噁唑 / 甲氧苄啶治疗嗜麦芽寡养单胞菌和耐甲氧西林金黄色葡萄球菌（MRSA）。

预期治疗结果

2. 该患者的药物治疗目标是什么？

治疗方案

3.a 有哪些可行的药物治疗方案可用于新生儿败血症的经验性治疗？

3.b 庆大霉素经验性用药剂量是否适合该患者？如果不适合，给出你认为合适的剂量和频次，并说明你这样用的理由。

3.c 有哪些治疗方案可用于治疗该新生儿的嗜麦芽寡养单胞菌？

3.d 有哪些治疗方案可用于该新生儿 MRSA 菌血症的治疗？

最佳治疗方案

4.a 根据他的初步诊断评价，提出一个可用于治疗新生儿败血症的药物治疗方案。

4.b 根据最终的培养结果，提出一个可用于治疗新生儿感染的药物治疗方案。

结果评价

5. 有哪些临床和实验室参数可用来评估有关药物的疗效，预防不良反应的发生？

患者教育

6. Alexander 的母亲担心她的孩子是否能够接受吗啡滴注治疗。她从网上了解到，像 Alexander 这么小的孩子由于发育不完全感觉不到疼痛，因此，她认为医生没必要开吗啡这种药物，而且该药品还会使孩子上瘾。你将会向这位母亲提供有关吗啡使用方面的哪些信息和咨询，来打消孩子母亲在这方面的顾虑？

■ 案例其他问题

在新生儿使用磺胺甲噁唑 / 甲氧苄啶时，必须考虑哪些药物相关问题？

■ 自学任务

1. 除了磺胺甲噁唑，还有哪些药物可以引起新生儿喘息综合征？

2. 哪些人群最有可能感染嗜麦芽寡养单胞菌？

3. 除了磺胺甲噁唑 / 甲氧苄啶外，还有哪些药物有可能会引起史蒂文斯 – 约翰逊综合征？

4. 比较新生儿和成年人在吗啡代谢方面的差异。

临床要点

足月儿和早产儿的细胞功能可能在抗感染方面有所不同，早产儿的细胞抗感染能力弱，患败血症的风险增加。例如，早产儿出生时细胞趋化功能异常，免疫球蛋白数量少，以及呼吸窘迫应激源可导致细胞吞噬革兰阴性菌的能力下降。

参考文献

[1] Kearns GL, Abdel-Rahman SM, Alander SE, Blowey DL, Leeder JS, Kauffman RE. Developmental pharmacology: drug disposition, action, and therapy in infants and children. N Engl J Med. 2003;349:1157-1167.

[2] Goldstein B, Giroir B, Randolph A, et al. International pediatric sepsis consensus conference: definitions for sepsis and organ dysfunction in pediatrics. Pediatr Crit Care Med. 2005;6:2-8.

[3] Dellinger RP, Levy MM, Rhodes A, et al. Surviving Sepsis Campaign: international guidelines for management of sever sepsis and septic shock, 2012. Intensive Care Med. 2013;39(2):165-228.

[4] Pacifici GM. Clinical pharmacokinetics of aminoglycosides in the neonate: a review.Eur J Clin Pharmacol. 2009;65:419-427.

[5] Anand KJS, Aranda JV, Berde CB, et al. Summary proceedings from the neonatal pain-control group. Pediatrics. 2006;117:S9-S22.

[6] Anand KJS. Consensus statement for the prevention and management of pain in the newborn. Arch Pediatr Adolesc Med. 2001;155:173-180.

第 7 章　老年病学

跌倒等老年综合征 ………………………… Ⅱ级

Amy M. Lugo, PharmD, BCPS, BC-ADM, FAPhA

学习目标：

完成该病例学习后，学生能够：

- 识别 Beers 名单（Beers List）中的药物，并能说出它们不适合老人服用的原因。
- 讨论跌倒、头晕、晕厥和尿失禁等常见的老年综合征，并提出预防这些病症恶化的方法。
- 根据老年患者的特征和多种疾病状态，制定治疗疼痛、尿失禁和过敏性鼻炎的目标。
- 描述防止老年人跌倒的方法。
- 提供适当的咨询服务，以减少老年人的药物成本。

患者介绍

■ 主诉

当我站起来的时候，感到头晕，也没憋住尿。

■ 现病史

Fran Jones，女，87 岁，因头晕和尿失禁被送往药物门诊。送往药物门诊的原因是该患者的多重用药问题和不良药物事件。该患者是由其初级保健医生（PCP）送诊的。患者称她昨晚从床上起来去上厕所时摔倒了，她称摔倒时，伤到了臀部，她丈夫去年去世了，一谈起她丈夫，她心情就很不好，往往会哭。

■ 既往史

- 骨质疏松。
- 非瓣膜性心房颤动，无 h/o 静脉血栓栓塞。
- 季节性过敏性鼻炎。
- 2 年前被确诊为早发型阿尔茨海默病。

■ 手术史

曾做过剖宫产。

■ 家族史

对其病情无影响。

■ 个人史

Mrs Jones 称，她刚开始服用银杏叶来加强记忆能力，并在跌倒后服用“大量”泰诺。她不记得她正在服用的其他药物了，她女儿帮她填补药盒，以便于她服用药物。患者不吸烟，不喝酒。自从她丈夫 6 个月前去世后，她独自一个人生活。她非常关心药品费用方面的问题。她说她最近一次在药房时，药师说了一些关于陷入“donut hole”的问题，即她被纳入联邦医疗保险处方药物计划（联邦医疗保险制度第 4 部分）内。

■ 用药史

- 华法林，周一、周三、周五、周日服用剂量为 2 mg，周二、周四、周六服用剂量为 4 mg。
- 阿仑膦酸钠 70 mg，PO，一周一次。
- 苯海拉明 25 mg，PO，TID，用于抗过敏。
- 对乙酰氨基酚，OTC，超高强度，一次 1～2 片，PO，疼痛时服用。
- 琥珀酸美托洛尔 50 mg，PO，每天早晨服用。
- 多奈哌齐 5 mg，PO，每天早晨服用。
- 银杏叶，PO，每天早晨服用。

■ 过敏史

NKDA。

■ 系统回顾

报告称患者偶有膀胱失禁，跌倒摔伤处髋关节疼痛，因过敏有流鼻涕问题，无心痛、胸痛或气短问题。

■ 体格检查

全身

WDWN 白人女性，外表年龄与其生理年龄相符；无急性（或明显）窘迫（NAD）。

生命体征

坐姿：血压 118/72 mmHg，站立血压 100/60 mmHg；心率 76 bpm（心率不齐），呼吸频率 18 次 /min，体温 36.9 ℃（98.4 ℉），身高 162.6 cm（5′4″），体重 55 kg，G3P3。

五官检查

NCAT；双侧瞳孔等大等圆，对光反射存在、眼外肌运动完整、眼底检查良性；TMs 正常；轻度鼻窦引流。

颈部

颈部柔软、无甲状腺肿大、无 LAD。

肺部

双侧肺野 CTA。

心血管系统

心律不齐；无杂音。

腹部

柔软、NT/ND；无肿块、杂音或脏器肿大；BS 正常。

生殖系统 / 直肠

延期检查。

四肢

无 CCE，ROM 正常。

神经系统

运动、感觉、中枢神经系统、小脑及步态均正常。Folstein MMSE 评分 17/30；去年评分 17/30；首次评分 19/30。分不清月份、日期和一周内的 7 天。具有精确配比的能力，但注意力不能完全集中，短期记忆很差。三件事情，3 分钟后只能记得其中一件。能够遵医嘱，但在简易智能精神状态检查量表（MMSE）测试中表现出感情冷淡。

■ 实验室检查

Na 139 mEq/L	Hgb 13.5 g/dL	T.bili 0.9 mg/dL	Ca 9.7 mg/dL
K 3.7 mEq/L	Hct 39.0%	D.bili 0.3 mg/dL	Phos 4.5 mg/dL
Cl 108 mEq/L	AST 25 IU/L	T.prot 7.5 g/dL	TSH 3.8 mIU/L
CO_2 25.5 mEq/L	ALT 24 IU/L	Alb 4.5 g/dL	T_4 5.9 ng/dL
BUN 16 mg/dL	ALP 81 IU/L	Chol 212 mg/dL	UA 6.8 mg/dL
SCr 1.1 mg/dL	GGT 22 IU/L	INR 3.1	25 羟维生素 D 21 ng/mL
Glu 78 mg/dL	LDH 85 IU/L	A1C 5.8%	

■ 放射学检查

CT 扫描（头部，2 年前）：轻中度广泛性脑萎缩。

骨密度检测（去年）：T 评分 2.6。

■ 心电图

心房颤动，心率得到控制。

■ 初步诊断

- 多种原因导致了患者摔倒，包括药物原因。
- 尿失禁。
- 心房颤动，心率得到控制。
- 过敏性鼻炎。
- 骨质疏松。
- 药物是自费药品，纳入联邦医疗保险处方药物“甜甜圈洞”计划。

问题

问题识别

1.a 列出药物有关问题，包括可能导致患者摔倒和尿失禁的药物。患者的哪些药物是属于 Beers 名单的药物？

1.b 患者摔倒的已知危险因素有哪些？

预期治疗结果

2. 列出该患者的治疗目标。

治疗方案

3.a 应实施哪些非药物治疗方案来预防患者跌倒和其他不良药物事件？

3.b 哪些药物可用来治疗控制该患者的疼痛、过敏性鼻炎、尿失禁？

3.c 在为她选择药物时，应考虑哪些并发症和患者的相关要素？

最佳的治疗方案

4.a 简要说明该患者需要调整哪些具体生活方式，以及需要采取哪些预防性健康措施。

4.b 简述一下针对该患者的具体恰当的治疗方案，包括药物、剂量、剂型和给药时间。考虑患者药物的实付费用。

结果评价

5. 这一方案实施后及在整个治疗过程中，用于监测患者治疗效果的指标或参数有哪些？这些参数多长时间测一次？

患者教育

6. 根据你提出的治疗方案，为这个患者提供适当的医药教育。

■ 自学任务

1. 查看Beers标准，该标准指出，某些药物在用于老年人时存在潜在的用药风险。考虑并推荐治疗老年抑郁症、失眠和糖尿病的一线药物，以提供最佳的治疗方案。

2. 如果患者有以下并发症或以下问题，如何调整患者的治疗方案：

· 肌酐清除率< 30 mL/min。

· 严重的抑郁症。

· 中重度阿尔茨海默病。

3. Jones夫人心房颤动的CHA_2DS_2-VASc得分是多少？她患静脉血栓栓塞症（VTE）的风险有多大？她应该服用华法林或阿司匹林吗？合适的话，为什么？不合适的话，为什么？她适合用达比加群、利伐沙班、阿哌沙班或伊多塞班进行治疗吗？合适的话，为什么？不合适的话，为什么？

4. 假定Jones夫人在下次的神经系统随访监测中表现出认知功能进一步衰退的迹象。下一步，你将如何考虑为她治疗不断恶化的阿尔茨海默病？

临床要点

每年估计有1/3的老年人跌倒，而且随着年龄的增长，这种跌倒的风险也越来越大，2005年，共有15 802名65岁以上的老人因跌倒受伤而死亡。

参考文献

[1] The American Geriatrics Society 2012 Beers Criteria Update Expert Panel. American Geriatrics Society updated Beers Criteria for potentially inappropriate medication use in older adults. J Am Geriatr Soc. 2012;60(4):616-631.

[2] National Osteoporosis Foundation. Clinician's guide to prevention and treatment of osteoporosis. Washington, DC, National Osteoporosis Foundation, 2013.

[3] Anon. Acetaminophen Overdose and Liver Injury —Background and Options for Reducing Injury. Food and Drug Administration. Available at: http://www.fda.gov/downloads/AdvisoryCommittees /.../UCM164897.pdf.Accessed November 4, 2015.

[4] Centers for Medicare and Medicaid Services. Bridging the coverage gap in 2011.Available at: www.medicare.gov/Publications/Pubs/pdf/11213.pdf. Accessed November 4, 2015.

[5] Gillespie LD, Robertson MC, Gillespie WJ, et al. Interventions for preventing falls in older people living in the community. Cochrane Database Syst Rev. 2012 Sep 12;9:CD007146.

[6] Inouye SK, Studenski S, Tinetti ME, Kuchel GA. Geriatric syndromes: clinical, research, and policy implications of a core geriatric concept. J Am Geriatr Soc. 2007;55:780-791.

[7] Centers for Disease Control and Prevention (CDC). Self-reported falls and fall-related injuries among persons aged 65 years—United States, 2006. MMWR Wkly Rep. 2008;57(9):225-229.

[8] Granziera S, Cohen AT, Nante G, Manzato E, Sergi G. Thromboembolic prevention in frail elderly patients with atrial fibrillation: a practical algorithm. J Am Med Dir Assoc. 2015;16(5):358-364.

[9] Winslow B, Onysko MK, Stob CM, Hazlewood KA. Treatment of Alzheimer disease. Am Fam Physician. 2011;15;83(12):1403-1412.

[10] U.S. Preventive Services Task Force. Screening for depression in adults: U.S. Preventive Services Task Force recommendation statement. Ann Intern Med. 2009;151:784-792.

第8章　姑息疗法

有意义的临终关怀……………………………Ⅲ级

Jennifer L. Swank，PharmD，BCOP

学习目标：

完成该病例学习后，学生能够：

- 确定恶性肿瘤患者慢性疼痛的管理与临终关怀服务的目标。
- 确定治疗疼痛的药物治疗方案。
- 区分姑息疗法和临终关怀。
- 选择或提出临终关怀中治疗恶心的用药方案。
- 阐述持续营养支持和抗生素治疗在临终关怀中的作用。

患者介绍

■ 主诉

这两天我一直在发烧，烧到了38.9 ℃（102 ℉），而且还伴随着寒战的问题。我还注意到我的肤色是橙色的。

■ 现病史

Jamie Park，女，48岁，3年前被诊断为转移性胃腺癌。当时，她做了胃部次全切除术，16个阳性淋巴结也全部切除。她接受了为期6个月包括5-氟尿嘧啶在内的辅助放化疗。2年前，她出现胃幽门梗阻，进行了广泛的粘连松解术和胃-空肠吻合术。手术后，她体内没有发现恶性肿瘤的迹象。3个月后，她出现了肠梗阻的症状，并接受了乙状结肠切除术及病理性活检，提示发生了转移性胃腺癌。然后，她开始了为期6个周期的化疗，化疗药物包括表柔比星、顺铂和卡培他滨。患者在化疗过程中因嗜中性粒细胞减少，需要大幅度减少用药剂量。在完成6个周期后，患者小肠梗阻加重，且发现恶性肿瘤已经转移到小肠，需要进行手术。在转移癌切除过程中，还在腹膜发现了其他恶性结节。手术结束后的4个月，她因结肠梗阻，进行了结肠镜检查。在检查过程中盲肠扩张，需要紧急进行经皮盲肠造口术。1周后，她又做了一次剖腹探查和空肠-空肠吻合术和回肠-乙状结肠吻合术。手术后，患者肠道功能无法恢复并开始采用长期TPN疗法。4个月前，患者接受了经皮穿刺胆道引流术来治疗肿瘤所致的胆道梗阻。她最近参加了支持性临终关怀服务，但仍继续TPN来治疗慢性小肠梗阻。

Park夫人今天称自己有持续2天的发热史伴随寒战、腹痛及复发性黄疸。在家时，她就用泰诺栓剂来退热，但没有缓解。在过去2天，腹部疼痛更严重了，她目前的疼痛等级为8级（最高为10级）。缓解疼痛的羟考酮液不能缓解这种疼痛。

■ 既往史

- 胆管炎。
- 胃幽门梗阻与小肠梗阻。
- 5年前胃癌根治术。
- 2年前乙状结肠切除术。

■ 家族史

- 母亲：宫颈癌。
- 姨：喉癌。
- 舅：肝癌。

■ 个人史

Park夫人来自韩国，已经在美国生活了10年。她已婚，有两个孩子。她不喝酒、不吸烟。

■ 用药史

- 全肠外营养。

· 芬太尼 200 mcg 贴剂，每 72 小时更换一次。
· 羟考酮浓缩液 20 mg/mL，一次 1 mL，PO，每 3 小时一次，疼痛时服用。
· 口腔崩解片昂丹司琼（ODT）8 mg 一次一片，PO，每 8 小时一次，恶心或呕吐时服用。
· 对乙酰氨基酚栓剂 650 mg，直肠内给药，每 6 小时一次，发热时使用。

■ 过敏史

NKDA。

■ 系统回顾

对十个系统进行了回顾。患者有发热、畏寒、恶心、呕吐、头痛和腹部疼痛问题，腹痛程度为 8 级（最高为 10 级）。患者无胸痛、咽痛、咳嗽、尿频、皮疹、血尿、咯血、呕血或黑便。

■ 体格检查

全身

患者，女，48 岁，因急性腹部疼痛用手按住腹部。

生命体征

血压 77/50 mmHg，脉搏 90 bpm，呼吸频率 16 次 / 分，体温 38.3 ℃（100.9 ℉）；体重 45.8 kg，身高 157.5 cm（5′2″）；锐痛 8/10，是一种刺痛。

皮肤

温暖；干燥；有黄疸。

五官检查

PERRLA；EOMI；TMs 正常；黏膜湿润。

颈部

无 JVD；能够自由活动；无肿块。

呼吸系统

CTA；无湿啰音、干啰音、哮鸣音。

心血管系统

S_1、S_2 正常；RRR；无杂音。

腹部

柔软和膨胀；BS（+）；深触诊时，中度 RUQ 痛，轻度反跳痛；有胆管引流，且引流效果好，为绿色液体可闻及恶臭。

生殖系统 / 直肠

延期检查。

肌肉骨骼 / 四肢

无下肢水肿；可扪及足背和胫骨上动脉。

神经系统

CN Ⅱ～Ⅻ正常，A & O × 3；无明显的运动感觉神经障碍。

■ 实验室检查

Na 147 mEq/L	WBC 27.71 × 10^3/mm^3	T.Prot 8 g/dL
K 4.5 mEq/L	Neutros 65%	Alb 2.4 g/dL
Cl 115 mEq/L	Bands 12%	T.bili 13.5 mg/dL
CO_2 19 mEq/L	Lymphs 22%	D.bili 11.2 mg/dL
BUN 50 mg/dL	Eos 0	AST 402 IU/L
SCr 1.7 mg/dL	Monos 1%	ALT 400 IU/L
Glu 101 mg/dL	Hgb 10 g/dL	Alkphos 321 IU/L
Ca 8.8 mg/dL	Hct 31.1%	皮质醇 39.8 mcg/dL
Phos 3.9 mg/dL	Plt 158 × 10^3/mm^3	乳酸 0.7 mmol/L
Mg 3.0 mg/dL		

■ 胸部 X 线片

肺纹理增多；双侧非特异性变化，可见肺水肿；没有合并肺炎。

■ RUQ 超声波

超声显示胆囊有异常，但该检查无法确定胆囊具体病变；肝内或肝外无胆管扩张；但不能根据这些发现排除胆管炎。

■ 血培养 × 2 份

待定。

■ 尿培养

待定。

■ 胆道引流培养

待定。

■ 初步诊断

· 胃癌发生了转移，转移到腹膜，导致了急性到慢性的腹部疼痛。
· 胆道梗阻导致了低血压，以及有可能导致了胆管炎。
· 慢性肠梗阻需要进行 TPN。
· 镇痛药物和慢性小肠梗阻导致了恶心。

问题

问题识别

1.a 列出与患者药物治疗有关的问题。

1.b 有哪些临床资料表明患者有慢加急性疼痛综合征？

1.c 评估该患者的疼痛还需要哪些资料？

1.d 有哪些主观和客观的数据支持该患者胆管炎

的诊断?

1.e 临终关怀服务是如何影响患者的治疗方案的?

预期治疗结果

2. 该患者药物治疗的目标是什么?

治疗方案

3.a 有哪些非药物疗法可能对该患者有用?

3.b 比较治疗患者疼痛的各种药物治疗方案。

3.c 比较治疗患者恶心呕吐的各种药物治疗方案。

最佳的治疗方案

4.a 应选择什么样的药物治疗患者疼痛?哪种剂型和给药时间是最合适的?

4.b 如果最初的治疗方案失败或不能使用，还有哪些合适的治疗方案?

4.c 概述治疗患者恶心的药物治疗方案。

结果评价

5. 需要哪些临床和实验室指标来评价治疗结果，并检测和预防不良事件的发生?

患者教育

6. 为加强其依从性，确保治疗成功，最大限度地减少不良反应的发生，你可以为患者提供哪些信息?

■ 临床过程

通过静脉滴注给予患者经验性抗菌治疗：美罗培南 1 g，IV，Q12H；万古霉素 750 mg，IV，QD；氟康唑 100 mg，IV，QD。患者的血压经治疗后正常，为 105/75 mmHg，NS 150 mL/h 治疗后，SCr 为 1.5 mg/dL。血液和尿液培养为阴性，但胆道引流培养结果显示对万古霉素敏感的肠球菌和对头孢吡啶、环丙沙星、哌拉西林 / 他唑巴坦、替加环素敏感的假单胞菌为阳性，继续经验性抗菌治疗，因为细菌对抗生素敏感。建议做介入放射学检查，评估胆管引流情况，判断是否是引流减少导致了阻塞。用外引流管替换内 / 外导管。置换新的外胆道引流管且控制引流速度在 8 ～ 10 mg/dL 后，患者的胆红素水平仍然没有改善。使用芬太尼患者自控镇痛（PCA）泵给药，基础给药速度 30 mcg/h，按需给药速度每 8 分钟 10 mcg，每小时给 100 mcg，这时的镇痛效果很好，疼痛级别降为 2 级(最高为 10 级)。患者因慢性黄疸、胆道梗阻、肾衰竭及感染问题，总体预后很差。她结肠和小肠处均有转移性胃癌，不能进一步进行化疗或手术。患者与她丈夫讨论了她的总体预后以后，决定选择全面临终关怀服务。患者选择继续接受在医院进行的为期 14 天的静脉滴注抗生素治疗。她出院回家携带的治疗药物有：美罗培南 1 g，IV，Q12H；万古霉素 750 mg，IV，QD；氟康唑 100 mg，IV，QD × 14 天；芬太尼 PCA，基础给药速度 30 mcg/h，按需给药速度每 8 分钟 10 mcg 和 TPN。患者静脉滴注抗生素后，就不再进行 TPN，只采取一些缓解疼痛并使患者舒适的疗法，并进入全面临终关怀服务模式。

■ 随访问题

1. 基于患者停止 TPN，出院回家，进入全面临终关怀服务模式，是否有其他有利于患者病情的支持性药物治疗方案?

2. 出院时如果称她的疼痛等级是 7 级（最高为 10 级），你会如何调整治疗方案?

■ 自学任务

1. 列出阿片类药物及其相应的镇痛剂量。

2. 简述慢性恶性肿瘤疼痛的治疗指南。

3. 简述姑息疗法中的止吐药和给药方案。

临床要点

临终关怀是一种特殊类型的姑息疗法，主要是针对预期寿命少于 6 个月的晚期患者。由于患者生活区域的不同，临终关怀的服务水平，以及涵盖的疗法 / 服务也有所不同。一些临终关怀服务机构允许患者继续进行姑息疗法（化疗）、IV 抗生素和 IV 营养，而有些临终关怀机构则要求患者在停止了上述治疗措施后，才可进入临终关怀服务模式。

参考文献

[1] Cherny N. Cancer pain: principles of assessment and syndromes. In: Berger A, Shuster J, Roenn J, eds. Principles and Practice of Palliative Care & Supportive Oncology. 3rd ed. Philadelphia, PA, Lippincott Williams & Wilkins, 2007.

[2] Williamson A, Hoggart B. Pain: a review of three commonly used pain rating scales. J Clin Nurs 2005;14:798-804.

[3] Cassileth B. Psychiatric benefits of integrative therapies in patients with cancer. Int Rev Psychiatry

2014;26:114-127.
[4] World Health Organization. WHO definition of palliative care. Available at: http://www.who.int/cancer/palliative/definition/en/.Accessed November 10, 2015.
[5] Asch DA, Faber-Langendoen K, Shea JA, Christakis NA. The sequence of withdrawing life-sustaining treatment from patients.Am J Med 1999;107:153-156.
[6] McCarberg BH, Barkin RL. Long-acting opioids for chronic pain: pharmacotherapeutic opportunities to enhance compliance, quality of life, and analgesia. Am J Ther 2001;8:181-186.
[7] Trescot AM, Datta S, Lee M, Hansen H. Opioid pharmacology. Pain Physician 2008;11(2 Suppl):S133-S153.
[8] Davis M, Walsh D. Treatment of nausea and vomiting in advanced cancer. Support Care Cancer 2000;8:444-452.
[9] Kress H, Von der Laage D, Hoerauf K, et al. A randomized, open, parallel group, multicenter trial to investigate analgesic efficacy and safety of a new transdermal fentanyl patch compared to standard opioid treatment in cancer pain. J Pain Symptom Manage 2008;36:268-279.

第 9 章　临床毒理学：对乙酰氨基酚中毒

如果一个剂量有效果，更多剂量理论上应该效果更好……………………Ⅱ级

Elizabeth J. Scharman, PharmD, DABAT, BCPS, FAACT

学习目标：

完成该病例学习后，学生能够：

- 确定对乙酰氨基酚在什么情况下对人体有毒。
- 监测患者对乙酰氨基酚中毒的症状和体征。
- 提出对乙酰氨基酚中毒的解毒治疗方法，并监测其效果和不良反应。
- 说明与 N- 乙酰半胱氨酸有关的药物不良反应的应对方法。

患者介绍

■ 主诉

该患者不合作，且称自己想单独待一会儿。

■ 现病史

中毒中心凌晨 1：40 接到一位医生从当地急诊打来的电话，称一位名叫 Steven Marks 的患者中毒了。Steven Marks 今年 54 岁。患者是通过救护车被送到急诊室（ED）的，且有警察陪同，因为 Marks 不合作，拒绝转诊。据他妻子说，那天晚上，他与妻子进行了激烈的争吵，然后，他就吃了一些药片。她估计当时的争吵发生在大约下午 6：00。然后，她离开了家，2 小时后返回。当她返回后发现他躺在床上，妻子在浴室的废纸篓里看到了两个空瓶子，认为他在试图自杀。而患者称自己头痛，就多吃了几片，认为一两片不能缓解自己的头痛。救护车上的医护人员也将两个空瓶子带到了医院。妻子称不记得今天之前瓶子里还剩不剩或是剩多少药片。妻子说，家里所有其他药物都在这里了。其中一瓶最开始有 60 片 500 mg 的对乙酰氨基酚，另一瓶最开始有 30 片 300 mg 的对乙酰氨基酚 /5 mg 的氢可酮。医生称，Marks 在救护车上吐了两次，在 ED 吐了四次。他没有使用止吐药进行止吐治疗。

■ 既往史

患者称自己很健康。据他妻子说，他有“几年”没看医生了。

■ 家族史

患者父亲在患者 12 岁时死于心脏病，母亲还活着。他没有姐妹，有一个弟弟心脏不好。

■ 个人史

每天抽两包烟。据他妻子讲，患者喝酒量和别人一样多。

■ 用药史

- 没有使用过处方药。
- 因失眠经常服用非处方药苯海拉明。

■ 过敏史

无。

■ 体格检查

全身

患者昏昏欲睡。没有任何外伤的迹象。患者一共吐了 6 次。呕吐物中不含血。他身高估计是 177.8 cm（5′10″）。

生命体征

血压 142/98mmHg，心率 72 bpm，呼吸频率 14 次 / 分，在室内未行人工供氧时，氧饱和度 98%，体温 37 ℃；体重 98 kg。

皮肤

黏膜湿润。

五官检查

瞳孔大小正常；瞳孔大小相等；对光有反应；未发现视网膜病变。

肺部/胸部

偶尔有咳嗽。

心血管系统

无杂音、无奔马律。

腹部

有肠鸣音。无反抗、无触痛。

神经系统

患者明显昏昏欲睡、不配合，但对时间和空间有认知；无震颤。患者称他的头痛问题已经解决了。

■ 实验室检查（1：00 出的结果报告）

Na 142 mEq/L	Glu 225 mg/dL	T.bili 0.8 mg/dL
K 3.1 mEq/L	尿检 PCP（+）	INR 1.2
Cl 96 mEq/L	Hgb 15.7 g/dL	水杨酸类药物（-）
CO_2 23 mEq/L	Hct 48.2%	对乙酰氨基酚 124 mcg/mL
BUN 24 mg/dL	AST 38 IU/L	乙醇 138 mg/dL
SCr 1.1 mg/dL	ALT 42 IU/L	

■ 心电图

正常窦性心律。

■ 评估

医生询问中毒中心该患者是否存在对乙酰基氨酚中毒（图 9-1）。

问题

问题识别

1.a 患者摄入对乙酰氨基酚的量是否是判断患者对乙酰氨基酚中毒的重要因素之一？是的话，为什么？不是的话，为什么？

1.b 哪些体征、症状和实验室检查结果表明患者对乙酰氨基酚中毒？

1.c 导致患者呕吐的原因有哪些？

1.d 对于该患者，是否需要考虑其他药物/毒素中毒的可能性？如果是的话，是哪种物质导致的中毒？为什么？

1.e 说明该患者有哪些问题，并列一个清单。确定需要首先解决的问题。对于其他问题，请说明这些问题是需要现在解决，还是在出院之前解决就好，并说明理由。

预期治疗结果

2. 该患者对乙酰氨基酚中毒的药物治疗目标是

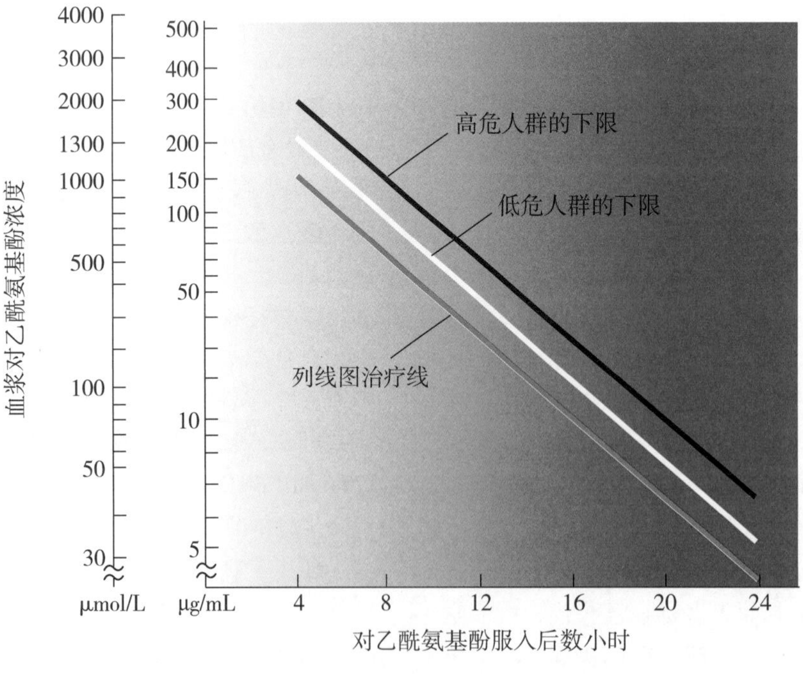

图 9-1　列线图评估在短时间内大量摄入对乙酰氨基酚导致肝中毒的风险

（已经获得转载许可，转载自 DiPiro J T, Talbert R L, Yee G C, et al. eds. Pharmacotherapy :A Pathophysiologic Approach, 8th ed. New York, McGraw-Hill, 2011.）

什么？

治疗方案

3. 治疗对乙酰氨基酚中毒的可行的药物治疗方案有哪些？

最佳的治疗方案

4.a 对该患者来说，解决对乙酰氨基酚中毒的最适合的解毒药物是哪些？其剂量、给药时间、疗程分别是什么？应何时开始治疗以获得最佳治疗效果？

4.b 如果医生要求药房提供 N- 乙酰半胱氨酸（乙酰半胱氨酸溶液，浓度为 200 mg/mL）的精确剂量，以配制静脉滴注溶液，而不是根据处方信息剂量表上计算出四舍五入值，请问该患者需要多少毫升的 N- 乙酰半胱氨酸？说明所有的计算过程，包括如何获得总剂量，以及如何计算每毫升乙酰半胱氨酸溶液中 N- 乙酰半胱氨酸的量。

4.c N- 乙酰半胱氨酸的输注是否会对患者的其他问题产生影响？会的话，为什么？不会的话，为什么？

4.d 如果该患者是位女性，体内有人绒毛膜促性腺激素（β-hCG）（+），是否需要调整 N- 乙酰半胱氨酸这种治疗方案？是的话，为什么？不是的话，为什么？

结果评价

5. 需要哪些临床和实验室指标来评价对乙酰氨基酚中毒的治疗结果，并监测和预防不良事件的发生？

患者教育

6. 在 N- 乙酰半胱氨酸治疗的有效性方面，应该告诉患者哪方面的信息？

■ 临床过程

在当天 2：20，中毒中心接到了医生的电话。医生称，Marks 先生因负荷剂量导致了脸红和荨麻疹；有轻度哮鸣音，且咳嗽没有改善。医生认为该患者可能是过敏反应，并停止 IV N- 乙酰半胱氨酸。他想要中毒中心建议其他解毒剂。中毒中心专家认为给药剂量（mg/kg）计算是正确的，虽然 15 分钟内就给药完毕了。生命体征：血压 138/99 mmHg、心率 68 bpm、呼吸频率 14 次 / 分和无费力呼吸。定于 8：00 再次进行血检。使用昂丹司琼治疗呕吐。

■ 随访问题

1. 你同意医生的观点吗？这是过敏反应吗？如果不同意的话，这是什么类型的反应？与过敏反应有何不同？

2. 应对这一反应的解决方案，以及解救对乙酰氨基酚中毒的治疗方案是什么？

3. 列出 IVN- 乙酰半胱氨酸的处方信息中的一个禁忌证。你同意这种禁忌证吗？同意的话，为什么？不同意的话，为什么？

4. 如果该患者出院时，医生需要为其开具一些治疗其他问题的药物，该患者的过量用药史是否会对医生选择药物造成影响？

■ 自学任务

1. 你应该坚持认为所有患者都有故意过量用药的问题，无论患者如何陈述，都要检查对乙酰氨基酚的水平，排除对乙酰氨基酚中毒的可能性。

2. 如果该患者是 104 kg，而不是 98 kg，但所给剂量与体重 100 kg 的人相同。为什么体重超过 100 kg 的患者不能接受根据 mg/kg 计算出的 N- 乙酰半胱氨酸剂量进行静脉滴注，请说明这个最大使用剂量在临床上有效的原因是什么？

临床要点

1997 年《FDA 现代化法案》规定，合法药物配制行为不包括使用已存在药品的临时配制（如 20% 乙酰半胱氨酸注射液）。因此，药师不应使用乙酰半胱氨酸口服制剂来临时配制 IV N- 乙酰半胱氨酸。虽然在紧急情况下，药师可以使用乙酰半胱氨酸口服制剂来临时配制 IV N- 乙酰半胱氨酸（如本病例），但药房不能提前决定配制 IV N- 乙酰半胱氨酸，而应该购买市面上已经存在的 N- 乙酰半胱氨酸注射液。一些州制药局已经接受了《原料药认证手册》（USP）第 797 章的相关规定，认为在临时配制过程中要符合相关无菌的规定。由于对乙酰氨基酚中毒的频率较高，以及该药品中毒会导致肝中毒，进而导致肝脏移植和（或）死亡，因此，所有医院药房都应库存 N- 乙酰半胱氨酸注射液，以备 N- 乙酰半胱氨酸口服制剂不适合或患者不能耐受口服制剂。

参考文献

[1] Dart RC, Erdman AR, Olson KR, et al. Acetaminophen poisoning: an evidence-based consensus guideline for out-of-hospital

management. Clin Toxicol (Phila) 2006;44:1-18.

[2] Payen C, Dachraoui A, Pulce C, et al. Prothrombin time prolongation in paracetamol poisoning: a relevant marker of hepatic failure? Hum Exp Toxicol 2003;22:617-621.

[3] Rowden AK, Norvell J, Eldridge DL, et al. Acetaminophen poisoning. Clin Lab Med 2006;26:49-65.

[4] Betten DP, Burner EE, Thomas SC, Tomaszewski C, Clark RF.A retrospective evaluation of shortened-duration oral N-acetylcysteine for the treatment of acetaminophen poisoning. J Med Toxicol 2009;5:183-190.

[5] Dribben WH, Porto SM, Jeffords BK. Stability and microbiology of inhalant N-acetylcysteine used as an intravenous solution for the treatment of acetaminophen poisoning. Ann Emerg Med 2003;42:9-13.

[6] Acetadote Package Insert. Nashville, TN, Cumberland Pharmaceuticals Inc. June 2013.

[7] Waring WS. Novel acetylcysteine regimens for treatment of paracetamol overdose. Ther Adv Drug Saf 2012;3:305-315.

[8] Wilkes JM, Clark LE, Herrera JL. Acetaminophen overdose in pregnancy. South Med J 2005;98:1118-1122.

[9] Curtis RM, Sivilotti ML. A descriptive analysis of aspartate and alanine aminotransferase rise and fall following acetaminophen overdose. Clin Toxicol (Phila) 2015;53:849-855.

[10] Sandilands EA, Bateman DN. Adverse reactions associated with acetylcysteine. Clin Toxicol (Phila) 2009;47:81-88.

第10章　氰化物中毒

应预料到会出现的意外情况……………………………Ⅱ级

Elizabeth J. Scharman, PharmD, DABAT, BCPS, FAACT

学习目标：

完成该病例学习后，学生能够：

- 确定哪些症状、体征和实验室检查数据能够表明患者可能为氰化物中毒。
- 比较氰化物中毒的两种解毒剂的异同。
- 提出解毒剂针对儿童和成年人的具体给药方案和支持性护理方案。
- 说明监测参数和解毒剂不良反应的解决办法。
- 医院会储备一定量的氰化物解毒剂，以备发生氰化物中毒时能够及时提供。请说明影响医院储备氰化物解毒剂数量的因素。

患者介绍

■ 主诉

患者，60岁，实验室工作者，有严重抑郁症病史，在正常的工作时间后，他以要完成一个项目为借口继续待在实验室。他所工作的生物化学实验室在5楼（顶部），以下4层的八个办公室都属于生物化学系的教职员。当他的同事离开后，他摄入了一瓶有毒化学物质。此后，他就失去了意识。与此同时，办公楼地下室的暖气装置着火了，迅速蔓延到大楼底部三层。在该大楼的其他办公室里，至少有10人工作到很晚。由于浓烟阻挡，他们无法从该大楼撤离。

■ 现病史

消防队和紧急医疗服务（EMS）人员均到达了现场。救护车将这11名受害者送往医院的ED；有些患者是昏迷的，其他人有各种各样的症状和体征，包括意识模糊、咳嗽、气喘和轻微烧伤。其中的一位年龄60多岁，他有严重发绀和抽搐问题。与其他受害人不同，该患者身上没有烟尘。救护车上的工作人员称，他们发现该患者时，该患者躺在某一楼层的地板上，几乎没有吸入烟尘，也没有烧伤。该患者就叫John Doe（JD）。

■ 既往史、手术史、家族史和个人史

未问及。刚开始时医院不堪重负，因为在这些患者被送来之前，ED就几乎满了。

■ 系统回顾

这些患者表现出来的症状各有不同，其病情严重程度也不同。ED医生和护士只能做一些简单的体格检查，根据需要估算年龄和体重。JD是最危重的患者。

■ 体格检查（除了JD之外的所有患者）

全身

这10个患者中有4个身体虚弱，呼吸急促。有2名受害人无意识，需要插管以支持呼吸。在6名患者的鼻孔和口腔周围发现了煤烟。其余4名患者有轻微的咳嗽、喘息和眼睛烧灼痛；其鼻孔和口腔周围没有发现煤烟，无系统性症状和体征。这10位患者面部均没有明显的烧伤。

生命体征

- 血压：病情最严重的6位患者血压均低。
- 心率：病情最严重的6位患者的心率在110～120 bpm。
- 呼吸频率：病情最严重的6位患者的呼吸频率在22～26次/分。
- 体温：所有患者体温都正常。

- 疼痛：没有插管的患者都很焦虑，但疼痛不明显。
- 氧饱和度：所有患者均正常。

皮肤

没有明显的挫伤、擦伤；无二级、三级烧伤。10位患者中有2位手上有小水疱。

五官检查

某些患者有瞳孔扩大。

颈部/淋巴结。

无淋巴结肿大。

肺部/胸部

呼吸急促；患者有胸闷和呼吸困难的问题。

心血管系统

6位病情最严重的患者有心动过缓的问题，急诊室太吵了，听不到心音。

腹部

所有患者都有肠鸣音；6位病情最严重的患者有恶心和呕吐的症状。

生殖器/直肠

延期检查。

肌肉骨骼/四肢

未见异常运动。

神经系统

为6位病情最严重患者中的2位进行机械通气。无惊厥。病情最严重的6位患者意识模糊。其余4位神经功能正常。

■ JD体格检查结果

全身

无意识；全身有抽搐。脉搏血氧仪测量结果：氧饱和度是98%。一位医疗卫生工作人员注意到患者的呕吐物有苦杏仁味。JD已经插管治疗。

生命体征：心率22 bpm，呼吸频率8次/分，血压60/35 mmHg，T 37.0 ℃。

■ 实验室检查结果

- 6位病情最严重的患者：代谢功能检查发现，HCO_3^- 13～15 mEq/L；CBC在正常范围内；乳酸14 mmol/L；碳氧血红蛋白12%～15%
- JD: 代谢功能检查发现，HCO_3^- 8 mEq/L；CBC在正常范围内；乳酸22 mmol/L；碳氧血红蛋白1%。
- 其余4位患者：实验室检查结果均在正常范围内。

■ 其他

插管患者的血气分析：pH 7.2，$PaCO_2$ 40 mmHg，PaO_2 110 mmHg，HCO_3^- 13 mEq/L。

JD的血气分析结果：pH 7.1，$PaCO_2$ 40 mmHg，PaO_2 240 mmHg，HCO_3^- 9 mEq/L。

其余4位患者没有全身症状，没有做血气分析。

JD做了胸部X线片检查，6位病情最严重的患者未做。

■ 随访

ED的临床药师无意中听到一名EMS工作人员提到JD是躺在地板上，旁边有一个瓶口打开的空化学瓶子后，就给中毒中心打电话。中毒中心尽快与现场事件指挥官（IC）一起调查，与临床药师尽快联系跟进后续。根据中毒症候群，我们判断JD摄入的化学物质很有可能是氰化物。医生一致认为，烟尘和烟雾中的有毒气体是造成6位患者病情严重的原因。

问题

问题识别

1.a JD和6位病情最严重的患者中毒症状相似。只有JD摄入了瓶子里的有毒化学物质，而那6位病情最严重的患者并没有，但他们的症状相似，这是怎么发生的？比较严重氰化物中毒与轻度氰化物中毒的症状和体征。

1.b 列出患者氰化物中毒可能导致的异常化验结果。说明这些异常结果背后的病理生理学机制。

1.c 患者氰化物中毒可能导致的短期和长期后遗症分别是什么？

预期治疗结果

2. 这些患者的药物治疗目标是什么？

治疗方案

3.a 在这些患者中，有哪些非药物方案可以治疗氰化物中毒？

3.b 有哪些可行的药物治疗方案可用于治疗氰化物中毒（图10-1）？

最佳的治疗方案

4.a 概述治疗氰化物中毒的药物治疗方案。

4.b 可能还需要采取哪些支持性护理措施使这些患者的治疗效果达到最佳？

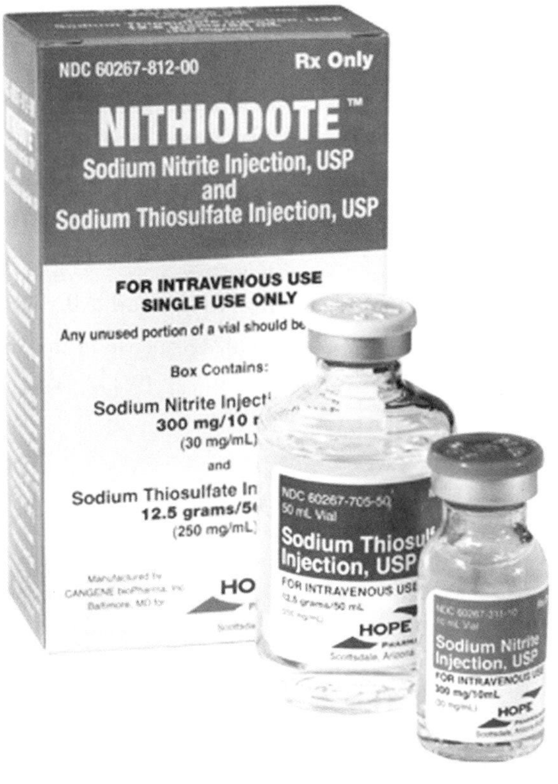

图 10-1　Nithiodote®（亚硝酸钠注射液和硫代硫酸钠注射液）

（照片由 Hope Pharmaceuticals 提供）

结果评价

5.a 说明所需要的临床和实验室参数，以确定这些患者的治疗是否成功。

5.b 这些患者应多久监测复查一次以评价其治疗效果？

患者教育

6.a 对于那些思维清醒和意识清楚的患者，你会为他们提供哪方面的信息，以便他们了解每种解毒药可能产生的不良反应？

6.b 患者急性氰化物中毒后，可能会导致长期的后遗症，这些长期的后遗症需要多久才能完全消失？

■ 临床过程

实验室的瓶子被证实含有氰化物。JD 在插管后不久就心脏骤停了。在心肺复苏的过程中，给予了氰化物解毒剂进行解毒治疗。患者有很严重的缺氧性脑损伤，其家人要求撤掉生命维持治疗措施。6 位病情最严重患者中有 5 位活了下来，第 6 名患者死于心脏骤停和急性呼吸窘迫综合征的并发症。其余 4 位患者从 ED 出院回家。由于供暖设施问题和四分之一的紧急出口受阻，该大楼的房主被提起诉讼。

■ 随访问题

1. 该医院应当储备多少氰化物解毒剂？在你的答案中应考虑解毒剂的成本。

2. 假设你的医院 ED 里有 100 名患者需要氰化物解毒剂，而你们医院只有解救 4 名患者的解毒剂。谁有可能参与做出这些涉及道德的决定，以及如何做出这些决定？

■ 自学任务

1. 氰化物是一种在工作场所中有机会接触到，且人们在自杀时通常会选择的一种有毒物质。其他氰化物中毒是工业环境中人们非故意职业暴露的结果。氰化物在运输过程中发生事故，泄漏后污染饮用水，也有可能会导致大范围的人群中毒，也有可能是人们吸入了泄漏的氰化物烟雾而导致中毒。也有可能是恐怖分子从氰化物制造地点或交通工具上（化工卡车、火车车厢）故意泄露氰化物而导致中毒。描述哪些特定的职业会常规使用或接触到氰化物。

2. 说明亚硝酸戊酯为什么不能用于解救氰化物中毒。

临床要点

氰化氢是一种无色的气体；但氰化物有“苦杏仁”味。不幸的是，据估计，遗传决定只有 10% 的人会能闻到氰化物气味。

参考文献

［1］Thompson JP, Marrs TC. Hydroxocobalamin in cyanide poisoning. Clin Toxicol (Phila) 2012;50:875-885.

［2］Leybell I, Borron SW, Roldan CJ, Rivers CM. Emedicine［Internet］.New York, Web MD Inc, © 1994-2013［updated July 21, 2014; cited January 23, 2013］.Cyanide toxicity. Available at: http://emedicine.medscape.com/article/814287-overview.

［3］Centers for Disease Control (CDC) Emergency Preparedness and Response［Internet］.Atlanta, GA［updated June 27, 2013; cited November 15, 2015］.Facts about cyanide. Available at: www.

bt.cdc.gov/ agent/cyanide.
[4] Baud FJ. Cyanide: critical issues in diagnosis and treatment. Hum Exp Toxicol 2007;26:191-201.
[5] Borron SW, Baud FJ. Antidotes for acute cyanide poisoning. Curr Pharm Biotechnol 2012;13:1940-1948.
[6] Baud FJ, Borron SW, Mégarbane B, et al. Value of lactic acidosis in the assessment of the severity of acute cyanide poisoning. Crit Care Med 2002;30:2044-2050.
[7] Howland MA. Antidotes in depth: sodium thiosulfate. In:Flomenbaum NE, Hoffman RS, Howland MA, Lewin N, Nelson LS, Goldfrank LR, eds. Goldfrank's Toxicologic Emergencies, 10th ed. New York, McGraw-Hill, 2014:1614-1618.
[8] Cyanokit Package Insert.Nashville, TN, Columbia, MD; Meridian Medical Technologies™, Inc. April 2011.
[9] Dal Ponte ST, Dornelles CF, Arquilla B, Bloem C, Roblin P. Mass-casualty response to the Kiss Nightclub in Santa Maria, Brazil. Prehosp Disaster Med 2015;30:93-96.

第11章　化学试剂暴露

说说那毒物叫什么名字……Ⅱ级

Elizabeth J. Scharman, PharmD, BCPS, DABAT, FAACT

学习目标：

完成该病例学习后，学生能够：

- 识别危险化学试剂暴露导致的中毒综合征。
- 根据患者的症状和体征，确定需要的解毒剂和支持性治疗护理方案。
- 说明在突发公共卫生事件中，患者治疗模式与公众健康治疗模式的差别。
- 查明确定需要的解毒剂和药物来源，以及确定什么时候可以动用国家或州政府的药物储备。

患者介绍

■ 主诉

通过ED的灾难应急广播，医院工作人员得知参加户外音乐会的很多人突然得病了。在人们得病前，听到了连续四声爆炸声。EMS工作人员达到现场时已经穿戴好个人防护设备（PPE）并设立了消毒站。尽管执法人员下令要求参会人员留在原地进行消毒处理，仍然有一些人逃离了现场。通过望远镜观察，在现场至少发现了四个背包，但尚未进行检查。这些包很可疑，因为背包是不允许带到音乐会现场的，而且在进场前会检查。由于参会者人数众多，人们怀疑安全措施可能不是很完善。

■ 现病史

现场事件负责人需确保沟通负责人通知了当地所有应急部门（总共4个）并成立应急指挥中心（EOC）来处理此次事件。音乐会场地总共能容纳1000人，所有座位都售罄。A医院是四个应急部门中最大的一个，也是一家Ⅰ级外伤中心。在接到通知20分钟内，患者通过汽车、步行和救护车到达了医院门外和消毒区。医院安保人员已穿上PPE，确保乘坐救护车还未到达的患者（因此事先未进行消毒）先去消毒站（正在搭建，处于搭建的最后一步）进行消毒后，再进入医院的ED。医院安保人员也将受害者的朋友和家人引向街头等候区，这样那些需要照料的人就不会迷失在人群中。

A医院ED入口处设立了急诊分流中心。急诊分流中心的人员构成：1名主任医生、3名护士、2名护士助理、2名住院医生和1名ED临床药师。许多患者在医院外的消毒区等待消毒，他们的疾病和焦虑状态各不相同。通过救护车送往ED分流区的患者均为无意识状态。

在分流区，很多患者的恐慌状态造成了混乱，使完整的个人评估诊断无法进行。在确保分流区人员穿好防护服和手套后，ED主任医生让这些护士助理记录下乘坐救护车到达医院的患者的症状和体征。指挥护士为每个昏迷患者建立一条静脉通道。分流区的住院医生根据危及生命的程度，通过对患者进行简单的体格检查发现的主要问题将患者分为4组。临床药师负责与中毒中心联系，根据患者的中毒症状，判断其可能的有毒物质，并获得相应的解毒剂。

■ 既往史、手术史、家族史和个人史

无。

■ 系统回顾

在A医院，至少有300名患者正在等待治疗。在分流区，通过给患者发放不同颜色的手环，将患者分为四组：

- 红色：患者无意识和有立即危及生命的症状。
- 黄色：病情严重但没有立即危及生命的症状；清醒但不能行走，不能进行良好的沟通。
- 黑色：有明显的症状，但能够行走，能够进行良好的沟通。
- 绿色：无明显症状，能够行走；或是有轻度症状但没有损害相关功能。

■ 体格检查

A 医院等待治疗患者中的 75% 已经分流完毕。每类患者观察到的结果如下。

- 红色共有 45 位患者，均无意识；11 位多次惊厥；43 位有大小肌肉震颤。45 位患者呼吸困难，整个肺野都能够听到干啰音；28 位发绀的患者中，似乎有呼吸麻痹的问题。有位麻醉师被叫来为一位患者实施心肺复苏（CPR）。其他患者心率少于 40 bpm。某些患者大量出汗肠鸣音异常活跃；一些患者衣服上有呕吐物和粪便痕迹。大约有一半的患者有瞳孔缩小的症状。
- 黄色共 36 名患者；这些患者的意识水平下降，肌肉严重无力，但能够对刺激做出反应。这 36 名患者都无法进行沟通，只能做简单的回应，有的患者根本无法做出回应。其中有 6 位患者有面部抽搐，但没有惊厥。听诊可听到哮鸣音，患者称自己有呼吸急促的问题。均无发绀。这些患者的心率均不少于 40 bpm，但 ED 内太混乱，可能无法精确地记录患者的心率。很多患者都有呕吐、肠鸣音过于活跃和大便失禁的问题，有中度出汗。有 10 位患者有瞳孔缩小的症状，沟通困难使得无法评估其是否存在视觉变化问题。
- 黑色共 86 位患者；患者可以走动和交谈。这些患者均无哮喘和干啰音，只有 4 位患者称自己有胸闷的问题。这 86 位患者都有恶心的症状，且他们呕吐的次数不超过一两次。有 10 位患者有瞳孔缩小的症状，且称自己视力模糊。有流泪、流鼻涕和轻中度出汗。由于护士太忙了，目前没有获得这些患者的生命体征数据。
- 绿色共 75 位患者；患者能够走动和交谈，许多人感到明显的心烦意乱。52 位患者无症状，但他们非常担心，要求服用解毒剂，因为他们认为自己肯定会死。有 25 位患者称自己有恶心、头痛和头晕的症状。无出汗、流泪、流鼻涕。该组患者无呕吐或大便失禁问题。

■ 后续步骤

A 医院的临床药师与中毒中心联系，报告患者的人数及观察到的症状和体征。中毒中心结合 4 家医院患者的症状、体征，得出了患者的中毒模式。中毒中心与现场负责人联系，从音乐会场地获取其他信息。中毒中心与临床药师进行了交流，共同提出最有可能涉及的化学威胁剂的类别、解毒药和治疗建议，并将这些信息提供给主任医生。毒物中心将信息传真给了医院的 ED 和药房，以确保解毒剂和给药方案已经确定。

主任医生让红组患者优先进入 ED 进行解毒治疗。他安排黄组患者到离分流区 50 码（46 米），ED 进口附近的医疗帐篷内进行治疗。黑组患者等医生有时间后再给他们处理。绿组患者移动到离分流区 200 码（182 米）的位置，拉上轻便的窗帘，让他们与其他患者隔离开。主任医生安排行为健康灾难反应小组为绿组患者提供支持性的心理健康服务。一名临床药师需要留在那里回答有关这一事件的有关问题。一名护士需要留在绿组进行观察，以防患者出现新症状。

ED 临床药师需要与药房灾难计划总负责临床药师联系，报告需要解毒剂和支持疗法的患者人数。一开始所需要的药品已经运到了 ED。另一车药物正在向黄组患者所在区域运送。5 分钟后，运送黑组患者药物的车辆就会准备就绪。A 医院的灾难应对计划已经启动，以获得更多的解毒剂、支持疗法和补给品。ED 临床药师要与药剂科的药师互相沟通，协调解毒剂的需求与供给。

■ 实验室检查结果

目前，45 位病情严重的患者首先接受心肺复苏的急救措施。一组抽血医生被调到 ED 去抽取血样。手工打印标签用于标记瓶子以节省时间。医生根据临床判断来观察监测患者的病情。

■ 放射学结果

通过胸部 X 线片检查发现已经插管的 CPR 患者肺部有弥漫性肺水肿。

问题

问题识别

1.a 该事件中最有可能涉及哪一类型的有毒化学试剂？说明你得出这个结论的理由。

1.b 在开始解毒治疗时，需要知道有毒物质属于哪种类型的化学物质，这很重要吗？重要的话，为什么？不重要的话，为什么？

预期治疗结果

2.a 每组（红组、黄组、黑组和绿组）患者的药物治疗目标是什么？

2.b 如果有 5 位患者而不是 300 位患者因有毒化学试剂中毒送往你的医院，你将如何调整治疗目标？

治疗方案

3.a 需要采取哪些非药物措施来治疗这些患者？

3.b 有哪些可行的药物治疗方案来治疗这些患者？（图 11–1，图 11–2。）

最佳的治疗方案

4.a 提供每种解毒剂的成人和儿童剂量。还需提供不同剂型解毒剂的成人和儿童剂量。

4.b 如果患者病情恶化，发生抽搐，应使用哪种类型的药物来治疗这种化学性抽搐？

4.c 哪些临床和（或）实验室检查结果会决定患者是否需要解毒剂进行治疗？

4.d 假设你们医院的急诊科有 100 位患者需要解毒剂进行标准的治疗，而你们医院只够 25 位患者使用的解毒药。你将如何决定谁能使用这些解毒剂？

结果评价

5. 提出一个监测计划，以评估这些患者的药物治疗是否成功。

患者教育

6.a 你会告知患者有关每种解毒剂的直接不良反应方面的哪些信息？

6.b 患者化学物质中毒后，会对眼睛产生影响，请问，患者多长时间才能恢复眼睛方面的功能？把这部分内容也加入到患者教育中去。

■ 临床过程

在 A 医院中，有 21 位患者死于有毒化学物质暴露，24 位患者还处在危险期。危重患者已被转送至重症加强护理病房（ICU），而一半的遥测地板病床已被临时转化为 ICU 病床。

■ 随访问题

在美国医院药房发生化学恐怖事件后，解毒剂的最初来源和持续来源有哪些？

■ 自学任务

1. 查看国家战略储备计划和 CHEMPACK 计划的相关信息。评估国家的这两个计划在反应时间和关注重点方面的不同。

2. 查阅你们县和州相应的应急预案计划相关方面的信息。根据计划查看这些预案对医疗卫生工作者的要求。查阅国家或地方灾害事件应急预案时，请你指出这次预案中还有哪些可以改进的地方。

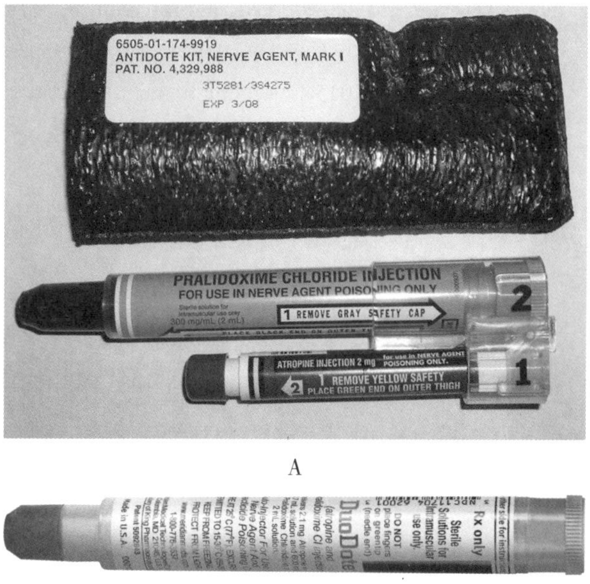

A

B

A.MarkI™ 自我注射器，该注射器内含有两种解毒剂，可用于灾害情况下解救神经毒素或有机磷中毒患者。该套件含有阿托品自我注射器（2 mg/0.7 mL）和氯解磷定（2–PAM）自我注射器（600 mg/2 mL）；B.DuoDote™ 自我注射器（MarkI™ 自我注射器）一个注射器含有 2.1 mg 阿托品和 600 mg 的氯解磷定。

图 11–1　解毒自我注射器

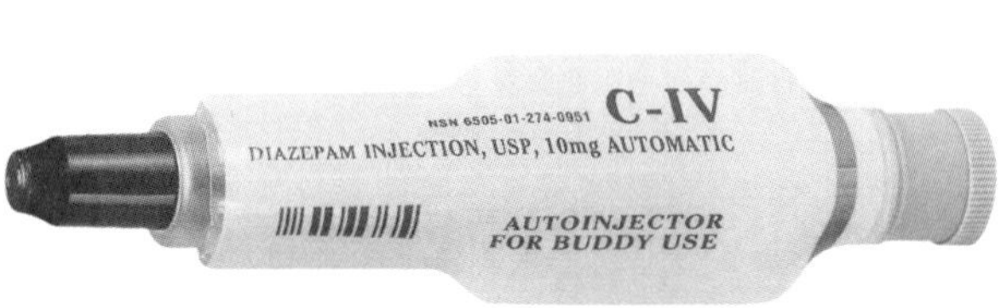

图 11–2　军用自我注射器，内含 10 mg 安定

临床要点

用于恐怖袭击的大多数化学制剂都有可能会爆炸，或是以气体或蒸气的方式释放出来，增加人群暴露的程度，并且能够迅速系统性地侵犯受害者。化学物质暴露一般的经验法则是，浓度越高（或总剂量），症状出现得越快；浓度（或总剂量）越低，症状出现得越慢。

参考文献

[1] US Army Medical Research Institute of Chemical Defense (USAMRICD).Field Management of Chemical Casualties Handbook, 2nd ed. [Internet]. Aberdeen Proving Ground, MD, Chemical Casualty Care Division, July 2000 [cited November 15, 2015].Available at: https:// www.rke.vaems.org/wvems/Libraryfiles/Dis/E_04.pdf.

[2] Centers for Disease Control and Prevention. Emergency Preparedness and Response; Chemical Emergencies [Internet].Atlanta, GA [updated November 25, 2014; cited November 15, 2015.Available at: http://emergency.cdc.gov/chemical/index.asp.

[3] Leikin JB, Thomas RG, Walter FG, Klein R, Meislin HW. A review of nerve agent exposure for the critical care physician. Crit Care Med 2002;30:2346-2354.

[4] Bartlett JG, Sifton DW, Gwynned LK.PDR Guide to Biological and Chemical Warfare Response. 1st ed.Montvale, NJ, Thomson Healthcare, 2002:79-86, 101-102, 126-127.

[5] Jones TF. Mass psychogenic illness: role of the individual physician. Am Fam Physician 2000;62:2649-2653.

[6] Atropen Auto-Injector [package insert]. Columbia, MD, Meridian Technologies Inc, November 2005 [cited November 15, 2015]. Available at: http://www.meridianmeds.com/pdf/Atropen_PI.pdf.

[7] Pralidoxime Chloride Injection Auto-Injector [package insert]. Columbia, MD, Meridian Technologies Inc, October 2003 [cited November 15, 2015].Available at: http://www.meridianmeds.com/pdf /Pralidoxime_Chloride_PI.pdf.

[8] DuoDote [package insert]. Columbia, MD, Meridian Technologies Inc, September 2006 [cited November 15, 2015].Available at: http://www.meridianmeds.com/pdf/DuoDote_PI.pdf.

[9] Diazepam Autoinjector [package insert]. Columbia, MD, Meridian Technologies Inc, July 2005 [cited November 15, 2015].Available at: http://www.meridianmeds.com/pdf/diazepam_PI.pdf.

第2篇　心血管疾病

第 12 章　心脏骤停

保证患者的存活…………………………Ⅱ级

Jennifer McCann, PHarmD, BCPS, BCCCP
Sarah Hittle, PHarmD, BCPS, BCCCP

学习目标：

完成该病例学习后，学生能够：

- 讨论心脏骤停的可能原因。
- 列出用于治疗心脏骤停的药物。
- 列出复律所用药物的药理作用。
- 概述高级心脏生命支持（ACLS）指南。
- 识别用于监护复律后心脏病患者的合适参数。

患者介绍

■ 主诉

我感觉我不能呼吸了。

■ 现病史

Beatrice（Bee）A. Hart，女，68 岁，周一早晨因气短及虚弱被送往急诊室。她称，从上周四开始，摄入食物减少后就有这些症状了，最终导致她错过了预约的透析治疗（周五）。

■ 既往史

终末期肾病需要在周一、周三和周五进行血液透析；子宫内膜异位症；HTN；血脂异常；2 型糖尿病。

■ 手术史

1985 年曾行子宫切除术。

■ 家族史

母亲患有 HTN，在 69 岁时死于急性心肌梗死（AMI）；没有父亲的相关资料；有一个哥哥还活着，73 岁，患有 HTN 和 DM。

■ 个人史

吸烟；8 年前戒烟；以前每日 1.5 包。

■ 用药史

- 阿托伐他汀 20 mg，PO，QD。
- 美托洛尔 50 mg，PO，BID。
- 司维拉姆 800 mg，PO，TID，餐时服用。
- 赖诺普利 20 mg，PO，QD。
- 人红细胞生成素 10 000 单位，皮下注射（SC）一周 3 次。
- 甘精胰岛素 40 单位，SC，QD。
- 赖脯胰岛素 5 单位，SC，餐时服用。

■ 过敏史

磺胺类药物。

■ 系统回顾

呼吸困难。

■ 体格检查

全身

女性，白人。

生命体征

血压 98/60 mmHg，脉搏 112 bpm，呼吸频率 24 次 / 分，对照 4L NC，氧饱和度为 81%；体温 37.9 ℃；体重 90 kg；身高 162.5 cm。

皮肤

冷。

五官检查

PERRLA；EOMI；眼底检查示动脉狭窄；无出血、分泌物、视神经乳头水肿；口腔黏膜干净。

颈部 / 淋巴结

柔软，无 JVD、无淤斑；无淋巴结肿大、无甲状腺肿大。

胸部

双侧轻度湿啰音，呼吸音减弱。

心血管系统

心动过速；S_1、S_2 正常；S_3 及 S_4 无杂音或摩擦音。

腹部

肥胖、柔软、无触痛、BS（+）。

生殖系统 / 直肠

大便血红素（–）。

肌肉骨骼 / 四肢

3 度凹陷性水肿，与年龄相符的强度和 ROM。

神经系统

A & O × 3，GCS 15。

■ 实验室检查

Na 130 mEq/L	Mg 4 mg/dL	Hct 28%
K 6.3 mEq/L	PHos 6.5 mg/dL	Plt 229 × 10^3/mm^3
Cl 106 mEq/L	Alb 1.8 g/dL	WBC 9.9 × 10^3/mm^3
CO_2 20 mEq/L	Hgb 8.3 g/dL	PMNs 79%
BUN 55 mg/dL		Bands 1%
SCr 4.6 mg/dL		LymphHs 17%
Glu 55 mg/dL		Monos 3%
Ca 6.7 mg/dL		

■ 心电图

窦性心动过速 112 bpm。

临床过程

患者在送到急诊室后，病情迅速恶化，因呼吸衰竭立即行插管治疗。从监护仪上可看到患者多次发生期前收缩，后来就没有脉搏了。监护仪发出了警报。

■ 初步诊断

68 岁的患者病史复杂，在遗漏一次血液透析治疗后，送到急诊室，发生了心脏骤停。

问题

问题识别

1.a 这个患者在发生无脉电活动之前有什么实际存在和潜在的药物治疗问题？

1.b 讨论 PEA 发生的可能原因。

预期治疗结果

2. 该患者药物治疗的短期目标是什么？

治疗方案

3.a 患者发生 PEA 后，应立即采取什么非药物治疗措施？

3.b 患者发生的这种急症，有效的药物有哪些？

■ 临床过程

表 12–1 为记录 CPR 事件及所采取的措施。

最佳的治疗方案

4.a 药师不参与心肺复苏。评估患者心脏复苏中治疗方案的恰当性（表 12–1）。

4.b 在实现自主循环后，维持患者病情稳定，以及使神经功能恢复的药物治疗方案是什么？

结果评价

5. 如何监测患者，以防止或发现不良反应？

■ 自学任务

1. 在网上搜索除颤器。解释患者在家里或工作场所发生心脏骤停时，非专业人员如何使用除颤器。

2. 进行文献搜索，确定住院期间心脏骤停后，患者经抢救存活下来的概率。

3. 列出在紧急抢救时，可以从骨内给药的药物。

4. 探讨心脏骤停后诱发的体温过低对患者病情的影响。

临床要点

在心脏骤停期间，必须通过快速评估 Hs（低血容量、缺氧、氢离子、高钾、低钾、低温）和 Ts（毒素、心包压塞、张力气胸、血栓形成）来确定导致心脏骤停的根本原因。

表 12-1　记录心肺复苏事件及所采取的措施

时间	血压	心率	脉搏	Defib.（J）	给予的治疗措施
2 月 20 日	56/?	PEA	无脉搏 胸部按压	无	Epi 1 mg IVP IO 位置 实验室检查项目（钾、ABG、乳酸）
2 月 21 日	46/?	PEA	无脉搏	无	继续按压 常规胰岛素 10 单位 IVP 碳酸氢钠 50 mEq IVP 氯化钙 1 g IVP
2 月 23 日	73/?	心动过缓（图 12-1）	检测到脉搏 HR 50 bpm	无	Epi 1 mg IVP D50 1 amp
2 月 25 日	88/?	VF（图 12-2）	无脉搏 胸部按压	360	加压素 40 单位 IVP
2 月 27 日	?/133	SVT（图 12-3）	无脉搏 胸部按压	360	继续胸部按压
2 月 29 日	160/84	窦性心率过速	检测到脉搏 HR 180 bpm	无	

注：?，没有记录；ABG，动脉血气分析；BP，血压；Defib，除颤；D50，50% 右旋葡萄糖；Epi，肾上腺素；HR，心率；IO，骨内给药；IVP，静脉推药；PEA，无脉性电活动；Sinus tach，窦性心动过速；SVT，室上心动过速；VF，室颤。

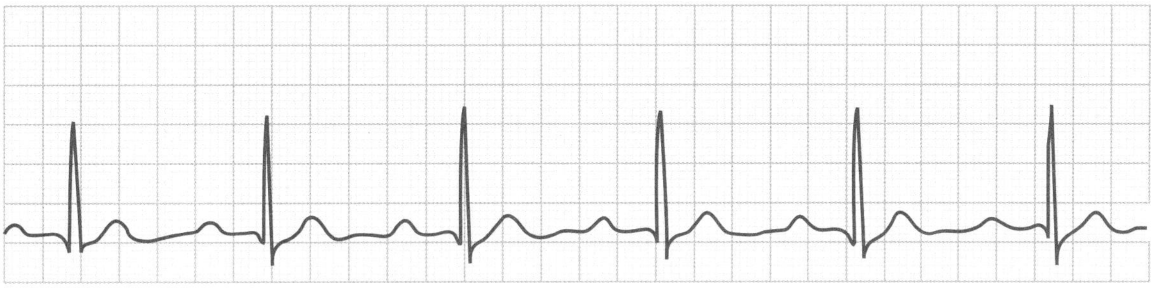

图 12-1　心电图显示的是心动过缓

（经 acls-algorithms.com；Jeffery Media Productions；LLC 同意后转载）

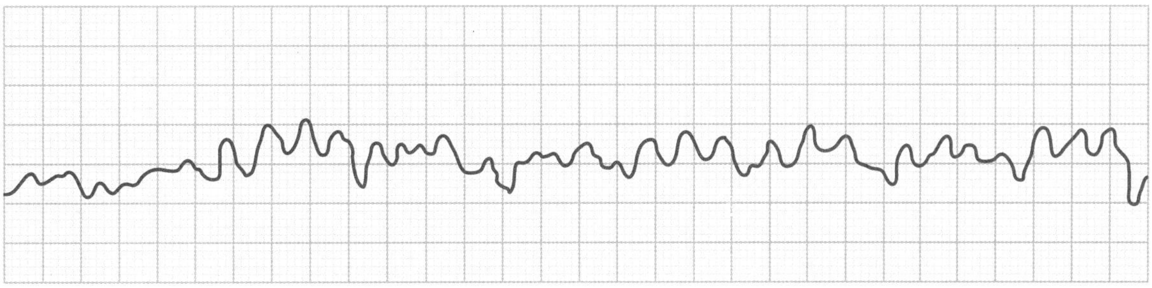

图 12-2　心电图显示的是室颤

（经 acls-algorithms.com；Jeffery Media Productions；LLC 同意后转载）

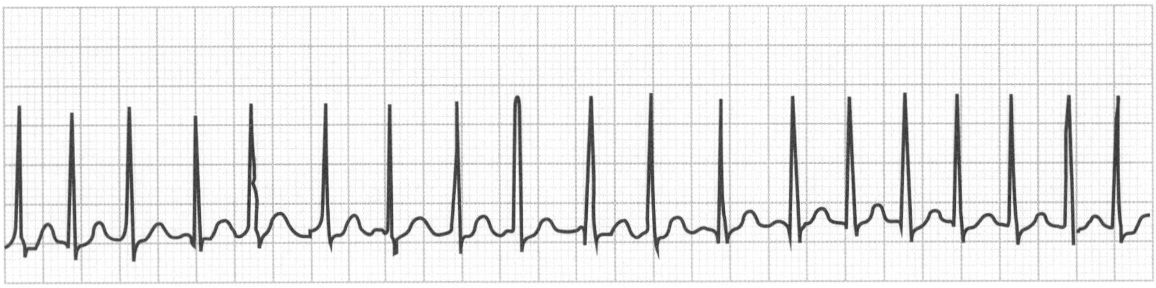

图 12-3　心电图显示的是室上心动过速

（经 acls-algorithms.com；Jeffery Media Productions；LLC 同意后转载）

参考文献

[1] Link MS, Berkow LC, Kudenchuk PJ, et al., 2015 American Heart Association update for cardiopulmonary resuscitation and emergency cardiovascular care. Circulation 2015;132 (Suppl 2):S444-S464.

[2] Vanden Hoek TL, Morrison LJ, Shuster M, et al. Part 12: Cardiac Arrest in Special Situations:2010 American Heart Association guidelines for cardiopulmonary resuscitation and emergency cardiovascular care. Circulation 2010; 122: S829-S861.

[2] Neumar RW, Otto CW, Link MS, et al. Part 8: Advanced Life Support:2010 American Heart Association guidelines for cardiopulmonary resuscitation and emergency cardiovascular care. Circulation 2010;122:S729-S767.

[3] Ong ME, Tiah L, Leong BS, et al. A randomized, double-blind, multi-centre trial comparing vasopressin and adrenaline in patients with cardiac arrest presenting to or in the Emergency Department. Resuscitation 2012;83:953-960.

[4] Gueugniaud PY, David JS, Chanzy E, et al. Vasopressin and epinepHrine vs. epinepHrine alone in cardiopulmonary resuscitation. N Engl J Med 2008;359:21-30.

[5] Mukoyama T, Kinoshita K, Nagao K, et al. Reduced effectiveness of vasopressin in repeated doses for patients undergoing prolonged cardiopulmonary resuscitation. Resuscitation 2009;80:755-761.

[6] Mentzelopoulos SD, Malachias S, Chamos C, et al. Vasopressin, steroids, and epinepHrine and neurologically favorable survival after in-hospital cardiac arrest: a randomized clinical trial. JAMA 2013;310:270-279.

第13章　高血压

请把盐递给我……………………………Ⅱ级

Julia M. Koehler, PHarmD, FCCP
James E. Tisdale, PHarmD, BCPS, FCCP, FAPHA, FAHA

学习目标：

完成该病例学习后，学生能够：

- 根据现行的高血压指南，对血压进行分类；并讨论高血压与心血管疾病发病率和死亡率之间的相关性。
- 确定可能导致或加重HTN的药物。
- 讨论未得到控制的和（或）长期HTN可能导致的并发症（如靶器官损害）。
- 明确高血压的治疗目标。基于患者的特定体征、目前的疾病状态及目前HTN指南，调整生活方式和制定抗高血压药物治疗方案。
- 为患者提供高血压药物治疗方案。

患者介绍

■ 主诉

我是来这里找我的新医生做检查的。我感冒刚好。总的来说，我感觉很好，除了偶尔的头痛和早晨的头晕。医生为我制定了低盐饮食方案，但我不喜欢它！

■ 现病史

James Frank，64岁，非裔美国人，找新家庭医生是为了对其病情进行评估和随访。他总体上没什么问题，除了偶尔的轻微头痛和早晨服药后有一些头晕外。他称不满意前任初级保健医生给他制定的低盐饮食方案。

■ 既往史

HTN 14年；2型糖尿病16年；慢性阻塞性肺疾病（COPD），GOLD 3/Group C；前列腺增生（BPH）；慢性肾脏病（CKD）；痛风。

■ 家族史

父亲在73岁时死于急性心肌梗死。母亲在65岁时死于肺癌。父亲有HTN和血脂异常。母亲有HTN和糖尿病。

■ 个人史

以前吸过烟（6年前戒烟；35年，一天一包的吸烟史）；患者称自己的酒精摄入量适度。他承认没有按照前任初级保健医生制定的膳食方案饮食（他说，“我想吃什么就吃什么”）。他不经常锻炼，COPD从某种程度上限制了他运动。他退休了，独自生活。他曾在沃尔玛工作，雇主为他投保了医疗保险。

■ 药物史

- 氨苯蝶呤/氢氯噻嗪37.5 mg/25 mg，PO，QAM。
- 甘精胰岛素40单位，SC，QD。
- 赖脯胰岛素12单位，SC，TID，餐时。
- 多沙唑嗪2 mg，PO，QAM。
- 卡维地洛500 mg，PO，BID。
- 沙丁胺醇HFA定量吸入剂（MDI），气短时每隔4～6小时两次，吸入。
- 噻托溴铵 干粉吸入剂（DPI）18 mcg，一个胶囊的剂量，QD，吸入。
- 氟替卡松/沙美特罗DPI 250/50，一次一下BID。
- Mucinex D（成人化痰止咳双效片）一次两片，Q12H，咳嗽、胸闷时使用。
- 萘普生220 mg，PO，Q8H，疼痛、HA时使用。
- 别嘌呤醇20 mg，PO，QD。

■ 过敏史

青霉素（PCN）导致皮疹。

■ 系统回顾

患者称他的总体感觉很好，感冒刚痊愈。过去几年体重无大变化。他称自己偶尔头痛，通常使用萘普生后可缓解，无视力模糊和胸痛。“经常”呼吸急促，一般使用沙丁胺醇来缓解。在过去 12 个月内有两次 COPD 加重。无咯血、鼻出血、恶心、呕吐、腹痛、抽筋、腹泻、便秘及便血。无尿频，但曾经有排尿困难的问题，直到几个月前医生开具多沙唑嗪后，症状就缓解了。无关节炎，自行服用萘普生来缓解偶尔发作的痛风。

■ 体格检查

全身

WDWN，男性，黑人，中度超重，无急性病症。

生命体征

血压 162/90 mmHg（坐姿；重复测量为 164/92 mmHg），心率 76 bpm（心律齐），呼吸频率 16 次 / 分，体温 37 ℃；体重 95 kg，身高 188.0 cm（6′2″）。

五官检查

TMs 干净；轻度鼻窦炎；AV 狭窄；无出血、渗出及视神经乳头水肿。

颈部

柔软、无肿块、无杂音，无甲状腺肿大、无淋巴结肿大。

肺部

双侧肺野有 CTA。肺基底部几乎没有湿啰音；呼气时有轻度哮鸣音。

心血管系统

RRR；S_1 和 S_2 正常。无 S_3、S_4。

腹部

柔软，NTND；无肿块、杂音、脏器肿大。BS 正常。

生殖系统 / 直肠

前列腺肿大。

肌肉骨骼 / 四肢

无 CCE；无明显关节肿胀、痛风石。

神经系统

总体上无运动感觉问题。CN Ⅱ ～ Ⅻ 正常。A & O × 3。

■ 实验室检查

Na 138 mEq/L	Ca 9.7 mg/dL	空腹血脂水平	肺活量测定
K 4.7 mEq/L	Mg 2.3 mEq/L	总胆固醇	（6 个月前）
Cl 99 mEq/L	A1C 6.1%	161 mg/dL	FVC 2.38 L
CO_2 27 mEq/L	Alb 3.4 g/dL	LDL 79 mg/dL	（54% pred）
BUN 22 mg/dL	Hgb 13 g/dL	HDL 53 mg/dL	FEV_1 1.21 L
SCr 2.2 mg/dL	Hct 40%	TG 144 mg/dL	（38% pred）
Glu 110 mg/dL	WBC $9.0 \times 10^3/mm^3$		FEV_1/FVC 51%
尿酸 6.7 mg/dL	Plts $189 \times 10^3/mm^3$		

■ 尿常规

黄色，清澈，SG 1.007，pH 5.5，蛋白（+），葡萄糖（–），酮（–），胆红素（–），血液（–），亚硝酸盐（–），红细胞 0 个 /hpf，WBC 1 ～ 2 个 /hpf，细菌（–），1 ～ 5 个上皮细胞。

■ 心电图

心电图异常：正常窦性心律；左心房增大；轴向左偏；LVH。

■ 超声心动图（6 个月前）

左心室轻度肥厚，射血分数 45%。

■ 初步诊断

- HTN，未得到良好的控制。
- 2 型 DM，当前的胰岛素疗法能很好地控制血糖。
- COPD，当前的治疗方案能够很好地稳定病情。
- 前列腺增生，多沙唑嗪可改善相关症状。
- 痛风，使用当前的治疗方法可控制症状。

问题

问题识别

1.a 列出药物有关问题，包括可能导致 HTN 的药物。

1.b 根据目前的 HTN 治疗指南，该患者的 HTN 是轻度、中度还是重度？

1.c 该患者患有靶器官损伤或临床心血管疾病的证据有哪些？

预期治疗结果

2. 列出该患者的治疗目标（包括他的目标血压值）。

治疗方案

3.a 为了降压且维持降压效果，患者的生活方式应如何调整？

3.b 控制高血压的药物治疗方案有哪些？高血压的治疗方案可能会导致哪些并发症及使用药物治疗时，还需要考虑哪些因素？ Frank's 的高血压治疗药物可能会对其他疾病产生什么样的影响？

最佳的治疗方案

4.a 为该患者推荐具体的生活方式调整方案。

4.b 简述一下治疗高血压的具体恰当的治疗方案，包括药物、剂量、剂型和给药时间 。

结果评价

5. 这一方案实施后，在整个治疗过程中，用于监测患者治疗效果的指标或参数有哪些？这些参数多长时间测一次？

患者教育

6. 根据你提出的治疗方案，为这个患者提供适当的医药教育。

■ 自学任务

1. 简述导致该患者继发性 HTN 的主要原因并排除。

2. 如果患者有以下并发症或以下疾病，如何调整患者的治疗方案：

· 严重持续性哮喘。
· 严重抑郁症。
· 缺血性心脏病与心肌梗死病史。
· 脑血管意外。
· 周围动脉疾病。
· 收缩性 HTN。
· 偏头痛。
· 肝病。
· 肾脏血管性病变（双侧或单边肾动脉狭窄）。
· 心力衰竭伴射血分数下降。

3. 向患者描述如何使用数字家庭血压器，如图 13–1 所示。

临床要点

1. 高血压（如血压＞ 150/90 mmHg）患者在使用阿司匹林治疗时，出血性脑卒中的风险会增加。

2. 大多数高血压患者需要两种以上的降压药物，以达到推荐的血压目标值。

参考文献

［1］Salerno SM, Jackson JL, Berbano EP. Effect of oral pseudoepHedrine on blood pressure and heart rate: a meta–analysis. Arch Intern Med 2005;165:1686-1694.

［2］Weber MA, Schiffrin EL, White WB, et al. Clinical practice guidelines for the 3 management of hypertension in the community: a statement by the American Society of Hypertension and the International Society of Hypertension. J Clin Hypertension 2014;16:14-26. doi:10.1111/ jch.12237.

［3］James PA, Oparil S, Carter BL, et al. 2014 evidence–based guideline for the management of

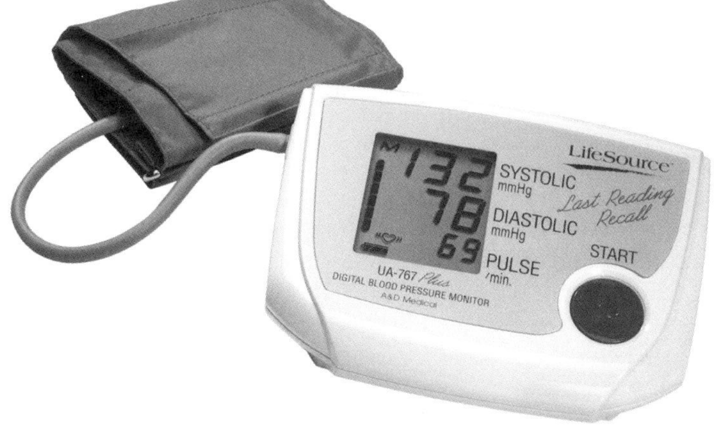

图 13–1　家用血压测量仪

（相片由加利福尼亚州 A&D Medical, Milpitas 提供）

high blood pressure in adults: report from the panel members appointed to the Eighth Joint National Committee (JNC 8). JAMA 2013. doi:10.1001/jama2013.284427.

[4] American Diabetes Association. Standards of medical care in diabetes—2016.Diabetes Care 2016;39 (1 Suppl):S1-S112.

[5] KDIGO clinical practice guideline for the management of blood pressure in kidney disease. Kidney Int Suppl 2012; 2:337-414. doi:10.1038/kisup.2012.46.

[6] Eckel RH, Jakicic JM, Ard JD, et al. 2013 AHA/ACC guideline on lifestyle management to reduce cardiovascular risk: a report of the American College of Cardiology/American Heart Association Task Force on practice guidelines. Circulation 2013. doi:10.1161/01 .cir.0000437740.48606.d1.

[7] Douglas JG, Bakris GL, Epstein M, et al. Management of high blood pressure in African Americans: consensus statement of the Hypertension in African Americans Working Group of the International Society on Hypertension in Blacks. Arch Intern Med 2003;163:525-541.

[8] Heart Outcomes Prevention Evaluation Study Investigators. Effects of an angiotensin-converting enzyme inhibitor, ramipril, on cardiovascular events in high-risk patients. N Engl J Med 2000;342:145-153.

[9] Heart Outcomes Prevention Evaluation Study Investigators. Effects of ramipril on cardiovascular and microvascular outcomes in people with diabetes mellitus: results of the HOPE study and the MICRO-HOPE substudy. Lancet 2000;355:253-259.

[10] The ALLHAT Officers and Coordinators for the ALLHAT Collaborative Research Group. Major cardiovascular events in hypertensive patients randomized to doxazosin vs chlorthalidone: the Antihypertensive and Lipid-Lowering Treatment to Prevent Heart Attack Trial (ALLHAT). JAMA 2000;283:1967-1975.

[11] Hou FF, Zhang X, Xie D, et al. Efficacy and safety of benazepril for advanced chronic renal insufficiency. N Engl J Med 2006;354:131-140.

第 14 章　高血压危象

我真的不需要那些药……………………… Ⅰ级

James J. Nawarskas, PHarmD, BCPS

学习目标：

完成该病例学习后，学生能够：

- 区分高血压急症与高血压危象。
- 确定患者高血压危象的治疗目标。
- 为高血压危象的患者制定合适的治疗方案。
- 阐述如何对患者提供高血压方面的知识，以及阐述这方面教育的重要性。

患者介绍

■ 主诉

我看不清了，我的胸部感觉很闷。

■ 现病史

Brenda Flores，63 岁，女，西班牙裔，因视物模糊和胸闷到医院急诊室就诊。她称最近几天时不时发生“视物模糊”的问题。起初，视物模糊只会持续一两秒钟，然后自行好转，但后来，视物模糊持续的时间越来越长。起初她认为视物模糊是由于年纪大造成的，但现在担心这可能是其他原因造成的。昨天开始出现胸闷，起初非常轻，还能遛狗，胸闷时，稍微休息后能完全缓解。然而，胸闷变得越来越严重，对她的日常活动也造成了影响。现在胸闷时，稍微休息后只能部分缓解，不能够完全缓解。她试图自己服药解决这个问题，昨晚服用了双倍剂量的雷尼替丁，今天上午服用原剂量的雷尼替丁，但根本无法缓解。她还指出，这种胸部不适与她的胃食管反流症状有很大不同。在急诊室时，她的胸部不适为 2 级，[1 ~ 10 级（最高）]。她的既往史对 HTN 和胃食管反流有重要影响。她多年来一直服用赖诺普利和氢氯噻嗪，血压控制良好。但是，约在 6 个月前，她被迫停用了这两种药物，因为她不得不紧急探望她病重的女儿，她的女儿住在乡下，周围并没有药店，所以她用完药之后便没有补药。几天后，Flores 女士注意到，尽管没有服用药物，她感觉还不错。后来，她就没有继续服用这两种药物，也没有去看病。

■ 既往史

HTN 9 年；胃食管反流 11 年。

■ 家族史

父母双方均患有 HTN。父亲 60 岁出头时，第 1 次心脏病发作。快 80 岁时，第 2 次心脏病发作，导致死亡。几年后，她母亲死于脑卒中。两个弟弟，一个 59 岁，一个 62 岁，都健在。年长的弟弟患有 HTN 和高胆固醇血症，3 年前曾做过冠状动脉旁路移植术（CABG）。年少的弟弟无慢性病。她还有一个妹妹，55 岁，健康状况良好。

■ 个人史

结婚 38 年，有 4 个孩子（两个男孩，两个女孩，年龄均超过 25 岁，无重大健康问题）。她在一家大型百货商店做收银员（每周 2 ～ 3 天）。她年轻时，吸烟很厉害，后来她有了孩子后，每天减为 1 ～ 2 根。孩子逐渐长大后，她抽的烟也越来越多。现在，每天大约 1 包，已 10 年。她不经常饮酒，偶尔在社交场合会饮酒（也许每月一两次）。未曾使用娱乐性药物。不爱运动，生活方式以久坐居多。饮食方面，早餐通常为一杯咖啡、黄油烤面包和两个鸡蛋。午餐通常为一个冷切三明治。她在工作日通常不吃午饭，只通过吃一顿丰盛的早餐来代替。她在轮班工作期间，只在休息时吃点心和薯条。晚餐，她喜欢吃烤鸡肉，将罐装蔬菜作为小菜，以及意大利调味沙拉。她称在早餐和晚餐时按自己的意愿使用食盐。高中学历。丈夫健在，是一名会计师。她家的收入处于平均水平。她丈夫的雇主为她投保了非常好的人寿保险。

■ 用药史

雷尼替丁 75 mg，PO，每天晚上服用（非处方药）。如上文所述，过去的 24 小时内她服用了过量的雷尼替丁。

赖诺普利 / 氢氯噻嗪 20 mg/12.5 mg，PO，QD。6 个月前停止服用这两种药物。

■ 过敏史

NKDA。

■ 系统回顾

Flores 女士有上面提到的视力问题；没有听力问题。她称自己有如上所述的胸部不适问题，但否认心悸和头晕。她承认在过去的几周里，更容易感到呼吸急促，并且在同一时间内感觉到自己没什么力气和精神，尽管她平时不是很活跃。无恶心、呕吐或腹痛。四肢无肿胀，无体重增加。她没有精神状态方面的改变。

■ 体格检查

全身

该患者是一位西班牙裔的中年妇女，中度抑郁。

生命体征

血压 240/130 mmHg（右臂），232/128 mmHg（左臂）（在急诊室都是人工测量血压）。几分钟后，重复测量右手臂，血压为 236/134 mmHg。

脉搏 74 bpm，呼吸频率 24 次 / 分，体温 36.8 ℃；体重 80 kg，身高 165.1 cm（5′5″）。

皮肤

色泽、温度、弹性正常。

五官检查

PERRLA；EOMI；眼底镜检查显示动脉扭曲，A/V 狭窄和视神经乳头水肿。

颈部 / 淋巴结

颈部柔软，无 JVD、无杂音，无甲状腺肿大，无淋巴结肿大。

胸部

CTA。

心血管系统

PMI 水平偏倚、RRR、无杂音或摩擦音；在心尖处可听到 S_4。

腹部

柔软，NT/ND、无反抗，BS（+），无腹部杂音，肝脏跨度约 12 cm。

生殖系统 / 直肠

女性生殖器正常，便血阴性。

肌肉骨骼 / 四肢

ROM 正常，无 CCE，桡动脉脉搏 2+；四肢其他部位 1+ ～ 2+

神经系统

A & O × 3，CN Ⅱ～Ⅻ正常，运动感觉神经正常，DTRs 2+

■ 实验室检查

Na 140 mEq/L	Hgb 13.2 g/dL	AST 27 IU/L
K 4.9 mEq/L	Hct 43%	ALT 45 IU/L
Cl 100 mEq/L	WBC 6.6 × 10^3/mm^3	胆固醇 196 mg/dL
CO_2 28 mEq/L	Plt 222 × 10^3/mm^3	HDL 42 mg/dL
BUN 30 mg/dL		甘油三酯 142 mg/dL
SCr 1.6 mg/dL		LDL 126 mg/dL
Glu 122 mg/dL		肌钙蛋白 I 正常

■ 尿常规

尿比重 1.010；pH 5.8；尿血（–），尿蛋白（–）；娱乐药物（–）。

■ 胸部 X 线片

心脏扩大，无浸润。

■ 心电图

正常窦性心律；根据电压标准，患者有左心室肥厚。ST 段没有变化，但另外一根导线的 T 波变平。没有旧的心电图可供比较。

■ 初步诊断

患者，63 岁，患 HTN、胃食管反流症多年，且有严重高血压导致相关器官损害的症状和体征。她称有 6 个月的时间没有服用降压药控制血压，一开始是因为难以购买降压药，后来是因为即使没有服用药物，身体也没有任何不适。

问题

问题识别

1.a 患者目前的病情是否与药物有关？是的话，为什么？不是的话，为什么？

1.b 有哪些症状和体征可能与患者高血压的严重性有关？

1.c 该患者是高血压急症还是高血压危象？解释你的理由。

预期治疗结果

2.a 该患者高血压的药物治疗目标是什么？

2.b 如果患者血压水平相同，但没有临床症状，实验室检查结果正常，心电图或体格检查没有急性变化，治疗目标与上述情况有何不同？

治疗方案

3.a 有哪些非药物疗法可能对该患者有用？

3.b 有哪些可行的药物治疗方案可用于治疗该患者的急性高血压？

最佳的治疗方案

4.a 治疗患者急性高血压，选择什么样的药物和剂型最合适？

4.b 如果患者血压水平相同，但没有临床症状，实验室检查结果正常，心电图或体格检查没有急性变化，治疗方案有何不同？

结果评价

5. 用于评价患者降压效果和监测不良反应的临床和实验室参数有哪些？

患者教育

6. 你可以向 Flores 女士提供哪些信息，以加强其依从性，确保治疗成功，并最大限度地降低不良反应的发生率？

临床过程

一旦 Flores 女士的血压降至一个可接受的水平，她的住院医生会向其提供慢性降压治疗咨询服务。

7.a 你认为 Flores 女士可以继续服用赖诺普利 / 氢氯噻嗪吗？还是你会建议其他的药物疗法方案？解释其理由。如果你建议其他的药物疗法方案，其推荐的药物有哪些？理由是什么？

7.b 在治疗高血压方面，Flores 女士还可以采取哪些非药物治疗措施？

■ 自学任务

1. 你在一家社区药房工作，该药房有一个患者护理中心，该中心配备有手动血压袖带。患者称她在药房的等候区用自动血压计测量了血压，其值非常高，你如何处理？

2. 阐述一下种族差异对降压药物降压效果的影响，以及种族对药物选择的影响。

使用一个程序或流程图来说明你解决患者依从性差的方法。在你这样做之后，请阅读文章：药物对不吃药的患者有效吗？难治性高血压的不依从性问题。有必要的话，请重新修改方法。

临床要点

在送往急诊科的高血压急症患者中，绝大多数都已被确诊高血压，并已经服用降压药物控制血压。只有 8% 的患者不知道自己患有高血压。

参考文献

[1] Chobanian AV, Bakris GL, Black HR, et al. Seventh report of the Joint National Committee on Prevention, Detection, Evaluation, and Treatment of High Blood Pressure. Hypertension 2003; 42:1206-1252.

[2] Rodriguez MA, Kumar SK, De Caro M. Hypertensive crisis. Cardiol Rev 2010; 18:102-107.

[3] Hebert CJ, Vidt DG. Hypertensive crises. Prim Care Office Pract 2008; 35:475-487.

[4] Ramos AP, Varon J. Current and newer agents for hypertensive emergencies. Curr Hypertens Rep 2014; 16:450.

[5] Mansoor GA, Frishman WH. Comprehensive management of hypertensive emergencies and urgencies. Heart Dis 2002; 4:358-371.

[6] Varon J. Treatment of acute severe hypertension: current and newer agents. Drugs 2008; 68:283-297.

[7] James PA, Oparil S, Carter BL, et al. 2014 Evidence-based guideline for the management of high blood pressure in adults. Report from the panel members appointed to the eighth joint national committee (JNC 8). JAMA 2014;311(5):507-520.

[8] Aggarwal M, Khan I. Hypertensive crisis: hypertensive emergencies and urgencies. Cardiol Clin 2006 ;24:135-146.

[9] Thach AM, Schultz PJ. Nonemergent hypertension: new perspectives for the emergency medicine pHysician.Emerg Med Clin North Am 1995;13:1009-1035.

[10] Gales MA. Oral antihypertensives for hypertensive urgencies.Ann PHarmacother 1994;28:274-284.

第 15 章　射血分数降低的心力衰竭

我发誓，我想活下去……………………………Ⅲ级

Julia M. Koehler, PHarmD, FCCP
Alison M. Walton, PHarmD, BCPS

学习目标：

完成该病例学习后，学生能够：

- 认识到心力衰竭的症状和体征。
- 为心力衰竭伴有射血分数下降（HFrEF）的患者制定药物治疗方案。
- 制定心力衰竭的监护方案，包括临床与实验室数据。

患者介绍

■ 主诉

最近我总是气短。我似乎不能像过去那样走路，不是感觉我的脚大了，就是感觉我的鞋子小了！

■ 现病史

Rosemary Quincy，女，68 岁，非裔，向其家庭医生称自己有气短的问题，且下肢越来越肿胀。她称气短问题在过去 4 天中逐渐加重，且晚上躺在床上时尤为严重，必须用三个枕头撑住头部才能睡着。她还称她已经习惯了劳力性呼吸困难，但在过去的几天该问题出现加重的情况。

■ 既往史

高血压 20 年；2005 年发生了心肌梗死［行经皮冠状动脉介入治疗（PCI）手术，且在左前降支冠状动脉（LAD）和 右冠状动脉（RCA）放置了裸金属支架］；心力衰竭（NYHA FC Ⅲ）；2 型 DM 25 年；心房颤动（AF）；COPD（GOLD 3，D 组）；CKD（第 4 阶段）。

■ 家族史

患者父亲于 71 岁时死于肺癌，母亲于 73 岁时死于心肌梗死。

■ 个人史

患者偶尔饮酒。一直遵循医嘱进行低胆固醇和低盐饮食。曾吸烟（有 35 年一天一包的吸烟史，大约在 10 年前戒烟）。

■ 用药史

- 缬沙坦 160 mg，PO，BID。
- 呋塞米 40 mg，PO，BID。
- 华法林 2.5 mg，PO，QD。
- 卡维地洛 3.125 mg，PO，BID。
- 吡格列酮 30 mg，PO，QD。
- 格列本脲 2 mg，PO，QD。
- 氯化钾 20 mEq，PO，QD。
- 阿托伐他汀 40 mg，PO，QD。
- 阿司匹林 81 mg，PO，QD。
- 沙丁胺醇 MDI，气短时每隔 4 ～ 6 小时两次，吸入。
- 噻托溴铵 DPI 18 mcg，一天一个胶囊的剂量，吸入。
- 氟替卡松 / 沙美特罗 DPI 250 mcg/50 mcg，一次吸入一个剂量，BID。

■ 过敏史

赖诺普利（咳嗽）。

■ 系统回顾

近 1 周体重增加 7 kg，无发热或寒战。最近无胸痛、心悸或头晕。体力活动较大时，气短会更严重，而且晚上睡觉时，头部要垫三个枕头才能睡着。慢性干咳（无痰），最近无加重。无腹痛、恶心、便秘，肠道习惯无变化。无关节疼痛、虚弱。

■ 体格检查

全身

非裔美国女性，中等呼吸窘迫。

生命体征

血压 134/76 mmHg（坐姿；重复测量后 138/78 mmHg），心率 65 bpm（心律不齐），呼吸频率 24 次 / 分，体温 37 ℃，氧饱和度 90% RA，身高 165.1 cm（5′5″），体重 79 kg（1 周前体重为 72 kg）。

皮肤

色泽苍白，发汗；未发现异常病变。

五官检查

PERRLA；嘴唇轻度发绀；假牙。

颈部

JVD 为 30°（7 cm）(+)；无淋巴结肿大或、无甲状腺肿大。

肺部 / 胸部

双侧上 2/3 有湿啰音；无哮鸣音。

心血管系统

心律不齐；S_3（+）；PMI 偏移。

腹部

柔软、轻度疼痛、无肿胀；HJR（+）、无肿块、肝脾轻度肿大、BS 正常。

生殖系统 / 直肠

愈创木脂检查（–），未进行生殖系统检查。

肌肉骨骼 / 四肢

双侧足部 3 度凹陷性水肿，桡动脉脉搏和足部脉搏均弱。

神经系统

A & O × 3，CN 正常；运动神经正常。

■ 实验室检查

Na 131 mEq/L	Hgb 13 g/dL	Mg 1.9 mEq/L	INR 2.3
K 3.5 mEq/L	Hct 40%	Ca 9.3 mg/dL	A1C 6.1%
Cl 99 mEq/L	Plt 192 × 10^3/mm^3	PHos 4.3 mg/dL	
CO_2 28 mEq/L	WBC 9.1 × 10^3/mm^3	AST 34 IU/L	
BUN 32 mg/dL		ALT 27 IU/L	

SCr 2.3 mg/dL（基线水平 SCr 2.1 mg/dL）

Glu 124 mg/dL

BNP 776 pg/mL（BNP 2 个月前的测量值：474 pg/mL）

■ 心电图

心房颤动，左心室肥厚。

■ 胸部 X 线片

正位（PA）和横截面图（图 15–1）显示患者有充血性心力衰竭与心脏扩大、间隙水肿和一些早期肺泡水肿的问题。右侧有少量胸腔积液。

未显示有浸润；肺水肿和心脏扩大表明患者有充血性心力衰竭。

■ 超声心动图

左心室肥厚，左心室收缩功能减弱，射血分数为 20%。有证据显示心室舒张功能受损，舒张功能受损程度处于第 1 阶段。

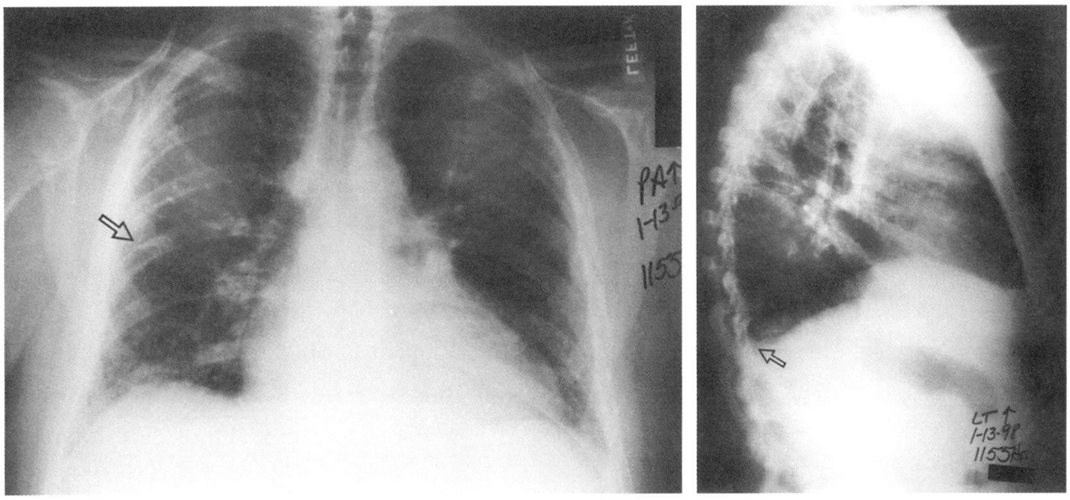

A　　B

A.PA CXR 显示血管标记增强，这表明患者有间质水肿和早期肺泡水肿的问题（箭头指向的是右肺缝隙的液体，注意有心脏扩大）。B. CXR 的横截面图（箭头指向的是肺部积液）。

图 15–1　正位（PA）和横截面

■ 初步诊断

心力衰竭急性恶化入院治疗。

问题

问题识别

1.a 列出与患者药物有关的问题。

1.b 有哪些症状、体征和其他证据表明患者患有心力衰竭，以及患有哪种类型的心力衰竭？

1.c 该患者心力衰竭的类型，以及慢性心力衰竭的阶段是什么？

1.d 该患者的心力衰竭是药物造成的吗？

预期治疗结果

2. 该心力衰竭患者实使用药物治疗目标是什么？

治疗方案

3.a 一开始该患者应该使用什么样的利尿剂来缓解急性心力衰竭加重的问题？

3.b 药物治疗方案应如何调整来缓解慢性心力衰竭问题？

3.c 该患者应该使用什么非药物治疗方案来缓解心力衰竭问题？

最佳的治疗方案

4. 最适合该患者的药物是什么，其剂量、给药时间和疗程是什么？

结果评价

5. 需要哪些临床和实验室指标来评价治疗结果，并检测和预防不良事件？

患者教育

6. 在治疗心力衰竭的药物方面，应该向患者提供哪些信息？

■ 自学任务

1. 制定一个表格，展示治疗心力衰竭伴射血分数下降的 ACE 抑制剂、血管紧张素Ⅱ受体拮抗剂、β 受体阻断药等药物的推荐剂量。

2. 研究利尿药抵抗的课题，并撰写一份报告，阐述一下这个问题并说明克服这个问题的方法。

3. 回顾一下常规 B 型尿钠肽（BNP）在监测心力衰竭患者中的应用原则和原因。

临床要点

凹陷性水肿与体重显著增加有关；一般情况下，体重增加 4.536 kg（10 磅）导致了凹陷性水肿的发生。

参考文献

[1] Nesto RW, Bell D, Bonow RO, et al. AHA/ADA consensus statement for thiazolidinedione use, fluid retention, and congestive heart failure. Circulation 2003;108:2941-2948.

[2] Yancy CW, Jessup M, Bozkurt B, et al. 2013 ACCF/AHA guideline for the management of heart failure: a report of the American College of Cardiology Foundation/American Heart Association Task Force on Practice Guidelines. J Am Coll Cardiol 2013;62:e147-e239. doi: 10.1016/j.jacc.2013.05.019.

[3] Cohn JN, Tognoni G; Valsartan Heart Failure Trial Investigators. A randomized trial of the angiotensin-receptor blocker valsartan in chronic heart failure. N Engl J Med 2001;345:1667-1675.

[4] Mentz RJ, Wojdyla D, Fiuzat M, Chiswell K, Fonarow GC, O' Connor CM. Association of beta-blocker use and selectivity with outcomes in patients with heart failure and chronic obstructive pulmonary disease (from OPTIMIZE-HF). Am J Cardiol 2013;111:582-587.

[5] Pitt B, Zannad F, Remme WJ. The effect of spironolactone on morbidity and mortality in patients with severe heart failure. Randomized Aldactone Evaluation Study Investigators. N Engl J Med 1999;341:709-717.

[6] Pitt B, Remme W, Zannad F, et al. Eplerenone, a selective aldosterone blocker, in patients with left ventricular dysfunction after myocardial infarction. N Engl J Med 2003;348:1309-1321.

[7] Zannad F, McMurray JJV, Krum H, et al.; for the EMPHASIS-HF Study Group.Eplerenone in patients with systolic heart failure and mild symptoms. N Engl J Med 2011;364:11-21.

[8] Butler J, Ezekowitz JA, Collins JP, et al. Update on aldosterone antagonists use in heart failure with reduced left ventricular ejection fraction. Heart Failure Society of America Guidelines Committee. J

Card Fail 2012;18:265-281.

[9] Taylor AL, Ziesche S, Yancy C, et al.; for the African-American Heart Failure Trial Investigators.Combination of isosorbide dinitrate and hydralazine in blacks with heart failure. N Engl J Med 2004;351:2049-2057.

[10] Swedberg K, Komajda M, Bohm M, et al. Ivabradine and outcomes in chronic heart failure (SHIFT): a randomised placebo-controlled study. Lancet 2010;367:875-885.

[11] Yancy CW, Jessup M, Bozkurt B, et al. 2016 ACC/AHA/HFSA Focused Update on New PHarmacological Therapy for Heart Failure:An Update of the 2013 ACCF/AHA Guideline for the Management of Heart Failure: A Report of the American College of Cardiology Foundation/ American Heart Association Task Force on Clinical Practice Guidelines and the Heart Failure Society of America. Circulation 2016;134. DOI:10.1161/CIR0000000000000435.

[12] McMurray JV, Packer M, Desai AS, et al. Angiotensin-neprilysin inhibition versus enalapril in heart failure. N Engl J Med 2014;371:993-1004.

[13] Moe GW, Ezekowitz JA, O' Meara E, et al.The 2014 Canadian Cardiovascular Society Heart Failure Management Guidelines Focus Update: anemia, biomarkers and recent therapeutic trial implications. Can J Cardiol 2015;15:3-16.

第16章　射血分数正常性心力衰竭

平衡水平…………………………Ⅱ级

Joel C. Marrs, PHarmD, FASHP, FCCP, FNLA, BCPS-AQ Cardiology, BCACP, CLS
Joseph P. Vande Griend, PHarmD, FCCP, BCPS, CGP

学习目标：

完成该病例学习后，学生能够：

- 识别射血分数正常性心力衰竭（HFpEF）的症状和体征。
- 制定 HFpEF 的药物治疗方案。
- 制订 HFpEF 的监测计划，其中包括临床和实验室参数指标。
- 根据 HFpEF 指征，使用 β 受体阻断药、钙通道阻滞剂、血管紧张素转换酶抑制剂、血管紧张素Ⅱ受体拮抗剂、醛固酮拮抗剂和利尿药这些药物，并且根据病情逐渐增加剂量并监测相关指标。

患者介绍

■ 主诉

为什么我的体重在不断增加？

■ 现病史

Lawrence Smith，男，62 岁，因气短、下肢水肿被送往急诊室。从 1 ～ 1.5 星期前开始他每天体重约增加 0.91 kg（2 磅），入院前一周内体重增加约 6.8 kg（15 磅）。他在家使用沙丁胺醇 / 异丙托溴铵 MDT 来缓解症状，但没什么效果。当症状恶化时，他给初级保健医生打电话，电话里医生让他增加了呋塞米的剂量，增加到 80 mg，每日两次。在急诊科，他有缺氧的症状，因而通过鼻套管增加供氧量，从 2 L 增加到 4 L。医生给他静脉滴注了呋塞米 80 mg，症状得到改善，然后入院进行进一步评估和治疗。

■ 既往史

冠心病（CAD）[6 年前诊断为前壁 ST 段抬高型心肌梗死（s/p STEMI）]；COPD 3 年；HFpEF 4 年（上次住院是 6 个月前）；血脂异常 10 年；HTN 20 年；2 型 DM 3 年。

■ 家族史

父亲，86 岁，健在，患有 2 型糖尿病；母亲，84 岁，健在，患有 HTN 和血脂异常；还有 2 个弟弟（年龄分别为 56 岁和 60 岁），健在，并均患有 2 型 DM 和 HTN。

■ 个人史

曾经吸烟（有 30 年一天一包烟的吸烟史），但 3 年前已经戒烟。无酗酒或药物滥用史。独自一人生活。

■ 用药史

- 沙丁胺醇 / 异丙托溴铵 MDI，必要时，每 6 小时一次（Q6H），一次吸两口。
- 阿司匹林 81 mg，PO，QD。
- 赖诺普利 40 mg，PO，QD。
- 卡维地洛 500 mg，PO，BID。
- 呋塞米 80 mg，PO，BID（之前为 40 mg，PO，BID）。
- 单硝酸异山梨酯缓释剂（ER）30 mg，PO，QAM。
- 二甲双胍 500 mg，PO，BID。
- 硝酸甘油 0.4 mg，舌下含服（SL），胸痛时每隔 5 分钟一次。
- 氯化钾 20 mEq，PO，BID。
- 洛伐他汀 20 mg，PO，QD。

■ 过敏史

NKDA。

■ 系统回顾

全身

患者称最近一周体重增加了 6.8 kg（15 磅）。

心血管系统

无胸痛，但运动量大时，有呼吸困难。

呼吸系统

患者称与基线相比，气短的频率增加了。

胃肠道

最近肠道习惯没有变化。

生殖泌尿

无不适。

肌肉骨骼

无疼痛无力。

神经系统

无。

■ 体格检查

全身

过去一周，随着气短的增加，体重增加了 6.8 kg（15 磅）。

生命体征

血压 150/92 mmHg，脉搏 68（心率齐），呼吸频率 24 次 / 分，体温 36.9 ℃；体重 100 kg（平常体重 93 kg），身高 172.7 cm（5′8″），鼻套管 4 L 时，氧饱和度达 95%。

皮肤

双侧下肢慢性静脉淤血、膝关节水肿 2+。

五官检查

PERRLA，EOMI，眼底未查。头部正常、无创伤。有鼻插管。

颈部

JVD 为 30°（4 cm）(+)。无颈动脉杂音。无淋巴结肿大及甲状腺肿大。

肺部 / 胸部

呼吸平稳。右肺基底部有湿啰音。

心血管系统

RRR。无杂音、摩擦音、奔马律。

腹部

无疼痛，肥胖，腹部无隆起；肠鸣音减弱。

生殖系统 / 直肠

愈创木脂检查（–），未进行生殖系统检查。

肌肉骨骼 / 四肢

双侧足部凹陷性水肿 2+，桡动脉脉搏和足部脉搏均弱；双侧握力一致。

神经系统

A & O × 3，CN 正常；DTR 正常。

■ 实验室检查

Na 140 mEq/L	Hgb 15.3 g/dL	Mg 1.7 mEq/L	CK 20 IU/L
K 4.2 mEq/L	Hct 47.2%	Ca 9.1 mg/dL	CK–MB 0.8 IU/L
Cl 103 mEq/L	Plt 298 × 10^3/mm^3	AST 50 IU/L	PT 12.6 s
CO_2 26 mEq/L	WBC 6.4 × 10^3/mm^3	ALT 43 IU/L	INR 1.1
BUN 20 mg/dL	肌钙蛋白 I 0.5 ng/mL	Alk pHos 80 IU/L	TSH 2.01 mIU/L
SCr 0.9 mg/dL		GGT 24 IU/L	A1C 7.2%
Glu 108 mg/dL		T. bili 0.2 mg/dL	
BNP 900 pg/mL			

■ 心电图

窦率 70 bpm；QRS 0.08；ST–T 波无变化；低压。

■ 胸部 X 线片

PA 及侧位图显示间质性水肿和早期肺泡水肿的变化。

■ 初步诊断

失代偿性心力衰竭，伴有肺部和下肢水肿。

临床过程

患者被送往遥测病房。患者患有收缩功能正常（射血分数 55%）的心力衰竭，1 年前的超声心动图已确诊。今天做了二维超声心动图，以评估患者当前左心室和瓣膜的功能。结果显示心室舒张障碍；左心房充盈压力增加、Ⅱ级舒张功能障碍，且两者一致。射血分数约为 53%；没有二尖瓣狭窄或心包病变的证据。下腔静脉扩张提示右心房压力增高。中等程度的肺性 HTN。

问题

问题识别

1.a 列出与患者药物有关的问题。

1.b 表明患者的心力衰竭存在和严重性的体征、症状和其他信息有哪些？

1.c 该患者心力衰竭的分类和分期是什么？

1.d 该患者的心力衰竭是药物造成的，还是由于用药方案不良造成的？

预期治疗结果

2.a 该患者 HFpEF 的药物治疗目标是什么？

2.b 考虑一下该患者还有哪些疾病，且这些疾病的治疗目标是什么？

治疗方案

3. 根据心力衰竭阶段，该患者 HFpEF 长期治疗需要哪些药物？

最佳的治疗方案

4. 最适合该患者的药物是什么，其剂量、给药时间和疗程是什么？

结果评价

5. 需要哪些临床和实验室指标来评价治疗结果，并检测和预防不良事件？

■ 临床过程（第 1 部分）

在接下来的 3 天里，患者接受了最全面的药物治疗方案后，病情好转。患者出院时，所开具的药物有：螺内酯 12.5 mg，PO，QD；赖诺普利 40 mg，PO，QD；卡维地洛 25 mg，PO，BID；呋塞米 80 mg，PO，BID；二甲双胍 500 mg，PO，BID；瑞舒伐他汀 20 mg，PO，QD；沙丁胺醇 / 异丙托溴铵 MDI，一天吸四次，一次吸两口；阿司匹林 81 mg，PO，QD。患者出院时，其血清钾 4.0 mEq/L、肌酐 1.1 mg/dL、BUN 18 mg/dL，血压为 140/88 mmHg，心率为 70 bpm。

患者教育

6. 应该向患者提供哪些信息用于治疗 HFpEF？

■ 临床过程（第 2 部分）

初级保健医生随访监测患者时发现，患者自出院后，其净体重在基线水平上增加了 2.3 kg（5 磅）。患者感觉比到医院前好得多，现在他大部分的日常活动都没问题。

■ 随访问题

1. 制定 HFpEF 的最佳药物治疗方案。

2. 你会考虑逐渐增加卡维地洛的剂量到很高水平吗？如果考虑的话，为什么？你是否会将卡维地洛换成长效的，一日一次的其他药物？

■ 自学任务

1. 描述导致 HFpEF 的常见原因。

2. 描述你将如何评估和监测该患者的生活质量。

3. 评估是否有证据支持依普利酮能够缓解 HFpEF。

临床要点

心力衰竭患者需要长期使用呋塞米这种利尿药来维持体液平衡（呋塞米能够使非住院患者脱水，然而有时使用到最大剂量患者还是会因为体液过多，多次入院治疗）。因此，可能需要给患者换为髓袢利尿药，该类型的利尿药具有更好的生物利用度（如托拉塞米或布美他尼），以增强利尿效果。

参考文献

[1] Tang WH, Francis GS, Morrow DA, et al. National Academy of Clinical Biochemistry Laboratory Medicine Practice Guidelines: clinical utilization of cardiac biomarker testing in heart failure. Circulation 2007;116:e99-e109.

[2] Yancy C, Jessup M, Bozkurt B, et al. 2013 ACCF/AHA guideline for the management of heart failure: a report of the American College of Cardiology Foundation/American Heart Association Task Force on Practice Guidelines. Circulation 2013;128:eh240-e327.

[3] Lindenfeld J, Albert NM, Boehmery JP, et al. Executive summary: HFSA 2010 comprehensive heart failure practice guideline. J Card Fail 2010;16:475-539.

[4] Stone NJ, Robinson J, Lichtenstein AH, et al. 2013 ACC/AHA guideline on the treatment of blood cholesterol to reduce atherosclerotic cardiovascular risk in adults: a report of the American College of Cardiology/ American Heart Association Task Force on Practice Guidelines. Circulation 2014;129(25 Suppl 2):S1-S45.

[5] The Digitalis Investigation Group. The effect of digoxin on mortality and morbidity in patients with heart failure. N Engl J Med 1997;336:525-533.

[6] Basaraba JE, Barry AR. PHarmacotherapy of heart failure with preserved ejection fraction. PHarmacotherapy 2015;35:351-360.

[7] Nanaykkara S, Kaye DM. Management of heart failure with preserved ejection fraction: a review. Clin Ther 2015;37:2186-2198.

[8] Hernandez AF, Hammill BG, O' Connor CM, Schulman KA, Curtis LH, Fonarow GC. Clinical effectiveness of beta–blockers in heart failure: findings from the OPTIMIZE–HF (organized program to initiate lifesaving treatment in hospitalized patients with heart failure) registry. J Am Coll Cardiol 2009;53:184-192.

[9] Nichols GA, Reynolds K, Kimes TM, Rosales AG, Chan WW. Comparison of risk of re–hospitalization, all–cause mortality, and medical care resource utilization in patients with heart failure and preserved versus reduced ejection fraction. Am J Cardiol 2015;116:1088-1092.

[10] Pitt B, Pfeffer MA, Assmann SF, et al. Spironolactone for heart failure with preserved ejection fraction. N Engl J Med 2014;370:1383-1392.

[11] Pfeffer MA, Claggett B, Assmann SF, et al. Regional variation in patients and outcomes in the Treatment of Preserved Cardiac Function Heart Failure With an Aldosterone Antagonist (TOPCAT) trial. Circulation 2015;131:34-42.

[12] Mentz RJ, Wojdyla D, Fiuzat M, et al. Association of beta–blocker use and selectivity with outcomes in patients with heart failure and chronic obstructive pulmonary disease (from OPTIMIZE–HF).Am J Cardiol 2013;111:582-587.

第 17 章　急性失代偿性心力衰竭

不要这么急匆匆…………………………Ⅱ级

Kena J. Lanham, PHarmD, BCPS

学习目标：

完成该病例学习后，学生能够：

- 确定急性失代偿性心力衰竭（ADHF）的体征和症状。
- 根据症状和临床表现，将患者归类到适当的血流动力学类别。
- 列出 ADHF 的治疗目标。
- 制定血流动力学类别的 ADHF 药物治疗方案。
- 概述 ADHF 住院患者的监测方案。

患者介绍

■ 主诉

我不能平躺，因为一躺下，我就感觉到不能呼吸，而且过去 3 天内，体重已经增加了 3 磅（1.36 kg）。

■ 现病史

Bizzy Fuller，女，64 岁，有缺血性心肌病病史，最近射血分数为 25%［一年半前做了超声心动图（ECHO 检查）］。气短严重后 2～3 天，她才被送往急诊科进行治疗，她称在过去 3 天内，体重增加了 1.36 kg（3 磅）。同时，她还注意到在同一时间段，腿部也越来越肿胀。在过去一周里，患者腹部越来越膨胀，并感到有些恶心。几个月前做了胆囊切除术后，患者就有了腹泻和便秘的问题。她一直在服用纤维补充剂，对其身体有好处。她说在多年前就开始使用托拉塞米，但由于未知的原因换成了呋塞米。

■ 既往史

CAD（在 21 世纪初，发生了 2 次心肌梗死；2000 年接受 CABG 手术，2002 年 5 月接受 PCI 治疗）；阵发性心室性心动过速［2011 年放置植入型心律转复除颤器（ICD）］；阻塞性睡眠呼吸暂停；2 型糖尿病；抑郁症；血脂异常；轻度骨关节炎；GERD；季节性过敏。

■ 家族史

父母亲均是 60 多岁死于 MI。

■ 个人史

患者婚姻美满，从老师岗位退休，且日常生活活动能力（ADLs）测试结果正常。她偶尔饮酒（每周 2～3 杯），曾经吸烟（有 30 年一天至少吸一包烟的历史），但大约 12 年前戒烟。

■ 用药史

- 非索非那定 60 mg，PO，BID。
- 地特胰岛素 40 单位，SC，睡觉时使用。
- 门冬胰岛素 7 单位，SC，餐前使用。
- 阿司匹林 81 mg，PO，QD。
- 卡维地洛 12.5 mg，PO，BID。
- 度洛西汀 30 mg，PO，QD。
- 氟替卡松喷鼻剂 50 mcg/inh，一次一喷，BID。
- 呋塞米 80 mg，PO，BID。
- 赖诺普利 20 mg，PO，QD。
- 美洛昔康 15 mg，PO，关节疼痛时服用。
- 硝酸甘油 0.4 mg，胸痛时舌下含服。
- 辛伐他汀 20 mg，PO，QHS。
- 雷尼替丁 150 mg，PO，BID。

■ 过敏史

NKDA。

■ 系统回顾

无发热、寒战、出汗或咳嗽。她称最近饮食没有改变，平日很注意食盐摄入量，但 2 天前，她没有遵循药物治疗方案，并称“我太忙了，没顾上吃药。”胸部无剧烈疼痛，且 2002 年以来未做任何冠状动脉介入手术。其他均为阴性。

■ 体格检查

全身

该患者 64 岁，高加索裔女性，有轻度呼吸窘迫问题。

生命体征

血压 186/92 mmHg，脉搏 71 bpm，入院时呼吸频率 32 次 / 分（现在 16 次 / 分），氧饱和度 86% ～ 92%；体温 36.4 ℃（97.5 ℉）；身高 160.0 cm（5′3″）；体重 87.4 kg。

皮肤

温暖、出汗。

五官检查

NC/AT 伴有气管偏移。

颈部 / 淋巴结

颈部柔软、JVD（+）、无杂音、无甲状腺肿大、无淋巴结肿大。

肺部 / 胸部

双侧基底部有湿啰音。

乳房

正常。

心血管系统

心律整齐、无杂音奔马律、摩擦音。

腹部

柔软、无隆起、无触痛。

生殖系统 / 直肠

延期检查。

肌肉骨骼 / 四肢

四肢凹陷性水肿 2+，血管搏动明显。

神经系统

A & O × 3，CNS 正常，有抑郁史，但目前不明显。

■ 实验室检查

Na 131 mEq/L	BNP 2867 pg/mL	CO_2 20 mEq/L	Hgb 14.1 g/dL
K 3.7 mEq/L	肌钙蛋白 0.03 ng/mL	BUN 24 mg/dL	Hct 42.3%
Cl 101 mEq/L	WBC 8.7 × 10^3/mm^3	SCr 1.7 mg/dL	Plt 226 × 10^3/mm^3
		Glu 96 mg/dL	A1C 6.5%
		Ca 9.6 mg/dL	

■ 胸部 X 线片

间隙完全浸润，胸膜腔内有少量的积液，心脏轻度扩大，右心耳和右心室尖有植入的除颤仪引线。无局灶性肺炎、气胸及明显肺水肿。

■ 心电图

窦性心律伴有偶发性室性期前收缩；未显示急性缺血。

■ 初步诊断

患者因依从性差导致了充血性心力衰竭；高血压控制不佳。患者的药物方案需要进行调整。

问题

问题识别

1.a 有哪些症状、体征表明患者患有 ADHF？

1.b 列出药物有关的问题，包括那些可能导致 ADHF 的问题。

1.c 有哪些症状和临床结果能够表明患者的容量状态（湿或干）？有哪些症状和临床结果能够表明患者的灌注状态（温暖还是冰凉）？

预期治疗结果

2. 该 ADHF 患者的药物治疗的短期目标是什么？

治疗方案

3.a 有哪些非药物疗法可能有助于缓解患者的症状，防止 ADHF 复发？

3.b 有哪些可行的药物治疗方案可用于治疗该患者的 ADHF？

最佳的治疗方案

4. 为了达到治疗目标，最适合该患者的药物是什么，其剂量、给药时间和疗程是什么？

结果评价

5. 需要哪些临床和实验室指标来评价治疗结果，并监测和预防不良事件？

患者教育

6. 患者出院时，应提供哪些教育以加强患者依从性，确保成功治疗，最大限度地减少不良影响，防止计划外再入院?

■ 自学任务

1. 查看一下目前的心力衰竭治疗指南，并创建一个表格，需要突出入院患者与可在门诊治疗的患者之间的差异。

2. 列出患者在出院前必须填写的与心力衰竭有关的国家医院住院患者的质量措施（核心措施）。

3. 查看一下关于心力衰竭预后指标的文献，并列出心力衰竭患者入院或死亡率的预后指标。

4. 对比该患者与心力衰竭不伴有射血分数下降的患者治疗方案的不同。

临床要点

心力衰竭患者的死亡率和发病率很高，因此诊疗费用越来越高。人口老龄化等多种因素导致治疗心衰的费用不断上涨。据估计，2030 年其总费用将高达 700 亿元，其中 80% 用于治疗住院的 ADHF 患者。

参考文献

[1] Yancy CW, Jessup M, Bozkurt B, et al. 2013 ACCF/AHA guideline for the management of heart failure: a report of the American College of Cardiology Foundation/American Heart Association Task Force on Practice Guidelines. Circulation 2013;128:e240-e327.

[2] Bumetanide Package Insert. Deerfield, IL, Baxter Healthcare, 2009.

[3] Furosemide Package Insert. Lake Forest, IL, Hospira Incorporated, 2004.

[4] Torsemide Package Insert. Somerset, NJ, Meda PHarmaceuticals, 2009.

[5] Felker GM, Lee KL, Bull DA, et al. Diuretic strategies in patients with acute decompensated heart failure. N Engl J Med 2011;364:797-805.

[6] Jentzer JC, DeWald TA, Hernandez AF. Combination of loop diuretics with thiazide-type diuretics in heart failure. J Am Coll Cardiol 2010;56:1527-1534.

[7] Lindenfeld JA, Albert NM, Boehmer JP, et al. HFSA 2010 comprehensive heart failure practice guidelines. J Card Fail 2010;16:e1-e194.

[8] O' Connor CM, Startling RC, Hernandez AF, et al. Effect of nesiritide in patients with acute decompensated heart failure. N Engl J Med 2011;365:32-43.

[9] Sinusas K. Osteoarthritis: diagnosis and treatment. Am Fam PHysician 2012;85:49-56.

第 18 章　缺血性心脏病：慢性稳定型心绞痛

一场艰难的战斗……………………………Ⅲ级

Alexander J. Ansara, PHarmD, BCPS-AQ Cardiology
Dane L. Shiltz, PHarmD, BCPS
TuTran T. Nguyen, PHarmD, BCPS

学习目标：

完成该病例学习后，学生能够：

- 确定缺血性心脏病（IDH）可调整的危险因素，并讨论调整患者危险因素后的潜在好处。
- 根据患者对当前疗法的反应和存在的并发症，优化持续性心绞痛的治疗方案。
- 通过疗效和不良反应的监测参数评估治疗心绞痛的效果和相关不良反应。

患者介绍

■ 主诉

医生，这些药物不行了，不能再缓解我的胸痛。

■ 现病史

Jack Palmer，72 岁，患有冠心病。他是一个狂热的高尔夫球手，喜欢在高尔夫球场活动，但因为经常发作心绞痛，他玩高尔夫球变得越来越困难。他过去曾做过两次冠状动脉搭桥手术（ABG）。1 个月前的冠状动脉造影显示，在其冠状动脉搭桥的右冠状动脉（PCA）近端有明显病变，但行血管成形术的风险很高。该患者单硝酸异山梨酯用量增加，从每天 60 mg，增加到 120 mg 但对心绞痛效果不佳。他仍在服用硝酸甘油片，每周大约 30 颗，这能够缓解胸部疼痛。活动时，他总容易出现胸部疼痛，如在有小坡度的高尔夫球场上走路时疼痛位于胸部中心位置，其疼痛程度在 3 ～ 4 级（最高为 10 级）。他称，如果缓慢下来稍事休息，胸部疼痛会慢慢缓解。偶尔会头晕，脉搏大约为 50 bpm，收缩压为 100 mmHg 左右。

■ 既往史

急性前壁梗死，2009 年做过 CABG 手术；1990 年后侧壁梗死，并做了经皮腔内冠状动脉成形术（PTCA）使血管再通；血脂异常；慢性腰痛；抑郁症。

■ 家族史

与早期 CAD 无关。

■ 个人史

患者为退休的奶农，与妻子一起生活，偶尔喝酒，曾经吸烟，于 1998 年戒烟。

■ 用药史

- 卡维地洛 6.25 mg，PO，BID。
- 赖诺普利 5 mg，PO，QD。
- 阿司匹林 325 mg，PO，QD。
- 单硝酸异山梨酯缓释片 120 mg，PO，QD。
- 地尔硫䓬缓释片 240 mg，PO，QD。
- 圣约翰草 300 mg，PO，QD。
- 塞来昔布 200 mg，PO，QD。
- 辛伐他汀 40 mg，PO，QD。
- 硝酸甘油 0.4 mg，SL，需要时服用。

■ 过敏史

NKDA。

■ 系统回顾

无发热、寒战或盗汗。最近没有病毒感染性疾病。无气短；因天气寒冷偶尔咳嗽。无恶心、呕吐、腹泻、便秘、黑便或便血。无排尿困难、血尿。无肌痛或关节痛。

■ 体格检查

全身

和蔼可亲、愿意合作，无急性病痛。

生命体征

血压 105/68 mmHg，脉搏 50 bpm，呼吸频率 22 次 / 分，体温 36.4 ℃，身高 180.3 cm（5′11″），体重 93 kg，腰围 43 英寸。

皮肤

完好无损，无皮疹或溃疡。

五官检查

PERRL；EOMI；口咽很干净，无病变。

颈部

柔软，无肿块、无 JVD、无淋巴结肿大、无甲状腺肿大。

肺部

两侧肺都很干净，无病变。无哮鸣音。

心血管系统

RRR，S_1、S_2 正常；无杂音、奔马律；在左侧第 5 肋间隙锁骨中处有心尖搏动最强点。

腹部

柔软，NT/ND；肠鸣音正常。

生殖系统 / 直肠

血便（–）。

四肢

无 CCE，血管搏动强度 2+。

神经系统

A & O × 3，CN Ⅱ～Ⅻ完好无损；讲话流利、运动感觉神经正常；面部对称；舌头在中线上。

■ 实验室检查

Na 137 mEq/L	Hgb 11.8 g/dL	空腹血脂水平：
K 4.8 mEq/L	Hct 35.1%	Chol 202 mg/dL
Cl 103 mEq/L	Plt 187 × 10^3/mm^3	LDL 121 mg/dL
CO_2 21 mEq/L	WBC 7.9 × 10^3/mm^3	HDL 38 mg/dL
BUN 24 mg/dL	MCV 77 μm^3	Trig 215 mg/dL
SCr 1.2 mg/dL	MCHC 29 g/dL	
Glu 98 mg/dL	Trop I 0.02 ng/mL × 2	

■ 心电图

窦性心律，房室阻滞（AVB）一级，50 bpm，有心肌前壁梗死（AWMI）痕迹，ST–T 波没有变化，QT 406 毫秒。

■ 初步诊断

患者，72 岁，多种药物治疗心绞痛效果不佳，不能行血管成形术。

问题

问题识别

1.a 该患者有哪些药物相关问题？

1.b 这些问题是否由目前的疗法引起或加重？

预期治疗结果

2. 该 IHD 患者的药物治疗目标是什么？

治疗方案

3.a 该患者是否有 IHD 可调整危险因素？

3.b 有哪些可行的药物治疗方案可用于治疗该患者的 IHD？讨论每类治疗 IHD 的代表药物，以及这些药物在治疗中的作用。

最佳的治疗方案

4. 根据患者提供的信息，制订一个完整的药物治疗计划，优化 IHD 治疗效果。

结果评价

5. 患者 2 周后去诊所进行复诊，你将如何评价心绞痛药物的疗效及不良反应？

■ 临床过程

Palmer 先生把地尔硫䓬换成氨氯地平后，血流动力学得到了改善。然而，由于心绞痛持续性频繁发作，氨氯地平的剂量逐渐增加到一次 10 mg，QD。今天到心内科复查，他称使用最大剂量氨氯地平后，其心绞痛的发作频率下降了，但心绞痛仍会发作。他的心内科医生决定调整药物治疗方案，增加雷诺嗪 500 mg，BID，以进一步降低心绞痛发作的频率。

患者教育

你会向患者提供哪些有关心绞痛治疗方案方面的信息，以最大限度地提高疗效和减少不良反应的发生？

■ 随访问题

为了避免或减少与雷诺嗪的相互作用，你将如何调整药物治疗方案？

■ 自学任务

1. 总结 L– 精氨酸在治疗慢性心绞痛中的潜在作用。

2. 描述别嘌呤醇在治疗慢性心绞痛中的潜在作用。

临床要点

2007 年的 COURAGE 试验结果表明冠状动脉支架植入术与优化的药物治疗方案相比，支架植入术在帮助稳定型冠心病患者预防未来冠状动脉事件方面不具有更多优势，但优化的药物治疗方案每年可能会为美国医疗系统节省 50 亿美元。

参考文献

[1] Fihn SD, Gardin JM, Abrams J, et al. 2012 ACCF/AHA/ACP/AATS/ PCNA/SCAI/STS guideline for the diagnosis and management of patients with stable ischemic heart disease. J Am Coll Cardiol 2012;60:e44-e164.

[2] Stone NJ, Robinson J, Lichtenstein A H, et al. 2013 ACC/AHA Guideline on the Treatment of Blood Cholesterol to Reduce Atherosclerotic Cardiovascular Risk in Adults. J Am Coll Cardiol 2014;63:2889-2934.

[3] The SPRINT Research Group, Wright JT, et al. A randomized trial of intensive versus standard blood-pressure control. N Engl J Med 2015;373:2103-2116.

[4] Smith SC, Benjamin EJ, Bonow RO, et al. AHA/ACCF secondary prevention and risk reduction therapy for patients with coronary and other atherosclerotic vascular disease:2011 update. J Am Coll Cardiol 2011;58:2432-2446.

[5] Boden WE, Finn AV, Patel D, et al. Nitrates as an integral part of optimal medical therapy and cardiac rehabilitation for stable angina: review of current concepts and therapeutics. Clin Cardiol 2012;35:263-271.

[6] Bangalore S, Steg PG, Deedwania P, et al. β-Blocker use and clinical outcomes in stable outpatients with and without coronary artery disease. JAMA 2012;308:1340-1349.

[7] Chaitman BR. Ranolazine for the treatment of chronic angina and potential use in other cardiovascular conditions. Circulation 2006;113:2462-2472.

[8] Antithrombotic Trialists' Collaboration. Collaborative meta-analysis of randomised trials of antiplatelet therapy for prevention of death, myocardial infarction, and stroke in high risk patients. BMJ 2002;324:71-86.

[9] CAPRIE Steering Committee. A randomised, blinded, trial of clopidogrel versus aspirin in patients at risk of ischaemic events (CAPRIE). Lancet 1996;348:1329-1339.

[10] Heart Outcomes Prevention Evaluation Study Investigators. Effects of an angiotensin-converting-enzyme inhibitor, ramipril, on cardiovascular events in high risk patients. N Engl J Med 2000;342:145-153.

第 19 章　急性冠状动脉综合征：ST 段抬高型心肌梗死

我的压力太大了……………………………Ⅲ级

Kelly C. Rogers, PHarmD, FCCP
Robert B. Parker, PHarmD, FCCP

学习目标：

完成该病例学习后，学生能够：

- 制定 ST 段抬高型心肌梗死（STEMI）患者的药物治疗目标。
- 讨论治疗 STEMI 的各种治疗策略，并了解相关的治疗药物。
- 制定一个最佳的 STEMI 治疗方案，并阐述你如何选择药物治疗方案以最终达到治疗目标。
- 确定适当的参数来评估药物的疗效和不良反应。
- 向 STEMI 患者提供适当的教育。

患者介绍

■ 主诉

这是我一生中感受到的最剧烈的疼痛。

■ 现病史

Gary Roberts，男，68 岁，因休息时，胸部压力增加 / 疼痛持续了 20 ～ 30 分钟，被送往急诊科。疼痛为一种胸骨后、粉碎性、压力样疼痛，辐射到下颌，伴有恶心和多汗。疼痛大约是在 6 小时前早餐后发作，患者自行使用抗酸剂硝酸甘油（NTG）×3 片舌下含服，但效果不佳。3 ～ 4 周前轻度劳累时，有间歇性胸痛。

■ 既往史

HTN；2 型 DM；血脂异常；3 年前做了 PCI 药物洗脱支架（DES）的 CAD 手术。

■ 家族史

父亲 75 岁时死于心力衰竭，母亲健在，今年 88 岁，患有 HTN 和 2 型 DM。

■ 个人史

有 20 年的吸烟史，但 3 年前 DES 手术后戒烟；通常在周末喝啤酒；没有使用非法药物。

■ 用药史

- 阿司匹林 81 mg，PO，QD。
- 酒石酸美托洛尔 25 mg，PO，BID。
- 辛伐他汀 40 mg，PO，QHS。
- 二甲双胍 500 mg，PO，BID。
- NTG，胸痛时，舌下含服。

■ 过敏史

NKDA。

■ 系统回顾

3 ～ 4 周前，胸骨疼痛并于活动时发作。现在，休息时胸部疼痛也会发作。

■ 体格检查

全身

WDWN 男性，营养良好，A & O×3，胸部疼痛仍在持续，患者有些焦虑。

生命体征

血压 145/92 mmHg，脉搏 89 bpm，呼吸频率 18 次 / 分，体温 37.1 ℃；体重 95 kg，身高 177.8 cm（5′10″）。

五官检查

PERRLA，EOMI，底部正常；TMs 正常。

颈部

无杂音，轻度 JVD；无甲状腺肿大。

肺部

几乎没有吸气性湿啰音；双侧基底部有湿啰音；无哮鸣音。

心血管系统

S_1 和 S_2 正常，无 MRG。

腹部

柔软无触痛；肝脏跨度 10 ～ 12 cm；无杂音。

生殖系统 / 直肠

延期检查。

肌肉骨骼 / 四肢

ROM 正常；右侧肌肉强度为 5/5 上肢 / 下肢；左侧为 4/5 上肢 / 下肢；心管搏动 2+；股动脉无杂音；无外周水肿。

神经系统

CN Ⅱ～Ⅻ正常；左侧 DTRs 下降；巴宾斯基征阴性。

■ 实验室检查

Na 134 mEq/L	Ca 9.8 mg/dL	Hgb 14.0 g/dL	空腹血脂水平：
K 4.4 mEq/L	Mg 2.0 mg/dL	Hct 44%	T. chol 159 mg/dL
Cl 102 mEq/L	PO_4 2.4 mg/dL	WBC 5.0 × $10^3/mm^3$	Trig 92 mg/dL
CO_2 23 mEq/L	AST 22 units/L	Plt 268 × $10^3/mm^3$	LDL 105 mg/dL
BUN 15 mg/dL	ALT 30 units/L	PT 12.5 s	HDL 36 mg/dL
SCr 1.0 mg/dL	Alk PHos 75 units/L	aPTT 32.4 s	A1C 7.6%
Glu 140 mg/dL	肌钙蛋白 I 8.6 ng/mL	INR 1.0	

■ 心电图

Ⅱ、Ⅲ 和 aVF 导联的 ST 段抬高了 2 ～ 3 mm（图 19-1）。

■ 初步诊断

急性下壁 STEMI。

问题

问题识别

1.a 患者病历中的哪些发现与急性 STEMI 相符？

1.b. 该患者有哪些危险因素会促进冠心病的发生发展？

预期治疗结果

2.a 该患者治疗的直接目标是什么？

2.b 如何通过用药物治疗来实现这个目标？

治疗方案

3.a 有哪些非药物治疗方案也可以达到这个直接目标？

3.b PCI 手术期间，辅助抗凝疗法的作用是什么，应该如何监测该疗法？

3.c PCI 术前、术中和术后，辅助抗血小板疗法的作用是什么，应该如何监测该疗法？

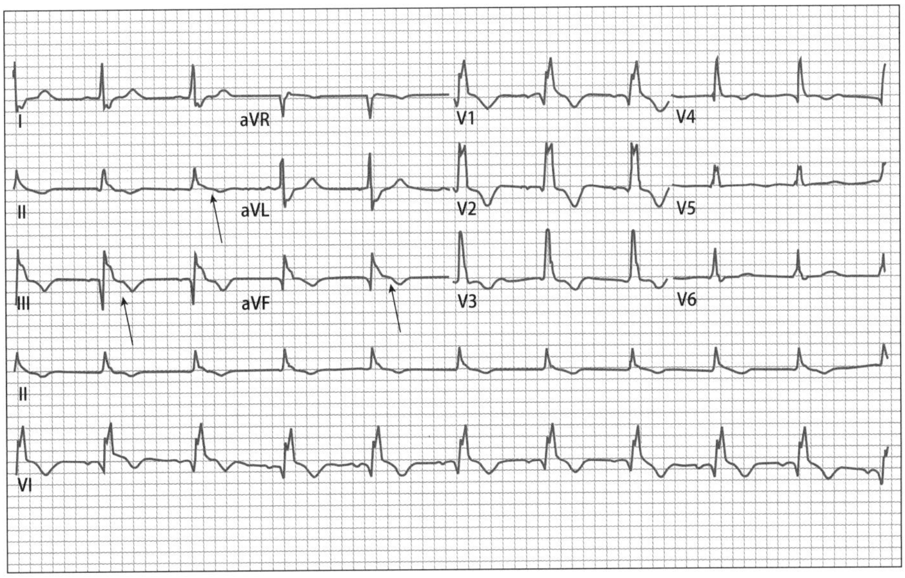

患者在被送到急诊室的时候就做了心电图，结果显示Ⅱ、Ⅲ和 aVF 导联的 ST 段抬高（箭头），这与急性下壁心肌梗死相符。V_1 ～ V_3 导联可见右束支传导阻滞。

图 19-1　心肌梗死

最佳的治疗方案

4.a 该患者治疗的其他重要目标是什么？

4.b 根据患者的病史，该患者最初的药物治疗方案是什么？

结果评价

5. 如何监测药物治疗方案的治疗效果和不良反应？

■ 临床过程

患者可接受的治疗药物有：阿司匹林、吗啡、氧气、静脉滴注普通肝素（UFH）、静脉滴注硝酸甘油和口服美托洛尔。向心内科医生咨询并与其讨论对患者进行PCI以恢复心脏供血的必要性。在患者到达急诊科的1小时内，患者被送往手术室进行心脏导管介入术。心脏导管介入术显示右冠状动脉（RCA）近端血栓造成狭窄，程度达60%～70%。此外，右冠状动脉中部有40%发生梗阻，其远端20%～30%发生梗阻，这两个地方都不适合做PCI。在进行心脏导管介入的手术室，患者口服氯吡格雷600 mg，持续使用UFH进行抗凝，并开始输入抗血小板药物依替巴肽。超声心动图显示左心室射血分数（LVEF）为35%。患者住院期间的后续治疗就比较简单了，4天后出院。

患者教育

6.a 根据他的住院过程，患者出院时，应该开具哪些药物？

6.b 你应该给这位患者提供哪方面的教育和信息？

■ 自学任务

1. 一位患者进入你的药房称，他听说氯吡格雷和胃药不应该在一起服用，而你却让他一起服用。他说因GERD正在服用奥美拉唑，最近又因心脏支架开始服用氯吡格雷。查看一下氯吡格雷与质子泵抑制剂（PPIs）之间可能存在的药物间相互作用。你应该如何回答他？

2. 进行文献搜索，评估患者心肌梗死后如何使用沃拉帕沙。该药物的疗效及不良反应有哪些？

3.UFH、比伐卢定是否可用于PCI术后患者的抗凝治疗？查阅临床试验研究文献对比这两种药物，分别阐述这两种药物治疗PCI术后患者的疗效和不良反应。

临床要点

FDA最近发布了一项公告，警告无论患者是否患有心脏病，非甾体类抗炎药（NSAIDs）均会增加患者患MI和脑卒中的风险。患者患心肌梗死后，不应给这类患者开具NSAIDs药物，因为这类药物会增加患者心肌梗死后第1年的死亡率。

参考文献

[1] O' Gara PT, Kushner FG, Ascheim DD, et al. 2013 ACCF/AHA guideline for the management of ST-elevation myocardial infarction: a report of the American College of Cardiology Foundation/American Heart Association Task Force on Practice Guidelines. Circulation 2013;127:e362-e425.

[2] Levine GN, Bates ER, Blankenship JC, et al. 2011 ACCF/AHA/SCAI guideline for percutaneous coronary intervention: a report of the American College of Cardiology Foundation/American Heart Association Task Force on Practice Guidelines and the Society for Cardiovascular AngiograpHy and Interventions. Circulation 2011;124:e574-e651.

[3] Fleg JL, Forman DE, Berra K, et al. Secondary prevention of atherosclerotic cardiovascular disease in older adults: a scientific statement from the American Heart Association. Circulation 2013;128:2422-2473.

[4] Guimarães PO, Tricoci P. Ticagrelor, prasugrel, or clopidogrel in ST-segment elevation myocardial infarction: which one to choose? Expert Opin PHarmacother 2015;16(13):1983-1995. doi:10.1517/14656566.2015.1074180.Epub 2015 Jul 29.

[5] Wiviott SD, Braunwald E, McCabe CH, et al. Prasugrel versus clopidogrel in patients with acute coronary syndromes. N Engl J Med 2007;357:2001-2015.

[6] Wallentin L, Becker RC, Budaj A, et al. Ticagrelor versus clopidogrel in patients with acute coronary syndromes. N Engl J Med 2009;361:1045-1057.

[7] Stone NJ, Robinson JG, Lichtenstein AH, et al. 2013 ACC/AHA guideline on the treatment of blood

cholesterol to reduce atherosclerotic cardiovascular risk in adults: a report of the American College of Cardiology/American Heart Association Task Force on Practice Guidelines. Circulation 2014;129(25 Suppl 2):S1-S45. doi:10.1161/01.cir.0000437738.63853.7a.

[8] American Diabetes Association. Standards of medical care in diabetes–2016.Diabetes Care 2016;39(Suppl.1):S1-S112.Available at: http://care.diabetesjournals.org/site/misc/2016–Standards–of–Care.pdf.

[9] FDA Drug Safety Communication: FDA Strengthens Warning that Non–aspirin Nonsteroidal Anti–inflammatory Drugs (NSAIDs) Can Cause Heart Attacks or Strokes. Silver Spring, MD, US FDA. Available at: http://www.fda.gov/Drugs/DrugSafety/ucm451800.htm.Accessed December 10, 2015.

第 20 章　室性心律失常

Nyagon 的停车场事故……………………Ⅲ级

Kwadwo Amankwa, PHarmD, BCPS

学习目标：

完成该病例学习后，学生能够：

- 了解药物诱导性尖端扭转型室性心动过速（TdP）的危险因素。
- 区分 TdP 与其他心律失常。
- 选择治疗急性 TdP 的一线药物。
- 确定用于治疗 TdP 的药物制剂的适当剂量、常见不良反应和监测参数。
- 讨论长期预防药物诱导性 TdP 的方法。

患者介绍

■ 主诉

我感觉很不好，感觉我要死了。

■ 现病史

Nyagon Doellefeld，女，55 岁，在杂货店附近的停车场晕厥了。晕厥并未造成外伤，她被送到急诊室进行治疗。她称自己的身体状况良好，大约入院前 4 天前得了"感冒"。她给初级保健医生打电话，称自己有上呼吸道症状，医生通过电话给她开具了红霉素 500 mg，QID，疗程 10 天。她在入院当天早晨服用了第 1 剂；在服用第 2 剂红霉素 1 小时后，去杂货店的途中感觉有异常，开车时，有头晕、气短及心悸的症状。停车时，她突发晕厥，汽车与另一辆汽车相撞，但不严重。在医务人员到达时，她醒了，并且自己感觉很清醒，但很震惊，然后她就被送往急诊室。当急诊医生做诊断时，她又晕厥了。随后，医生对其进行高级心血管生命支持（ACLS）治疗，心电图显示患者患有 TdP。

■ 既往史

CAD S/P PTCA；心力衰竭（EF 30%）；血脂异常；阵发性心房颤动。

■ 个人史

她和丈夫一起生活，不吸烟不喝酒。

■ 用药史

- 卡维地洛 3.125 mg，PO，BID。
- 普伐他汀 40 mg，PO，QD。
- 呋塞米 40 mg，PO，BID（最近由于水肿，从 40 mg，PO，QB 增加到 40 mg，BID）。
- 华法林 4 mg，PO，QD。
- 胺碘酮 200 mg，PO，BID。
- 善存银片，PO，QD。
- 雷尼替丁 150 mg，PO，QD。
- 坎地沙坦 8 mg，PO，QD。
- 阿司匹林 325 mg，PO，QD。
- 红霉素 500 mg，PO，QID（从入院当天开始服用）。

■ 过敏史

NKDA。

■ 系统回顾

该患者除了现病史中所提及的问题外，无其他问题。

■ 体格检查

全身

患者在急诊室时已经清醒，痛苦为中等程度。

生命体征

血压 104/50 mmHg，脉搏 98 bpm（晕厥时 200 bpm），呼吸频率 30 次 / 分，体温 36.3 ℃；体重 170.2 cm（5′7″），身高 90 kg。

皮肤

温暖干燥；未见皮疹。

五官检查

NC/AT；PERRLA；EOMI；口咽很干净。

颈部 / 淋巴结

柔软；无 JVD、无杂音；没有触诊到淋巴结。

肺部 / 胸部

双侧 CTA。

乳房

延期检查。

心血管系统

RRR，无杂音，无奔马律。

腹部

NTND；无反跳痛或抵抗；肠鸣音阳性。

生殖系统 / 直肠

延期检查。

肌肉骨骼 / 四肢

下肢轻度水肿；血管搏动正常。

神经系统

A & O × 3。

■ 实验室检查

Na 140 mEq/L	Hgb 12.1 g/dL
K 2.8 mEq/L	Hct 35%
Cl 100 mEq/L	RBC $3.88 \times 10^6/mm^3$
CO_2 29 mEq/L	Plt $200 \times 10^3/mm^3$
BUN 36 mg/dL	MCV 90.5 μm^3
SCr 1.4 mg/dL	MCHC 34.4 g/dL
Glu 110 mg/dL	INR 2.3
Mg 1.2 mg/dL	WBC $12 \times 10^3/mm^3$

■ 心电图

NSR，QTc 间期 605 ms；晕厥期间用示波器显示心律：尖端扭转型心脏病（图 20–1）。

■ 初步诊断

患者，女性，55 岁，白种人，药物诱导性尖端扭转型心脏病（TdP）、上呼吸道症状，以及药物引起的电解质失衡最终导致了患者 S/P 晕厥。

问题

问题识别

1.a 导致患者药物诱发心律失常的危险因素有

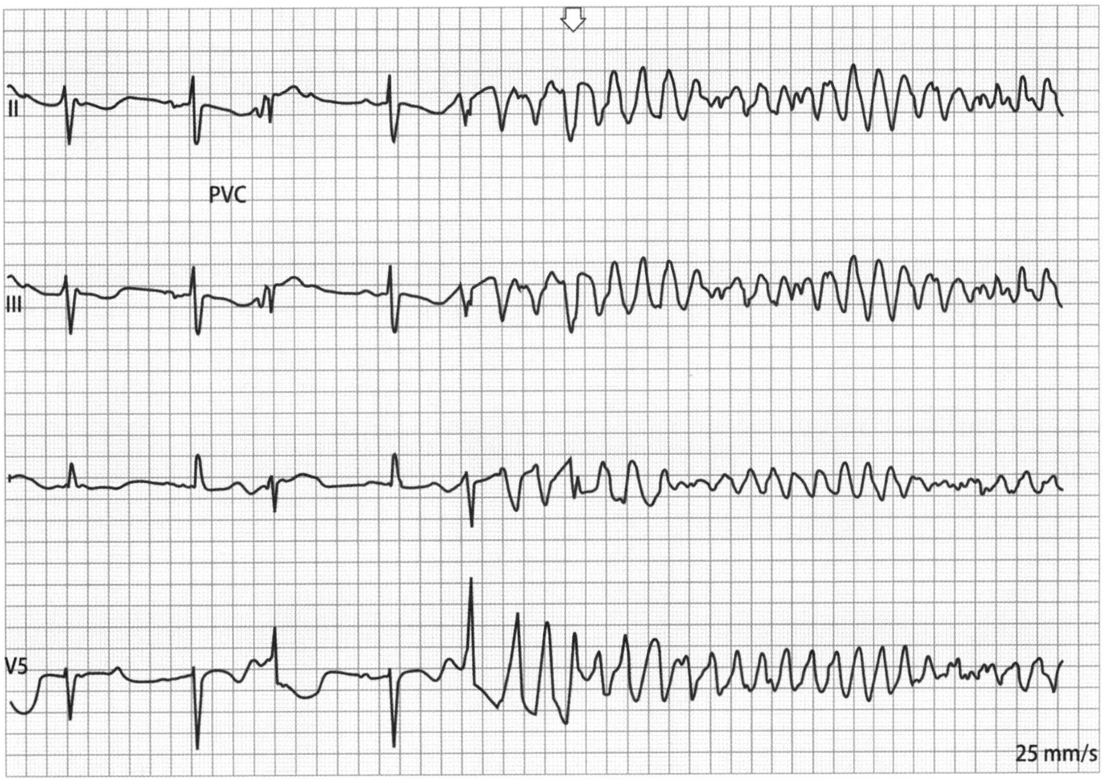

图 20–1　心电图显示的是患者患有尖端扭转型室速

哪些？

1.b TdP 患者的心电图有哪些特征？

1.c 讨论可能导致该患者药物诱导 TdP 的药物和非药物因素。

预期治疗结果

2. 该患者的药物治疗短期目标是什么？

治疗方案

3.a 有哪些非药物疗法可能对该患者有用？

3.b 有哪些药物疗法可用于治疗急性 TdP？

最佳的治疗方案

4. 制定治疗该患者急性药物诱导性 TdP 的药物治疗方案。

结果评价

5. 应使用哪些监测参数来评估药物治疗的疗效和不良反应？

患者教育

6. 应为患者提供什么药物咨询，以防止复发？

■ 临床过程

患者输入镁后，其心律恢复成正常的窦性心律。停用红霉素，钾和镁也停止滴注。患者需要进一步做电生理学检查。

■ 自学任务

1. 列出与 TdP 相关最常见的药物类别。

2. 列出 10 种有可能引起 TdP 的常用药物。

临床要点

门诊工作中，在药物诱导的心律失常方面，我们有必要增加药物警戒，因为门诊人群中，大量药物和（或）状况会导致 QT 间期延长和 TdP 。

参考文献

[1] Gowda RM, Khan IA, Wilbur SL, Vasavada BC, Sacchi TJ. Torsades de pointes: the clinical considerations. Int J Cardiol 2004;95:219-222.

[2] Arizona CERT—Center for Education and Research on Therapeutics. Available at: http://www.azcert.org/.Accessed May 1, 2013.

[3] Yee GY, Camm AJ. Drug induced QT prolongation and torsades de pointes. Heart 2003;89:1363-1372.

[4] Owens RC, Nolin TD. Antimicrobial-associated QT interval prolongation: pointes of interest. Clin Infect Dis 2006;43:1603-1611.

[5] Tisdale JT. Torsades de pointes. In: Tisdale JE, Miller DA, eds. Drug- Induced Diseases: Prevention, Detection and Management. Bethesda, MD, American Society of Health-Systems PHarmacists, 2010:485-515.

[6] European Heart Rhythm Association, Heart Rhythm Society, Zipes DP, et al. ACC/AHA/ESC 2006 guidelines for management of patients with ventricular arrhythmias and the prevention of sudden cardiac death: a report of the American College of Cardiology/American Heart Association Task Force and the European Society of Cardiology Committee for Practice Guidelines (Writing Committee to Develop Guidelines for Management of Patients With Ventricular Arrhythmias and the Prevention of Sudden Cardiac Death): developed in collaboration with the European Heart Rhythm Association and the Heart Rhythm Society. J Am Coll Cardiol 2006;48:e247-e346.

[7] Berul CI, Seslar SP, Zimetbaum PJ, et al.Acquired QT syndrome. In:Triedman J, Levy S, eds. UpToDate.Waltham, MA.Available at: http:// www.uptodateonline.com.Accessed May 4, 2013.

第 21 章 心房颤动

使其心律变得平稳……………………Ⅲ级

Virginia H. Fleming, PharmD, BCPS
Bradley G. Phillips, PharmD, BCPS, FCCP

学习目标：

完成该病例学习后，学生能够：

- 描述治疗心房颤动（AF）的基础。
- 确定心力衰竭患者 AF 的治疗目标。
- 为心力衰竭患者 AF 提供一个最合适的抗凝剂。

患者介绍

■ 主诉

最近，我觉得我的心跳太快。我感觉没什么，但我想检查一下才能放心。

■ 现病史

Cooper Riley，男，64 岁，有心力衰竭和持续性 AF 的病史，到初级保健医生那里称自己有心悸的问题，他第 1 次注意到是在 7 天前。他称知道自己有心悸，但相对无症状。在日常活动中，疲劳程度和活动量没有明显变化。Riley 先生已有 6 年充血性心力衰竭病史。在过去几年，他的基本活动能力为体力活动轻微受限，日常活动中会出现一些症状，但休息时无症状。他有 AF 病史，使用复律器后其心律可恢复到正常的窦性心律，过去 8 个月一直在服用胺碘酮维持正常窦性心律（NSR）。今天在医院检查，Riley 的心电图显示他有 AF（图 21-1）。

■ 既往史

高血压；持续性 AF（先前使用胺碘酮维持 NSR）；伴射血分数下降的心力衰竭（LVEF 35%）；阻塞性睡眠呼吸暂停综合征［呼吸紊乱指数（AHI）28 次 / 小时］，使用持续正压通气（CPAP）治疗后缓解。

■ 家族史

父母双方均去世。父亲在 64 岁时死于 AMI。母亲在 65 岁时死于肺癌。

■ 个人史

Riley 先生是一名会计。已婚，有两个健康的孩子。不吸烟，但周末偶尔“喝些啤酒”。

■ 用药史

- 卡维地洛 6.25 mg，PO，BID。
- 地高辛 0.0625 mg，PO，QD。
- 胺碘酮 400 mg，PO，QD。
- 呋塞米 40 mg，PO，QD。
- 氯化钾 20 mEq，PO，QD。
- 赖诺普利 10 mg，PO，QD。
- 华法林 5 mg，PO，QD。
- 夜间 CPAP 治疗（8 cm H_2O）。

■ 过敏史

NKDA.

■ 系统回顾

报告称疲劳程度没有改变，不能进行某些运动；无头痛、头晕、胸痛、心绞痛、阵发性昏厥；凹陷性水肿 2+ 。

■ 体格检查

全身

超重、无明显窘迫。

生命体征

血压 158/92 mmHg，脉搏 110 bpm（不规则），呼吸频率 20 次 / 分，体温 36.3 ℃，体重 108.3 kg，身高 180.3 cm（5′11″）。

皮肤

触之稍凉，皮肤饱满且颜色正常。

五官检查

PEERLA，EOMI，颅底镜检查结果显示小动脉轻度缩小，但无出血、分泌物、视神经乳头水肿。

颈部

大而柔软，无颈动脉杂音；无淋巴结肿大或甲状腺肿大，JVD（–）。

肺部 / 胸部

双侧有湿啰音，无干啰音。

心血管系统

脉搏 110 bpm，不规则；S_1、S_2 正常，S_3（+），无 S_4。

腹部

NT/ND，BS（+），无器官肿大，HJR（–）。

生殖系统 / 直肠

男性生殖器解剖结构正常，便血（–）

肌肉骨骼 / 四肢

脉搏弱（1+），完全 ROM，无杵状指或发绀；轻度水肿（2+）。

神经系统

A & O×3；CN Ⅱ～Ⅻ正常；DTR（2+），巴宾斯基征阴性。

■ 实验室检查

Na 140 mEq/L	Hgb 12.0 g/dL	Ca 8.5 mg/dL
K 4.0 mEq/L	Hct 35.8%	Mg 2.1 mEq/L
Cl 105 mEq/L	Plt 212 × 10^3/mm^3	Dig 0.8 ng/mL
CO_2 24 mEq/L	WBC 9.5 × 10^3/mm^3	
BUN 22 mg/dL	Polys 65%	
SCr 1.1 mg/dL	Bands 2%	
Glu 109 mg/dL	LympHs 30%	
INR 2.3	Mono 3%	

■ 心电图

持续性 AF，心室率 110 bpm（图 21–1）。

■ 超声心动图

收缩功能障碍（LVEF 35%）和中等程度的左心房扩大（5.2 cm）。未见血栓。

■ 胸部 X 线片

心脏扩大；无急性肺部感染或水肿。

■ 初步诊断

- 持续性 AF，先前使用胺碘酮维持 NSR：轻度症状，用华法林进行抗凝治疗。心室率无法控制。
- 心力衰竭（HF）：轻度症状，标准服药量不是靶剂量。
- HTN：未得到良好的控制；需要进一步优化血压控制方案。
- 阻塞性睡眠呼吸暂停（OSA）：采用 CPAP 疗法，症状控制良好。

问题

问题识别

1.a 列出患者主要的药物治疗问题，按从重到轻的顺序排列。

1.b 阐述胺碘酮长期治疗 AF、维持 NSR 的效果。

1.c 在 Riley 先生的这个病例中，什么因素可能使 NSR 无法维持？

1.d Riley 先生有持续性 AF。持续性 AF 与永久性 AF 有何不同？

预期治疗结果

2.a AF 患者的药物治疗目标是什么？

2.b 该患者疾病状态或病症的药物治疗目标是什么？

治疗方案

3.a AF、心力衰竭患者可以使用哪些治疗方案来控制心率？

3.b 控制心率的治疗方案有哪些？

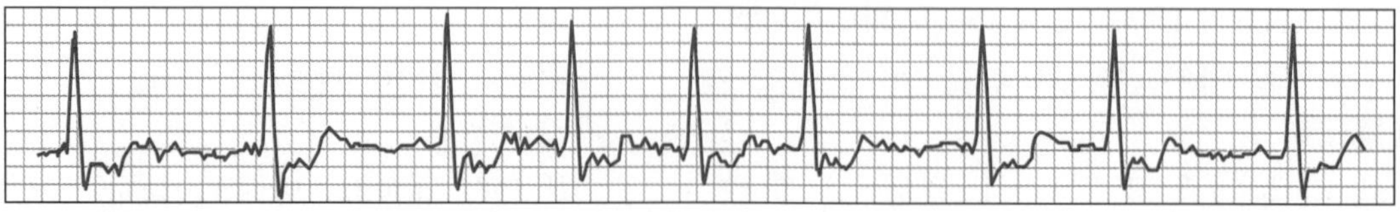

在 Riley 的医生办公室记录的心律为室性心率 110 bpm。AF 的特点是心电图上观察不到心房“p”波，以及与 QRS 波段之间的距离不同。AF 有时被称为不规律的非正常心率：非正常心率是因为它不是 NSR；不规律是因为心室率不规则或外周脉搏不规则。

图 21–1　心电图

3.c Riley 先生 AF 的非药物治疗方案有哪些?

最佳的治疗方案

4. 您现在如何来控制 Riley 先生的 AF ?

结果评价

5. 你如何监控和调整 Riley 先生 AF 的药物治疗方案?

患者教育

6. 你会为 Riley 先生的 AF 和心力衰竭提供什么样的教育与咨询服务，解释选择的治疗方案，确保患者具有良好的依从性，并最大限度地减少不良反应的发生?

■ 自学任务

2 周后，患者来复诊，其症状、体征和实验室检查结果为: INR 正常、心率 95 bpm，无心动过速，凹陷性水肿 2+，以及体重增加 1.2 kg。你将为该患者提供什么样的治疗方案?

列出能够降低心力衰竭和 AF 死亡率的药物。

临床要点

在治疗 AF 伴收缩性心力衰竭时，控制心室率（< 110 bpm）和抗凝治疗是维持 NSR、抗心律失常的可行方案。

参考文献

[1] January CT, Wann LS, Alpert JS, et al. 2014 AHA/ACC/HRS Guideline for the management of patients with atrial fibrillation: executive summary. A report of the American College of Cardiology/American Heart Association Task Force on Practice Guidelines and the Heart Rhythm Society. JACC 2014;64(21):2246-2280.

[2] Fuster V, Ryden LE, Cannom DS, et al. 2011 ACCF/AHA/HRS focused update incorporated into the ACC/AHA/EHC 2006 Guidelines for management of patients with atrial fibrillation: a report of the American College of Cardiology Foundation/American Heart Association Task Force on practice guidelines. Circulation 2011;123:e269-e367.

[3] Shelton RJ, Clark AL, Goode K, et al. A randomized, controlled study of rate versus rhythm control in patients with chronic atrial fibrillation and heart failure:(CAFE- Ⅱ Study).Heart 2009;95(11):924-930.

[4] Roy D, Talajic M, Nattel S, et al. Rhythm control versus rate control for atrial fibrillation and heart failure. N Engl J Med 2008;358:2667-2677.

[5] Hunt SA, Abraham WT, Chin MH, et al. 2009 focused update incorporated into the ACC/AHA 2005 guidelines for the diagnosis and management of heart failure in adults: a report of the American College of Cardiology Foundation/American Heart Association Task Force on Practice Guidelines: developed in collaboration with the International Society for Heart and Lung Transplantation. Circulation 2009;199:e391-e479.

[6] Yancy CW, Jessup M, Bozkurt B, et al. 2013 ACCF/AHA guideline for the management of heart failure: a report of the American College of Cardiology Foundation/American Heart Association Task Force on Practice Guidelines. Circulation 2013;128:e240-e327.

[7] Van Gelder IC, Groenveld HF, Crijns HJ, et al. RACE Ⅱ Investigators. Lenient versus strict rate control in patients with atrial fibrillation. N Engl J Med 2010;362(15):1363-1373.

[8] Wann LS, Curtis AB, Ellenbogen KA, et al. 2011 ACCF/AHA/HRS focused update on the management of patients with atrial fibrillation (update on dabigatran): a report of the American College of Cardiology Foundation/American Heart Association Task Force on practice guidelines. Circulation 2011;123:1144-1150.

[9] Giugliano RP, Ruff CT, Braunwald E, et al. Edoxaban versus warfarin in patients with atrial fibrillation (ENGAGE AF-TIMI 48).N Engl J Med 2013;369:2093-2104.

第22章　深静脉血栓形成

来自身体深部的问题…………………………Ⅱ级

Sally A. Arif, PHarmD, BCPS-AQ Cardiology
Tran Tran, PHarmD, BCPS

学习目标：

完成该病例学习后，学生能够：

- 定义急性深静脉血栓形成（DVT），并讨论其病理生理学。
- 探讨DVT患者的临床表现。
- 制定DVT药物治疗方案。
- 给DVT患者提供抗凝治疗方面的教育和信息。

患者介绍

■ 主诉

我腿部异常疼痛。

■ 现病史

Rodney Cross，男，51岁，高加索人，因右腿疼痛去初级保健医生处就诊。3天前，他睡觉时疼醒，疼痛为持续性。走路时，疼痛加剧。疼痛位于右膝盖后，延伸至小腿。此时的疼痛强度为3级（疼痛强度最大为10级）。无胸痛（CP）、气短（SOB）。他否认近期外出旅行、行动不便、腿部受伤。大约3个月前，患者开始每天服用阿托伐他汀40 mg治疗血脂异常。3天前停止服用阿托伐他汀，因为他认为阿托伐他汀可能导致腿部疼痛，但即使停止服用，疼痛仍然持续。

■ 既往史

高血压；血脂异常；甲状腺功能亢进、甲状腺切除；痛风；9年前，因左脚踝骨折行石膏固定，未行手术；很早以前得过抑郁症。

■ 手术史

10年前，做过疝修补术。很早以前做过藏毛囊肿切除术。

■ 家族史

父亲81岁死于肝衰竭。母亲、一个哥哥、儿子都健在。无静脉血栓栓塞或凝血异常的家族史。

■ 个人史

已婚，只有一个孩子，已成年。每天喝一两杯酒精性饮料。每天抽半包烟，现在正在戒烟。无非法用药史。

■ 用药史

- 别嘌呤醇300 mg，PO，QD。
- 赖诺普利10 mg，PO，QD。
- 左甲状腺素150 mcg，PO，QD。
- 阿司匹林81 mg，PO，QD。
- 阿托伐他汀40 mg，PO，QD（3天前停药）。

■ 过敏史

- NKDA。

■ 系统回顾

- 体质：无发冷，无疲劳感。
- 眼部：无眼痛、视觉变化。
- 耳鼻喉：无咽喉痛。
- 皮肤：无色素沉着，无指甲改变。
- 心血管：无CP、心悸或晕厥。
- 呼吸系统：无咳嗽、SOB、气喘或喘鸣。
- 消化系统：无腹痛、恶心、腹泻或呕吐。
- 肌肉骨骼系统：无颈部疼痛、背部疼痛或受伤。
- 神经系统：无头晕、头痛或局部无力。
- 精神病/行为：很早以前得过抑郁症，目前无异常。

■ 体格检查

全身

有些超重，对于白种人来说看起来合适。乐意合作，愿意配合，A & O × 3，影响正常

生命体征

血压 132/76 mmHg，脉搏 75 bpm 心律齐，心率 16 次 / 分，体温 36.8 ℃（98.3° F），氧饱和度 97%/RA；体重 88.0 kg（194 lb），身高 182.9 cm（6′0″）。

皮肤

温暖，干燥，肤色正常。无皮疹或硬结。

五官检查

瞳孔对称，对光反射正常。EOM 正常。黏膜湿润，为粉红色。

颈部

活动度正常，无脑膜炎征。

肺部 / 胸部

呼吸音正常，无呼吸窘迫。

心血管系统

RRR，无摩擦音、杂音、奔马律。

腹部

无触痛、无肿块、无腹胀、无腹膜炎征。

肌肉骨骼 / 四肢

上肢：检查正常，无 CCE，ROM 正常。

下肢：右小腿紧绷，触之温暖有触痛，胫前凹陷性水肿 1+。LLE 无红肿，温暖和肿胀。双侧下肢血管搏动和感觉正常。ROM 正常。

神经系统

格拉斯哥昏迷量表评分 15 分，无局部运动神经障碍、无局部感觉神经障碍 .

■ 实验室检查

Na 140 mEq/L	WBC 5.9 × 10^3/μL	AST 16 IU/L
K 3.9 mEq/L	RBC 4.28 × 10^6/μL	ALT 20 IU/L
Cl 103 mEq/L	Hgb 13.5 g/dL	Alk pHos 67 IU/L
CO_2 27 mEq/L	Hct 39.3%	GGT 20 IU/L
BUN 10 mg/dL	血小板 175 × 10^3/μL	血脂：
SCr 0.84 mg/dL	CK 117 IU/L	TC 180 mg/dL
Glu 88 mg/dL	INR 1.0	HDL 30 mg/dL
URIC 5.0 mg/dL	PT 11.4 seconds	Trig 250 mg/dL
aPTT 34.8 seconds	LDL 100 mg/dL	

双下肢静脉功能超声：右股浅静脉远端、腘静脉、腓静脉有急性深静脉血栓形成（DVT）。血管内无压迫，无血液流动。

（注意："股浅静脉"虽然名字中有个"浅"字，事实上股浅静脉是一条深静脉。推荐使用"股静脉"这个名字，因为它不会给人带来很多的困惑。然而，"股浅静脉"的名称仍然在使用，超声报告中也在使用"股浅静脉"这个词）。

■ 初步诊断

右股浅静脉远端、腘静脉、腓静脉急性 DVT。

问题

问题识别

1.a 列出与患者药物有关的问题。

1.b 有哪些主观和客观结果支持下肢 DVT 的诊断?

预期治疗结果

2. 该患者药物治疗的短期和长期目标是什么?

治疗方案

3. 患者发生 DVT，其有效的药物治疗方案有哪些?

最佳治疗方案

4. 为了保持低用药成本，临床医生和患者同意使用华法林用于治疗 DVT。制定该患者 DVT 的药物治疗方案，方案中包括每种药物剂型、剂量、给药时间和疗程。

结果评价

5. 制定该患者 DVT 治疗的监测方案。确保监测方案包括疗效和安全性方面的问题。

患者教育

6. 应该为该患者提供什么样的咨询与教育，以优化治疗效果，并最大限度降低不良事件发生的风险?

■ 临床过程（第 1 部分）

Cross 先生腿部疼痛 3 天后，就去他的初级保健医生（PCP）处就诊。根据医嘱，进行注射给药，每天摄入 5 mg 华法林。右下肢（RLE）仍然疼痛和肿胀，但症状有所缓解。无 CP 和 SOB。无漏服华法林，按照医嘱服用其他药物，饮食一直注意摄入维生素 K，酒精摄入量也没有变化，也没有急性健康问题。他称除了与注射有关的小伤口外，没有擦伤和出血。INR 值为 1.7。

■ 随访问题

1.a 识别患者抗凝治疗的相关问题，并设计治疗

与监测计划，以管理您识别的每个问题。

■ 临床过程（第 2 部分）

Cross 先生在其急性 DVT 发作治疗后 2 个月去他的 PCP 那里进行复诊。称自己尿的颜色非常深，在复诊前 2 天尿的颜色为"可乐"色。抑郁症没有复发。无排尿困难、背部疼痛、腹股沟疼痛，大便中也没有血。目前华法林的使用剂量是：周一、周三、周五、周六为 2.5 mg；周二、周四和周日为 5 mg。体格检查结果显示无肋脊角（CVA）压痛。INR 值为 2.3。

■ 随访问题

1.b 识别患者抗凝治疗的相关药物问题，并制定治疗和监测方案，以管理您识别的每个问题。

■ 临床过程（第 3 部分）

在他初次就诊的 3 个月后，患者又去他的初级保健医生办公室进行复诊，继续进行抗凝治疗。目前华法林的使用剂量是：周一、周三、周五、周六为 2.5 mg；周二、周四和周日为 5 mg。INR 值为 4.3。4 周前患者使用同等剂量的华法林时，其 INR 值为 2.3。Cross 先生没有 DVT 复发或肺栓塞（PE）发生的症状。他称，过去一个月，自己没有出血相关问题，没有漏服和过量服用华法林，没有改变饮食习惯、酒精摄入量。所用药物一直没有改变，除了 2 ～ 3 周前，阿托伐他汀每日 40 mg，变成了瑞舒伐他汀每日 20 mg 用于治疗血脂异常。你会注意到，表 22-1 显示的是在开始做抗凝治疗之前，进行的血栓形成倾向检查。

表 22-1 总结的实验室检查结果显示患者体内存在狼疮样抗凝物。

■ 随访问题

1.c 识别患者抗凝治疗的相关问题，并制定治疗和监测方案，以管理您识别的每个问题。在抗凝治疗中，一定要指出抗凝治疗的持续时间。

表 22-1　血栓形成试验结果

检查	结果	参考值
抗凝血酶 Ⅲ（% 活性）	101	85 ～ 118
蛋白质 C（% 活性）	122	72 ～ 220
蛋白质 S（% 活性）	111	50 ～ 168
凝血因子Ⅴ leiden 突变	阴性	正常：阴性
凝血酶原 G-20210-A 突变	阴性	正常：阴性
抗心磷脂抗体 IgG（GPL 单位）	5.0	0.0 ～ 15.0
抗心磷脂抗体 IgM （MPL 单位）	＜ 4.7	0.0 ～ 12.5
凝血酶时间（s）	15.5	13.0 ～ 20.0
DRVVT（s）	63.2	35.0 ～ 47.0
DRVVT 确认（s）	36.3	–
DRVVT 比率	1.74	1.10 ～ 1.41
StaClot LA	阳性	正常：阴性
同型半胱氨酸，血浆（μmol/L）	10.0	3.7 ～ 13.9

■ 自学任务

1. 总结抗磷脂综合征，包括其定义、临床表现和治疗。

2. 查阅现有文献，总结关于各种他汀类药物对华法林的影响。另外，华法林会影响他汀类药物的作用吗？

临床要点

目前指南建议长期抗凝治疗（长达 3 个月），而不是短期抗凝。近端 DVT 、孤立远端 DVT、手术或非手术瞬时危险因素引起的 PE 患者使用更长疗程（如 6 个月、12 个月、24 个月）或延长疗程（无具体的停止日期）。无因性近端腿部 DVT、无 PE ，具有低或中等出血风险的继发性无因性 VTE 患者需要延长疗程进行治疗。所有接受延长疗程抗凝治疗的患者应每年重新评估抗凝剂的使用情况。

参考文献

[1] KEARON C, AKL EA, ORNELAS J, et al. Antithrombotic therapy for VTE disease: CHEST Guideline and Expert Panel Report. Chest, 2016, 149(2):315-352.

[2] Robertson L, Kesteven P, McCaslin JE. Oral direct thrombin inhibitors or oral factor Xa inhibitors for the treatment of deep vein thrombosis. Cochrane Database Syst Rev 2015;6:CD010956.

[3] Schulman S, Kearon C, Kakkar AK; for the RE-COVER Study Group. Dabigatran versus warfarin in the treatment of acute venous thromboembolism. N Engl J Med 2009;361(24):2342-2352.

[4] Schulman S, Kakkar AK, Goldhaber SZ; for the RE-COVER Ⅱ Trial Investigators. Treatment of acute venous thromboembolism with dabigatran or warfarin and pooled analysis. Circulation 2014;129(7):764-772.

[5] Garcia DA, Baglin TP, Weitz JI, Samama MM. Parenteral anticoagulants: Antithrombotic Therapy and Prevention of Thrombosis, 9th ed: American College of Chest PHysicians Evidence-Based Clinical Practice Guidelines. Chest 2012;141(Suppl):e24S-e43S.

[6] Van Dongen CJ, MacGillavry MR, Prins MH. Once versus twice daily LMWH for the initial treatment of venous thromboembolism. Cochrane Database Syst Rev 2005;3:CD003074.

[7] Stern A, Abel R, Gibson GL, et al. Atorvastatin does not alter the anticoagulant activity of warfarin. J Clin PHaramcol 1997;37:1062-1064.

[8] Simonson SG, Martin PD, Mitchell PD, et al. Effect of rosuvastatin on warfarin pHarmacodynamics and pHarmacokinetics. J Clin PHarmacol 2005;45(8):927-934.

[9] Miyakis S, Lockshin MD, Atsumi T, et al. International consensus statement on an update of the classification criteria for definite antipHospHolipid syndrome (APA).J Thromb Haemost 2006;4:295-306.

第23章 肺栓塞

血小板减少症的发生……………………………Ⅱ级

Kristen L. Longstreth, PHarmD, BCPS
Mary E. Fredrickson, PHarmD, BCPS

学习目标：

完成该病例学习后，学生能够：

- 确定与肺动脉栓塞相关的症状、体征和危险因素。
- 评价肝素诱导性血小板减少症（HIT）。
- 选择用于治疗 PE 伴有 HIT 的抗凝剂。
- 制定 PE 伴有 HIT 的药物治疗与监测方案。
- 为患者提供抗凝治疗方面的教育。

患者介绍

■ 主诉

我胸痛，喘不过气来。

■ 现病史

Mary Anton，女，70 岁，救护车将她从家送到医院急救室。患者因严重骨关节炎行右侧全膝关节置换（TKR）手术，现在处于术后状态（S/P）（现在是手术后的第十天）。4 天前，从医院的骨科出院，使用依诺肝素预防 DVT 的发生。患者被安排在当地康复中心接受理疗；然而，她因疼痛而取消了该治疗。除了在丈夫的协助下完成日常活动外，她在家中一直不动。今天早晨，患者看电视时，突然发生了胸痛和气短，无恶心、呕吐和发汗，有干咳，焦虑不安，且右膝和右下肢疼痛。

■ 既往史

HTN 30 年；血脂异常 25 年；慢性稳定型心绞痛 2 年（2 个月前 regadenoson 压力测试结果为阴性）；CKD 继发于未控制的 HTN，第 4 阶段（基线肌酐 1.8 ～ 2.0 mg/dL）；骨关节炎；肥胖；右腿 S/PTKR（术后第 10 天）。

■ 家族史

- 父亲 74 岁时死于肺癌。
- 母亲 89 岁死于心肌梗死。
- 没有兄弟姐妹。

■ 个人史

患者已经退休。与丈夫一起生活。在手术前，由于严重的骨关节炎她避免了大多数体力活动。不吸烟。不喝酒。

■ 用药史

- 阿司匹林 81 mg，PO，QD。
- 美托洛尔酒石酸盐 50 mg，PO，BID。
- 氨氯地平 10 mg，PO，QD。
- 肼屈嗪 25 mg，PO，TID。
- 阿托伐他汀 20 mg，PO，QD。
- 硝酸甘油 0.4 mg，胸痛时，舌下含服。
- 醋酸钙 1334 mg，PO，TID，餐时服用。
- 依诺肝素 30 mg，SC，每 24 小时一次。
- 羟考酮缓释片 20 mg，PO，每 12 小时一次。
- 羟考酮即释片 5 mg，PO，每 6 小时一次，疼痛时服用。
- 多库酯 100 mg，PO，QHS。
- 番泻苷 17.2 mg，PO，QHS。

■ 过敏史

赖诺普利（血管性水肿）。

■ 系统回顾

呼吸急促和干咳。休息时，胸部剧烈疼痛，疼痛不会辐射到其他部位，触摸不会重现，无心悸、发汗、恶心、呕吐或腹泻，无头痛、发热和畏寒。胸部疼痛评分为 9 分，右膝和下肢疼痛评分为 7 分

（最疼为 10 分）。

■ 体格检查

全身

中度呼吸窘迫。

生命体征

血压 128/68 mmHg，脉搏 101 bpm，呼吸频率 21 次 / 分，体温 36.9 ℃；体重 85 kg，身高 162.6 cm（5′4″），右心房氧饱和度 88%。

皮肤

温暖干燥；未见皮疹。

五官检查

头部：无创伤；PERRLA；EOMI。

颈部 / 淋巴结

无颈动脉杂音；无淋巴结肿大；无甲状腺肿大。

肺部 / 胸部

CTA；无哮鸣音、湿啰音。

心血管系统

心律齐、心动过速；正常心音；无 MRG。

腹部

肥胖，柔软；NT/ND；BS（+）；无脏器肿大。

生殖系统 / 直肠

正常范围（WNL）。

肌肉骨骼 / 四肢

右腿 S/P TKR；右下肢 ROM 轻微发红、发热、水肿；右膝和下肢疼痛。

神经系统

A & O × 3；局部神经正常；颅神经正常。

■ 实验室检查（非空腹）

Na 144 mEq/L	Mg 1.9 mEq/L	T. chol 165 mg/dL	D-dimer 975 ng/mL
K 4.5 mEq/L	PHos 4.4 mg/dL	LDL 97 mg/dL	心肌酶 1245
Cl 108 mEq/L	Ca 8.9 mg/dL	HDL 42 mg/dL	CK 67 IU/L
CO_2 26 mEq/L	Alb 3.5 g/dL	TG 130 mg/dL	CK-MB 1.1 IU/L
BUN 35 mg/dL	AST 21 IU/L	Hgb 11.5 g/dL	肌钙蛋白 I 0.03 ng/mL
SCr 1.8 mg/dL	ALT 15 IU/L	Hct 34.7%	
Glu 106 mg/dL	Alk PHos 57 IU/L	Plt 86 × $10^3/mm^3$	
A1C 6.0%		WBC 6 × $10^3/mm^3$	

■ 心电图

窦性心动过速。T 波、ST 段无变化。

■ 右下肢静脉多普勒超声检查

从右腘静脉到右股静脉的闭塞性 DVT。

■ 胸部 X 线片

无急性心肺疾病的证据。

■ 初步诊断

1. 胸痛，呼吸短促——慢性稳定型心绞痛病史；R/O 急性冠状动脉综合征（ACS），R/O PE。

2. 右下肢 DVT。

3. 血小板减少 R/O HIT。

4. 因右腿严重骨性关节炎做了 TKR 手术，现在是病后状态（S/P）（术后第 10 天），无感染，疼痛无法控制。

5. CKD——第 4 阶段，肌酐在基线水平。

6. HTN——目前的治疗方案能够使血压平稳。

7. 血脂异常——目前的治疗方案能够使血脂平稳。

临床过程

患者被送到医院内的遥测病房，治疗 DVT，并进一步检查胸痛和气短（表 23-1）。进行 A V/Q 扫描。查看患者先前入院的病历，以获得更完整的药物史和实验室检查史（表 23-2）。

内科住院医生在医嘱中要求患者停用依诺肝素并告知患者可以使用家里其他药物。住院医生在医嘱中同时要求：咨询临床药师有关磺达肝癸钠和华法林的剂量和监测方面的问题；吗啡 2 mg，IV 或肌内注射（IM），每 4 小时一次，疼痛时使用；布洛芬 600 mg，PO，每 8 小时一次，疼痛时口服。

■ V/Q 扫描

扫描结果显示多节段灌注缺损，表明通气灌注不匹配和 PE 发生的风险很高（图 23-1）。

表 23-1　心肌酶

检查项目	检查结果
CK	45 IU/L
CK-MB	0.7 IU/L
肌钙蛋白 I	0.02 ng/mL

问题

问题识别

1.a 该患者哪些主观和客观信息与诊断一致？

1.b 该 PE 患者有哪些危险因素？

1.c 讨论确诊或排除患者疑似诊断 HIT 的过程。

1.d 列出该患者的药物治疗相关问题。

表 23-2 先前入院时的相关药物和实验室检查结果

手术时间	Plt 检查	Hgb 检查	治疗药物
TKR	Plt 239 × 10^3/mm^3	Hgb 11.8 g/dL	
术后第 1 天	Plt 233 × 10^3/mm^3	Hgb 11.5 g/dL	依诺肝素 30 mg，每 24 小时一次，皮下注射
术后第 2 天	Plt 227 × 10^3/mm^3	Hgb 11.7 g/dL	
术后第 3 天	Plt 229 × 10^3/mm^3	Hgb 11.7 g/dL	
术后第 4 天	Plt 221 × 10^3/mm^3	Hgb 11.6 g/dL	
术后第 5 天	Plt 234 × 10^3/mm^3	Hgb 11.8 g/dL	
术后第 6 天	Plt 141 × 10^3/mm^3	Hgb 11.6 g/dL	出院后，依诺肝素 30 mg，每 24 小时，皮下注射

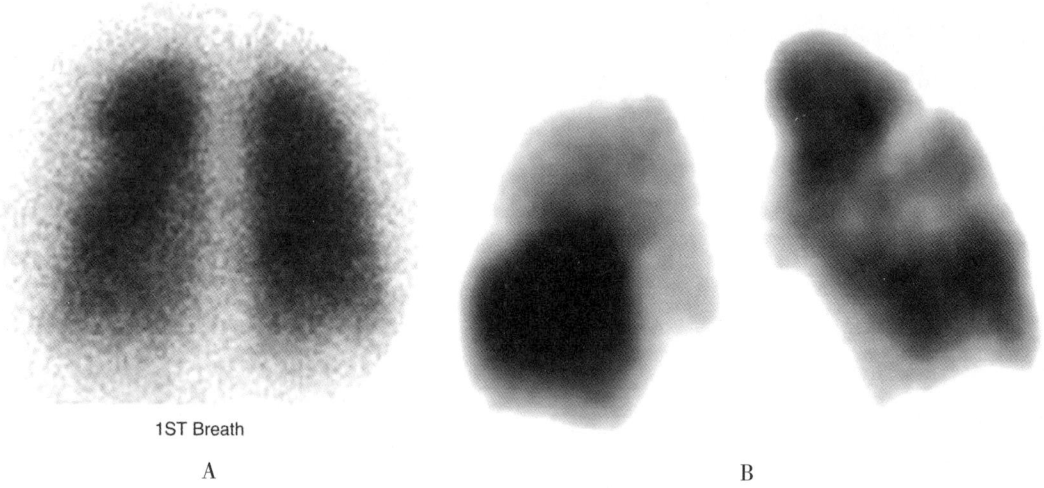

A. 通气正常；B. 多个节段灌注缺失，表明通气灌注不匹配和 PE 发生的风险很高。

图 23-1 通气灌注肺扫描

（经 Rao RK 同意后转载：Pulmonary embolic disease.In:Crawford MH, ed.Current Diagnosis and Treatment in Cardiology, 3rd ed.New York, NY, McGraw-Hill Education, 2009:339.）

预期治疗结果

2.a PE 患者的治疗目标是什么？

2.b HIT 患者治疗的其他目标还有哪些？

■ 临床过程（第 1 部分）

做肝素诱导性血小板抗体 ELISA 检查，送到门诊实验室。写医嘱避免使用所有肝素（包括肝素导管冲洗）。在开始进行抗凝治疗之前，获得基线 aPTT 的数据（29.5 秒；医院实验室的正常范围是 25 ～ 40 秒），PT（10.8 秒），INR（1.0），帮助确定抗凝剂的剂量。护理部向临床药师咨询磺达肝癸钠和华法林剂量和监测方面的问题。

治疗方案

3.a 有哪些药物可用于 PE 患者的抗凝治疗？

3.b 有哪些非抗凝剂（药理和非药物）可用于治疗 PE？上述治疗方案可用于该患者吗？

最佳的治疗方案

4.a 选择适当的肠外抗凝剂开始治疗，并计算该患者的初始剂量。

4.b 制定药物治疗方案，该方案要求停用肠外抗凝剂，开始使用华法林。

4.c 确定该患者使用华法林的合适疗程。

结果评价

5.a 选择适当的治疗监测参数，并计算该患者抗凝治疗的疗程。

5.b 除了以上选择的治疗监测参数外，您还将使用哪些临床和实验室参数来监测该患者的抗凝效果和安全性？

■ 临床过程（第 2 部分）

肝素诱导性血小板抗体 ELISA 检查结果，OD 值 1.20，为阳性（医院实验室肝素诱导性血小板抗体 ELISA 检查结果 OD 值大于 0.40 为阳性）。该患者在使用华法林 72 小时后 INR 向正常值靠近，表明治疗效果良好。昨日停用肠外抗凝剂，患者将于今日出院。

患者教育

6.a 在患者出院前，为了加强患者的依从性，确保华法林的疗效，提高用药的安全性，应向其提供华法林治疗哪方面的相关资料？

6.b 讨论您将提供给 HIT 患者的信息，包括肝素和低分子肝素方面的信息。

■ 自学任务

在进行血小板计数监测时，确定在治疗或预防相关疾病时，普通肝素、低分子肝素、磺达肝癸钠的监测频率。

1. 研究 HIT 活化和抗原测定等确诊的敏感性和特异性。

2. 比较比伐卢定和阿加曲班对 INR 值和华法林监测的影响。

3. 查看文献资料，提出解决过度使用抗凝剂、凝血酶抑制剂的方案。

临床要点

HIT 患者（没有血栓形成证据，即孤立 HIT）在使用抗凝剂进行治疗时，没有抗凝治疗最佳疗程方面的数据。直接使用凝血酶抑制剂进行抗凝治疗时，应当持续使用，直至血小板计数恢复到相对正常水平（至少 $150 \times 10^3/mm^3$）并稳定下来；然而，循证指南还建议需要使用华法林进行治疗，疗程 4 周，以预防 HIT 相关性血栓的形成。

参考文献

[1] Witt DM, Clark NP, Vazquez SR. Venous thromboembolism. In:DiPiro JT, Talbert RL, Yee GC, et al., eds. Pharmacotherapy: A PathopHysiologic Approach, 10th ed.New York, NY, McGraw-Hill, 2017:231-260.

[2] Linkins LA, Dans AL, Moores LK, et al. Treatment and prevention of heparin-induced thrombocytopenia: Antithrombotic Therapy and Prevention of Thrombosis, 9th ed: American College of Chest PHysicians Evidence-Based Clinical Practice Guidelines. Chest 2012;141(2 Suppl):e495S-e530S.

[3] Lexi-Comp Online, Lexi-Drugs Online. Hudson, OH, Lexi-Comp Inc, October 20, 2015.

[4] Badger NO. Fondaparinux (Arixtra), a safe alternative for the treatment of patients with heparin-induced thrombocytopenia?J PHarm Pract 2010;23(3):235-238.

[5] Kang M, Alahmadi M, Sawh S, Kovacs MJ, Lazo-Langner A. Fondaparinux for the treatment of suspected heparin-induced thrombocytopenia: a propensity score-matched study.Blood 2015;125(6):924-929.

[6] Miyares MA, Davis KA.Direct-acting oral anticoagulants as emerging treatment options for heparin-induced thrombocytopenia.Ann PHarmacother 2015;49(6):735-739.

[7] Linkins LA, Warkentin TE, Pai M, et al.Design of the rivaroxaban for heparin-induced thrombocytopenia study.J Thromb Thrombolysis 2014;38:485-492.

[8] Garcia DA, Baglin TP, Weitz JI, Samama MM. Parenteral anticoagulants:Antithrombotic Therapy and Prevention of Thrombosis, 9th ed:American College of Chest PHysicians Evidence-Based Clinical Practice Guidelines.Chest 2012;141(2 Suppl):e24S-e43S.

[9] Kearon C, Akl EA, Ornelas J, et al.Antithrombotic therapy for VTE disease:CHEST Guideline and Expert Panel Report.Chest 2016;149(2):315-352.

[10] Bristol-Myers Squibb.Coumadin medication guide.Food and Drug Administration.Available at: http://www.fda.gov/downloads/Drugs/ DrugSafety/ ucm088578.pdf.Published 2011.Accessed May 1, 2016.

第24章　长期抗凝治疗

继续进行治疗，还是停止，这是个问题…………………………Ⅲ级

Mikayla L. Spangler, PharmD, BCPS
Beth Bryles Phillips, PharmD, FCCP, BCPS

学习目标：

完成该病例学习后，学生能够：

- 列出围手术期抗凝治疗的目标。
- 评估长期使用华法林的效果及安全性。
- 评估接受华法林治疗患者的血栓栓塞风险，并确定是否需要搭桥治疗。
- 为华法林治疗和围手术期抗凝治疗的患者制定个性化的药物治疗方案。
- 为患者提供低分子肝素（LMWH）和长期华法林治疗方面的教育。

患者介绍

■ 主诉

我根据预约，要做结肠镜检查，我的保健医生说跟你咨询一下我服用的华法林是否有影响，有影响的话，怎么处理。

■ 现病史

Elizabeth Heartly，女，53岁，有2年的DVT和抗磷脂综合征病史。DVT第1次发作，治疗了1年，然后进行了血栓形成倾向测试。当时做出了抗磷脂综合征的诊断。4个月前，她再次发生了DVT，INR值在延长治疗疗程后，偏离了正常值。在讨论DVT的治疗方案时，她选择了继续使用华法林进行治疗，因为华法林的效果一直非常好。今天，她去抗凝门诊进行随访预约。她还称，将在2周后进行结肠镜检查。她说，她的保健医生告知她，过了50岁后，就应该做结肠镜检查这种常规性筛查。起初，她一直不愿意做，直到后来她的一个朋友被确诊为结肠癌，她意识到应当做结肠镜检查。虽然没有预约做活检，但她的保健医生解释说，她应该停止服用华法林，以防做活检。Heartly女士说，她有一个药物盒，所以上个月并没有漏服华法林。患者无出血、过度淤伤、严重头痛、腹痛、胸痛、气短、下肢疼痛或肿胀。患者有关节炎，因此，过去的2.5周一直服用布洛芬800 mg，TID。她每天晚上吃饭时，要喝一杯红酒。在过去的1个月里，她服药习惯没有改变。

■ 既往史

5年前和4个月前DVT复发；抗磷脂综合征；甲状腺功能减退；膝部骨关节炎。

■ 家族史

- 父亲：50多岁时，做过结肠息肉切除术，但现在健在，身体状况良好，已经80多岁了。
- 母亲：高血压，已经79岁。
- 兄弟：健康。
- 她有两个孩子，都很健康。

■ 个人史

ETOH（+），她每天晚上吃饭时，喝一杯红酒。不吸烟。

■ 用药史

- 布洛芬200 mg，一次1～2片，PO，TID，骨关节炎疼痛时服用。
- 醋酸钙600 mg，PO，BID，餐时服用。
- 左甲状腺素125 mcg，PO，QB。
- 华法林，周二、周六，每天2.5 mg，PO；其他五天每天5 mg。

■ 过敏史

青霉素（风团、皮疹/荨麻疹）。

■ 系统回顾

无 CP、呜咽、严重头痛、腹痛、腿部疼痛、擦伤、大便或尿液颜色变化。

■ 体格检查

全身

和蔼可亲、肥胖、NAD。

生命体征

血压 116/78 mmHg，心率 76 bpm，呼吸频率 14 次 / 分，体温 36.5 ℃；体重 96.3 kg，身高 167.6 cm（5′6″）。

皮肤

皮肤饱满、肤色正常，皮肤温暖。

五官检查

PERRLA，EOMI；圆盘平；眼底无出血或分泌物。

颈部 / 淋巴结

无淋巴结肿大、甲状腺肿大或颈动脉杂音。

肺部

双侧 CTA。

心血管系统

RRR；S_1、S_2 正常；无 S_3 或 S_4；无 M/R/G。

腹部

肥胖、柔软、无触痛、无膨胀、BS（+）。

生殖系统 / 直肠

延期检查。

四肢

温暖、无杵状指、青紫或水肿。

神经系统

A & O×3；CN Ⅱ～Ⅻ 正常；DTR 2+，巴宾斯基征阴性。

■ 实验室检查

日期	INR	华法林剂量
今天	2.8	华法林，周二、周六每天 2.5 mg，口服；其他五天每天 5 mg。
1 个月前	2.7	华法林，周二、周六每天 2.5 mg，口服；其他五天每天 5 mg。
2 个月前	2.8	华法林，周二、周六每天 2.5 mg，口服；其他五天每天 5 mg。
3 个月前	2.4	华法林，周二、周六每天 2.5 mg，口服；其他五天每天 5 mg。

1 个月前 TSH 1.93 mIU/L。

6 个月前 25（OH）D 45 ng/mL。

■ 初步诊断

· DVT 复发和抗磷脂综合征需要长期抗凝治疗，目标 INR 值 2.5（范围 2.0 ～ 3.0）。

· 正常 INR（目标 2.5；范围 2.0 ～ 3.0）。

· 围手术期抗凝治疗的管理。

· 左甲状腺素，目前的剂量用于治疗甲状腺功能低下。

· 高剂量布洛芬用于近期发作的骨关节炎。

问题

问题识别

1.a 列出与患者药物有关的问题。

1.b 你会问该患者哪些问题来评估她目前华法林的疗效与不良反应？

1.c 如果患者患侧出现了静脉血栓栓塞，其症状或体征是什么？

1.d 停用华法林后，血栓栓塞的风险有多高（表 24–1）？

1.e NSAIDs 和华法林合用会出现怎样的风险？

预期治疗结果

2. 该患者抗凝治疗的目标是什么？

治疗方案

3.a 静脉血栓栓塞的延长疗程的治疗方案有哪些？

3.b 围手术期抗凝的治疗方案有哪些？

最佳的治疗方案

4.a 根据今天的实验室检查结果，你对该患者的华法林用药方面有什么建议？

4.b 如何实施围手术期抗凝的治疗方案？

结果评价

5. 你将如何监测该患者的华法林用药情况？

患者教育

6.a 对于她即将进行的结肠镜检查、搭桥治疗，这个患者应该知道哪些信息？

6.b 为了最大限度减少异常 INRs 的发生，降低出血和血栓栓塞等并发症的发生风险，该患者需了解华法林哪方面的信息？

■ 临床过程

Heartly 女士称，结肠镜手术 1 周后，回到诊所进行复查，结果表明手术顺利。她现在按照医嘱每

表 24-1　华法林停服后，发生血栓栓塞的风险分层使用（华法林的指征）

风险分层	机械心脏瓣膜	心房颤动	静脉血栓栓塞
高	二尖瓣修复术 笼球或倾斜圆盘主动脉瓣修复术 多个人工心脏瓣膜 脑卒中、TIA 或心因性血栓事件[a]	CHADS2 评分 5～6 分 最近（3 个月内）脑卒中或 TIA 严重的心脏瓣膜疾病	最近（3 个月内）VTE 严重血栓形成倾向（如蛋白 C、S 或抗凝血酶缺乏、抗磷脂综合征、凝血因子 V leiden 突变为纯合子或凝血酶原基因突变或多重异常）
中度	双叶瓣主动脉瓣 + AF，脑卒中史或 TIA，HTN，DM，CHF，年龄＞75 岁	$CHADS_2$ 评分 3～4 分	过去 3～12 个月内 VTE 血栓形成倾向不严重（如杂合因子凝血因子 V leiden 突变或凝血酶原基因突变） VTE 复发 癌症活跃（6 个月内进行过治疗，或进行过姑息疗法）[b]
低	主动脉瓣双叶型机械瓣，无 AF、有脑卒中或血栓栓塞事件或已知心腔血栓史	$CHADS_2$ 评分 0～2 分（假设无脑卒中或 TIA 史）	12 个月前，发生了 VTE，无其他 RF

注：AF，心房颤动；CHF，慢性心力衰竭；DM，糖尿病；HTN，高血压；mo，月；RF，风险因素；TIA，短暂性脑缺血发作；VTE，静脉血栓栓塞。

[a] 2012 年胸科指南指出，“最近”中风或 TIA 是指过去 6 月内发生的中风或 TIA。

[b] 一篇近期综述文章认为活跃癌症是一个高风险因素。

周常规剂量服用华法林，然后会继续进行搭桥治疗。她的 INR 值为 2.0，在华法林和搭桥治疗方面，她需要更多的信息。

■ 随访问题

根据这一信息，你对其华法林和 LMWH 的用法有什么建议？

■ 案例其他问题

Heartly 女士被确诊患有甲状腺功能减退症。虽然她的 TSH 在正常范围内，但未治疗的甲状腺功能减退症是如何影响 INR 的？

■ 自学任务

1. 研究肝素诱导性血小板减少症患者进行搭桥治疗的几种方案，并建立一个表格，列出各种治疗方案。

2. 研究病态肥胖患者 LMWH 剂量的数据，并在一张纸上总结出针对这类患者如何计算 LMWH 剂量。

临床要点

肥胖患者在服用 LMWH 时，由于药品有剂量强度和剂型利用度问题，在确定 LMWH 剂量方面会有一些挑战。剂量可能需要不断调整，以达到最合适的水平。剂型的利用度也会对依诺肝素的用法造成影响，如对每天服用的次数造成影响，是一日一次，还是一日两次。

参考文献

[1] Holbrook A, Schulman S, Witt DM, et al. Evidence-based management of anticoagulant therapy. Chest 2012;141:e152S-e184S.

[2] Douketis JD, Spyropoulos AC, Spencer FA, et al. Perioperative management of antithrombotic therapy. Chest 2012;141:e326S-e350S.

[3] Kearon C, Akl EA, Omelas J, et al. Antithrombotic therapy for VTE disease: CHEST Guideline and Expert Panel Report. Chest 2016;149:315-352.

[4] Ageno W, Gallus AS, Wittkowsky A, et al. Oral anticoagulant therapy: antithrombotic therapy and prevention of thrombosis, 9th ed: American College of Chest PHysicians Evidence-Based Clinical Practice Guidelines. Chest 2012;141:e44S-e88S.

[5] Baron TH, Kamath PS, McBane RD. Management of antithrombotic therapy in patients undergoing

invasive procedures. N Engl J Med 2013;368:2113-2124.

[6] Douketis JD, Spyropoulos AC, Kaatz S, et al. for the BRIDGE investigators. Perioperative bridging anticoagulation in patients with atrial fibrillation. N Engl J Med 2015;373:823-833. doi:10.1056/NEJMoa1501035.

[7] Linkins L, Dans AL, Moores LK, et al. Treatment and prevention of heparin–induced thrombocytopenia. Chest 2012;141:e495S-e530S.

[8] Garcia DA, Baglin TP, Weitz JI, Samama MM. Parenteral anticoagulants. Chest 2012;141:e24S-e43S.

[9] Garwood CL, Gortney JS, Corbett TL.Is there a role for fondaparinux in perioperative bridging? Am J Health Syst PHarm 2011;68:36-42.

[10] ASGE Standards of Practice Committee, Anderson MA, Ben–Menachem T, et al. Management of antithrombotic agents for endoscopic procedures. Gastrointest Endosc 2009;70:1060-1070.

第 25 章　脑卒中

突然发生的脑卒中……………………………Ⅱ级

Alexander J. Ansara, PharmD, BCPS AQ-Cardiology

学习目标：

完成该病例学习后，学生能够：

· 确定缺血性脑卒中的危险因素。

· 探讨溶栓在急性缺血性脑卒中治疗中的作用。

· 制定治疗急性缺血性脑卒中的个性化药物方案。

· 为了预防继发性缺血性脑卒中，探讨治疗高血压、血脂异常等多种疾病的方法，并探讨如何使用抗血小板药物。

· 对患者进行继发性脑卒中预防策略方面的教育。

患者介绍

■ 主诉

我爸现在说话很困难，而且他的左臂和腿部似乎都没感觉了。

■ 现病史

Marvin Palmer，男，57 岁，早上 10 点因左臂麻木、言语含糊、头晕被他儿子被送到急诊室。他儿子称，周六早晨，他俩在乡村俱乐部打高尔夫，早晨 9 : 30，Palmer 先生向 6 号洞发球时，手中的高尔夫球杆突然掉了，而且膝盖发软，跪在了地上。他儿子立即拨打了 911，当时 Palme 先生说话已经是“非常慢，而且断断续续”。在急诊室的时候，Palmer 先生的左面部开始下垂。他承认，上午 8 点就注意到自己有轻微头晕及左手轻微刺痛，但很快缓解。他当时认为这些症状是由于血压过低造成的，所以今天上午就没有服用降压药物。

■ 既往史

10 年前确诊为 HTN；血脂异常。

■ 家族史

父母亲都相对健康。有一个姐姐，62 岁，也有 HTN。一个儿子，31 岁，有 1 型 DM。

■ 个人史

已婚，与妻子和三个孩子一起生活。偶尔饮啤酒或葡萄酒。不吸烟。

■ 用药史

· 氨氯地平 2.5 mg，PO，QD。

· 辛伐他汀 10 mg，PO，QD。

· 氯噻酮 25 mg，PO，QD。

■ 过敏史

贝类（荨麻疹）。

■ 系统回顾

视力轻度模糊，但无复视、丧失视力或振动幻视。

■ 体格检查

全身

高加索患者，比较瘦，卧床，无急性窘迫，回答问题时言语偶尔含糊。

生命体征

血压 192/98 mmHg，脉搏 70 bpm，RR 19 次 / 分，体温 37 ℃（98.6 ℉），左心房氧饱和度 97%；体重 80 kg，身高 182.9 cm（6′0″）。

皮肤

温暖、干燥。

五官检查

PERRLA，EOMI；无眼球震颤、分泌物、出血或视神经乳头水肿；左面部轻度下垂。双侧听力正常。

颈部

颈动脉杂音（−），淋巴结肿大（−）。

胸部

双侧听诊肺部呼吸音清晰正常。

心血管系统

RRR，S_1、S_2 正常，无 S_3 或 S_4。

腹部

柔软、无触痛、无膨胀、BS（+）。

生殖泌尿

延期检查。

肌肉骨骼 / 四肢

RUE：5/5；RLE：4/5；LUE：2/5；LLE：3/5。无反常或不自主运动。外周血管搏动强、毛细管充盈轻快；无 CCE；DTR：整体 2+，巴宾斯基反射正常。

神经系统

清醒状态，A & O × 3。无失语、失认或失用症。注意力、集中度和表达能力都很好。轻触两侧面部，面部感觉神经正常。左面部下垂，左侧面部肌肉中等程度虚弱。轻度构音障碍。双侧肩膀耸肩时对称，伸舌居中。下巴可以轻易碰触到胸部，无脑膜刺激征及其他体征。

■ 实验室检查

Na 140 mEq/L	WBC 5.9 × 10^3/mm^3	空腹血脂水平：
K 4.2 mEq/L	Hgb 16.4 g/dL	总胆固醇 200 mg/dL
Cl 103 mEq/L	Hct 49.6%	LDL–C 118 mg/dL
CO_2 28 mEq/L	Plt 310 × 10^3/mm^3	甘油三酯 160 mg/dL
BUN 10 mg/dL	aPTT 25.3 s	HDL–C 50 mg/dL
SCr 0.6 mg/dL		
Glu 98 mg/dL		

头部 CT 扫描：右侧中脑动脉出现梗死；没有出血的证据（图 25–1）。

颈动脉多普勒检查：双侧血流正常，无明显的缺血或狭窄。

血管造影：未进行。

超声心动图：无左心室血栓、射血分数 55% ~ 60%；整体无重大发现。

心电图：正常窦性心律（图 25–2）。

■ 初步诊断

该患者患有继发于动脉粥样硬化的急性缺血性脑卒中、缺血性疾病、HTN、血脂异常。先前无脑卒中或短暂性脑缺血性疾病病史。

■ 临床过程

现在是上午 11：00，你会看到，神经科的其他医生正在为患者做诊疗。

问题

问题识别

1.a 列出与患者药物治疗有关的问题。

1.b 确定该患者冠心病（CHD）中不可改变的、可改变的和弗明汉危险因素。

1.c 哪些体征、症状和其他检查结果表明患者患有急性缺血性脑卒中？

预期治疗结果

2.a 该患者药物治疗的首要目标是什么？

2.c 该患者药物治疗的长期目标是什么？

治疗方案

3.a 有哪些非药物疗法可能对该患者有用？

3.b 有哪些可行的药物治疗方案可用于治疗该患者的急性缺血性脑卒中？

最佳的治疗方案

4.a 你对这位患者急性使用抗高血压药物方面的建议是什么？

4.b 急性脑卒中的药物治疗方案是什么（包括药

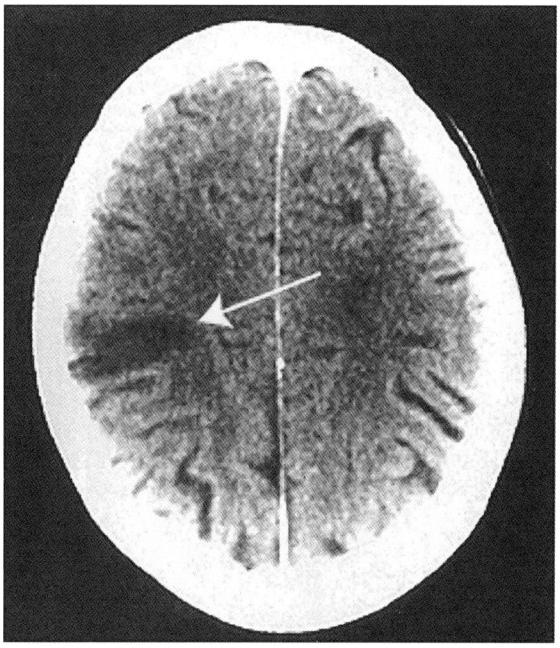

图 25–1　头部 CT 检查结果显示无增强、无出血，右侧中脑动脉出现梗死

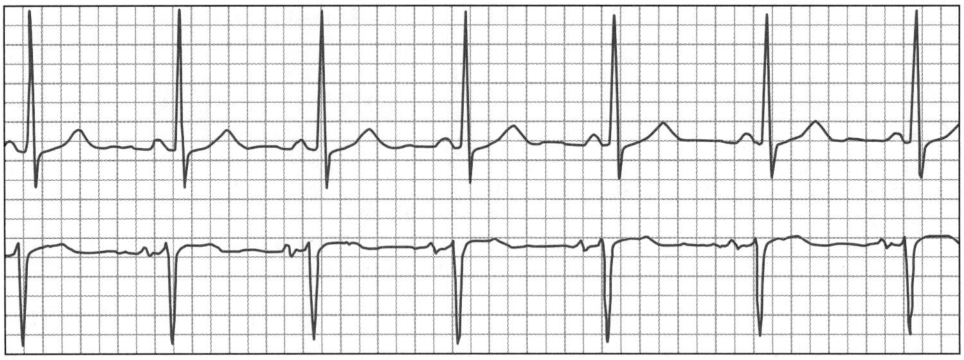

图 25-2 心电图显示正常的窦性心律

物、剂量、给药途径、给药频次和疗程）？

结果评价

5. 需要哪些临床和实验室指标来评价治疗结果，并监测和预防不良事件？

患者教育

6. 有哪些信息你可以向 Palmer 先生提供，以加强其依从性，确保治疗成功，并最大限度地降低不良反应的发生率？

■ 临床过程

现在已是 Palmer 先生脑卒中后第 4 天，今天将出院。他肢体的运动协调性和力量都恢复了，且他的语言表达能力也有了明显的改善。当他想笑并露出其牙齿时，面部仍会轻度下垂。

■ 随访问题

1. 你会推荐什么样的抗血小板疗法来干预 Palmer 先生急性缺血性脑卒中的再次发作（包括药物、剂量和剂型、给药时间和持续时间）？

2. 应监测与 Palmer 先生治疗有关的哪些参数，以确保最大限度地预防急性缺血性脑卒中的再次发作？

3. 对于 Palmer 先生的 HTN 和血脂异常，你会制定什么样的治疗方案？

■ 自学任务

1. 在房颤的情况下，说明哪些患者适合使用阿司匹林预防脑卒中，而不是使用华法林。

2. 总结羟甲基戊二酰辅酶 A（HMG Co-A）还原酶抑制剂在缺血性脑卒中的初级和二级预防中的作用。

3. 阅读 CURE 和 MATCH 临床试验方面的资料，并说明患者什么时候应该用阿司匹林和氯吡格雷联合治疗，并说明其原因。查看说明 MATCH 的临床试验结果，说出为什么抗血小板联合疗法能够预防缺血性脑卒中。

4.NINDS 和 ECASS Ⅲ临床试验资料是有关使用溶栓疗法来治疗急性缺血性脑卒中的，阅读这两个临床试验资料后，请用一页纸总结出相关发现。

5.PRoFESS 临床试验资料是有关使用氯吡格雷、阿司匹林缓释片和双嘧达莫二级预防脑卒中的，阅读 PRoFESS 临床试验资料后，请说明这一试验的临床意义。

临床要点

低血糖导致的临床表现类似于缺血性脑卒中，因此在开始治疗缺血性脑卒中之前应排除低血糖。

在发生缺血性脑卒中后的前几天内，不使用降压药物，发病一开始升高的血压往往会下降。在发生急性缺血性脑卒中后进行降压治疗时，应谨慎使用降压药物，不要大幅度地降低血压，除非有很明显的临床指征。

参考文献

[1] Chaturvedi S, Bruno A, Feasby T, et al.Carotid endarterectomy—an evidence-based review.Report of the American Academy of Neurology.Neurology 2005;65:794-801.

[2] Furie KL, Kasner SE, Adams RJ, et al., American Heart Association Stroke Council, Council on Cardiovascular Nursing, Council on Clinical Cardiology, Interdisciplinary Council on Quality of Care and Outcomes Research.Guidelines for

the prevention of stroke in patients with stroke or transient ischemic attack: a guideline for healthcare professionals from the American Heart Association/ American Stroke Association.Stroke 2011;42 (1):227-276.

[3] National Institute of Neurological Disorders and Stroke rt–PA Stroke Study Group.Tissue plasminogen activator for acute ischemic stroke.N Engl J Med 1995;333:1581-1587.

[4] Hacke W, Kaste M, Bluhmki E, et al., ECASS Ⅲ Investigators.Thrombolysis with alteplase 3 to 4.5 hours after acute ischemic stroke. N Eng J Med 2008;359:1317-1329.

[5] Parsons M, Spratt N, Bivard A, et al.A randomized trial of tenecteplase versus alteplase for acute ischemic stroke.N Engl J Med 2012;366 (12):1099-1107.

[6] Jauch EC, Saver JL, Adams HP, et al.Guidelines for the early management of patients with acute ischemic stroke: a guideline for healthcare professionals from the American Heart Association/ American Association.Stroke 2013;44:870-947. doi:10.1161/?STR. 0b013e318284056a.

[7] Chinese Acute Stroke Trial Collaborative Group (CAST).Randomized placebo–controlled trial of early aspirin use in 20,000 patients with acute ischemic stroke.Lancet 1997;349:1641-1649.

[8] International Stroke Trial Collaborative Group (IST).A randomized trial of aspirin, subcutaneous heparin, both, or neither among 19435 patients with acute ischaemic stroke.Lancet 1997;349:1569-1581.

[9] 2014 AHA/ASA guidelines for the prevention of stroke in patients with stroke and transient ischemic attack.Stroke 2014;45:2160-2236.

[10] Kennedy J, Hill MD, Ryckborst BA, et al. FASTER Investigators.Fast assessment of stroke and transient ischaemic attack to prevent early recurrence (FASTER): a randomised controlled pilot trial.Lancet Neurol 2007;6:961-969.

[11] Diener HC, Cunha L, Forbes C, et al.European Stroke Prevention Study 2: dipyridamole and acetylsalicylic acid in the secondary prevention of stroke.J Neurol Sci 1996;143:1-13.

[12] Sacco RL, Diener HC, Yusuf S, et al.Aspirin and extended–release dipyridamole versus clopidogrel for recurrent stroke.N Engl J Med 2008;359:1238-1251.

[13] Shinohara Y, Katayama Y, Uchiyama S, et al. Cilostazol for prevention of secondary stroke (CSPS 2): an aspirin–controlled, double–blind, randomized non–inferiority trial.Lancet Neurol 2010;9:959-968.

[14] Stone NJ, Robinson J, Lichtenstein AH, et al. 2013 ACC/AHA guideline on the treatment of blood cholesterol to reduce atherosclerotic cardiovascular risk in adults.J Am Coll Cardiol 2014;63:2889-2934.

第 26 章　血脂异常

我需要重新开药…………………………Ⅱ级

Laurajo Ryan, PharmD, MSc, BCPS, CDE

学习目标：

完成该病例学习后，学生能够：

- 确定需要治疗血脂异常的患者类型。
- 分别阐述冠心病（CHD）和脑卒中的危险因素。
- 根据患者的风险因素来确定合适的低密度脂蛋白（LDL）和非高密度脂蛋白（HDL）的治疗目标。
- 推荐胆固醇治疗管理策略，包括生活方式的改变（TLC）、药物治疗方案、患者教育和监测参数。

患者介绍

■ 主诉

我需要重新拿点药。

■ 现病史

Felecia A. Thorngrass，女，56 岁，因需要重新拿药去药物治疗诊所进行咨询。她最近刚搬到你这个地区，并且她与初级保健医生已 11 个月没有联系。她的处方已经过期，她过来找你“重新再拿点药”。

■ 既往史

肥胖（BMI 31.5 kg/m^2）；血脂异常 4 年；HTN 15 年；14 年前绝经，绝经后没有进行妇产科筛查。

■ 家族史

- 父亲：74 岁，心血管病史很长，最重要的情况是父亲 42 岁发生了第 1 次心肌梗死。
- 母亲：61 岁死于恶性室性心律失常（MVA），病史未知。
- 患者有一个姐姐，患有 HTN 和有“轻度脑卒中”病史，有一个妹妹，仅患有 HTN。
- 孩子的健康状况对她病情无影响。

■ 个人史

患者已婚，有三个孩子，都不在本州生活。大学毕业后做图书管理员工作。承认在社交场合会喝酒吸烟，当她看孩子时，吸过大麻。当确诊为血脂异常时，开始时不时地运动。

■ 用药史（根据患者病史；她没有带病历本）

- 美托洛尔酒石酸盐 50 mg，PO，BID。
- 依泽替米贝 10 mg，PO，QD。
- 阿司匹林 81 mg，PO，QD。
- 布洛芬 200 mg，一次四片，PO，腿部疼痛抽筋时服用。
- 萘普生 220 mg，一次两片，PO，腿部疼痛抽筋时服用。
- 大蒜胶囊。

■ 过敏史

“他汀类”药物（在开始服用阿托伐他汀之后，腿部偶尔会抽筋）。

■ 系统回顾

患者说她只需要重新拿点药。她对实验室检查很有意见，认为只需给自己再拿点药就可以，不明白为什么还要做检查。她认为自己的健康状况没有什么大的变化。身体单侧肌肉没有变弱、无麻木 / 刺痛或视力变化。无 CP，只有在公园散步时才会 SOB。进一步提问，你就会发现她很少锻炼，但当她去散步时，通常会运动过度。大便和小便习惯均无改变，她不需要再进行妇产科的随访筛查，因为她已经过了月经从有到无的那个大“变化”阶段了。

下肢无水肿。

■ 体格检查

全身

肥胖，有点激动的白人女性。

生命体征

血压 162/92 mmHg，脉搏 89 bpm，呼吸频率 18 次 / 分，体温 37.2 ℃；体重 94 kg，身高 172.7 cm（5′8″）。

皮肤

摸起来温暖干燥，皮肤饱满正常，黑棘皮病（–）。

五官检查

PERRLA；EOMI；眼底镜检查延期；TMs 正常；口腔黏膜干净。

颈部 / 淋巴结

颈部柔软，无淋巴结肿大，甲状腺光滑，无结节。

胸部

双侧 CTA，无哮鸣音、湿啰音、干啰音。

乳房

正常，轻微纤维化，无肿块或溢乳。

心血管系统

RRR，无 MRG，S_1 和 S_2 正常，无 S_3、S_4。

腹部

BS（+），无肝脾肿大。

生殖系统 / 直肠

延期检查。

四肢

无足部水肿，全部血管搏动 2+。

神经系统

目前整体上没有运动感觉问题。

■ 实验室检查（空腹）

Na 142 mEq/L	Ca 8.2 mg/dL	空腹血脂水平：
K 4.9 mEq/L	Mg 2.0 mEq/L	TC 240 mg/dL
Cl 103 mEq/L	AST 28 units/L	HDL 41 mg/dL
CO_2 23 mEq/L	ALT 31 units/L	LDL 163 mg/dL
BUN 16 mg/dL	T. bili 0.5 mg/dL	TG 183 mg/dL
SCr 0.9 mg/dL	T. prot 7.1 g/dL	hsCRP 4.6 mg/L
Glu 105 mg/dL		
Hgb 11.6 mg/dL		
Hct 34%		

■ 初步诊断

Thorngrass 夫人是一个肥胖的白种人。她有心血管疾病方面的家族史。她服用酒石酸美托洛尔进行降压治疗，但血压控制得不好；她只服用依泽替米贝和大蒜胶囊进行血脂异常治疗。她称自己对阿托伐他汀过敏，但是停用该药物后、极少锻炼时，腿部抽筋没有得到改善。她称自己使用布洛芬和萘普生来缓解腿部抽筋的问题。她还有贫血问题，但先前未确诊。

问题

问题识别

1.a 该患者有哪些药物相关问题？

1.b 哪些实验室数据表明该患者有血脂异常问题及其严重程度？

1.c 该患者心血管疾病的危险因素（可调整的和不可调整的）有哪些？

1.d 该患者的心血管疾病风险分级是什么，这与她的治疗有什么关系？

预期治疗结果

2. 该患者的药物和非药物治疗目标是什么？

治疗方案

3.a 对于这个患者来说，达到和维持目标胆固醇值所应进行的非药物治疗方案有哪些？

3.b 有什么药物治疗方案可用于控制患者的血脂异常和预防心血管疾病（CVD）的发生？

最佳的治疗方案

4.a 设计一个详细的计划来调整患者的生活方式。

4.b 为该患者制定一个控制血脂异常和 HTN 的具体药物治疗方案。

4.c 如果你选择的药物治疗方案失败或者如果她产生了药物不良反应，你还有哪些治疗方案？

结果评价

5. 根据你的治疗方案，每个药物的监测参数是什么？

患者教育

6.a 根据你的建议，为该患者提供有关药物和非药物治疗方面的教育。

6.b 你将会采取什么步骤来确保患者成功地实施非药物治疗方案？

■ 临床过程其他疗法

Thorngrass 夫人已经在服用大蒜胶囊进行治疗，但她不知道大蒜胶囊治疗哪种疾病，也不清楚它的剂量。因为你正在调整她目前的药物治疗方案，你需要调查该患者是否适合继续服用大蒜胶囊。如果Thorngrass夫人开始服用他汀类药物，她就不能吃红曲米。红曲米是一种用于调节血脂异常的常用补充剂，因为它含有mevacolin K、洛伐他汀的类似物。两者同时服用的话，会导致重复治疗。该患者可以服用鱼油来缓解其症状吗？有关使用大蒜胶囊和鱼油治疗血脂异常的问题，请参看本书的第9篇。

■ 自学任务

1. 描述该患者所使用的与血脂异常无关的其他药物与疾病之间的相互作用问题应如何处理。

2. 如果患者初次就诊就有以下每一个特征，您如何调整药物治疗方案？

· 育龄期。
· 肝硬化。
· 肾脏疾病。
· 大量饮酒。

临床要点

瑞舒伐他汀是由FDA批准的用于降低无CHD及LDL正常患者脑卒中、心肌梗死发生风险，以及用于治疗血管再通的一种药物。瑞舒伐他汀适用人群：因年龄、超敏C反应蛋白（hsCRP）升高等多种因素导致脑卒中、心肌梗死发生风险增加的人群。

参考文献

[1] Stone NJ, Robinson J, Lichtenstein AH, et al. 2013 ACC/AHA guideline on the treatment of blood cholesterol to reduce atherosclerotic cardiovascular risk in adults: a report of the American College Cardiology/ American Heart Association Task Force on Practice Guidelines. J Am Coll Cardiol 2014;63:2889-2934.

[2] Jacobson TA, Maki KC, Orringer C, et al. National Lipid Association recommendations for patient-centered management of dyslipidemia: part 2.J Clin Lipidol 2015;9:129-169.

[3] Ridker PM, Danielson E, Fonseca FA, et al. Rosuvastatin to prevent vascular events in men and women with elevated C-reactive protein. N Engl J Med 2008;359:2195-2207.

[4] Eckel RH, Jakicic JM, Ard JD, et al. 2013 AHA/ACC guideline on lifestyle management to reduce cardiovascular risk: a report of the American College of Cardiology American/Heart Association Task Force on Practice Guidelines. Circulation 2014:129:S76-S99.

[5] James PA, Oparil S, Carter BL. 2014 evidence-based guideline for the management of high blood pressure in adults: report from the panel members appointed to the Eighth Joint National Committee (JNC 8).JAMA 2014;311（5）:507-520.

[6] Jensen MD, Ryan DH, Apovian CM, et al. 2013 ACC/AHA/TOS guideline for the management of overweight and obesity in adults: a report of the American College of Cardiology/American Heart Association Task Force on Practice Guidelines, and The Obesity Society. J Am Coll Cardiol 2014:63;2985-3023.

[7] Bibbins-Domingo K; U.S. Preventive Services Task Force. Aspirin use for the primary prevention of cardiovascular disease and colorectal cancer:U.S. Preventive Services Task Force recommendation statement. Ann Intern Med doi:10.7326/M16-0577. Published online 12 April 2016 ahead of print.

第 27 章　外周动脉疾病

脚凉？························Ⅲ级

Tracy J. Costello, PHarmD, BCPS
Tracy L. Sprunger, PHarmD, BCPS

学习目标：

完成该病例学习后，学生能够：
- 确定外周动脉疾病（PAD）的危险因素。
- 描述 PAD 的症状及其诊断方法。
- 制定适当的非药物治疗方案，包括风险因素的调整、运动和血运重建。
- 为 PAD 患者制定合适的药物治疗方案。
- 为 PAD 患者提供适当的教育。

患者介绍

■ 主诉

我的两腿和左脚疼。

■ 现病史

Angie Belden，女，47 岁，有高血压、糖尿病、脑卒中、甲状腺功能减退、血脂异常病史，一年前诊断出左右两腿虚弱无力。她告知初级保健医生，走路时腿部有麻木和虚弱无力。她称，即使只走 4～5 分钟，腿部也会感觉到疼痛，而且腿部经常虚弱无力与“筋疲力尽”。她对此感到担心，因为她独自生活，且还要遛狗——她心爱的拉布拉多猎犬 Jules。休息和抬脚后，症状能缓解。她也希望对其他慢性病进行“检查”。

■ 既往史

HTN；糖尿病；脑卒中；甲状腺功能减退；血脂异常。

■ 家族史

母亲 67 岁死于脑卒中；父亲 62 岁死于肺炎。

■ 个人史

该患者是牙医办公室的账单员；有一个孩子；独自生活；有 25 年一天一包的吸烟史；不喝酒；无非法药物使用史；家里还有一只狗。

■ 用药史

- 阿替洛尔 50 mg，PO，QD。
- 氯吡格雷 75 mg，PO，QD。
- 加巴喷丁 600 mg，PO，TID。
- 氢可酮 / 对乙酰氨基酚 7.5/500 mg，每 6 小时一次，疼痛时口服。
- 左甲状腺素 75 mcg，PO，QD。
- 二甲双胍 1000 mg，PO，BID。
- 辛伐他汀 20 mg，PO，QD。
- 氢氯噻嗪 25 mg，PO，QD。

■ 过敏史

NKDA。

■ 系统回顾

患者称劳累时会有呼吸困难、下肢肌肉酸痛、肌肉无力的问题。无胸痛、心悸、晕厥和端坐呼吸。无恶心、呕吐、腹泻、便秘、大便习惯改变、腹痛或黑便。无瞬态麻痹、癫痫发作、晕厥和震颤。

■ 体格检查

全身

患者为女性，白种人，NAD。她看上去比实际年龄老。

生命体征

血压 149/87 mmHg，脉搏 73 bpm，呼吸频率 17 次 / 分，体温 36.8 ℃（98.2 ℉）；体重 85 kg，身高 162.6 cm（5′4″）。

皮肤

胫骨中部远端的皮肤发亮，皮肤萎缩，毛发稀疏。皮肤没有破损或破溃。

五官检查

PERRLA；结膜和眼睑正常；TM 完好无损；牙齿正常，无牙龈炎症，无唇病变；舌正常，咽后无红斑或渗出物。

颈部 / 淋巴结

柔软，无肿块，气管居中；无颈动脉杂音；无淋巴结肿大或甲状腺肿大。

肺部 / 胸部

无湿啰音、干啰音、哮鸣音；无肋间隙下陷、没有使用呼吸辅助肌。

心血管系统

RRR，S_1、S_2 正常；无杂音、摩擦音、奔马律；无震颤或可闻及的杂音，没有置换 PMI。

腹部

柔软、无触痛、无肿块、肠鸣音正常；无肝脾肿大。

生殖系统 / 直肠

延期检查。

肌肉骨骼 / 四肢

正常步态；没有杵状指、青紫、淤斑或结节；ROM 和强度正常，稳定性好，无关节肿大或压痛；足部血管搏动 1+，对称。

神经系统

CN Ⅱ～Ⅻ大体上完好无损；DTRs 2+，无病理反应；运动感觉神经正常。

■ 实验室检查

Na 137 mEq/L	Hgb 12.7 g/dL	WBC 6.3 × 10^3/mm^3
K 3.9 mEq/L	Hct 34.4%	CPK 71 IU/L
Cl 97 mEq/L	Plt 313 × 10^3/mm^3	AST 22 IU/L
CO_2 24 mEq/L	TSH 1.12 mIU/L	ALT 30 IU/L
BUN 12 mg/dL	TC 224 mg/dL	
SCr 1.0 mg/dL	TG 220 mg/dL	
Glu 99 mg/dL	LDL 140 mg/dL	
A1C 6.3%	HDL 40 mg/dL	

■ 下肢动脉多普勒检查

ABI：右侧 0.53；左侧 0.62。

■ 初步诊断

该 47 岁的女性患者有严重的吸烟史，其高血压没有得到良好的控制，有血脂异常及新出现的间歇性跛行（IC）症状。

问题

问题识别

1.a 列出与患者药物有关的问题。

1.b 哪些信息（体征、症状、实验室检查结果）表明患者患有 IC 及其严重程度?

1.c 确定外周动脉疾病（PAD）患者的危险因素。

预期治疗结果

2. 该 IC 患者的治疗目标是什么?

治疗方案

3.a 有哪些非药物疗法可能对该患者有用?

3.b 有哪些药物治疗方案可以用于治疗疾病、解决药物治疗相关问题?

最佳的治疗方案

4.a 治疗 IC 及相关伴随疾病的药物有哪些? 如何选择这些药物的名称、剂型、剂量、给药时间、疗程?

4.b 如果最初的治疗方案失败或不能使用，还有哪些合适的治疗方案?

结果评价

5. 需要哪些临床和实验室指标来评价治疗结果，并监测和预防不良事件的发生?

患者教育

为加强其依从性，确保治疗成功，并最大限度地降低不良反应发生，您可以向患者提供哪些信息?

■ 自学任务

查阅双联抗血小板疗法治疗 PAD 方面的资料。双联抗血小板疗法对患者有效吗?

进行文献搜寻，确定华法林和非维生素 K 口服抗凝剂在治疗 PAD 中的作用。

临床要点

虽然西洛他唑有抗血小板作用，但目前不建议西洛他唑用于动脉粥样硬化的预防和治疗。

参考文献

[1] Weber MA, Schiffrin EL, White WB, et al.

Clinical practice guidelines for the management of hypertension in the community: a statement by the American Society of Hypertension and the International Society of Hypertension. J Clin Hypertens 2013;16(1):14-26.
[2] James PA, Oparil S, Carter BL, et al. 2014 evidence-based guideline for the management of high blood pressure in adults: report from the panel members appointed to the Eighth Joint National Committee (JNC 8).JAMA 2014;311(5):507-520.
[3] American Diabetes Association. Standards of medical care in diabetes—2016.Diabetes Care 2016;39(Suppl 1):S1-S112.
[4] Rooke TW, Hirsch AT, Misra S, et al. 2011 ACCF/AHA focused update of the guidelines for the management of patients with peripHeral artery disease (updating 2005 guidelines): a report of the American College of Cardiology Foundation/American Heart Association Task Force on Practice Guidelines. Circulation 2011;124:2020-2045.
[5] 2013 ACC/AHA Guideline on the Treatment of Blood Cholesterol to reduce Atherosclerotic Cardiovascular Risk in Adults. A report of the American College of Cardiology/American Heart Association Task Force on practice guidelines. Circulation 2014;129(Suppl 2):S1-S45.
[6] Smith SC, Benjamin EJ, Bonow RO, et al. AHA/ACCF secondary prevention and risk reduction therapy for patients with coronary and other atherosclerotic vascular disease:2011 update: a guideline from the American Heart Association and American College of Cardiology Foundation. Circulation 2011;124:2458-2473.
[7] Apovian CM, Aronne LJ, Bessesen DH, et al. PHarmacological management of obesity: an endocrine society clinical practice guideline. J Clin Endocrinol Metab 2015;100:342-362.
[8] Hirsch AT, Haskal ZJ, Hertzer NR, et al. ACC/AHA guidelines for the management of patients with peripHeral arterial disease (lower extremity, renal, mesenteric, and abdominal aortic): executive summary a collaborative report from the American Association for Vascular Surgery, Society for Cardiovascular AngiograpHy and Interventions, Society of Interventional Radiology, Society for Vascular Medicine and Biology, and the ACC/AHA Task Force on Practice Guidelines. J Am Coll Cardiol 2006;47:1239-1312.
[9] Alonso-Coello, P, Bellmunt S, McCorrian C, et al. Antithrombotic therapy in peripHeral artery disease.Antithrombotic Therapy and Prevention of Thrombosis, 9th ed:American College of Chest PHysicians Evidence-Based Clinical Guidelines. Chest 2012;141: e669S-e690S.
[10] Bonaca MP, Scirica BM, Creager MA, et al. Vorapaxar in patients with peripHeral artery disease: results from TRA2°P-TIMI 50.Circulation 2013;127:1522-1529.

第 28 章　低血容量性休克

人体血容量只有一半时……………………… Ⅱ级

Brian L. Erstad, PHarmD, FCCP, FCCM, FASHP
Brian J. Kopp, PHarmD, BCPS, FCCM
Yvonne C. Huckleberry, PHarmD, BCPS

学习目标：

完成该病例学习后，学生能够：

- 制定一个补液方案或药物治疗方案，来纠正患者的早期休克问题。
- 概述用于监测低血容量性休克的主要参数及其处理方法。
- 列举单独使用血流动力学记录（如血压测量）来监测休克进展情况的主要缺点。
- 比较用于治疗低血容量性休克的补液方法和药物治疗方法。

患者介绍

■ 主诉

我难受死了，过去 24 小时里我吐了 4 次，而且昨晚有腹泻。现在不是生病的好时机，因为我在上大学，下周有期末考试。

■ 现病史

Hobbs 先生，20 岁，是一名大学生，有四天的 PTA，期末考试压力过大导致克罗恩病发作，引起腹部疼痛。他按计划下周要静脉滴注英夫利昔单抗，每隔 8 周一次，不能漏输。然而，他承认因为不在家住，忘了服用口服药物。克罗恩病导致他不太喜欢吃东西，因为吃东西会引起更严重的胃痛。此外，他有呕吐和腹泻的问题，食物摄入会使这些问题加重。根据社区药师的建议，Hobbs 先生购买了补液溶液，根据药师推荐的方法多次少量摄入补液溶液，但这仍不能弥补体液的流失。初级保健医生将他转诊到当地医院进行补液并进一步评估诊断。

■ 既往史

4 年前确诊为克罗恩病；3 年前确诊为强直性脊柱炎；1 年前确诊为肺球孢子菌病（肺内有含孢子的小肿块）。

■ 家族史

对其病情无影响。

■ 个人史

不吸烟、未使用非法药物；承认偶尔在聚会上喝点酒。

■ 用药史

- 英夫利昔单抗 300 mg，IV，每 8 周一次，一次 3 小时。
- 硫唑嘌呤 100 mg，PO，QD。
- 氟康唑 400 mg，PO，QD。
- 鱼油（剂量未知），一次一个胶囊，PO，BID。
- 多元维生素片，一次一片，PO，QD。
- 乳清蛋白补充剂，PO，QD，摇匀后服用。

■ 过敏史

NKDA。

■ 系统回顾

在过去一个月里，患者体重增加了 6 kg，而最近几天体重又降了 2 kg。听力正常，无眩晕。无头晕、昏厥。咳无色痰。无胸痛或呼吸困难，但心跳快。在过去的 24 小时内，有一次腹泻、四次呕吐、腹痛。无肌肉骨骼疼痛或痉挛。

■ 体格检查

全身

身材偏瘦，有点焦虑、轻度窘迫。

生命体征

血压 84/58 mmHg（基线值 122/78 mmHg），但可能是体位变化造成的，但还未确定，心率 132 bpm（基线值 80 bpm），呼吸频率 16 次 / 分，体温 38.2 ℃；入院时体重 60 kg，体重 177.8 cm（5′10″）。

皮肤

肤色苍白（包括甲床）和干燥，但无紫绀；无病变。

五官检查

头皮 / 颅骨正常；结膜苍白、干燥，巩膜干净；PERRLA、口腔黏膜干燥；未检查眼科的其余情况。

颈部 / 淋巴结

柔软、无淋巴结肿大、甲状腺肿大。

肺部 / 胸部

通过触诊和听诊，肺部 / 胸部很干净。

心血管系统

RRR；S_1 和 S_2 正常；心尖搏动难以触诊；无 MRG。

腹部

轻触诊胃周疼痛，无肝脾肿大或肿块；有肠鸣音。

生殖系统 / 直肠

男性生殖器正常；前列腺平滑，无肿大；无痔疮；便血（–）。

肌肉骨骼 / 四肢

无畸形，关节 ROM 正常，除了臀部和膝盖（ROM 有些受限）外；无水肿、溃疡或压痛。

神经系统

轻度肌萎缩，抓握强度减弱；CN Ⅱ～Ⅻ正常；整个反射弧 2+；巴宾斯基征阳性。

■ 实验室检查

Na 149 mEq/L	Hgb 11.9 g/dL	PHos 2.9 mg/dL
K 3.3 mEq/L	Hct 34.3%	AST 35 IU/L
CL 112 mEq/L	Plt 151 × $10^3/mm^3$	ALT 23 IU/L
CO_2 30 mEq/L	WBC 13 × $10^3/mm^3$	T. bili 1.1 mg/dL
BUN 32 mg/dL	PT 12.1 s	Alk pHos 83 IU/L
SCr 1.4 mg/dL[a]	aPTT 33 s	CRP 16 mg/dL
Glu 105 mg/dL	Albumin 3.3 g/dL	ESR 48 mm/hour

[a]Baseline SCr 1.1 mg/dL.

■ 其他检查结果

CXR 阴性。住院 3 小时内：I/O 为 1200/75（导尿管）。ABG 乳酸水平、血液和尿液培养、粪便培养胃肠道病原体、O&P、艰难梭状芽孢杆菌滴度等这些结果还未出。

■ 初步诊断

体液流失，酸碱平衡可能紊乱，可能有感染、营养不良、贫血。

问题

问题识别

1.a 列出与患者药物治疗有关的问题。

1.b 哪些信息（体征、症状、实验室检查结果）表明患者患有低血容量性休克及其严重程度？

预期治疗结果

2. 该患者药物治疗的目标是什么？

治疗方案

3.a 有哪些非药物疗法可能对该患者有用？

3.b 有哪些药物治疗方案可以用于治疗休克，以及解决相关实验室数据变化的问题？

最佳的治疗方案

4. 治疗该患者的最合适药物有哪些？且这些药物的名称、剂型、剂量、给药时间和疗程是什么？

结果评价

5. 需要哪些临床和实验室指标来评价治疗结果，并监测和预防不良事件？

患者教育

6. 为加强依从性，确保治疗成功，并最大限度地降低不良反应发生，有哪些信息您可以向患者提供？

■ 临床过程

没有发现感染的证据，艰难梭状芽孢杆菌的效价检查为阴性。所有培养基都是阴性，入院 12 小时内体温升高。但是，患者的临床过程复杂，因为在早期患者就进行了补液治疗，但补液不充分。大约 10 天后，患者因血管扩张不足导致肾衰竭进入 ICU 进行治疗。

■ 随访问题

说明为什么没有滴注低渗液体（如 5% 葡萄糖）来治疗很严重的即将休克的低血容量患者。

■ 自学任务

搜索晶体和胶体在等离子扩张方面的临床试验文献，并讨论比较晶体和胶体在等离子扩张方面的不同。

比较各种类型的液体在等离子扩张扩容方面的优点和缺点，并撰写一份两页的报告。

临床要点

细胞外液体流失时，选择使用等渗或近等渗晶体溶液静脉滴注进行扩容，因为有些患者由于症状十分严重或无力吸收足够的液体，可能无法通过口服进行补液。等渗溶液可以弥补细胞外的液体流失，但对细胞内液体流失的效果非常小。

参考文献

[1] Dellinger RP, Levy MM, Rhodes A, et al. Surviving Sepsis Campaign: international guidelines for management of severe sepsis and septic shock:2012.Crit Care Med 2013;41:580-631.

[2] Yunos NM, Bellomo R, Hegarty C, et al. Association between chloride-liberal vs chloride-restrictive intravenous fluid administration strategy and kidney injury in critically ill adults. JAMA 2012;308:1566-1572.

[3] Krajewski ML, Raghunathan K, Paluszkiewicz SM, et al. Meta-analysis of high- versus low-chloride content in perioperative and critical care fluid resuscitation. BJS 2015;102:24-36.

[4] Finfer S, Bellomo R, Boyce N, et al. SAFE Study Investigators. A comparison of albumin and saline for fluid resuscitation in the intensive care unit. N Engl J Med 2004;350:2247-2256.

[5] Brunkhorst FM, Engel C, Bloos F, et al. Intensive insulin therapy and pent starch resuscitation in severe sepsis. N Engl J Med 2008;358:125-139.

[6] Myburgh JA, Finfer S, Bellomo R, et al. Hydroxyethyl starch or saline for fluid resuscitation in intensive care. N Engl J Med 2012;367:1901-1911.

[7] Perner A, Haase N, Guttormsen AB, et al. Hydroxyethyl starch 130/0.42 versus Ringer's acetate in severe sepsis. N Engl J Med 2012;367:124-134.

第3篇　呼吸系统疾病

第 29 章　急性哮喘

小流感导致哮喘大发作…………………………Ⅰ级

Rebecca S. Pettit, PharmD, MBA, BCPS, BCPPS

学习目标：

完成该病例学习后，学生能够：

- 认识到哮喘急性加重的症状和体征。
- 根据治疗急性哮喘症状的药物治疗方案，制定治疗终点。
- 根据患者的年龄、服药能力、依从性等选择适当的剂型。
- 临近患者出院时，给患者制定包括出院咨询在内的适当的家庭药物治疗方案。

患者介绍

■ 主诉

我的女儿发高烧了，现在她呼吸困难，沙丁胺醇根本没有效果。

■ 现病史

Terri Collins，女，8 岁，因持续发热 2 天、不适和干咳被送往急诊室。为了退热，母亲给她服用了对乙酰氨基酚和布洛芬。母亲说："今年秋天，班上的许多其他孩子都病了。" Terri 在送往急诊的那天早晨，出现了呼吸困难，母亲在一个小时内给她分两次雾化吸入了沙丁胺醇 2.5 mg。Terri 雾化吸入沙丁胺醇后，仍然能够听到喘息音，Terri 说自己还是"难以呼吸"。Terri 以前的哮喘症状能够很好地控制。既往病历提到，Terri 在学校或在家中，只有活动剧烈时，才会出现哮喘症状，而且一般白天出现，晚上不会出现。她一般使用沙丁胺醇控制玩耍导致的哮喘症状。在急诊科检查时，Terri 呼吸很吃力，只能说四五个字的句子。肋间隙下凹，呼吸困难，呼吸频率 54 次 / 分。其他生命体征是：心率 160 bpm，血压 115/59 mmHg，温度 38.8 ℃，体重 22.7 kg。最初的氧饱和度是 88%，以 1 L/min 的速度通过鼻导管为她供氧。检查时发现，双侧呼吸音有哮鸣音。胸部 X 线检查结果显示右下叶可能有肺炎和积液。患者雾化吸入沙丁胺醇 / 异丙托溴铵三次后，呼吸音和氧饱和度均未得到改善；因此，给予患者 10 mg/h 连续雾化吸入沙丁胺醇，她的供氧速度达到 3 L/min。另外，予静脉滴入甲泼尼龙 25 mg 和硫酸镁 600 mg。Terri 随后被转诊到儿科重症监护室（PICU）进行进一步的治疗和监测。

■ 既往史

哮喘；最近一次住院是 4 年前。去年，曾接受过两个疗程的口服皮质类固醇治疗。

■ 家族史

父亲这边的亲属有哮喘病史。

■ 个人史

与母亲、父亲和两个兄弟姐妹一起生活，加上患者，3 个孩子都有哮喘。家里养有两只猫和一只狗。父亲吸烟，但他说一般尽量在外面吸烟，不在孩子周围吸。她上二年级，在操场上很活跃。

■ 用药史

- 沙丁胺醇 2.5 mg，喘息时雾化吸入，每 4 ～ 6 小时一次。

· 丙酸氟替卡松 44 mcg，MDI，一次吸两口，雾化吸入，BID。
· 对乙酰氨基酚 160 mg/（5 ~ 10 mL），每 4 小时一次，发热时使用。
· 布洛芬 100 mg/（5 ~ 10 mL），每 6 小时一次，发热时使用。

■ 过敏史

无已知过敏史（NKA）。

■ 系统回顾

发热（+）、咳嗽、呼吸困难。

■ 体格检查

全身

清醒，有方向感，但有轻度窘迫和呼吸困难。

生命体征

血压 125/69 mmHg，脉搏 120 bpm，体温 37.9 ℃，呼吸频率 40 次 / 分，氧饱和度 94%（使用 3 L/min 鼻导管）。

皮肤

无皮疹，无淤伤。

五官检查

NC/AT，PERRLA。

颈部 / 淋巴结

柔软、无抵抗、无颈部淋巴结肿大。

胸部

整个肺部都闻及喘息音，肋间隙下凹。

心血管系统

RRR，无 M/R/G。

腹部

柔软、NT/ND。

四肢

无杵状指、发绀。

神经系统

A & O，无局部神经缺陷

■ 实验室检查

Na 141 mEq/L	WBC $34.2 \times 10^3/mm^3$
K 3.1 mEq/L	Neut 91%
Cl 104 mEq/L	Lymph 5%
CO_2 29 mEq/L	Mono 4%
BUN 16 mg/dL	RBC $5.07 \times 10^6/mm^3$
SCr 0.52 mg/dL	Hgb 13 g/dL
Glu 154 mg/dL	Hct 41%
Plt $310 \times 10^3/mm^3$	

呼吸道病毒鼻拭子：流感病毒 A 阳性（可能 H1N1 流感）。

■ 胸部 X 线片

RLL。

■ 初步诊断

病毒性肺炎使哮喘加重。

问题

问题识别

1.a 列出与患者药物治疗有关的问题。

1.b 哪些信息（体征、症状、实验室检查结果）能够表明哮喘急性发作的严重性？

预期治疗结果

2. 该患者哮喘急性发作的药物治疗短期目标是什么？

治疗方案

3.a 有哪些非药物疗法可能对该患者有用？

3.b 有哪些可行的药物治疗方案可用于治疗该患者的哮喘急性发作？

最佳的治疗方案

4.a 治疗哮喘急性恶化的药物有哪些？请说明这些药物的名称、剂型、剂量、给药时间、疗程。

4.b 你还会推荐哪些药物用于治疗哮喘急性发作？

■ 临床过程

在哮喘急性发作 48 小时后，Terri 的病情稳定了，可转至普通儿科病房。她的生命体征是血压 103/70 mmHg，脉搏 82 bpm，呼吸频率 35 次 / 分，体温 37.2 ℃，氧饱和度 99%（使用 1 L/min 鼻导管）。患者母亲说她现在能说完整的句子，而且似乎不再有呼吸困难的问题。

4.c 该患者出院时，需要给患者开具的药物有哪些？请说明这些药物的名称、剂型、剂量、给药时间、疗程。

结果评价

5.a 患者转诊到普通病房并且生命体征改善（见“临床过程”部分）后，需要哪些临床和实验室参数来评估治疗效果，并监测、预防治疗过程中的不良反应？

5.b 有哪些参数可用来评估哮喘患者出院后的病情恢复情况？

患者教育

6.a 患者家属如何监测药物不良反应？以及如何给家属提供哮喘药物使用方面的咨询服务，尤其是速效药与缓释药物之间的区别？

6.b 向患者家属说明有关哮喘药物的给药方法和可能诱发哮喘的因素。

■ 随访问题

1. 治疗咳嗽和感冒的药物是否可用于缓解哮喘症状？是的话，为什么？不是的话，为什么？

2. 应向患者 / 家属提供有关流感方面的哪些信息？

3. 治疗哮喘的药物包括“类固醇”药物，但关心孩子的家属会对这类药物的使用产生担忧，你将会提供这类药物的哪些信息？

■ 自学任务

1. 全身使用类固醇激素治疗哮喘急性发作，可以静脉滴注及口服（肠内给药）给药，研究比较这两种给药方式的疗效是否不同。

2. 探讨成人与儿童患者急性哮喘发作后症状的差异，根据个体化的哮喘治疗方案，说明什么时候你需要建议患者去内科或是急诊科就诊。

3. 探讨哮喘急性发作时，静脉注射镁的恰当给药方法。

临床要点

为了能够及时治疗哮喘急性发作，患者（或家属）需要注意哮喘发作的第 1 个症状和可能的诱因。这样，患者（或家属）就能够及时治疗哮喘，最大限度地缓解症状、缩短疗程和降低严重程度。反过来，也可以减少哮喘急性发作的频率和住院次数。

感谢

特别感谢 Jennifer Donaldson 博士为本书提供了该病例的相关信息。

参考文献

[1] Basnet S, Mander G, Andoh J, et al.Safety, efficacy, and tolerability of early initiation of noninvasive positive pressure ventilation in pediatric patients admitted with status asthmaticus: a pilot study. Pediatr Crit Care Med 2012;13:393-398.

[2] National Asthma Education and Prevention Program Expert Panel report 3: guidelines for the diagnosis and management of asthma.Bethesda, MD, National Institutes of Health, 2007.Available at: http:// www.nhlbi.nih.gov/guidelines/asthma/asthgdln.htm.Accessed March 16, 2010.

[3] Aldington S, Beasley R. Asthma exacerbations. 5: assessment and management of severe asthma in adults in hospital.Thorax 2007;62:447-458.

[4] Andrew T, McGintee E, Mittal MK, et al.High-dose continuous nebulized levalbuterol for pediatric status asthmaticus: a randomized trial.J Pediatr 2009;155:205-210.

[5] Vezina K, Chauhan BF, Ducharme FM. Inhaled anticholinergics and short-acting beta(2)-agonists versus short-acting beta2-agonists alone for children with acute asthma in hospital.Cochrane Database Syst Rev 2014;7:1-55.

[6] Rowe BH, Camargo CA.The role of magnesium sulfate in the acute and chronic management of asthma.Curr Opin Pulm Med 2008;15:70-76.

[7] Kokotajlo S, Degnan L, Meyers R, et al.Use of intravenous magnesium sulfate for the treatment of an acute asthma exacerbation in pediatric patients.J Pediatr Pharmacol Ther 2014;19(2):91-97.

[8] Link HW.Pediatric asthma in a nutshell.Pediatr Rev 2014;35(7):287-298.

[9] Rank MA, Li JT.Clinical pearls for preventing, diagnosing, and treating seasonal and 2009 H1N1 influenza infections in patients with asthma.J Allergy Clin Immunol 2009;124:1123-1126.

第30章　慢性哮喘

猫把你的舌头叼去了吗？为什么不吭声？………………………Ⅱ级

Julia M. Koehler, PharmD, FCCP
Meghan M. Bodenberg, PharmD, BCPS
Jennifer R. Guthrie, MPAS, PA-C

学习目标：

完成该病例学习后，学生能够：

- 确定导致未控制的哮喘的症状和体征。
- 确定导致未控制哮喘的可能原因，并提出相应的预防措施。
- 制定治疗慢性哮喘的个体化治疗方案（包括药物、给药途径和适当的监测参数）。
- 制定长期治疗控制哮喘的自我管理方案。

患者介绍

■ 主诉

请不要告诉我，我们不能养猫！

■ 现病史

Shiloh Eddingfield，女，17岁，联系初级保健医生对哮喘进行复诊和评价。复诊时，她称2个月前每周3～4天使用沙丁胺醇MDI来治疗哮喘症状，但过去一周需要每天一次才能控制症状；上个月有三晚被自己的咳嗽声惊醒。在锻炼时，尤其喘不上气，且有时即使不运动，也会有气短的感觉。患者除了使用沙丁胺醇MDI外，还使用氟替卡松MDI。她使用氟替卡松MDI比较多，“一周中大部分时间”都在使用氟替卡松MDI。她指出，几周前，她的早晨高峰流量为300 L/min（个人上限为400 L/min）。

■ 既往史

该患者在7岁被诊断为哮喘（先前为“轻度持续”）；无气管插管史；去年因哮喘控制不佳住院两次；过去6个月，曾被送往急诊3次；住院和急诊期间，均使用口服全身皮质类固醇激素进行治疗。

偏头痛（无先兆；15岁时确诊）；目前预防用药；去年偏头痛只发作过一次。

■ 家族史

母亲，47岁，患有HTN和偏头痛；父亲，48岁（吸烟），患有HTN和2型DM；一个哥哥，21岁（吸烟）；双胞胎妹妹，17岁（不吸烟）。

■ 个人史

不吸烟、不喝酒，单身，性活跃。与父母一起生活（父亲是一名高档家具木工），有一位双胞胎妹妹和两只猫。哥哥目前在上大学。

■ 用药史

- 氟替卡松HFA 44 mcg，一次吸两口，BID。
- 沙丁胺醇HFA，在气短时每隔4～6小时吸两口。
- 优悦，PO，QD。
- 普萘洛尔80 mg，PO，BID。
- 利扎曲普坦（Maxalt-MLT）5 mg，PO，偏头痛急性发作时使用。

■ 过敏史

PCN（皮疹）。

■ 系统回顾

无发热、畏寒、头痛、眼部分泌物或红肿、流涕、喷嚏、咳痰、胸痛、心悸、头晕或意识模糊。

■ 体格检查

全身

发育良好、营养良好的白人女性，未查出疾病。

生命体征

血压110/68 mmHg，心率78 bpm，呼吸频率

16 次 / 分，体温 37 ℃；体重 58 kg，身高 165.1 cm（5′5″）。

五官检查

PERRLA；舌和颊黏膜有轻度鹅口疮。

颈部 / 淋巴结

柔软、无淋巴结肿大及甲状腺肿大。

肺部 / 胸部

呼气时双侧有轻度哮鸣音。

心血管系统

RRR；无 MRG。

腹部

柔软，NTND；BS（+）。

生殖系统 / 直肠

延期检查。

四肢

ROM 正常；外周血管搏动 3+；无 CCE。

神经系统

A & O × 3。

■ 实验室检查

Na 136 mEq/L	Hgb 12 g/dL	WBC 6.0 × 10^3/mm^3
K 3.6 mEq/L	Hct 36%	PMNs 56%
Cl 99 mEq/L	RBC 5.0 × 10^6/mm^3	Bands 1%
CO_2 27 mEq/L	MCH 28 pg	嗜酸性粒细胞 3%
BUN 18 mg/dL	MCHC 34 g/dL	嗜碱性细胞 2%
SCr 0.6 mg/dL	MCV 90 μm^3	淋巴细胞 33%
Glu 98 mg/dL	Plts 192 × 10^3/mm^3	单核细胞 5%
Ca 9.3 mg/dL		

■ 初步诊断

患者，女，17 岁，患有未控制的慢性哮喘和轻度口腔鹅口疮。

问题

问题识别

1.a 列出与患者药物治疗有关的问题。

1.b 哪些信息表明患者患有未控制的慢性哮喘？

1.c 哪些因素可能导致这一患者的未控制慢性哮喘？

1.d 根据美国国立卫生研究院（NIH）指南，该患者哮喘控制程度是控制得好、控制得不好或是控制得很差？

预期治疗结果

2. 该患者的药物治疗目标是什么？

治疗方案

3.a 有哪些非药物疗法可能对该患者有用？

3.b 有哪些可行的药物治疗方案可用于治疗该患者的慢性哮喘？

最佳的治疗方案

4.a 为该患者制定慢性哮喘的最佳治疗方案。

4.b 如果最初的治疗方案失败了，还有哪些合适的治疗方案？

结果评价

5. 需要哪些临床和实验室指标来评价治疗结果，并监测和预防不良事件？

患者教育

6. 在哮喘用药方面，应该向患者提供哪些信息？以及教给患者如何使用她的峰值读数来更好地管理哮喘？

■ 自学任务

查看妊娠期哮喘治疗方面的 NIH 指南，如果该患者怀孕了，制定相应的药物治疗方案。

查阅有关吸入性皮质类固醇激素长期使用会增加骨质疏松发生风险的文献，并根据现有文献撰写一篇两页的相关论文。

临床要点

如果哮喘患者称阿司匹林会使他们的哮喘症状更严重，可能需要白三烯调节剂来控制哮喘。白三烯会导致哮喘发作，而阿司匹林会抑制环氧酶使花生四烯酸合成前列腺素受阻和白三烯合成增加，最终导致哮喘发作。虽然吸入式皮质类固醇仍然是治疗哮喘的抗炎首选药物，并且对阿司匹林敏感的哮喘患者来讲也是首选药物，但根据该理论，这类患者也可以选择白三烯调节剂来控制哮喘。

参考文献

[1] National Asthma Education and Prevention Program.Executive Summary of the NAEPP Expert Panel Report 3:Guidelines for the Diagnosis and Management of Asthma.Bethesda, MD, U.S. Department of Health and Human Services, Public Health Service, National Institutes of Health,

National Heart, Lung, and Blood Institute, 2007. Full report.Available at: http://www.nhlbi.nih.gov/guidelines/asthma/index.htm.Accessed April 15, 2016.

[2] Global Initiative for Asthma (GINA).Global strategy for asthma management and prevention (updated 2016).Available at: http://www .ginasthma.com; 2016.Accessed April 1, 2016.

[3] Lemanske RF, Mauger DT, Sorkness CA, et al. Step-up therapy for children with uncontrolled asthma while receiving inhaled corticosteroids.N Engl J Med 2010;362:975-985.

[4] Busse W, Raphael GD, Galant S, et al.Fluticasone Propionate Clinical Research Study Group. Low-dose fluticasone propionate compared with montelukast for first-line treatment of persistent asthma: a randomized clinical trial.J Allergy Clin Immunol 2001;107:461-468.

[5] Busse W, Nelson H, Wolfe J, Kalberg C, Yancey SW, Rickard KA.Comparison of inhaled salmeterol and oral zafirlukast in patients with asthma.J Allergy Clin Immunol 1999;103:1075-1080.

[6] Humbert M, Beasley R, Ayres J, et al.Benefits of omalizumab as add-on therapy in patients with severe persistent asthma who are inadequately controlled despite best available therapy (GINA 2002 step 4 treatment):INNOVATE.Allergy 2005;60:309-316.

[7] Food and Drug Administration (FDA) 2007.FDA alert: omalizumab (marketed as Xolair) information, February 2007 (updated April 2013).Available at: http://www.fda.gov/NewsEvents/Newsroom/PressAnnouncements/2007/ucm108850.htm. Accessed May 1, 2016.

[8] Ortega HG, Liu MC, Pavord ID, et al.Mepolizumab treatment in patients with severe eosinophilic asthma.N Engl J Med 2014;371:1198-1207.

[9] Peters SP, Kunselman SJ, Icitovic N, et al. Tiotropium bromide step-up therapy for adults with uncontrolled asthma.N Engl J Med 2010;363:1715-1726.

第31章　慢性阻塞性肺病

感觉空气很稀薄…………………………Ⅱ级

Joseph P. Vande Griend, PharmD, FCCP, BCPS
Joel C. Marrs, PharmD, FCCP, FASHP, FNLA, BCPS (AQ Cardiology), BCACP, CLS

学习目标：

完成该病例学习后，学生能够：
- 确定可能会增加慢性阻塞性肺病（COPD）发病风险的可调节危险因素。
- 根据肺功能测定读数和患者特定的危险因素，评估和确定患者 COPD 的分类。
- 认识到非药物疗法在 COPD 治疗中的重要性。
- 根据疾病分类，为 COPD 患者制定适当的用药方案。

患者介绍

■ 主诉

我太太要我检查一下肺部。自从我们搬家以后，有一段时间，我呼吸很困难。

■ 现病史

Dwayne Morrison，男，59 岁，气短越来越严重，去家庭医疗诊所新的初级保健医生处就诊。他指出，他第 1 次注意到自己有呼吸困难的问题是在 3 年前工作的时候。过去的 35 年里，他每天都能搬重物上下楼梯，没有任何问题。但是，呼吸急促使他搬重物上下楼梯变得非常困难。很巧的是，当时他调到了公司的管理岗位，大大降低了劳动强度。进入管理岗位后，他再也没有注意到呼吸急促的问题，但他承认自己会尽量避免导致身体劳累的活动。2 个月前，他为了离孙辈更近，从海拔较低的地方搬到了科罗拉多，但这时候他发现自己有严重的喘息问题。当在户外与孙辈玩耍时，他的呼吸急促最为严重。2 年前，他的前任医生给他开了沙美特罗 / 氟替卡松（丙酸氟替卡松沙美特罗吸入粉剂）雾化吸入剂，一天两次。他认为医生为他的呼吸急促进行了药物治疗，但他并不完全确定。他希望医生给他开一个效果好的药物来缓解他的呼吸急促问题，因为园艺活动的旺季即将到来，他喜欢园艺这个爱好。

■ 既往史

- CAD（7 年前心肌梗死，置入支架；2 年前又置入一个支架；3 个月前进行超声心动图和应力测试，结果正常）。
- 慢性支气管炎 8 年（过去 12 个月内病情加重一次；口服抗生素进行治疗，未住院）。
- 颈椎病。

■ 家族史

父亲患有 COPD（吸烟 40 年）。母亲患有冠心病和脑血管疾病。

■ 个人史

他和妻子在一起生活，妻子是一名护士。他有 40 年一天吸一包烟的历史。52 岁患心肌梗死时戒烟。目前，每天吸 5 ～ 6 支烟。大多数工作日的夜晚，喝 2 ～ 3 瓶啤酒。

■ 用药史

- 阿司匹林 81 mg，PO，QD。
- 安非拉酮 SR 150 mg，PO，BID。
- 氯吡格雷 75 mg，PO，QD。
- 氟替卡松 / 沙美特罗 100/50，一次吸一口，BID。
- OTC 布洛芬 200 mg，PO，一天 4 ～ 6 次，颈部疼痛时服用。
- 罗苏伐他汀 20 mg，PO，QD。
- 琥珀酸美托洛尔 50 mg，PO，QD。

■ 过敏史

NKDA

■ 系统回顾

慢性咳嗽有痰（+）；运动不耐受（+）。

■ 体格检查

全身

WDWN 男性，NAD。

生命体征

血压 110/68 mmHg，脉搏 60 bpm，呼吸频率 16 次 / 分，体温 37 ℃；体重 82 kg，身高 175.3 cm（5′9″）；血氧 93%。

皮肤

温暖干燥；未见皮疹。

五官检查

头部正常；PERRLA，EOMI；巩膜正常；黏膜潮湿；TMs 正常；口咽部干净。

颈部 / 淋巴结

柔软、无淋巴结肿大。

肺部

呼吸音减弱；无湿啰音、干啰音或爆破音。

心血管系统

RRR；无杂音；S_1 和 S_2 正常。

腹部

柔软、NT/ND；肠鸣音（+）；无脏器肿大。

生殖系统 / 直肠

背部或侧面无压痛；男性生殖器正常。

肌肉骨骼 / 四肢

无 CCE；周围血管搏动 2+。

神经系统

A & O×3；CN Ⅱ ～ Ⅻ正常；DTRs 2+；情绪正常。

■ 实验室检查

Na 135 mEq/L	Hgb 13.5 g/dL	AST 40 IU/L	Ca 9.6 mg/L
K 4.2 mEq/L	Hct 41.2%	ALT 19 IU/L	Mg 3.6 mg/L
Cl 108 mEq/L	Plt 195 × 10^3/mm^3	T. bili 1.1 mg/dL	Phos 2.9 mg/dL
CO_2 26 mEq/L	WBC 5.4 × 10^3/mm^3	Alb 3.8 g/dL	
BUN 19 mg/dL			
SCr 1.1 mg/dL			
Glu 89 mg/dL			

■ 肺功能测试（今日门诊进行）

· 支气管扩张剂使用前的 FEV_1 = 2.98 L（预计为 4.02 L）。

· FVC = 4.5 L。

· 支气管扩张剂使用后的 FEV_1 = 2.75 L。

■ 初步诊断

患者，59 岁，面色正常，因呼吸急促限制活动并影响生活质量去诊所就诊。根据肺功能结果、病史等，我们诊断患者除了 CAD、颈椎神经根病变、慢性咳嗽外，还患有 COPD。患者缺乏胸痛症状，近期的心血管应激试验结果正常，心脏病是导致肺心病的原因这个结论是不科学的，也不可能。患者称他遵守目前的用药方案来治疗相关疾病。

问题

问题识别

1.a 列出与患者药物有关的问题。

1.b 有哪些客观信息能表明患者患有 COPD 及其严重程度？

1.c 有哪些主观信息（如病史）表明患者患有 COPD？

1.d 该患者的 COPD 如何分期和分类？

预期治疗结果

2. 该 COPD 患者药物治疗的预期目标是什么？

治疗方案

3.a 有哪些非药物治疗方案能够改善患者的 COPD 症状？

3.b 根据最新慢性阻塞性肺疾病全球倡议（GOLD）指南，治疗该患者 COPD 的药物治疗方案有哪些？

3.c 现在可以考虑使用家庭氧气疗法来缓解患者病情吗？可以的话，为什么？不可以的话，为什么？

最佳的治疗方案

4. 评估患者目前的 COPD 治疗方案，并根据今天的复诊结果，建议继续使用原来的治疗方案还是调整治疗方案。治疗方案中要包括药物剂量、给药途径、给药频率和疗程。

结果评价

5.a 你会选择哪些临床参数来监测和评估 COPD 药物治疗方案的效果？

5.b 你会选择哪些实验室参数来评估目前 COPD 药物治疗方案的效果和患者肺部疾病的进展情况，以及说明需要多长时间做一次实验室检查？

患者教育

为加强患者的依从性，确保治疗成功，并最大限度地降低不良反应发生，您可以向患者提供哪些信息？

■ 自学任务

肺功能减退的 COPD 患者，一部分坚持继续吸烟，而另外一部分选择戒烟，请描述和比较这两类患者在预后方面的差别，特别是多年后他们 FEV_1、FVC 和整体健康的预期变化情况。

研究和描述正确使用治疗稳定性 COPD 的糖皮质激素吸入装置的方法。比较这种疗法的益处和风险。

临床要点

COPD 可以导致运动能力下降、情绪不佳（如抑郁症）、渐进性肌肉减少及体重减轻。COPD 患者肺康复计划包括呼吸肌肉强制性运动训练，从而改善患者的呼吸困难症状，提高生活质量，减少焦虑症和抑郁症的发生风险、减少因病情恶化导致的住院天数增加，增加对支气管扩张剂的反应性。

参考文献

[1] Global Initiative for Chronic Obstructive Lung Disease.Global strategy for the diagnosis, management, and prevention of chronic obstructive pulmonary disease.Updated 2015.Available at: http://www.goldcopd .org.Accessed September 2, 2015.

[2] Qaseem A, Wilt TJ, Weinberger SE, et al.Diagnosis and management of stable chronic obstructive pulmonary disease: a clinical practice guideline update from the American College of Physicians, American College of Chest Physicians, American Thoracic Society, and European Respiratory Society.Ann Intern Med 2011;155:179-191.

[3] Mahler DA, Wire P, Horstman D, et al.Effectiveness of fluticasone propionate and salmeterol combination delivered via the diskus device in the treatment of chronic obstructive pulmonary disease. Am J Respir Crit Care Med 2002;166:1084-1091.

[4] Calverley PM, Anderson JA, Celli B, et al. Salmeterol and fluticasone propionate and survival in chronic obstructive pulmonary disease.N Engl J Med 2007;356:775-789.

[5] Calverley P, Pauwels R, Vestbo J, et al.Combined salmeterol and fluticasone in the treatment of chronic obstructive pulmonary disease: a randomized controlled trial.Lancet 2003;361:449-456.

[6] Szafranski W, Cukier A, Ramirez A, et al.Efficacy and safety of budesonide/formoterol in the management of chronic obstructive pulmonary disease.Eur Respir J 2003;21:74-81.

[7] Jones PW, Willits LR, Burge PS, Calverley P. Disease severity and the effect of fluticasone propionate on chronic obstructive pulmonary disease exacerbations.Eur Respir J 2003;21:68-73.

[8] Tashkin DP, Pearle J, Iezzoni D, Varghese ST.Formoterol and tiotropium compared with tiotropium alone for treatment of COPD.COPD 2009;6:17-25.

[9] van Noord JA, Aumann JL, Janssens E, et al. Comparison of tiotropium once daily, formoterol twice daily, and both combined once daily in patients with COPD.Eur Respir J 2005;26:214-222.

[10] Karner C, Cates CJ.Long–acting beta(2)–agonist in addition to tiotropium versus either tiotropium or long–acting beta(2)–agonist alone for chronic obstructive pulmonary disease.Cochrane Database Syst Rev 2012;4:CD008989.

第32章　肺动脉高压

呼哧的Cindy···························Ⅱ级

Marta A. Miyares, PharmD, BCPS (AQ Cardiology), CACP
Brian C. Sedam, PharmD, BCPS, BCACP

学习目标：

完成该病例学习后，学生能够：

- 确定导致肺动脉高压（PAH）的危险因素。
- 讨论与PAH有关的常见症状和体征。
- 列出用于治疗PAH的药物。
- 列出用于治疗PAH的非药物治疗方法。
- 为PAH患者提供药物治疗和非药物治疗方面的信息。

患者介绍

■ 主诉

我感到头很晕，喘不上气，突然就在浴室里昏了过去。

■ 现病史

Cindy Price，女，32岁，因呼吸困难及头晕被送至急诊就诊。她称今晨走出浴室时，非常虚弱，出现晕厥。她记得自己摔倒在了地上，撞到了头，但此后什么也不记得了，然后，被其妹妹送到急诊室。

■ 既往史

HTN 4年；糖尿病2年；哮喘（间歇性）。

■ 家族史

父亲62岁时死于心力衰竭。母亲57岁，4年前确诊为PAH。Cindy单身，和她的妹妹（她唯一的兄弟姐妹）住在一起。

■ 个人史

不吸烟、不喝酒，快30岁时，曾大量摄入可卡因。从她上大学以来，尝试过各种各样的流行食疗法（包括处方药物安非他命）。

■ 用药史

- 氢氯噻嗪12.5 mg，PO，QAM。
- 格列本脲5 mg，PO，QD，在早餐时服用。
- 沙丁胺醇MDI，一次1～2口，每6小时一次，气短时雾化吸入。

■ 过敏史

NKDA。

■ 系统回顾

今天，Cindy称在休息时感觉很舒服，但在过去6个月，每天活动后，就会有呼吸困难、疲劳和头晕的问题。她说，这些症状只是轻微限制了她的体力活动，休息时没有这些症状。过去2～3个月内，她出现了心悸及明显的脚踝肿胀。以前从未发生过晕厥。约9个月前，Cindy因气短进行性加重去家庭医生处就诊。她的家庭医生坚持认为哮喘导致了呼吸困难加重，所以为她开具了沙丁胺醇吸入器来缓解症状。患者称吸入沙丁胺醇后气短没有改善。

■ 体格检查

全身

患者躺在急诊床上，中度病容。

生命体征

血压128/78 mmHg，脉搏120 bpm，呼吸频率26次/分，体温37 ℃；体重128 kg，身高167.6 cm（5′6″），在室内，氧饱和度88%。

皮肤

皮肤冷；无汗。

五官检查

PERRLA；EOMI；黏膜干燥；TMs正常。

颈部 / 淋巴结

JVD（+）；无淋巴结肿大；无甲状腺肿大；无杂音。

肺部 / 胸部

清音，无哮鸣音、干啰音、湿啰音。

乳房

延期检查。

心血管系统

S_2 出现分音，P_2 高亢，S_3 奔马律。

腹部

柔软；HJR（+）；肝脏略增大；肠鸣音正常；无抵抗。

生殖系统 / 直肠

延期检查。

肌肉骨骼 / 四肢

可以全方位正常伸展；双下肢水肿 2+；无杵状指、发绀；脉搏明显。

神经系统

A & O × 3；双侧 DTRs 正常。

■ 实验室检查

Na 138 mEq/L	Hgb 14 g/dL	WBC 8.8 × 10^3/mm^3	Mg 2.1 mg/dL
K 3.8 mEq/L	Hct 40%	Neutros 62%	Ca 8.4 mg/dL
Cl 98 mEq/L	RBC 5.1 × 10^6/mm^3	Bands 2%	BNP 60 pg/mL
CO_2 28 mEq/L	Plt 311 10^3/mm^3	Eos 1%	
BUN 12 mg/dL	MCV 84 μm^3	Lymphs 32%	
SCr 0.9 mg/dL	MCHC 34 g/dL	Monos 3%	
Glu 88 mg/dL			

■ 心电图

窦性心动过速（心率 120 bpm）；向右偏；右胸导联的 ST 段下降；2、3 导联和 aVF、P 波抬高。

■ 胸部 X 线片

心脏扩大；肺主动脉突出；无明显肺水肿。

■ 二维超声心动图

右心室和心房肥大；三尖瓣反流；估计平均肺动脉压（肺动脉平均压）55 mmHg。

■ 灌注成像扫描

肺动脉栓塞阴性。

■ 肺功能测试

- FEV_1 = 1.87 L（为预测值的 61%）。
- FVC = 2.10 L（为预测值的 57%）。
- FEV_1/FVC = 0.89。

■ 初步诊断

患者，女，32 岁，有 PAH 的症状、体征（可能是家族性）。

问题

问题识别

1.a 该患者发生 PAH 的可能危险因素有哪些?

1.b 有哪些主观和客观临床证据表明患者可能患有 PAH?

预期治疗结果

2. 该患者治疗的初步目标和长期目标是什么?

治疗方案

3.a 有哪些可行的药物治疗方案可用于治疗该患者的 PAH？包括每种药物是否有疾病的用药指征、机制、剂量、可能的不良反应、禁忌证、重要的药物相互作用和监测参数指标。

3.b 有哪些可行的非药物治疗方案可用于治疗该患者的 PAH？

■ 临床过程（第 1 部分）

到急诊后，该患者接受了右心导管插入进行血管反应性检查。结果表明，注入短效血管扩张剂依前列醇后，患者肺动脉平均压没有显著下降，可见患者对血管活性药物无反应。该患者的呼吸内科医生想为患者使用波生坦，询问你的意见。

最佳的治疗方案

4.a 制定使用波生坦治疗 PAH 的初步治疗方案。包括患者的个体化用药信息、剂型、剂量和给药时间。评估患者的整个用药过程。

■ 临床过程（第 2 部分）

波生坦治疗 3 个月后，行肝功能测试（LFTs）发现相关指标升高，呼吸内科医生要求患者停用波生坦 1 个月。1 个月后，患者的肝功能恢复正常。

4.b 现在制定一个合适的治疗方案，包括剂型、剂量和给药时间。

结果评价

5. 如何监测药物治疗方案的治疗效果和不良反应?

患者教育

为加强依从性，确保治疗成功，并最大限度地降低不良反应发生，您可以向患者提供哪些信息?

■ 自学任务

进行文献搜索，确定哪些药物可用于治疗孕期PAH。确定女性PAH患者怀孕的相关风险。

查阅一级和三级文献，确定口服磷酸二酯酶抑制剂在视觉方面的潜在不良反应。识别其是否为需要紧急救治的视觉不良反应。

查阅一级和三级文献，比较血管扩张剂依前列醇、曲前列环素和伊洛前列素的优缺点。

根据两种不同药物的特点，制定将静脉注射依前列醇换为皮下注射曲前列环素的建议。

临床要点

钙通道阻滞剂只能用于右心导管插入时对短效血管扩张剂有反应的PAH患者。

参考文献

[1] Taichman DB, Ornelas J, Chung L, et al.Pharmacologic therapy for pulmonary arterial hypertension in adults:CHEST Guideline and Expert Panel Report.Chest 2014 Aug;146(2):449-475.

[2] Galiè N, Humbert M, Vachiery JL, et al. 2015 ESC/ERS guidelines for the diagnosis and treatment of pulmonary hypertension:The Joint Task Force for the Diagnosis and Treatment of Pulmonary Hypertension of the European Society of Cardiology (ESC) and the European Respiratory Society (ERS):Endorsed by:Association for European Paediatric and Congenital Cardiology (AEPC), International Society for Heart and Lung Transplantation (ISHLT).Eur Respir J 2015 Oct;46(4):903-975.

[3] McLaughlin VV, Archer SL, Badesch DB, et al. ACCF/AHA 2009 expert consensus document on pulmonary hypertension: a report of the American College of Cardiology Foundation Task Force on Expert Consensus Documents and the American Heart Association developed in collaboration with the American College of Chest Physicians; American Thoracic Society, Inc.; and the Pulmonary Hypertension Association.J Am Coll Cardiol 2009;53(17):1573-1619.

[4] Raiesdana A, Loscalzo J. Pulmonary arterial hypertension.Ann Med 2006;38:95-110.

[5] McGoon MD, Kane GC.Pulmonary hypertension: diagnosis and management.Mayo Clin Proc 2009;84(2):191-207.

[6] Sitbon O, Humbert M, Jaïs X, et al.Long-term response to calcium channel blockers in idiopathic pulmonary arterial hypertension.Circulation 2005;111(23):3105-3111.

[7] Bishop BM, Mauro VF, Khouri SJ.Practical considerations for the pharmacotherapy of pulmonary arterial hypertension.Pharmacotherapy 2012;32(9):838-855.

[8] Archer SL, Michelakis ED.Phosphodiesterase type 5 inhibitors for pulmonary hypertension.N Engl J Med 2009;361:1864-1871.

[9] McLaughlin VV, McGoon M. Pulmonary arterial hypertension.Circulation 2006;114:1417-1431.

第33章　囊性纤维化

血液、汗水、肺和内脏…………………………Ⅱ级

Kimberly J. Novak, PharmD, BCPS, BCPPS

学习目标：

完成该病例学习后，学生能够：

- 确定囊性纤维化（CF）患者常见的症状和体征。
- 制定急性肺CF发作的抗菌治疗方案和适当的监测方法。
- 制定治疗CF常见并发症的治疗方案。
- 为CF患者提供雾化吸入药物方面的教育，包括阿法链道酶和吸入式妥布霉素的使用方法。

患者介绍

■ 主诉

由患者父亲提供："我女儿有气短、呼吸急促、咳嗽、痰量增加、体能下降和食欲不振的问题。"

■ 现病史

Jenna O' Mally，女，7岁，患有终生性CF，该患者出生时就因胎粪性肠梗阻诊断为CF。她病情一直很稳定，直到4周前，她出现感冒样症状：流鼻涕、干咳、咽痛和发热。于当地的儿童医院就诊，医生因怀疑肺炎为她开具了5天的阿奇霉素混悬液200 mg/5 mL。入院第1天，160 mg（10 mg/kg），QD，口服；入院第2～5天，80 mg（5 mg/kg），QD，口服。完成抗生素疗程后，Jenna的病情没有改善。Jenna父亲将相关病情告知了呼吸内科医生，医生给Jenna开具了环丙沙星混悬液250 mg/5 mL，325 mg，PO，BID（每天40 mg/kg），以及泼尼松龙糖浆15 mg/5 mL，一次一茶匙，PO，BID。父亲根据医嘱每天为她做3次胸部理疗（背心治疗），同时，高渗盐水给药频次从每天一次增加到两次。现在患者来肺部诊所复查，查看门诊治疗情况。患者呼吸急促、胸痛、问题恶化、肺部和鼻窦充血、食欲不振、严重疲劳。父亲称患者深绿色痰增多，但无发热。自上次就诊以来，患者体重减少2磅，并已经有7天未去学校。患者在门诊未吸氧时，氧饱和度为88%，然后立刻为她通过鼻套管给氧1 L。

■ 既往史

CF；患者出生后就入住NICU，后来因肺CF急性发作，七次入院治疗，因远端肠梗阻综合征（DIOS）两次入院治疗，最近一次入院治疗是在4个月前；鼻窦手术2次，最近1次是在1年前；胰腺分泌不足；营养不良；复发性便秘/远端肠梗阻综合征；长期CF伴轻度气管扩张症导致肺部结构改变；季节性过敏；哮喘；去年夏天从树上掉下来，锁骨骨折。

注意缺陷多动障碍（ADHD）。

■ 家族史

父母都健在，总体健康良好（父亲患有高胆固醇症）。Jenna有个哥哥（15岁），无CF，最近有胃肠炎，还有一个妹妹（2岁），有CF，最近被确诊呼吸道合胞病毒性（RSV）毛细支气管炎。患者的两位舅舅分别于13岁、17岁死于CF。

■ 个人史

Jenna现在在上一年级，参加了学校的天才项目组计划。由于上个学年经常缺课，家里正考虑让她在家上学。她与父母和妹妹一起生活，离最近的CF中心大约100英里。她哥哥每隔一个周末去看她1次。他们家有一口水井和一条小混血犬；父亲抽烟，但只在户外抽。由于裁员家里面临经济困难，最近也

失去了医疗保险。其家庭正在申请国家医疗救助。

■ 用药史

- 环丙沙星混悬液 250 mg/5 mL，325 mg，PO，BID。
- 泼尼松龙糖浆 15 mg/5 mL，一次一茶匙，PO，BID。
- 雾化妥布霉素 300 mg，BID，通过雾化器吸入（每隔 1 个月；当前正在使用雾化）。
- 0.083% 沙丁胺醇（一瓶 3 mL）通过雾化器吸入,BID，与背心疗法（目前为 TID）联合治疗。
- 阿法链道酶（百慕时）2.5 mg，雾化吸入，QD，与早晨的背心疗法配合使用。
- 7% 氯化钠气溶胶（Hyper-Sal）4 mL，喷雾吸入，QD，与晚间的背心疗法（目前一天两次）配合使用。
- 丙酸氟替卡松（Flovent HFA）44 mcg，一次一口，QD。
- 布地奈德（Rhinocort AQ）一次一喷，QD，鼻孔吸入。
- 生理盐水鼻冲洗（洗鼻壶）每日。
- 氯雷他定 5 mg，PO，QD。
- 得美通胶囊，吃饭时服用，每次服用 2 个胶囊，每个胶囊内含有 1.2 万单位的脂肪酶（1500 单位的脂肪酶 / 公斤 / 膳食），吃零食和补充性食物（750 单位脂肪酶 / 公斤 / 零食）时只需服用 1 个胶囊。
- 奥美拉唑 20 mg，PO，QD。
- 硫酸亚铁 324 mg，PO，BID。
- AquADEKs 咀嚼片，一次一片，PO，QD。
- 儿童维生素铁剂咀嚼片，一次一片，PO，QD。
- 聚乙二醇 17 g，PO，QD。
- 阿托西汀 25 mg，PO，QD。
- 布洛芬 200 mg，PO，一天 3～4 次，胸痛时服用。
- 小安素（含蛋白质、脂肪、碳水化合物、多种维生素和矿物质），一天两罐。

■ 过敏史

可待因（瘙痒），杆菌肽霜（皮疹），草莓（过敏反应）。

■ 系统回顾

患者咳嗽时，胸痛并且有大量绿痰。患者受 SOB 影响，日常活动和玩耍减少。现在无咯血、便秘、呕吐或腹痛。患者称每天会有 3～4 次松散或部分成形的粪便。患者平时胃口很大，但上周没有好好吃一顿饭。

■ 体格检查

全身

该患者是一位比较害羞、愿意合作，比较消瘦的 7 岁小女孩，检查时，去掉氧气套管，有呼吸急促问题。

生命体征

血压 100/65 mmHg，脉搏 144 bpm，呼吸频率 45 次 / 分，体温 37.8 ℃；体重 16 kg，身高 116.8 cm（3′10″）；供氧 1 L 时，氧饱和度为 95%，未供氧时，氧饱和度为 88% 。

皮肤

肤色正常，肘部有一些湿疹样皮损。

五官检查

EOMI，PERRLA；两个鼻腔内黏液比较干；鼻窦触诊疼痛；无口腔病变，但后咽处有分泌物。

颈部 / 淋巴结

柔软、无淋巴结肿大、甲状腺肿大。

肺部

上叶听到的湿啰音大于下叶，有散在的轻度哮鸣音；触诊时无胸部疼痛。

乳房

Tanner 分期 I 期。

心血管系统

心动过速，心律齐、无杂音。

腹部

检查时易痒；肠鸣音（+）；腹部柔软；腹部轻微突出，可触及大便。

生殖系统 / 直肠

Tanner 分期 I 期，直肠检查延期。

肌肉骨骼 / 四肢

明显的杵状指，无发绀；毛细血管 2 秒内充盈。

神经系统

尽管沉默，Jenna 警觉并清醒；CN 正常；整个神经系统检查中有些不合作。

■ 实验室检查

Na 149 mEq/L	Hgb 15.4 g/dL	WBC 16.5 × 10^3/mm^3	AST 30 IU/L
K 4.5 mEq/L	Hct 45.2%	Segs 72%	ALT 20 IU/L
Cl 108 mEq/L	MCV 78 μm^3	Bands 10%	LDH 330 IU/L
CO_2 34 mEq/L	MCH 31.1 pg	Lymphs 10%	GGT 75 IU/L
BUN 18 mg/dL	MCHC 34 g/dL	Monos 2%	T. prot 7.3 g/dL
SCr 0.45 mg/dL	Ca_i 4.6 mEq/L[a]	Eos 6%	Alb 3.1 g/dL
Glu 195 mg/dL	Phos 4.6 mEq/L	Mg 2.1 mg/dL	IgE 85 IU/mL

■ 病毒学 / 血清学检查结果

- 呼吸道病毒抗原检查：阴性。
- 流感 A/B PCRs：阴性。
- 百日咳 PCR：阴性。

■ 痰培养结果

（1）组织 A：铜绿假单胞菌。

敏感：哌拉西林 / 他唑巴坦、头孢吡肟、头孢他啶、美罗培南、氨曲南、妥布霉素、阿米卡星；

中度敏感：环丙沙星、左氧氟沙星；

耐药：庆大霉素。

（2）组织 B：嗜麦芽寡养单胞菌。

敏感：甲氧苄啶 – 磺胺甲噁唑、米诺环素、莫西沙星；

耐药：头孢他啶、美罗培南、左氧氟沙星、所有氨基糖苷类抗生素。

（3）组织 C：假单胞菌：黏液菌株。

敏感：哌拉西林 / 他唑巴坦、头孢吡肟、头孢他啶、美罗培南、氨曲南、妥布霉素；

耐药：环丙沙星、左氧氟沙星、庆大霉素、阿米卡星。

（4）组织 D：金黄色葡萄球菌。

敏感：万古霉素、利奈唑胺、甲氧苄啶 – 磺胺甲噁唑、米诺环素；

耐药：萘夫西林、头孢唑啉、克林霉素、红霉素。

（5）组织 E：木糖氧化无色杆菌。

敏感：哌拉西林 / 他唑巴坦、头孢他啶、甲氧苄啶 – 磺胺甲噁唑、米诺环素；

耐药：美罗培南、头孢吡肟、环丙沙星、所有氨基糖苷类抗生素。

■ 肺功能

FEV_1 为预测值的 65%（基线值 90%）FVC 82% 为预测值的（基线值 95%）。

■ 胸部 X 线片

支气管扩张和间质纤维化，符合 CF 病情诊断。

■ 高分辨率 CT

所有肺叶均有严重的支气管扩张；左肺下叶黏液增加，肺部堵塞。

■ 鼻窦 CT

筛窦和上颌窦堵塞，可能是息肉延伸到右鼻道导致。

■ 初步诊断

患者，7 岁，因肺 CF 急性发作、鼻窦炎、营养衰竭门诊无法处理。

问题

问题识别

1.a 确定患者的药物相关问题，包括那些与急性和慢性 CF 治疗有关的问题。

1.b 有哪些信息表明疾病的严重性，以及治疗 Jenna 肺病急性发作的必要性？

1.c 其中有药物治疗引起的问题吗？

预期治疗结果

2. 该患者药物治疗的目标是什么？

治疗方案

3.a 有哪些非药物疗法可能对该患者有用？

3.b 有哪些药物治疗方案可用于治疗该患者的肺部疾病急性加重和慢性 CF？

3.c 在该患者肺部疾病急性发作和慢性 CF 治疗中，有哪些经济和社会心理因素是重要和需要考虑的？

最佳的治疗方案

4.a 治疗该患者相关疾病的药物有哪些？这些药物的名称、剂型、剂量、给药时间、疗程如何选择？

4.b 在临床过程中，患者服用妥布霉素［160 mg（10 mg/kg/ 剂），IV，Q24H］的第 2 个剂量后，测定其浓度值。报告如下。

- 随机测定水平：静脉滴注时间 30 分钟，滴注完成 4 小时后，测定其浓度 7.4 mcg/mL。
- 随机测定水平：静脉滴注时间 30 分钟，滴注完成 4 小时后，测定其浓度 1.4 mcg/mL

根据这一新信息，评估其药物疗效。计算妥布霉素输液完成后的最大浓度（C_{max}）、最低浓度值、曲线下面积（AUC）、清除率、半衰期、分布量及清除速度［牛血清白蛋白（BSA）行标准化校正］。如有必要，建议修改给药方案。假定按照先前的给药剂量、给药时间给药。

4.c 哪些药物可用于治疗 Jenna 的慢性 CF？

结果评价

5. 需要哪些临床和实验室参数来评估 CF 治疗的疗效和安全性？

患者教育

6. 关于药物雾化吸入治疗，你应该向患者提供哪方面的信息？患者将需要雾化吸入的药物阿法链道酶、高渗盐水、妥布霉素和沙丁胺醇带回家后使用。

7. 你可以从国家和州 / 当地的哪些地方获取到有关儿童、青少年和成年人 CF 患者援助计划的信息？

■ 自学任务

1. 调查研究吸入性氨曲南赖氨酸及相关吸入装置信息（Altera 雾化器系统）。吸入性氨曲南赖氨酸的说明书是怎样描述的，以及患者应如何使用该药的雾化吸入装置？

2. 分析阿奇霉素在 CF 慢性治疗中的作用。阿奇霉素在慢性 CF 治疗中的作用机制是什么？

3. 评价高剂量使用布洛芬治疗 CF 患者的用药建议。你认为让患者服用布洛芬后，什么时候测定其血清浓度，且达到多少浓度时才能使患者的治疗效果最佳？

4. 评价儿童使用氟喹诺酮类药物的用药建议。有哪些数据支持这些建议？

5. 研究新药鲁玛卡托 / 依伐卡托及其在慢性 CF 治疗中的作用。关于 CFTR 增强剂和调节剂这类新药的其他研究还有哪些？

临床要点

长期胃酸分泌抑制剂（质子泵抑制剂或 H_2 受体阻断药）通常用于 CF 患者的治疗，无论患者是否有胃食管反流症，都能提高胰腺酶替代疗法的疗效。由于小肠内碳酸氢盐转运不足，pH 水平不正常，CF 患者服用肠溶药物后，无法彻底溶解。胃酸分泌抑制剂治疗后会导致胃酸分泌减少，胃肠液混合，小肠 pH 升高。

参考文献

［1］Solomon M, Bozic M, Mascarenhas M. Nutritional issues in cystic fibrosis.Clin Chest Med 2016;37:97-107.

［2］Mogayzel PJ, Naureckas ET, Robinson KA, et al. Cystic fibrosis pulmonary guidelines.Chronic medications for maintenance of lung health.Am J Respir Crit Care Med 2013;187(7):680-689.

［3］Patel K, Goldman JL.Safety concerns surrounding quinolone use in children.J Clin Pharmacol 2016 Feb 10［Epublished ahead of print］.

［4］McCoy KS, Quittner AL, Oermann CM, Gibson RL, Retsch-Bogart GZ, Montgomery AB.Inhaled aztreonam lysine for chronic airway Pseudomonas aeruginosa in cystic fibrosis.Am J Respir Crit Care Med 2008:178(9):921-928.

［5］Stevens DA, Moss RB, Kurup VP, et al.Allergic bronchopulmonary aspergillosis in cystic fibrosis—state of the art: cystic fibrosis foundation consensus conference.Clin Infect Dis 2003;37(Suppl 3):S225-S264.

第4篇　胃肠系统疾病

第34章　胃食管反流病

胃灼热问题…………………………Ⅱ级

Brian A. Hemstreet, PharmD, FCCP, BCPS

学习目标：

完成该病例学习后，学生能够：

- 描述胃食管反流病（GERD）的临床表现，包括典型的、不典型的及预警的症状。
- 讨论 GERD 的诊断方法，包括让患者进行进一步诊断评估的时机。
- 提出治疗 GERD 的药物和非药物治疗措施。
- 为 GERD 患者制定治疗方案，包括非药物和药理学方法，以及对选定药物疗法的有效性和毒性进行监测。
- 简述一个指导患者正确用药治疗 GERD 的计划。

患者介绍

■ 主诉

我一直胃灼热得厉害。我吃了一些药，缓解了一些，但晚上还是难受。

■ 现病史

Janet Swigel，女，68 岁，她称过去 5 个月，每周会有 4 ～ 5 次胃灼热，曾因该问题去胃肠科（GI）门诊就诊。她还称餐后的反流导致她口中有酸味。她的症状在夜间，特别是上床睡觉时更严重。她发现胃灼热越来越严重，夜间多次咳嗽让她睡不着。这段时间她有睡眠困难，白天感到很疲惫。吞咽食物无困难。在过去 3 周，她每天服用 OTC 兰索拉唑缓释胶囊，一天一次。症状发作的频率减少到每周 3 ～ 4 次，但反流问题仍然存在。

■ 既往史

心房颤动 12 年；哮喘 10 年；2 型 DM5 年；HTN 10 年。

■ 个人史

患者已婚，有 3 个孩子。她是一名已经退休的校车司机。喝红酒，每周喝 4 ～ 5 天，每次喝 1 ～ 2 杯。不吸烟。有处方药商业保险。

■ 家族史

父亲 75 岁死于肺炎；母亲 68 岁死于胃癌。

■ 用药史

- 地尔硫䓬 120 mg，PO，QD。
- 氢氯噻嗪 25 mg，PO，QD。
- 二甲双胍 500 mg，PO，BID。
- 阿司匹林 81 mg，PO，QD。
- 氟替卡松 / 沙美特罗复方干粉剂（DPI）100 mcg/50 mcg，一次吸入一个剂量，BID。

■ 过敏史

花生（荨麻疹）。

■ 系统回顾

患者称自己一直很累，SOB 或声音嘶哑（–），夜间咳嗽（+），胃灼热频繁发作（+），有时在饭后，但在夜间更严重；N/V（–）；BRBPR 或黑色便 / 柏油便（–）；排尿困难、夜尿症或尿频（–）。

■ 体格检查

全身

发育良好的非裔美国女性，NAD。

生命体征

血压 142/85 mmHg，脉搏 90 bpm，呼吸频率 17 次 / 分，体温 36 ℃；体重 100 kg，身高 170.2 cm（5′7″）。

皮肤

无病灶或皮疹。

五官检查

PERRLA；EOMI；黏膜湿润；牙齿良好；咽喉干净。

颈部 / 淋巴结

气管中线；甲状腺肿大（–）；淋巴结病变（–）；JVD（–）。

肺部 / 胸部

双侧大部分有 CTA，有一些间歇性的哮鸣音。

心血管系统

心律不齐的心动过速；无 MRG。

腹部

肥胖；NT/ND；BS（+）；HSM（–）。

生殖系统 / 直肠

妇科检查延迟；血便（–）。

肌肉骨骼 / 四肢

无 CVA 触痛。

神经系统

A & O×3，CN Ⅱ～Ⅻ 正常，双侧上下肢肌力 5/5。

■ 实验室检查

Na 138 mEq/L	Hgb 13 g/dL	WBC 8.7 × 10^3/mm^3	AST 21 IU/L
K 3.8 mEq/L	Hct 39%	Neutros 60%	ALT 24 IU/L
Cl 108 mEq/L	RBC 4.6 × 10^6/mm^3	Bands 1%	Alk phos 55 IU/L
CO_2 21 mEq/L	Plt 400 × 10^3/mm^3	Eos 2%	空腹血脂水平:
BUN 18 mg/dL		Lymphs 32%	TC 230 mg/dL
SCr 1.3 mg/dL		Monos 5%	LDL 130 mg/dL
空腹 Glu 220 mg/dL		A1C 9.0%	TG 170 mg/dL
Ca 8.9 mg/dL			HDL 42 mg/dL
Phos 4.1 mg/dL			

■ 食管胃十二指肠镜检查（EGD）

B 级食管炎；胃和十二指肠黏膜正常；小食管裂孔疝。食管和胃的活检结果示非典型细胞和幽门螺杆菌均阴性。

■ 初步诊断

该 68 岁的女性患者有不受控制的胃食管反流病状，虽然自行购买 OTC 质子泵抑制剂治疗，但是效果不佳。EGD 显示患者有糜烂性食管炎和食管裂孔疝。

问题

问题识别

1.a 列出与患者药物有关的问题。

1.b 说明该患者 GERD 症状的类别。这些症状是典型的还是非典型的？是否有预警症状或征兆？

1.c 有哪些因素导致了该患者 GERD 的发展？

1.d 如果你在社区药房看到该患者，有哪些因素会使你决定对她进行进一步的诊断评估，而不是进行经验性药物治疗？

1.e GERD 长期不治疗可能会导致哪些并发症？

预期治疗结果

2. 为该患者制定药物治疗目标。

治疗方案

3.a 该患者 GERD 治疗过程中，需要调整哪些生活方式，以及可采取的非药物治疗方案有哪些？

3.b 该患者 GERD 治疗过程中，可采取的药物治疗方案有哪些？

最佳的治疗方案

4. 制定一个完整的治疗方案治疗该患者的 GERD。

结果评价

5. 哪些监测参数可用来评估药物方案的疗效和不良反应？

患者教育

6. 你将如何指导 GERD 患者，以加强患者的依从性，减少不良反应的发生，并且提高疗效？

■ 临床过程

四周后，Swigel 夫人来诊所进行复查。她的症状有了很大改善，但她正在考虑停止治疗，因为她听说“各种不良反应”都有可能发生在她身上。她在电视上看到一些报道，所以她认为自己有可能会患上骨质疏松，应该补充钙片。有人告诉她，她还有可能会患上一些“恶心的感染病”。她认为不适合继续服用药物。她又说，有时饭后会有短暂的胃灼热，她想知道是否可以通过服用更多的药物来控制这些症状。

■ 随访问题

1. 因为她正在进行抑酸疗法，患者是否需要补充钙和维生素 D?

2. 关于抑酸疗法会引起感染的说法，你将如何解决患者在这方面的担忧?

3. 关于患者饭后出现反流症状，你将会提出什么建议来缓解这些症状?

■ 自学任务

1. 对于某些患者来讲，手术干预是治疗胃食管反流病的良好途径。进行一级文献检索，找出两篇比较手术治疗胃食管反流病与药物治疗胃食管反流病的文章。从这两篇文章的结果你能得出什么样的结论？胃食管反流病的手术指征是什么?

2. 药学实践涉及为不同的患者人群提供服务。搜索有关 GERD 教育宣传资料和治疗方法的文章，找出三级药物文献搜索和网站，而且语言要求英语以外的其他语言。

临床要点

对于进行脲酶幽门螺杆菌检查的患者来讲，质子泵抑制剂（PPIs）可能导致检查结果为假阴性。这些检查包括尿素呼气试验、快速脲酶试验或粪便抗原测试。一般来讲，在做诊断性检查前 2 周，要停用这些药物。

参考文献

[1] American Gastroenterological Association Institute. Guideline for the diagnosis and management and diagnosis of gastroesophageal reflux disease. Gastroenterology 2013;108:308-328.

[2] American Gastroenterological Association Institute.Technical review on the management of gastroesophageal reflux disease.Gastroenterology 2008;135:1392-1413.

[3] Haag S, Andrews JM, Katelaris PH, et al. Management of reflux symptoms with over-the-counter proton pump inhibitors: issues and proposed guidelines.Digestion 2009;80:226-234.

[4] Chey WD, Wong BC.Practice Parameters Committee of the American College of Gastroenterology. American College of Gastroenterology guideline on the management of Helicobacter pylori infection. Am J Gastroenterol 2007;102:1808-1825.

[5] Solomon M, Reynolds JC.Esophageal reflux disease and its complications.In:Pitchumoni CS, Dharmarajan TS, eds.Geriatric Gastroenterology. 纽约，纽约州：Springer Science; 2012:311-319.

[6] Becher A, El-Serag HB.Mortality associated with gastroesophageal reflux disease and its non-malignant complications: a systematic review.Scand J Gastroenterol 2008;43:645-653.

[7] Badillo R, Francis D. Diagnosis and treatment of gastroesophageal reflux disease.World J Gastrointest Pharmacol Ther 2014;5:105-112.

[8] Brendenoord AJ, Pandolfino JE, Smout AJP. Gastroespohageal reflux disease.Lancet 2013;381:1933-1942.

[9] Hershcovici T, Fass R. Pharmacological management of GERD: where does it stand now?Trends Pharmacol Sci 2011;32:258-264.

[10] Chubineh S, Birk J. Proton pump inhibitors: the good, the bad, and the unwanted.South Med J 2012;105:613-618.

第 35 章　消化性溃疡

感觉到灼痛……………………………Ⅱ级

Ashley H. Vincent, PharmD, BCACP, BCPS

学习目标：

完成该病例学习后，学生能够：

- 列出消化性溃疡（PUD）的评估诊断和治疗方法。
- 确定 PUD 患者期望的治疗结果。
- 确定影响幽门螺杆菌根除方案制定的因素和提高患者依从性的因素。
- 比较治疗幽门螺杆菌的三联和四联药物的疗效，以及比较这些方案的疗程（持续时间分别为 7 天、10 天和 14 天），或是采用序贯疗法的疗效。
- 根据患者具体特定的信息，制定 PUD 的治疗和监测方案。

患者介绍

■ 主诉

过去 1 个月，我的胃一直很痛。夜间似乎越来越严重了。

■ 现病史

Justine Ward，女，67 岁，过去 6 周，因断断续续上腹痛去初级保健医生处就诊。这种疼痛不辐射至其他部位。吃饭时，这种疼痛有时会加重，有时会缓解。偶尔有恶心、腹胀和胃灼热。粪便颜色无变化，肠道蠕动无变化。无 PUD 或胃肠道出血史。1个月前开始经常头痛，每天服用1～2次萘普生钠。

■ 既往史

药物洗脱支架置入 3 月；甲状腺功能减退 22 年；高脂血症 10 年；乳糖不耐受 47 年；绝经，末次月经日期（LMP）约在 13 年前。

■ 家族史

母亲 75 岁时死于淋巴瘤。父亲 70 岁，患有青光眼、前列腺癌和 AMI。她有 5 个兄弟姐妹，都有高血压和高血脂病史。

■ 个人史

已婚，养育了 3 个孩子。她是家庭主妇。从不抽烟。1 周中差不多每天喝 1 ～ 2 杯红酒。

■ 用药史

- 氯吡格雷 75 mg，PO，QD。
- 赖斯普利 5 mg，PO，QD。
- 酒石酸美托洛尔 25 mg，PO，QD。
- 阿司匹林 81 mg，PO，QD。
- 左甲状腺素 75 mcg，PO，QD。
- 阿托伐他汀 80 mg，PO，QD。
- 多种维生素（MVI）片，PO，QD。
- 碳酸钙片剂 500 mg，PO，胃疼时服用。
- 萘普生钠 220 mg，PO，头痛时使用（过去一个月每天 1 ～ 2 次）。
- 乳糖酶片剂，1 片，PO，摄入乳制品时服用。

■ 过敏史

NKDA。

■ 系统回顾

除了上面提到的，没有其他发现。

■ 体格检查

全身

轻度超重，中度痛苦病容。

生命体征

血压 110/72 mmHg 左臂（坐姿），脉搏 99 bpm，呼吸频率 16 次 / 分，体温 37.2 ℃；体重 68 kg，身

高 160.0 cm（5′3″）。

皮肤

温暖、干燥。

五官检查

头部大小正常；PERRLA；EOMI。

胸部

CTA。

心血管系统

S_1 和 S_2 正常，无 MRG。

腹部

柔软、上腹轻度压痛；BS（+）；无脾大或肿块；肝大小正常。

直肠

无压痛；粪便血红素（+）。

四肢

正常 ROM；没有发绀青紫、杵状指或水肿。

神经系统

CN Ⅱ～Ⅻ 正常；A & O × 3。

■ 实验室检查

Na 142 mEq/L	Hgb 10.1 g/dL	Ca 9.5 mg/dL
K 4.7 mEq/L	Hct 30%	Mg 2.2 mEq/L
Cl 98 mEq/L	Plt 320 × 10^3/mm^3	Phos 3.8 mg/dL
CO_2 30 mEq/L	WBC 7.6 × 10^3/mm^3	Albumin 5.0 g/dL
BUN 8 mg/dL	MCV 72 μm^3	TSH 2.4 μU/mL
SCr 0.7 mg/dL	Retic 0.4%	TC 142 mg/dL
FBG 92 mg/dL	Fe 48 mcg/dL	LDL 64 mg/dL
HDL 53 mg/dL		
TG 127 mg/dL		

■ 初步诊断

怀疑为 PUD。

问题

问题识别

1.a 确定患者的药物相关问题。

1.b 有哪些信息（体征、症状、诊断性检查和实验室检查）表明患者患有 PUD？

■ 临床过程（第 1 部分）

Justine 的初级保健医生（PCP）让她做非紧急性 EGD，该检查结果显示十二指肠表面有直径 5.5 mm 的浅表溃疡。溃疡基底部边缘清晰，没有发现活动性出血的证据（图 35–1）。此外，活检发现十二指肠有炎症。

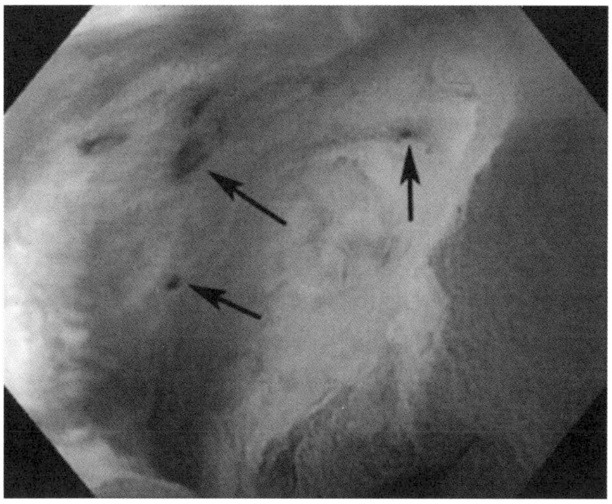

图 35–1　内镜检查显示十二指肠有色素斑点，即是溃疡，已用箭头指出

（已经获得许可进行转载：Kasper DL, Fauci AS, Hauser SL, et al, edsHarrison's Principles of Internal Medicine, 19th Ed.New York, McGraw-Hill Education, 2015.）

预期治疗结果

2. 该 PUD 患者的治疗目标是什么？

治疗方案

3.a 考虑到患者的实际情况，有哪些非药物治疗方案可以治疗她的 PUD？

3.b 在缺乏幽门螺杆菌相关信息的情况下，有哪些治疗十二指肠溃疡的药物治疗方案？

最佳的治疗方案

4. 根据患者的症状、体征和目前的医疗评估诊断制定一个药物治疗方案，治疗十二指肠溃疡、贫血和经常性头痛。

结果评价

5. 需要哪些临床和实验室指标来评价治疗结果，并监测和预防不良事件发生？

患者教育

6. 有哪些信息您可以向患者提供，以加强其依从性，确保治疗成功，并最大限度地降低不良反应发生？

■ 临床过程（第 2 部分）

做 EGD 时，选取十二指肠黏膜组织进行活检，结果表明十二指肠有炎症和大量的幽门螺旋杆菌样生物。

■ 随访问题

1. 在十二指肠活检中发现幽门螺杆菌有什么意义？

2. 根据这一新的信息，在治疗该患者 PUD 方面，你将如何调整你的目标？

3. 要实现这一新目标，有哪些治疗替代药物可供选择？

4. 为实现这一新目标，制定一个药物治疗方案。

5. 如何监测 PUD 药物治疗方案的治疗效果和不良反应？

6. 应该向患者提供哪些治疗方面的信息？

7. 如何治疗她的经常性头痛？

■ 自学任务

1. 描述内镜和非内镜检查方法检测幽门螺杆菌的优点和局限性。

2. 对幽门螺杆菌根除疗法进行文献检索后，比较三联和四联药物治疗方案在疗效方面的差异。

3. 在对幽门螺杆菌根除疗法进行文献检索的基础上，确定治疗是否应持续 7 ～ 14 天或序贯给药。

4. 描述药师和护士在治疗 PUD 患者中的作用。

临床要点

前 4 周内接受含铋剂药物、质子泵抑制剂或抗生素的患者，不能用快速脲酶呼气检查方法来检测幽门螺杆菌，因为假阴性结果的概率会增加。

参考文献

[1] Gilard M, Arnaud B, Cornily JC, et al.Influence of omeprazole on the antiplatelet action of clopidogrel associated with aspirin: the randomized, double-blind OCLA (Omeprazole CLopidogrel Aspirin) study.J Am Coll Cardiol 2008;51:256-260.

[2] Sibbing D, Morath T, Stegherr J, et al.Impact of proton pump inhibitors on the antiplatelet effects of clopidogrel.Thromb Haemost 2009;101:714-719.

[3] Frelinger AL, Lee RD, Mulford DJ, et al.A randomized, 2-period, crossover design study to assess the effects of dexlansoprazole, lansoprazole, esomeprazole and omeprazole on the steady-state pharmacokinetics and pharmacodynamics of clopidogrel in healthy volunteers.J Am Coll Cardiol 2012;59:1304-1311.

[4] Melloni C, Washam JB, Jones WS, et al.Conflicting results between randomized trials and observational studies on the impact of proton pump inhibitors on cardiovascular events when coadministered with dual antiplatelet therapy.Circ Cardiovasc Qual Outcomes 2015;8:47-55.

[5] Bhatt DL, Cryer BL, Contant CF, et al.Clopidogrel with or without omeprazole in coronary artery disease.N Engl J Med 2010;363:1909-1917.

[6] Drepper MD, Spahr L, Frossard JL.Clopidogrel and proton pump inhibitors—where do we stand in 2012?World J Gastroenterol 2012;18:2161-2171.

[7] McColl KEL.Helicobacter pylori infection.N Engl J Med 2010;362:1597-1604.

[8] Chey WD, Wong BCY; Practice Parameters Committee of the American College of Gastroenterology.American College of Gastroenterology guideline on the management of Helicobacter pylori infection.Am J Gastroenterol 2007;102:1808-1825.

[9] Yang JC, Lu CW, Lin CJ.Treatment of Helicobacter pylori infection: current status and future concepts. World J Gastroenterol 2014;20:5283-5293.

[10] Lanza FL, Chan FKL, Quigley EMM, et al. Guidelines for the prevention of NSAID-related ulcer complications.Am J Gastroenterol 2009;104:728-238.

第 36 章 非甾体类抗炎药诱发性溃疡

保护与治疗……………………………Ⅱ级

Carmen B. Smith, PharmD, BCPS
Jay L. Martello, PharmD, BCPS

学习目标：

完成该病例学习后，学生能够：

- 确定糖尿病患者是否应该按照原剂量继续服用阿司匹林，因为这类患者服用非甾体类抗炎药（NSAID）诱发溃疡疾病的风险较高。
- 识别 NSAID 诱发性 PUD 的典型症状和体征。
- 考虑到患者患有幽门螺杆菌感染，又患有 NSAID 诱发性 PUD，针对这种情况提出适当的治疗方案和随访监测方案。另外，还需说明对上述情况的诊断方法。
- 除了传统的 NSAID 可治疗 PUD 患者的疼痛和炎症，请推荐其他治疗方法。
- 有效地教育患者有关 NSAID 诱发性 PUD 的治疗问题。

患者介绍

■ 主诉

过去 2 周，我胃部有些疼痛，我担心我的溃疡又复发了。

■ 现病史

Tom Jackson，男，55 岁，因上腹部疼痛去 PCP 处就诊。他说，服用 OTC 雷尼替丁后疼痛虽然部分缓解，但症状仍然存在。这与 3 个月前诊断检查出胃溃疡伴出血时的情形一致。问到诊断检查时，他不记得自己曾经做过哪些诊断性检查，但记得医生给了他一个处方，里面有几种药物，服用 1 周后，自行停药，因为他感觉病情好转，并且服药时口腔里有一种奇怪的味道。他还说，对乙酰氨基酚无法缓解骨关节炎的症状，所以目前他正在使用多种 OTC NSAID 药物。从药学记录来看，3 个月前，医生为他开具了为期 14 天的阿莫西林、克拉霉素和奥美拉唑。

■ 既往史

幽门螺杆菌性 H/O PUD；GERD；骨关节炎（OA），主要位于右手腕、手部、左髋关节；HTN；2 型糖尿病；20 世纪 80 年代，因阑尾炎行阑尾切除术。

■ 家族史

父亲 45 岁死于 MI；母亲在 80 多岁死于宫颈癌。

■ 个人史

患者是一名警察；从 6 年前每天两包烟减少到现在每周 1 ～ 2 包；每天喝一杯含酒精的饮料，但偶尔会更多；只要他能忍受 OA 的症状，每周有一两个晚上打篮球。

■ 用药史

- 阿司匹林（ASA）325 mg，PO，QD。
- 赖诺普利 20 mg，PO，QD。
- 氨氯地平 10 mg，PO，QD。
- 二甲双胍 1000 mg，PO，BID。
- 阿托伐他汀 40 mg，PO，每晚服用。
- OTC 萘普生 200 mg，一次两片，PO，一天 1 ～ 4 次，用于缓解 OA 疼痛。
- OTC 雷尼替丁 75 mg，一次一片，一天 2 ～ 3 次，用于缓解胃痛。

■ 过敏史

可待因（皮疹）；四环素（皮疹 / 荨麻疹）。

■ 系统回顾

无头痛或胸痛。偶尔有 SOB。无胃灼热、虚弱、多食、烦渴或多尿。步态缓慢但平稳。左髋关节有慢性疼痛，诊断为 OA。

■ 体格检查

全身

患者是一个温和的人，轻度痛苦病容。

生命体征

血压 130/60 mmHg，脉搏 80 bpm，呼吸频率 12 次 / 分，体温 36.3 ℃；体重 74.1 kg，身高 172.7 cm（5′8″）。

五官检查

PERRLA；眼底无出血、渗出或水肿；两眼轻度白内障。

颈部 / 淋巴结

柔软；无 JVD 或甲状腺肿大；无颈动脉杂音。

肺部

CTA。

心血管系统

RRR，S_1、S_2 正常。

腹部

BS 正常，上腹触诊中度疼痛。

生殖系统 / 直肠

粪便潜血试验阳性 ×3。

肌肉骨骼 / 四肢

无皮肤破损或溃疡；RUE 轻度虚弱；右掌指关节第 1 指有轻度畸形，第 1 指、第 2 指近节指骨关节肿胀。

神经系统

A & O×3；CN Ⅱ～Ⅻ 正常；巴宾斯基征阴性，两手感觉正常；右脚痛觉和震动感觉下降；左脚正常。

■ 实验室检查

Na 141 mEq/L	Hgb 8.9 g/dL	空腹血脂水平：
K 4.6 mEq/L	Hct 27%	T. Chol 171 mg/dL
Cl 107 mEq/L	Plt 390 × 10^3/mm^3	LDL-C 95 mg/dL
CO_2 27 mEq/L	WBC 7.0 × 10^3/mm^3	HDL-C 42 mg/dL
BUN 21 mEq/L	Retic 1.8%	TG 170 mg/dL
SCr 1.3 mg/dL	A1C 6.9%	TSH 2.93 μIU/mL
Glu 119 mg/dL		

■ 幽门螺杆菌检测

胃组织活检快速尿素酶检测阴性，血清学检查阳性。没有进行尿素呼气试验。

■ 食管胃十二指肠镜检查

有 2 个小的胃溃疡，直径大约 6 mm，发现血迹，但无明显的活动性出血。

问题

问题识别

1.a 列出与患者药物治疗有关的问题。

1.b 有哪些症状、体征和实验室检查表明患者患有 PUD？

1.c 还可以做哪些诊断检查来判断评估患者目前幽门螺杆菌状态?

1.d 诊断幽门螺杆菌的不同方法各有哪些优缺点?

预期治疗结果

2. 该患者药物治疗的目标是什么?

治疗方案

3.a 有哪些药物可用于治疗该患者的胃溃疡?

3.b 治疗胃溃疡的药物有哪些?

3.c 该患者有复发性胃溃疡，是否还能服用阿司匹林?

最佳的治疗方案

4.a 治疗该患者胃溃疡的最佳药物治疗方案是什么?

4.b 治疗该患者骨关节炎的最佳药物治疗方案是什么?

4.c 该患者有可能发生 NSAID 诱导性溃疡吗? 如果可能的话，你会推荐什么药物和治疗预防方案?

结果评价

5. 你将会采取什么措施来监测该患者治疗胃溃疡的疗效和毒性?

患者教育

6. 应该为患者提供哪些信息，以更好地治疗其胃溃疡、加强患者的依从性、确保治疗成功并尽量减少不良反应的发生?

■ 自学任务

进行文献检索和评估有关 NSAID 诱导溃疡的二级预防药物的疗效的信息。2008 年 ACCF/ACG/AHA 共识文件中有有关抗血小板和 PUD 治疗的内容，请查看阿司匹林诱发 PUD 预防方面的信息，尤其要阅读专家对这方面的意见和看法。

查看抗栓治疗试验协作研究方面的研究资料，该研究描述了低剂量阿司匹林预防性用药对心脏的好处，以及冠心病患者和非冠心病患者在服用阿司匹林后胃出血的风险。

进行文献检索，评估对慢性 NSAID 诱导性溃疡患者进行幽门螺旋杆菌筛查的成本效率。

临床要点

在幽门螺杆菌阴性的患者中，60% 的消化性溃疡由有记录或无记录使用过 NSAID 药物导致。导致 NSAID 诱发溃疡的危险因素包括：① PUD 病史；②年龄 > 65 岁；③高剂量 NSAID 治疗；④同时使用抗凝剂、抗血小板药物和（或）皮质类固醇激素。

参考文献

[1] Chey WD, Wong BCY.Committee of the American College of Gastroenterology.American College of Gastroenterology guideline on the management of Helicobacter pylori infection.Am J Gastroenterol 2007;102:1808-1825.

[2] Lanza FL, Chan FKL, Quigley EMM. Prevention of NSAID-related ulcer complications.Am J Gastroenterol 2009;104:728-738.

[3] Laine L, Jensen DM. Management of patients with ulcer bleeding.Am J Gastroenterol 2012;107:345-360.

[4] Singh G, Fort JG, Goldstein JL, et al.Celecoxib versus naproxen and diclofenac in osteoarthritis patients:SUCCESS-I Study.Am J Med 2006;119:255-66.

[5] Antithrombotic Trialists' (ATT) Collaboration. Aspirin in the primary and secondary prevention of vascular disease: collaborative meta-analysis of individual participant data from randomized trials. Lancet 2009;373:1849-1860.

[6] Bhatt DL, Scheiman J, Abraham N, et al.ACCF/ACG/AHA 2008 expert consensus document on reducing the gastrointestinal risks of antiplatelet therapy and NSAID use.Circulation 2008;118:1894-1909.

[7] American Diabetes Association.Standards of medical care in diabetes—2016.Diabetes Care 2016;39:S1-S112.

[8] Hochberg MC, Altman RD, April KT.American College of Rheumatology 2012 recommendations for the use of nonpharmacologic and pharmacologic therapies in osteoporosis of the hand, hip, and knee. Arthritis Care Res 2012;62:465-474.

第 37 章　应激性溃疡的预防 / 上消化道出血

真是个好时机…………………………Ⅰ级

Jay L. Martello, PharmD, BCPS
Lena M. Maynor, PharmD, BCPS

学习目标：

完成该病例学习后，学生能够：

- 确定与应激性胃炎 / 溃疡相关的危险因素，并确定哪些危重患者应接受药物预防。
- 提出预防应激性胃炎 / 溃疡的药物治疗方案，并说明药物、剂型、给药途径和剂量。
- 确定应激性胃炎 / 溃疡预防方案的监测参数指标。
- 探讨应对应激性胃炎 / 溃疡出血的药物治疗方法。

患者介绍

■ 主诉

无主诉。患者处于无反应的昏迷状态。

■ 现病史

Penny Robinson，女，26 岁，驾车时发生车祸，因外伤送往急诊。牵引式挂车司机闯红灯，撞到了 Penny Robinson 的汽车，而她就坐在司机位置上。当紧急医疗服务（EMS）医护人员到达现场时，患者已经失去意识，处于昏迷状态，呼吸困难。给予患者芬太尼 50 mcg，琥珀酰胆碱 40 mg，咪达唑仑 5 mg，并在患者被转移到医院前进行了插管。EMS 报告显示插管困难。从现场送到急诊的时间为 25 分钟。

■ 既往史（由患者母亲提供）

PE，约 2 个月前发生一次；便秘型肠易激综合征（IBS-C）10 年；6 个月前行胆囊切除术。

■ 家族史

父亲和母亲都健在，并且身体健康。

■ 个人史

患者是当地大学的一名研究生。她 6 年来一天吸 1 包烟，后来因肺栓塞住院治疗后戒烟。她不喝酒、不吸毒。

■ 系统回顾

车祸后，患者一直处于无意识状态。

■ 用药史

- 炔诺酮 0.35 mg，PO，QD。
- 鲁比前列酮 24 mcg，PO，Q12H。
- 利伐沙班 20 mg，PO，QD。

■ 过敏史

- 磺胺甲噁唑 / 甲氧苄啶（气短）。
- 克林霉素（荨麻疹）。
- 西咪替丁（气短和血小板减少）。

■ 体格检查

全身

年轻，无意识；检查后无明显出血。

生命体征

血压 108/68 mmHg，脉搏 106 bpm，呼吸频率 24 次 / 分，体温 37.3 ℃；体重 51 kg，身高 180.3 cm（5′11″）。

皮肤

温暖，干燥；前额和胸部有小撕裂伤；双腿和双臂有淤斑。

颈部 / 淋巴结

柔软，无明显的畸形或肿块。

五官检查

鼻部或耳部内无血；耳朵、眼睛或鼻部无明显的损伤。

肺部

患者已经插管。

心血管系统

S_1、S_2 正常；窦性心动过速，无 S_3、S_4。

腹部

紧致；肠鸣音减弱。

生殖系统 / 直肠

生殖区无明显损害。

神经系统

格拉斯哥昏迷评分 = 7 分；巴宾斯基征为阴性；深腱反射 2+。

■ 实验室检查

Na 135 mEq/L	Hgb 9.0 g/dL	PO_4 3.0 mg/dL
K 3.6 mEq/L	Hct 27.3%	Ca 10.2 mg/dL
Cl 101 mEq/L	WBC $8.0 \times 10^3/mm^3$	AST 29 IU/L
CO_2 22 mEq/L	Plt $122 \times 10^3/mm^3$	ALT 22 IU/L
BUN 20 mg/dL		Alk Phos 66 IU/L
SCr 0.8 mg/dL		T. bili 0.4 mg/dL
Glu 91 mg/dL		
Alb 3.8 g/dL		
INR 1.1		

■ 动脉血气分析

pH 7.43，$PaCO_2$ 48 mmHg，PaO_2 74 mmHg，HCO_3^- 23 mEq/L，血氧 92%。

■ AP 胸部 X 线检查

左、右侧肋骨多处骨折。有证据表明右肺突起，且右肺有血气胸。

■ 创伤超声（FAST）检查后的集中评估

未显示外周、肝肾、脾、心包或盆腔间隙有液体。

■ 腹部 / 骨盆增强 CT 检查

未显示有肠梗阻。胆总管没有扩张。腹腔内无游离液体。

■ 头部 CT 增强检查

中线没有移位，未显示颅内出血。

■ 尿检

黄色，尿比重 1.026, pH 4.6，酮体阴性，蛋白阴性，亚硝酸盐阴性，胆红素阴性，葡萄糖阴性，细菌 0，白细胞 0，红细胞 3+，hCG 阴性。

■ 临床过程

给予患者静脉滴注 1 L 生理盐水（NS），使其血压升到 122/76 mmHg，并给她输入 2500 单位的凝血酶原复合物（因子 IV）（Kcentra®）和 10 mg 的维生素 K_1。她被转到手术室（OR）治疗肋骨骨折和血气胸。外科手术时，放置了中央线。给予头孢唑啉 1 g，Q8H，进行预防性抗菌治疗，在完成手术的 24 小时内持续给药。她的骨折很顺利地进行了治疗处理，胸部也放置了导管进行了引流排液。在手术过程中，给予患者 2 L 林格乳酸盐液（LR）和 2 单位的红细胞悬液（PRBC），以纠正血液和体液损失。患者做完手术、到达外科 / 创伤 ICU 时的生命体征是：血压 106/62 mmHg，脉搏 92 bpm。她目前正接受机械通气。过去 2 小时内，患者的尿量是 40 mL/h，Hgb 9.6 g/dL，K 3.2 mEq/L，INR 2.0，血氧 94%。静脉滴入的液体：NS 100 mL/h、依诺肝素 30 mg 皮下注射（SQ），Q12H，芬太尼点滴和咪达唑仑点滴。还放置了鼻胃（NG）管。

问题

问题识别

1.a 在给患者查房之前，你需要查看患者入院前所服用的药物。在住院期间，哪些长期药物还应该继续使用？提供每种药物持续使用、停用或改变给药方案的理由。

1.b 列出患者住院过程中的药物治疗相关问题（包括潜在的和实际存在的药物治疗相关问题）。

■ 临床过程（第 1 部分）

两天后，患者仍在外科 / 创伤 ICU。血流动力学已经稳定，仍然需要机械通气。她有肠鸣音，目前正在接受 NG 管进行营养喂食。实验室检查结果包括：Na 138 mEq/L，K 3.5 mEq/L，Cl 103 mEq/L，CO_2 21 mEq/L，BUN 16 mg/dL，SCr 0.7 mg/dL，Hgb 8.6 g/dL，WBC $8.1 \times 10^3/mm$，血小板 $102 \times 10^3/mm^3$, INR 2.0。自入院以来，患者一直没有大便，使用甘油栓剂进行治疗。外科住院医生认识到，从入院开始还没有为患者提供胃肠道保护措施，不确定现在是否还需要这样做。

■ 随访问题

1.c 危重患者患应激性胃炎 / 溃疡的危险因素有哪些？该患者有哪些危险因素？

1.d 针对患者的危险因素，是否需要采取预防性治疗措施以预防应激性溃疡的发生？说出你的理由。

预期治疗结果

2. 预防应激性胃炎和溃疡的药物治疗目标是什么？

治疗方案

3. 对于这个危重患者，有哪些药物可用于预防应激性溃疡的发生？

最佳的治疗方案

4. 制定针对该患者预防应激性溃疡（SUP）的药物治疗方案。

结果评价

5. 应监测哪些临床和实验室参数，以评估治疗方案的有效性和可能发生的不良反应？

■ 临床过程（第 2 部分）

2 天后的清晨（术后第 4 天），为患者拔管后，让患者开始摄入流食。当天晚些时候，患者排出粪便，体积大、颜色为暗红色 / 黑色，检查发现大便内有血红素。护士检查患者的生命体征，显示血压 92/58 mmHg，脉搏 100 bpm。Hgb 为 7.8 g/dL，重复测量后为 7.9 g/dL。给予患者 1 L LR 进行增压治疗，血压增加到 112/68 mmHg，脉搏下降到 88 bpm。给予患者静脉滴注液体后，进行内镜检查。通过 EGD，我们看到胃部有多个病灶，且渗血。患者被诊断为上消化道出血。

■ 随访问题

1. 上消化道出血和下消化道出血的临床表现有什么不同？

2. 上消化道出血的药物治疗目标是什么？

3. 讨论治疗上消化道出血的药物。

4. 简述治疗患者上消化道出血的药物治疗方案。

5. 应监测哪些临床和实验室参数，以评估治疗方案的有效性和可能发生的不良反应？

■ 自学任务

1. 分析确定可通过鼻胃管或口胃管让患者摄入保护胃肠道的药物。

2. 讨论如何混合、存储和管理 IV 泮托拉唑、兰索拉唑和埃索美拉唑。

3. 使用抗酸药、硫糖铝、H_2 受体阻断药和质子泵抑制剂潜在的药物相互作用和不良反应。

4. 描述幽门螺杆菌感染对 SUP 和胃肠道出血的影响。

5. 确定在紧急情况下，逆转口服抗凝剂直接作用的方法。

临床要点

在进行药物调整时，始终要注意患者使用过抗溃疡药。这些抗溃疡药物在溃疡愈合后，虽然没有继续使用的指征，但往往仍然在使用。无指征的抗溃疡药物继续使用会增加患者的医疗保健费用，以及增加药物间相互作用和不良反应发生的风险（包括肺炎和梭菌感染的风险增加，以及低镁血症和低钙血症的发生风险增加）。

参考文献

[1] American Society of Health-System Pharmacists. ASHP therapeutic guidelines on stress ulcer prophylaxis.Am J Health Syst Pharm 1999;56:347-379.

[2] Guillamondegui OD, Gunter OL, Bonadies JA, et al. Practice Management Guidelines for Stress Ulcer Prophylaxis.Eastern Association for the Surgery of Trauma (EAST). 2008.Available at: https://www.east .org/education/practice-management-guidelines/stress-ulcer-prophylaxis.Accessed on January 18, 2016.

[3] Ali T, Harty RF.Stress-induced ulcer bleeding in critically ill patients.Gastroenterol Clin North Am 2009;38:245-265.

[4] Herzig SJ, Howell MD, Ngo LH, Marcantonio ER.Acid-suppressive medication use and the risk for hospital-acquired pneumonia.JAMA 2009;301:2120-2128.

[5] Barkun AN, Bardou M, Pham CQ, Martel M. Proton pump inhibitors vs. histamine 2 receptor antagonists for stress-related mucosal bleeding prophylaxis in critically ill patients: a meta-analysis.Am J Gastroenterol 2012;107:507-520.

[6] Marik PE, Vasu T, Hirani A, Pachinburavan M. Stress ulcer prophylaxis in the new millennium: a systematic review and meta-analysis.Crit Care Med 2010;38:2222-2228.

[7] Compoginis JM, Gaspard D, Obaid A. Famotidine use and thrombocytopenia in the trauma patient.Am Surg 2011;77:1580-1583.
[8] Kim YI, Park CK, Park DJ, Wi JO, Han ER, Koh YI.A case of famotidine-induced anaphylaxis.J Investig Allergol Clin Immunol 2010;20:166-169.
[9] Gralnek IM, Barkun AN, Bardou M. Management of acute bleeding from a peptic ulcer.N Engl J Med 2008;359:928-937.
[10] Barkun AN, Bardou M, Kuipers EJ, et al. International consensus recommendations on the management of patients with nonvariceal upper gastrointestinal bleeding.Ann Intern Med 2010;152:101-113.

第38章　克罗恩病

一种紧迫感……………………Ⅱ级

Brian A. Hemstreet, PharmD, FCCP, BCPS

学习目标：

完成该病例学习后，学生能够：

- 描述活动性克罗恩病（CD）的典型临床表现，包括体征、症状、疾病分布和严重程度。
- 确定CD的恶化因素和潜在的并发症。
- 提出活动性CD的药物治疗方案。
- 查看常用于治疗CD药物的主要毒性。
- 教育患者正确使用治疗CD的药物。

患者介绍

■ 主诉

我偶尔腹泻，有时便中带血。偶尔有轻微的腹痛。最近我感觉很疲惫，体重减少了几磅。

■ 现病史

John Jensen，男，32岁，因3个月的间歇性腹泻就诊。他说，这段时间，一天会有一两次稀便，与他平时肠道运动模式不同。在过去4周，他还注意到粪便中带血。腹泻有时会伴有短暂的轻度腹痛。这些症状对他的工作造成了困扰，因为他是一家制药公司的销售代表，需要花费大量时间开车去见客户。他报告说，这段时间无意中体重下降2.27 kg（5磅），他认为是“不想让腹痛更严重”而不吃东西导致的。他曾服用过非处方药萘普生治疗腹痛，使用胃药碱式水杨酸铋治疗腹泻，但这两种药都没有什么效果。他不记得有接触过其他患者。他称最近没有国际出差旅行。他的PCP让他去消化科就诊。

■ 既往史

GERD；鼻窦炎（8个月前曾用抗生素治疗）；季节性过敏性鼻炎；运动诱发性支气管痉挛；2年前行右膝关节前交叉韧带（ACL）修复手术。

■ 家族史

父亲患有DM，母亲患有HTN。姐姐患有CD。

■ 个人史

单身。是一家制药公司的销售代表。周末偶尔喝酒。10年来一天吸半包烟。

■ 用药史

- 氯雷他定10 mg，PO，QD。
- 氟替卡松，有需要时，从鼻腔喷入，一次两喷。
- 萘普生钠220 mg，PO，每隔8～12小时一次，疼痛时服用。
- 沙丁胺醇HFA MDI，运动前使用。

■ 过敏史

- 氢可酮（胃肠道不适）。
- 磺胺类药物（严重皮疹）。

■ 系统回顾

没有与其他患者或病原体接触过。一周一两次胃灼热，一周一两次鼻漏。无咳嗽、SOB、头痛（HA）或精神状态的变化。无膝关节痛或关节疼痛。无黄疸或皮疹。无口腔溃疡。

■ 体格检查

全身

发育良好、白种男性、无明显病痛

生命体征

坐姿：血压139/89 mmHg，脉搏82 bpm；站立：血压136/70 mmHg，脉搏85 bpm；呼吸频率17次/分，

体温 37.9 ℃；体重 97.5 kg（215 lb），身高 175.3 cm（5′9″）。

皮肤

无病灶或皮疹。

五官检查

PERRLA；EOMI；结膜苍白；黏膜湿润；牙齿良好；咽喉干净。

颈部 / 淋巴结

气管居中，甲状腺肿大（－）；淋巴结肿大（－），JVD（－）。

肺部 / 胸部

双侧 CTA。

心血管系统

心律齐、心率在正常范围内，无 MRG。

腹部

无触痛、无膨出、无反弹或反抗；BS（＋），HSM（－）。

生殖系统 / 直肠

前列腺大小 WNL，压痛（－），血红素大便（＋），无痔疮证据。

肌肉骨骼 / 四肢

无 CVA 触痛。

神经系统

A & O×3，CN Ⅱ～Ⅻ 正常，双侧上下肢肌力 5/5。

■ 实验室检查

Na 139 mEq/L	Hgb 12 g/dL	AST 25 IU/L
K 3.0 mEq/L	Hct 37%	ALT 28 IU/L
Cl 100 mEq/L	RBC 2.86 × 10^6/mm^3	Alk phos 50 IU/L
CO_2 26 mEq/L	Plt 400 × 10^3/mm^3	TBIL 1.2 mg/dL
BUN 15 mg/dL	MCV 80 μm^3	DBIL 0.6 mg/dL
SCr 1.1 mg/dL	WBC 12.7 × 10^3/mm^3	ALB 4.1 g/dL
Glu 104 mg/dL	Neutros 67%	CRP 13 mg/dL
Ca 8.7 mg/dL	Bands 1%	Lipase 15 units/L
Phos 3.9 mg/dL	Eos 2%	ESR 105 mm/hour
	Lymphs 26%	Stool O & P（－）
	Monos 4%	Stool C. diff toxin（－）

■ 放射学检查

腹部 X 线光片显示患者胃肠道无阻塞、扩张或自由流动的气体。

■ 其他

结肠镜检查：在回肠末端发现一个“鹅卵石”样斑块状炎症区。炎症过程浸润到肠黏膜下的组织中，发现有黏膜病变和近期出血。小肠黏膜活检结果显示白细胞浸润和黏膜下肉芽肿，与活动性 CD 检查结果一致。

■ 初步诊断

该 32 岁患者回肠末端发生了活动性 CD，需要治疗。

问题

问题识别

1.a 列出与患者药物治疗有关的问题。

1.b 该患者的哪些体征、症状和实验室检查结果表明患者患有 CD？

1.c 你将如何对患者 CD 的严重程度做出分类判断？说出你的理由。

1.d 有哪些因素导致了该患者 CD 的发生和发展？

1.e CD 患者有哪些肠外表现？

预期治疗结果

2. 为该患者制定药物治疗目标。

治疗方案

3. 该 CD 患者的药物治疗方案有哪些？

最佳的治疗方案

4.a 制定一个完整的治疗方案治疗该患者的 CD。

4.b 如果该疾病涉及整个回肠和结肠，你的药物治疗方案会有何不同，将如何调整？

结果评价

5. 哪些监测参数可用来评估药物方案的疗效和不良反应？

患者教育

6. 在 CD 治疗方面，你将如何教育患者，以加强患者的依从性，减少不良反应的发生，提高疗效？

■ 临床过程

现在是开始 CD 治疗后的第 12 个月。3 个月的初步治疗后，Jensen 先生病情已经得到缓解。病情缓解后，他继续接受为期 12 周的治疗，之后他就停止了药物治疗。在接下来的 6 个月里，他只有几次间歇性的腹泻和腹痛。然而，在过去一周内，他大便频率增加到每天 3～4 次，而且有时大便中会带血。伴有明显的腹部疼痛、身体不适、发热和脱水问题，需要住院治疗。他被送往医院的全科进行诊断治疗，发现 CD 复发了，病情从原来的中度活动性 CD 发展到重度 CD。

■ 随访问题

1. 鉴于上述新的信息，你将如何调整该患者的药物治疗方案？

2. 如果该患者需要使用英夫利昔单抗、阿达木单抗或赛妥珠单抗进行治疗，患者需要检查哪些基线指标参数？

■ 自学任务

1. 搜索网站，查看网站上支持 CD 治疗的当地组织的相关信息，这样您可以建议 CD 患者去这些组织寻求帮助和支持。

2. 做一张表，简单说明一下 CD 和溃疡性结肠炎之间的主要区别。

3. 查看 FDA 对治疗 CD 怀孕患者的建议，主要是使用药物来治疗活动性 CD 及 CD 缓解后维持治疗方面的建议。

临床要点

活动性 CD 的住院患者由于其炎症状态而发生血栓的风险非常高，因此，这类患者应该进行预防性治疗，防止深静脉血栓的形成。

参考文献

[1] Lichtenstein GR, Hanauer SB, Sandborn WJ; Practice Parameters Committee of the American College of Gastroenterology.Management of Crohn's disease in adults.Am J Gastroenterol 2009;104:465-483.

[2] American Gastroenterological Association Institute Guidelines for the Identification, As-sessment and Initial Medical Treatment in Crohn's Disease Clinical Decision Support Tool. http://campaigns.gastro.org /algorithms/IBDCarePathway.Accessed November 16, 2015.

[3] Cosnes J, Gower-Rousseau C, Seksik P, Cortot A. Epidemiology and natural history of inflammatory bowel diseases.Gastroenterology 2011;140:1785-1786.

[4] Scharl M, Rogler G. Inflammatory bowel disease pathogenesis: what is new?Curr Opin Gastroenterol 2012;28:301-309.

[5] Larsen S, Bendtzen K, Nielsen OH.Extraintestinal manifestations of inflammatory bowel disease: epidemiology, diagnosis, and management.Ann Med 2010;42:97-114.

[6] Buchner AM, Blonski W, Lichtenstein GR.Update on the management of Crohn's disease.Curr Gastroenterol Rep 2011;3:465-474.

[7] Cottone M, Renna S, Orlando A, Mocciaro F. Medical management of Crohn's disease.Expert Opin Pharmacother 2011;12:2505-2525.

[8] Talley NJ, Abreu MT, Achkar JP, et al.An evidence-based systematic review on medical therapies for inflammatory bowel disease.Am J Gastroenterol 2011;106:S2-S25.

[9] Ford AC, Bernstein CN, Khan KJ, et al. Glucocorticosteroid therapy in inflammatory bowel disease: systematic review and meta-analysis.Am J Gastroenterol 2011;106:590-599.

[10] Prantera C, Scribano ML.Antibiotics and probiotics in inflammatory bowel disease: why, when, and how.Curr Opin Gastroenterol 2009;25:329-333.

第 39 章　溃疡性结肠炎

严重吗？一天 4 次？ ·························· Ⅰ级

Nancy S. Yunker, PharmD, BCPS

学习目标：

完成该病例学习后，学生能够：

- 鉴别溃疡性结肠炎的常见体征和症状。
- 评估急性溃疡性结肠炎的治疗方案，并提出一个具体的治疗方案，包括药物、剂量方案、潜在的不良反应及监测参数。
- 为病情缓解的溃疡性结肠炎患者制定药物治疗方案。
- 探讨溃疡性结肠炎的药物治疗进展情况。

患者介绍

■ 主诉

我不能再忍受疼痛和腹泻了。原以为在我回家看医生之前我能够忍受疼痛和腹泻，但今天我意识到我现在就需要去看病。

■ 现病史

Bonnie Smith，女，32 岁，她因持续 10 天的腹痛与痉挛、带血和黏液稀便到急诊室就诊，她说这是溃疡性结肠炎发作的典型症状。她这段时间正在度假，大部分时候每天的大便次数为 4 ～ 5 次，而且都带血。但今天当她站起来时感到头晕，坐着或躺下时没有任何症状。她已经在这里度假近 2 周，并计划在 3 天后回家。她从未出国旅行、未住过院或是接受过抗生素治疗。大约 3 年前，她被诊断为溃疡性结肠炎（UC），每年大约发作一次，医生为她开具了颇得斯安胶囊，发作时服用，QID。每一次疾病发作后，经过 4 ～ 6 周的治疗，症状就会缓解消失。她拒绝了维持治疗，因为她不想每天服四次药，这会给她的工作和社会生活带来不便。由于相同的原因，她也拒绝了直肠给药。她上次发作大约是在 10 个月前。

■ 既往史

3 年前被确诊为溃疡性结肠炎；1 型 DM。

■ 家族史

母亲患有冠心病（CAD）和肺癌；父亲患有溃疡性结肠炎，18 年前曾做过结肠切除术。

■ 个人史

是一名办公室经理；与她的未婚夫在一起生活；没有孩子；不吸烟；每隔几周喝 1 ～ 2 杯酒；称自己在 2002 年至 2005 年吸食过大麻，但过去 10 年从没有吸食过。

■ 用药史

上午和晚上使用中效（NPH）胰岛素 22 单位；血糖＞ 300 mg/dL 时，使用 6 单位的天冬胰岛素。

疫苗接种历史不可查。

■ 过敏史

NKDA。

■ 系统回顾

无胸部疼痛、SOB、排尿困难、发热、畏寒、N/V、肌痛、多尿，以及最近无过敏反应。有轻度腹痛、痉挛和腹泻带血。

■ 体格检查

全身

A & O × 3、愉快、外表健康、白种女性、NAD。

生命体征

上午 8 点：

血压（躺姿）100/58 mmHg，P 60 bpm。

血压（站姿）80/40 mmHg，P 75 bpm。

呼吸频率 18 次 / 分，体温 37.0 ℃。

体重 66 kg（平时 68 kg），身高 170.2 cm（5′7″），BMI 23.5 kg/m^2。

皮肤

无病灶；温暖、皮肤饱满。

五官检查

PERRLA；EOMI；黏膜无损伤或渗出；TMs 正常。

肺部

CTA，无湿啰音、干啰音。

心血管系统

RRR，S_1 和 S_2 正常；无 S_3、S_4。

腹部

BS 正常活跃、柔软、无膨出；深触诊无明显肿块；无肝脾大；无反跳痛或反抗。

直肠

有些触痛；肛门镜检查未发现痔疮、裂隙、病灶；血红素便（+）。

肌肉骨骼 / 四肢

无 CCE；脉搏 2+；ROM 正常；四肢肌力 5/5。

神经系统

A & O × 3；CN Ⅱ～Ⅻ 正常；DTRs 2+。

■ 实验室检查

上午 10 点：

Na 137 mEq/L	Hgb 13 g/dL	WBC 4.5 × 10^3/mm^3	AST 22 IU/L
K 3.4 mEq/L	Hct 38%	PMNs 52%	ALT 20 IU/L
Cl 105 mEq/L	Plt 242 × 10^3/mm^3	Bands 5%	Alk phos 36 IU/L
CO_2 27 mEq/L	MCV 85.3 μm^3	Lymphs 36%	T. bili 0.5 mg/dL
BUN 26 mg/dL	MCH 29.1 pg	Basos 1%	PT 12.0 s
SCr 1.0 mg/dL	MCHC 34.1 g/dL	Monos 6%	INR 1.0
Glu 113 mg/dL			Ca 8.9 mg/dL
			Mg 1.9 mEq/L
			PO_4 4.2 mg/dL
			Alb 3.9 g/dL
			A1C 6.2%

■ 尿检

黄色；透明度清晰；无蛋白、白细胞、亚硝酸盐、血、酮体、红细胞、胆红素；pH 7.0；尿比重 1.019。

■ 临床过程

患者从上午 11：00 开始进行液体静脉滴入：1 L 0.9% 生理盐水与 40 mEq 的氯化钾，时间超过 4 小时。下午 3：00 测量生命体征如下：血压（躺姿）110/74 mmHg，脉搏 62 bpm；血压（站立）112/74 mmHg，脉搏 64 bpm。

实验室检查复查结果如下。

Na 139 mEq/L	Hgb 12.5g/dL
K 3.9 mEq/L	Hct 36.3%
Cl 107 mEq/L	Plt 240 × 10^3/mm^3
CO_2 27 mEq/L	MCV 85.2 μm^3
BUN 14 mg/dL	MCH 25.8 pg
SCr 0.89 mg/dL	MCHC 31.4 g/dL
Glu 119 mg/dL	WBC 4.4 × 10^3/mm^3

■ 初步诊断

溃疡性结肠炎伴下消化道出血；补液后患者的病情稳定。

如果症状恶化，需要根据医嘱回医院 ED 进行治疗，回家后需要联系其 PCP。

问题

问题识别

1.a 列出患者的所有药物治疗相关问题，包括她最初在 ED 时出现的问题。

1.b 列出表明溃疡性结肠炎存在和严重程度的体征、症状和实验室检查结果；也包括相关的阴性结果。

1.c 某个事件是否能够诱发溃疡性结肠炎发作？

预期治疗结果

2. 该患者药物治疗的短期目标和长期目标分别是什么？

治疗方案

3.a. 有哪些非药物疗法可能对该患者有用？

3.b. 有哪些药物治疗方案可用于治疗该患者的溃疡性结肠炎发作？

3.c. 溃疡性结肠炎患者应考虑哪些缓解期维持治疗和急性发作期治疗的问题？

最佳的治疗方案

4.a 根据你对患者病情严重程度的评估，什么样的药物、剂型、给药时间和疗程对该患者最好？

4.b 如果最初的治疗方案无效，应该考虑哪些替代方案？

结果评价

5. 哪些临床和实验室指标可用来评价治疗结果，并监测和预防不良事件的发生率？

患者教育

6. 为加强其依从性，确保治疗成功，并最大限

度地降低不良反应的发生，有哪些信息你可以向患者提供？

■ 临床过程

患者首次在 ED 就诊后的 1 个月内，她需要去看她的 PCP 进行复查。她说，大便“完全正常”，而且无腹痛。开始治疗大约 2 周后，症状开始缓解。不再有虚弱或头晕的问题。今天重新测量后血红蛋白是 12.9 g/dL。

■ 随访问题

1. 考虑到这些新的信息，你现在推荐什么样的治疗干预措施？

2. 你还需向患者提供哪些信息？

■ 自学任务

1. 查阅美沙拉嗪、奥沙拉嗪、巴柳氮及柳氮磺胺吡啶方面的文献，比较这些药物的药效、不良反应和成本；还需要查找目前美沙拉嗪的所有剂型。

2. 进行文献检索，以确定目前还有哪些新的治疗方法可用于治疗溃疡性结肠炎，包括生物制剂和生物仿制药，并对这些药物做出评估。

3. 查看对于使用皮质类固醇激素治疗溃疡性结肠炎效果不佳且病情严重的患者，支持使用环孢素、他克莫司、抗 TNF-α 药物方面的文献。

4. 进行文献检索，以确定药物基因组学如何对溃疡性结肠炎的疗效产生影响。

临床要点

英夫利昔单抗、阿达木单抗和戈利木单抗是三种 TNF-α 拮抗剂，被批准用于治疗对皮质类固醇激素和其他免疫调节剂产生抗药性的溃疡性结肠炎患者。虽然还没有这三种药物直接比较的资料，但目前临床试验研究表明英夫利昔单抗静脉注射在三种药物中疗效最好的。目前，高剂量的阿达木单抗的疗效正在研究中，研究结果可能会改变上述结论。

参考文献

[1] Dignass A, Lindsay JO, Sturm A, et al.For the European Crohn’s and Colitis Organisation (ECCO). Second European evidence-based consensus on the management of ulcerative colitis Part 2: current management.J Crohn’s Colitis 2012;6:991-1030.

[2] Kornbluth A, Sachar DB.Practice Parameters Committee of the American College of Gastroenterology.Ulcerative colitis practice guidelines in adults:American College of Gastroenterology, Practice Parameters Committee. Am J Gastroenterol 2010;105:501-523.

[3] Ye B, van Langenberg DR.Mesalazine preparations for the treatment of ulcerative colitis: are all created equal?World J Gastrointest Pharmacol Ther 2015;6:137-144.

[4] Bressler B, Marshall JK, Bernstein CN, et al.On behalf of the Toronto Ulcerative Colitis Consensus Group.Clinical practice guidelines for the medical management of nonhospitalized ulcerative colitis:The Toronto Consensus.Gastroenterology 2015;148:1035-1058.

[5] Hoy SM. Budesonide MMX?: a review of its use in patients with mild to moderate ulcerative colitis. Drugs 2015;75:879-886.

[6] Dassopoulos T, Cohen RD, Scherl EJ, Schwartz RM, Kosinski L, Regueiro MD.Ulcerative colitis care pathway.Gastroenterology 2015;149:238-245.

[7] Kopylov U, Ben-Horin S, Seidman E. Therapeutic drug monitoring in inflammatory bowel disease.Ann Gastroenterol 2014;27:304-312.

[8] Blonski W, Buchner AM, Lichtenstein GR.Treatment of ulcerative colitis.Curr Opin Gastroenterol 2014;30:84-96.

[9] Beery RM, Kane S. Current approaches to the management of new-onset ulcerative colitis.Clin Exp Gastroenterol 2014;7:111-132.

[10] Hahn L, Beggs A, Wahaib K, Kodall L, Kirkwood V. Vedolizumab: an integrin-receptor antagonist for treatment of Crohn’s disease and ulcerative colitis. Am J Health-Syst Pharm 2015;72:1271-1278.

第 40 章　恶心与呕吐

只是为了调整身体状态………………………Ⅱ级

Kelly K. Nystrom, PharmD, BCOP
Amy M. Pick, PharmD, BCOP

学习目标：

完成该病例学习后，学生能够：

- 知晓抗癌药物会导致患者发生呕吐，据此，学完相关病例后，能够制定预防性止吐方案优化恶心和呕吐的管理。
- 为早发、突发、急性及延迟性的恶心和呕吐问题制定适当的治疗方案。
- 制订一个监测计划，评估止吐方案的有效性。
- 与患者和医疗卫生工作者讨论使用止吐剂的原因，这些药物的正确使用方法，以及处理不良反应的方法。
- 根据患者的具体情况，例如，以前患者服用化疗药物的疗效和不良反应，提出适当的止吐方案。

患者介绍

■ 主诉

我有胃痛和背痛。

■ 现病史

Jones 先生，57 岁，因出院 3 天后出现腰痛和腹痛、食欲下降和便秘到 ED 就诊。最近 2 个月，他因长期腹痛、疲倦、持续咳嗽和体重下降 14 磅而住院治疗。超声显示患者有明显的胆石症与慢性胆囊炎，给予阿莫西林 / 克拉维酸钾治疗。检查发现该患者左下肺有一个 1.4 cm 的肿块，这与支气管阻塞相关，左肺发现一个 4 mm 的非钙化结节，左肝门淋巴结肿大，肝脏增大，表明癌症已经转移。诊断为小细胞肺癌，并制订治疗计划，出院后开始进行门诊治疗。他称，目前无吞咽困难，咳嗽时有痰。痰有时是透明的，但通常是棕褐色。

■ 既往史

前列腺增生（BPH）（未进行治疗）；胆石症合并慢性胆囊炎；转移性小细胞肺癌；GERD。

■ 家族史

父亲 82 岁死于心力衰竭和肾衰竭；母亲 68 岁去世，患有肺气肿、肥胖、MI、高血压；两个姐妹，其中一个患有糖尿病；有三个孩子，均已成人，均健在。

■ 个人史

单身，在汽车经销店做推销员。14 岁开始吸烟，每天 1 ～ 1.5 包。现在仍然吸烟，但吸烟量减少，因为他的雇主制定了全公司范围内无烟的政策。既往有酗酒和药物滥用的历史，但已戒酒 14 年。

■ 系统回顾

包括声音嘶哑 1 周和疲劳。下肢虚软、咳嗽时有褐色痰、腹痛、腹胀、恶心和便秘。

■ 用药史

- 布洛芬 400 mg，PO，TID，餐时服用。
- 艾美拉唑 40 mg，PO，QD。
- 羟考酮缓释片（ER）10 mg，PO，Q12H。
- 羟考酮 5 mg，PO，每隔三小时或者必要时服用。
- 阿莫西林 / 克拉维酸钾 875 mg，PO，BID，疗程 6 天以上。

■ 过敏史

NKDA。

■ 体格检查

全身

该患者是一个和蔼可亲的人、很瘦、高加索人，背部疼痛，很痛苦。

生命体征

血压 160/82 mmHg，脉搏 91 bpm，呼吸频率 20 次 / 分，体温 36.6 ℃；体重 68 kg，身高 182.9 cm（6′0″）。

皮肤

温暖、干燥。

五官检查

外耳道无分泌物。口腔黏膜完好。口腔为粉红色且干燥。

颈部 / 淋巴结

无触痛、柔软，无 JVD、淋巴结肿大、甲状腺肿大。

肺部 / 胸部

通气状况良好。无哮鸣音、干啰音，无脊柱异常。

心血管系统

RRR，无摩擦音、杂音、奔马律。

腹部

腹部紧实，稍膨出；肠鸣音不活跃；整个腹中部有触痛、肝大。

生殖系统 / 直肠

延期检查。

肌肉骨骼 / 四肢

上下肢活动范围正常且强度相等。足部和脚踝有凹陷性水肿 2+。

神经系统

患者清醒、警觉，能够辨识方向位置。颅神经完好。对患者的步态没有进行评估。患者对其诊断和即将的化疗非常焦虑。

■ 实验室检查

Na 141 mEq/L	Hgb 12.4 g/dL	T. bili 2.8 mg/dL
K 4.3 mEq/L	Hct 36.3%	Albumin 2.4 g/dL
Cl 106 mEq/L	Plt 148 × 10^3/mm^3	AST 154 IU/L
CO_2 21 mEq/L	WBC 18.4 × 10^3/mm^3	ALT 131 IU/L
BUN 21 mg/dL	Neutros 72%	Alk phos 321 IU/L
SCr 0.7 mg/dL	Bands 8%	GGT 102 IU/L
Glu 97 mg/dL	Lymphs 11%	
	Monos 4%	
	Eos 1%	
	Basos 1%	
	Promyelo 1%	
	Meta 2%	

■ 临床过程

Jones 先生因严重的腹痛和背痛入院治疗。虽然入院时未发热，但白细胞计数增加可能是腹部感染导致，所以入院后开始使用左氧氟沙星和甲硝唑进行治疗。因为严重疼痛，羟考酮 ER 的剂量增加到 20 mg，PO，Q12H。住院后将接受第 1 个周期的化疗，改善其腹痛和背痛。他对其诊断和即将接受的化疗非常担心。治疗的药物包括：

（1）昂丹司琼 32 mg，IV，化疗前 30 分钟使用，疗程 3 天。

（2）地塞米松 20 mg，IV，化疗前 30 分钟使用，疗程 3 天。

（3）福沙吡坦 150 mg，IV，第 1 天化疗前 30 分钟使用；第 2 天、第 3 天，阿瑞吡坦 80 mg，PO。

（4）顺铂 75 mg/m^2，IV，第 1 天静脉滴注。

（5）依托泊苷 100 mg/m^2，IV，第 1 ～ 3 天静脉滴注。

（6）放射治疗 250 cGy/ 局部，脊柱放疗时，总剂量为 3500 cGy。

（7）昂丹司琼 4 ～ 8 mg，IV，Q8H，恶心呕吐时滴注。

问题

问题识别

1.a 列出与患者药物治疗有关的问题。

1.b 化疗导致恶心和呕吐的患者方面的危险因素有哪些？

1.c 哪些因素会导致患者发生恶心和呕吐？

预期治疗结果

2. 该患者的治疗目标是什么？

治疗方案

3.a 评估预防急性和迟发性恶心和呕吐、治疗突发性恶心和呕吐的药物的疗效。必要时，调整治疗方案。

3.b 哪些非药物方案可用于预防恶心和呕吐？

患者教育

4. 有关止吐方案，你将如何对该患者进行宣教？

■ 临床过程（第 1 部分）

你查看 Jones 先生的止吐药物方案，医生根据你的建议做出方案调整。Jones 先生在最初的 24 小时内没有恶心呕吐问题，但在第 30 个小时左右时，患者出现恶心和呕吐。随后，护士给患者服用了一个剂量昂丹司琼，但该药物无效，护士也感到很惊讶。随后2天，医生给Jones先生开具了另外两种止吐药。

■ 随访问题

1. 在昂丹司琼治疗突发性恶心和呕吐方面，你如何向护士讲授这方面的内容？

2. 在该患者的初始治疗阶段，可以使用哪些药物来缓解病情？

■ 临床过程（第 2 部分）

采取你提出的建议后，Jones 先生的恶心和呕吐问题已经得到解决，他准备出院。约 2 周后来门诊接受第 2 个周期的化疗。

■ 随访问题（续）

最佳的治疗方案

3. 制定一个方案来预防后续化疗周期可能出现的延迟性恶心和呕吐。

4. 制定一个方案来预防后续化疗周期可能出现的预期性恶心和呕吐。

结果评价

5.a 说明你将如何确定他所接受的预防急性和迟发性恶心和呕吐的止吐方案是否有效。

5.b 说明你需要哪些信息来评估化疗前预防性止吐方案的有效性和不良反应。

■ 临床过程其他疗法

讨论 Jones 先生的止吐方案时，他说，“我记得我的妹妹在乘船旅行时，曾经服用生姜来预防晕船，而我的表弟几年前在进行化疗时用过姜。我可以用姜来止吐吗，对我有效果吗？”有关使用姜治疗恶心呕吐方面的问题，请参看本书的第 19 篇。

■ 自学任务

1. 比较多拉司琼、昂丹司琼、格拉司琼、帕洛诺司琼和奈妥吡坦 / 帕洛诺司琼，这些 $5\text{-}HT_3$ 受体阻断药的适应证、剂量和成本。

2. 辨别哪些患者适合使用帕洛诺司琼和（或）NK_1 受体拮抗剂：阿瑞吡坦、福沙吡坦、罗拉吡坦或奈妥吡坦；分析说明每种药物的优点和局限性。

3. 复习治疗顽固性恶心和呕吐的各种药物用药指南。

临床要点

正确使用止吐药很重要。$5\text{-}HT_3$ 受体阻断药、地塞米松和 NK_1 受体拮抗剂的联合用药都是预防急化疗导致的急性恶心和中高度呕吐的治疗方案。NK_1 受体拮抗剂、地塞米松和帕洛诺司琼联合用药，或奈妥吡坦 / 帕洛诺司琼联合用药也有助于预防延迟性恶心和呕吐。止吐治疗方案应根据疗效、患者的具体因素和成本制定。

参考文献

[1] Ettinger DS, Berger MJ, Aston J, et al.NCCN Clinical Practice Guidelines in Oncology (NCCN Guidelines®) Guideline Antiemesis 2.2015. © 2015 National Comprehensive Cancer Network, Inc.Available at:NCCN.org.Accessed November 3, 2015.

[2] Grunberg SM, Warr D, Grall RJ, et al.MASCC/ESMO guidelines: evaluation of new antiemetic agents and definition of antineoplastic agent emetogenicity—state of the art.Support Care Cancer 2011;19(Suppl 1):S43-S47.

[3] Navari RM. Management of chemotherapy-induced nausea and vomiting: focus on newer agents and new uses for older agents.Drugs 2013;73:249-262.

[4] Kris MG, Tonato M, Bria E, et al.MASCC/ESMO guidelines: consensus recommendations for the prevention of vomiting and nausea following high-emetic-risk chemotherapy.Support Care Cancer 2011;19(Suppl 1):S25-S32.

[5] Jordan K, Jahn F, Aapro M. Recent developments in the prevention of chemotherapy-induced nausea and vomiting (CINV): a comprehensive review.Ann Oncol 2015;26:1081-1090.

[6] Gold Standard, Inc.Rolapitant.Clinical Pharmacology [database online].Available at: http://www.clinicalpharmacology.com.cuhsl.creighton.edu.Accessed November 3, 2015.

[7] Navari RM. Treatment of breakthrough and refractory chemotherapy-induced nausea and vomiting.Biomed Res Int 2015; doi:10.1155/2015/595894.

第 41 章　腹泻

就餐者的腹泻问题························· Ⅰ级

Marie A. Abate, BS, PharmD
Charles D. Ponte, BS, PharmD, BC-ADM, BCPS, CDE, CPE, DPNAP, FAPhA, FASHP, FCCP, FAADE

学习目标：

完成该病例学习后，学生能够：
- 确定导致急性腹泻的常见原因。
- 确定治疗急性腹泻的主要目标。
- 提出治疗急性腹泻患者的非药物治疗方案。
- 说明药物治疗在急性腹泻治疗中的作用，并推荐适当的药物。

患者介绍

■ 主诉

我上吐下泻几天了。感觉自己肚子里没东西了，很糟糕。

■ 现病史

Mindy Colonada，女，25 岁，因恶心、呕吐和腹泻来家庭诊所就诊。她身体一直很好，直到 1 天半前，在当地的一家寿司店吃完东西约 6 小时后，出现严重恶心。她吃了一盘寿司，喝了两杯冰茶。喝了几口男朋友的啤酒，没有喝牛奶或吃其他乳制品。她从睡梦中醒来后，恶心得厉害。当时她服用了两汤匙的抗酸药。但恶心的症状一直持续无缓解，后来，她呕吐了几次，恶心症状稍有缓解。晚上仍然感到“油腻恶心”，于是多吃了两片非处方药奥美拉唑解决胃难受的问题。后来，她开始感到头晕、疼痛和发热，当时的体温是 38.2 ℃。这些症状一直持续，又吐了几次。吃不下固体食物，仅能吃下少量流食。从昨天起，她有 4 ～ 6 次稀水样便，伴有痉挛性腹痛。大便中没有发现血液或黏液。男朋友把她带到诊所，因为当她站立时非常虚弱，而且头昏眼花。未曾使用抗生素、泻药，未过量摄入咖啡因。通常喝瓶装水，没有出国旅行。她经常有应激性便秘，偶尔（每 2 个月一次）稀水样便与便秘交替出现。大便后，患者有所缓解，但随后会伴有腹部不适。不过，她指出，这次的问题和以前不同。

■ 既往史

肠易激综合征（IBS）2 年；偏头痛 10 年；GERD 5 年；抑郁症 3 年；泌尿道感染（UTI），6 个月前用环丙沙星治疗 10 天，效果非常好，已经痊愈。

■ 家族史

对其病情无影响

■ 个人史

目前不吸烟，偶尔吸食大麻；在社会场合喝葡萄酒或混合饮料，通常每周不超过一杯；每天喝两杯含咖啡因的咖啡。她是当地银行的行政助理。单身，性活跃（有一个性伴侣，一夫一妻的关系模式）。

■ 系统回顾

站立时头晕，无眩晕；无头痛、咽痛、耳痛或鼻腔分泌物。无咳嗽或充血。有频繁发作的恶心。有频繁的松散大便，伴有严重的腹部痉挛。排尿减少；无排尿困难或尿频。全身倦怠、轻度疼痛，感觉“心脏漏跳了一拍”。

■ 用药史

- 丙戊酸 500 mg，PO，BID，已经服用 6 年。
- 左旋诺孕酮口服避孕药，PO，QD，睡前口服，已经服用 3 年。
- 奥美拉唑 20 ～ 40 mg，PO，QD，需要时服用。
- 妇女健康配方复合维生素片，PO，QD。
- 美达施膳食纤维粉，一天一汤勺。

· 圣约翰草 900 mg，每日两粒，QD。

■ 过敏史

青霉素（10年前，瘙痒、腿部皮疹；尘埃→鼻塞，眼部刺激流泪）。

■ 体格检查

全身

白种女性，身体不适，中度病容。

生命体征

血压 125/82 mmHg，脉搏 80 bpm（躺姿），血压 90/60 mmHg，脉搏 90 bpm（站姿），呼吸频率 16次/分，体温 38 ℃；体重 75 kg，身高 162.6 cm（5′4″）。

皮肤

摸起来稍微有点热，皮肤很饱满（按压后有轻度凹陷）。

五官检查

黏膜干燥，无红斑性 TMs，PERRLA，眼底检查正常，喉部有轻微红斑。

颈部/淋巴结

无肿块、淋巴结肿大或甲状腺肿大。

胸部

A & P 正常。

心血管系统

RRR，无 MRG。

腹部

弥漫压痛、无抵抗或反跳痛，无器官肿大，无膨出，肠鸣音活跃。

生殖系统/直肠

直肠检查中无粪便带血；无可见出血。

肌肉骨骼/四肢

肌力正常，无 CCE。

神经系统

A & O×3；CN Ⅱ～Ⅻ正常；神经反射正常；感觉运动神经正常。

■ 实验室检查

Na 135 mEq/L	Hgb 12.0 g/dL	AST 35 IU/L
K 3.2 mEq/L	Hct 35%	ALT 30 IU/L
Cl 97 mEq/L	Plt 350 × 10^3/mm^3	T. bili 1.5 mg/dL
CO_2 25 mEq/L	WBC 12.0 × 10^3/mm^3	
BUN 25 mg/dL	PMNs 62%	
SCr 1.2 mg/dL	Lymphs 36%	
Glu 90 mg/dL	Monos 2%	

血清妊娠试验阴性。

■ 尿常规

清澈，深琥珀色；SG 1.030；pH 6.0；蛋白（-）；葡萄糖（-）；丙酮（-），胆红素（-），潜血（-）；微观：白细胞 0～2个/hpf、红细胞 0～2个/hpf，几种透明管型。

■ 初步诊断

· 急性胃肠炎可能性大；排除其他原因。

· 抑郁症。

· 偏头痛。

· GERD。

· 肠易激综合征。

■ 方案

去观察室进行紧急治疗。

问题

问题识别

1.a 列出与患者药物治疗有关的问题。

1.b 有哪些症状、体征表明患者患有腹泻及严重程度？

1.c 你应该向患者或医务小组成员询问什么样的问题，从而获得更多的信息，完成对该患者的全面评估？

1.d 该患者的腹泻问题是先前开具的药物造成的吗？

1.e 导致患者腹泻的其他可能原因是什么？

预期治疗结果

2. 该患者治疗的目标是什么？

治疗方案

3.a 有哪些非药物疗法可能对该患者有用？

3.b 治疗腹泻的药物治疗方案有哪些？

最佳的治疗方案

4. 在治疗该患者的腹泻方面，你会提出什么样的非药物干预措施和具体的药物治疗方案？

结果评价

5. 需要哪些临床和实验室指标来评价腹泻的治疗结果，检测和预防不良事件的发生？

患者教育

6. 应向该患者提供哪些信息以加强患者的依从性，确保成功治疗，尽量减少不良反应的发生，并能够防止将该疾病传染给其他人？

■ 随访问题

1. 补液治疗回家后，患者如何避孕？

2. 患者预防偏头痛的治疗方案是否需要调整？

3. 如何治疗患者的 IBS？

4. IBS 与细菌性胃肠炎的发生是否有关系？

■ 临床过程

你提出的治疗和监测计划方案从入院就开始实施。入院第 1 天，患者腹泻得到缓解。午夜后，患者不再有腹泻或呕吐的症状。入院后第 2 天早晨，站立性低血压问题得到解决，体温正常，停止静脉滴注药物，早餐和午餐时，可以自行摄入清亮的液体。患者下午晚些时候出院。

■ 自学任务

1. 确定导致急性腹泻的常见感染性原因。为每个病因制定一个有效的药物治疗方案。

2. 为旅行者腹泻问题提供预防性建议。

3. 说明该患者所使用的抗腹泻药物如果用于非常年幼的儿童（3 岁以下）或用于血性腹泻的患者是否安全，如果是的话，请列出具体的药品。

4. 说明患者应该何时服用口服补液产品，为年龄较小的患者或年龄较大的有轻中度腹泻和轻微脱水的患者提供合适的补液产品，并说明其相应剂量。

临床要点

广谱抗生素（特别是克林霉素和氟喹诺酮类）是导致艰难梭状芽孢杆菌结肠炎的常见病因。腹泻是一种常见的症状，使用抗生素 3 天后或使用抗生素 3 个月后，可能会引发腹泻（3 的规则）。

参考文献

[1] DuPont HL.Acute infectious diarrhea in immunocompetent adults.N Engl J Med 2014; 370: 1532-1540.

[2] Barr W, Smith A. Acute diarrhea.Am Fam Physician 2014;89:180-189.

[3] Pawlowski SW, Warren CA, Guerrant R. Diagnosis and treatment of acute or persistent diarrhea. Gastroenterology 2009;136:1874-1886.

[4] Hatchette TF, Farina D. Infectious diarrhea: when to test and when to treat.CMAJ 2011;183:339-344.

[5] Pulling M, Surawicz CM. Loperamide use for acute infectious diarrhea in children: safe and sound?Gastroenterology 2008;134:1260-1262.

[6] Sarowska J, Choroszy-Król I, Regulska-Ilow B, Frej-Mądrzak M, Jama-Kmiecik A. The therapeutic effect of probiotic bacteria on gastrointestinal diseases.Adv Clin Exp Med 2013;22:759-766.

[7] Sayuk GS, Gyawali CP.Irritable bowel syndrome: modern concepts and management options.Am J Med 2015;128:817-827.

[8] Applegate JA, Walker CLF, Ambikapathi R, Black RE.Systematic review of probiotics for the treatment of community-acquired acute diarrhea in children. BMC Public Health 2013;13(Suppl 3):S16.

[9] Ford AC, Talley NJ.Irritable bowel syndrome.BMJ 2012;345:e5836. doi:10.1136/bmj.e5836.

[10] Beatty JK, Bhargava A, Buret AG.Post-infectious irritable bowel syndrome: mechanistic insights into chronic disturbances following enteric infection. World J Gastroenterol 2014;20:3976-3985.

第 42 章　肠易激综合征

在慢车道上的生活……………………………Ⅱ级

Nancy S. Yunker, PharmD, FCCP, BCPS

学习目标：

完成该病例学习后，学生能够：

- 确定与便秘相关的肠易激综合征（IBS-C）的症状和体征。
- 为肠易激综合征（IBS）患者制定治疗方案，包括药物和非药物方案。
- 确定用于监测 IBS-C 治疗安全性和疗效的参数。
- 讨论腹泻性肠易激综合征（IBS-D）的治疗方案。
- 评价 IBS 多个治疗方案的疗效。

患者介绍

■ 主诉

我的 IBS 又发作了。我觉得腹胀得厉害，真的需要赶快去上厕所。过去 4 周，我一直很不舒服。最近，在多库酯钠的基础上又添加了美达施膳食纤维片，因为有人告诉我，比起粉末，我可能更容易接受药片。使用这些药物已经 8 周，我发现症状没有改善，而且我很难记住每天服 3 次药。我曾尝试过就这样一直服用这些药物，但我真的认为需要尝试其他药物。你还有什么样的药物介绍给我吗？

■ 现病史

Jane Hoffman，女，28 岁，她因球样便和排便困难 7 个月去 PCP 处就诊。她在大学一年级时诊断为 IBS。开始时症状很轻微，能忍受，直到 8 个月前，她因注意到自己有一些腹胀，而且每周大便次数减少就诊。她说，现在经常感到腹胀，只能穿宽松的衣服，因为她不能忍受腹部任何紧绷的感觉。她认为自己症状越来越严重，因为她需要完成研究生学位课程，而且还需担任两门课程的助教，压力非常大。除了每周 20 小时做助教工作外，她每月至少有两个周末在百货商店做销售助理。自从她回到学校后，症状加重。过去的 2 年里，只要她有期中考试或期末考试或者当她需要完成一项比较大的写作任务时，病情就会恶化。除了压力之外，她无法想象还有什么东西能够使她的生活发生变化。她不记得去年有任何的胃肠炎症状，而且，她不喜欢喝酸奶。

她说，8 个月前，她平均每周的排便次数大约为 6 次。在过去的 6 周里，她估计每周的排便次数为一两次。她说她自己排便很困难，并称自己每天为了排便早起 60 分钟，而且自己还花时间进行锻炼来“刺激肠道”，让排便更容易。她还尝试吃较多的麸皮产品，但她感觉这样做会使腹胀腹痛更严重，所以她就不再服用。她指出，不仅排便时会腹痛，其他时候也有腹痛。在过去的 2 个月里，她几乎一整天都有腹痛腹胀的问题，尽管这些症状在“排便后”会有缓解。8 个月前，她又开始服用多库酯钠。除了多库酯钠，她还使用了番泻叶，但她发现有时这使她必须在不合时宜的时候去洗手间，而且认为番泻叶会导致腹部痉挛。几年前还尝试过车前粉，但她讨厌车前粉的味道。她想到了使用 MiraLAX（一种通便剂），她母亲在做胃肠道手术之前曾用过，称 MiraLAX 会引起腹泻，但患者正犹豫要不要服用该药物。

■ 既往史

季节性过敏；头痛；焦虑症；泌尿道感染（UTIs）。

■ 手术史

2 年前曾行胆囊切除术。

■ 家族史

独自生活。2 个月前，由于学校和其他工作的原因，她与男朋友分手了。他离开后，她只能自己承担公寓的租金。他最近一直在“骚扰”她，并且对她施行了言语和身体上的虐待。她母亲患有 HTN，最近又有心肌梗死，她父亲患有高胆固醇血症。没有兄弟姐妹。

■ 个人史

不吸烟、不喝酒。无服兵役史。

■ 用药史

· 苯海拉明 25 mg，每 6 小时一次，口服，用于治疗过敏症状。
· 布洛芬 200 mg，每 4 ～ 6 小时一次，一次两片，口服，头痛、痛经时服用。
· 美达施膳食纤维 0.52 g，一次 4 个胶囊，每天三次，口服。
· 多库酯钠 100 mg，BID，口服。
· 炔雌醚 1/35（2 个月前停用）。

■ 过敏史

NKDA。

■ 系统回顾

偶尔头痛，通常与压力或过敏症状有关；偶尔恶心，无呕吐；粪便带血或柏油便（－）；腹胀（＋）。她指出，就寝前症状可能会改善，特别是使用一个加热垫后，症状会改善；而且夜里不会被腹痛惊醒。

■ 体格检查

全身

A & O，WDWN，愉快乐观的白种女性，有轻微焦虑。

生命体征

血压 116/78 mmHg，脉搏 68 bpm，呼吸频率 18 次 / 分，体温 37.0 ℃；体重 61 kg，身高 167.6 cm（5′6″）。

皮肤

下肢皮肤干燥，无皮疹。

五官检查

PERRLA；EOMI；黏膜干燥；TMs 正常。

颈部 / 淋巴结

无甲状腺肿大、淋巴结肿大或 JVD。

肺部

CTA，无湿啰音、干啰音。

乳房

对称；未发现肿块；无溢乳。

心血管系统

RRR，S_1 和 S_2 正常；无 S_3、S_4。

腹部

BS（＋），LLQ 有轻微触痛，无 HSM。

生殖系统 / 直肠

外阴正常；直肠触摸不到肿块；褐色大便，无潜血；无痔疮。

肌肉骨骼 / 四肢

无 CCE；脉搏 2+；ROM 正常；四肢肌力正常。

■ 实验室检查

Na 142 mEq/L	WBC 5.2 × 10^3/mm^3
K 4.0 mEq/L	Hgb 14.1 g/dL
Cl 106 mEq/L	Hct 42.4%
CO_2 27 mEq/L	
BUN 9 mg/dL	
SCr 0.8 mg/dL	
Glu 88 mg/dL	
果糖 H_2 呼气试验：阴性	
血清妊娠试验：阴性	

■ 其他

FBDSI 评分：66 分。

IBS-SSS 评分：300 分。

■ 初步诊断

伴有腹部不适、腹胀和便秘的 IBS。

问题

问题识别

1.a 列出与患者药物治疗有关的问题。

1.b 哪些信息（症状、体征、实验室检查结果）表明患者患有 IBS-C 及其严重程度？该患者有哪些相关的阴性结果？

1.c 该患者的问题是药物造成的吗？

1.d 准确诊断该患者相关疾病还需要哪些信息？

预期治疗结果

2. 将该患者的治疗目标与其他医疗卫生保健者所制定的治疗目标进行区分。

治疗方案

3.a 有哪些非药物疗法可能对该患者有用?

3.b 有哪些可行的药物治疗方案可用于治疗该患者的 IBS-C ?

3.c 有哪些可行的药物治疗方案可用于治疗该患者的 IBS-D ?

最佳的治疗方案

4.a 治疗该患者的最合适药物有哪些? 且这些药物的名称、剂型、剂量、给药时间和疗程是什么?

4.b 如果最初的治疗方案失败了或不能使用，还有哪些合适的治疗方案?

结果评价

5. 哪些临床和实验室指标可用来评价治疗结果，并监测和预防不良事件的发生?

患者教育

6. 为加强患者的依从性，确保治疗成功，并最大限度地减少不良反应的发生，你可以为患者提供哪些信息?

■ 临床过程

患者 6 周后进行复查，称自己的症状有了很大改善，而且腹痛问题已经解决。她对用药方案很满意，但她的朋友们认为草药也可能同样有效。她希望得到更多关于草药用于治疗 IBS 的信息。

■ 随访问题

1. 在这个时候你将推荐给患者什么样的治疗方案?

2. 在给患者增加药物或替换药物(如草药)方面，你将会给患者提供哪些信息?

■ 自学任务

1. 进行文献检索，以确定哪些类型的疗法，包括益生菌，可用于治疗 IBS。对这些研究的科学严谨性进行讨论。

2. 在朋友、家人、同事和同学之间进行一次非正式的调查，了解 IBS 的发病率及他们推荐给 IBS 患者的治疗方案。

3. 在 clinicaltrials.gov 网站上对 IBS 的药物治疗研究进行搜索，并检索新的和正在研究的治疗方法方面的文献。确定这些药物是已经上市，还是处于科研阶段。

4. 探讨肠易激综合征的可能发病机制，包括大脑 - 肠轴紊乱、运动障碍、肠道屏障功能受损、内脏过敏、免疫和感染因素、遗传因素、心理社会因素、饮食改变等。

临床要点

作用于 5- 羟色胺受体的药物已被用于治疗 IBS，因为这些药物能够改变胃肠道的转运功能。5-HT_3 受体阻断药已经被批准用于治疗恶心和呕吐，已有结果显示昂丹司琼可以改善 IBS 患者的排便习惯、腹泻和腹胀，但似乎不能缓解疼痛。

参考文献

[1] Ford AC, Moayyedi P, Lacy BE, Lembo AJ, for the Task Force on the Management of Functional Bowel Disorders.American College of Gastroenterology Monograph on the management of irritable bowel syndrome and chronic idiopathic constipation.Am J Gastroenterol 2014;109(Suppl 1):S2-S26.

[2] Chey WD, Kurlander J, Eswaran S. Irritable bowel syndrome: a clinical review.JAMA 2015;313:949-958.

[3] Thomas RH, Luthin DR.Current and emerging treatments for irritable bowel syndrome with constipation and chronic idiopathic constipation: focus on prosecretory agents.Pharmacotherapy 2015;35:613-630.

[4] Chang L, Lembo A, Sultan S. American Gastroenterological Association Institute technical review on the pharmacological management of irritable bowel syndrome.Gastroenterology 2014;147:1149-1172.

[5] Drossman DA, Chang L, Bellamy N, et al.Severity in irritable bowel syndrome: a Rome Foundation Working Team report.Am J Gastroenterol 2011;106:1749-1759.

[6] Sayuk GS, Gyawali CP.Irritable bowel syndrome: modern concepts and management options.Am J Med 2015;128:817-827.

[7] American College of Gastroenterology IBS Task Force.An evidence-based systematic review on the management of irritable bowel syndrome.Am J Gastroenterol 2009;104(Suppl 1):S8-S35.

[8] Hookway C, Buckner S, Crosland P, Longson D.

Irritable bowel syndrome in adults in primary care: summary of updated NICE guidance.BMJ 2015;350:h701.

[9] Halland M, Saito YA.Irritable bowel syndrome: new and emerging treatments.BMJ 2015;350:h1622. doi:10.1136/bmj.h1622.

[10] Moayyedi P, Quigley EMM, Lacy BE, et al.The effect of fiber supplementation on irritable bowel syndrome: a systematic review and meta–analysis. Am J Gastroenterol 2014;109:1367-1374.

[11] Garnock–Jones KP.Eluxadoline: first global approval.Drugs 2015;75:1305-1310.

第 43 章　小儿胃肠炎

你应该在家尝试一种治疗…………………………Ⅱ级

William McGhee, PharmD
Laura M. Panko, MD, FAAP

学习目标：

完成该病例学习后，学生能够：

- 认识到腹泻脱水的症状和体征，并能够评估该问题的严重性。
- 描述两种已经上市的轮状病毒疫苗，比较其剂量和可用性。将它们与之前的疫苗进行安全性和疗效比较，并解释这些疫苗对轮状病毒诱发性腹泻的潜在影响。
- 根据不同程度的脱水状况，推荐适当的口服补液产品（ORT）和相应的治疗方案。
- 使用临床和实验室参数来正确评估口服补液产品的有效性。
- 给父母提供关于所有止泻产品、昂丹司琼和益生菌治疗小儿急性腹泻的局限性的信息。
- 确定需要送急诊，且需立即行静脉注射补液的严重脱水的症状和体征。

患者介绍

■ 主诉

Lydia Mason，9 个月大的女婴，因发热、呕吐和腹泻 3 天去急诊就诊。

■ 现病史

本周早些时候，儿科医生为患儿做了检查，身体状况处于正常水平。3 天前，触摸感觉发烫，测量腋下温度为 38.0 ℃（100.4 ℉），并且患儿精神状态不佳。就诊 2 天前，患儿醒来后出现呕吐，呕吐物中无胆汁、无血液。一天内共呕吐 5 次，通常是在吃东西时呕吐。持续低烧。

就诊 1 天前，患儿共呕吐 2 次，并出现腹泻问题。那天共排便 5 次，一开始粪便略成形。随着时间的推移，粪便变为水状，而且量非常大，其中有小的血块。患儿的食欲仍然很差，而且摄入的固体食物非常少。根据儿科医生的建议，家属给予患儿服用包含配方奶粉、水和电解质在内的液体，但患儿不喜欢喝，她更喜欢可乐和稀释的苹果汁。

就诊当天，患儿排便 1 次，为水状便，量很大。患儿很烦躁。她的尿布是干的，前一天晚上没有排尿。由于难以辨别尿液和粪便，患儿家属无法准确评估患者在过去 24 小时内湿尿布的数量。他们还注意到患儿嘴唇发干，眼泪减少。

■ 既往史

Lydia 孕 38 周出生，自然分娩，没有并发症。曾做过 1 天光疗来治疗高胆红素血症。出生后 3 天出院。7 周时去了日托，随后发生了大约 6 次上呼吸道感染和 2 次中耳炎。这些疾病并没有让患儿住院治疗或急诊治疗。

未发现患儿与其他病源接触。患儿就诊当天，发现患儿母亲有腹部不适和稀水便。此外，患儿所在的日托中心有多名婴儿也出现了类似的症状。

按计划及时免疫接种。该患儿发育正常。

■ 家族史

Lydia 的母亲和父亲年龄均为 29 岁，身体均健康。有两个年长的兄弟姐妹，年龄分别为 3 岁和 6 岁，身体状况都很好。

■ 个人史

Lydia 与她的父母和兄弟姐妹住在一起。家里有两条宠物鱼，但没有爬行动物或其他动物。患儿每周三次日托。家中使用的是城市水，最近没有到州外去旅行。她的饮食包括婴儿配方牛奶粉和大量的各种固体食物。患儿没有摄入未煮熟的肉类和鱼。

■ 用药史

多种维生素。没有使用处方药和非处方药。

■ 过敏史

NKDA，无食物过敏史。

■ 系统回顾

除现病史中涉及的问题外，无其他问题。

■ 体格检查

全身

患儿可见病容，无中毒表现。检查过程中很吵闹，但母亲安慰后，患儿慢慢安静。

生命体征

血压 92/50 mmHg，脉搏 145 bpm，呼吸频率 42 次 / 分，体温 38.4 ℃（R）；体重 8.2 kg（50% ～ 75%）（5 天前体重为 9.0 kg，身体状况良好）。

皮肤

粉红色、轻度膨胀、毛细血管再充盈时间为 2 ～ 3 秒。

五官检查

前囟门凹陷、眼睛中度凹陷、眼泪少、透明鼻涕、嘴唇和舌头发干、TMs 半透明，灰色。

颈部 / 淋巴结

正常。

肺部 / 胸部

呼吸急促；未发现局部病变及哮鸣音、湿啰音、干啰音；无肋间隙下凹、无呼噜声。

心血管系统

心动过速，1/6 血流杂音、脉搏正常。

腹部

肿胀、肠鸣音过度活跃、局部无压痛、无肿块、无肝脾增大。

生殖系统 / 直肠

女性生殖器正常，轻度尿布皮炎。

肌肉骨骼 / 四肢

正常。

神经系统

昏昏欲睡，但有意识；清醒时非常吵闹、无局灶性缺损。

■ 实验室检查

Na 137 mEq/L	Hgb 12.8 g/dL	WBC $14.0 \times 10^3/mm^3$
K 4.4 mEq/L	Hct 41%	Polys 52%
Cl 113 mEq/L	Plt $300 \times 10^3/mm^3$	Bands 5%
CO_2 14 mEq/L	Eos 0	
BUN 23 mg/dL	Basos 3%	
SCr 0.4 mg/dL	Lymphs 24%	
Glu 80 mg/dL	Monos 16%	

■ 尿液

尿比重 1.029；酮体 2+；其他检查结果为阴性。

■ 初步诊断

1. 典型的病毒性胃肠炎，可能是轮状病毒感染。
2. 脱水与代谢性酸中毒。

问题

问题识别

1.a 列出与患者药物治疗有关的问题。

1.b 哪些信息（症状、体征和实验室检查结果）表明患者患有胃肠炎及严重程度?

预期治疗结果

2. 该患者药物治疗的目标是什么?

治疗方案

3.a 有哪些非药物疗法可能对该患者有用?

3.b 有哪些药物治疗方案可用于治疗该患者的腹泻?

最佳的治疗方案

4.a 治疗该患儿的最恰当药物有哪些? 这些药物的名称、剂型、剂量、给药时间和疗程是什么?

4.b 现有轮状病毒疫苗的功效和安全记录是什么，它们对预防轮状病毒引起的腹泻的作用如何?

结果评价

5. 为评估是否达到预期的治疗效果，应监测哪些临床和实验室指标参数?

患者教育

6. 你可以为患儿家属提供哪些信息，以加强其依从性，确保治疗成功，并最大限度地减少不良反应的发生?

■ 自学任务

1. 说明益生菌在治疗小儿胃肠炎方面的局限性，包括缺乏 FDA 监督、产品纯度和标准化问题、缺乏公认的治疗方案及安全隐患问题。为患儿父母写一份简短的教育性资料，说明使用益生菌治疗急性病毒性胃肠炎的注意事项。

2. 在发展中国家，锌补充剂在治疗腹泻方面起到什么作用？说明锌补充剂治疗腹泻的基本原理和最有效的服用方法。

3. 广泛实施ORT时，会遇到哪些障碍，包括患儿父母和医生方面的障碍？如何才能克服这些障碍？（提示：探讨与静脉补液相比，口服补液疗法的优点，包括口服补液疗法可以在家实施、不需要住院、保险问题及医生更喜欢采用口服补液疗法。）

4. 写一篇两页的论文，说明社区医生在治疗儿童胃肠炎和脱水患者中的作用。在这篇论文中你需要强调如何监测患儿的安全和治疗结果，以及告诉患儿父母在家治疗时，如何使治疗效果最佳。

临床要点

在对胃肠炎、腹泻婴幼儿轻至中度脱水的补液治疗方面，口服补液疗法和静脉补液法的补液效果一样。口服补液疗法是治疗这类患儿的标准方法，而且一般可以在家中进行。一般不需要止泻、止吐、益生菌和抗菌疗法。只有严重脱水的患儿才需要静脉补液。

参考文献

[1] Fischer TK, Viboud C, Parashur U, et al.Hospitalizations and deaths from diarrhea and rotavirus among children < 5 years of age in the United States, 1993-2003.J Infect Dis 2007;195:1117-1125.

[2] Tate JR, Burton AH, Boschi-Pinto C, et al. 2008 estimate of worldwide rotavirus-associated mortality in children younger than 5 years before the introduction of universal rotavirus vaccination programs: a systematic review and meta-analysis. Lancet Infect Dis 2012;12:136-141.

[3] Centers for Disease Control and Prevention. Updated norovirus outbreak management and disease prevention guidelines.MMWR Morb Mortal Wkly Rep 2011;60(3):1-15.

[4] Guarino A, Albano F, Ashkenazi S, et al.European Society for Paediatric Gastroenterology, Hepatology, and Nutrition/European Society for Paediatric Infectious Diseases evidence-based guidelines for the management of acute gastroenteritis in children in Europe.J Pediatr Gastroenterol Nutr 2008;46(Suppl 2):S81-S122.

[5] Allen SJ, Martinez EG, Gregorio GV, Dans LF.Probiotics for treating acute infectious diarrhea. Cochrane Database Syst Rev 2010;(11):CD003048. doi:10.1002/14651858.CD003048.pub3.

[6] Freedman SB, Steiner MJ, Chan KJ.Oral ondansetron administration in emergency departments to children with gastroenteritis:An economic analysis.PLoS Med 2010;7(10):e10000350. doi:10.1371/journal/pmed.1000350.

[7] Carter B, Fedorowicz Z. Antiemetic treatment for acute gastroenteritis in children: an updated Cochrane systematic review with meta-analysis and mixed treatment comparison in a Bayesian framework.BMJ Open 2012;2:e000622. doi:10.1136/bmjopen-2011-000622.

[8] Nunez J, Liu DR, Nager AL.Dehydration treatment practices among pediatrics-trained and non-pediatrics trained emergency physicians.Pediatric Emerg Care 2012;28:322-328.

[9] Freedman SB, Uleryk E, Rumantir M, Finkelstein Y. Ondansetron and the risk of cardiac arrhythmias: a systematic review and postmarketing analysis. Ann Emerg Med 2014;64.19-25.

[10] Boom JA, Tate JE, Sahni LC, et al.Effectiveness of pentavalent rotavirus vaccine in a large urban population in the United States.Pediatrics 2010;125:e199-e207. doi:10.1542/peds.2012-3804.

第44章　便秘

代谢废物在肠道中堆积…………………………Ⅱ级

Michelle Fravel, PharmD, BCPS
Beth Bryles Phillips, PharmD, FCCP, BCPS

学习目标：

完成该病例学习后，学生能够：

- 确定可能使便秘恶化的药物。
- 说明各类泻药的优缺点，并讨论各类泻药的正确使用方法。
- 提出便秘的治疗方案，包括生活方式的调整和药物治疗。
- 对患者进行泻药疗法的教育。

患者介绍

■ 主诉

自从开始服用镇痛药以来，我感到很难受，我想我宁愿忍受疼痛！

■ 现病史

Kerry Reynolds，女，64岁，因腹部绞痛加重、恶心数日，呕吐数小时去急诊就诊。她说，自己腹痛、恶心、呕吐是由2周前右侧TKA手术后疼痛服用镇痛药导致。最近一次排便为6天前。患者4天前“感觉不适”，伴腹胀、食欲减退、不想喝水和疲劳。她称，昨天腹部绞痛最严重，甚至使用了几倍剂量的美达施来缓解疼痛，但没有效果。她说，自己的问题严重到了急病乱求医的地步，甚至想到尝试一些强效的泻药来缓解，但听说这类药物会使人成瘾，而她最不希望这样。她试着停用镇痛药，但她只坚持了半个早晨，因为太疼了，根本无法忍受。她称自己减少了止痛药的使用剂量，现在一次只服用一片药，每天四次，而在一周前，她一次服用两片，每天四次。疼痛级别为1～10级，1级是没有疼痛，10级是程度最高的疼痛，该患者的疼痛级别为5级。她说每天的疼痛程度均下降。她计划每3天减少一片镇痛药，这样大约2周内就会成功地停用镇痛药。患者无发热、CP或SOB。通常每天都顺利排便，不费劲，一般不到10分钟就会排便完毕。最近一次结肠镜检查是2年前，无异常发现。

■ 既往史

甲状腺功能减退；2型糖尿病；高血压；血脂异常；骨关节炎。

■ 家族史

母亲80岁，身体健康。父亲60岁时死于心脏病。她有三兄弟和三姐妹；其中一个兄弟患有2型糖尿病。她有两个儿子，都很健康。

■ 个人史

患者已婚，是一名社会工作者。20年前戒烟。不喝酒、不吸毒。

■ 系统回顾

便秘（+）、下腹膨胀、N/V、右膝痛、无SOB、CP或发热/畏寒。

■ 用药史

- 地尔硫草缓释片（CR）240 mg，PO，QD。
- 氯噻酮25 mg，PO，QD。
- 左甲状腺素75 mcg，PO，QD。
- 二甲双胍1000 mg，PO，BID。
- 阿托伐他汀20 mg，PO，QD，睡觉前服用。
- 复合维生素片，一次一片，PO，QD。
- 根据抗凝治疗的临床指导，华法林的用法为每日5 mg，疗程5周。
- 羟考酮/对乙酰氨基酚5 mg/325 mg，每4～6小时1～2片，需要时口服。

■ 过敏史

NKDA。

■ 体格检查

全身

患者和蔼可亲，因腹部不适非常痛苦；去急诊时很不适，一直捂着肚子；另外，患者显得很疲倦。

生命体征

血压 122/60 mmHg，脉搏 57 bpm，呼吸频率 16 次/分，体温 36.2 ℃；体重 112.4 kg，身高 165.1 cm（5′5″）；腰围 94 cm（37 英寸）；疼痛级别为 5 级（最低级别为 1 级，最高级别为 10 级）。

皮肤

皮肤饱满度和色泽均正常。

五官检查

PERRLA 和 EOM 完全正常，无眼球震颤；无巩膜黄染；口腔黏膜湿润；无溃疡。

颈部/淋巴结

柔软，无淋巴结病变，无 JVD；无甲状腺肿大或杂音。

心血管系统

心律齐；S_1 和 S_2 正常，无杂音。

肺部

呼吸音正常；无湿啰音、无哮鸣音。

腹部

柔软、肥胖、肠鸣音减弱；腹部左侧可触摸到粪便。

直肠

直肠后穹隆中有大便；触到肿块；色泽正常；推动正常；无压痛。

肌肉骨骼/四肢

S/P 右侧全膝关节置换手术；手术伤口已愈合；无红肿、渗出；四肢活动正常。

神经系统

A & O × 3；CN Ⅱ～Ⅻ对称、正常；DTRs 2+。

■ 实验室检查

Na 138 mEq/L	Glu 133 mg/dL（空腹）	RBC 6.05 × 10^6/mm^3
K 3.7 mEq/L	A1C 6.4%	Hgb 15.5 g/dL
Cl 101 mEq/L	Ca 9.3 mg/dL	Hct 48%
CO_2 30 mEq/L	TSH 2.70 mIU/mL	MCV 79 μm^3
BUN 14 mg/dL	INR 2.4	MCH 26 pg
SCr 0.8 mg/dL		MCHC 33%
ACR 227 mg/g		RDW 15.4%

■ 初步诊断

粪便堵塞引起便秘；继发性腹部不适、恶心、呕吐；可能是药物引起。

■ 方案

腹部 X 线和 CT 扫描结果排除了导致便秘的其他可能原因；治疗方法是将粪便从直肠排出。

■ 临床过程

腹平片检查结果显示结肠有气体扩张环。然后进行腹部 CT，结果显示结肠和直肠后穹隆内有大量大便。粪便成功地从直肠排出，没有并发症。进一步行经皮内镜的清除肠道准备，很成功，患者腹痛减轻。提出合适的药物治疗方案，让患者在 2 周内维持正常肠道功能的同时，继续使用阿片类药物进行治疗。

问题

问题识别

1.a 列出该患者治疗中可能存在的问题，而不是与便秘有关的问题。

1.b 该患者有哪些症状、体征表明该患者患有便秘？

1.c 导致该患者便秘的非药物原因有哪些？

1.d 导致该患者便秘的药物原因有哪些？

1.e 从便秘患者的主诉中我们可能获得哪些信息？

预期治疗结果

2. 治疗便秘的药物治疗目标是什么？

治疗方案

3.a 治疗便秘的非药物方法有哪些？

3.b 治疗便秘的药物方法有哪些？

3.c 该患者目前的高血压治疗方案适合吗？如果不适合，你将如何调整治疗高血压的治疗方案？

最佳的治疗方案

4. 在尝试过非药物治疗措施后，患者最合适的药物治疗方案是什么，包括其剂量和给药时间？说出你的理由。

结果评价

5. 为确保治疗目标的实现，你将如何监测该患者？为确保便秘问题得到解决，你将如何随访该患者？

■ 临床过程

您所提出的建议已经得到实施，Reynolds 女士 1 个月后来门诊进行复诊。她称，根据您的医嘱进行治疗后，过去 2 周在服用阿片类药物进行治疗的同时，肠道功能也正常。然而，她也称，她的骨科医生现在建议她做另一条腿的全膝关节置换术。她说自己在经历了上次的便秘问题后，她不再想做该手术了。

你向患者保证，再次手术时，便秘问题可以预防，而且你将与她的骨科医生讨论相关问题。如果患者选择做另一条腿的全膝关节置换术，你将为患者推荐什么方案来预防阿片类药物相关性便秘的发生？

患者教育

6.a 该患者担心药物性便秘会复发，你将会为该患者提供哪些信息，让该患者预防便秘的发生？

6.b 关于该患者对泻药成瘾问题的担忧，你将会为该患者提供哪些信息？

6.c 在指导该患者使用刺激性泻药治疗便秘时，为确保该患者正确使用这类药物，你应该向患者提供哪些信息？

■ 自学任务

1. 为儿科阿片类药物性便秘患者提供药物治疗方法。比较治疗便秘时，儿科用药与成人用药之间的差别有哪些？

2. 进行文献检索，寻找正处于监测中的可用于治疗便秘的药物。这些新药可治疗哪些类型的便秘？这些药物治疗便秘的效果如何？

临床要点

当患者出现便秘时，要详细查看患者的用药史，因为药物是引起便秘的常见原因。治疗药物性便秘的解决办法包括用其他治疗方法或其他药物来替代可能导致便秘的药物，以解决药物性便秘问题。若没有找出导致便秘的药物，可能导致治疗方法不适当，以及不能完全缓解便秘的问题。

参考文献

[1] American Diabetes Association.Standards of medical care in diabetes—2016.Diabetes Care 2016;39:S1-S112.

[2] Panchal SJ, Muller-Schwefe P, Wurzelmann JI.Opioid-induced bowel dysfunction: prevalence, pathophysiology and burden.Int Clin Pract 2007;61:1181-1187.

[3] Shah BJ, Rughwani N, Rose S. Constipation. Ann Intern Med 2015;162:ITC1. doi:10.7326/AITC201504070.

[4] National Comprehensive Cancer Network.NCCN Clinical Practice Guidelines in Oncology:Palliative Care.V.1.2016 [Online].Available at: http://www.nccn.org/professionals/physician_gls/pdf/palliative.pdf.Accessed September 3, 2016.

[5] Thomas J, Darver S, Cooney GA, et al. Methylnaltrexone for opioid-induced constipation in advanced illness.N Engl J Med 2008;358:2332-2343.

[6] Chey WD, Webster L, Sostek M, et al.Naloxegol for opioid-induced constipation in patients with noncancer pain.N Engl J Med 2014;370:2387-2396.

[7] Davis M, Gamier P. New options in constipation management.Curr Oncol Rep 2015;17:55.

[8] Tarumi Y, Wilson MP, Szafran O, et al.Randomized, double-blind, placebo-controlled trial of oral docusate in the management of constipation in hospice patients.J Pain Symptom Manage 2013;45:2-13.

第 45 章　门静脉高压和肝硬化性腹水的治疗

又开始酗酒了 ……………………… Ⅱ级

Laurel A. Sampognaro, PharmD
Jeffery D. Evans, PharmD

学习目标：

完成该病例学习后，学生能够：

- 识别肝硬化及相关并发症的症状和体征。
- 提供门静脉高压和肝硬化患者治疗时的药物疗法和生活方式调整方案。
- 为腹水、食管静脉曲张和肝性脑病患者制定个体化的治疗方案，提出监测参数指标。
- 解释与腹水相关的实验室检查结果。
- 为控制、缓解肝硬化的相关症状，以及预防相关并发症的发生，提出合理的药物和非药物治疗方法。

患者介绍

■ 主诉

我看起来像是怀孕了，而且这种状况变得越来越糟。

■ 现病史

Robert Smith，男，38 岁，有酒精性肝硬化病史。因不明原因体重增加 8 kg、腹部肿胀和疼痛、呼吸急促及思维轻度混乱 6 天入院治疗。

■ 既往史

2 年前被确诊为酒精性肝硬化，Child-Pugh 分级为 A 级；食管胃十二指肠镜未发现食管静脉曲张；过敏性鼻炎；高血压。

■ 家族史

父亲 70 岁，身体状况良好，无严重疾病。母亲 47 岁时因 1 型糖尿病并发症死亡。

■ 个人史

与妻子生活 10 年，最近分居，独自生活，是一名水管工。有酒精滥用史，诊断为肝硬化后不再饮酒。过去 2 个月，患者因与妻子分居而酗酒，这种酗酒状态大约持续到 1 周前。

■ 用药史

- 糠酸氟替卡松，一次每个鼻孔喷两下，每天一次。
- 左旋西替利嗪 5 mg，QD。
- 赖诺普利 10 mg，QD。

■ 过敏史

NKDA。

■ 系统回顾

全腹部不适、呼吸急促、思维轻度混乱。患者无畏寒或发热。

■ 体格检查

全身

患者是一位身心愉快的黑人，患有慢性疾病，轻度痛苦和疲劳。

生命体征

血压 118/76 mmHg，脉搏 78 bpm，呼吸频率 27 次/分，体温 37.2 ℃；体重 94.2 kg，身高 188.0 cm（6′2″）。

皮肤

手掌红斑（+），蜘蛛痣（+），其他部位皮肤颜色正常。

五官检查

PERRL、EOMI、巩膜透明、TMs 正常、黏膜湿润。

颈部 / 淋巴结

柔软，无甲状腺结节。

肺部 / 胸部

双侧肺基底部轻度湿啰音，可能由于肝脏的增大和腹水的增多右下叶呼吸音减弱。

乳房

无触痛、无肿块。

心血管系统

RRR、S_1 和 S_2 正常，无 MRG。

腹部

凸出、有触痛、肿大；液波震颤（+）；肠鸣音正常。

生殖系统 / 直肠

愈创木脂试验阴性。

肌肉骨骼 / 四肢

双下肢有轻度水肿 1+，手掌有红斑；无杵状指、无发绀。

神经系统

患者思维轻度混淆、健忘、A & O × 2（对人和时间很清楚，但不知道自己在哪家医院）。

■ 实验室检查

Na 135 mEq/L	Hgb 16 g/dL	AST 88 IU/L	Ca 8.5 mg/dL
K 4.1 mEq/L	Hct 47%	ALT 116 IU/L	Mg 1.9 mEq/L
Cl 98 mEq/L	Plt 81 × 10^3/mm^3	LDH 167 IU/L	Phos 3.5 mg/dL
CO_2 30 mEq/L	PT 14.3 s	T. bili 2.2 mg/dL	TSH 3.6 mIU/L
BUN 19 mg/dL	PTT 47 s	D. bili 0.7 mg/dL	NH3 94 mcg/dL
SCr 0.7 mg/dL	INR 1.33	T. prot 7.3 g/dL	HIV（－）
Glu 97 mg/dL	WBC 6.2 × 10^3/mm^3	Alb 2.8 g/dL	

■ 初步诊断

- 恶化的肝硬化；现在患者已经呈现出腹水和急性脑病的症状。
- 进行诊断和治疗性穿刺。
- R/O 原发性腹膜炎（SBP）。

■ 临床过程

- 经穿刺取得 5 L 液体后，对液体进行分析。分析报告显示，蛋白质为 1.4 g/dL，中性粒细胞为 140 个 /mm^3，SAAG 为 1.4 g/dL。
- 细菌培养 3 天后，结果呈阴性。
- 穿刺和使用果糖（每次 30 mL，每日两次）后，患者的精神状态开始改善了。
- 病情一旦稳定后，进行食管胃十二指肠镜检查，结果显示有食管小静脉曲张。

问题

问题识别

1.a 列出与患者药物治疗有关的问题。

1.b 有哪些症状、体征和实验室检查表明患者患有腹水？

1.c 有哪些信息（体征、症状和实验室检查结果）表明患者患有肝性脑病和自发性细菌性腹膜炎？

1.d 用什么样的分类系统来评价慢性肝病的预后问题？使用该系统来为该患者进行评分和分级。

预期治疗结果

2. 腹水和肝硬化相关并发症的药物疗法的目标是什么？

治疗方案

3.a 有哪些非药物疗法可能对该患者有用？

3.b 有哪些药物疗法可能对该患者有用？

最佳的治疗方案

4.a 简述该患者急性的治疗管理方案。包括药物、剂型、剂量、给药时间和疗程。

4.b 简述该患者长期的治疗管理方案。包括药物、剂型、剂量、给药时间和疗程。

4.c 如果最初的治疗方案失败，或是患者无法忍受，其他可行的药物治疗方案有哪些？

结果评价

5. 如何监测药物治疗的治疗效果和不良反应？

患者教育

6. 为加强患者的依从性，确保治疗成功，以及减少、预防不良反应的发生，出院时，应向患者提供哪些资料？

■ 案例其他问题

1. 该患者可能还有哪些疾病会影响其肝功能？

2. 如果患者在 20 年内没有接种过疫苗，在出院时，他应该接种哪些疫苗？

■ 自学任务

1. 确定哪些镇痛药物可以安全地用于缓解肝硬化和腹水患者的疼痛问题。

2. 根据该患者的病史，如果患者不进行肝脏移植手术，其第 1 年、第 2 年、第 5 年的存活率分别是多少？

临床要点

很多人认为（治疗指南中也提到）果糖是治疗肝硬化继发性肝性脑病的一线药物。然而，还没有足够的资料来支持该结论的合理性。

参考文献

[1] Runyon B. Management of adult patients with ascites due to cirrhosis: update 2012.American Association for the Study of Liver Diseases Practice Guidelines.Available at: http://www.aasld.org/sites/default/files /guideline_documents/adultascitesenhanced.pdf.Accessed November 3, 2015.

[2] Garcia–Tsao G, Sanyal A, Grace N, Carey W. Prevention and management of gastroesophagael varices and variceal hemorrhage in cirrhosis. Hepatology 2007;46:922-938.

[3] Vilstrup H1, Amodio P, Bajaj J, et al.Hepatic encephalopathy in chronic liver disease:2014 Practice Guideline by the American Association for the Study of Liver Diseases and the European Association for the Study of the Liver.Hepatology 2014;60:715-735.

[4] Boyer T, Haskal Z. The role of transjugular intrahepatic portosystemic shunt (TIPS) in the management of portal hypertension.Hepatology 2010;51:1-16.

[5] Garcia–Tsao G, Lim J. Members of Veteran Affairs Hepatitis C Resource Center Program.Management and treatment of patients with cirrhosis and portal hypertension: recommendations from the Department of Veterans Affairs Hepatitis C Resource Center Program and National Hepatitis C Program.Am J Gastroenterol 2009;104:1802-1829.

[6] O'shea RS, Dasarathy S, McCullough AJ, et al. Alcoholic liver disease.Hepatology 2010;51:307-328.

[7] Gines P, Cardenas A, Arroyo V, et al.Management of cirrhosis and ascites.N Engl J Med 2004;350:1646-1654.

[8] Han M, Hyzy R. Advances in critical care management of hepatic failure and insufficiency. Crit Care Med 2006;34(9 Suppl):S225-S231.

[9] Moore KP, Aithal GP.Guidelines on the management of ascites in cirrhosis.Gut 2006;55(Suppl 6):vi1-vi12.

[10] Ge P, Runyon B. The changing role of beta–blocker therapy in patients with cirrhosis.J Hepatol 2014;60:643-653.

第 46 章　食管静脉曲张

膨胀到出血························ I 级

Vanessa T. Kline, PharmD, BCPS
Jonathan M. Kline, PharmD, CACP, BCPS, CDE

学习目标：

完成该病例学习后，学生能够：

· 列出用于治疗食管静脉曲张出血的非药物治疗方法。
· 列出控制急性食管静脉曲张破裂出血的药物和辅助疗法。
· 为门静脉高压症患者提供与治疗相关的信息。

患者介绍

■ 主诉

我大量吐血，血量多到可以填满洗手池！

■ 现病史

Ethyl Johnson，女，55 岁，因吐鲜红色血及排鲜红色血便于急诊就诊。患者健康状况没有大变化，服用果糖后不久，开始感到不适，随后往洗手池吐大量鲜血。患者 2 天前开始排鲜红色血便（BRBPR）。

■ 既往史

继发于丙型肝炎的肝硬化（20 世纪 80 年代因输血感染丙肝）；肝性脑病；丙型肝炎；消化性溃疡；高血压；蜂窝组织炎（过去 3 年因该病两次入院治疗）。

■ 家族史

父亲患有冠心病，并进行了冠状动脉搭桥术，没有其他疾病。

■ 个人史

她独自生活，能够自理。10 年前戒烟，不喝酒。是一名会计。

■ 系统回顾

除现病史中主诉问题外，没有其他问题。

■ 用药史

· 硫糖铝 1 g，PO，BID。
· 奥美拉唑 20 mg，PO，BID。
· 布美他尼 1 mg，PO，BID。
· 螺内酯 50 mg，PO，QD。
· 普萘洛尔 40 mg，PO，BID（可能未服用）。

■ 过敏史

NKDA。

■ 体格检查

全身

该患者比较肥胖，看起来比实际年龄大，而且昏昏欲睡，有时会移动一下头部。

生命体征

血压 108/60 mmHg，脉搏 120 bpm，呼吸频率 14 次 / 分，体温 37.8 ℃。

皮肤

腹部有蜘蛛痣，皮肤较厚，有慢性静脉淤血性病变和苔藓样硬化。

五官检查

PERRLA；巩膜黄染。

颈部 / 淋巴结

颈部柔软；没有肿块。

肺部 / 胸部

双侧肺部听诊，呼吸音清晰。

乳房

无肿块。

心血管系统

心动过速、RRR、无 M/R/G。

腹部

肥胖、轻度膨胀、肠鸣音较远、无法判断是否有肝脾增大。

直肠

鲜红血。

四肢

双侧足部水肿 1+。

神经系统

昏昏欲睡、偶尔动一次头；有意识、能够辨识时间、空间和人；无震颤。

■ 实验室检查（入院时）

Na 127 mEq/L	Hgb 7.8 g/dL	AST 104 IU/L
K 4.3 mEq/L	Hct 24.4%	ALT 49 IU/L
Cl 101 mEq/L	WBC 26.4 × 10^3/mm^3	Alk phos 114 IU/L
CO_2 22 mEq/L	Neutros 59%	T. bili 4.3 mg/dL
BUN 57 mg/dL	Bands 17%	D. bili 3.3 mg/dL
SCr 1.9 mg/dL	Lymphs 23%	蛋白质 5.5 g/dL
Glu 155 mg/dL	Monos 1%	Alb 2.5 g/dL
	Plt 68 × 10^3/mm^3	Ca 8.4 mg/dL
	aPTT 42.1 s	Phos 4.4 mg/dL
	PT 16.5 s	
	INR 1.8	

■ 食管胃十二指肠镜检查

食管胃十二指肠镜检查发现食管上有一个大的静脉曲张及一个出血部位正在向外喷血。在静脉曲张部位使用了套扎术，但因大量出血，只能做 2 个套扎（图 46–1）。

■ 初步诊断

该 55 岁的女性患者有慢性丙型肝炎和肝硬化病史，因继发于食管静脉曲张出血的吐血导致急性病症而去急诊进行治疗。实验室检查结果显示该患者有严重贫血、白细胞增多与核左移、低钠血症、肾功能障碍、低白蛋白血症、血清转氨酶增加和凝血障碍。该患者 Child–Pugh 评分为 C 级，其肝功能严重不足。将被送往重症监护室进行进一步治疗。

问题

问题识别

1.a 列出与患者药物治疗有关的问题。

1.b 有哪些资料支持食管静脉曲张出血的诊断及其严重程度？

预期治疗结果

2. 该患者食管静脉曲张出血的治疗目标是什么？

治疗方案

3.a 有哪些非药物疗法可能对该患者有用？

3.b 有哪些药物疗法可能对该患者有用？

最佳的治疗方案

4. 有哪些药物治疗方案可用于解决该患者当前的问题？

结果评价

5. 哪些临床和实验室检查参数可用来评估治疗效果和最大限度降低不良反应发生的风险？

患者教育

6. 应该向患者提供治疗方面的哪些信息？

■ 自学任务

1. 比较非药物治疗方案与药物治疗方案在治疗静脉曲张破裂出血方面的有效性。

2. 如果静脉曲张出血患者对氟喹诺酮类抗生素有抗药性，说明该抗药性对抗生素使用的影响。

3. 说明使用 β 受体阻断药和单硝酸异山梨酯的剂量相关性不良作用。

临床要点

虽然人凝血因子Ⅶ经常用于治疗无法控制的出

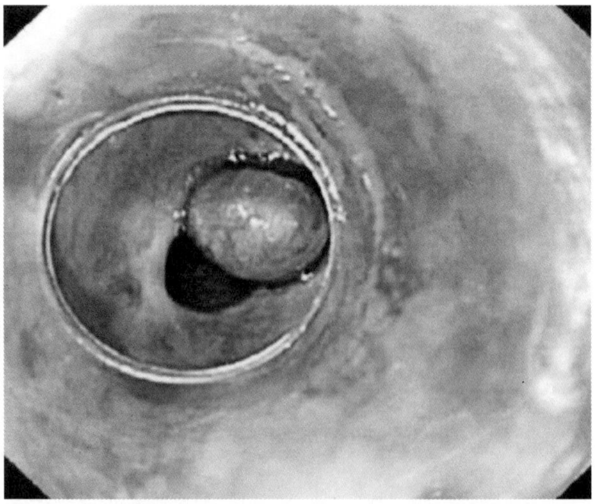

图 46–1　内镜下静脉曲张套扎术

（获得 Kasper DL, Fauci AS, Hauser SL, Longo DL, Jameson JL, Loscalzo J, eds 许可同意后进行的转载，Harrison's Principles of Internal Medicine,19th Ed.New York, NY. Mc–Graw Hill Education, 2015.）

血，但目前还没有随机对照研究表明该药物在治疗静脉曲张出血方面的益处高于血栓栓塞的发生风险。

参考文献

[1] Villanueva C, Colomo A, Bosch A, Concepci ó n M, Hernandez–Gea V, Aracil C. Transfusion strategies for acute upper gastrointestinal bleeding.N Engl J Med 2013;368:11-21.

[2] Garcia–Tsao G, Sanyal AJ, Grace ND, Carey W. Prevention and management of gastroesophageal varices and variceal hemorrhage in cirrhosis. Hepatology 2007;46:928-938.

[3] Seo YS, Park SY, Kim MY, et al.Lack of difference among terlipressin, somatostatin, and octreotide in the control of acute gastroesophageal variceal hemorrhage.Hepatology 2014;60:954-963.

[4] Satapathy SK, Sanyal AJ.Nonendoscopic management strategies for acute esophagogastric variceal bleeding.Gastroenterol Clin N Am 2014;43:819-833.

[5] Bosch J, Thabut D, Albillos A, et al.Recombinant factor VⅡa for variceal bleeding in patients with advanced cirrhosis: a randomized, controlled trial. Hepatology 2008;47:1604-1614.

[6] Shah HA, Azam Z, Rauf J, et al.Carvedilol vs. esophageal band ligation in the primary prophylaxis of variceal hemorrhage: a multicenter randomized controlled trial.J Hepatol 2014;60:757-764.

[7] Lo GH, Chen WC, Wang HM, Yu HC.Randomized controlled trial of carvedilol versus nadolol plus isosorbide mononitrate for the prevention of variceal rebleeding.J Gastroenterol Hepatol 2012;27:1681-1687.

[8] Alaniz C, Mohammad RA, Welage LS.Continuous infusion of pantoprazole with octreotide does not improve management of variceal hemorrhage. Pharmacotherapy 2009;29:248-254.

[9] Lo GH, Perng DS, Chang CY, Tai CM, Wang HM, Lin HC.A controlled trial of ligation plus vasoconstrictor versus proton pump inhibitor in the control of acute esophageal variceal bleeding.J Gastroenterol Hepatol 2013;28:684-689.

[10] Deshpande A, Pasupuleti V, Thota P, et al.Acid–suppressive therapy is associated with spontaneous bacterial peritonitis in cirrhotic patients: a meta–analysis.J Gastroenterol Hepatol 2013;28:235-242.

第 47 章　肝性脑病

迷茫…………………………Ⅰ级

Jeffrey T. Wieczorkiewicz, PharmD, BCPS
Carrie A. Sincak, PharmD, BCPS, FASHP

学习目标：

完成该病例学习后，学生能够：

- 确定并纠正肝硬化患者发生肝性脑病的易感因素。
- 为发生肝性脑病的肝硬化患者提出合适的非药物和药物治疗方案。
- 制定一个监测方案，用于监测评价肝性脑病治疗的效果和不良反应。
- 为肝性脑病患者提供治疗相关教育。

患者介绍

■ 主诉（通过患者儿子获得）

我妈妈说前 2 天头晕而且感觉有点不舒服。

■ 现病史

Judy Sheddling，女，65 岁，因头晕和思维混乱被其儿子送至急诊治疗。在过去 2 天，该患者思维越来越糊涂，入院时患者只对人有辨识度，对时间及空间没有概念。儿子称，母亲通常在交谈方面没有困难，但在活动时需要他人帮助或工具辅助。在过去 2 天，母亲在回答别人问题方面越来越困难。一周前，母亲服完利福昔明后忘记去买药。他母亲 2 天前需要做内镜检查，因此在检查前一天和检查当天没有服用果糖。另外，她感到"体内潴留了大量的液体"，告诉家人她感觉很不舒服。

■ 既往史

5 年前确诊为继发于非酒精性脂肪性肝炎（NASH）肝硬化的终末期肝病（ESLD），并发腹腔积液；中度（G2）食管静脉曲张；甲状腺功能减退；结肠癌切除术（15 年前）。

■ 家族史

此时无法获得家族史资料。

■ 个人史

已退休；与其丈夫一起生活；有一个儿子和两个女儿。

■ 系统回顾

- 整体：思维混乱；体重增加。
- 眼部：无视力减退、无眼部疼痛。
- 耳、鼻、口、喉：无听力减退、无鼻腔分泌物、无口腔及咽喉问题。
- 心血管系统：无胸痛或心悸。
- 呼吸系统；无呼吸急促、咳嗽、劳力性呼吸困难。
- 胃肠道系统：腹痛（+）；排便习惯无改变、无吞咽困难。
- 泌尿生殖系统：无排尿困难、血尿。
- 骨骼肌肉系统：无关节疼痛、虚弱。
- 神经系统：无虚弱或头疼。
- 精神系统：无焦虑或抑郁。
- 内分泌系统：无糖尿病；甲状腺疾病（+）。
- 血液系统：无肿大淋巴结。

■ 用药史

- 叶酸 1 mg，PO，QD。
- 呋塞米 40 mg，PO，QD。
- 果糖 10 g/15 mL，一次一匙，PO，TID。
- 左甲状腺素 100 mcg，PO，QD。
- 复合维生素片，一次一片，PO，QD。
- 泮托拉唑 40 mg，PO，QD。
- 利福昔明 550 mg，PO，BID。

· 维生素 B_1 100 mg，PO，QD。

■ 过敏史

目前没有过敏史。

■ 体格检查

全身

该老年女性患者除了对时间和空间概念模糊以外，没有发现其他疾病。

生命体征

血压 134/55 mmHg，脉搏 82 bpm，呼吸频率 20 次 / 分，体温 36.7 ℃；体重 79.4 kg，身高 152.4 cm（5′0″）。

皮肤

皮肤弹性正常。

五官检查

PERRLA；黏膜干燥；TMs 正常；EOMI；眼底检查正常；巩膜无黄疸、无窦压痛。

肺部

胸部对称；双侧肺 CTA；无哮鸣音、无湿啰音。

心血管系统

S_1 和 S_2 正常；RRR，无杂音。

腹部

无压痛；腹部膨大；无脾大；在肋缘下无法触摸到肝脏；肠鸣音减弱。

直肠

粪便血红素（-）；无肿块。

四肢

下肢水肿（+）；无杵状指或发绀。

神经系统

患者思维混乱；只能识别人，对时间和空间无法分辨；CN Ⅱ～Ⅻ正常；DTRs 2+；扑翼样震颤（+）。

■ 实验室检查

Na 135 mEq/L	Hgb 8.9 g/dL	WBC 5.2 × 10^3/mm^3	AST 63 IU/L
K 3.1 mEq/L	Hct 28%		ALT 23 IU/L
Cl 104 mEq/L	MCV 95 μm^3	PMNs 67%	Alk phos 125 IU/L
CO_2 25 mEq/L	MCHC 34 g/dL	Bands 3%	T. bili 1.2 mg/dL
BUN 10 mg/dL	Retic 1.1%	Eos 3%	D. bili 0.4 mg/dL
SCr 1.4 mg/dL	Plt 112 × 10^3/mm^3	Lymphs 25%	Alb 3.1 g/dL
Glu 123 mg/dL	Phos 3.5 mg/dL	Monos 2%	NH_3 70 mcg/dL
PT 15.2 s	aPTT 39.8 s	INR 1.5	Ca 9.4 mg/dL
TSH 10.38 μIU/mL	Mg 2.6 mg/dL		

■ 初步诊断

肝性脑病（丙肝，重度肝病，偶发性），突发加重（因为短期未服用果糖和利福昔明所致）。

问题

问题识别

1.a 列出与患者药物治疗有关的问题。

1.b 有哪些资料表明该患者患有肝性脑病及肝性脑病的严重程度（表 47-1）？

表 47-1　格拉斯哥昏迷量表

项目	内容	评分
眼睛睁开	自发	4
	语言能力	3
	疼痛	2
	无	1
回答问题方面的语言能力	认知能力	5
	思维混乱	4
	用词不当	3
	发出无法理解的话语	2
	无	1
动作反应能力	服从	6
	在一个部位停留	5
	撤回（疼痛）	4
	屈曲（疼痛）	3
	拉伸（痛苦）	2
	无	1
	总分：________	

注：格拉斯哥昏迷量表（GSC）是临床上用于测定肝性脑病严重程度的一种评价工具。该量表包括对三个部分的评估：眼部、语言和运动方面的反应性。然后将各个部分的分数相加，以总分显示评价整体的严重程度。最低分（3 分）表示严重程度最高，最高分（15 分）表示严重程度最低。

（获得同意许可进行转载，来自 Stone CK, Humphries RL, eds.Current Diagnosis & Treatment:Emergency Medicine, 7th ed.New York, NY.Mc-Graw Hill Education, 2011.）

1.c 该患者有哪些易感因素可能会导致其肝性脑病的发生？

1.d 还需要哪些资料才能够充分评估该患者的肝性脑病问题？

预期治疗结果

2. 治疗肝性脑病的一般原则及预期治疗结果是什么？

治疗方案

3.a 在采用药物治疗方案治疗肝性脑病前，有哪些重要的非药物治疗措施？

3.b 有哪些药物治疗方案可用于治疗该患者的肝性脑病？在你的回答中要包括每种药物的作用机制。

最佳的治疗方案

4. 概述该患者相关疾病的药物治疗方案。包括每种疾病对应的药物名称、剂型、剂量、给药时间和疗程。

结果评价

5. 你会如何监测评价你推荐的治疗方案的治疗效果和不良反应？

患者教育

6. 患者出院时，应该向患者提供治疗方面的哪些信息？

■ 临床过程

采用你所提出的治疗方案后两天，患者的症状得到改善，药物剂量已经确定。患者头晕和混乱症状得到改善，对时间、地点和人有了判断力，未发现扑翼样震颤。患者计划明天出院回家。

■ 自学任务

1. 进行文献检索，评价利福昔明在治疗肝性脑病方面的有效性和作用。

2. 列出使用抗生素治疗肝性脑病的优势与劣势。

3. 进行文献检索，确定限制蛋白质是否对肝病患者有利，特别是肝硬化患者。

临床要点

药物依从性差、镇静药－催眠药、其他中枢神经抑制剂和麻醉药可能会增加肝性脑病的发生风险。肝性脑病患者的用药史对发现、确定和消除可逆的病因很重要。

参考文献

[1] Cordoba J, Minguez B. Hepatic encephalopathy. Semin Liver Dis 2008;28:70-80.

[2] Sundaram V, Shaikh OS.Hepatic encephalopathy: pathophysiology and emerging therapies.Med Clin North Am 2009;93:819-836.

[3] Riggio O, Ridola L. Emerging drugs for hepatic encephalopathy.Expert Opin Emerg Drugs 2009;14:537-549.

[4] Vilstrup H, Amodio P, Bajaj J, et al.Hepatic encephalopathy in chronic liver disease:2014 Practice Guideline by American Association for the Science of Liver Diseases and European Association for the Study of the Liver.Hepatology 2014;60:715-735.

[5] Mas A. Hepatic encephalopathy: from pathophysiology to treatment.Digestion 2006;73(Suppl 1):86-93.

[6] Maclayton DO, Eaton-Maxwell A. Rifaximin for treatment of hepatic encephalopathy.Ann Pharmacother 2009;43:77-84.

[7] Lawrence KR, Klee JA.Rifaximin for the treatment of hepatic encephalopathy.Pharmacotherapy 2008;28:1019-1032.

[8] Bass NM, Mullen KD, Sanyal A, et al.Rifaximin treatment in hepatic encephalopathy.N Engl J Med 2010;362:1071-1081.

[9] Eltawil KM, Laryea M, Peltekian K, Molinari M. Rifaximin vs conventional oral therapy for hepatic encephalopathy: a meta-analysis.World J Gastroenterol 2012;18:767-777.

[10] Runyon B. Management of adult patients with ascites due to cirrhosis:Update 2012.American Association for the Study of Liver Diseases. Available at: https://www.aasld.org/sites/default/files/guideline_ documents/adultascitesenhanced.pdf.Accessed on April 3, 2016.

第 48 章　急性胰腺炎

一个令人非常悲伤的故事………………………Ⅱ级

Scott W. Mueller, PharmD, BCCCP
Paul Reynolds, PharmD, BCPS
Robert MacLaren, BSc (Pharm), PharmD, MPH, FCCM, FCCP

学习目标：

完成该病例学习后，学生能够：

- 评估急性胰腺炎的相关诱因。
- 确定与急性胰腺炎有关的症状、体征和实验室检查的异常结果。
- 说明可能发生的与急性胰腺炎有关的系统性并发症。
- 为急性胰腺炎患者推荐合适的药物和非药物治疗方案。
- 为达到更好的预期治疗结果，确定相关监测参数。

患者介绍

■ 主诉

我肚子非常疼。

■ 现病史

Bill Jones，男，42 岁，周五后半夜因辐射到后背的上腹中部剧痛被送往急诊。患者称，晚饭后不久开始疼痛，而且疼痛进行性加重。这种疼痛与体力活动无关，随后开始呕吐。

■ 既往史

5 个月前酒精戒断症状发作，目前未复发。高血压，服用药物控制。

■ 家族史

父亲 56 岁时死于恶性室性心律失常（MVA）；母亲 72 岁，患有 2 型 DM，有“胆固醇方面的问题”，正在服用一种药物进行治疗，具体药名不详。有一个妹妹，也有“胆固醇问题”，服用一种药物进行治疗，具体药名不详。妹妹很久前也曾患胰腺炎。

■ 个人史

离异，有 3 个孩子。是一家高尔夫球场的场地管理员。2 周前戒烟，有 40 年每天一支烟的吸烟史。他说，过去每天喝 6 ～ 10 瓶啤酒，直到 5 个月前戒酒，后来发生了戒断症状，目前只周末喝，共喝了大概 6 瓶啤酒；他称昨晚和两个朋友共进晚餐时，喝了几瓶啤酒。每天早上至少喝两杯咖啡。

■ 用药史

- 苯妥英 200 mg，自从发生癫痫后，BID。
- 氢氯噻嗪 25 mg，QD，用于治疗高血压。
- 多西环素 100 mg，每日两次，疗程 10 天，用于治疗“蜂窝织炎”（今天是第 10 天，已停药）。
- 布洛芬 200 mg，OTC，多种剂量，背部肌肉酸痛时使用。

■ 过敏史

阿莫西林 / 克拉维酸使患者胃部不适。

■ 系统回顾

他表示一直感觉不错，直到昨晚开始不适。一周前卸下重物后，背部感到疼痛，使用布洛芬后缓解。今天上午刚足疗程服用完治疗轻度蜂窝织炎的抗生素。蜂窝织炎位于左下胫骨，大小 1 cm × 2 cm。他半夜大约呕吐 6 次。无腹泻、粪便中无血、呕吐物中无血。不清楚是否患有无法控制的高血糖及高胆固醇。

■ 体格检查

全身

患者不安、中度痛苦，其他正常，营养状况良好，生理状况与其年龄相符。

生命体征

血压 99/56 mmHg，脉搏 124 bpm，呼吸频率 30 次 / 分，体温 38.9 ℃；体重 89 kg，身高 177.8 cm（5′10″）。

五官检查

PERRLA；EOMI；咽部粉红、无病变；口腔黏膜干燥。

皮肤

皮肤干燥、弹性差、蜂窝织炎基本治愈；无压痛、无红斑、肿胀，温暖。

颈部 / 淋巴结

柔软，无杂音、淋巴结肿大、甲状腺肿大。

心血管系统

窦性心动过速；无 MRG。

肺部 / 胸部

未发现背部损伤；无脊柱 /CVA 压痛；活动范围正常；听诊时无异常呼吸音。

腹部

腹部中度膨出、肠鸣音减弱；腹部抵抗（+）；腹部左上部和中部轻度触痛。无反跳痛、肿块、肝脾大。

肌肉骨骼 / 四肢

四肢温暖，血流顺畅。血管搏动正常。无杵状指、手掌红斑、蜘蛛痣。

直肠

括约肌张力正常；无 BRBPR、肿块；大便愈创木脂检查阴性；前列腺大小正常。

神经系统

A & O×3；神经检查正常；CN Ⅱ～Ⅻ正常；两侧肢体肌力对称。肌肉拉伸和反射正常。无扑翼样震颤。

■ 实验室检查

Na 128 mEq/L	Hgb 17 g/dL	AST 342 IU/L	Ca 7.2 mg/dL
K 3.4 mEq/L	Hct 50%	ALT 166 IU/L	Mg 1.7 mEq/L
Cl 105 mEq/L	WBC 15.2 × $10^3/mm^3$	Alk phos 285 IU/L	Phos 2.2 mg/dL
CO_2 18 mEq/L		LDH 255 IU/L	Trig 782 mg/dL
BUN 35 mg/dL	Neutros 72%	T. bili 0.6 mg/dL	Repeat Trig 1010 mg/dL
SCr 1.5 mg/dL	Bands 4%	Alb 3.2 g/dL	PT 12.8 s
Glu 375 mg/dL	Eos 1%	Prealb 25 mg/dL	INR 1.1
	Basos 1%	淀粉酶 1555 IU/L	aPTT 19.3 s
	Lymphs 20%	脂酶 2220 IU/L	苯妥英总水平 13 mg/L
	Monos 2%		BAC 4 mg/dL

■ 其他检查结果

血清酮、ASA、对乙酰氨基酚、酒精、病毒性肝炎和 HIV 检查结果均为阴性。

■ 动脉血气分析

pH 7.31，$PaCO_2$ 38 mmHg，PaO_2 88 mmHg，HCO_3^- 17 mEq/L，室内空气条件下，氧饱和度 98%。

■ 尿常规

颜色黄色；浊度为清晰；SG 1.010；pH 7.2；葡萄糖＞1000 mg/dL；胆红素（–）；酮（–）；Hgb（–）；蛋白质（–）；亚硝酸盐（–）；晶状体（–）；管型（–）；黏液（–）；细菌（–）；尿胆素原 0.25 EU/dL；WBC 0～5 个 /hpf；RBC 0 个 /hpf；上皮细胞 0～10 个 /hpf。

■ 胸部 X 线片

胸部 AP 检查结果显示心脏大小正常。肺部边缘清晰，无浸润、肿块、积液、肺不张。无明显异常。

■ 腹部超声检查

非特异性气体模式；无肠道扩张。胆总管处有可疑的不透明物质或异常。不能排除胆结石 / 梗阻。

■ 心电图

窦性心动过速；心率 140 bpm。与上次心电图（5 个月前）相比无变化，未发现心肌缺血。

■ 初步诊断

- 急性胰腺炎诱发高糖血症、高钙血症、非阴离子间隙性代谢性酸中毒。
- 胆总管结石。

问题

问题识别

1.a 在该病例中，该患者存在哪些可能导致急性胰腺炎发生的因素？

1.b 哪些症状、体征和实验室检查结果表明患者患有急性胰腺炎？如何对胰腺炎的严重程度进行分类？

1.c 列出该患者的药物治疗问题。

预期治疗结果

2. 该患者治疗的目标是什么？

治疗方案

3. 为实现上述目标，可采取何种治疗方法？说明每种治疗方案的依据。

最佳的治疗方案

4. 制定该患者的药物治疗方案，包括其疗程。

结果评价

5.a 列出评价治疗疼痛药物的疗效和不良反应的监测参数。

■ 临床过程

静脉注射吗啡止痛。开始时计划采用部分肠外营养（不含脂质）的方案，但最后决定改为白天给予肠内营养（约 12 小时）。住院几天后，症状得到改善，患者白细胞计数为 $23.4 \times 10^3/mm^3$，中性粒细胞 77%，单核细胞 15%，嗜酸性粒细胞 1%，嗜碱性粒细胞 0，淋巴细胞 3%，单核细胞 4%。患者体温为 39.8 ℃，直立血压（坐姿 128/76 mmHg；站姿 98/60 mmHg），葡萄糖水平 480 mg/dL。患者有几次腹泻和脂肪泻。

由于患者出现上述问题，需要做增强 CT 扫描。结果显示胰腺周围和腹膜后有水肿。胰腺看起来相对正常，但胰腺颈部周围有小的非增强区域，可能是坏死。

5.b 该患者发热和急性胰腺炎复发的可能原因是什么？

5.c 该患者的治疗目标是什么？鉴于这种新信息，应该考虑哪种治疗方法来进行治疗？

5.d 如何监测药物治疗方案的治疗效果和不良反应？

患者教育

6. 当该患者病情稳定后，应该向其提供什么信息，以降低胰腺炎复发的风险？

■ 自学任务

1. 描述急性胰腺炎时器官自我消化的病理生理过程。

2. 描述早期肠内营养、益生菌、预防性抗生素和奥曲肽在治疗急性胰腺炎方面的争议问题。

3. 从已发表的文献中总结阿片类药物对 Oddi 括约肌的影响。

4. 列出可能会引起或加重胰腺炎的药物，并说明每种药物在多大程度上能够引起或加重胰腺炎。

临床要点

不是所有患者均能接受有创性鼻空肠营养管，因为鼻空肠管是否比鼻胃管更具有优势还存在争议。因此，通过胃管的肠内营养往往是首选，因为患者更容易接受这种方法。

参考文献

[1] Lankisch PG, Apte M, Banks PA.Acute pancreatitis.Lancet 2015;386:85-96.

[2] Johnson CD, Besselink MG, Carter R. Acute pancreatitis.BMJ 2014;349:g4859. doi:http://dx.doi.org/10.1136/bmj.g4859.

[3] Working Group International Association of Pancreatology/American Pancreatic Association Acute Pancreatitis Guidelines.IAP/APA evidence-based guidelines for the management of acute pancreatitis.Pancreatology 2013;13:e1-15.

[4] Tenner S, Baillie J, DeWitt J, Vege SW.American College of Gastroenterology Guideline:Management of acute pancreatitis.Am J Gastroenterol 2013;108:1400-1415.

[5] Hung WY, Abreu Lanfranco O. Contemporary review of drug-induced pancreatitis:A different perspective.World J Gastrointest Pathophysiol 2014;5:405-415.

[6] Olah A, Romics L Jr.Enteral nutrition in acute pancreatitis: a review of the current evidence.World J Gastroenterol 2014;20:16123-16131.

[7] Poropat G, Giljaca V, Hauser G, Stimac D. Enteral nutrition formulation for acute pancreatitis.Cochrane Database Syst Rev 2015 Mar 23;3:CD010605. doi:10.1002/14651858.CD010605.pub2.

[8] McClave SA, Martindale RG, Vanek VW, et al. Guidelines for the provision and assessment of nutrition support therapy in the adult critically ill patient:Society of Critical Care Medicine (SCCM) and American Society for Parenteral and Enteral Nutrition (A.S.P.E.N.).J Parenter Enteral Nutr 2009;33:277-316.

[9] Bakker OJ, van Brunschot S, van Santvoort HC, et al. Early versus on-demand nasoenteric tube feeding in acute pancreatitis.N Engl J Med 2014;371:1983-1993.

[10] Zerem E. Treatment of severe acute pancreatitis and its complication.World J Gastroenterol 2014;20:13879-13892.

第49章　慢性胰腺炎

像肠道中弹的感觉…………………………Ⅱ级

Janine E. Then, PharmD, BCPS
Heather M. Teufel, PharmD, BCPS

学习目标：

完成该病例学习后，学生能够：

- 确定能够诊断慢性胰腺炎和慢性胰腺炎急性恶化的主观和客观发现。
- 评估患者的数据，制定清单列举慢性胰腺炎急性发作时的相关问题。
- 讨论治疗方案，并说明在慢性胰腺炎急性发作期时，疼痛的个性化治疗具体方案。
- 提出合适的胰酶替代疗法治疗慢性胰腺炎导致的脂肪泻问题。

患者介绍

■ 主诉

我腹部疼痛好几年了，但现在我再也受不了了。这种疼痛就像肠道中弹的感觉。

■ 现病史

Madeline Jane，女，35岁，因辐射到背部的腹部疼痛送到急诊就诊。她注意到粪便中液体成分增加，恶臭程度也增加，并观察到粪便中有脂肪成分。患者腹部疼痛已经数年；有慢性腹泻的问题，上周开始，腹泻的频率增加。疼痛的同时，还伴有恶心和呕吐，上周开始其强度和频率增加。患者现在有了医疗保险，所以今天前往急诊就诊。患者之前由于未投保的原因未曾就医及诊治。

■ 既往史

由于没有保险，患者自从大学毕业后就未去医疗机构就诊，因而，无患者的相关既往史资料。患者称自己接种了儿童"通常"所需要的疫苗并接受了相关治疗措施，但自从大学毕业后，她从父母的医疗保险中退出后，就没有再看过病。患者指出，她腹部疼痛和腹泻已多年，都是自行处理。过去一周，她注意到疼痛程度增加，腹泻频率也增加，而且粪便的稠度和脂肪含量也发生了变化。

■ 家族史

父母均健在。她是独生女。不喝酒、不吸烟，也不摄入非法药物。单身，性生活不活跃。患者刚在圣·安东尼医院找到一份工作，是一名医疗事故理赔员；大学毕业。

■ 用药史

- 每天服用复合维生素片，已数年。
- 对乙酰氨基酚500 mg，每6小时一次，口服，腹痛时服用；经常使用。
- 洛哌丁胺，最初两片，腹泻时服用一片；通常每天服用两到四片。
- 没有使用过处方药。

■ 过敏史

阿莫西林（小时候，耳部感染时使用该药物后发生了皮疹，从此再未使用）。

■ 系统回顾

因咽喉干燥，有轻度吞咽困难，无咽痛，难以进食（–）。无消化不良或腹胀。如上所述，患者有严重的腹痛和腹泻问题。无便秘或大便失禁；排气正常。粪便中无血。无痔疮。尿液颜色、尿量、气味均正常。

■ 体格检查

全身

该患者是一个较瘦、有病容的白种女性，面部有焦虑表情。

生命体征

血压 106/70 mmHg，脉搏 104 bpm，呼吸频率 18 次 / 分，体温 37.8 ℃；体重 55 kg，身高 165.1 cm（5′5″）。

皮肤

皮肤弹性正常。

五官检查

PERRLA、EOMI、咽部无其他物质、黏膜干燥、眼部长期干燥。

颈部 / 淋巴结

柔软；JVD（–）、无甲状腺肿、无淋巴结肿大、无杂音。

肺部 / 胸部

所有肺野均能听到呼吸音，气管在中线上；呼吸频率、节奏、费力程度均正常；无椎体压痛或畸形。

心血管系统

心率正常，心律齐，无奔马律、杂音。

腹部

稀疏的肠鸣音，触诊有反跳痛和反抗。

生殖系统 / 直肠

无肿块，愈创木脂检查阴性。

肌肉骨骼 / 四肢

双侧脉搏正常；毛细管再灌注能力良好；无发绀、杵状指、水肿。

神经系统

A & O × 3，CN Ⅱ～Ⅻ 正常。

■ 实验室检查

Na 140 mEq/L	Hgb 12 g/dL	WBC 8.2 × 10^3/mm^3	T. bili 1.5 mg/dL
K 4.2 mEq/L	Hct 37%	Neutros 65%	Alk phos 140 IU/L
Cl 95 mEq/L	RBC 4.0 × 10^6/mm^3	Bands 5%	Alb 4.4 g/dL
CO_2 31 mEq/L	Plt 400 × 10^3/mm^3	Eos 0	Prealb 20 mg/dL
BUN 8 mg/dL	MCV 85.1 μm^3	Lymphs 28%	Lipase 100 IU/L
SCr 0.6 mg/dL	MCHC 35 g/dL	Monos 2%	Amylase 110 IU/L
Glu 89 mg/dL ANA pending	抗纤维蛋白溶酶原结合蛋白结果待定	抗 –SSA 结果待定	IgG4 结果待定

■ 腹部增强 CT 检查

慢性胰腺炎导致的一致变化：胆总管出现炎症（图 49–1）。

■ 初步诊断

- 慢性胰腺炎，特发性 – 急性发作。
- 需要进行日常医疗护理。

问题

问题识别

1.a 列出与患者药物治疗有关的问题。

1.b 哪些主观和客观信息可用于诊断慢性胰腺炎？

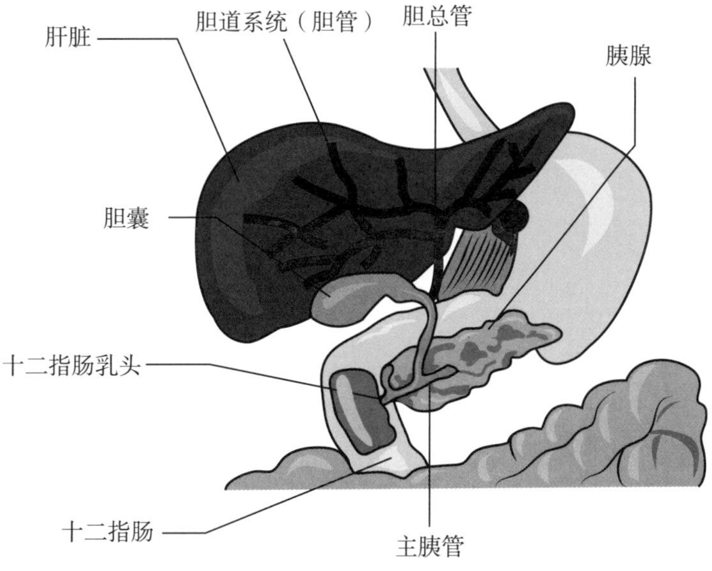

图 49–1　解剖结构为胃容物排空到十二指肠之前胆总管和主胰管的连接部位

（图片来源：National Institute of Diabetes and Digestive and Kidney Diseases.Available at: http://www.niddk.nih.gov/health–information/health–topics /diagnostic–tests/ercp/Pages/diagnostic–test.aspx.）

1.c 有哪些症状、体征和检查结果表明该患者的慢性胰腺炎出现急性发作？

1.d 该患者的哪个问题可通过药物进行治疗？

1.e 评估该患者的相关问题还需要哪些资料？

预期治疗结果

2. 该患者的药物治疗目标是什么？

治疗方案

3.a 有哪些非药物疗法可能对该患者有用？

3.b 有哪些药物治疗方案能够治疗慢性胰腺炎的急性发作？

3.c 该患者大约 15 年没有就诊，还需要接受哪些诊疗措施？

最佳的治疗方案

4. 治疗该患者最恰当的药物有哪些？这些药物的名称、剂型、剂量、给药时间及疗程是什么？

结果评价

5. 哪些临床和实验室指标可用来评价治疗结果，并监测和预防不良事件的发生？

患者教育

6. 患者想了解其住院时药物治疗方案方面的信息，护士让该患者找你进行咨询，你是一名药师。你将会为患者提供什么样的信息来提高患者对药物的理解，最大限度地增加患者对新药物治疗方案的依从性，增加治疗成功的机会，以及最大限度地减少不良反应的发生？

■ 自学任务

1. 分析特发性疾病诊断的含义。与慢性胰腺炎有关的其他疾病有哪些？

2. 患者心理上过度纠结的问题，会导致其对医疗方面问题的忽视，请问有哪些心理因素会影响患者的依从性及患者寻求进一步治疗的意愿？这将会如何影响你为该患者提供医疗服务的能力？

临床要点

特发性慢性胰腺炎占全部病例的 30%。

参考文献

[1] Tenner S, Baillie J, DeWitt J, Vege SS.American College of Gastroenterology Guideline:Management of acute pancreatitis.Am J Gastroenterol 2013;108:1400-1415.

[2] DiMagno MJ, DiMagno EP.Chronic pancreatitis. Curr Opin Gastroenterol 2012;28:523-531.

[3] Berry AJ.Pancreatic enzyme replacement therapy during pancreatic insufficiency.Nutr Clin Pract 2014;29:312-321.

[4] Puylaert M, Kapural L, Van Zundert J, et al.Pain in chronic pancreatitis.Pain Pract 2011;11:492-505.

[5] Trikudanathan G, Vavaneethan L, Vege SS.Modern treatment of patients with chronic pancreatitis. Gastroenterol Clin North Am 2012;41:63-76.

[6] Giuliano CA, Dehoome-Smith ML, Kale-Pradhan PB.Pancreatic enzyme products: digesting the changes.Ann Pharmacother 2011;45:658-666.

第 50 章　甲型病毒性肝炎

防止双重感染 .... Ⅱ级

Juliana Chan, PharmD, FCCP, BCACP

学习目标：

完成该病例学习后，学生能够：

- 确定最有可能感染甲型肝炎的高危人群。
- 根据目前疾病控制预防中心（CDC）的指南，推荐预防甲型肝炎的疫苗。
- 评估甲型肝炎疫苗的疗效和不良反应。
- 为那些需要进行甲肝疫苗接种的患者提供甲型肝炎疫苗接种带来的好处和可能产生的不良影响方面的信息。

患者介绍

■ 主诉

我的医生让我去做肝病检查。

■ 现病史

Hector，男，39 岁，拉美裔，出生和生长在亚利桑那州，再过 2 周他将去墨西哥看望其家人，他将与其妻子和女儿一起去参加祖母九十岁生日宴会。他 32 岁时被诊断患有非酒精性脂肪性肝炎。1991 年因摩托车事故多次手术，多次输血，导致其感染了丙肝。Hector 的 PCP 建议他在进行疫苗接种和肝病相关检查前先去看肝病医生，因为他过去 5 年没有看过肝病专科医生。

■ 既往史

32 岁时诊断为脂肪肝（NAFLD）；32 岁时诊断为丙肝；高胆固醇血症；HTN；抑郁症。

■ 手术史

在 1991—1992 年间，因摩托车事故多次手术，多次输血。

■ 家族史

母亲 57 岁因乳腺癌去世；父亲患有乙型肝炎；有一个兄弟患有痛风、HTN 和 DM。

■ 个人史

结婚 13 年，与妻子和女儿一起生活。吸烟，一天一包；每天喝 2 ～ 3 杯葡萄酒。身上有几个大文身，专业人员纹制。患者没有静脉注射毒品史、可卡因使用史、身体穿孔史。24 岁起任职厨师。

■ 系统回顾

患者疲劳、食欲减退。无体重下降 / 增加，无发热、畏寒、头痛、气短、咳嗽。有间歇性腹痛，有时便秘。无黑便，粪便中无血。

■ 用药史

- 复合维生素，一次一片，PO，QD。
- 辛伐他汀 40 mg，PO，QD。
- 赖诺普利 40 mg，PO，QD。
- 艾司西酞普兰 10 mg，PO，QD。

■ 过敏史

PCN、磺胺类药物。

■ 体格检查

全身

患者为拉美裔美国人，无明显痛苦。

生命体征

血压 127/74 mmHg，脉搏 70 bpm，呼吸频率 22 次 / 分，体温 36.9 ℃；体重 121.8 kg，身高 175.3 cm（5′9″）。

皮肤

温暖、干燥。无蜘蛛痣。

五官检查

PERRLA，EOMI；眼底检查正常；TMs 正常。头部正常、无创伤；巩膜无黄染。

颈部 / 淋巴结

柔软；无肿块、JVD。

胸部

清音，无哮鸣音、无干啰音、无湿啰音。

心血管系统

RRR、S_1 和 S_2 正常。

腹部

有肠鸣音，无肿块、无压痛、无膨出。

生殖系统 / 直肠

直肠检查延期。

肌肉骨骼 / 四肢

四肢活动范围正常；无 CCE。

神经系统

A & O × 3；CN Ⅱ～Ⅻ 正常；无局部病变；无扑翼样震颤。

■ 实验室检查（非空腹）

Na 144 mEq/L	Hgb 15.6 g/dL	AST 31 IU/L	T. chol 205 mg/dL
K 5.0 mEq/L	Hct 45.0%	ALT 63 IU/L	抗 HBs（+）
Cl 107 mEq/L	WBC 6.9 × 10^3/mm^3	Alk phos 67 IU/L	HBsAg（–）
CO_2 30 mEq/L		T. bili 1.0 mg/dL	总抗 HAV（–）
BUN 16 mg/dL	Plt 305 × 10^3/mm^3	LDH 167 IU/L	
SCr 1.2 mg/dL		PT 13.1 s	
Glu 119 mg/dL		Alb 4.5 g/dL	
HCV 基因型 3a		HCV RNA PCR 400 000 IU/mL	

■ 腹部超声检查

结果

肝脏超声检查显示，肝脏轮廓光滑，肝脏内无肿块，发现脂肪肝，无肝内胆管扩张。胆总管为 3 mm。胆囊内可见多个结石，胆囊壁无增厚、胆囊周围无液体。胰腺头部和体部未见明显异常，尾部因肠道气体遮蔽致图像模糊。对肾脏进行了部分检查，右肾长度为 10.0 cm。左肾长度为 11.6 cm，两肾均未见肾盂积水。无脾大。主动脉和下腔静脉清晰可见。

印象

1. 肝脏的异质性外观与肝炎病史一致，未见肝脏肿块，发现脂肪肝。

2. 胆石症，未发现胆囊炎证据。

■ 肝脏活检

· 慢性肝炎，慢性丙型肝炎病毒（HCV）感染导致。

· 肝功能较差，1 级（0～4 级）。

· 三色染色法表明，无明显纤维化，I 期（I～IV 期）。

· 中度脂肪肝（脂肪 2+）。

· 无发育不良，无恶性肿瘤。

· 肝炎活动指数（Batts and Ludwig 标准；0～4）：

汇管区炎症：1。

零星坏死：1。

小叶炎症：1。

纤维化：1。

■ 初步诊断

该患者是一名 39 岁的拉丁裔男性，有慢性丙型肝炎和非酒精性脂肪肝病史，对乙肝免疫，患者做评估是为了在去墨西哥之前进行甲肝疫苗接种。

问题

问题识别

1.a 该患者有必要接种甲型肝炎疫苗吗？请回顾患者的病史和实验室检查结果，确定患者是否需要进行甲型肝炎疫苗接种。

1.b 哪些因素可使该患者进行甲型肝炎疫苗接种？

1.c 哪些人群感染甲型肝炎的风险较高，以及有哪些因素会使感染甲型肝炎的风险增高？

预期治疗结果

2. 甲肝疫苗接种的目标是什么？

治疗方案

3.a 应该向该患者及其家人提出什么样的非药物建议，以尽量减少他们在墨西哥感染甲型肝炎的风险？

3.b 有哪些疫苗产品可用于预防甲型肝炎感染，以及这些产品在保护肝脏方面的效果如何？

最佳的治疗方案

4. 简述疫苗接种方案，包括剂量、接种途径和所需剂量。

结果评价

5.a 你建议用什么样的监测方案来监测评价治疗方案的效果？

5.b. 你推荐的治疗方案可能会有哪些不良反应，以及如何处理这些不良反应？

患者教育

6. 应该向患者提供哪些有关甲肝疫苗的信息？

■ 临床过程

Hector 的妻子和女儿（怀孕 6 个月）8 天前从墨西哥返回亚利桑那州。他 39 岁的妻子出现恶心、体重减轻、腹痛和眼睛黄染 1 周，从墨西哥回来的第 9 天，她就入院进行治疗。他女儿无症状，但建议尽快与其产科医生联系，进行进一步检查。下面是 Hector 妻子住院后第 1 天的实验室检查结果：

Na 137 mEq/L	Hgb 13.6 g/dL	AST 2642 IU/L	抗 HBs（+）
K 4.0 mEq/L	Hct 40.1%	ALT 2166 IU/L	HBsAg（-）
Cl 100 mEq/L	WBC 7.7 ×	Alk phos 172 IU/L	总抗 HAV（+）
CO_2 26 mEq/L	$10^3/mm^3$	T. bili 20.5 mg/dL	抗 HAV IgM（+）
BUN 12 mg/dL	Plt 141 ×	D. bili 12.9 mg/dL	抗 HCV（-）
SCr 1.3 mg/dL	$10^3/mm^3$	PT 12.9 s	对乙酰氨基酚
Glu（非空腹）		Alb 2.7 g/dL	< 10 mcg/mL
143 mg/dL			

增强和腹部 CT 平扫检查结果

临床适应证：发生肝衰竭的 39 岁女性。

印象：

1. 横结肠弥漫性增厚，表明患者患有结肠炎，可能是感染导致或炎症导致。

2. 发现肝脏弥漫性低密度影、肝脏周围有腹腔积液、胆囊壁水肿。表明患者肝脏发生了炎症。

■ 随访问题

1. 根据所提供的资料，Hector 妻子患有什么疾病？

2. 你给 Hector 妻子的治疗建议是什么？

3.Hector 的女儿从墨西哥回来后没有任何症状，在母亲住院的同一天，女儿就去看产科医生，她告知其产科医生说她母亲因急性肝炎住院。Hector 的女儿怀孕，且差 1 周就 7 个月了，你为她提供什么疫苗？

■ 自学任务

1. 比较两种商用甲肝疫苗的作用机制、免疫原性率和不良反应。

2. 确定在接种甲肝疫苗的同时，还可以同时接种的其他疫苗的种类。

3. 比较接种成人复合疫苗双福立适（Twinrix）与分别接种贺福立适（Havrix）和安在时（Engerix b）疫苗的成本。

临床要点

在去疫区前接种甲肝疫苗能够非常有效地预防甲型肝炎。

根据 CDC 的政策，美国所有 1 岁以上的儿童都应该接种甲型肝炎疫苗。

参考文献

[1] Advisory Committee on Immunization Practices (ACIP) Centers for Disease Control and Prevention (CDC).Update: prevention of hepatitis A after exposure to hepatitis A virus and in international travelers.Updated recommendations of the Advisory Committee on Immunization Practices (ACIP). MMWR Morb Mortal Wkly Rep 2007;56(41):1080-1084.

[2] Advisory Committee on Immunization Practices (ACIP), Fiore AE, Wasley A, Bell BP.Prevention of hepatitis A through active or passive immunization. Recommendations of the Advisory Committee on Immunization Practices (ACIP).MMWR Morb Mortal Wkly Rep 2006;55(RR-7):1-23.

[3] Centers for Disease Control and Prevention. Surveillance for Viral Hepatitis, 2013. Available at: http://www.cdc.gov/hepatitis / statistics/2013surveillance/commentary.htm#hepatitisA.Accessed November 7, 2015.

第51章　乙型病毒性肝炎

持续性感染…………………………Ⅲ级

Juliana Chan, PharmD, FCCP, BCACP

学习目标：

完成该病例学习后，学生能够：

- 概述慢性乙型肝炎患者的药物和非药物治疗方案。
- 确定治疗慢性乙型肝炎的临床检查和实验室检查终点值。
- 评价用于治疗慢性乙肝的干扰素、聚乙二醇干扰素、拉米夫定、阿德福韦酯、恩替卡韦、替比夫定、替诺福韦的疗效和不良反应。
- 根据CDC现行的指南，推荐适合个人的乙肝疫苗。
- 为患者提供干扰素、聚乙二醇干扰素、拉米夫定、阿德福韦酯、恩替卡韦、替比夫定、替诺福韦方面的咨询服务。

患者介绍

■ 主诉

我来这里是为了治疗乙肝。

■ 现病史

Trong Pan，女，21岁，中国籍女性，出生时从母体感染了乙型肝炎，除此之外，没有其他重要疾病。今年夏天，患者第1年上护理学校，要求做体检。实验室检查结果表明，该患者乙肝表面抗原阳性。医生将她转诊到肝脏门诊进行进一步评估，以采取相应的治疗措施。

■ 既往史

季节性过敏；慢性乙型肝炎。

■ 手术史

无。

■ 家族史

父母均健在，且乙肝表面抗原均为阳性。父亲患有肝癌。有一个妹妹，乙肝感染状态不明。

■ 个人史

单身。不吸烟，也不静脉注射毒品。周末与他人聚会时会喝酒。她是护理学院的大一新生。

■ 用药史

- 去氧肾上腺素10 mg，PO，每4小时一次，过敏时使用。
- 当归胶囊，每日三粒，PO，治疗痛经。
- 维生素D和钙片，PO，QD。

■ 过敏史

无。

■ 系统回顾

否认任何症状。她体重保持稳定，无食欲不振。无恶心、呕吐、腹泻、腹痛或便秘。无黑便、血便、血尿、大便颜色无变化、巩膜无黄疸。

■ 体格检查

全身

患者无急性痛苦。

生命体征

血压128/82 mmHg，脉搏76 bpm，呼吸频率20次/分，体温37.6 ℃；体重52.1 kg，身高165.1 cm（5′5″）。

皮肤

温暖干燥，无黄染，弹性好。

五官检查

头部正常，无创伤。双侧巩膜无黄染。颈部柔软。无肿块、无淋巴结肿大。PERRLA，眼底检查结果正常。

心血管系统

RRR，S_1 和 S_2 正常，无 S_3、S_4。

肺部

P & A 正常。

腹部

肠鸣音正常，腹部无压痛；未发现腹腔积液；无肝脾大。

直肠

愈创木脂试验检查阴性。

四肢

四肢活动范围正常；无 C/C/E；总体上无病变、淤斑、周围水肿。

神经系统

CN Ⅱ～Ⅻ正常；DTRs 2+；巴宾斯基征阴性。

■ 实验室检查

Na 139 mEq/L	Hgb 12.4 g/dL	AST 64 IU/L	HBsAg（+）
K 4.0 mEq/L	Hct 37.3%	ALT 111 IU/L	抗 HBs（－）
Cl 104 mEq/L	Plt 272 × 10^3/mm^3	Alk phos 71 IU/L	HBeAg（+）
CO_2 25 mEq/L	WBC 6.9 × 10^3/mm^3	T. bili 0.4 mg/dL	HBV DNA PCR 定量 6 368 844 IU/mL
BUN 12 mg/dL	TSH 1.96 μIU/mL	T. prot 7.2 g/dL	抗 HBc IgM（－）
SCr 0.9 mg/dL	T. chol 132 mg/dL	Alb 4.2 g/dL	总抗 HBc（+）
Glu（非空腹）86 mg/dL	Trig 194 mg/dL	PT 10.8 s	HCV RNA 定量 < 25 IU/mL
			抗 HCV（－）
			总抗 HAV（+）
			抗 HIV（－）

■ 其他检查结果

腹部完整超声检查结果

结果：无腹腔积液。肝脏的轮廓和回声正常。肝内胆管无扩张；胆总管无扩张，直径 0.5 cm。胆囊无异常发现、胆囊内无结石、胆囊壁无增厚、胆囊周围无液体。胰腺头部和体部未见明显异常；尾部因肠道气体遮蔽致图像模糊。

对肾脏进行了部分检查。肾脏大小和回声反射性方面正常。右肾长度 9.5 cm。左肾长度 9.6 cm。两肾均未见肾盂积水。脾的大小和回声正常，长度 9.4 cm。腹主动脉和下腔静脉能够观察到的部分未发现异常。

印象：腹部超声检查未发现异常，对两肾脏进行了部分检查，未发现异常。

■ 初步诊断

21 岁的 Truong Pan LFTs 升高，患有慢性乙型肝炎。

问题

问题识别

1.a 列出与患者药物治疗有关的问题。

1.b 哪些临床检查结果、实验室检查结果，以及病史中的有关信息表明患者患有慢性乙型肝炎？

预期治疗结果

2. 慢性乙型肝炎的治疗目标是什么？

治疗方案

3.a 有哪些非药物疗法可能对该患者有用？

3.b 有哪些药物疗法可能对该患者有用？

最佳的治疗方案

4. 哪些药物可用于该患者，并说明其剂量、剂型、给药时间和疗程？

结果评价

5.a 如何监测药物治疗方案的治疗效果和不良反应？

5.b 哪些基线参数可用于监测该患者乙型肝炎治疗的效果（持续 HBeAg 下降和 HBV DNA 无法检出）？是否有监测不良反应的指标？

患者教育

6. 应向该患者提供哪些治疗方面的信息？

■ 临床过程（第 1 部分）

患者刚开始的治疗效果非常好，不良反应极小。经过 52 周的治疗后，医生嘱咐停药。但是，停药 3 个月后，其血清中又检测出 HBV DNA。患者说，完成了乙型肝炎治疗后，她就谈恋爱了，且性生活比较活跃。过去几个月治疗的实验室检查结果如表 51–1。

■ 随访问题

1. 根据这些结果，患者是否患有疾病？如果是的话，你将会推荐什么样的疗法？包括药物的名称、剂量、剂型、给药时间和疗程。

2. 这种新疗法可能会产生什么样的不良反应，以及你将如何监测它们？

3. 应向该患者提供新治疗方法方面的哪些信息？

4. 你需要向患者的男友提供哪些信息或治疗干

表 51–1 实验室检查结果

检查	治疗开始后 12 周	治疗开始后 24 周	治疗开始后 52 周	停止治疗后的 9 个月
AST（IU/L）	54	39	21	55
ALT（IU/L）	78	30	18	84
Alk phos（IU/L）	76	80	83	73
T. bili（mg/dL）	0.5	0.9	0.9	0.8
PT（s）	11.2	11.2	10.7	10.1
Alb（g/dL）	3.9	4.8	4.8	4.2
HBsAg	（+）	（+）	（+）	（+）
抗 –HBs	（–）	（–）	（–）	（–）
HBeAg	（+）	（+）	无反应	（+）
HBeAb	（–）	（+）	（+）	（–）
HBV DNA（IU/mL）	904	$< 29^a$	$< 29^a$	1 122 971

注：$< 29^a$ 表明无法检测到 HBV DNA 的水平。

预措施？

5. 医护人员在提供医疗服务过程中，应当给患者提供哪方面的信息？

■ 临床过程（第 2 部分）

Trong Pan 在最初疗程后的 18 个月内结婚了，现在 23 岁。怀孕 3 个月，继续进行乙型肝炎治疗。她的乙肝表面抗原状态为阳性。

■ 随访问题（续）

6. 患者怀孕了，你会建议患者停止乙型肝炎药物治疗吗？解释其理由。

7. 你认为患者的新生儿需要接种乙肝疫苗吗？如果需要的话，请说明其剂量和接种计划。

■ 自学任务

1. 说明乙型肝炎患者对乙肝抗反转录病毒治疗的理想反应，以及你将如何监测疗效和不良反应。

2. 比较两种商用乙肝疫苗的作用机制、免疫原性率和不良反应。

3. 对几家药店进行调查，估计治疗乙肝的抗反转录病毒药物和聚乙二醇干扰素的大致零售价格。

4. 回顾急性乙型肝炎后血清学标记物的时间过程，并与同事讨论血清标记物的意义（图 51–1）。

临床要点

为消除婴幼儿期和儿童期发生的乙型肝炎病毒传播，疾病预防控制中心免疫接种咨询委员会建议，不论母亲是否感染乙型肝炎，所有新生儿都要接种疫苗。

参考文献

[1] World Health Organization (WHO).Guidelines for the prevention, care and treatment of persons with chronic hepatitis B infection.Geneva:WHO. Mar 2015.Available from: http://apps.who.int/iris / bitstream/10665/154590/1/9789241549059_eng. pdf?ua=1&ua=1.Last accessed November 8, 2015.

[2] Martin P, Lau DT, Nguyen MH, et al.A Treatment Algorithm for the Management of Chronic Hepatitis B Virus Infection in the United States:2015 Update. Clin Gastroenterol Hepatol 2015 Nov;13(12):2071-2087.e16.

[3] Lok AS, McMahon BJ.Chronic hepatitis B: update 2009.Hepatology 2009;50:1-6.

[4] Gish R, Jia JD, Locarnini S, Zoulim F. Selection of chronic hepatitis B therapy with high barrier to resistance.Lancet Infect Dis 2012;12:341-353.

[5] Centers for Disease Control and Prevention. Hepatitis virus B: a comprehensive immunization strategy to eliminate transmission of hepatitis B virus infection in the United States: recommendations of the Advisory Committee

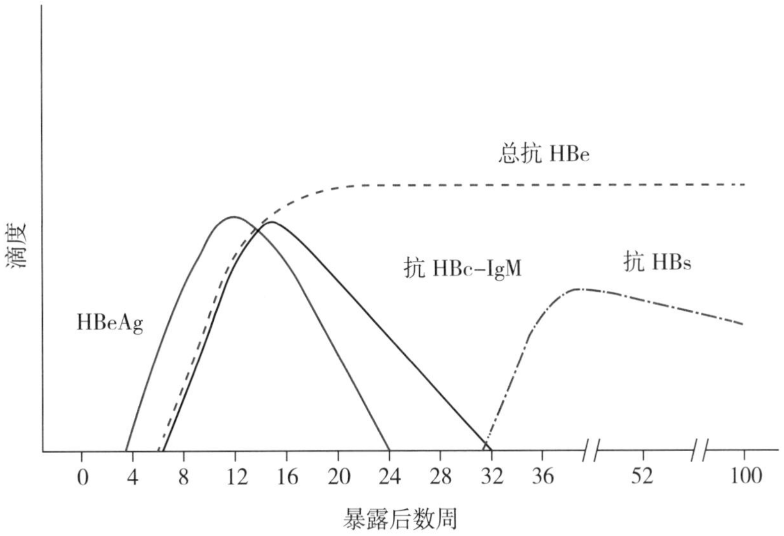

根据乙型肝炎是急性或慢性，血清中的标志物是不同的。

图 51-1　急性乙型肝炎病毒感染的典型血清学过程

（来源：Centers for Disease Control and Prevention.Viral Hepatitis Resource Center.）

on Immunization Practices (ACIP) part 1: immunization of infants, children, and adolescents. MMWR Morb Mortal Wkly Rep 2005;54(RR16):1-31.

[6] Centers for Disease Control and Prevention. Hepatitis virus B: a comprehensive immunization strategy to eliminate transmission of hepatitis B virus infection in the United States: recommendations of the Advisory Committee on Immunization Practices (ACIP) part Ⅱ: immunization of adults.MMWR Morb Mortal Wkly Rep 2006;55(RR16):1-33.

[7] Centers for Disease Control and Prevention.Updated CDC recommendations for the management of hepatitis B virus-infected health-care providers and students.MMWR Morb Mortal Wkly Rep 2012;61(RR-3):1-12.

[8] United States Department of Labor.Healthcare Wide Hazards (Lack of) Universal Precautions. Available at: http://www.osha.gov/SLTC /etools/hospital/hazards/univprec/univ.html.Accessed November 8, 2015.

第 52 章　丙型病毒性肝炎

最佳护理指南………………………Ⅱ级

Rima A. Mohammad, PharmD, BCPS
Randolph E. Regal, BS, PharmD

学习目标：

完成该病例学习后，学生能够：

- 识别和评估跟慢性丙肝（HCV）评估与治疗相关的临床症状、体征和实验室检查参数。
- 为慢性丙肝患者制订个体化的物治疗方案，包括药物名称、剂量和疗程。
- 制定一个方案，用于监测慢性丙肝药物治疗的效果和不良反应。
- 识别和评估慢性丙肝药物治疗中有关药物的相互作用，尤其是与直接抗病毒药物（DAAs）的相互作用。
- 为慢性丙肝患者提供药物治疗、非药物干预 / 行为干预和疫苗接种方面的信息。

患者介绍

■ 主诉

约 2 月个前，我的内科医生说我的肝脏检查结果异常。他将我转诊到您的肝病诊所进行进一步的诊断和治疗。1 个月前我第 1 次来就诊，今天来这里是讨论治疗方面的问题。

■ 现病史

Jason Corey，男，38 岁，因肝酶异常被其内科医生转诊到肝脏诊所进行进一步诊断。内科医生和肝病医生交谈讨论后，上周 Corey 做了一系列实验室检查和肝脏活检。他今天来诊所是为了做全面体检。

约 2 个月前，患者因慢性左肩疼痛去内科医生处进行检查治疗。1.5 年前，患者在与朋友的摔跤比赛中左肩受伤。因为当时没有保险，未进行治疗。患者称其左肩一直疼痛，疼痛程度为轻度，但在睡眠、运动和理疗过程中疼痛会加重。左肩热敷后，疼痛会缓解，服用布洛芬后，疼痛也会缓解。然而，内科医生认为他可能患有肝病，建议他停用布洛芬。大约 25 岁以后，患者一直进行负重锻炼，一周 3 ～ 4 天，且每周跑步几次。尽管患者工作时间较长，但仍然坚持其养生法，然而，近几个月来，患者体力逐渐下降。患者称“过去 10 年中，断断续续地使用了娱乐性药物”，这些药物包括大麻、酒精、静脉注射型海洛因、鼻腔吸入性可卡因。6 个月前不再使用这些药物。有酗酒史。饮酒量从社交场合偶尔饮用增加到每天喝 8 ～ 12 杯。6 个月前，患者通过一项住院治疗计划进行戒毒和戒酒治疗，而且患者称，从那以后他一直很清醒。他不记得自己曾经输过血。否认自己有下肢水肿、黄疸、右上腹疼痛。他无肝性脑病的体征、无慢性肝病导致的皮肤红斑。

■ 既往史

重度抑郁症和焦虑症：目前，他使用舍曲林和左洛复治疗抑郁症，且效果非常好。

GERD：几年前就有该疾病，经常因酗酒和食用辛辣食物而加重。他目前使用奥美拉唑进行治疗。

胃炎：主诉其上腹部间歇性疼痛，过去 6 年持续加重（EGD 未确诊 PUD）。

慢性肩痛：疼痛时，采用热敷和布洛芬（最近停止）进行治疗。

■ 家族史

肝病家族史未知。父母都健在，60 岁出头，父母单独生活。他有 2 个妹妹（分别为 34 岁和 36 岁）和 1 个哥哥（40 岁）。他的哥哥有一些精神问题，主要是焦虑，除此之外，他的兄弟姐妹身体都很健康。

■ 个人史

该患者获得了高中文凭。高中毕业后，一直在当地的一家公司做客户服务代表，随后被解雇，找到一份园艺工作，过去 6 个月里，一直做园艺工作。患者有一个 5 岁的女儿。1 年前，患者结束了为期 6 年的婚姻生活，从此，他与女朋友保持着长期恋爱关系，但没有再婚。目前，他单身，与父亲和母亲一起生活。过去 10 年，患者抽烟、喝酒并摄入娱乐性药物，包括大麻、酒精、静脉注射型海洛因和鼻腔吸入性可卡因。大约 6 个月前，开始对药物滥用、抑郁症和焦虑进行咨询和治疗。自从离婚后，其药物滥用和精神问题一年比一年严重。他说自己差不多已经 6 个月没有滥用药物了。患者有 20 年的每天一包半的吸烟史，但 6 个月前戒烟。

■ 用药史

- 多种维生素片，一天一片，PO，已经服用 1 年。
- 奥美拉唑 40 mg，PO，BID，已经服用 5 年。
- 舍曲林 150 mg，PO，QHS，已经服用 1 年。
- 喹硫平 400 mg，PO，BID，已经服用 6 个月。
- 碳酸钙 500 mg，PO，一天一片，疼痛时服用，已经服用 5 年。

■ 过敏

目前没有。

■ 系统回顾

全身：他认为，总的来说，他的健康状况“相当不错”，而且如果坚持锻炼及选择更健康的生活方式的话，他的健康状况会从很多方面得到进一步改善。他的 GERD 症状取决于他所吃的食物类型，且随着体重的减少、饮食结构的调整，以及药物和酒精滥用的停止，GERD 症状得到了改善。然而，患者在过去几个月中，运动耐力逐渐下降，偶尔有头疼，左肩疼痛，但左肩疼痛对关节活动度没有明显影响。系统回顾其他方面没有异常发现，无相关阳性或阴性结果。

■ 体格检查

全身

发育好，营养好的非裔美国人，无明显疾病。

生命体征

血压 138/92 mmHg，脉搏 88 bpm，呼吸频率 18 次 / 分，体温 37.2 ℃；体重 200 lb（90.7 kg），身高 177.8 cm（5′10″）。

皮肤

无黄瘤、血肿、淤斑。无黄疸，手掌部无蜘蛛痣。

五官检查

PERRLA；EOMI；巩膜无黄疸；眼底检查正常；TMs 正常。

颈部 / 淋巴结

颈部柔软；无淋巴结肿大、无甲状腺肿大；无颈动脉杂音。

肺部 / 胸部

清晰听诊到双侧肺能够充分移动，而且移动对称。呼吸音正常。

心血管系统

S_1 和 S_2 正常；无 S_3、S_4。无杂音、摩擦音、奔马律。

腹部

柔软、无压痛。肠鸣音正常。无器官肿大，无杂音。未发现腹腔积液。

肌肉骨骼 / 四肢

双下肢无水肿；外周血管搏动 2+；关节活动度正常。左肩活动时有一些不适和疼痛。

神经系统

A & O × 3；CN Ⅱ～Ⅻ正常；DTRs 2+。

■ 2 个月前从患者的 PCP 处获得的实验室检查结果

Na 138 mEq/L	Hgb 14 g/dL	AST 63 IU/L
K 4 mEq/L	Hct 39.8%	ALT 100 IU/L
Cl 103 mEq/L	Plt 237 × 10^3/mm^3	Alk phos 121 IU/L
CO_2 27 mEq/L	WBC 5.6 × 10^3/mm^3	T. bili 0.3 mg/dL
BUN 16 mg/dL	54% PMNS	Alb 4.4 g/dL
SCr 1.2 mg/dL	Bands 1%	GGT 42 IU/L
Glu 95 mg/dL	Lymphs 35%	HBsAg（－）
TSH 2.32 μIU/mL	Monos 10%	Anti-HAV（－）
PT 13.5 s	INR 1	Anti-HCV（+）

■ 1 个月前从门诊实验室获得的实验室检查结果

Na 140 mEq/L	Hgb 14.0 g/dL	AST 58 IU/L	HBsAg（－）
K 4.1 mEq/L	Hct 39%	ALT 98 IU/L	Anti-HAV（－）
Cl 100 mEq/L	Plt 235 × 10^3/mm^3	Alk phos 112 IU/L	Anti-HCV（+）
CO_2 28 mEq/L	WBC 6 × 10^3/mm^3	T. bili 0.4 mg/dL	HCV RNA（bDNA assay）2.6 × 10^6 copies/mL; 1.3 × 10^6 IU/mL
BUN 15 mg/dL	PMNs 56%	Alb 4.1 g/dL	HCV 基因型 1a
SCr 1.2 mg/dL	Bands 1%	GGT 41 IU/L	HIV（－）
Glu 100 mg/dL		Iron 95 mcg/dL	
TSH 2.3 μIU/mL			

T.chol 264 mg/dL	Lymphs 36%	铁蛋白 32 ng/mL	IL28 基因纯合子 C/C
HDL 31 mg/dL	Monos 7%	TIBC 377 mcg/dL	ANA（+）
LDL 191 mg/dL	尿酸 6 mg/dL	T. sat. 25%	INR 1
TG 210 mg/dL	PT 12.0 s		

■ 肝脏活检（1 个月前在肝病科进行）

严重纤维化（纤维化 3/6）和严重慢性炎症（METAVIR 评分为 A3），表明患者有严重的活动期慢性肝炎，但未显示有肝硬化。

■ 初步诊断 / 诊断

新确诊为 HCV，很可能是慢性；继发于丙肝的冷沉球蛋白血症（最近转换为 ANA 阳性）。

问题

问题识别

1.a 列出与患者药物治疗有关的问题。将患者第 1 次就诊时的问题从最紧急到最不紧急的顺序进行解决。除了治疗丙肝外，患者目前的药物治疗方案是否需要调整？

1.b 有哪些查体和实验室检查结果表明患者患有慢性丙肝？

1.c 该患者患丙肝的危险因素有哪些？

1.d 有哪些令人信服的理由表明有必要治疗该患者的慢性丙肝？

预期治疗结果

2. 慢性丙肝的治疗目标是什么？

治疗方案

3.a 哪些非药物疗法可能对该患者有用？

3.b 治疗丙肝的药物治疗方案有哪些？

3.c 该患者是否有疾病与丙肝治疗有冲突？

最佳的治疗方案

4.a 为该患者制定药物治疗方案。包括药物的名称、剂量、剂型、给药时间和疗程。

4.b 患者目前使用的药物和治疗丙肝的药物之间是否有潜在的药物相互作用？如果有的话，如何根据药物相互作用来调整给药方案？

4.c 你会为该患者的其他问题推荐什么样的药物治疗方案？

结果评价

5.a 如何监测丙肝药物治疗方案的治疗效果和不良反应？

5.b 患者的哪些基线参数表明患者可能会对你推荐的治疗反应性较差？

5.c 如果患者对你所推荐的药物有了严重的不良反应，你如何应对？

患者教育

6. 应向该患者提供哪些治疗方面的信息？

■ 临床过程：4 周后复诊

丙肝初始治疗（丙肝治疗药物中有利巴韦林）后 4 周，患者复诊。Corey 先生称比开始就诊时更疲惫，其 AST 和 ALT 分别为 37 IU/L 和 40 IU/L，但 HCV RNA 值为 800 IU/mL（1600 copies/mL）。患者称自己现在有气短和劳力性呼吸困难（DOE）问题，但无与直立有关的症状。其他实验室检查结果与开始就诊时的检查结果相似，除了下列项目：血红蛋白 11.3 g/dL、红细胞压积 32.9%、白细胞 $9 \times 10^3/mm^3$、血小板 $372 \times 10^3/mm^3$ 和促甲状腺激素 1.43 μIU/mL。他表示，他一直遵医嘱接受治疗。

■ 随访问题

1. 根据这些信息，治疗是否应该按方案继续进行？是的话，为什么？不是的话，为什么？

2. 还有哪些实验室检查结果能够有利于监测药物可能发生的不良反应？

■ 临床过程：8 周后复诊

Corey 先生 8 周后复诊时称自己感觉更糟。实验室检查结果：AST 32 IU/L、ALT 28 IU/L 和 HCV RNA 定性测量为阴性。其他实验室检查结果与上次复诊的检查结果相似，除了下列项目：血红蛋白 9 g/dL、红细胞压积 29.1%、白细胞 $9.1 \times 10^3/mm^3$ 和血小板 $299 \times 10^3/mm^3$。与上次复诊相比，他这次更加疲惫和气短了。患者有严重的季节性过敏，因此内科医生给他开具了丙酸氟替卡松喷雾剂和沙丁胺醇吸入剂进行治疗。沙丁胺醇吸入剂主要用来缓解呼吸困难。丙酸氟替卡松喷雾剂的用法为每个鼻孔，一天喷一次。沙丁胺醇吸入剂为呼吸困难时使用，每 6 小时吸一次，每次吸 2 口。

■ 随访问题

3. 根据这些信息，治疗是否应该按方案继续进行？是的话，为什么？不是的话，为什么？

4. 治疗该患者贫血的方法是什么？

5. 该患者药物治疗的新问题是否有与其新使用的药物有关？如果是的话，你将提供什么建议来解决患者当前面临的问题？

■ 临床过程：12 周后复诊

Corey 先生 12 周后复诊时称自己感觉好多了。实验室检查结果：AST 41 IU/L、ALT 52 IU/L 和 HCV RNA 定性测量为阴性。其他实验室检查结果与上次复诊的检查结果相似，除了下列项目：血红蛋白 11.0 g/dL、红细胞压积 34.3%、白细胞 $9.1 \times 10^3/mm^3$ 和血小板 $299 \times 10^3/mm^3$。他看上去营养状况良好，气色不错。精力更加充沛，活动量更大。

■ 随访问题

6. 根据这些信息，治疗是否应该按方案继续进行？是的话，为什么？不是的话，为什么？

7. 如果患者的不良反应需要解决，可以采取什么样的措施？

8. 概述一个接种计划，以预防患者感染其他肝炎病毒。

■ 自学任务

1. 查看最近治疗基因型为 1 型的慢性丙肝的 AASLD/IDSA 指南，并总结各种 DAA 方案的优缺点。

2. 进行文献检索，比较不同 DAA 的药代动力学特性和耐受性之间的差异。

3. 采用 DAA 治疗方案治疗单纯性丙肝患者，这类患者如果在治疗过程中能产生快速病毒学免疫应答，评估其成本。

4. 对目前正在进行研究的治疗慢性丙肝的药物进行文献检索和评价。

临床要点

DAAs 可以作为细胞色素 P450（CYP）3A 或 2C8、P- 糖蛋白（P-gp）和有机阴离子转运多肽（OATP）1B1 和 2B1 的基质、诱导剂和（或）诱导剂，与许多药物发生相互作用。每种 DAA 的处方信息中都有剂量调整和监测建议方面的内容，但是，并不是所有可能存在的药物相互作用都已经被研究，或是在处方信息中列出来。为了补充这些信息，药师可研究分析药物的药代动力学性质来判断代谢的程度和途径。在没有可行治疗方案的情况下，建议密切监测药物的相互作用，以及剂量调整时产生的疗效和不良反应。

参考文献

[1] Recommendations for testing, managing, and treating hepatitis C. American Association for the Study of Liver Diseases and Infectious Diseases Society of America.Available at: http://www.hcvguidelines .org/full-report-view.Accessed April 25, 2016.

[2] Hepatitis C Information for Health Professionals. Division of Viral Hepatitis and National Center for HIV/AIDS, Viral Hepatitis, STD, and TB Prevention.Centers of Disease Control and Prevention Publication.March 14, 2011.Available at: http://www.cdc.gov/hepatitis /HCV/index.htm. Accessed April 25, 2016.

[3] Burger D, Back D, Buggisch P, et al.Clinical management of drug-drug interactions in HCV therapy: challenges and solutions.J Hepatol 2013;58:792-800.

[4] Deming P, Martin MT, Chan J, et al.Therapeutic advances in HCV genotype 1 infection:Insights from the Society of Infectious Diseases Pharmacists. Pharmacotherapy 2016;36:203-217.

[5] Mohammad RA, Bulloch MN, Chan J, et al. Provision of clinical pharmacist services for individuals with chronic hepatitis C viral infection:Joint Opinion of the GI/Liver/Nutrition and Infectious Diseases Practice and Research Networks of the American College of Clinical Pharmacy.Pharmacotherapy 2014;34:1341-1354.

[6] Zepatier package insert.Whitehouse Station, NJ; Merck&Co.; 2016.

[7] Hep Drug Interactions.University of Liverpool. Available at: http:// www.hep-druginteractions.org. Accessed April 25, 2016.

[8] Franz CC, Egger S, Born C, Ratz Bravo AE, Krahenbuhl S. Potential drug-drug interactions and adverse drug reactions in patients with liver cirrhosis.Eur J Clin Pharmacol 2012;68:179-188.

[9] Risser A, Donovan D, Heintzman J, Page T. NSAID prescribing precautions.Am Fam Physician 2009;80:1371-1378.

[10] Benson GD, Koff RS, Tolman KG.Therapeutic use of acetaminophen in patients with liver disease. Am J Ther 2005;12:133-141.

第5篇　肾脏疾病

第53章　药物性急性肾损伤

造成了不良后果……………………………Ⅱ级

Mary K. Stamatakis, PharmD

学习目标：

完成该病例学习后，学生能够：

- 评估患者的临床表现和实验室检查结果。
- 能够选择治疗急性肾损伤（AKI）相关并发症的药物治疗方案。
- 评估适当的氨基糖苷类抗生素血清浓度与疗效和毒性的关系。
- 制定策略，包括选择不影响肾功能的药物，防止药物性AKI的发生。
- 根据患者的肾脏功能调整药物剂量，最大限度地提高疗效，减少不良事件的发生。

患者介绍

■ 主诉

无。

■ 现病史

Wilbur Elliott，男，79岁，1个月前因心力衰竭入院，行二尖瓣置换手术。在手术过程中，因有1小时低血压（70/50 mmHg）问题，使手术过程变复杂了。术后三天，手术部位发现化脓性引流液，随后诊断为纵隔炎。当时，发现是沙雷菌感染（血培养 ×4 阳性，沙雷菌对庆大霉素、哌拉西林、头孢他啶、头孢曲松和环丙沙星敏感；对氨苄西林不敏感）。用庆大霉素和头孢他啶进行治疗。抗生素治疗的疗程为6周，迄今为止，他已经完成了21天的治疗。他的血尿素氮和血清肌酐浓度从基线水平逐渐增加（表53–1），而且有液体过量的问题。

■ 既往史

2型糖尿病；慢性肾病（CKD）血脂异常；骨关节炎；HTN；心力衰竭；抑郁症。

■ 手术史

28天前做了机械瓣膜置换术。

■ 家族史

父亲患有2型糖尿病。

■ 个人史

不吸烟、不喝酒；退休的煤矿工人（11年前退休）。

■ 用药史

- 庆大霉素（表53–1显示庆大霉素剂量和血清药物浓度；庆大霉素目前已停用）。
- 头孢他啶1 g，借道静脉输液法（IVPB），Q12H。
- 华法林5 mg，PO，QD。
- 依那普利5 mg，PO，QD。
- 多库酯钠100 mg，PO，BID。
- 呋塞米40 mg，PO，Q12H，服用2天。
- 阿托伐他汀20 mg，PO，QD。
- 艾司西酞普兰10 mg，PO，QD。
- 格列吡嗪10 mg，PO，QD。
- 布洛芬400 mg，PO，每4～6小时一次，疼痛时服用（今天因关节痛开始服用）。

■ 过敏史

NKDA。

表 53-1　住院期间测量血清肌酐、血尿素氮和血清庆大霉素浓度

术后（日）	SCr（mg/dL）	BUN（mg/dL）	庆大霉素（mcg/mL）		庆大霉素用量
			峰值[a]	峰谷[b]	
3	1.5	15	–	–	140 mg × 1，然后每 12 小时 120 mg
5	1.5	22	6.3	1.1	继续当前的治疗方案
7	1.7	21	–	–	
10	2.1	22	6.9	1.8	继续当前的治疗方案
14	2.7	21	8.3	2.5	减少剂量到每 24 小时 120 mg
17	3.0	26	–	–	
21	3.2	27	9.4	2.7	庆大霉素停用

注：BUN，血尿素氮；SCr，血清肌酐。

[a] 输液 30 分钟后，测量血清药物浓度。

[b] 在给一个剂量的药物前，立即测量血清药物浓度。

■ 系统回顾

目前有呼吸困难、虚弱、全身不适和右手疼痛。无发热或寒战。

■ 体格检查

全身

迷茫，轻度痛苦病容。

生命体征

血压 152/90 mmHg，脉搏 80 bpm，呼吸频率 26 次 / 分，体温 37.7 ℃；目前体重 80 kg（入院时体重 75 kg），身高 175.3 cm（5′9″）

皮肤

正常饱满，手术切口部位愈合，无渗出。

五官检查

PERRLA，EOMI，牙齿状况不好。

颈部 / 淋巴结

JVD（+）。

胸部

基底部有湿啰音，吸气时有哮鸣音。

心血管系统

S_1 和 S_2 正常，无 S_3，心律不齐。

腹部

柔软、无压痛，BS（+），HSM（–）。

生殖系统 / 直肠

肿块（–）。

肌肉骨骼 / 四肢

踝 / 骶部水肿 2+；右手有一些压痛和活动受限。

神经系统

对人和地方具有 A & O，但对时间没有 A & O。

■ 实验室检查（当前）

Na 139 mEq/L	Hgb 9.7 g/dL	Ca 8.6 mg/dL
K 3.7 mEq/L	Hct 29.5%	Mg 2.1 mg/dL
Cl 103 mEq/L	Plt 303 × 10^3/mm^3	Phos 4.4 mg/dL
CO_2 24 mEq/L	WBC 8.6 × 10^3/mm^3	INR 2.7
BUN 50 mg/dL	（入院时 BUN 19 mg/dL）	
SCr 3.2 mg/dL	（入院时 SCr 1.5 mg/dL）	
Glu 119 mg/dL		

■ 尿常规

黄色；浑浊；葡萄糖（–）；酮体（–）；SG 1.010；pH 5.0；蛋白 30 mg/dL；粗颗粒管型 5 ～ 10 个 /lpf；白细胞 0 ～ 3 个 /hpf；红细胞 0 ～ 2 个 /hpf；无细菌；亚硝酸盐（–）；渗透压 325 mOsm；尿钠 45 mEq/L；肌酐 33 mg/dL，FE_{NA} 3.1%。

■ 今天再次血培养结果

阴性。

■ 液体摄入量 / 输出量和每日体重

日期	摄入量 / 输出量	体重（kg）
3 天前	3200 mL/900 mL	N/A
2 天前	2600 mL/1000 mL	76
昨天	2800 mL/1300 mL	N/A
今天	N/A	80

■ 初步诊断

伴有细胞外液增加的 AKI。

问题

问题识别

1.a 列出与患者药物治疗有关的问题。

1.b 有哪些信息（体征、症状和实验室检查结果）表明患者患有该疾病及其严重程度？

1.c 根据患者的情况，他所使用的药物剂量需要进行调整吗？如果需要的话，你将如何进行调整？

1.d 还需要哪些实验室检查结果来帮助诊断该患者所患疾病？

1.e 该患者的问题是药物造成的吗？

1.f 对庆大霉素导致的 AKI 来讲，患者具有哪些危险因素？

1.g 可以采取哪些治疗干预措施来减少药物性 AKI 的发生？

1.h 延长庆大霉素的给药间期是否能够能减少肾毒性发生的风险？

预期治疗结果

2. 该患者药物治疗的目标是什么？

治疗方案

3.a 有哪些非药物疗法可能对该患者有用？

3.b 还有哪些可行的治疗方案可用于治疗该患者的 AKI？

最佳的治疗方案

4. 什么样的药物、剂型、剂量、给药时间和疗程对该患者最合适？

结果评价

5. 需要哪些临床和实验室指标来评价治疗结果，并检测和预防不良事件的发生？

患者教育

6. 为加强其依从性，确保治疗成功，并最大限度地减少不良反应的发生，你可以为患者提供哪些信息？

■ 自学任务

1. 根据患者血清肌酐或尿量的变化，判断该患者的 AKI 是处于第 1 阶段、第 2 阶段还是第 3 阶段。

2. 列出一个可能导致 AKI 或使 AKI 恶化的药物清单，并说明该患者应该避免哪些药物。

3. 假设 Elliott 先生出院 1 个月后的血清肌酐水平为 1.4 mg/dL。在什么时候你会考虑再次使用 ACE 抑制剂？说明慢性肾脏疾病患者可以使用 ACE 抑制剂的理由。

4. 该患者 INR 的目标值是多少？该患者服用的药物有与华法林发生相互作用的吗？

临床要点

呋塞米的使用会促进钠排泄，导致 FE_{NA}（滤过钠排泄分数）提高，对通过 FE_{NA} 水平来诊断 AKI 造成影响。为了避免 FE_{NA} 结果对 AKI 诊断造成影响，我们需要等呋塞米完全代谢后，方可测量 FE_{NA} 值（肾脏病患者最多需要 10 小时）。

参考文献

[1] Kidney Disease: Improving Global Outcomes (KDIGO) Acute Kidney Injury Work Group.KDIGO Clinical Practice Guideline for acute kidney injury. Kidney Inter Suppl 2012;2:1-138.

[2] Mehta RL, Kellum JA, Shah SV, et al.Acute Kidney Injury Network: report of an initiative to improve outcomes in acute kidney injury.Crit Care 2007;11:R31.

[3] Jelliffe R. Estimation of creatinine clearance in patients with unstable renal function, without a urine specimen.Am J Nephrol 2002;22:320-324.

[4] Lopez-Novoa JM, Quiros Y, Vicente L, Morales AI, Lopez-Hernandez FJ.New insights into the mechanism of aminoglycoside nephrotoxicity: an integrative point of view.Kidney Int 2011;79:33-45.

[5] Oliveira JF, Silva CA, Barbieri CD, Oliveira GM, Zanetta DMT, Burdmann EA.Prevalence and risk factors for aminoglycoside nephrotoxicity in intensive care units.Antimicrob Agents Chemother 2009;53:2887-2891.

[6] Brater DC.Update in diuretic therapy: clinical pharmacology.Semin Nephrol 2011;31:483-494.

[7] Wulf NR, Matuszewski KA.Sulfonamide cross-reactivity:Is there evidence to support broad cross-allergenicity?Am J Health-Syst Pharm 2013;7:1483-1494.

第 54 章　急性肾损伤

急性肾损伤没什么好的…………………………Ⅱ级

Scott Bolesta, PharmD, BCPS, FCCM

学习目标：

完成该病例学习后，学生能够：

- 使用临床表现和实验室数据对 AKI 患者进行评估诊断。
- 对患者进行 AKI 分类。
- 区分是肾前病变导致的 AKI 还是身体的其他病变导致的 AKI。
- 提出 AKI 患者药物治疗的调整方案。
- 为 AKI 患者的治疗措施提供理由。

患者介绍

■ 主诉

我感觉很虚弱。

■ 现病史

Everit Mitchell，男，72 岁，因今晨感觉严重虚弱到 ED 就诊，患者最近一周有胃痛。他一直感觉正常，直到 1 周前胃痛发作，吃饭时胃痛加重。两天前，胃痛恶化到使他避免进食，昨晚他感到比往常更累，故早早上床睡觉。由于疼痛，他难以入睡，而且自从今晨醒来，他一直很痛苦和虚弱，没有日常生活活动能力（ADLs）。患者妻子把他送到了 ED，因为他的家庭医生在度假。

■ 既往史

HTN 30 年；CAD 20 年；心肌梗死 2 年，2 个月前做了 PCI 与药物洗脱支架放置手术；20 年前做了冠状动脉搭桥术；HF 4 年；类风湿关节炎（RA）1 年。

■ 家族史

父亲在 52 岁时死于急性 MI，母亲患有糖尿病，65 岁时死于脑卒中。

■ 个人史

退休，和妻子一起生活。患者退休前是一名会计。不吸烟、不喝酒。

■ 用药史

- 阿司匹林 81 mg，PO，QD。
- 氨氯地平 10 mg，PO，QD。
- 呋塞米 40 mg，PO，QD。
- 琥珀酸美托洛尔 50 mg，PO，QD。
- 依那普利 20 mg，PO，QD。
- 普拉格雷 10 mg，PO，QD。
- 萘普生 500 mg，PO，BID。

■ 过敏史

NKA。

■ 系统回顾

除了虚弱和胃痛外，患者称自己感冒，但没有畏寒或发热等症状。视力无变化。无气短、胸痛和咳嗽。感觉头晕。在过去的 3 天里经常有松散的黑色大便和腹部疼痛，最近两天加重。他在过去 24 小时内排尿频率下降。无肌肉骨骼疼痛或痉挛。

■ 体格检查

全身

面色苍白，年龄较大的白种人，中等痛苦病容，虚弱和昏睡

生命体征

血压 89/43 mmHg（站立时 77/32 mmHg），脉搏 123 bpm，呼吸频率 25 次 / 分，体温 36.1 ℃；体重 78 kg，身高 175.3 cm（5′9″）。

皮肤

苍白、冰凉、皮肤不饱满。

五官检查

PERRLA；EOMI；眼底正常；结膜苍白干燥；TMs 正常；舌部和口腔干燥。

颈部/淋巴结

无 JVD、HJR；无淋巴结肿大、无甲状腺肿大。

肺部

无湿啰音、无啰音。

心血管系统

心动过速，心律齐；S_1、S_2 正常；无 S_3；S_4 弱；无 MRG。

腹部

有反抗，僵直，上腹压痛，ND；无 HSM；BS 活跃。

生殖系统/直肠

大便血红素（+）；前列腺轻度增大。

肌肉骨骼/四肢

脉搏虚弱；无外周水肿；双手 MCP 关节轻度肿胀。

神经系统

A & O × 3；中枢神经系统完好；DTRs 2+；巴宾斯基征（–）。

■ 实验室检查

Na 132 mEq/L	Ca 8.6 mg/dL
K 5.6 mEq/L	Mg 2.1 mg/dL
Cl 97 mEq/L	Phos 4.3 mg/dL
CO_2 22 mEq/L	WBC 8.6 × 10^3/mm^3
BUN 53 mg/dL	Hgb 7.6 g/dL
SCr 1.8 mg/dL	Hct 22.5%
Glu 123 mg/dL	Plt 96 × 10^3/mm^3

■ 初步诊断

怀疑该 72 岁的男性患者因抗血小板药和 NSAIDs 的联合使用出现了急性上消化道（UGI）出血，最终导致贫血和低血容量性 AKI。

问题

问题识别

1.a 列出该患者与 AKI 有关的药物相关问题。

1.b 有哪些信息（体征、症状和实验室检查结果）表明患者患有低血容量和 AKI，以及疾病的严重程度？

预期治疗结果

2. 该患者药物治疗的目标是什么？

■ 临床过程

入院后，给患者滴注生理盐水和多次输血积极恢复其血容量（4 个单位 PRBCs）。暂停所有他在家使用的药物，并行紧急 EGD 检查。在内镜检查过程中，发现胃窦内有一个大溃疡，而且溃疡处还发现一个暴露的动脉正在喷血。进行了内镜治疗，但不成功，后来患者被转到手术室进行手术干预。在手术过程中，他的血压低（平均收缩压 70 mmHg），开始滴注去甲肾上腺素，以维持稳定的血压。术后，仍然使用机械通气，在术后 12 小时内，尽管给患者进行了静脉液体滴注和多次输血，患者的尿量仍小于 100 mL。他还因持续性低血压滴注了去甲肾上腺素。术后第 1 天上午，患者的实验室检查结果如下：

Na 134 mEq/L	Ca 8.2 mg/dL
K 5.4 mEq/L	Mg 2.2 mg/dL
Cl 111 mEq/L	Phos 4.7 mg/dL
CO_2 19 mEq/L	WBC 14.6 × 10^3/mm^3
BUN 49 mg/dL	Hgb 10.3 g/dL
SCr 2.5 mg/dL	Hct 29.8%
Glu 145 mg/dL	Plt 112 × 10^3/mm^3

尿检结果也显示出现了泥褐色的管型尿，尿钠为 72 mEq/L，比重为 1.004。该患者诊断为急性肾小管坏死（ATN），开始用呋塞米 80 mg，IV，Q8H 进行治疗。术后第 2 天，患者仍然进行机械通气和滴注去甲肾上腺素。患者的尿量没有改善，胸部 X 线片显示双侧弥漫性肺水肿，氧饱和度下降到 86%。超声心动图显示左心室前部的运动功能减退，射血分数下降到 25%。开始用多巴酚丁胺进行治疗，并插入颈内静脉导管，开始用连续静脉–静脉血液透析滤过（CVVH–DF）进行治疗。术后第 5 天，患者的肺水肿问题已经解决，停用去甲肾上腺素和多巴酚丁胺，拔掉透析导管及颈内静脉导管。之后的治疗过程很顺利，患者的肾脏功能逐渐得到改善。

治疗方案

3.a 有哪些非药物治疗方案可用来治疗该患者的 AKI？讨论支持非药物治疗方案的理由。

3.b 有哪些药物治疗方案可用来治疗该患者的 AKI？

最佳的治疗方案

4. 制定一个最佳的治疗方案来管理该患者的术后恢复问题。

结果评价

5. 哪些临床和实验室指标可用来评价治疗结果，并监测和预防不良事件的发生？

患者教育

6. 应该提供什么样的信息给患者，以帮助他避免 AKI 再次发作？

■ 自学任务

1. 比较 AKI 定义与分类的 RIFLE 标准和急性肾损伤网络公布的标准，并说明这两个定义是如何帮助 KDIGO 指南最终形成 AKI 定义的。

2. 写一篇简短的论文，讨论正在研究中的 AKI 干预措施，主要从 AKI 的病因上进行阐述，不包括静脉注射造影剂的问题。

临床要点

ATN 患者在恢复（或“利尿”）阶段时，有大量稀尿产生，主要是因为肾小管上皮细胞脱落导致的肾小管阻塞得到了解决且肾小管部位的细胞重吸收钠的能力还没有得到恢复。这种尿量的恢复并不表明肾功能完全恢复。药物在很大程度上因肾小管分泌活跃而被消除了一部分，这可能需要调整药物剂量。

参考文献

[1] Kidney Disease: Improving Global Outcomes (KDIGO) Acute Kidney Injury Work Group.KDIGO Clinical Practice Guideline for acute kidney injury. Kidney Inter Suppl 2012;2:1-138.

[2] Myburgh JA, Finfer S, Bellomo R, et al. Hydroxyethyl starch or saline for fluid resuscitation in intensive care.N Engl J Med 2012;367:1901-1911.

[3] Prowle JR, Kirwan CJ, Bellomo R. Fluid management for the prevention and attenuation of acute kidney injury.Nat Rev Nephrol 2014;10:37-47.

[4] Palevsky PM. Renal replacement therapy in acute kidney injury.Adv Chronic Kidney Dis 2013;20:76-84.

[5] Ejaz AA, Mohandas R. Are diuretics harmful in the management of acute kidney injury?Curr Opin Nephrol Hypertens 2014;23:155-160.

[6] Kellum JA, Lameire N. Diagnosis, evaluation, and management of acute kidney injury: a KDIGO summary (Part 1).Crit Care 2013;17:204.

[7] Bellomo R, Wan L, May C. Vasoactive drugs and acute kidney injury.Crit Care Med 2008;36(Suppl):S179-S186.

第 55 章　进行性肾脏疾病

这只是个时间的问题··························Ⅲ级

Michelle D. Furler, BSc Pharm, PhD

学习目标：

完成该病例学习后，学生能够：

- 讨论测量肌酐清除和肾小球滤过率的各种方法。
- 区分 AKI 与 CKD 。
- 确定肾脏疾病进展的危险因素。
- 提出改变肾脏疾病的进展速度的非药物和药物干预措施。
- 认识和治疗与慢性肾功能不全相关的常见的可能并发症或病理状态。
- 教育患者有关治疗慢性肾功能不全的常见药物。
- 为孕妇提供治疗肾脏疾病药物的建议。

患者介绍

■ 主诉

我来这里是为了查看我的实验室检查结果。

■ 现病史

Christine Karter-Davis，女，38 岁，患有 2 型糖尿病，去她的 PCP 那里复查。在 3 个月前的例行体检中，她的肾脏筛查结果显示，现场获取尿液中的蛋白为 3+，ACR 为 659 mg/g。与去年的筛查结果相比，白蛋白和血清肌酐水平均升高，血清肌酐升高到 1.2 mg/dL。6 周前复查，第 2 次现场尿检结果显示，ACR 结果持续升高，为 615 mg/g。当时医生嘱其需要进行全套的实验室检查，同时进行 24 小时的尿液收集（1 周前进行）。她今天来医院，查看实验室检查结果。

Karter-Davis 女士今天来到医院，带着家庭血糖监测值复印件，她没有其他身体问题，心情还不错。检查项目只有 6 项，于上个月进行，检查时间在上午 6 点到 7 点之间。从她过去怀孕时，就讨厌针头类的东西，在询问中我们还知晓她讨厌切割类的器械，而且她觉得针刺手指时真的很疼，所以她不经常做这类检查。她已经开始常规服用维生素 D 和阿司匹林（新的药疗方案），因为她听说这些药物对她的身体有好处。她还展示了她新的药物整理袋（Dosette 包），这是她在来医院路上的一家药房拿的。她说，开始服用维生素后，她总是忘记服用某些药物，但有了新的药物整理袋后，能够帮助她记住服用药物。

■ 既往史

2 型糖尿病 8 年（妊娠期糖尿病病史，使用过胰岛素）；HTN 6 年；血脂异常 5 年；几年前，曾治疗过幽门螺杆菌和胃溃疡（抗生素和 PPI）；16 岁曾行阑尾切除术。

■ 家族史

父亲患有糖尿病和和冠心病，50 岁死于心肌梗死；母亲（年龄 62）患有高血压和血脂异常。一个弟弟（年龄 31）患有糖尿病，2 个妹妹（年龄分别为 27 和 29）除了肥胖外没有其他健康问题。

■ 个人史

该患者是一名行政助理，结婚 6 个月，有 1 个孩子（年龄 10 岁），孩子是与前男友所生。她的工作有医疗保险，而且有处方药福利。她称在周末或与朋友外出时偶尔饮酒（每月 1 ～ 2 杯含酒精饮料）。她吸烟，一天一包；去年，她一天吸两包。无吸毒史。

患者承认她的生活方式是常常久坐不动，但她说，她丈夫和儿子一直叫她一起出去遛狗或出游。她每天喝 3 ～ 4 杯咖啡。她的午餐一般是快餐，但她开始做午饭，主要是为迟来的蜜月省钱。她丈夫在周末打篮球，他们最近成立了一个家庭健身房，用来减肥，她只是玩玩，没有认真进行锻炼。她提到，她丈夫喜欢蛋白奶昔和蛋白棒，午餐时她也偶尔吃一些。她喜欢油炸食品，但称现在她丈夫大部分时间做饭，每周烤肉几次。自去年以来，她的体重已经下降了 4 kg。

■ 过敏史

NKDA，对草和花粉季节性过敏。

■ 用药史

- 二甲双胍，上午 1000 mg，午餐 500 mg，晚餐 1000 mg，已服用 2 年；但患者称自己是每次服用 500 mg，PO，BID。
- 氢氯噻嗪 50 mg，PO，QD，已服用 1 年，去年是每次服用 25 mg，QD。
- 阿托伐他汀 10 mg，PO，QHS，已服用 1 年。
- 糠酸莫米松鼻喷雾剂，一次两喷，BID（季节性，目前不使用）。
- 西替利嗪 10 mg，PO，QD，过敏时使用。
- 萘普生，PO，头痛时服用。
- 奥美拉唑 OTC 20 mg，PO，“消化不良”时使用。
- 多种维生素片，PO，QD。
- 维生素 D_3 1000 IU，PO，QD，已服用 2 周。
- 阿司匹林（ASA）325 mg，PO，QD，已服用 2 周。

■ 系统回顾

- 偶尔头痛，通常与月经有关；无 c/o 多尿、烦渴、多食，无感觉丧失，无视觉变化。
- 无排尿困难、侧腹部痛、血尿、足部水肿、胸痛或气短。

■ 体格检查

全身

该患者为非裔美国女性，肥胖，NAD。

生命体征

坐姿站立时双臂血压 162/94 mmHg，心率 82 bpm，呼吸频率 18 次 / 分，体温 37.5 ℃；体重 87 kg，身高 167.6 cm（5′6″）。

皮肤

温暖干燥；未见皮疹。

五官检查

PERRLA、EOMI、眼底病变与糖尿病视网膜病变一致；无视网膜水肿或玻璃体积血。TMs 正常。口腔黏膜湿润，无溃疡。

颈部 / 淋巴结

柔软、无腺病（淋巴结肿大）或甲状腺肿大。

肺部 / 胸部

清晰，呼吸音正常。

心血管系统

心音正常，无杂音。

腹部

柔软、NT/ND。

生殖系统 / 直肠

直肠检查延期；最近一次的宫颈涂片检查阴性。

肌肉骨骼 / 四肢

无 CCE，ROM 正常。

神经系统

A & O × 3，CN 正常；DTR 正常。

■ 实验室检查（1 周前空腹检查结果）

Na 140 mEq/L	Hgb 12.2 g/dL	空腹血脂水平：
K 3.1 mEq/L	Hct 36.1%	T. chol 213 mg/dL
Cl 107 mEq/L	WBC 9.5 × 10^3/mm^3	Trig 149 mg/dL
CO_2 26 mEq/L	Plt 148 × 10^3/mm^3	LDL 141 mg/dL
BUN 29 mg/dL	Ca 9.4 mg/dL	HDL 42 mg/dL
SCr 1.4 mg/dL	Phos 2.7 mg/dL	Alb 3.4 g/dL
Glu 196 mg/dL	UPIC 6.2 mg/dL	
A1C 10.4%	$eGFR_{MDRD}$ 40.6 mL/（min · 1.73 m^2）	

■ 尿常规（1 周前）

pH 5.2，葡萄糖 1+，酮体（–），蛋白 3+，白细胞酯酶和亚硝酸盐（–）；红细胞（–）；白细胞 3 ～ 4 个 /hpf，aACR 673 mg/g.

■ 24 小时尿液

总尿量 2.2 L，尿肌酐 64 mg/dL，尿白蛋白 873 mg/24 h。

■ 初步诊断

该 38 岁的女性患者最近诊断为糖尿病肾病或糖尿病肾脏疾病（DKD）和明显的蛋白尿，主要是由于糖尿病控制不佳导致的并发症。

问题

问题识别

1.a 列出患者药物治疗的有关问题，包括支持你评估诊断的依据。

1.b 哪些体征、症状或实验室检查结果能够证明该疾病的存在及该疾病的严重程度，并且能够说明该肾脏疾病的性质？

1.c 该肾病患者还存在哪些对肾脏不利的危险因素？

1.d 是否还有其他解释来说明该糖尿病患者肾病的发病机制，是否需要另外的实验室检查结果来支持你所做的解释？

1.e 讨论尿微量白蛋白肌酐比值（ACR）代表的意义。从 24 小时尿液中计算 ACR 值，并将该值与现场尿液中所获得的 ACR 值做比较。该患者有必要收集 24 小时尿液吗？

1.f 用 24 小时的尿液和 Cockcroft–Gault，MDRD 和 CKD–EPI 方程式计算，该患者上周和去年的 GFR 分别是多少？哪一项估计值为药物剂量的调整提供了最佳信息？

1.g 该患者肾衰竭到了哪种程度？

1.h 比较 CKD 和 AKI 的定义、分类和预后。

预期治疗结果

2. 该患者的药物治疗目标是什么？重点关注肾功能不全、糖尿病、高血压和血脂异常。

治疗方案

3.a 有哪些非药物治疗方案能够改善该患者的病情？

3.b 有哪些药物治疗方案能够防止肾脏疾病的进一步发展，并治疗糖尿病、高血压和血脂异常？

最佳的治疗方案

4. 哪种治疗方案是控制该患者病情的最佳方案？

结果评价

5. 概述必要的临床和实验室参数，用来评估药物治疗方案治疗肾病、糖尿病、高血压和血脂异常的有效性和安全性。

患者教育

6. 根据你推荐的方案，应该为患者提供哪些信息以确保治疗成功，并尽量减少不良反应发生？

■ 临床过程（第 1 部分）

患者开始使用你推荐的药物治疗方案来保护肾脏，治疗糖尿病、高血压、血脂异常和心血管问题。4 周后患者来诊所复查。她有点咳嗽，但称自己能够很好地耐受新药物。她说，最近很重视自己的饮食，而且一直很喜欢与家人一起吃饭。一周在家庭举重室锻炼三次，每天晚上下班后和丈夫、儿子出去遛狗 20～30 分钟。经评价，得出以下结果：患者坐姿和站姿时，血压 150/87 mmHg，心率 80 bpm，ACR 420 mg/g。空腹时实验室检查结果：BUN 29 mg/dL，SCr 1.6 mg/dL，Glu 146 mg/dL，K 4.3 mEq/L，Na 140 mEq/L，Alb 3.2 g/dL，Hct 36.1%，eGFR 42.2 mL/（min · 1.73 m^2），T. chol 203 mg/dL，TG 147 mg/dL，LDL 132 mg/dL 和 HDL 42 mg/dL。

■ 随访问题

1. 患者使用新的用药方案后，是否有不良反应？

2. 还需要哪些信息用于评估药物的疗效和不良反应？

3. 对于每个主要的医疗问题，说明其需要调整的药物治疗方案，并提出随访监测方案。

■ 临床过程（第 2 部分）

几个月后，患者到药房补充她的药物。在与药师交谈过程中，她向药师询问有关产前服用维生素的建议，因为最近她和丈夫发现她怀孕了。

■ 随访问题

4. 如果有影响的话，怀孕对肾病的治疗和进展有什么影响？

5. 该患者的药物治疗方案需要改变吗？如果需要的话，需要调整哪个药物，以及这样调整的原因是什么？你应提出哪些非药物治疗方面的建议？

■ 自学任务

1. 探讨比较利尿疗法对肾功能正常患者与肌酐清除值小于 20 mL/min 的肾功能不全患者的作用与影响。

2. 探讨比较降压药对高血压和糖尿病肾病患者肾脏血流和肾小球滤过率的影响。

临床要点

2 型糖尿病和持续性蛋白尿患者无论血压高还是正常，均可用 ACE 抑制剂或 ARB 进行治疗，以减缓糖尿病肾病及其他微血管和血管疾病的发展速度。一个综合性治疗方案必须包括对其并发症和其他疾病的治疗与管理，特别是血糖控制和心血管疾病的治疗。有效的疾病管理方案必须根据患者的需要、喜好和生活方式进行调整。

参考文献

[1] American Diabetes Association.Standards of medical care in diabetes—2016.Diabetes Care 2016:39(Suppl 1):S1-S112.

[2] Canadian Diabetes Association Clinical Practice Guidelines Expert Committee.Canadian Diabetes Association 2013 clinical practice guidelines for the prevention and management of diabetes in Canada.Can J Diabetes 2013;37(Suppl 1):S1-S216. (2016 Interim Update to the Pharmacologic Management of Type 2 Diabetes chapter of these guidelines may be found at: http://guidelines.diabetes.ca/2016update.)

[3] National Kidney Foundation.KDOQI clinical practice guidelines and clinical practice recommendations for diabetes and chronic kidney disease.Am J Kidney Dis 2007;49(Suppl 2):S1-S180.

[4] National Kidney Foundation.KDOQI clinical practice guideline for diabetes and CKD:2012 update.Am J Kidney Dis 2012;60:850-886.

[5] Kidney Disease: Improving Global Outcomes (KDIGO) CKD Work Group.KDIGO 2012 Clinical practice guideline for the evaluation and management of chronic kidney disease.Kidney Intern Suppl 2013;3:1-150.

[6] National Kidney Foundation.Frequently asked questions about GFR estimates.National Kidney Foundation, 2014.Available at: https://www.kidney.org/sites/default/files/docs/12–10–4004_abe_faqs_aboutgfrrev1b_singleb.pdf Accessed November 15, 2015.

[7] Goff DC Jr, Lloyd–Jones DM, Bennett G, et al. 2013 ACC/AHA guideline on the assessment of cardiovascular risk: a report of the American College of Cardiology/American Heart Association Task Force on Practice Guidelines 2014;129:S49-S73.

[8] Kidney Disease: Improving Global Outcomes (KDIGO) Lipid Work Group.KDIGO Clinical Practice Guideline for Lipid Management in Chronic Kidney Disease.Kidney inter., Suppl. 2013; 3:259-305. http://www.kidney–international.org.

[9] Kidney Disease: Improving Global Outcomes (KDIGO) Blood Pressure Work Group.KDIGO Clinical Practice Guideline for the Management of Blood Pressure in Chronic Kidney Disease.Kidney inter., Suppl. 2012; 2:337-414.Available at: http://www.kidney–international.org.

第 56 章　终末期肾病

排尿困难…………………………Ⅱ级

Katie E. Cardone, PharmD, BCACP, FNKF, FASN

学习目标：

完成该病例学习后，学生能够：

- 识别长期进行血液透析维持生命的终末期肾病患者的药物相关问题。
- 说明每个问题的预期治疗结果。
- 列出每个问题的治疗方案。
- 制定一个管理每个问题的方案，其中包括患者对干预措施出现反应的监测方案。
- 概述一个计划，帮助患者理解和有效实施药物相关干预措施。

患者介绍

■ 主诉

我感到疲倦和恶心，我还有便秘的问题。

■ 现病史

Jane Lopez，女，42 岁，因例行血液透析治疗去门诊透析中心就诊。她有继发于高血压的终末期肾病，而且已经连续血液透析 4 年。她的动静脉（AV）瘘和移植均失败，目前通过中央静脉导管进行透析治疗。她即将与血管外科医生预约，重新评估其血液透析相关问题。她也经常不遵医嘱提前 30 ～ 60 分钟结束血液透析。

■ 既往史

继发于 HTN 的 ESRD；无尿；HTN；贫血；继发性甲状旁腺功能亢进；12 年前发生过妊娠糖尿病；GERD。

■ 手术史

12 年前做过剖宫产；10 年前做过输卵管结扎术；5 年前做过 AV 瘘（手术失败）；5 年前做过 AV 移植（手术失败）。

■ 家族史

父亲 60 岁时死于 MI。母亲死于乳腺癌。没有兄弟姐妹。有一个 12 岁的儿子，身体状况良好。

■ 个人史

已婚，与丈夫一起生活，有一个 12 岁的儿子。社交场合偶尔喝酒。每天吸半包烟（从每天吸 1 包烟减少至半包，每天吸一包烟的历史为 10 年）。无咖啡因摄入。

■ 系统回顾

过去几周感到疲惫和虚弱。足部和小腿肿胀。同时还有便秘、恶心和胃灼热。

■ 用药史

- 呋塞米 80 mg，PO，QD。
- 美托洛尔酒石酸盐 50 mg，PO，BID。
- 赖诺普利 20 mg，PO，QD。
- 醋酸钙 667 mg，一次三个胶囊，PO，TID，餐时服用。
- Nephro-Vite，PO，QD。
- 奥美拉唑 20 mg，PO，QD。
- 硫酸亚铁 325 mg，PO，TID。
- 多库酯钠 100 mg，PO，QD，需要时服用。
- 碳酸钙，PO，QD，胃灼热时服用。
- 促红细胞生成素 10 000 单位，IV，每周三次，透析时静脉滴入（3 个月内固定剂量滴入）。
- 蔗糖铁 50 mg，IV，每周一次，透析时静脉滴入。
- 帕立骨化醇 6 mcg，IV，每周三次，透析时静脉滴入。

■ 过敏史

NKDA。

■ 体格检查

全身

该患者为发育良好、营养良好的西班牙裔女性，生理状态与其年龄相符。

生命体征

血压 175/88 mmHg（透析前），149/89 mmHg（透析后）。

体重 88.6 kg（透析前），84.0 kg（透析后）。

脉搏 91 bpm，呼吸频率 16 次 / 分，体温 36.5 ℃。身高 162.6 cm（5′4″）。

皮肤

干燥，上肢和下肢有鳞屑。

四肢

双侧下肢轻度水肿。

其他体格检查结果在正常范围内。

■ 实验室检查

Na 143 mEq/L	Hgb 9.3 g/dL	AST 21 IU/L	Alb 3.0 g/dL
K 4.3 mEq/L	Hct 27.5%	ALT 4 IU/L	Ca 9.4 mg/dL
Cl 95 mEq/L	RBC $2.84 \times 10^6/mm^3$	LDH 139 IU/L	Phos 6.7 mg/dL
CO_2 26 mEq/L	MCV 81.8 m^3	Alk phos 175 IU/L	IPTH 855 pg/mL
BUN 59 mg/dL	MCHC 32.4 g/dL	T. bili 0.3 mg/dL	T. sat 12%
SCr 8.9 mg/dL	WBC $5.7 \times 10^3/mm^3$		Ferritin 99 ng/mL
Glu 88 mg/dL			

Lopez 夫人的肾病医生为其提供了以下透析处方：

- 每次透析时间为 3.5 小时，每周三次（周二、周四、周六早上）。
- 估计干重：83.5 kg。
- 透析剂：F180（高通量）。
- 血流速度：400 mL/min。
- 透析液流速：800 mL/min。
- 透析液：碳酸氢盐。
- Na 145 mEq/L，K 2.0 mEq/L，Ca 2.5 mEq/L，HCO_3^- 35 mEq/L。
- 肝素：静脉滴 5000 单位肝素，透析结束前 1 小时内以 1000 单位 / 小时滴入肝素。

问题

问题识别

1.a 列出与患者药物治疗有关的问题。

1.b 这些问题是否由目前所使用的药物引起或加重？

预期治疗结果

2. 陈述每个问题所对应的药物治疗目标。

治疗方案

3. 对于该患者的每个药物治疗相关问题，其治疗方案有哪些？指出每种治疗方案的优缺点。

最佳的治疗方案

4. 在第 3 个问题的多个治疗方案中，你会为该患者推荐哪个？说明选择每种治疗方案的依据。包括每种药物的名称、剂型、剂量、给药时间和疗程。

结果评价

5. 您会推荐哪些临床和实验室参数来评估您建议的每种干预措施的期望效果和不良后果？

患者教育

6. 为加强患者依从性，确保治疗成功，并最大限度地减少不良反应的发生，你可以为患者提供哪些信息？

■ 自学任务

Lopez 夫人因鼻窦感染去急诊治疗。医生给她开具了左氧氟沙星。左氧氟沙星的服用方法为每次 500 mg，一日一次，口服，疗程 14 天。评价洛佩兹夫人使用左氧氟沙星的适合性。如果不合适的话，你将如何调整该药物？

Lopez 夫人希望进行肾脏移植，但必须先戒烟才能获得移植资格。为她制订一个戒烟计划。

临床要点

一般情况下促红细胞生成素类药物（ESAs）的剂量应调整到最低。在缺铁和低血红蛋白的情况下，增加 ESA 剂量前应先补充铁。

参考文献

[1] Levin NW, Kotanko P, Eckardt KU, et al.Blood pressure in chronic kidney disease stage 5D—report from a Kidney Disease:Improving Global Outcomes controversies conference.Kidney Int 2010;77:273-384.

[2] Kidney Disease: Improving Global Outcomes (KDIGO) Anemia Work Group.KDIGO clinical practice guideline for anemia of chronic kidney

disease.Kidney Int Suppl 2012;2:1-335.

[3] Epogen (epoetin alfa) package insert.Amgen Inc., Thousand Oaks, CA, 2014.

[4] Kidney Disease: Improving Global Outcomes (KDIGO) CKD-MBD Work Group.KDIGO clinical practice guideline for the diagnosis, evaluation, prevention, and treatment of chronic kidney disease-mineral and bone disorder (CKD-MBD). Kidney Int 2009;76 (Suppl 113):S1-S130.

[5] Triferic (ferric pyrophosphate citrate) package insert.Rockwell, Wixom, MI, 2015.

[6] Pai AB, Jang SM, Wegrzyn N. Iron-based phosphate binders-a new element in management of hyperphosphatemia.Expert Opin Drug Metab Toxicol 2016;12:115-127.

第 57 章　抗利尿激素分泌失调综合征

突然改变主意……………………… Ⅰ级

Sarah A. Nisly, PharmD, BCPS
Jane M. Gervasio, PharmD, BCNSP, FCCP

学习目标：

完成该病例学习后，学生能够：

- 确定低钠血症的病因，特别是抗利尿激素分泌失调综合征（SIADH）。
- 评价患低钠血症和 SIADH 的危险因素。
- 评价低钠血症患者的渗透压和体液状况。
- 说明 SIADH 的合理治疗方案及其相应的监测方案。
- 讨论 SIADH 的治疗方案，给药方法，以及可能发生的不良反应。

患者介绍

■ 主诉

我觉得自己没有什么问题，我不知道她为什么让我来这里！

■ 现病史

Gerald O'Flannery，男，73 岁，据他的家人和朋友说，他有几次“怪异”的行为，在其妻子陪同下被送到 ED 就诊。他妻子称 Gerald 3 天前因行为失控导致了一次车祸。Gerald 从驯鹿小屋开车回家时，突然转向路边撞到一棵树。他的妻子称 Gerald 头部碰到了方向盘，失去知觉大约 2 分钟，除了额头上的一个伤口，没有其他外伤。医护人员给患者清洗包扎了伤口，并注意到患者情绪很差，而且神志不清，并拒绝去医院。患者妻子称自从事故发生后，Gerald 变得不像以前，而且发现过去的 24 小时内 Gerald 越来越混乱，越来越神志不清。

■ 既往史

从小就有运动诱发性哮喘；抑郁症 7 年。

■ 家族史

患者与妻子一起生活；有两个孩子，这两个孩子与父母不在一个州。患者兼职做出租车司机。社交场合喝酒。不吸烟和不使用非法物质。

■ 用药史

- 沙丁胺醇吸入剂，一次吸入两口，每 6 小时一次，运动时吸入；最近一次使用是在 1 周前。
- 氟西汀 20 mg，口服，每天一次，连续 6 年。

■ 过敏史

青霉素（反应未知）。

■ 系统回顾

由于精神状态太糟而难以获得相关信息。妻子称患者除了哮喘和抑郁症外，没有其他健康问题。

■ 体格检查

全身

A & O × 3，但对最近发生的事件感觉比较混乱。患者烦躁不安，神志不清。

生命体征

血压 131/87 mmHg，脉搏 90 bpm，呼吸频率 22 次 / 分，体温 37 ℃；体重 95 kg，身高 175.3 cm（5′9″）。

皮肤

中央发汗，非常温暖；左眼上方有一个小伤口。

五官检查

NC/AT；EOMI；PERRL；双侧 TMs 在正常范围内。

颈部 / 淋巴结

柔软，无淋巴结肿大、肿块、甲状腺肿大或

杂音。

肺部 / 胸部

双侧 A & P 正常。

心血管系统

RRR；无 MRG。

腹部

柔软、无肿大；所有肠鸣音均减弱。

生殖系统 / 直肠

延期检查。

肌肉骨骼四肢

正常 ROM；肌力 5/5，双侧等同；全身脉搏 2+；无 CCE；毛细血管 2 秒内可充盈。

神经系统

CN Ⅱ～Ⅻ正常；DTRs 2/4，双侧等同；感觉神经正常；巴宾斯基征（–）。

■ 实验室检查

Na 112 mEq/L	Ca 9.2 mg/dL	T. chol 177 mg/dL
K 3.2 mEq/L	Phos 2.9 mg/dL	TSH 5.12 μIU/mL
Cl 90 mEq/L	URIC 3.2 mg/dL	血清渗透压 238 mOsm/kg
CO_2 27 mEq/L	AST 87 IU/L	
BUN 16 mg/dL	ALT 59 IU/L	
SCr 0.9 mg/dL	T. bili 0.7 mg/dL	
Glu 115 mg/dL	LDH 256 IU/L	

■ 尿常规

SG 1.008，pH 6.8，白细胞酯酶（–），亚硝酸盐（–），蛋白质（–），酮类化合物（–），尿胆素原（–），胆红素（–），血液（–），葡萄糖 80 mg/dL，尿钠 125 mEq/L，渗透压 420 mOsm/kg。

■ 头部 CT

闭合性颅脑损伤（头部受伤）。

■ 初步诊断

- 闭合性颅脑损伤。
- SIADH。
- 电解质紊乱。

问题

问题识别

1.a 列出与患者药物治疗有关的问题。

1.b 有哪些信息（体征、症状和实验室检查结果）表明患者患有 SIADH 疾病及严重程度，SIADH 是导致低钠血症的原因吗？

1.c 该患者的问题是药物造成的吗？

预期治疗结果

2. 该患者药物治疗的目标是什么？

治疗方案

3.a 有哪些非药物疗法可能对该患者有用？

3.b 有哪些可行的药物治疗方案可用于治疗该患者的低钠血症？

最佳的治疗方案

4. 治疗该患者的药物有哪些？这些药物的名称、剂型、剂量、给药时间和疗程是什么？

结果评价

5. 哪些临床和实验室指标可用来评价治疗结果，并监测和预防不良事件的发生？

患者教育

6. 为加强患者的依从性，确保治疗成功，并最大限度地减少不良反应的发生，你可以为患者提供哪些信息？

■ 临床过程

当 O'Flannery 先生的血清钠水平恢复到基线值后，该治疗小组开始讨论他的出院问题。

■ 随访问题

确定该患者适当的出院方案。该患者是否应该继续使用氟西汀？

■ 自学任务

1. 计算该患者的血清渗透压，并将这次测定的渗透压与之前测定的血清渗透压进行比较。

2. 选择性 5- 羟色胺再摄取抑制剂（SSRIs）引起低钠血症的危险因素有哪些？

3. 进行文献检索，确定哪些选择性 5- 羟色胺再摄取抑制剂常与 SIADH 有关。说明 SSRIs 诱导性 SIADH 的一般进展过程。

临床要点

脑性盐耗综合征（CSWS）是造成低钠血症的另一个可能原因，特别是患者有头部损伤，如蛛网膜下腔出血或脑卒中时。由于 CSWS 和 SIADH 有很多相似的临床特征，往往很难将两者区分开来。CSWS 和 SIADH 都常有尿渗透压和尿钠增高（通常 > 40 mEq/L）。不同之处在于 CSWS 的临床特征是细胞外液减少，而 SIADH 是细胞外液正常或轻度增加。CSWS 只有在细胞外液明显减少时，才能够得出诊断（低血压、皮肤饱满程度下降及红细胞压积增高）。SIADH 通常通过限制液体摄入就可以纠正；然而，CSWS 需通过补充生理盐水以扩充血容量来纠正。

参考文献

[1] Assadi F. Hyponatremia: a problem–solving approach to clinical cases.J Nephrol 2012;25:473-480.

[2] Overgaard–Steensen C, Ring T. Clinical review: practical approach to hyponatraemia and hypernatraemia in critically ill patients.Crit Care 2013;17:206. doi:10.1186/cc11805.

[3] Siragy HM. Hyponatremia, fluid-electrolyte disorders, and the syndrome of inappropriate antidiuretic hormone secretion: diagnosis and treatment options.Endocr Pract 2006;12:446-457.

[4] Jacob S, Spinler SA.Hyponatremia associated with selective serotonin–reuptake inhibitors in older adults.Ann Pharmacother 2006;40:1618-1622.

[5] Potts MB, DeGlacomo AF, Deragopian L, Blevins LS.Use of intravenous conivaptan in neurosurgical patients with hyponatremia from syndrome of inappropriate antidiuretic hormone secretion. Neurosurgery 2011;69:268-273.

[6] Munger MA.New agents for managing hyponatremia in hospitalized patients.Am J Health Syst Pharm 2007;64:253-265.

[7] Thompson CA.FDA approves oral vasopressin antagonist.Am J Health Syst Pharm 2009;66:1154.

[8] Schrier RW, Gross P, Gheorghiade M, et al. Tolvaptan, a selective oral vasopressin V2–receptor antagonist, for hyponatremia.N Engl J Med 2006;335:2099-2112.

第 58 章　慢性肾脏疾病的电解质紊乱

降低电解质水平……………………… Ⅱ级

Lena M. Maynor, PharmD, BCPS
Mary K. Stamatakis, PharmD

学习目标：

完成该病例学习后，学生能够：

- 解释 CKD 患者的临床检查和生化检查结果。
- 提出治疗电解质紊乱及慢性肾脏病－矿物质和骨异常（CKD-MBD）的个体化治疗方案。
- 监测药物治疗 CKD 患者电解质紊乱的有效性。
- 对未进行药物治疗的 CKD 患者进行教育，让患者认识到 CKD 会导致电解质紊乱恶化。

患者介绍

■ 主诉

我只是不舒服而已。

■ 现病史

Robert Wolfe，男，67 岁，患有 2 型糖尿病、高血压和 5 期 CKD。他使用高通血液透析膜每周透析三次。他妻子发现最近 2 ～ 3 天该患者思维混乱和昏睡加重，今天早上把他送到了 ED 就诊。据他妻子阐述，该患者错过了 2 天前的血液透析治疗。他妻子称该患者除了足部因神经病变导致疼痛外，没有其他新症状。据此，PCP 上星期给患者增加了加巴喷丁的剂量。

■ 既往史

2 型糖尿病 20 年；HTN 30 年；5 期 CKD（过去 5 年来，他一直接受血液透析治疗，使用的过滤膜是三醋酸纤维膜，该患者的肾没有任何功能）；糖尿病性神经病变；CKD 性贫血；血脂异常；CKD-MBD；尿毒症性瘙痒症。

■ 家族史

父亲患有冠心病；母亲患有糖尿病和高血压。

■ 个人史

因功能障碍从玻璃工厂退休；有吸烟史，3 年前戒烟；过去 7 年内不喝酒。

■ 用药史

- 醋酸钙 667 mg，每次 2 片，PO，TID。
- 加巴喷丁 300 mg，PO，BID（从上周开始增加了服用次数，过去只睡前服用一次，300 mg，PO）。
- Nephrocaps，一次一个，PO，QD。
- 葡萄糖酸铁钠 62.5 mg，IV，每周一次，血液透析时静脉滴注。
- 美托洛尔酒石酸盐 25 mg，PO，BID。
- 氨氯地平 2.5 mg，PO，QD。
- 阿托伐他汀 10 mg，QD，PO。
- 格列吡嗪控释片 10 mg，PO，QD。
- 西他列汀 25 mg，PO，QD。
- 红细胞生成素针剂 6000 IU，IV，每周三次，血液透析时静脉滴注。
- 骨化三醇注射液（含 Calcitriol）2 mcg，IV，每周三次，血液透析时静脉滴注。
- Ensure® 原香草营养补充剂，一瓶（237 mL），PO，TID。

■ 过敏史

NKDA。

■ 系统回顾

疲劳，思维混淆程度增加；下肢感觉减弱。

■ 体格检查

全身

患者嗜睡；似乎没有什么痛苦。

生命体征

血压 168/82 mmHg，脉搏 82 bpm，呼吸频率 14 次 / 分，体温 36.8 ℃；干重 68 kg，身高 180.3 cm（5′11″）。

皮肤

正常；完好无损，温暖干燥。

五官检查

NC/AT，PERRLA，EOMI，眼底检查结果在正常范围内（WNL），口咽黏膜干净清晰。

颈部 / 淋巴结

JVD 阳性；无淋巴结肿大，甲状腺正常。

肺部

双侧基底部有湿啰音。

心血管系统

S_1 和 S_2 正常，无 S_3、S_4。

腹部

柔软、NT/ND、无 HSM。

生殖系统 / 直肠

前列腺正常，愈创木脂大便隐血实验室检查阴性。

肌肉骨骼 / 四肢

双侧足部水肿 1+，无杵状指或青紫。

神经系统

仅对人有 A & O，CN Ⅱ～Ⅻ正常，双侧 DTRs 正常。

■ 实验室检查

Na 140 mEq/L	Hgb 11.2 g/dL	Ca 9.8 mg/dL
K 6.1 mEq/L	Hct 34.5%	Mg 2.4 mg/dL
Cl 99 mEq/L	Plt 182 × 10^3/mm^3	Phos 7.6 mg/dL
CO_2 18 mEq/L	WBC 7.8 × 10^3/mm^3	AST 12 IU/L
BUN 82 mg/dL		ALT 8 IU/L
SCr 8.2 mg/dL		T. bili 0.9 mg/dL
Glu 118 mg/dL		Alk phos 34 IU/L
Alb 2.2 g/dL		全段甲状旁腺素 140 pg/mL（上个月为 172 pg/mL）

■ 动脉血气分析

室内 pH 7.35，PaO_2 94 mmHg，$PaCO_2$ 38 mmHg，HCO_3^- 20 mmHg。

■ 胸部 X 线片

无浸润或积液。

■ 心电图

窦性心律。

■ 初步诊断

该 67 岁的患者患有 2 型糖尿病、慢性肾病且进行血液透析治疗，其精神状态有改变，还患有高钾血症、高磷血症和 H/O CKD-MBD。

■ 方案

患者错过了昨天的一次血液透析治疗。现在将进行透析以纠正电解质紊乱。

患者错过昨天的血液透析治疗后，就出现了精神状态的改变，这很有可能是加巴喷丁摄入剂量增加导致。现在将进行透析并减少加巴喷丁的服用次数，改为睡前服用 300 mg，口服。

问题

问题识别

1.a 列出与患者药物治疗有关的问题。

问题 1：高钾血症

1.b 哪些信息（体征、症状、实验室检查结果）表明患者患有高钾血症并表明高钾血症的严重程度？

1.c 患者正在使用的药物或营养补充剂是否是导致患者发生高钾血症的重要原因？

1.d 患者高钾血症的病理生理学过程是什么？

1.e 高钾血症的临床后果是什么？

预期治疗结果

2. 该高钾血症患者的治疗目标是什么？

治疗方案

3.a 治疗高钾血症的非药物治疗方法有哪些？

3.b 有哪些药物疗法可用于治疗高钾血症？

最佳的治疗方案

4. 治疗高钾血症患者的药物有哪些？这些药物的名称、剂型、剂量、给药时间和疗程是什么？

结果评价

5. 有哪些临床和实验室的参数是必要的，以评估是否达到预期的治疗结果及监测或预防不良反应的发生？

患者教育

6. 对于那些可能增加高钾血症风险的非处方药，应向患者提供哪些信息？

问题 2：高磷血症、高钙血症和 CKD–MBD

1.a 哪些信息（体征、症状、实验室检查结果）表明患者患有高磷血症、高钙血症并表明高磷血症、高钙血症的严重程度？

1.b 患者正在使用的药物是否是导致高磷血症、高钙血症发生的重要原因？

1.c 患者高磷血症的病理生理学过程是什么？

1.d 高磷血症、高钙血症的临床后果是什么？

预期治疗结果

2. 该患者高磷血症、高钙血症的药物治疗目标是什么？

治疗方案

3.a 该患者高磷血症、高钙血症的非药物疗法有哪些？

3.b 有哪些药物疗法可用于治疗高磷血症？

3.c 有哪些药物疗法可用于治疗高钙血症？

最佳的治疗方案

4. 治疗高磷血症、高钙血症最合适的药物、剂型、剂量、给药时间和疗程分别是什么？

结果评价

5. 哪些临床和实验室指标可用来评价治疗结果，并监测和预防不良事件的发生？

患者教育

6. 为了确保最佳的疗效，应向患者提供服用磷酸盐结合剂方面的哪些信息？

■ 案例其他问题

1. 对于该患者糖尿病性神经病变的治疗方案有哪些（包括药物、剂量、给药途径和给药频次）？

2. 1 个月后，门诊血液透析科提供了下列实验室检查结果和促红细胞生成素的剂量（表 58–1）。请为慢性肾病性贫血患者制定治疗方案。

表 58–1　实验室检查

时间	Hgb（g/dL）	铁蛋白（ng/mL）	转铁蛋白饱和度（%）	促红细胞生成素剂量
1个月前	11.2	–	–	6000 IU 静脉注射 每周三次
目前	9.2	210	25	6000 IU 静脉注射 每周三次

■ 自学任务

肾透析患者如果需要将促红细胞生成素的给药方式从静脉途径改为皮下途径，请为该患者制定一个方案。

临床要点

尿毒症性瘙痒症是慢性肾病患者中一种常见的、令人烦恼沮丧的症状，人们对其不是很了解，对其复杂的病理生理过程也不是很了解。未能充分透析的患者，更容易继发甲状旁腺功能亢进、贫血、高钙血症、高磷血症、高镁血症和高铝血症。虽然尿毒症性瘙痒症唯一明确的治疗方法是进行肾脏移植，但包括提高透析效率、使用生物相容的血液透析膜、使用含水量高的润肤剂，以及对已知危险因素进行治疗在内的支持性治疗也可以缓解其症状。

参考文献

[1] Sanghavi S, Whiting S, Uribarri J. Potassium balance in dialysis patients.Semin Dial 2013;26:597-603.

[2] KDIGO clinical practice guideline for the diagnosis, evaluation, prevention, and treatment of chronic kidney disease–mineral and bone disorder (CKD–MBD).Kidney Int Suppl 2009;76:S1-S130.

[3] Tonelli M, Pannu N, Manns B. Oral phosphate binders in patients with kidney failure.N Engl J Med 2010;362:1312-1324.

[4] Kasai S, Sato K, Murata Y, Kinoshita Y. Randomized crossover study of the efficacy and safety of sevelamer hydrochloride and lanthanum carbonate in Japanese patients undergoing hemodialysis.Ther Apher Dial 2012;16:341-349.

[5] Floege J, Covic AC, Ketteler M, et al.Long–term effects of the iron–based phosphate binder, sucroferric oxyhydroxide, in dialysis patients. Nephrol Dial Transplant. 2015;30:1037-1046.

[6] Kalantar–Zadeh K, Shah A, Duong U, Hechter RC, Dukkipati R, Kovesdy CP.Kidney bone disease and mortality in CKD: revisiting the role of vitamin D, calcimimetics, alkaline phosphatase, and minerals.

Kidney Int Suppl 2010;78:S10-S21.

[7] Pop-Busui R, Roberts L, Pennathur S, et al.The management of diabetic neuropathy in CKD.Am J Kidney Dis 2010;55:365-385.

[8] Kidney Disease: Improving Global Outcomes (KDIGO) Anemia Work Group.KDIGO clinical practice guideline for anemia in chronic kidney disease.Kidney Int Suppl 2012;2:279-335.

[9] Kfoury LW, Jurdi MA.Uremic pruritus.J Nephrol. 2012;25:644-652.

第 59 章　恶性肿瘤性高钙血症

逐渐升高，直到偏离正常范围…………………………Ⅰ级

Laura L. Jung, BS Pharm, PharmD
Lisa M. Holle, PharmD, BCOP, FHOPA

学习目标：

完成该病例学习后，学生能够：

- 认识到高钙血症的症状和体征。
- 通过分析实验室检查数据和临床症状来评估和监测高钙血症，评价高钙血症和高钙血症并发症的治疗效果。
- 提出恶性肿瘤性高钙血症的初步治疗药物治疗方案。
- 认识并制定高钙血症治疗方案导致的相关不良反应的应对方法。

患者介绍

■ 主诉

我不停地呕吐。

■ 现病史

Maty Krupp，女，62 岁，因恶心和呕吐 2 天，去其家庭医生处就诊。她称，过去 3 ～ 4 天她的胃不舒服，感觉到疼痛。患者女儿称，过去几天患者有便秘、恶心和极度口渴问题，但因为患者一直在呕吐，很难喝入足够的液体。女儿还称，患者认为这些症状是吗啡的不良反应，而吗啡缓释片是上周开始服用的，目前已停用。女儿还称患者尽管每天都使用粪便软化剂，但上次排便是在 3 天前。女儿还称过去一个月患者的病情极度恶化，每天 80% 的时间在床上，其余时间在躺椅上。

■ 既往史

1.5 年前，患者被诊断为非小细胞肺癌四期。在诊断时，CT 扫描显示右肺门处有 3 cm 大小的肿块，另外有广泛性纵隔淋巴结肿大，胸膜壁右侧有中度胸腔积液。支气管活检结果表明该肿块为腺癌，表皮生长因子（EGFR）和间变性淋巴瘤激酶（ALK）阴性。胸腔积液细胞学检查结果也显示为腺癌。她接受了以下治疗：①卡铂 / 紫杉醇 ×4 个治疗周期；②培美曲塞 ×6 个治疗周期；③纳武单抗 ×8 个治疗周期；④埃罗替尼单一疗法。因 2 天前发生了 4 级皮疹而停用埃罗替尼。昨天进行 CT 扫描检查，结果显示左下叶有一个新肿块，是肝转移癌，大小为 3.5 mm × 4.2 mm。

COPD 4 年。

血脂异常。

■ 家族史

母亲 80 岁时死于非小细胞肺癌（NSCLC）；父亲 64 岁时死于心肌梗死；其中一个姐姐 69 岁时死于乳腺癌；另外一个姐妹和三个兄弟均健在。

■ 个人史

30 年吸烟史，每天 2 包；30 年饮酒史，一天喝三四杯。是一名办公室助理，工作 25 年。与其男朋友住在家里，一起生活了 16 年；有四个已经成年的女儿，年龄分别为 47 岁、44 岁、39 岁和 34 岁。她 15 岁时有了第 1 个孩子。

■ 用药史

- 硫酸吗啡缓释片 30 mg，PO，Q12H（1 周前开始服用）。
- 硫酸吗啡口服溶液 5 mg，PO，每 2 小时一次，需要时服用（在停止服用硫酸吗啡缓释剂前的 24 小时内使用过 2 次）。
- 多库酯钠 200 mg，PO，有需要时，QHS。
- 辛伐他汀 20 mg，PO，QD。

■ 过敏史

头孢菌素类抗生素，青霉素。

■ 系统回顾

没有发热或寒战。患者女儿注意到患者比平时更容易疲劳，而且非常口渴，口渴问题影响了患者过去一周的食欲。患者没有多尿、胸痛、呼吸异常急促、呼吸困难及咳嗽。患者表示，她整天都有疼痛问题，级别为 8 级（最高疼痛级别为 10 级）。

■ 体格检查

全身

患者有明显不适，是体型比较瘦的白种女性。

生命体征

血压 95/70 mmHg，脉搏 105 bpm，呼吸频率 16 次 / 分，体温 38 ℃；体重 50 kg，身高 154.9 cm（5′1″）

皮肤

摸起来稍微有点热，皮肤很饱满（按压后有轻度凹陷）。

五官检查

PERRLA、EOMI、眼底检查结果正常；无红斑性 TMs；咽部干净正常；黏膜干燥。

颈部 / 淋巴结

颈部柔软、腋窝淋巴结轻度肿大。

肺部

呼吸音减弱；双侧有喘息音。

乳房

乳房无触痛。无明显肿块或溢乳问题。

心血管系统

RRR、S_1 和 S_2 正常，无 MRG。

腹部

较硬、肿胀、肠鸣音减弱；腹部左侧可触摸到粪便。

生殖系统 / 直肠

女性生殖器正常；便血（–）。

肌肉骨骼 / 四肢

双下肢虚弱，肌力评分为 4/5；其他均正常。

神经系统

A & O × 3；感觉好运动神经正常；上肢强度为 5/5，下肢强度为 4/5；CN Ⅱ～Ⅻ 正常；巴宾斯基征（–）。

■ 实验室检查

Na 142 mEq/L	Glu 100 mg/dL	AST 63 IU/L	Ca 13.0 mg/dL
K 3.5 mEq/L	Hgb 12.7 g/dL	ALT 35 IU/L	Mg 1.5 mEq/L
Cl 109 mEq/L	Hct 40%	Alk phos 200 IU/L	Phos 3.5 mEq/L
CO_2 22 mEq/L	Plt 174 × 10^3/mm^3	LDH 160 IU/L	T. prot 5.1 g/dL
BUN 40 mg/dL	WBC 6.8 × 10^3/mm^3	T. bili 1.6 mg/dL	Alb 2.2 g/dL
SCr 0.9 mg/dL		D. bili 0.7 mg/dL	

■ 胸部 X 线片

右、左锁骨处有骨病变，左右下肺叶有肿块，其病变性质为 NSCLC。

■ 评估 / 计划

该 62 岁女性患者患有转移性非小细胞性肺癌，使用了 3 种不同的治疗方案。患者体力非常差。患者因第 1 次出现恶性肿瘤性高钙血症导致的并发症和无法控制的疼痛而就诊。

患者需要住院进行肿瘤治疗，进一步治疗高钙血症、高钙血症并发症和镇痛。

问题

问题识别

1.a 列出与患者药物治疗有关的问题。

1.b 哪些信息（体征、症状、实验室检查结果）表明患者患有高钙血症并表明了高钙血症的严重程度？

1.c 根据患者的血清白蛋白水平，患者的血清钙水平应该纠正到多少？

1.d 该患者的问题恶化是由先前开具的药物造成的吗？

1.e 该患者高钙血症的病因可能是什么？

1.f 准确诊断该患者相关疾病还需要哪些资料？

预期治疗结果

2. 该患者的药物治疗目标是什么？

治疗方案

3.a 有哪些非药物疗法可能对该患者有用？

3.b 高钙血症的药物治疗方案有哪些？

最佳的治疗方案

4.a 治疗高钙血症患者的药物有哪些？这些药物的名称、剂型、剂量、给药时间和疗程是什么？

4.b 如果最初的治疗方案失败或不能使用，还有哪些合适的治疗方案？

结果评价

5. 需要哪些临床和实验室参数来评价治疗结果，并监测和预防不良事件的发生？

患者教育

6. 你可以为患者及其家属提供哪些信息，以加强其依从性，确保治疗成功，并最大限度地减少不良反应发生？

■ 临床过程

Krupp 女士使用您推荐的治疗方法后，血清钙含量在第 3 天降到 8.8 mg/dL。患者精神状态得到改善，治疗后第 5 天出院。然而，在第 10 天血清钙水平增加到了 15.2 mg/dL，患者又返回医院进行治疗。患者很嗜睡，也很疲惫。

■ 随访问题

1. 这时应该给患者提供哪些药物和非药物治疗方案并说明原因？

2. 你将如何监测治疗的效果和不良反应？

■ 自学任务

1. 哪些非恶性肿瘤性疾病能诱发高钙血症？

2. 骨化三醇在治疗癌症时，会增加高钙血症发生的风险，哪些治疗方法能够降低高钙血症发生的风险？

临床要点

在评估高钙血症患者时，必须使用纠正后的钙水平来分析判断患者的白蛋白水平。

参考文献

[1] Mirrakhimov AE.Hypercalcemia of malignancy: an update on pathogenesis and management.N Am J Med Sci 2015;7:483-493.

[2] Santarpia L, Koch CA, Sarlis NJ.Hypercalcemia in cancer patients: pathobiology and management. Horm Metab Res 2010;42:153-164.

[3] Tanvetyanon T, Stiff PJ.Management of the adverse effects associated with intravenous bisphosphonates.Ann Oncol 2006;17:897-907.

[4] Ruggiero S, Gralow J, Marx RE, et al.Practical guidelines for the prevention, diagnosis, and treatment of osteonecrosis of the jaw in patients with cancer.J Oncol Pract 2006;2:7-14.

[5] Major P, Lortholary A, Hon J, et al.Zoledronic acid is superior to pamidronate in the treatment of hypercalcemia of malignancy: a pooled analysis of two randomized, controlled clinical trials.J Clin Oncol 2001;19:558-567.

[6] Zometa [package insert].East Hanover, NJ, Novartis Pharmaceuticals Corporation, 2012.

[7] Xgeva [package insert].Thousand Oaks, CA, Amgen Inc, 2015.

[8] Hu MI, Glezerman IG, Leboulleux S, et al.Denosumab for the treatment of hypercalcemia of malignancy.J Clin Endocrinol Metab 2014;99:3144-3152.

[9] Non–Small Cell Lung Cancer NCCN Clinical Practice Guidelines in Oncology.V.2.2016. 2016 National Comprehensive Cancer Network, Inc.Available at:NCCN.org.Accessed November 5, 2015.

第 60 章　低钾血症和低镁血症

超级杯赛派对……………………………Ⅲ级

Denise R. Sokos, PharmD, BCPS

学习目标：

完成该病例学习后，学生能够：

- 分析患者的病历，找出可能导致电解质紊乱的原因。
- 选择电解质替代疗法的个体化给药途径和给药剂量。
- 制定一个监测方案来评价电解质替代治疗的有效性和毒性问题。
- 概述为使用电解质替代补充剂的患者提供宣教服务的计划。

患者介绍

■ 主诉

我呼吸急促。

■ 现病史

Dorothy Snow，女，45 岁，有缺血性心肌病史，因轻中度活动导致呼吸急促 3 天去 ED 就诊。她称自己垫三个枕头仍有端坐呼吸问题，持续 2 天，并在睡眠中咳嗽。无胸痛；偶尔有心悸。患者称上周体重增加了 10 磅，而且下肢水肿加重。

2 个月前，Snow 夫人因非典型性胸痛住院，并且因持续低钾血症而停用美托拉宗（5 mg，每日一次）。约 1 个月前，她体内有大量液体潴留，其 PCP 又重新给她开具了美托拉宗 5 mg，PO，每周一、周三、周五服用一次。大约 2 周前，她去 ED 治疗，其血钾水平是 7.2 mEq/L（溶血样本）。重复测量后，血钾水平的测量结果为 5.5 mEq/L 。当时，她的钾补充剂量从 80 mEq、TID、口服减少到 80 mEq、BID、口服。

■ 既往史（根据患者的每次报告和病历）

缺血性心肌病——超声检查 LVEF 25%（11 个月前）；ICD 置换（3 周前）；肺动脉高压——继发于左心疾病；HTN；哮喘；睡眠呼吸暂停综合征；2 型糖尿病周围神经病变；肥胖；慢性鼻窦炎；焦虑障碍；甲状腺功能减退。

■ 家族史

父母亲均去世。

■ 个人史

和丈夫一起生活。不喝酒。曾经吸烟，8 年前戒烟。没有使用过非法药物。

■ 用药史

- 缬沙坦 160 mg，PO，BID。
- 奥美拉唑 20 mg，PO，QD。
- 卡维地洛 25 mg，PO，BID。
- 地高辛 0.25 mg，PO，QD。
- 螺内酯 25 mg，PO，QD。
- 呋塞米 80 mg，PO，BID。
- 西酞普兰 20 mg，PO，QD。
- 阿托伐他汀 20 mg，PO，QD。
- 甘精胰岛素 30 单位，SC，Q12H。
- 门冬胰岛素 20 单位，SC，TID，随餐使用。
- 普瑞巴林 50 g，BID，口服。
- 美托拉宗 5 mg，每周一、周三、周五口服一次。
- 氯雷他定 10 mg，PO，QD。
- 噻托溴铵，每天吸入一次。
- 氟替卡松 / 沙美特罗 500/50，一次吸一口，BID。

· 糠酸莫米松鼻喷雾剂，QD。
· 美克洛嗪 12.5 mg，PO，BID。
· 氧化镁 400 mg，PO，TID。
· 氯化钾 80 mEq，PO，BID。
· 左甲状腺素 75 mcg，PO，QD。
· 劳拉西泮 0.5 mg，PO，TID。
· 叶酸 1 mg，PO，QD。

■ 过敏史

NKDA。

■ 系统回顾

过去 3 天，患者爬一段楼梯或是在平地上快速行走时就会有呼吸急促问题。之前，她爬两段楼梯，才会呼吸急促。晚上要垫三个枕头才能睡觉，但无神经病理性痛（PND）症状。她称自己下肢肿胀、有腹胀及早期饱腹感等问题。患者称自己饮食习惯无变化，但上周末参加了一个全天候的橄榄球超级杯大赛派对并吃了平时不吃的食物（如辣椒、炸鸡翅、蔬菜和蘸料、比萨）。称 ICD 并未工作过。

■ 体格检查

全身

患者的生理状况看起来比她所说的年龄大；肥胖；休息时有轻度呼吸困难。

生命体征

脉搏 106 bpm，RR 20 次 / 分，血压 115/70 mmHg，体温 35.8 ℃；体重 87.1 kg（192 lb）[基线体重 83.5 kg（184 lb）]，身高 165.1 cm（5′5″），在室内空气条件下，氧饱和度 88%。

皮肤

皮肤温暖、干燥。

五官检查

PERRLA；结膜清楚；黏膜湿润；舌位于中线。

颈部 / 淋巴结

柔软；14 cm 处有 JVP；无颈动脉杂音；无淋巴结肿大；甲状腺结节（+）。

肺部

双侧基底部有湿啰音，且右肺湿啰音 > 左肺；偶尔有哮鸣音。

心血管系统

心动过速；S_1 和 S_2 正常；S_3 阳性；S_4 阴性；在左侧第 2 肋间隙可听到 2/6 全收缩期杂音。

腹部

肥胖；肠鸣音正常；无杂音；无肝脾大，肝颈静脉回流阳性；未发现腹腔积液。

生殖系统 / 直肠

延期检查。

四肢

无发绀；双侧膝盖以下有凹陷性水肿 3+；四肢脉搏强度为 2+。

背部

无 CVA 触痛。

神经系统

A & O 清醒 ×3；无局部病灶；双侧足部轻度感觉缺损；CN Ⅱ～Ⅻ总体上正常。

■ 实验室检查

Na 130 mEq/L	Hgb 10.4 g/dL	Ca 8.3 mg/dL	Alb 3.0 g/dL
K 2.8 mEq/L	Hct 29.3%	Mg 1.3 mEq/L	PT 14 s
Cl 93 mEq/L	WBC $4.5 \times 10^3/mm^3$	Phos 3.1 mEq/L	INR 1.2
CO_2 30 mEq/L	Plt $165 \times 10^3/mm^3$	AST 100 IU/L	aPTT 21 s
BUN 17 mg/dL	BNP 1533 pg/mL	ALT 110 IU/L	CK 30 IU/L
SCr 1.0 mg/dL	Glu 143 mg/dL	肌钙蛋白< 0.01 ng/mL	

■ 胸部 X 线片

双侧肺水肿；右侧轻度胸腔积液；左侧有少量胸腔积液；心脏扩大（+）。

■ 心电图

窦性心动过速；LBBB；未发现急性缺血。

■ 初步诊断

· 患者住院治疗，进行重点监护。
· 慢性心力衰竭急性加重。
· NYHA Ⅲ级症状，ACC 心衰指南分期处于 C 阶段。
· 体液过多。
· 电解质紊乱。
· 高血糖。

问题

问题识别

1.a 列出与患者药物治疗有关的问题。

1.b 哪些信息（体征、症状、实验室检查结果）表明患者有电解质紊乱的问题并表明电解质紊乱的严重程度？

1.c 该患者电解质紊乱的原因可能是什么？

1.d 评估该患者电解质紊乱问题还需要哪些资料？

预期治疗结果

2. 该患者的药物治疗目标是什么？

治疗方案

3. 血容量过多、低钾血症及低镁血症的药物治疗方案有哪些？

最佳的治疗方案

4.a 鉴于上述治疗方案，该患者血容量过多、低钾血症及低镁血症的最佳治疗方案是什么？

4.b 对于该患者的心力衰竭和高血糖问题，你应该如何调整治疗方案？

结果评价

5. 需要哪些临床和实验室指标来评价治疗结果，并监测和预防不良事件的发生？

患者教育

6. 为加强其依从性，确保治疗成功，并最大限度地降低不良反应发生，你可以向患者提供哪些信息？

■ 临床过程

医疗团队实施了你所建议的药物治疗方案。今天是入院第 4 天，患者的身体状况得到改善。她称自己现在走得更远，也不会有呼吸急促的问题，睡觉时只需垫一个枕头。此外，她称自己腿部肿胀问题减轻。体检结果是：心率为 73 bpm，血压为 108/57 mmHg，在室内空气条件下氧饱和度为 96%。患者肺部很干净，腿部水肿程度为 1+。相关实验室结果显示血清钾浓度为 3.8 mEq/L，血清肌酐为 1.2 mg/dL，血清镁浓度为 1.8 mg/dL，CO_2 为 26 mEq/L，谷氨酸为 129 mg/dL。患者的 JVP 范围是 8 cm，无肝颈静脉回流征。她计划今天出院。

■ 随访问题

1. 出院时，为预防电解质紊乱问题再次发生，应当如何调整患者的用药方案？

2. 制定出院后监测患者电解质水平的方案。

3. 该患者需要接种哪些疫苗？

■ 自学任务

1. 概述该患者肺动脉高压的治疗方案。

2. 说明患者的酸碱状态是如何影响血清电解质浓度的。

临床要点

低钾血症和低镁血症往往并存。在血钾水平难以纠正的患者中，应当先提高血镁浓度，并且在补充钾盐前，先纠正低镁。

参考文献

[1] Cohn JN, Kowey PR, Whelton PK, Prisant M. New guidelines for potassium replacement in clinical practice.A contemporary review by the National Council on Potassium in Clinical Practice.Arch Intern Med 2000;160:2429-2436.

[2] Huang CL, Kuo E. Mechanism of hypokalemia in magnesium deficiency.J Am Soc Nephrol 2007;18:2649-2652.

[3] Ayuk J, Gittoes NJL.How should hypomagnesaemia be investigated and treated?Clin Endo 2011;75:743-746.

[4] Yancy CW, Jessup M, Bozkurt B, et al. 2013 ACCF/AHA guideline for the management of heart failure: a report of the American College of Cardiology Foundation/American Heart Association Task Force on Practice Guidelines.Circulation 2013;128:e240-e327.

[5] Kraft MD, Btaiche IF, Sacks GS, Kudsk KA.Treatment of electrolyte disorders in adult patients in the intensive care unit.Am J Health-Syst Pharm 2005;62:1663-1682.

第 61 章　代谢性酸中毒

哦，让我疼痛的酸中毒……………………………Ⅱ级

Brian M. Hodges, PharmD, BCPS, BCNSP

学习目标：

完成该病例学习后，学生能够：

- 认识代谢性酸中毒的临床症状、体征和实验室检查结果。
- 区分导致代谢性酸中毒的不同原因。
- 制定一个慢性代谢性酸中毒的个体化治疗方案。
- 为慢性代谢性酸中毒患者提供相关药物教育。

患者介绍

■ 主诉

我一直感觉很虚弱。

■ 现病史

Sue Rider，女，67 岁，高血压导致肾功能不全，其肾功能进行性恶化。患者因疲劳、呼吸困难、嗜睡和昏睡去肾病科就诊。她还称，过去几个月，她的食欲下降，偶尔还会感到恶心，但无呕吐。她还称“当我感觉良好”时，就不服用降压药物了。她称自己没有腹泻病史。

■ 既往史

HTN；高血压导致的肾功能不全；季节性过敏性鼻炎。

■ 个人史

患者是一位已经退休的教师，与其丈夫一起生活 38 年，并有三个成年的孩子。不喝酒，不吸烟，也不服用娱乐性药物。

■ 家族史

母亲那边有家人患 CAD。

■ 系统回顾

如现病史所述。

■ 用药史

- 氨氯地平 5 mg，PO，QD。
- 琥珀酸美托洛尔 25 mg，PO，QD。
- 美托拉宗 2.5 mg，PO，每日一次，间歇性服用治疗下肢水肿（报告称，患者在过去几个月都没有服用）。

■ 过敏史

NKDA。

■ 体格检查

全身

发育良好的非裔美国女性，NAD。

生命体征

血压 145/85 mmHg，脉搏 78 bpm，呼吸频率 22 次 / 分，体温 37.2 ℃；体重 75 kg，身高 162.6 cm（5′4″）。

五官检查

眼底检查无出血或渗出物。

颈部 / 淋巴结

JVP 5 cm；双侧颈动脉搏动程度为 2+；无甲状腺肿大、淋巴结肿大。

肺部

CTA 和 P。

心血管系统

无法触摸到 PMI，心率正常，速度和节律均正常；S_1 和 S_2 正常；无杂音。

腹部

肥胖、柔软、肠鸣音正常；无器官巨大症。

肌肉骨骼 / 四肢

胸骨和四头肌轻微压痛。

神经系统

无局灶性颅神经缺损；四肢肌力均为 5/5。深层腱反射：肱桡肌 1+，肱二头肌 2+，股四头肌 2+，足踝反射 1+，双侧脚趾反射能力下降。

■ 实验室检查

Na 131 mEq/L	Hgb 12.2 g/dL	AST 13 IU/L
K 4.4 mEq/L	Hct 37%	ALT 7 IU/L
Cl 101 mEq/L	Plt 225 × 10^3/mm^3	Alk phos 113 IU/L
CO_2 19 mEq/L	WBC 7.6 × 10^3/mm^3	GGT 14 IU/L
BUN 37 mg/dL	Ca 7.4 mg/dL	T. bili 0.4 mg/dL
SCr 2.9 mg/dL	Mg 2.2 mg/dL	Alb 3.6 g/dL
Glu 89 mg/dL	Phos 4.3 mg/dL	

■ 桡动脉血气分析

pH 7.32；$PaCO_2$ 38 mmHg；PaO_2 106 mmHg；碳酸氢盐 19 mEq/L。

■ 尿常规

- SG 1.025；pH 5.8；蛋白质 +。
- 肾、输尿管、膀胱。
- 无肾钙质沉着症。

■ 初步诊断

- 酸中毒。
- CKD。
- 高血压。
- 低钠血症。
- 低钙血症。

问题

问题识别

1.a 确定患者表现出来的酸中毒类型（代谢性还是呼吸性），计算阴离子间隙，并找出潜在的原因。

1.b 该患者有哪些疾病未治疗，哪些治疗不恰当？

1.c 患者的症状、体格检查和实验室检查结果中的哪些信息表明患者患有慢性肾病导致的慢性代谢性酸中毒？

1.d 慢性肾病患者发生代谢性酸中毒的机制是什么？

1.e 慢性肾病患者长期酸中毒导致的并发症有哪些？

预期治疗结果

2. 该患者治疗的目标是什么？

治疗方案

3. 有哪些治疗方案可达到预期的治疗效果？

最佳的治疗方案

4. 制定治疗代谢性酸中毒及其并发症的治疗方案。

结果评价

5. 概述一个临床和实验室监测计划，以评估患者对你所提出治疗方案的反应。

患者教育

6. 应当如何向患者提供慢性代谢性酸中毒的药物治疗方面的信息？

■ 临床过程

患者 3 个月后去门诊进行复查，发现足部水肿 2+。交谈中，患者称自己对药物的依从性已经得到改善。实验室检查结果如下：

Na 135 mEq/L	Ca 8.6 mg/dL
K 3.9 mEq/L	Mg 1.9 mg/dL
Cl 101 mEq/L	Phos 5.0 mg/dL
CO_2 22 mEq/L	Alb 3.0 g/dL
BUN 36 mg/dL	
SCr 3.0 mg/dL	
Glu 99 mg/dL	

■ 随访问题

1. 如果患者开始使用碳酸司维拉姆来限制膳食磷的吸收，该患者的缓冲治疗方案应如何进行调整？

2. 需要监测哪些临床症状、体征和实验室检查参数来评价 ACE 抑制剂延缓患者慢性肾病发展进程？

■ 自学任务

1. 说明代谢性酸中毒导致的骨性疾病与慢性肾衰竭及骨质疏松症导致的骨性疾病之间的差别。

2. 讨论在慢性肾病患者中可能发生的代谢性酸中毒类型及它们之间的差别。

临床要点

虽然通常慢性肾病性代谢性酸中毒的进展速度

不是很快，但有越来越多的证据表明纠正酸中毒可减缓慢性肾病的进展速度。适当的碳酸氢钠补充疗法可改善慢性肾病患者的营养状况、肾功能和生活质量。

参考文献

[1] Kraut JA, Madias NE.Metabolic acidosis of CKD:An Update.Am J Kidney Dis 2016;67:307-317.

[2] Kidney Disease: Improving Global Outcomes (KDIGO) CKD Work Group.KDIGO 2012 Clinical practice guideline for the evaluation and management of chronic kidney disease.Kidney inter., Suppl. 2013;3:1-150.

[3] KDIGO Blood Pressure Work Group.KDIGO Clinical Practice Guideline for the Management of Blood Pressure in Chronic Kidney Disease.Kidney Int 2012;2(Suppl):337-414.

[4] Raphael KL.Approach to the treatment of chronic metabolic acidosis in CKD.Am J Kidney Dis 2016;67:696-702.

[5] Mahajan A, Simoni J, Sheather SJ, et al.Daily oral sodium bicarbonate preserved glomerular filtration rate by slowing its decline in early hypertensive nephropathy.Kidney Int 2010;78:303-309.

[6] Goraya N, Simoni J, Jo C, Wesson DE. A comparison of treating metabolic acidosis in CKD stage 4 hypertensive kidney disease with fruits and vegetables or sodium bicarbonate.Clin J Am Soc Nephrol 2013;8:371-381.

[7] Foque D, Pelletier S, Mafra D, Chauveau P. Nutrition and chronic kidney disease.Kid Int 2011;80:348-357.

[8] Kidney Disease: Improving Global Outcomes (KDIGO) CKD-MBD Work Group.KDIGO clinical practice guideline for the diagnosis, evaluation, prevention, and treatment of chronic kidney disease-mineral and bone disorder (CKD-MBD).Kid Int 2009;76(Suppl 113):S1-S130.

注：所有 KDIGO 临床实践指南均可在 http://kdigo.org/home/guidelines/. 查阅。

第 62 章　代谢性碱中毒

让我一直处于恶性循环中·························Ⅰ级

Jennifer Confer, PharmD, BCPS, BCCCP

学习目标：

完成该病例学习后，学生能够：
- 认识代谢性碱中毒的症状和体征。
- 解释与代谢性碱中毒有关的实验室检查结果。
- 说明那些可导致患者代谢紊乱的因素。
- 提出代谢性碱中毒的一线治疗方案和其他疗法。
- 制定治疗和监测代谢性碱中毒的个体化治疗方案。

患者介绍

■ 主诉

我感到非常虚弱和疲惫。

■ 现病史

Lois Strickla，女，60 岁，因全身虚弱、疲劳、肌肉痛和多尿 2 天去急诊部就诊。她说，最近感到身体很肿胀，因而过去 1.5 周她服用更大剂量的利尿药来利尿。她还提到，她可能吃了不好的东西，因为昨晚晚餐后呕吐了三次。

■ 既往史

15 年前确诊为高血压；2 年前确诊为 HF；2 型糖尿病——通过饮食控制；2 年前确诊为血脂异常。

■ 家族史

母亲患有高血压和血脂异常。父亲患有高血压。妹妹患有血脂异常。

■ 个人史

患者称自己一般情况下不喝酒，除了一些“特殊场合”喝一杯。无吸烟史，无非法使用毒品史。与其丈夫一起生活 35 年，和他们一起生活的还有两条狗。

■ 用药史

- 赖诺普利 10 mg，PO，QD。
- 卡维地洛 25 mg，PO，BID。
- 呋塞米 40 mg，PO，QD。
- 阿托伐他汀 40 mg，PO，QD，QHS。
- 患者最后一次服用以上药物是在去急诊前的 3 小时（昨天晚上除了阿托伐他汀外，其他药物均服用）。

■ 过敏史

可待因（患者称“我呼吸急促”）。

■ 系统回顾

无明显体重增加或下降。过去一周，除了全身疲劳和虚弱外，无发热、畏寒、盗汗，时不时会头晕。无胸部疼痛、心悸、气短或咳嗽。无腹泻、便秘或肠道习惯改变。她称最近的口渴程度和排尿次数增加，但尿色没有变化。最近发生疲劳和虚弱后，有肌肉痛和口周麻木问题。

■ 体格检查

全身

患者有病容，触摸较温暖。

生命体征

血压 93/62 mmHg，心率 101 bpm，呼吸频率 20 次 / 分，体温 37.9 ℃；体重 80 kg，身高 170.2 cm（5′7″）；室内空气条件下，氧饱和度 96%。

皮肤

柔软、完整、温暖、干燥。

五官检查

EOMI；PERRLA；无窦压痛；黏膜干燥；无口腔溃疡；目前无鼻塞。

颈部/淋巴结

无 JVD、杂音；无淋巴结肿大、无甲状腺肿大。

胸部

双侧 CTA 。

乳房

延期检查。

心血管系统

RRR；S_1 和 S_2 正常；无 S_3、S_4；无杂音、摩擦音、奔马律。

腹部

柔软、NTND；肠鸣音（+）。

生殖系统/直肠

WNL。

四肢

无 CCE；足部干燥有皱纹。

神经系统

A & O × 3；CN Ⅱ～Ⅻ 正常。

■ 实验室检查

Na 132 mEq/L	Hgb 12.4 g/dL	Alb 3.8 g/dL
K 2.9 mEq/L	Hct 36.7%	AST 19 IU/L
Cl 85 mEq/L	Plt 324 × 10^3/mm^3	ALT 16 IU/L
CO_2 39 mEq/L	WBC 12.1 × 10^3/mm^3	Alk phos 62 IU/L
BUN 24 mg/dL	Mg 1.7 mEq/L	T. bili 0.4 mg/dL
SCr 1.1 mg/dL	Phos 3.6 mg/dL	PT 11.3 s
Glu 118 mg/dL	Ca 7.6 mg/dL	INR 0.96

■ 动脉血气分析

pH 7.54，$PaCO_2$ 46 mmHg，PaO_2 86 mmHg，在室内空气条件下，HCO_3^- 38.3 mEq/L。

■ 尿常规

尿钠 18 mEq/L；尿钾 33 mEq/L；尿氯 9 mEq/L，尿液 pH 为 6.1。

■ 胸部 X 线片

肺部轻度充血，其他正常

■ 心电图

窦性心动过速，心率 101 bpm，无急性 ST 段或 T 波改变。

■ 初步诊断

患者因低血压、流感样症状，以及电解质和酸碱紊乱而入院治疗。

问题

问题识别

1.a 确定该患者的酸碱紊乱类型。解释患者的动脉血气结果，并找出你做出结论的可能原因。

1.b 列出与患者药物治疗有关的问题。

1.c 说明支持代谢性碱中毒的体格检查和实验室检查结果，以及不支持酸碱紊乱的体格检查和实验室检查结果。

1.d 该患者代谢性碱中毒的病理生理学过程是什么？

1.e 哪些药物、膳食补充剂和治疗过程会导致代谢性碱中毒？包括那些可能不适用于该患者的药物、膳食补充剂和治疗过程。

预期治疗结果

2. 该患者的药物治疗目标是什么？

治疗方案

3. 哪些药物和非药物治疗方案可用于治疗该患者的代谢性碱中毒？

最佳的治疗方案

4.a. 治疗该患者的最合适药物有哪些？且这些药物的名称、剂型、剂量、给药时间和疗程是什么？

4.b. 患者目前的药物治疗方案需要做出哪些调整？说明你的理由。

结果评价

5.a 需要哪些临床和实验室参数来评价治疗结果，并检测和预防不良事件的发生？

临床过程

患者开始使用静脉注射方式进行治疗，24 小时后，观察到患者下肢有 1+ 水肿。实验室检查结果如下：

Na 140 mEq/L	BUN 14 mg/dL	动脉血气分析：
K 3.8 mEq/L	SCr 0.8 mg/dL	pH 7.46
Cl 103 mEq/L	Mg 2.1 mEq/L	$PaCO_2$ 39 mmHg
CO_2 30 mEq/L		PaO_2 92 mmHg
		HCO_3^- 31 mEq/L

5.b 你如何评估患者对静脉注射药物的反应？如果需要调整治疗方案，如何进行调整？

患者教育

6. 你可以向患者提供哪些信息，以加强其依从性，确保治疗成功并预防并发症的发生？

■ 自学任务

1. 准备一篇关于代谢性碱中毒三个阶段（启动、维持和代偿）发病机制的论文。如果可能的话，说明每个阶段的发病机制和相应的治疗方法。

2. 说明分析尿液中电解质水平在诊断和治疗代谢性碱中毒中的作用。

临床要点

虽然大多数代谢性碱中毒的患者没有症状，但这种碱中毒会导致电解质紊乱，继而发生多种严重并发症（如抽搐、心律失常、精神状态变化）。

为了发现代谢性碱中毒的原因，采取合适的治疗方法，除了评价患者的动脉血气水平和进行实验室检查外，我们还可以通过查看患者全部病史来获取相关重要信息。

参考文献

[1] Shah N, Shaw C, Forni LG.Metabolic alkalosis in the intensive care unit.Neth J Crit Care 2008;12(3):113-119.

[2] Gennari FJ, Weise WJ.Acid-base disturbances in gastrointestinal disease.Clin J Am Soc Nephrol 2008;3:1861-1868.

[3] Soifer JT, Kim HT.Approach to metabolic alkalosis. Emerg Med Clin N Am 2014;32:453-463.

[4] Seifter JL.Integration of acid–base and electrolyte disorders.N Engl J Med 2014;371(19):1821-1831.

[5] Dellinger RP, Levy MM, Rhodes A, et al.Surviving sepsis campaign:International guidelines for management of severe sepsis and septic shock:2012.Crit Care Med 2013;41:580-637.

[6] Moviat M, Pickkers P, van der Hoeven PHJ, et al. Acetazolamide–mediated decrease in strong ion difference accounts for the correction of metabolic alkalosis in critically ill patients.Crit Care 2006;10:R14. doi:10.1186/cc3970.

[7] Oh YK.Acid-base disorders in ICU patients. Electrolyte Blood Press 2010;8:66-71.

第6篇　神经系统疾病

第 63 章　阿尔茨海默病

阿尔茨海默病是逐步进展的……………………… Ⅱ级

Carol A. Ott, PharmD, BCPP

学习目标：

完成该病例学习后，学生能够：

· 评估阿尔茨海默病（AD）的认知缺陷和非认知 / 行为症状。

· 评估干扰 AD 进程的药物治疗方案，提出推荐的药物治疗方案。

· 提出合适的药物治疗方案来控制 AD 的认知和行为症状。

· 为患者和护理人员提供有关 AD 的适当教育和咨询，包括药物治疗 AD 的好处，带来的不良反应及遵医嘱的重要性。

· 提出导致 AD 的理论，至少三种，而且能够根据这些理论提出相关的治疗药物。

患者介绍

■ 主诉

妈妈在上个月变得冷漠并且总是流泪哭泣。她抱怨说有人在偷她的东西，而且她并不总配合。她独自生活，我考虑把她送到养老院。

■ 现病史

患者 Dale，女，74 岁，在其女儿 Ann 的陪同下到老年诊所例行就诊。患者 6 年前诊断为阿尔茨海默病。她最初的症状包括忘记日期、时间、把东西放到别的地方及丢东西。然后重复问问题和重复说已经说过的事情、不能回答问题及越来越不会管理财物。她一开始使用利伐斯的明治疗，但最后停药，因为尽管该药的疗效很显著，但是不良反应非常严重。过去 4 年一直使用多奈哌齐治疗。多奈哌齐的用法是 10 mg，QHS。自从服用该药后，患者能更好地参与家庭和社会活动。自诊断出阿尔兹海默病后，患者很少出现行为障碍，也一直未治疗。自从上次复诊后，患者就使用纸尿裤来应对尿失禁的问题。

患者独自一人生活，女儿和儿子每天看她两次。他们能够陪母亲做一些日常活动、给母亲提供有营养的食物并负担母亲经济方面的问题，另外，他们给母亲列清单和做笔记帮助母亲回忆。Ann 每周为患者准备药物盒。Ann 最近 1 个月内搬到离自己的女儿更近的方去生活，帮助照顾孙子孙女，并让她最小的未婚弟弟 Sam 帮助照顾他们的母亲。Sam 同意了。他在城镇中工作生活，但自己也不清楚是否想让母亲搬到他家一起生活。他们讨论过把患者送到养老院。患者最近表现出缺乏兴趣、冷漠和流泪，特别是当 Ann 和 Sam 讨论照顾她的问题时。Ann 询问患者目前阿尔茨海默病的治疗问题，以及患者最近不合作和情绪化的问题。

■ 既往史

手部和臀部骨关节炎 6 年；高血压 15 年；血脂异常 6 年；AD 6 年；尿失禁 6 个月。

■ 家族史

未找到有关信息，双亲都去世。有五个孩子，其中四个住在附近。

■ 个人史

独自在家生活；已丧偶 10 年（丈夫死于癌症）；不吸烟；偶尔在社交场合饮酒，但已经戒酒 5 年。

■ 用药史

· 多奈哌齐 10 mg，PO，QD，QHS。
· 维生素 E 400 IU，PO，QD。
· 赖诺普利 10 mg，PO，QD。
· 辛伐他汀 20 mg，PO，QD，每晚服用。
· 阿司匹林 81 mg，PO，QD。
· 奥昔布宁 5 mg，PO，BID（已经服用 2 个月）。
· 确保摄入足量的液体。
· 需要时，服用对乙酰氨基酚。

■ 过敏史

NKDA。

■ 系统回顾

报告称偶尔有膀胱失禁和膝痛；无胃灼热、胸痛或气短。

■ 体格检查

全身

该患者发育良好，其生理年龄与真实年龄相符。

生命体征

血压 144/82 mmHg，脉搏 76 bpm，呼吸频率 18 次 / 分，体温 37 ℃；体重 165 kg，身高 167.6 cm（5′6″）。

皮肤

皮肤纹理和颜色均正常。

五官检查

WNL，TMs 正常。

颈部 / 淋巴结

颈部柔软、无甲状腺肿大、无淋巴结肿大。

肺部 / 胸部

清晰，呼吸音正常。

乳房

无肿块、无触痛。

心血管系统

RRR，无杂音。

腹部

柔软、NT/ND。

生殖系统 / 直肠

女性外生殖器正常。

肌肉骨骼 / 四肢

无 CCE、双手有赫伯登结节、左侧髋关节的活动范围受限。

神经系统

运动、感觉、CN、小脑及步态均正常。Folstein MMSE 评分 16/30；去年评分为 19/30；首次评分为 24/30。分不清季节、月份、日期和一周内的 7 天。对国家没有概念。具有精确配比的能力，但注意力不能集中，短期记忆很差。三件事情，3 分钟后只能记得其中一件。能够遵医嘱。表现出情感淡漠、流泪和沮丧。

■ 实验室检查（空腹）

Na 139 mEq/L	Hgb 13.5 g/dL	T. bili 0.9 mg/dL	空腹血脂水平：
K 3.7 mEq/L	Hct 39.0%	D. bili 0.3 mg/dL	T. chol 212 mg/dL
Cl 108 mEq/L	AST 25 IU/L	T. prot 7.5 g/dL	LDL 130 mg/dL
CO_2 25.5 mEq/L	ALT 24 IU/L	Alb 4.5 g/dL	HDL 45 mg/dL
BUN 16 mg/dL	Alk phos 81 IU/L	Ca 9.7 mg/dL	TG 180 mg/dL
SCr 1.4 mg/dL	GGT 22 IU/L	Phos 4.5 mg/dL	
Glu 102 mg/dL	LDH 85 IU/L	Vit B_{12} 430 pg/mL	游离 T_4 5.9 ng/dL
		TSH 2.5 mIU/L	UA 6.8 mg/dL

■ 尿常规

比重 1.010，颜色为暗黄色，外观清晰透明，葡萄糖（+），胆红素（–），酮（–），pH7.4，蛋白（–），血液（–），亚硝酸盐（+），白细胞 25 ～ 50 个 /hpf，红细胞 0 个 /hpf，白细胞酯酶 2+，细菌 1+。

■ CT 扫描（头部，4 年前）

轻中度广泛性脑萎缩。

■ 初步诊断

· AD，处于总体衰退量表第 5 阶段（中度 AD–早痴呆）。
· 由于缺乏兴趣、情感淡漠、不合作及常常流泪的行为，看护者认为该患者行为有问题。
· 偶尔有尿失禁。
· 偶尔会有继发于骨关节炎的髋关节和手部疼痛；疼痛时，使用对乙酰氨基酚的效果非常好。
· 当前使用的药物不能很好地控制血脂异常。
· 可能存在泌尿系感染。

问题

问题识别

1.a 列出与患者药物治疗有关的问题。

1.b 有哪些信息（症状、体征和实验室检查结果）表明 AD 患者的认知和非认知能力受损并表明其受损的严重程度？

1.c 根据需要解决的紧迫程度对药物治疗问题进

行分级。

预期治疗结果

2.a 该患者药物治疗的目标是什么?

2.b 哪些药物或疾病状态可能会影响这些目标的实现?

治疗方案

3.a 有哪些非药物疗法可能对该患者有用?

3.b 有哪些可行的治疗方案可用于治疗 AD 患者的认知功能受损问题?

3.c 有哪些药物疗法可用于解决 AD 患者非认知功能受损及非认知行为障碍问题?

3.d 在给该患者提供医疗服务时，应当考虑什么样的经济和社会心理因素?

最佳的治疗方案

4.a 治疗该患者认知和非认知功能受损症状的药物有哪些，以及这些药物的名称、剂型、剂量、给药时间和疗程分别是什么?

4.b 如果最初的治疗方案失败了或不能使用，还有哪些合适的治疗方案?

结果评价

5. 哪些临床和实验室指标可用来评价治疗结果，并监测和预防不良事件的发生?

患者教育

6. 为加强其依从性，确保治疗成功，并最大限度地减少不良反应的发生，你可以为患者提供哪些信息?

■ 临床过程

患者的不合作行为和情感淡漠在使用你所推荐的药物后得到了改善。但是，她有时仍然是满眼含泪，晚上也睡不好。她仍然害怕有人走进她的房子，并坚持说她的一些东西不见了。

■ 随访问题

1. 应该还需要做哪些评估，用于解决患者一直持续的流泪和睡眠问题?

2. 讨论治疗 AD 患者的精神和行为问题所使用的抗精神病药物。包括讨论这些药物的利弊。

3. 维生素 B_{12} 和甲状腺功能对痴呆症状的表现和进展会有什么影响?

4. 当患者停用奥昔布宁后，治疗尿失禁的方法还有哪些?

5. 确定胆碱酯酶抑制剂和美金刚联合用药的临床效用。该患者有哪些临床症状可得到改善? 其潜在的利益是否值得冒险?

6. 讨论进展性痴呆患者的其他疾病的治疗方法，包括高血压和血脂异常。相对于患者的生活质量，药物方案的成本、不良反应、复杂性，以及伦理方面的问题，治疗的利弊是什么?

■ 自学任务

1. 说明神经纤维缠结和神经斑及其在 AD 发展过程中的作用。

2. 列出 AD 的至少 3 种病因理论。目前有哪些正在研究的治疗方法来支持这些理论?

3. 说明总体衰退量表所描述的各个阶段认知衰退的特征，并确定 AD 患者可能处于认识功能衰退的哪个阶段。

4. 区分 AD 患者的认知缺陷与非认知 / 精神症状和行为。

5. 评估阿尔茨海默病仍处于研究中的治疗方法。

6. 探讨临床淀粉样蛋白显像在阿尔茨海默病诊断中的应用，着重讨论 FDA 批准的淀粉样成像剂 florbetapir。

7. 讨论 2 型糖尿病与患阿尔茨海默病风险之间的关联性。

8. 评估认知功能障碍的诊断标准——诊断和统计手册（DSM-5）第五版有关于阿尔茨海默病的诊断标准。

临床要点

老年人，特别是那些患有痴呆症的老人，很容易患上谵妄，这可能和行为问题同样严重。原因可能包括药物（如胆碱剂）和疾病（如泌尿道感染）；因此，应进行全面评估。

参考文献

[1] Rabins PV, Blacker D, Rovner BW, et al.American Psychiatric Association practice guideline for the treatment of patients with Alzheimer's disease and other dementias. 2nd edition.Am J Psychiatry 2007;164(Suppl 12):5-56.

[2] Herholz K, Ebmeier K. Clinical amyloid imaging in Alzheimer's disease.Lancet Neurol 2011;10:667-670.

[3] Sadowsky CH, Galvin JE.Guidelines for the management of cognitive and behavioral problems in dementia.J Am Board Fam Med 2012;25:350-366.

[4] Vogel T, Dali–Youcef N, Kaltenbach G, Andr é s E. Homocysteine, vitamin B12, folate and cognitive functions: a systematic and critical review of the literature.Int J Clin Pract 2009;63:1061-1067.

[5] Jaturapatporn D, Isaac MG, McCleery J, Tabet N. Aspirin, steroidal and non–steroidal anti–inflammatory drugs for the treatment of Alzheimer's disease (Review).Cochrane Database Syst Rev 2012. doi:10.1002/14651858.CD006378.pub2.

[6] Chang–Quan H, Hui W, Chao–min W, et al.The association of antihypertensive medication use with risk of cognitive decline and dementia: a meta–analysis of longitudinal studies.Int J Clin Pract 2011;65:1295-1305.

[7] Jeste DV, Blazer D, Casey D, et al.ACNP white paper: update on use of antipsychotic drugs in elderly persons with dementia. Neuropsychopharmacology 2008;33:957-970.

[8] Romeo R, Knapp M, Hellier J, et al.Cost–effectiveness analyses for mirtazapine and sertraline in dementia: randomised controlled trial.Br J Psychiatry 2013;202:121-128.

[9] Ehret MJ, Chamberlin KW.Current practices in the treatment of Alzheimer disease: where is the evidence after the phase Ⅱ I trials?Clin Ther 2015;37:1604-1616.

[10] Campbell N, Boustani M, Limbil T, et al.The cognitive impact of anticholinergics: a clinical review.Clin Interv Aging 2009;4:225-233.

第 64 章　多发性硬化症

白点和黑洞……………………………Ⅰ级

Jacquelyn L. Bainbridge, BS Pharm, PharmD, FCCP
Augusto Miravalle, MD
Felecia Hart, PharmD

学习目标：

完成该病例学习后，学生能够：

- 说明多发性硬化症（MS）的症状、体征，以及多发性硬化症经常与其他神经系统疾病的相似的症状、体征。
- 制定 MS 急性加重的药物治疗方案。
- 为患者确定合适的疾病调节治疗（DMT）方式和为患者推荐个体化的治疗方法。
- 对 MS 病情恶化的患者实施治疗计划。
- 为患者和医疗卫生工作人员提供治疗 MS 的药物在正确使用剂量、自我药疗（如果合适的话）、药物不良反应和药物储存方面的药物咨询服务。

患者介绍

■ 主诉

我的腿麻木无力，我走路和小便都有困难。

■ 现病史

Loretta Mansfield，女，26 岁，身体状况一直很好，直到 4 天前，她发现左脚有麻木和刺痛问题。接下来的 4 天内，麻木问题从左足部向上发展，发展到左腿部和下腹部，然后在肚脐部停止。随后沿着右腿部往下走。她的两条腿都虚弱，走路也很困难，还有尿急的问题。

■ 既往史

自青春期以来患者经常出现偏头痛，尽管使用对乙酰氨基酚、阿司匹林、咖啡因（伊克赛锭）和口服舒马曲坦进行治疗，但仍难以控制。

有轻度反复发作的抑郁症，但没有使用药物进行治疗。

患者大部分时间都很肥胖。

■ 家族史

英国血统。出生在亚利桑那州，12 岁时移居俄亥俄州。无兄弟姐妹，父母都健在。没有神经系统疾病的家族史。

■ 个人史

已婚；是一名会计师；有 8 年每天一包烟的吸烟史；仅在周末社交场合喝葡萄酒或啤酒。

■ 用药史

- 对乙酰氨基酚、阿司匹林、咖啡因（伊克赛锭），一次两片，PO，头痛时服用。
- 舒马曲坦 50 mg，PO，在疼痛开始时服用。

■ 过敏史

NKDA。

■ 系统回顾

除了患者称自己一天大部分时间感觉没精神，很疲惫外，余无异常。以前没有视觉异常的病史（如疼痛、模糊、复视），感觉、运动、肠道、膀胱和步态无明显异常。

■ 体格检查

全身

患者为白种女性，似乎有轻微的焦虑症，但无其他病变。

生命体征

血压 120/72 mmHg，脉搏 88 bpm（规律），呼吸频率 20 次 / 分，体温 36.6 ℃；体重 86.4 kg，身高

157.5 cm（5′2″），BMI 34.7 kg/m²。

皮肤

皮肤弹性正常；无明显病灶、肿瘤、痣。

五官检查

NC/AT，TMs 正常。

颈部 / 淋巴结

柔软、无淋巴结肿大、无甲状腺肿大。

心血管系统

RRR；S_1、S_2 心音正常；无 MRG。

肺部

A & P 正常。

腹部

NTND。

生殖系统 / 直肠

延期检查。

肌肉骨骼 / 四肢

ROM 正常；四肢脉搏 2+。

神经系统

CN Ⅱ～Ⅻ 正常，水平凝视时有异常抽搐的活动；无视神经病变的迹象。

运动系统：双侧上肢肌肉的弹性、体积和力量是 5/5，而且双上肢的运动精细调节功能很好。下肢大腿部的力量为 4/5，弹性和体积均正常。

感觉神经：肚脐以下腹部和双腿触觉、痛觉、温度觉中度下降，以及两个大脚趾振动感觉下降。罗姆伯格征阳性。

协调能力：指鼻检查结果和手部交替动作正常，双侧脚跟到胫骨部分正常。

步态：连续行走时，步态轻度不稳。走 25 英尺的距离耗时 5.2 秒。

反射：上肢为 2/2，下肢为 3/3；双侧巴宾斯基征阳性。

患者警觉、清醒且愿意合作。未发现莱尔米特征。

■ 实验室检查

Na 142 mEq/L	AG 16 mEq/L	AST 12 IU/L
K 4.1 mEq/L	Ca 9.4 mg/dL	ALT 40 IU/L
Cl 99 mEq/L	BIL 0.8 mg/dL	GGT 33 IU/L
CO_2 23 mEq/L	TP 8.1 g/dL	ESR 20 mm/hour
BUN 11 mg/dL	Albumin 4.9 g/dL	TSH 1.0 μIU/mL
SCr 0.9 mg/dL	B_{12} 510 ng/L	ANA 阴性
Glu 109 mg/dL	抗 JC 病毒抗体阴性	CRP 1.0 mg/dL
25（OH）维生素 D 17 ng/mL		Lyme 血清学检查阴性

■ 腰椎穿刺

脑脊液分析结果显示开放压力 140 mm H_2O，10 Wbc/μL，淋巴细胞 97%；蛋白 30 mg/dL，葡萄糖 65 mg/dL；IgG 指数 1.7；脑脊液特有寡克隆区带为 12。

■ 核磁共振成像扫描

注射与不注射造影剂的胸腰椎 MRI 扫描结果显示在胸椎 T_{10} 后部有一段长的增强病灶。

脑 MRI 结果显示多个地方有 T_2 和 FLAIR 高信号病灶；其中 4 个在脑室，1 个在左小脑，2 个在近皮质；注射造影剂后，这些区域都没有增强。大脑中共有 12 个 T_2 和 FLAIR 病变，见图 64-1。

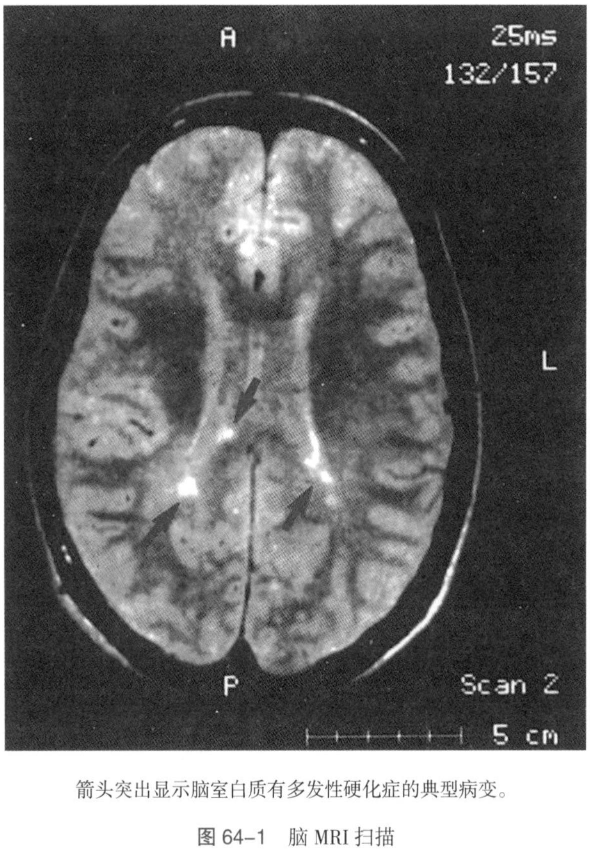

箭头突出显示脑室白质有多发性硬化症的典型病变。

图 64-1　脑 MRI 扫描

■ 评估 / 计划

1. 病史、体检结果和其他诊断性检查表明患者患有 MS。因为这是她 MS 样症状第 1 次发作，诊断为临床孤立综合征（CIS）。诊断性检查表明，该病 5～20 年后复发的风险很高。

2. 计划开始治疗急性症状/体征。我们将使用缓解疾病的药物和对症疗法来进行长期治疗。

3. 给患者提供关于生活方式和饮食调整的咨询服务，以帮助其改善生活质量，减缓或预防疾病恶化。

问题

问题识别

1.a 有哪些信息（患者的人口统计学特征、症状、体征和实验室检查结果）表明该患者患有MS。

1.b 还有哪些其他信息（实验室检查、诊断程序）有助于该患者病情的诊断和评估？

预期治疗结果

2. 该患者治疗的目标是什么？

治疗方案

3.a 有哪些治疗方法可用于治疗该患者的急性神经系统症状和体征？

3.b 有哪些药物能够降低该疾病复发的风险？

3.c 该患者的对症疗法有哪些？

3.d 患者的哪些行为和饮食需要做出调整？

最佳的治疗方案

4. 为该患者的初始病情制定一个全面的治疗方案。

结果评价

5. 有哪些临床和实验室参数可用来评价药物治疗的效果和毒性？

患者教育

6. 在初始治疗阶段，你会向该患者提供哪些信息？

■ 临床过程

患者使用你所推荐的治疗方案进行治疗后，其症状逐步得到缓解。在最初治疗后6个月，她因左眼视力受损来诊所复诊，视力受损已经有3天。检查中发现她的左眼视力为20/200，右眼视力为20/20。视野正常，但她左眼失去了对颜色的敏感性。左眼有一个传入性瞳孔相对缺陷（马库斯冈恩瞳孔）。眼底检查，双眼均未发现黄斑肿胀或萎缩。其他身体检查结果只有轻度罗姆伯格征和下肢反应性增加这两个异常。在检查的过程中，她很悲伤，一直在流泪。她担心自己的病情已经进展到了临床上明确诊断的MS阶段。

■ 光学相干层析成像（OCT）

因患者称左眼疼痛和左眼视力受损，而进行OCT检查。左、右眼视神经均行OCT检查，以评价视力受损和眼睛疼痛问题。右眼信号强度为9，左眼为6。

右眼：视神经乳头周围视网膜神经纤维层厚度平均为104 μm。所有象限的视网膜神经纤维层都没有变薄。

左眼：视神经乳头周围视网膜神经纤维层厚度平均为80 μm。上、下象限的显著性变化表明患者患有视神经炎。

■ 随访问题

你会考虑将随访中收集到的新信息作为患者疾病明显进展的依据和改变治疗策略的证据吗？如果是的话，你将考虑哪些疗法？

■ 自学任务

1. 查看相关资料信息，就血浆置换在治疗MS中的作用提出意见。

2. 查看评价使用DMTs的临床对比试验研究资料。醋酸格拉替雷、干扰素β-1b和干扰素β-1a在疗效和毒性方面有哪些不同？

3. 制订服务计划，为患者提供干扰素β-1b、干扰素β-1a和醋酸格拉替雷的剂量、给药方法、监测和存储方面的教育咨询。

4. 查阅研究那他珠单抗、利妥昔单抗、阿仑单抗、芬戈莫德、特立氟胺和富马酸二甲酯在治疗MS的疗效和毒性方面的近期临床试验资料。根据现有的资料数据，评价确定这些药物在治疗MS方面的潜在作用。

临床要点

很多患者用干扰素治疗时感觉不舒服，可能会出现不良反应。需要强调的是第1代或自注入式DMTs（干扰素β-1a粉针剂、倍泰龙、醋酸格拉替雷和利比）虽然不能缓解症状，但能够降低将来疾病复发的风险和减缓疾病发展的进程。为提高患者的依从性，应向患者提供药物治疗的益处及其潜在的不良反应方面的充分咨询服务。

参考文献

[1] Tullman MJ.A review of current and emerging

therapeutic strategies in multiple sclerosis.Am J Manag Care 2013;19(2 Suppl):S21-S27.

[2] Kaufman DI, Trobe JD, Eggenberger ER, Whitaker JN.Practice parameter: the role of corticosteroids in the management of acute monosymptomatic optic neuritis.Report of the Quality Standards Subcommittee of the American Academy of Neurology.Neurology 2000;54:2039-2044.

[3] Martinelli V, Rocca MA, Annovazzi P, et al.A short-term randomized MRI study of high-dose oral vs intravenous methylprednisolone in MS.Neurology 2009;73(22):1842-1848.

[4] Goodin DS, Frohman EM, Garmany GP, et al. Disease modifying therapies in multiple sclerosis. Report of the Therapeutics and Technology Assessment Subcommittee of the American Academy of Neurology and the MS Council for Clinical Practice Guidelines.Neurology 2002;58:169-178.

[5] Corboy JR, Goodin DS, Frohman EM. Disease-modifying therapies for multiple sclerosis.Curr Treat Options Neurol 2003;5:35-54.

[6] Ali R, Nicholas RS, Muraro PA.Drugs in development for relapsing multiple sclerosis.Drugs 2013;73(7):625-650.

[7] O' Conner P, Wolinsky JS, Confavreux C, et al. Randomized trial of oral teriflunomide for relapsing multiple sclerosis.N Engl J Med 2011;365:1293-1303.

[8] Gold R, Kappos L, Arnold DL, et al.Placebo-controlled phase 3 study of oral BG-12 for relapsing multiple sclerosis.N Engl J Med 2012;367:1098-1107.

[9] Schapiro RT.Managing symptoms of multiple sclerosis.Neurol Clin 2005;23(1):177-187, v Ⅱ .

[10] Egeberg MD, Oh CY, Bainbridge JL.Clinical overview of dalfampridine: an agent with a novel mechanism of action to help with gait disturbances.Clin Ther 2012;34:2185-2194.

[11] Mikol DD, Barkhof F, Chang P, et al.Comparison of subcutaneous interferon beta-1a with glatiramer acetate in patients with relapsing multiple sclerosis (the REbif vs. Glatiramer Acetate in Relapsing MS Disease [REGARD] study): a multicentre, randomised, parallel, open-label trial.Lancet Neurol 2008;7:903-914.

第 65 章　复杂部分性癫痫发作

神经科一次推迟就诊……………………… Ⅰ级

James W. McAuley, R Ph, PhD, FAPhA

学习目标：

完成该病例学习后，学生能够：

- 确定复杂部分性发作癫痫患者所需要收集的数据。
- 说明抗癫痫药物可能存在的药物相关问题。
- 列出复杂部分性发作癫痫患者的预期治疗结果。
- 根据患者的特点，选择治疗部分发作癫痫合适的药物疗法，并制定适当的治疗方案。
- 确定使用抗癫痫药物的育龄期女性会面临的关键问题。

患者介绍

■ 主诉

我的家庭医生告诉我，关于我的癫痫发作问题应该去看神经科医生。

■ 现病史

Peggy Livingston，女，36 岁，被其家庭医生转诊到神经科进行癫痫诊断和惊厥治疗。患者癫痫发作得厉害。患者上一次癫痫发作是在 10 天前，癫痫发作使她从地下室的楼梯上摔下来。在患者很小的时候，癫痫就开始发作，她称没有人能够确定是什么原因导致她的癫痫发作。她记得自己在小学时就有癫痫发作问题，而且在整个上学期间，她对此都很恐慌。起初用苯巴比妥进行了短暂的尝试治疗，但大部分时间都是用苯妥英治疗她的癫痫发作。她的癫痫无法得到良好的控制，无法延长癫痫发作的间期。她已经有多年没有去神经科就诊。没有患者神经影像方面的资料，也没有以前的脑电图检查结果。

在与患者及其结婚两年半的丈夫交谈后，发现患者大部分癫痫发作后都会完全失去意识，对时间也没有概念。她偶尔有“癫痫大发作”。在过度劳累或压力较大时，患者更易发作癫痫。她没有失去意识的严重头部受伤史，也没有让癫痫发作风险增加的其他危险因素。她说，过去一段时间，在使用较高剂量的苯妥英治疗癫痫后，她“感到自己非常糟糕，几乎总是晕晕乎乎。”她说虽然自己不止一次出现无药可用的现象，但她用药的依从性还是非常好。因为她有癫痫发作的问题，她不自己驾车出行，而是依靠他人。对 Peggy 来讲，缺乏独立性也是她面临的主要问题之一。

在患者过去 2 个月的癫痫发作史中收集到的数据（图 65–1）表明，患者每月大约有八次“小”的癫痫发作（复杂性部分癫痫发作，没有继发性全身性发作），而且每月有一次“大”的癫痫发作（继发性全身性的强直型肌阵挛）。从她的谈话细节及癫痫患者生活质量评定量表（QOLIE–31）的总体评分中可看出癫痫发作对其生活质量有很大影响。与其他癫痫患者相比，她在精力 / 疲劳、对癫痫发作的担忧和社交功能方面的得分很低。她的癫痫抑郁量表（NDDI）得分是 11 分，这表明她有一些情绪问题，但并不抑郁。当问到患者是否还有其他问题要讨论时，Peggy 和她的丈夫表示，他们想在不久的将来生个孩子。

告知患者：请记录发作的日期、次数及发作类型

S= 小　B= 大　?= 可能有发作　　　　　　　　患者：P.Lingst on

三月

周日	周一	周二	周三	周四	周五	周六
		1	2	3	4	5 S
6	7	8	9	10	11 S	12 S
13	14 S ➤ B	15	16	17	18	19
20	21	22 S，S	23 S	24	25	26
27	28	29	30 S	31		

四月

周日	周一	周二	周三	周四	周五	周六
					1	2
3	4 S	5	6 S	7 S	8	9
10	11	12	13	14	15 S	16 S, S ➤ B
17	18	19 S	20	21	22	23
24	25 ? S	26	27	28	29 S	30

图 65–1　癫痫发作史

■ 既往史

既往史对现在的病情无影响，有影响的已在前面说明。

■ 家族史

父母亲都已去世，有一个弟弟，身体状况良好，无癫痫病史、无癌症史，也没有心血管疾病史。

■ 个人史

已婚；在当地的餐馆工作；无吸烟史，无饮酒史；以“C”的平均成绩完成高中学业；没有孩子。

■ 系统回顾

很疲倦，但无平衡方面问题，也无复视。

■ 用药史

苯妥英（大仑丁）300 mg，PO，QHS。

■ 过敏史

NKDA。

■ 体格检查

全身

是一位和善的女性，本次就诊开始时患者有些焦虑。

生命体征

血压 132/87 mmHg，脉搏 72 bpm，呼吸频率 18 次/分，体温 36.2 ℃；体重 66.8 kg，身高 154.9 cm（5′1″）。

皮肤

肤色、皮肤含水量、温度均正常。

五官检查

轻度多毛症；牙龈增生（+）。

颈部/淋巴结

JVD（–）；无淋巴结病变。

肺部/胸部

CTA。

乳房

延期检查。

心血管系统

S_1 和 S_2 正常；RRR、NSR、周围脉搏正常。

腹部

NT/ND，BS（+），无 HSM。

生殖系统/直肠

延期检查。

肌肉骨骼/四肢

右手掌有不严重的烧伤。烧伤发生在上周，当时她在炉前煎蛋，癫痫随即发作。她丈夫亲眼看到她在癫痫发作时直接把手放入煎锅。

神经系统

中枢神经系统 Ⅱ～Ⅻ 完好；轻度双侧凝视性眼球震颤。运动系统：左侧肌肉力量为 4/5，右侧为 5/5。DTRs：RUE 2+，LUE 1+，右下肢正常，左下肢正常。感觉系统：对光和触痛均正常。站：正常。

■ 实验室检查

Na 137 mEq/L	Hgb 14.5 g/dL	AST 31 IU/L
K 4.1 mEq/L	Hct 41.7%	ALT 22 IU/L
Cl 100 mEq/L	RBC $4.71 \times 10^6/mm^3$	Alk phos 187 IU/L
CO_2 29 mEq/L	MCV 88.6 μm^3	GGT 45 IU/L
BUN 9 mg/dL	MCHC 34.7 g/dL	Ca 7.3 mg/dL
SCr 0.6 mg/dL	Plt $212 \times 10^3/mm^3$	Alb 3.9 g/dL
Glu 107 mg/dL	WBC $5.4 \times 10^3/mm^3$	

■ 脑电图

左右颞区不正常减慢，左颞减慢幅度大于右颞，且呈现多态性和癫痫样放电的特征，与患者之前癫痫病的特征一致。

■ 初步诊断

复杂部分性癫痫发作控制不良，偶尔继发全身性发作。

问题

问题识别

1.a 列出与患者药物治疗有关的问题。

1.b 哪些信息（症状、体征和实验室检查结果）表明患者患有复杂部分性癫痫发作并表明了复杂部分性癫痫发作的严重程度？

预期治疗结果

2. 该患者药物治疗的目标是什么？

治疗方案

3.a 有哪些非药物疗法可能对该患者有用？

3.b 复杂部分性癫痫发作的药物治疗方案有哪些？

3.c 在给该患者提供医疗服务时，应当考虑什么样的经济和社会心理因素？

最佳的治疗方案

4. 治疗该患者的最合适药物有哪些？这些药物的名称、剂型、剂量、给药时间和疗程是什么？

结果评价

5. 为达到预期的治疗结果，并监测或预防不良反应的发生，需要选择哪些临床和实验室的参数来评估？

患者教育

6. 为加强其依从性，确保治疗成功，并最大限度地降低不良反应的发生率，你可以向患者提供哪些信息？

■ 临床过程

医生、患者及其丈夫共同决定在目前的药物治疗方案中增加另一种抗癫痫药物，且要求患者 6 周后复诊。医生以书面和口头的方式为患者提供了该药物的相关信息，并告知患者有问题或对某些问题表示担忧时可打电话询问，也可以在患者门户网站上进行咨询。患者及其丈夫表示理解。在接下来的一次复查中，患者称增加新的抗癫痫药后有初步反应（即，癫痫发作的频次下降），但她每月仍然会有几次“小”癫痫发作和一次“大”癫痫发作。没有最近的实验室检查结果。她的神经系统检查结果没有变化。患者和丈夫表示他们想要孩子。

■ 随访问题

请问，如果在胎儿时期就接触到抗癫痫药，会对孩子认知和行为产生哪些长期影响？

■ 自学任务

1. 评价患者对药物治疗方案的依从性。

2. 该患者发生骨质疏松的危险因素有哪些？应采取何种干预措施？

3. 患者将狄兰汀（可治癫痫，通用名为苯妥英）换为其他品牌的苯妥英，合适吗？患者换药后会有什么影响？

4. 社区药师在癫痫患者治疗护理中的作用是怎样的？

临床要点

癫痫对男性和女性的影响效果相同，但女性还有其他健康问题会影响到癫痫，包括月经周期对癫痫发作有影响、避孕药与抗癫痫药之间的药物相互作用，以及抗癫痫药物有致畸作用。

参考文献

[1] Taylor RS, Sander JW, Taylor RJ, Baker GA. Predictors of health-related quality of life and costs in adults with epilepsy: a systematic review. Epilepsia 2011;52:2168-2180.

[2] Gilliam FG, Barry JJ, Hermann BP, Meador KJ, Vahle V, Kanner AM. Rapid detection of major depression in epilepsy: a multicentre study.Lancet Neurol 2006;5:399-405.

[3] Fraser LA, Burneo JG, Fraser JA.Enzyme-inducing antiepileptic drugs and fractures in people with epilepsy:A systematic review.Epilepsy Res 2015;116:59-66.

[4] Pennell PB.Hormonal aspects of epilepsy.Neurol Clin 2009;27:941-965.

[5] Holmes LB, Baldwin EJ, Smith CR, et al.Increased frequency of isolated cleft palate in infants exposed to lamotrigine during pregnancy.Neurology 2008;70:2152-2158.

[6] Meador KJ, Baker GA, Browning N, et al., for the NEAD Study Group.Fetal antiepileptic drug exposure and cognitive outcomes at age 6 years (NEAD study): a prospective observational study. Lancet Neurol 2013;12:244-252.

[7] McAuley JW, Chen AY, Elliott JO, Shneker BF.An assessment of patient and pharmacist knowledge of and attitudes toward reporting adverse drug events due to formulation switching in patients with epilepsy.Epilepsy Behav 2009;14:113-117.

[8] McCagh J, Fisk JE, Baker GA.Epilepsy, psychosocial and cognitive functioning.Epilepsy Res 2009;86:1-14.

[9] England MJ, Liverman CT, Schultz AM, Strawbridge LM. Epilepsy across the spectrum: promoting health and understanding.A summary of the Institute of Medicine report.Epilepsy Behav 2012;25:266-276.

[10] Mula M, Kanner AM, Schmitz B, Schachter S. Antiepileptic drugs and suicidality:An expert consensus statement from the Task Force on Therapeutic Strategies of the ILAE Commission on Neuropsychobiology.Epilepsia 2013;54:199-203.

第 66 章　全身性强直阵挛发作

严重癫痫发作……………………………Ⅱ级

Jennifer A. Donaldson, PharmD

学习目标：

完成该病例学习后，学生能够：

- 给癫痫下定义。
- 根据临床表现和描述区分癫痫的类型。
- 推荐用于治疗不同类型癫痫的药物和其他疗法。
- 说明抗癫痫药物的使用剂量、最常见的不良反应及监测参数。
- 为癫痫患者制定合适的药物治疗方案。

患者介绍

■ 主诉

几周前我癫痫发作了，头脑不清醒。

■ 现病史

Carter McNeely，男，68 岁，使用卡马西平后，癫痫发作控制良好。2.5 周前的癫痫发作，是 20 个月以来的首次发作。癫痫发作时，患者摔倒在地板上，且枕骨区撕裂，伤口需要缝合。患者癫痫发作的记录不是很清楚，因为首次发作是在 3 年前，只有 6 次发作被记录下来。 因为 McNeely 先生在养老院单独居住，只有一半的癫痫发作有目击人在场，可以描述当时的发作情况。有 2 次癫痫发作时，其他居住者描述“患者摔倒在地，开始抽搐”。有 1 次发作时，有位护工在场，该护工称 McNeely 先生摔倒在地，双腿有规律地抽搐，尿失禁，发作结束后，患者昏迷了 2 小时。

患者只使用过卡马西平一种药物进行治疗。患者在第 2 次发作后，家庭医生给他开具了卡马西平。第 2 次发作时，做了脑电图扫描，未发现异常。由于癫痫发作次数很少，卡马西平的剂量从未调整。

■ 既往史

强直型肌阵挛性癫痫，3 年前确诊；高血压，单用赖诺普利，控制良好；血脂异常，使用阿托伐他汀和低胆固醇饮食，控制良好；前列腺增生（BPH），使用度他雄胺后，现在无症状。

■ 家族史

母亲 74 岁时自然死亡；患高血压多年。父亲 70 岁时自然死亡，未患有疾病。所有的孩子和孙子孙女都健在。有一个儿子和一个女儿患有高血压。

■ 个人史

是一位已经退休的工人，现在居住在养老院。丧偶，有 6 个孩子和 9 个孙子孙女经常来看他。他称过去和现在均未吸过烟，未吸食过毒品。有喝酒史，现在每周只喝一瓶孙子每周六晚上带给他的啤酒。

■ 用药史

- 阿司匹林 81 mg，PO，QD。
- 阿托伐他汀 40 mg，PO，QD。
- 卡马西平缓释片 200 mg，PO，BID。
- 度他雄胺 0.5 mg，PO，QD。
- 赖诺普利 20 mg，PO，QD。
- 复合维生素与矿物质，一次一片，PO，QD。

■ 过敏史

NKDA。

无药物不良反应史。

■ 体格检查

全身

检查结果显示该患者是一位白种男性，年龄较大，看起来与实际年龄一致。

生命体征

血压 126/78 mmHg，心率 72，呼吸频率 16 次 / 分，体温未测量；身高 177.8 cm（5′10″），体重 72.5 kg。

五官检查

头部大小正常；头皮：枕区有一个 3 cm 的伤口正在愈合，有轻度压痛和淤伤；PERRL。

颈部 / 淋巴结

无淋巴结肿大、甲状腺肿大或颈动脉杂音。

胸肺

双侧 CTA。

心血管系统

RRR，无 M/R/G。

腹部

柔软，无压痛；无 HSM；有肠鸣音。

肌肉骨骼 / 四肢

收缩力正常；四肢肌力 5/5。

神经系统

清醒；A & O × 3；CN Ⅱ～Ⅻ正常；反射 2+，且对称。

■ 实验室检查

Na 127 mEq/L	Hgb 13.5 g/dL	空腹血脂水平：
K 4.7 mEq/L	Hct 41%	T. Chol 155 mg/dL
Cl 90 mEq/L	RBC 3.9 × 10^6/mm^3	TG 123 mg/dL
CO_2 25 mEq/L	WBC 5.1 × 10^3/mm^3	HDL-C 39 mg/dL
BUN 10 mg/dL	Diff WNL	LDL-C 91 mg/dL
SCr 0.6 mg/dL	MCV 97 μm^3	
Glu 100 mg/dL	卡马西平 6 mcg/mL	

■ 脑电图

睡眠不足的脑电图，异常光刺激后脑电图无变化。

■ 初步诊断

患者 68 岁，只使用卡马西平控制癫痫，且控制效果良好。

问题

问题识别

1.a 确定患者的药物相关问题。

1.b 还需要哪些信息才能够全面评估患者癫痫相关问题或药物治疗问题？

1.c 该患者与年龄有关的问题有哪些？

预期治疗结果

2. 该患者药物治疗的目标是什么？

治疗方案

3.a 有哪些非药物疗法可能对该患者有用？

3.b 有哪些药物可用于治疗该患者的癫痫？

最佳的治疗方案

4. 该患者的最佳治疗方案是什么？

结果评价

5. 哪些临床和实验室参数可用来评估治疗方案，以确保最佳结果？

患者教育

6. 为确保治疗成功，减少不良反应发生，应该为患者提供哪些咨询服务？

■ 自学任务

1. 吸烟会影响药物血清浓度。进行文献检索，确定癫痫发生的原因及对抗惊厥药物选择的影响。

2. 进行文献检索，找到有结论表明在使用抗癫痫药物癫痫症状消失一段时间后，可以停药的文章。

3. 写一篇简明的论文，简要说明目前在预防和治疗癫痫方面的建议。

4. 假设有一位癫痫患者在服用丙戊酸后效果不好，决定增加拉莫三嗪来治疗。如果需要采取预防措施，请问采取什么样的预防措施？如何使用拉莫三嗪进行治疗？

临床要点

许多重要的历史人物都有癫痫发作问题，如佛陀、苏格拉底、亚历山大大帝、朱利叶斯·恺撒、使徒圣保罗、穆罕默德、彼得大帝、亨德尔、拿破仑、帕格尼尼、克尔凯郭尔、阿尔弗雷德·诺贝尔和陀思妥耶夫斯基。告知患者许多伟大的历史人物也患有癫痫，这样做能够让患者好受点，减少癫痫患者的耻辱感。

参考文献

[1] Johnston A, Smith PEM. Epilepsy and the elderly.Expert Review of Neurotherapeutics 2010;10(12):1899-1910.

[2] Tanaka A, Akamatsu N, Shouszki T, et al.Clinical characteristics and treatment responses in new-onset

epilepsy in the elderly.Seizure 2013;22:772-775.
[3] Leppik IE, Walczak TS, Birnbaum AK.Challenges of epilepsy in elderly people.Lancet 2012;380:1128-1130.
[4] Baker GA, Jacoby A, Buck D, et al.The quality of life of older people with epilepsy: findings from a UK community study.Seizure 2001;10:92-99.
[5] Stefan H. Epilepsy in the elderly: facts and challenges.Acta Neurol Scand 2011;124:223-237.
[6] Glauser T, Ben-Menachem E, Bourgois B, et al. Updated ILAE evidence review of antiepileptic drug efficacy and effectiveness as initial monotherapy for epileptic seizures and syndromes.Epilepsia 2013;54:551-563.

第 67 章　癫痫持续状态

喝汤姆柯林斯酒时，癫痫会更严重……………………… Ⅰ级

Jennifer A. Donaldson, PharmD

学习目标：

完成该病例学习后，学生能够：

- 为癫痫持续状态下定义并且说明其诱因。
- 确定癫痫持续状态的患者被送到急诊后应采取的措施。
- 推荐治疗癫痫持续状态的药物。
- 为癫痫持续状态患者制定最佳治疗方案。

患者介绍

■ 主诉

主诉由患者的朋友提供："我吃完早餐后，回到房间，然后 Josh 癫痫发作了。他抽搐了几分钟，我找到了宿舍管理员，宿舍管理员称我们应该将 Joshua 送到急诊。"

■ 现病史

Joshua Banch，男，20 岁，由他的大学室友和 RA 送到了学校急诊。室友称在 Joshua 癫痫发作的前一晚，他和 Joshua 去参加了派对，因为所有兄弟都去了。大约凌晨 2∶00，室友们离开了，而 Joshua 还在 Delta Tau Chi 的大学生联谊会会堂参加派对。他听到 Joshua 大约凌晨 4∶30 回到宿舍，显然喝醉了。

■ 既往史

医疗记录显示，该患者儿童时期就患上了强直型肌阵挛性癫痫大发作。一开始使用苯巴比妥治疗，效果好，很多年都用该药物治疗癫痫。患者有数年没有发作，10 年前，他想停用苯巴比妥。减量期间，癫痫发作，又开始继续服用。后来因镇静和嗜睡停用苯巴比妥，使用卡马西平治疗。8 年前由于癫痫发作频繁及突发性发作的时间延长，增加了苯妥英进行治疗。2 年前，患者上大学时，偶尔会癫痫突发发作。癫痫突发性发作通常与 Joshua 药物依从性差，以及长时间学习导致的睡眠不足有关。患者通常是在大学神经科就诊。

■ 家族史

癫痫为阴性；患者有两个兄弟姐妹，健康状况良好。无相关家族史信息。

■ 个人史

目前单身，没有孩子；不吸烟；自称每周喝 6 瓶啤酒。

■ 用药史

- 卡马西平 500 mg，PO，TID。
- 苯妥英 100 mg，PO，BID。

■ 过敏史

NKDA。

■ 系统回顾

无法获得。

■ 体格检查

全身

WDWN 白种男性患者，处于昏迷状态，因尿失禁弄湿衣裤。

生命体征

血压 150/90 mmHg，脉搏 150 bpm，呼吸频率 25 次 / 分，体温 37.5 ℃；身高 170.2 cm（5′7″），体重 68.3 kg。

皮肤

温暖、干燥、苍白；甲床苍白。

五官检查

黏膜干燥。

颈部 / 淋巴结

柔软、无甲状腺肿大、无淋巴结肿大。

肺部 / 胸部

对称、肺 CTA。

心血管系统

RRR，无 M/R/G。

腹部

柔软、无 HSM、整个腹部肠鸣音正常。

肌肉骨骼 / 四肢

肌肉正常，ROM 正常。

神经系统

昏迷；双侧反射 3+。

■ 实验室检查

Na 136 mEq/L	Hgb 12.8 g/dL	药物筛查结果：待定
K 4.5 mEq/L	Hct 41%	卡马西平：待定
Cl 97 mEq/L	Plt 320 × 10^3/mm^3	苯妥英：待定
CO_2 28 mEq/L	WBC 9.0 × 10^3/mm^3	
BUN 16 mg/dL	Diff WNL	
SCr 1.0 mg/dL		
Glu 60 mg/dL		

■ 脑电图

医疗记录的基线水平：扩散背景减慢；无病灶变化、无癫痫样活动；对光刺激不反应。

■ 初步诊断

该 20 岁的男性患者有强直型肌阵挛癫痫发作史，现在是癫痫持续状态。

问题

问题识别

1.a 确定患者的药物相关问题。

1.b 如果患者是第 1 次来急诊，应该采取的措施是什么？

预期治疗结果

2. 该患者药物治疗的目标是什么？

治疗方案

3. 有哪些药物可用于治疗该患者的癫痫持续状态？

最佳的治疗方案

4. 该患者的最佳治疗方案是什么？

结果评价

5. 需要哪些临床和实验室参数评估治疗方案，以确保最佳结果？

■ 患者教育

6. 为确保治疗成功，尽量减少不良反应的发生，应该为患者提供哪些咨询服务？

■ 自学任务

1. 苯妥英和卡马西平之间有哪些相互作用？说明药物之间的相互作用。如果存在药物相互作用，如何弥补药物相互作用造成的影响？

2. 该癫痫患者不适合参加哪几种运动？以及该患者为什么不能参加？

3. 可用指尖血分析苯妥英、卡马西平和苯巴比妥。他们在癫痫持续状态的急诊治疗中可能扮演的角色是什么？说明这些检查方法的准确性。

4. 准备一份两页的论文，总结所有抗癫痫药物在血液学方面的不良反应。

临床要点

脑电图检查结果表明，成人良性自限性癫痫发作时间平均持续约 1 分钟，很少会超过 2 分钟。

参考文献

[1] Betjemann JP, Lowenstein DH.Status Epilepticus in adults.Lancet Neurol 2015;14:615-624.

[2] Brophy GM, Bell R, Claassen J, et al.Guidelines for the evaluation and management of status epilepticus.Neurocrit Care 2012;17(1):3-23.

[3] Sharvon S. The treatment of status epilepticus.Curr Opin Neurol 2011;24:165-170.

[4] Trinka E. What is the relative value of the standard anticonvulsants: phenytoin and fosphenytoin, phenobarbital, valproate, and levetiracetam?Epilepsia 2009;50(Suppl 12):40-43.

[5] Prasad M, Krishnan PR, Sequeira R, Al-Roomi K. Anticonvulsant therapy for status epilepticus.Cochrane Database Syst Rev 2014;10(9):CD003723. doi:10.1002/14651858.CD003723.pub3.

[6] Silbergleit R, Durkalski V, Lowenstein D, et al. Intramuscular versus intravenous therapy for prehospital status epilepticus.N Engl J Med 2012;366;591-600.

[7] Glauser T, Ben-Menachem E, Bourgois B, et al. Updated ILAE evidence review of antiepileptic drug efficacy and effectiveness as initial monotherapy for epileptic seizures and syndromes.Epilepsia 2013;54:551-563.

第 68 章　急性颅脑损伤患者的管理

失败的痛苦……………………………Ⅲ级

Denise H. Rhoney, PharmD, FCCP, FCCM
Dennis Parker, Jr., PharmD

学习目标：

完成该病例学习后，学生能够：

· 探讨脑复苏的目标。
· 解释有助于评估脑损伤严重程度的参数。
· 描述既往抗血栓治疗对创伤性脑损伤的影响，并为行抗血栓治疗的创伤性脑损伤患者制定合适的治疗方案。
· 探讨治疗创伤性颅脑损伤，以及急性颅脑损伤性颅内压增高的方法。
· 建议适当的治疗方法，预防脑损伤后并发症。

患者介绍

■ 主诉

无，患者被紧急医疗服务人员送到急诊。

■ 现病史

Oliver Johnson，男，55 岁，与其妻子在度假期间遭遇滑雪事故，送到急诊就诊。他妻子称，患者在事故现场已失去意识。

■ 既往史（根据患者妻子的讲述）

血脂异常；非 ST 段抬高的心肌梗死（1 年前）。

■ 家族史

未知。

■ 个人史

未知。

■ 系统回顾

无法获得。

■ 用药史

· 阿司匹林 81 mg，PO，QD。
· 氯吡格雷 75 mg，PO，QD。
· 辛伐他汀 40 mg，PO，QD。

■ 过敏史

NKDA。

■ 体格检查

全身

该患者 WDWN、不说话、无法睁开眼睛，以及言语刺激无反应。疼痛刺激时，患者不说话也不睁开眼睛，但表现出屈曲姿势。

生命体征

血压 87/60 mmHg，脉搏 126 bpm，呼吸频率 30 次 / 分，体温 38.3 ℃；体重 85 kg，身高 182.9 cm（6′0″）。

皮肤

脸部和四肢有多处淤伤。

五官检查

患者面部有多处软组织损伤。左瞳孔为 5 mm，对光反射消失；右瞳孔为 2 mm，对光反射迟钝。EOMs 无反应，也不移动。耳鼻外部检查未发现异常。口腔里有一些干血。额部头皮有一个巨大的开放性撕裂伤口，且周围有红斑。颈部有颈托，因此，无法移动。颈部未发现肿块。

肺部

双侧有干啰音、湿啰音，且有浓痰。

心血管系统

窦性心动过速，有 S_1 和 S_2。

腹部

柔软、无肿块或压痛，但肠鸣音减弱。未发现肝脾大。

四肢

未发现创伤性水肿。

神经系统

除了疼痛时有屈趾反应，没有其他反应。格拉斯哥昏迷量表评分为5分。

■ 实验室检查

Na 140 mEq/L	Hgb 13.8 g/dL	Ca 8.4 mg/dL	血气分析：
K 3.7 mEq/L	Hct 40.9%	Mg 1.8 mg/dL	pH 7.49
Cl 106 mEq/L	Plt 166 × 10^3/mm^3	Phos 2.4 mEq/L	HCO_3^- 22 mEq/L
CO_2 20 mEq/L	Diff N/A	Alb 3.4 g/dL	$PaCO_2$ 33 mmHg
BUN 15 mg/dL	WBC 26.0 × 10^3/mm^3		PaO_2 66 mmHg
SCr 1.1 mg/dL			在室内空气条件下，氧饱和度86%
Glu 285 mg/dL			尿液药物筛查（－）
			血液酒精＜ 20mg/dL

■ 便携式胸部X线检查

右上叶肺不张。无肋骨骨折。ET管位于基底部上方。

■ 头部CT

左侧顶骨处有一个开放性凹陷颅骨骨折。左侧额区有出血性挫伤。左颞侧和顶骨中线上有多个硬膜外血肿。

■ 初步诊断

· 滑雪事故导致头部受伤。
· 颅骨骨折，颞部和硬膜外血肿，中线移位。
· 昏迷。
· 呼吸窘迫。
· 血糖升高。

■ 临床过程

患者到达急诊时，首先是静脉注射给药，然后经口腔快速插管（芬太尼200 mcg，IV；之后给予利多卡因100 mg，IV；咪达唑仑2 mg，IV；罗库溴铵5 mg，IV）。开始给予患者3%钠盐/乙酸盐，滴速为75 mL/h；之后给咪达唑仑，滴速为12 mg/h。其他药物包括左乙拉西坦2 g，IV；之后给予左乙拉西坦1 g，IV，Q12H；芬太尼25 mcg，IV，每小时一次，必要时使用；天冬胰岛素根据给药方案进行剂量调整。脑室造口术后，监测其颅内压（ICP），颅内压一开始为18 mmHg。患者随后被转诊到神经科监护病房进行监测。

接下来48小时内，患者实验室检查结果显示血清钠158 mEq/L、血清渗透压290 mOsm/L、尿渗透压250 mOsm/L、尿比重1.010 g/cm^3。其他重要参数查看ICU前24小时（图68–1）和第2个24小时（图68–2）的检查结果。

问题

问题识别

1.a 患者住院前服用的药物是否会对患者的脑损伤有影响？

1.b 哪些信息（症状、体征和实验室检查结果）表明患者有脑损伤及脑损伤的严重程度？

1.c 患者的哪些因素会对神经检查的诊断造成困难？

1.d 该患者有哪些表现表明患者预后不良？

预期治疗结果

2.a 该患者治疗的直接目标是什么？

2.b 该患者体液复苏和血流动力学监测的目标是什么？

2.c 治疗外伤性脑损伤患者和入院前使用抗血小板药物患者的目的是什么？

治疗方案

3.a 有哪些治疗方案可以逆转氯吡格雷和阿司匹林的抗血小板作用？

3.b 液体复苏的治疗方案有哪些？其中哪些适合该患者？

3.c 预防或治疗颅内压（ICP）不断升高的非药物疗法有哪些？

3.d 有哪些药物疗法可用于治疗颅内压不断升高？

最佳的治疗方案

4.a 为该患者颅内压升高问题制定最合适的药物治疗方案。

4.b 为该患者制定药物治疗方案，解决其并发症问题。

结果评价

5. 为预防颅内压升高和确保其他疾病治疗的成功，预防毒性反应的发生，应监测哪些参数指标？

患者教育

6. 如果患者出院回家还需要使用氯吡格雷和阿司匹林，请问如何为患者提供这两种药物的教育咨询服务？

时间	体温（℃）	心律（bpm）	血压（mmHg）	颅内压（mmHg）	脑灌注压（mmHg）	血糖（mg/dL）	液体 A（mL）	液体 B（mL）	液体 C（mL）	营养	尿排出量（mL）	给予的药物
06：00	37.6	85	120/86	18	79	306	80		12	NPO	60	门冬胰岛素注射液 8 个单位
07：00		88	128/88	22	77		80		12	NPO	105	
08：00		89	119/67	15	69		80		12	NPO	100	
09：00		85	125/89	16	70		80		12	NPO	60	左乙拉西坦 1000 mg Ⅳ
10：00	38.2	86	110/65	20	60	288	80	100	12	NPO	55	门冬胰岛素注射液 6 个单位 对乙酰氨基酚 325 mg
11：00		92	115/79	22	71		80		12	NPO	60	芬太尼 25 mcg × 2 次
12：00		94	129/55	18	62		80		12	NPO	67	
13：00		100	100/68	19	60		80		12	NPO	100	
14：00	38.1	92	113/70	17	67	270	80		12	NPO	55	门冬胰岛素注射液 6 个单位 对乙酰氨基酚 325 mg
15：00		98	130/85	21	79		80		12	NPO	70	
16：00		89	129/75	18	75		80		12	NPO	60	
17：00		94	119/88	20	76		80		12	NPO	60	Aspart 胰岛素 2 个单位
18：00	37.5	85	115/66	22	75	240	80		12	NPO	60	
19：00		86	124/50	22	53		80		12	NPO	80	
20：00		83	144/54	16	68		80		12	NPO	60	
21：00		89	140/87	24	81		80	100	12	NPO	70	左乙拉西坦 1000 mg Ⅳ
22：00	38.6	86	139/84	24	78	220	80		12	NPO	75	Aspart 胰岛素 2 个单位 对乙酰氨基酚 325 mg
23：00		90	120/86	20	77		80		12	NPO	60	
24：00		70	132/75	12	82		80		12	NPO	50	
01：00		78	140/70	20	73		80		12	NPO	110	
02：00	37.5	72	135/68	20	70	190	80		12	NPO	120	
03：00		79	149/75	19	81		80		12	NPO	80	
04：00		75	137/68	28	63		80		12	NPO	110	
05：00		77	130/68	27	62		80		12	NPO	60	

液体 A：3% 氯化钠或醋酸钠溶液；液体 B：左乙拉西坦 IVPB；液体 C：咪达唑仑注射液；IVPB：借道静脉输液法。

图 68-1　神经科 ICU 检查报告［第 1 天（入院后 0 ～ 24 小时）］

时间	体温（℃）	心律（bpm）	血压（mmHg）	颅内压（mmHg）	脑灌注压（mmHg）	血糖（mg/dL）	液体 A（mL）	液体 B（mL）	液体 C（mL）	营养	尿排出量（mL）	给予的药物
06：00	37.4	85	121/76	19	72	226	80		12	NPO	70	门冬胰岛素注射液 4 个单位 Ⅳ
07：00		78	125/80	20	75		80		12	NPO	150	
08：00		80	129/66	25	62		80		12	NPO	100	
09：00		82	135/87	26	77		80	100	12	NPO	200	左乙拉西坦 1000 mg Ⅳ
10：00	38.2	86	120/60	20	60	188	80		12	NPO	350	门冬胰岛素注射液 2 个单位 IV 对乙酰氨基酚 325 mg
11：00		95	110/70	28	55		125		12	NPO	300	芬太尼 25 mcg × 2 次
12：00		98	119/65	28	55		125		12	NPO	150	
13：00		97	110/78	29	60		125		12	NPO	350	
14：00	38.3	90	118/77	35	55	286	125		12	NPO	300	门冬胰岛素注射液 8 个单位 IV 对乙酰氨基酚 325 mg
15：00		88	135/80	31	67		125		12	NPO	500	
16：00		89	129/85	28	72		125		12	NPO	350	
17：00		77	120/87	20	78		125		12	NPO	200	Aspart 胰岛素 2 个单位 IV 对乙酰氨基酚 325 mg
18：00	38.1	80	135/68	23	67	240	125		12	NPO	250	
19：00		76	128/60	24	59		125		12	NPO	200	
20：00		80	141/70	26	68		125		12	NPO	150	
21：00		78	140/86	14	90		125	100	12	NPO	250	左乙拉西坦 1000 mg Ⅳ
22：00	38.8	80	129/89	24	78	220	125		12	NPO	300	Aspart 胰岛素 4 个单位 IV
23：00		80	130/76	18	84		125		12	NPO	300	
24：00		76	137/70	25	80		125		12	NPO	250	
01：00		78	140/80	17	83		125		12	NPO	250	
02：00	37.9	78	145/78	22	78	190	125		12	NPO	100	Aspart 胰岛素 2 个单位 IV
03：00		88	145/70	28	77		125		12	NPO	250	
04：00		80	127/78	25	76		125		12	NPO	300	
05：00		75	138/69	27	75		125		12	NPO	250	

液体 A：3% 氯化钠或醋酸钠溶液；液体 B：左乙拉西坦 IVPB；液体 C：咪达唑仑注射液；IVPB：借道静脉输液法。

图 68–2　神经科 ICU 检查报告［第 2 天（入院后 24 ～ 48 小时）］

■ 自学任务

1. 回顾各种类型的神经系统监测设备，以及药物治疗如何影响这些相关的监测参数。

2. 回顾阵发性自主性震颤或“交感风暴”及其治疗方法和监测参数。

3. 评价血清生物标志物在预测颅脑损伤患者预后方面的作用。

4. 回顾治疗、管理创伤性脑损伤患者神经行为后遗症的指导原则。

临床要点

对于重型颅脑损伤患者，只有 3 个治疗标准：①不建议使用皮质类固醇来改善疗效或降低颅内压；②在颅内压没有升高的情况下，避免长期过度换气（$PaCO_2$ < 25 mmHg）；③不建议使用抗癫痫药物来预防迟发性脑损伤所导致的癫痫（> 7 天）。

参考文献

[1] McMillian WD, Rogers FB.Management of prehospital antiplatelet and anticoagulant therapy in traumatic head injury: a review.J Trauma 2009;66:942-950.

[2] Le Roux P, Menon DK, Citerio G, et al.Consensus Statement of the International Multidisciplinary Consensus Conference on Multimodaltity Monitroing in Neurocritical Care.Neurocrit Care 2014;21(Suppl 2):S297-S361.

[3] Batchelor JS, Grayson A. A meta-analysis to determine the effect of preinjury antiplatelet agents on mortality in patients with blunt head trauma.Br J Neurosurg 2013;27:12-18.

[4] Beynon C, Hertle DN, Unterberg AW, Sakowitz OW.Clinical Review:Traumatic brain injury in patients receiving antiplatelet medication.Crit Care 2012;16:228. doi:10.1186/cc11292.

[5] Forsyth LL, Liu-DeRyke X, Parker D Jr, Rhoney DH.Role of hypertonic saline for the management of intracranial hypertension after stroke and traumatic brain injury.Pharmacotherapy 2008;28:469-484.

[6] Brain Trauma Foundation, American Association of Neurological Surgeons, Congress of Neurological Surgeons, Joint Section on Neurotrauma and Critical Care, AANS/CNS.Guidelines for the management of severe traumatic brain injury.J Neurotrauma 2007;24(Suppl 1):S1-S106.

[7] Barr J, Fraser GL, Puntillo K, et al.Clinical practice guidelines for the management of pain, agitation, and delirium in adult patients in the intensive care unit.Crit Care Med 2013;41:263-306.

[8] Wakai A, McCabe A, Roberts I, Schierhout G. Mannitol for acute traumatic brain injury.Cochrane Database Syst Rev 2013;8:CD001049.

[9] Rowe AS, Goodwin H, Brophy GM, et al.Seizure prophylaxis in neurocritical care: a review of evidence-based support.Pharmacotherapy 2014;34:396-409.

[10] McClave SA, Martindale RG, Vanek VW, et al. Guidelines for the provision and assessment of nutrition support therapy in the adult critically ill patient:Society of Critical Care Medicine (SCCM) and American Society for Parenteral and Enteral Nutrition (A.S.P.E.N.).J Parenter Enteral Nutr 2009;33:277-316.

第69章 帕金森病

动作缓慢又颤抖…………………………Ⅲ级

Mary L. Wagner, PharmD, MS
Margery H. Mark, MD

学习目标：

完成该病例学习后，学生能够：

- 识别帕金森病（PD）的运动和非运动时的症状。
- 为PD患者制定疾病各个阶段最合适的药物治疗方案。
- 如果患者有不良反应、药物之间相互作用，以及药物与食物之间有相互作用，能够调整给药方案。
- 对PD患者提供PD药物治疗和非药物治疗方面的教育咨询服务。

患者介绍

■ 主诉

我的工作效率下降了，因为震颤得厉害，无法在电脑上打字，以至于大多数工作需要花费更长的时间来完成。

■ 现病史

Lisa Farmer，女，53岁，右利手，因右手震颤加重6个月来神经科就诊。患者需要付出更多的努力才能开始做动作，且肌肉有点僵硬，因此，患者需要花费更多时间来完成工作。患者称晚上会醒数次。患者是一名平面设计师，但僵硬、缓慢、震颤和睡眠方面的问题让她不得不考虑提早退休的问题。她还称自己有约2年的便秘、失去嗅觉史，且6～8个月内存在性冲动下降、夜间盗汗、夜间唤醒情况，过去一年内月经很不规律。

■ 既往史

HTN 1年；2年前摔倒，摔断左腕。

■ 家族史

母亲89岁时死于髋关节骨折性并发症、骨质疏松症和阿尔茨海默病（临床诊断，但没有验尸确认）；父亲死于脑卒中；有2个女儿，身体状况良好。

■ 个人史

结婚23年了，不吸烟，不喝酒。

■ 系统回顾

除了现病史中提到问题，没有其他问题。她称自己没有自主神经功能障碍的其他症状（如吞咽、排尿、流口水或头晕问题）。没有任何心理问题，如抑郁症、惊恐发作、做梦生动、梦游、幻觉、偏执。

■ 用药史

- 维拉帕米缓释片180 mg，PO，每天早上一次，已服用1年。
- 碳酸钙600 mg，PO，BID，早上和晚上各一次。

■ 过敏史

无。

■ 体格检查

全身

该患者是一位白种女性，其状况与实际年龄相符，但轻度缺乏表情。

生命体征

血压118/74 mmHg（坐姿），116/70 mmHg（站姿），脉搏70 bpm，呼吸频率13次/分；体温36.8 ℃；体重53 kg，身高157.5 cm（5′2″）。

皮肤

眉毛上有少量的黄色鳞片样皮屑。

五官检查

表情缺乏；眨眼次数减少；PERRLA；EOMI。

颈部/淋巴结

柔软、无肿块、甲状腺正常、无杂音。

肺部/胸部

清晰，呼吸音正常、CTA。

心血管系统

RRR，无杂音。

腹部

柔软、无压痛、未触及肿块。

生殖系统/直肠

未触及结节，未发现直肠息肉。

肌肉骨骼/四肢

外周脉搏正常，体位稳定性正常。无 CCE。

神经系统

神经检查整体正常、蒙特利尔认知评估量表（MoCA）30/30，HAM-D 评分为 3/66（有睡觉和性欲问题）。

帕金森病综合评分量表（UPDRS）：共 19 分。

第 1 部分：心理状态、行为和情绪评分为 0/16。

第 2 部分：日常生活活动能力（ADL）量表评分为 5/52（写字、切菜时有轻度问题，会震颤，穿衣服时也有问题，如穿尼龙丝袜和扣扣子时）。患者步态正常。她走路时，右手臂摆动幅度下降。言语、流涎、吞咽、卫生、床上翻滚、跌倒、动作停止、行走或感觉等方面正常。

第 3 部分：运动神经检查评分 7/108（表情轻度缺失、动作轻度迟缓）。她有右侧僵硬问题及静止性震颤，出现经典的搓丸样动作震颤。她右侧肢体精密协调方面有问题，如快速交替动作、敲手指、手部动作和踏足试验。她从椅子上站起来及姿势或稳定性方面均没有问题。

手写示例：稍微缓慢，而且字越来越小，表明患者有写字过小症。

■ 实验室检查

Na 136 mEq/L	Hgb 13.5 g/dL	AST 20 IU/L
K 4.3 mEq/L	Hct 40.5%	ALT 24 IU/L
Cl 101 mEq/L	RBC 4.42×10^6	Alk phos 80 IU/L
CO_2 23 mEq/L	WBC $5.0 \times 10^3/mm^3$	GGT 18 IU/L
BUN 12 mg/dL	Plt $395 \times 10^3/mm^3$	铁蛋白 100 ng/mL
SCr 0.73 mg/dL	同型半胱氨酸 6 μmol/L	TSH 2.0 mIU/L
Glu 83 mg/dL	维生素 D 25-OH 25 ng/mL	总 T_4 7.5 mcg/dL

■ 初步诊断

根据现病史和 UPDRS 评分，患者的症状表明患者为轻度 PD，且处于早期阶段。

■ 临床过程

医生告知患者 PD 现有的多种治疗方法。患者可能会询问一些治疗方法，以延缓疾病进展。

问题

问题识别

1.a 将患者主诉中的问题全部列出来，并对其做出评价。确定导致这些症状的所有可能原因。

1.b 评价体检和实验室检查中的异常发现。

1.c 列出 PD 的主要运动与非运动性症状，并说明该 PD 患者所表现出来的症状和体征。

1.d 根据 Hoehn-Yahr 量表，该患者的 PD 处于哪个阶段？

预期治疗结果

2. 该 PD 患者治疗的目标是什么？

治疗方案

3.a. 该 PD 患者现在和未来所能采取的非药物疗法有哪些？

3.b. 根据患者的症状、体征，此时适合该患者的药物疗法有哪些？

最佳的治疗方案

4. 目前治疗该患者的药物有哪些？请说明这些药物的名称、剂型、剂量、给药时间和疗程？

结果评价

5. 为评价疗效、监测不良反应，应监测哪些参数？

患者教育

6. 有哪些信息您可以向患者提供，以加强其依从性，确保治疗成功，并最大限度地降低不良反应的发生率？

■ 临床过程——1 年后

6 个月后，Farmer 女士来神经科复诊。服用雷沙吉兰 3 个月后，患者的 PD 症状并没有像她预期的那样改善得那么多，所以她开始使用普拉克索，剂量逐渐增加到 1 mg，一天 3 次。自此，患者的迟缓、僵硬和颤抖明显改善。她能够更好地完成工作，享受工作，不再计划提前退休。患者增加液体摄入和洋车前子（美达施，一次一勺，一天 2 次）

后，便秘轻微改善。患者使用共轭马雌激素（每天 0.45 mg）和醋酸甲羟孕酮（每天 1.5 mg）后，性欲下降和夜间盗汗问题得到改善。眉毛和头皮不再瘙痒。她继续每日服用维拉帕米缓释片、多种维生素、碳酸钙 600 mg、维生素 D 和雷沙吉兰 1 mg。患者称这些药物没有不良反应。但是患者的丈夫称，患者的性格发生了变化，现在变得更喜欢购物，经常会买重复的物品，使他们的预算变得紧张。

生命体征：坐姿时血压 116/70 mmHg；脉搏 70 bpm。

UPDRS（患者称自己处于“开”的状态）精神为 0 分，ADL 评分为 3 分，运动为 6 分，共计 9 分。

用药史：

- 维拉帕米缓释片 80 mg，PO，QD，早晨服用。
- 复合维生素片，PO，一次一片，QD。
- 碳酸钙 600 mg，PO，BID，早上和晚上各一次。
- 维生素 D 1000 IU，PO，QD。
- 共轭马雌激素 0.45 mg，PO，QD。
- 醋酸甲羟孕酮 1.5 mg，PO，QD。
- 洋车前子（美达施），一次一勺，PO，BID。
- 普拉克索 1 mg，PO，TID。
- 雷沙吉兰 1 mg，PO，QD。

■ 随访问题

1. 你如何评价该 PD 患者目前所接受疗法的疗效？

2. 患者目前所接受的疗法可能有哪些不良反应？

3. 针对该患者经历的每个问题，如何调整药疗方案？

4. 应该为患者本次的疾病状况和治疗问题提供什么样的教育咨询服务？

5. 为了评价患者其他的健康问题，还需要做哪些检查？

■ 临床过程——7 年后

患者来神经科定期复查。她现在 60 岁，减少了工作时间，不再有强迫性行为。一开始患者的便秘症状得到了改善，但使用从网上购买的保健品后，便秘症状又出现恶化。患者双侧肢体出现了 PD 症状，包括震颤、僵硬和步态问题。她还称，在几乎所有的活动中，她都比较慢和笨拙，特别是在开车、搬运餐具、穿衣、上床睡觉和从椅子上站起来时。患者姿势的稳定性仍然很好，不会摔倒。情绪正常、无自主神经功能障碍症状或幻觉。患者开始进行锻炼，服用有机食品，从网上广泛查阅她的症状，她听从当地 PD 支持小组朋友的建议，购买了各种药物和其他保健品来治疗有关疾病。患者复诊前 1 个月，购买了辅酶 Q10 和黎豆（是一种含有自然左旋多巴的草药补充剂），认为这些药物能够以自然的方式来缓解帕金森病。她也查阅了有关下肢不宁综合征（RLS）方面的文章，认为其夜间烦躁不安、入睡困难、白天疲劳与 RLS 有关，她在几个月前开始服用铁补充剂和卡瓦补充剂，并计划下次复诊时告诉医生这些发现。

她称，吃完晚饭后坐下来时才会出现这种躁动不安。她血管里有一种冒泡的感觉，这导致她躁动不安，步行或运动时会缓解。她丈夫称，患者晚上会踢他，第 2 天早上床上相当蓬乱；她也经常会在睡梦中叫喊。

（1）血压 120/74 mmHg，体重 50 kg。

（2）眉间反射为阳性（Myerson 征阳性）。

（3）汉密尔顿精神病评定量表抑郁症评分为 3/66。

（4）MoCA29/30。

（5）患者服药时，UPDRS 评分：情绪为 3 分，ADL 评分为 12 分，运动为 43 分。

（6）实验室检查结果正常，与之前的实验室检查结果相似：铁蛋白 150 ng/mL。

（7）双能 X 线骨密度仪（DXA）扫描（6 年前）T 评分：脊柱 –1.0，左侧髋关节 –1.4。

患者日记（复诊前一天）见表 69–1。

■ 随访问题

1. 列出患者此次随访复查涉及的问题。

2. 列出并解释可能导致任何药物之间或药物与食物之前相互作用的药物和食物。

3. 针对发现的每个的问题，如何调整药物治疗方案？

4. 为确保治疗成功，加强患者依从性，最大可能减少不良反应的发生，你会对上次随访复查添加的药物提供什么样的教育咨询服务？

■ 临床过程：其他疗法

Farmer 女士在复诊前约 1 个月，已经开始使用

表 69–1 患者日记

时间	药物史	症状	注解
上午 7:00	卡比多巴 / 左旋多巴 25/100	轻度僵硬和迟缓	30 分钟内开始服用的药物
上午 8:00	维拉帕米 SR 180	症状控制良好	早餐
	黎豆（刺毛黧豆）30 g		
	钙盐 600 mg		
	瓜尔豆胶，一勺		
	雷沙吉兰 1 mg		
	辅酶 Q10 100 mg		
上午 8:30—10:00		四肢舞蹈样运动（舞蹈病）	自从开始服用补充剂后，就发现这个问题了
上午 11:30	卡比多巴 / 左旋多巴 25/100	“停药”	服用 30 分钟后，但未充分发挥作用。自从服用补充剂后，就感觉之前服用的药物像是服用了一半的感觉
	硫酸亚铁 300 mg		
	瓜尔豆胶，一勺		
	MVI		
	多库酯钠 100 mg		
中午		开始服用后，没有舞蹈样症状	午餐
下午 4:30		停药后有震颤、僵硬和缓慢	自从开始服用补充剂后，11:30 时剂量开始下降
下午 5:30	卡比多巴 / 左旋多巴 25/100	停药后有震颤、僵硬和缓慢	晚餐
	辅酶 Q10 100 mg		推迟 60 分钟后开始
下午 10:00	卡比多巴 / 左旋多巴 25/100 钙 600 mg	开始服用后，没有舞蹈样症状	根据我腿上的躁动和冒泡样感觉，我一般是晚上在 10:30—11:30 入睡
	维生素 D 1000 IU		
	卡瓦 100 mg		
	辅酶 Q10 100 mg		
下午 10:00 至次日上午 7:00			我丈夫说我睡得不安稳，晚上会踢他。我会在凌晨 1 点至凌晨 2 点醒来，去上一趟厕所，然后去睡觉，很难入睡，感觉全身僵硬，且腿部不适

辅酶 Q10。不像卡瓦药和黎豆可能会加重患者的症状，或引起其他安全问题，辅酶 Q10 确实能够缓解帕金森病。Farmer 女士是否应该继续服用该补充剂？有关使用辅酶 Q10 治疗 PD 方面的问题，请参看本书第 19 篇。

■ 自学任务

1. 查看用于治疗帕金森病药物的药理和疗效方面的报告。

2. 调查研究治疗帕金森病非运动性症状（如自主功能障碍、抑郁症、焦虑和精神病）的治疗方法。

3. 探讨深部脑刺激在晚期 PD 治疗中的应用。

临床要点

随着 PD 的进展，服药的时机需要与症状一致。评估每个剂量的起始和持续时间，并做出相应的修改。当患者被迫在预定的给药时间内服药，如在医院和疗养院服用药物时，症状有可能会恶化。因此，应根据症状来确定给药时间。

参考文献

[1] Kalia LV, Lang AE.Parkinson’s disease.Lancet 2015;386:896-912.

[2] Pedrosa DJ, Timmermann L. Review: management of Parkinson's disease.Neuropsychiatr Dis Treat 2013;9:321-340.

[3] Connolly BS, Lang AE.Pharmacologic Treatment of Parkinson Disease: a review.JAMA 2014;311:1670-1683.

[4] Zesiewicz TA, Sullivan KL, Arnulf I, et al.Practice parameter: treatment of nonmotor symptoms of Parkinson disease: report of the Quality Standards Subcommittee of the American Academy of Neurology.Neurology 2010;74:924-931.

[5] Seppi K, Weintraub D, Coelho M, et al.The Movement Disorder Society Evidence-Based Medicine Review Update: treatment for the non-motor symptoms of Parkinson's Disease.Mov Disord 2011;26(S3):S42-S80.

[6] Zigmond MJ, Cameron JL, Hoffer BJ, Smeyne RJ.Neurorestoration by physical exercise: moving forward.Parkinsonism Relat Disord 2012;18(Suppl 1):S147-S150.

[7] Fox SH, Katzenschlager R, Lim SY, et al.The Movement Disorder Society Evidence-Based Medicine Review Update: treatment for the motor symptoms of Parkinson's disease.Mov Disord 2011;26(Suppl 3):S2-S41.

[8] Zesiewicz TA, Evatt ML.Potential influences of complementary therapy on motor and non-motor complications in Parkinson's disease.CNS Drugs 2009;23(10):817-835.

[9] Groenendaal H, Tarrants ML, Armand C. Treatment of advanced Parkinson's disease in the United States: a cost-utility model.Clin Drug Investig 2010;30:789-798.

[10] Goetz CG, Fahn S, Martinez-Martin P, et al. Movement Disorder Society-sponsored revision of the Unified Parkinson's Disease Rating Scale (MDS-UPDRS):Process, format, and clinimetric testing plan.Mov Disord 2007;22:41-47.

第70章　慢性疼痛管理

实在无法镇痛时，使用阿片类药物························Ⅱ级

Ernest J Dole, PharmD, PhC, FASHP, BCPS

学习目标：

完成该病例学习后，学生能够：

- 确定慢性非癌症性疼痛（CNCP）患者进行疼痛管理的目标。
- 讨论在CNCP管理中慢性阿片类药物（COT）在处方、评估、监测和配药方面使用到的原则和工具。
- 评估患者，确定CNCP患者使用COT后可能会导致异常行为的危险因素。
- 说明各种策略，用于识别和管理COT导致的异常行为和风险，包括开COT处方的指南、处方药物监测程序（PMP）、尿液药物监测（UDM）、患者和处方协议（PPAs）及治疗方案调整。

患者介绍

■ 主诉

我全身疼痛。疼痛程度达到最大，且一直持续！我尝试了所有给我开的药物，但似乎没有什么效果，我仍然很疼痛。我尝试过物理疗法（PT），这让我疼得更厉害！后来有人告知我戴上持续正压通气（CPAP）面罩有助于睡眠和缓解疼痛。但每次我戴上它，我就会有幽闭恐惧症，焦虑程度也会增加，所以我后来就不再用它。我已经疼痛了30年，每次我都要求使用如羟考酮这类镇痛效果非常好的药物，但医生总是给我开另一种我以前没有使用过的药物，让我尝试物理疗法和去看心理医生。好吧，我厌倦了尝试那些根本不起作用的药物，也厌倦了别人告诉我"疼痛是我自己想象出来的"，根本不是！我全身都在疼痛！我只想要打一针或吃一片药，消除所有疼痛。

■ 现病史

Danica Mole，女，56岁，患有颞下颌关节紊乱性疼痛、纤维肌痛和$L_4 \sim L_5$腰部骨折。她说，25年前，被一个高中生殴打后，她就出现了疼痛问题。但没有患者被殴打的记录。自从被殴打后，患者就处于残疾状态。患者已经在疼痛科就诊5年，她尝试过多种药物来镇痛，但都没有效果；非阿片类药物每次有镇痛效果时，患者就会出现不良反应。因此，医生给该患者开具了阿片类药物来镇痛。虽然患者称从来没有滥用过阿片类药物，但患者一直打电话，要求提前补充阿片类药物，这其中可能存在滥用、处方丢失或被盗的情况。患者对通过化学方法来解决酗酒问题方面的任何建议都会感到很气愤。她自豪地说，她曾经有过酗酒问题，但是她能够"照顾自己"，不需要参加"12步计划或去康复医院进行治疗"。患者很不喜欢物理疗法，并称自己的疼痛问题经过物理疗法治疗后更严重。她对行为疗法不看好，有抵触，在5年内有2位诊所精神病医生不再愿意为其提供治疗。该诊所已不再通过硬膜外或小关节注射药物来镇痛，因为他们害怕患者因这种给药方式发生并发症。患者只尝试过一次痛点注射（TPI），她称这种疗法会使疼痛更严重。

■ 既往史

纤维肌痛25年；退行性椎间盘疾病25年；颞下颌关节紊乱症30年；肥胖20年；阻塞性睡眠呼吸暂停（OSA）20年；创伤性应激障碍（PTSD）25年；HTN 10年；高脂血症10年；很早之前有药物滥用史、

酒精滥用史，已经有6年不再滥用。

■ 家族史

对其病情无影响。

■ 个人史

患者是一名中学老师，已退休。30年前，患者被她的学生殴打后，导致了残疾，随后退休。已婚30年。患者一直在照顾其22岁的女儿，她女儿因为偏头痛和纤维肌痛而无法工作。她和她丈夫正在为其女儿办理残疾手续。患者一般睡到下午1点，然后与女儿谈话，一直持续很长时间，晚上也不睡觉。她有一个妹妹和一个弟弟。她曾想过多种办法来照顾其公婆，但一直无法实现。

■ 用药史

- 羟考酮速释片（IR）15 mg，PO，每6小时一次，镇痛。
- 吗啡延长释放片剂（ER）30 mg，PO，TID，镇痛。
- 阿托伐他汀10 mg，PO，HS。
- 氢氯噻嗪25 mg，PO，QAM。
- 地西泮5 mg，PO，TID，需要时使用。

■ 过敏史

- 对乙酰氨基酚（APAP）：疼痛增加，胃部不适。
- 阿米替林：皮疹。
- 度洛西汀：胃部不适，“躁狂症”。
- NSAIDs（全部）：溃疡。
- 加巴喷丁：“想不起来”。
- 普瑞巴林：体重增加。
- 文拉法辛：胃部不适，抑郁症更严重。

■ 系统回顾

全身疼痛呈阳性。她说她所有的肌肉都在疼痛，且背部、腿部和双脚有放电样、刺痛样疼痛。患者情绪激动。

■ 体格检查

全身

该56岁的肥胖女性患者有广泛性触摸痛。

生命体征

血压150/96 mmHg，脉搏96 bpm，呼吸频率15次/分，体温37.5 ℃；体重137.6 kg，身高158 cm，BMI 55 kg/m^2。

五官检查

PERRLA；EOMI；TMs正常。

颈部

柔软、无JVD，无杂音。

呼吸系统

CTA和P；无湿啰音或哮鸣音。

心血管系统

NSR，无MRG。

乳房

阴性。

腹部

柔软、NT、未触及肝脾；BS（+）。

生殖系统/直肠

大便血红素（–）；盆腔检查延迟。

肌肉骨骼/四肢

患者全身有广泛性的触摸性异常疼痛；脊柱轴向排列正常。脊柱活动范围正常；但是，脊柱肌肉也异常疼痛。胸椎除疼痛外均正常。颈椎活动范围正常；有触摸痛。两侧斜方肌有痉挛和压痛（左侧较严重），菱形肌有痉挛和压痛（主要是右侧），斜角肌有痉挛和压痛（虽然两侧都疼痛，但右侧更严重）。

神经系统

- CN Ⅱ～Ⅻ正常，A & O × 3。
- 上肢运动强度正常，对称，反射1+，四肢感觉神经正常；无CCE。

■ 实验室检查

- Chem 7：WNL。
- LFTs：WNL。
- CBC：除了Hgb和Hct水平高出正常范围外，其余均正常。
- MRI：轻度椎间盘退行性病变，这与患者的年龄相符。

■ 初步诊断

- 纤维性肌痛。
- 抑郁症。
- 焦虑症。
- 肥胖。
- 可能与患者药物有关的行为异常。
- HTN。
- 高脂血症。

问题

问题识别

1.a 列出与患者药物治疗有关的问题。

1.b 哪些信息表明患者有慢性非癌症性疼痛及其严重程度?

1.c 该患者的问题是药物造成的吗?

1.d 评估该患者的疼痛还需要准备哪些资料?

1.e 解决与患者疼痛和相关药物治疗有关的问题和期望问题。

1.f 确定该患者是否有药物性异常行为的风险。

1.g 评价患者会因其服用药物导致其他疾病的风险。

预期治疗结果

2.a 药物治疗后，患者希望达到的目标是什么?

2.b 该患者药物治疗的临床目标是什么?

治疗方案

3.a 有哪些非药物疗法可能对该患者有用?

3.b 有哪些行为疗法可能对该患者有用?

3.c 比较用于治疗该患者疼痛的各种阿片类药物。

最佳的治疗方案

4.a 如何更加安全地使用阿片类药物来治疗该患者?

4.b 根据患者总阿片类药物剂量，用吗啡当量（MED）来计算，说明治疗患者疼痛的药物是什么?并说明其药物名称、剂量、剂型、给药时间和疗程。

4.c 与速释型阿片类药物相比，缓释型阿片类药物有哪些优缺点?

结果评价

5.a 有哪些结果参数可用来评价 Danica Mole 的进展情况?

5.b 可使用哪些参数指标来监测药物导致的异常行为?

5.c 如果患者表现出药物性行为异常，应采取哪些措施，以及是否应继续使用阿片类药物及其理由?

5.d 如果患者持续有药物性行为异常，需要采取哪些策略来停用阿片类药物?

5.e 比较下列术语：身体依赖性、耐受性、假性成瘾、成瘾和戒断症状。

患者教育

6. 为加强其依从性，确保治疗成功，并最大限度地减少不良反应的发生，你可以为患者提供哪些信息?

■ 临床过程

因为患者不使用 CPAP 面罩，而每天使用高剂量的阿片类药物，因此，医生认为患者服用阿片类药物的风险很高。医生也称，最近患者因服用阿片类药物和羟考酮，尿动力学检查呈阳性，想就此问题进行咨询。

■ 随访问题

有关使用镇痛药丁丙诺啡的问题，你如何向医生咨询?

■ 自学任务

1. 列出阿片类药物及其相应的镇痛剂量。

2. 阿片类药物的使用很有争议；通常情况下，主要是凭直觉而不是根据科学依据来使用。用 3 ~ 4 句话从医生和患者的角度来讨论这个问题。

临床要点

阿片类药物不是治疗 CNCP 的一线治疗。没有使用阿片类药物治疗纤维肌痛的治疗指南。

参考文献

[1] Centers for Disease Control and Prevention. Prescription painkiller overdoses in the U.S. http://www.cdc.gov/vitalsigns/PainkillerOverdoses /index.html.Accessed May 9, 2016.

[2] Cobaugh DJ, Gainor C, Gaston C, et al.The opioid abuse and misuse epidemic: implications for pharmacists in hospitals and health systems.Am J Health-Syst Pharm 2014;71:1539-1554.

[3] U.S. Food and Drug Administration.Introduction to FDA blueprint for prescriber education for extended-release and long-acting opioid analgesics. http://www.fda.gov/downloads/ForIndustry/UserFees /PrescriptionDrugUserFee/UCM361069.htm.Accessed May 9, 2016.

[4] Federation of State Medical Boards.Model policy on the use of opioid analgesics in the treatment of chronic pain, 2013. http://www.fsmb .org/Media/

Default/PDF/FSMB/Advocacy/pain_policy_july2013.pdf.Accessed May 10, 2016.

[5] Center for Disease Control and Prevention. Draft CDC guideline for prescribing opioids for chronic pain—United States, 2016. https://www.regulations.gov/#!documentDetail;D=CDC-2015-0112-0002.Accessed May 10, 2016.

[6] Chou R, Turner JA, Devine EB, et al.The Effectiveness and risks of long-term opioid therapy for chronic pain: a systematic review for a National Institutes of Health Pathways to Prevention workshop.Ann Intern Med 2015;162:276-286.

[7] American Academy of Pain Management.Co-prescribing of naloxone in conjunction with opioid therapy: a statement from the American Academy of Pain Management. http://blog.aapainmanage.org /co-prescribing-of-naloxone-in-conjunction-with-opioid-therapy/ Accessed May 10, 2016.

[8] Center for Substance Abuse Treatment.Managing chronic pain in adults with or in recovery from substance use disorders.Rockville (MD):Substance Abuse and Mental Health Services Administration (US); 2012. (Treatment Improvement Protocol (TIP) Series, No. 54.) http://store.samhsa.gov/shin/content/SMA12-4671/TIP54.pdf.Accessed May 10, 2016.

[9] Christo PJ, Manchikanti L, Ruan X, et al.Urine drug testing in chronic pain.Pain Physician 2011;14:123-143.

[10] Center for Substance Abuse Treatment. Clinical drug testing in primary care.Rockville (MD):Substance Abuse and Mental Health Services Administration (US) https://store.samhsa.gov/shin/content/ SMA12-4668/SMA12-4668.pdf.Accessed May 10, 2016.

第 71 章　急性疼痛管理

不痛，更多收获…………………………Ⅰ级

Gina M. Carbonara Baugh, PharmD
Charles D. Ponte, BS, PharmD, BC-ADM, BCPS, CDE, CPE, FAADE, FAPhA, FASHP, FCCP, FNAP

学习目标：

完成该病例学习后，学生能够：

- 区分急性疼痛和慢性疼痛。
- 描述与急性疼痛有关的典型临床表现。
- 描述评价疼痛的主观和客观方法。
- 确定治疗急性疼痛患者的非阿片类药物和阿片类药物。
- 选择用于治疗阿片类药物常见不良反应的药物疗法和非药物疗法。
- 为急性疼痛患者制定治疗方案（包括监测参数）。

患者介绍

■ 主诉

我肚子疼，而且看见食物肚子也疼。

■ 现病史

Charles Porter，男，58 岁，因恶心、呕吐、上腹部和右上腹（RUQ）腹痛 2 天来家庭治疗中心就诊。患者称自己在当地一家餐厅吃了一大盘奶酪馄饨、香肠和肉丸，几个小时后开始腹痛。疼痛越来越严重，而且恶心越来越严重，随后呕吐几次。后来不再呕吐，但腹痛仍持续，餐后腹痛更加严重。现在疼痛是一种持续性钝痛，像是在背部钻孔。躺在床上或坐在椅子上似乎能减轻。自从发生上述问题后，他的食欲下降，且一直避免摄入油炸或油腻食品。排便习惯无变化，大便颜色也无变化。

■ 既往史

HTN 18 年，控制不佳；2 型糖尿病 23 年，控制合理；痛风，上次发作是在 15 年前；血脂异常 23 年；无肝硬化的酒精性肝炎 5 年。

■ 家族史

父亲 76 时去世（食管静脉曲张）；母亲 83 岁时去世（心肌梗死）；哥哥，65 岁，身体状况良好；妹妹，48 岁，患有乳腺癌和胆囊疾病。

■ 个人史

患者是一家酒吧的老板，现在已经退休。他和妻子（结婚 25 年）一起生活在离城镇几英里的一个农场里，农场面积为 10 英亩。他养了 2 只狗和 1 只猫。他有 50 年一天一包的吸烟史，以及长期酗酒史。

■ 系统回顾

除了主诉中涉及的问题，没有其他问题了。

■ 用药史

- 阿托伐他汀 20 mg，PO，QD。
- 氢氯噻嗪 25 mg，PO，QD。
- 氯沙坦 100 mg，PO，QD。
- 艾塞那肽 10 mcg，皮下注射，BID。
- 二甲双胍 500 mg，PO，BID。
- 阿司匹林 81 mg，PO，QD。
- 甘精胰岛素 10 单位，睡觉时皮下注射。
- 法莫替丁咀嚼片 20 mg，PO，胃灼热时使用。
- 复合维生素，一次一片，PO，QD。

■ 过敏史

- 红霉素（腹痛）。
- 吗啡（荨麻疹和轻度喘息）。

■ 体格检查

全身

该患者是一位和蔼的中年白种男性，轻度到中

度病容；与患者所称的年龄相符。

生命体征

血压 160/95 mmHg（坐姿时），脉搏 84 bpm，呼吸频率 20 次 / 分，体温 37.8 ℃；疼痛级别为 6/10；体重 90 kg，身高 177.8 cm（5′10″）。

五官检查

PERRLA，眼底检查发现轻度动静脉压迹；TMs 正常；黏膜潮湿。

胸部

A & P 正常。

心血管系统

S_1 和 S_2 正常；无杂音、摩擦音、奔马律。

腹部

肠鸣音正常、无器官巨大症、深度触诊时上腹部有中度弥散性疼痛及轻度反跳痛。

生殖系统 / 直肠

前列腺轻度增大；粪便愈创木脂检查阴性。

四肢

四肢力量正常、反射正常、双下肢针刺疼痛感轻度减弱；无 CCE。

■ 实验室检查

Na 138 mEq/L	Hgb 12.6 g/dL	AST 98 units/L
K 3.3 mEq/L	Hct 36%	ALT 77 units/L
Cl 97 mEq/L	PLT 340 × 10^3/mm^3	Alk phos 200 units/L
CO_2 23 mEq/L	WBC 14.0 × 10^3/mm^3	T. bili 3.4 mg/dL
BUN 15 mg/dL	Neutros 76%	D. bili 2.6 mg/dL
SCr 1.3 mg/dL	Bands 4%	AMY 435 units/L
Glu 210 mg/dL	Eos 2%	Lipase 367 units/L
	Lymphs 18%	空腹血脂水平：
		T. chol 210 mg/dL
		HDL 30 mg/dL
		LDL 120 mg/dL
		TG 300 mg/dL

■ 初步诊断

急性上腹痛；胆石症、急性胆囊炎、胆管炎、急性胰腺炎和肝炎。

问题

问题识别

1.a 列出与患者药物治疗有关的问题。

1.b 有哪些临床资料表明患者有急性疼痛综合征？

1.c 患者患上急性疼痛的病理学基础是什么？

1.d 该患者的问题是由药物治疗引起的吗？

预期治疗结果

2. 该患者药物治疗的目标是什么？

治疗方案

3.a 治疗急性疼痛的药物有哪些？

3.b 在为该患者提供治疗服务时，需要考虑哪些经济、社会心理和伦理因素？

最佳的治疗方案

4.a 治疗该患者的最合适药物有哪些？且这些药物的名称、剂型、剂量、给药时间和疗程是什么？

4.b 如果最初的治疗方案失败或不能使用，还有哪些合适的治疗方案？

结果评价

5. 哪些临床和实验室指标可用来评价治疗结果，并监测和预防不良事件发生？

患者教育

6. 为加强其依从性，确保治疗成功，并最大限度地降低不良反应的发生率，你可以向患者提供哪些信息？

■ 临床过程

患者因疑似患有胆囊炎、急性胰腺炎、肝炎和疼痛问题而住院治疗。患者需要做腹部超声和腹部 CT 检查及血培养。联系胃肠道医生和普外医生会诊。除了在家用药外，患者禁食（NPO）。医生为患者制定胰岛素给药方案。

患者根据所推荐的治疗方案开始治疗。住院第 1 天结束时，患者称服用药物后疼痛减轻，但没有完全缓解。使用单维视觉模拟疼痛量表来评定疼痛级别，疼痛级别为 8/10。患者还有恶心和排尿困难问题。

■ 随访问题

1. 导致该患者疼痛无法完全缓解的原因是什么？

2. 该患者调整后的治疗目标是什么？

3. 适合该患者的治疗方法有哪些？

4. 哪些临床和实验室指标可用来评价治疗结果，并监测和预防不良事件的发生？

5. 药师在控制患者急性疼痛中的作用是什么？

■ 自学任务

1. 说明 N- 甲基 -D- 天冬氨酸受体（NMDA）拮

抗剂在控制疼痛中的作用。

2. 说明阿片类药物性呼吸抑制的病理生理学机制和治疗方法。

3. 阿片类镇痛药对哪种类型的疼痛无效?

4. 解释患者发生阿片耐受的病理生理学机制。

5. 解释疼痛当量和相对镇痛效能的概念。

6. 说明世界卫生组织（WHO）对于疼痛阶梯的分类，以及对应每个阶段的镇痛药类型(或镇痛药)。

7. 说明评定疼痛的单维度和多维度工具的优缺点。

临床要点

可以通过更换其他阿片类药物克服镇痛耐受问题。因为阿片类药物之间不会完全交叉，从一种阿片类药物换成另外一种药物时，需要调整剂量，第 2 种药物的等效镇痛剂量只有第 1 种药物的 50 ～ 75%。

参考文献

[1] Steeds CE.The anatomy and physiology of pain. Surgery 2013;31:49-53.

[2] Fink WA.The pathophysiology of acute pain.Emerg Med Clin North Am 2005;23:277-284.

[3] Trivedi CD, Pitchumoni CS.Drug-induced pancreatitis: an update.J Clin Gastroenterol 2005;39:709-716.

[4] Li L, Shen J, Bala MM, et al.Incretin treatment and risk of pancreatitis in patients with type 2 diabetes mellitus: systematic review and meta-analysis of randomised and non-randomised studies.BMJ 2014;348:g2366.

[5] Etienne D, Reda Y. Statins and their role in acute pancreatitis:Case report and literature review.World J Gastrointest Pharmacol Ther 2014;5:191-195.

[6] American Diabetes Association.Standards of Medical Care in Diabetes-2016.Diabetes Care 2016;39(S1):S1-S112.

[7] American Pain Society.Principles of Analgesic Use in the Treatment of Acute Pain and Cancer Pain, 6th ed.Glenview, IL, American Pain Society, 2008.

[8] Ghelardini C, Di Cesare Mannelli L, Bianchi E. The pharmacological basis of opioids.Clin Cases Miner Bone Metab 2015;12:219-221.

[9] Prommer EE.Pharmacological Management of Cancer-Related Pain.Cancer Control 2015;22:412-425.

[10] Thompson DR.Narcotic analgesic effects on the sphincter of Oddi: a review of the data and therapeutic implications in treating pancreatitis. Am J Gastroenterol 2001;96:1266-1272.

[11] Spiegel B. Meperidine or morphine in acute pancreatitis?Am Fam Physician 2001;64:219-220.

第72章　偏头痛

哦，我头疼！………………………… Ⅱ级

Susan R. Winkler, PharmD, BCPS, FCCP
Brittany N. Hoffmann-Eubanks, PharmD, MBA

学习目标：

完成该病例学习后，学生能够：

- 制定预防和治疗偏头痛的药物治疗目标。
- 根据患者头痛的类型、严重程度、疾病史、先前的药物治疗、其他疾病和相关的实验室检查结果，为患者制定药物治疗方案。
- 为患者提供关于使用预防偏头痛和月经偏头痛方面药物的教育咨询服务。
- 说明头痛日记的使用方法，以及如何使用日记来改善头痛治疗。

患者介绍

■ 主诉

这种新药不能缓解我的偏头痛。在月经期头痛更厉害，且体重增加了10磅！

■ 现病史

Sarah Miller，女，34岁，因偏头痛来神经科复查就诊。她说，过去每个月她会发生两次偏头痛；但是，她最近开始工作，而且有两个年幼的孩子要照顾，一个3岁，另一个5岁，从此，她偏头痛的发作频次增加到一个月四五次。她称偏头痛一般是早晨发作，且月经期发作频次更高。一般头痛发作很快（一小时内），通常是单侧搏动痛，分布在颞部。患者头痛之前会有恶心、整个视野的灯光闪烁问题。经常发生畏光，严重头痛时可能会发生呕吐。她称，严重的偏头痛发作使她每个月请一天假。严重偏头痛那天，患者根本无法做家务，也无法照顾孩子。她还称，每个月轻度偏头痛会持续3天，在这期间，工作效率下降一半，家务活也只能做一半。一般情况下，她会到一个黑暗的屋子里，避免任何声音，否则会加重偏头痛的严重程度。她称自己偏头痛的疼痛级别为7～8，疼痛最痛时级别为10。上次患者来神经科是3个月前，医生给患者开具的镇痛药物是那拉曲坦，使用方法是口服，剂量2.5 mg，在头痛一开始就服用。然而，在过去的3个月，那拉曲坦缓解偏头痛的效果不到一半。在两次发作期间，患者偏头痛部分缓解，但第2天又恢复到之前的疼痛程度。患者称加非葛（Cafergot）效果不佳后，医生才为她开具那拉曲坦镇痛。她称自己严格按照医嘱服用。她倾向于使用口服类药物。上次去神经科复诊时，为预防头痛发作，患者服用了丙戊酸，发现体重增加了10磅。她询问是否可以将丙戊酸换成其他药物。

■ 既往史

29岁时就有偏头痛的征兆；以前的医学检查，包括脑电图和头部核磁共振（MRI），都未发现外周血管疾病（PVD）、脑血管疾病（CVA）、脑肿瘤、感染、脑动脉瘤或癫痫。药物治疗包括：

中止疗法：

1. 普通镇痛药、NSAIDs和加非葛（疗效一直很好，直到3个月前就没什么效果了）。

2. 麻醉药（效果好，但让她“几天无法工作”）。

3. 氯醛比林（无效）。

4. 那拉曲坦（镇痛效果不佳）。

预防性治疗：

1. 丙戊酸，每天500 mg（体重增加）。

2. 普萘洛尔20 mg，BID（眩晕和头晕的发作频次增加；患者自己停药）。

3. 有 8 个月的轻度抑郁症，使用下列药物进行治疗。

安非他酮持续释放制剂 150 mg，PO，TID（疗效不佳，3 个月患者自己停药）。

舍曲林 50 mg，PO，QHS（最近 1 个月前开始服用）。

■ 家族史

父母都患有偏头痛；母亲患有高血压和 2 型糖尿病。

■ 个人史

患者是一名秘书；最近换成了全职职位。有 2 个男孩，一个 3 岁，另一个 5 岁。不吸烟；3 个月前，由于压力增大，开始吸烟，一天一包。偶尔有咖啡因摄入。

■ 系统回顾

从 6 个月前开始，患者偏头痛的发作频次增加；且在月经期发作频次更高。那拉曲坦的疗效差；目前无恶心、呕吐、腹泻或闪光感。

■ 用药史

- 那拉曲坦 2.5 mg，头痛开始时口服一片，如果效果不佳或头痛又恢复到原来的疼痛程度，4 个小时后，再口服 2.5 mg。每 24 小时服用的最大剂量为 5 mg。
- 甲氧氯普胺 10 mg，PO，头痛开始发作时服用。
- 丙戊酸 500 mg，PO，QHS。
- 舍曲林 50 mg，PO，QHS。

■ 过敏史

NKDA。

■ 体格检查

全身

轻度病容的 WDWN 女性患者。

生命体征

血压 142/86 mmHg，心率 76，呼吸频率 18 次 / 分，体温 37.2 ℃；体重 75 kg，身高 160.0 cm（5′3″）。

皮肤

皮肤弹性正常；无汗。

五官检查

PERRLA；EOMI；未进行眼底检查。

颈部

柔软；无肿块、甲状腺肿大；淋巴结病变、杂音或 JVD。

胸部

双侧呼吸音正常；无 A & P。

心血管系统

RRR；S_1 和 S_2 正常；无杂音、摩擦音或奔马律。

腹部

柔软、NT/ND、无肝脾肿大；有肠鸣音。

生殖系统 / 直肠

延期检查。

肌肉骨骼 / 四肢

上肢 / 下肢肌力为 5/5，肌张力正常；双侧桡动脉和股动脉脉搏为 3+；无水肿；未发现血栓性静脉炎；ROM 完全。

神经系统

A & O×3；无构音障碍或失语症；记忆正常；无眼球震颤；无肌束震颤、共济失调；龙贝格征（–）；CN Ⅱ～Ⅻ正常；感觉正常；DTRs：全部为 2+；双侧巴宾斯基征（–）。

■ 实验室检查

Na 142 mEq/L	Hgb 13 g/dL	AST 23 IU/L
K 4.2 mEq/L	Hct 40%	ALT 25 IU/L
Cl 101 mEq/L	Plt 302×10^3/mm^3	Alk phos 35 IU/L
CO_2 23 mEq/L	WBC 8×10^3/mm^3	妊娠尿检（–）
BUN 12 mg/dL	有差异但在 WNL 范围内	
SCr 0.8 mg/dL		
Glu 95 mg/dL		

■ 初步诊断

- 偏头痛发作频次增加，与月经期和压力增大有关。
- 中止疗法中使用的药物那拉曲坦（使用方法是口服，剂量 2.5 mg）效果不是很好。
- 之前的预防疗法失败，且带来了不良反应。
- 患者因为压力增大而开始吸烟；目前每天一包。

问题

问题识别

1.a 列出患者这次来神经科复诊时与药物治疗有关的问题。

1.b 计算患者的偏头痛残疾程度评估问卷（MIDAS）评分且说明患者偏头痛的严重程度（图 72–1）。

说明：请回答在过去3个月内的有关头痛问题。把你的答案写在每个问题旁边的方框里。如果你在过去的3个月里没有出现过这个行为，就填0。	天数
1. 在过去的3个月内，您有多少天因为头痛不能去上班或上学？	□
2. 在过去的3个月内，您有多少天由于头痛部分影响工作或学习（效率下降一半以上）？（不包括第1题中旷工或旷课的天数）	□
3. 在过去的3个月内，在过去的3个月内，您有多少天由于头痛不能做家务？	□
4. 在过去的3个月内，您有多少天由于头痛部分影响做家务（效率下降一半以上）？（不包括第3题中无法做家务的天数）	□
5. 在过去的3个月内，您因为头痛错过家庭活动、社交或休闲活动？	□
MIDAS评分：从第1～5题的总天数加起来。	总分 □
注意：以下问题A和问题B用于评估头痛的频率和强度，不纳入MIDAS得分。	
A. 在过去的3个月内，你患头痛的天数（若一次发作超过一天按一天计）？	□
B. 在过去的3个月内，以0～10分计分头痛平均严重程度（0=不痛，10=疼痛的极限）	□

解释

MIDAS问卷以损失天数为单位进行评分。评分分为4个等级：

等级	定义	分数
Ⅰ	很少或无失能	0～5分
Ⅱ	轻度或无失能	6～10分
Ⅲ	中度失能	11～12分
Ⅳ	重度失能	≥21分

图72–1　MIDAS调查问卷

（经BIGAL M E, LIPTON R B, KRYMCHANTOWSKI A V许可后转载.The medical management of migraine.Am J Ther,2004,11:130–140. Lippincott Williams & Wilkins, www.lww.com.）

1.c 有哪些临床信息表明患者患有偏头痛？

1.d 患者的问题是药物导致或加重的吗？

预期治疗结果

2. 该患者治疗的目标是什么？

治疗方案

3.a 有哪些药物可用于治疗该患者的恶心问题，以及这些药物是如何影响急性疗法的？

3.b 治疗该患者急性偏头痛的药物有哪些？

3.c 预防该患者偏头痛的药物有哪些？

最佳的治疗方案

4.a 根据患者之前治疗偏头痛的成功经验和失败教训，制定缓解患者急性偏头痛的最佳药疗方案。

4.b 制定预防该患者偏头痛的药疗方案。

结果评价

5. 哪些临床和实验室指标可用来评价治疗结果，并监测和预防不良事件发生？

患者教育

6.a 有关偏头痛触发因素方面，应该向患者提供哪些信息？

6.b 有关治疗急性偏头痛及预防方面的新疗法，应该向患者提供哪些信息？

■ 临床过程：替代疗法

Miller女士在讨论戊酸疗法的可能替代疗法时，听说有一个朋友也患有偏头痛，但这位朋友了解一些用于预防偏头痛的草药。她想询问是否有草药类的产品来代替她目前使用的处方药。只要“自然”疗法能够减少偏头痛的发作频次，Miller 女士更喜欢使用比较“自然”的疗法。有关使用款冬和野甘菊预防偏头痛方面的问题，请参阅本书“第 19 篇补充和替代疗法”的相关章节。

■ 随访问题

说明头痛日记如何帮助该患者治疗偏头痛（图 72–2）。

姓名 :________________　月 :________　年 :________

头痛日期														
头痛强度														
严重痛苦	10	10	10	10	10	10	10	10	10	10	10	10	10	10
	9	9	9	9	9	9	9	9	9	9	9	9	9	9
重度疼痛	8	8	8	8	8	8	8	8	8	8	8	8	8	8
	7	7	7	7	7	7	7	7	7	7	7	7	7	7
重度疼痛	6	6	6	6	6	6	6	6	6	6	6	6	6	6
	5	5	5	5	5	5	5	5	5	5	5	5	5	5
中度疼痛	4	4	4	4	4	4	4	4	4	4	4	4	4	4
	3	3	3	3	3	3	3	3	3	3	3	3	3	3
轻度疼痛	2	2	2	2	2	2	2	2	2	2	2	2	2	2
只有先兆头痛	1	1	1	1	1	1	1	1	1	1	1	1	1	1
头痛持续时间（小时）														
失能程度														
需要住院														
需要医护专业人员的治疗														
需要卧床休息														
活动量减少 50%														
活动量减少 25%														
活动能力正常														
其他（请发表评论）														
相关症状														
恶心														
呕吐														
视觉障碍														
是否在月经期														
神经系统症状														
其他（请发表评论）														
使用的药物														
1.														
2.														
3.														
4.														
5.														
治疗结果														
完全缓解														
缓解 75% 的疼痛														
缓解 50% 的疼痛														
缓解 25% 的疼痛														
未得到缓解														
其他（请发表评论）														
总评														

注：头痛日记一般记录一整个月的头痛情况。为了节省空间，缩减了表格内容。

图 72–2　头痛日记

■ 自学任务

1. 评价Ⅳ型药物（如双氢麦角碱、丙戊酸钠）在治疗急性偏头痛方面的文献。

2. 评价酮咯酸鼻滴剂和催产素在治疗急性偏头痛方面的文献。

3. 评价有关降钙素基因相关肽受体拮抗剂（telcagepant 和 olcegepant）在治疗急性偏头痛有效性方面的问题。

4. 解释 A 型肉毒杆菌素在预防慢性偏头痛中的作用。

临床要点

女性偏头痛的发病率是男性的 3 倍，与雌激素水平有关。偏头痛在女性患者中，60% 与月经期有关，且 7% ～ 14% 的患者仅与月经期有关。

参考文献

[1] Bigal ME, Lipton RB, Krymchantowski AV.The medical management of migraine.Am J Ther 2004;11:130-140.

[2] Yang M, Rendas-Baum R, Varon SF, Kosinski M. Validation of the Headache Impact Test (HIT-6) across episodic and chronic migraine.Cephalalgia 2010;31:357-367.

[3] Lipton RB.Risk factors for and management of medication-overuse headache.Continuum (Minneap Minn) 2015;21(4):1118-1131.

[4] Banzi R, Cusi C, Randazzo C, Sterzi R, Tedesco D, Moja L. Selective serotonin reuptake inhibitors (SSRIs) and serotonin-norepinephrine reuptake inhibitors (SNRIs) for the prevention of migraine in adults.Cochrane Database Syst Rev 2015. doi:10.1002/14651858.CD011681.

[5] Evans RW, Tepper SJ, Shapiro RE, Sun-Edelstein C, Tietjen GE.The FDA alert on serotonin syndrome with use of triptans combined with selective serotonin reuptake inhibitors or selective serotonin-norepinephrine reuptake inhibitors:American Headache Society position paper.Headache 2010;50:1089-1099.

[6] Silberstein SD.Preventive migraine treatment. Continuum (Minneap Minn) 2015;21(4):973-989.

[7] Lipton RB, Silberstein SD.Episodic and chronic migraine headache: breaking down barriers to optimal treatment and prevention.Headache 2015;55(S2):103-122.

[8] Silberstein SD, Holland S, Freitag F, et al. Evidence-based guideline update: pharmacologic treatment for episodic migraine prevention in adults.Report of the Quality Standards Subcommittee of the American Academy of Neurology and the American Headache Society. Neurology 2012;78:1337-1345.

[9] Linde M, Mulleners WM, Chronicle EP, McCrory DC.Gabapentin or pregabalin for the prophylaxis of episodic migraine in adults.Cochrane Database Syst Rev 2013. doi:10.1002/14651858.CD010609.

[10] Nierenburg HDC, Ailani J, Malloy M, Siavoshi S, Hu NN, Yusuf N. Systematic review of preventive and acute treatment of menstrual migraine. Headache 2015;55:1052-1071.

第7篇　精神疾病

第 73 章　注意缺陷多动障碍

他的精力是如此的充沛，总是不停地在动·························Ⅰ级

Darin C. Ramsey, PharmD, BCPS, BCACP
Laura F. Ruekert, PharmD, BCPP, CGP

学习目标：

完成该病例学习后，学生能够：

- 说明注意缺陷多动障碍（ADHD）在《精神疾病诊断和统计手册》第五版（DSM-5）中定义的症状和体征。
- 比较不同 ADHD 治疗方案在有效性、耐受性、安全性、监测参数和药物可能相互作用方面的差异性。
- 比较缓释一日兴奋剂与即释型兴奋剂的优缺点。
- 制定用于治疗 ADHD 合适的给药方案，以提高药物的依从性。
- 评价患者以确定治疗效果，并监测不良反应。

患者介绍

■ 主诉

我儿子在下午写作业时，无法集中注意力，无法坐着一动不动。

■ 现病史

David Handlon，男，10 岁，根据预约和母亲一起去心理医生处就诊。2 年前，他被诊断出患有 ADHD，目前使用苯丙胺盐混合物（Adderall XR）进行治疗。苯丙胺盐混合物用法：每天早上服用 20 mg。他母亲说，在上次家长会上，老师表示，白天上课时 David 的行为得到了很好的控制。尽管白天上课表现良好，但在下午放学后他的母亲很难让 David 完成课后作业。母亲给他定的规则是完成课后作业后才能玩。David 不能够集中注意力做作业，但他会坚持在自己房间内玩《吉他英雄》（Guitar Hero）游戏，有时会不小心把吉他扔了。David 在与弟弟玩耍时，其行为会表现出冲动和鲁莽的特性。起初患者母亲认为药物能够治疗 ADHD。但是，在过去的一年里，David 的午后滑稽动作逐渐变得越来越多。母亲担心 David 下午失控的滑稽动作会对其白天的行为和成绩产生严重影响。她问："我应该怎么做？"

■ 既往史

哮喘，3 年；ADHD，2 年；扁桃体摘除术（1 年前）；8 岁时手腕骨折（从树上掉下导致的）；根据免疫计划进行疫苗接种。

■ 家族史

父亲和叔叔都有多动症的病史，他们均已成人，目前正在治疗。

■ 个人史

与父母和弟弟在一起生活，住在郊区。

■ 用药史

- Adderall XR 20 mg（每天早晨 7：00 服用）。
- 沙丁胺醇吸入剂，在气短时每隔 4 ～ 6 小时吸两口。
- 孟鲁司特 5 mg，PO，QD。

■ 过敏史

NKDA。

■ 系统回顾

很难对 David 做评估，因为他不能安静地坐下来，安静坐下来的时间不超过 30 秒，然后就从做检查的桌子上跳下来。在睡前吸入沙丁胺醇吸入剂，以及每日服用孟鲁司特可以良好地控制哮喘症状。

■ 体格检查

全身

营养好，体格健康男孩，身体正常发育。

生命体征

血压 110/72 mmHg，脉搏 82 bpm，呼吸频率 25 次 / 分，体温 37.5 ℃；体重 50 kg，身高 157.5 cm（5′2″）。

皮肤

无皮疹、无皮肤刺激、未见淤伤。发现左手腕上有瘢痕，是他从树上掉下来导致的。膝盖上有小伤口，是学校操场上经常摔倒导致的。

五官检查

无法评估。

颈部 / 淋巴结

无法评估。

肺部 / 胸部

无湿啰音、干啰音、哮鸣音。

心血管系统

RRR。

腹部

延期检查。

生殖系统 / 直肠

延期检查。

肌肉骨骼 / 四肢

无法评估。

神经系统

A & O × 3；无小儿多发性抽动症。

■ 实验室检查

Na 138 mEq/L	Hgb 14 g/dL	WBC $9 \times 10^3/mm^3$	Mag 1.8 mg/dL
K 3.8 mEq/L	Hct 44.5%	Neutros 66%	Fe 95 mcg/dL
Cl 106 mEq/L	RBC $4.6 \times 10^6/mm^3$	Bands 2%	TSH 3.6 mIU/L
CO_2 23 mEq/L	Plt $278 \times 10^3/mm^3$	Eos 3%	
BUN 18 mg/dL	MCV 85 μm^3	Lymphs 24%	
SCr 0.8 mg/dL	MCHC 33 g/dL	Monos 5%	
Glu 110 mg/dL			

■ 心电图

NSR；该变化无临床意义。

■ 初步诊断

· ADHD。

· 轻度持续性哮喘，哮喘时，吸入沙丁胺醇吸入剂和口服孟鲁司特可缓解。

问题

问题识别

1.a 列出与患者药物治疗有关的问题。

1.b 哪些信息（症状、体征、实验室检查结果）表明患者患有 ADHD 及其严重程度？

预期治疗结果

2.ADHD 患者的治疗（药物治疗和非药物治疗）目标是什么？

治疗方案

3.a 有哪些非药物治疗可用于 ADHD？

3.b 有哪些兴奋剂和非兴奋剂可用于治疗 ADHD？

最佳的治疗方案

4.a 治疗该患者的最合适药物有哪些？且这些药物的名称、剂型、剂量、给药时间和疗程是什么？

4.b 如果最初的治疗方案无效，应该考虑哪些替代方案？

结果评价

5. 哪些临床和实验室指标可用来评价治疗结果，并监测和预防不良事件的发生？

患者教育

6. 就该病例而言，你可以为患者及其家属提供哪些信息，以加强患者的依从性，确保治疗成功，并最大限度地减少不良反应的发生？

■ 自学任务

1. 许多家长担心，在儿童时期开始服用兴奋剂会导致他们长大后滥用兴奋剂。在进行文献检索后，制作一个教育手册来解决这个问题："治疗 ADHD 的兴奋剂是否会增加药物滥用的风险？"

2. 总结一下解决兴奋剂对生长和食欲的长期影响的方法。

3. 查看美国食品药品监督管理局药物安全与风险管理咨询委员会（the Drug Safety and Risk Management Advisory Committee of the FDA）在治疗 ADHD 的兴奋剂产品标签、包装警示语方面的建议。该包装警示语会影响哪些人群，以及哪些事件会促使 FDA 提出这类建议？

4. 患者停止口服哌甲酯（Concerta®）36 mg，改用哌甲酯透皮贴片（Daytrana®），请你为这类换药患者提供合适的建议。此外，也为将苯丙胺盐混合物（Adderall IR/Adderall XR®）换为二甲磺酸赖右苯丙胺的患者提供合适的建议。

5. 进行文献检索，查看治疗 ADHD 的药物，包括莫达非尼、选择性 5- 羟色胺再摄取抑制剂、三环类抗抑郁药，以及非典型抗精神病药物，并说明选择或不选择这些药物的理由。

临床要点

兴奋剂被认为是治疗 ADHD 的一线药物。美国儿科学会（the American Academy of Pediatrics）报告称，兴奋剂在治疗 ADHD 中，至少有 80% 的反应率。如果患者对最开始的兴奋剂没有足够的反应，就可以尝试第 2 种甚至第 3 种兴奋剂进行治疗。如果患者对这些兴奋剂均无效，才开始使用非兴奋剂类药物进行治疗。大多数患者只用其中一种兴奋剂就能改善症状。

参考文献

[1] American Psychiatric Association.Diagnostic and Statistical Manual of Mental Disorders, 5th ed.Washington, DC, American Psychiatric Association, 2013.

[2] Pliszka S, Bernet W, Bukstein O, et al., for the American Academy of Child and Adolescent Psychiatry Work Group on Quality Issues.Practice parameter for the assessment and treatment of children and adolescents with attention-deficit-hyperactivity disorder.J Am Acad Child Adolesc Psychiatry 2007;46:894-921.

[3] Dopheide JA, Pliszka SR.Attention-deficit-hyperactivity disorder: an update.Pharmacotherapy 2009;29:656-679.

[4] Wolraich M, Brown L, Brown RT, et al.ADHD: clinical practice guideline for the diagnosis, evaluation, and treatment of attention-deficit/hyperactivity disorder in children and adolescents. Pediatrics 2011;128:1007-1022.

[5] Dobie C, Donald WB, Hanson M, et al.Institute for Clinical Systems Improvement.Diagnosis and Management of Attention Deficit Hyperactivity Disorder in Primary Care for School-Age Children and Adolescents, 9th ed.March 2012.Available at: https://www.icsi.org /_asset/60nzr5/ADHD-Interactive0312.pdf.Accessed March 30, 2016.

[6] Sonuga-Barke EJS, Brandeis D, Cortese S, et al. Nonpharmacological interventions for ADHD: systematic review and meta-analyses of randomized controlled trials of dietary and psychological treatments.Am J Psychiatry 2013;170:275-289.

[7] The Medical Letter.Drugs for ADHD.Med Lett Drugs Ther 2015;15;57(1464):37-40.

[8] Stuhec M, Munda B, Svab V, et al.Comparative efficacy and acceptability of atomoxetine, lisdexamfetamine, bupropion and methylphenidate in treatment of attention deficit hyperactivity disorder in children and adolescents: a meta-analysis with focus on bupropion.J Affect Disord 2015;178:149-159.

[9] Daughton J, Corr L, Liu H, West M. Clonidine extended-release tablets for the treatment of ADHD.Neuropsychiatry 2012;2(2):117-123.

[10] Bernknoph A. Guanfacine (Intuniv) for attention-deficit/hyperactivity disorder.Am Fam Physician 2011;83:474-475.

第 74 章　神经性暴食症

自觉的社会名流……………………… Ⅰ级

Laura F. Ruekert, PharmD, BCPP, CGP
Cheen T. Lum, BSc, PharmD, BCPP

学习目标：

完成该病例学习后，学生能够：

· 根据《精神疾病诊断和统计手册》第五版（DSM-5）标准来定义神经性暴食症（BN）。

· 评估通常与 BN 有关的症状和体征。

· 提出能够有效治疗 BN 的药物和非药物治疗方法。

· 比较和对比 BN 的短期和长期并发症，并讨论预防和治疗方法。

· 制定一个包括监测参数和咨询要点在内的 BN 治疗方案。

患者介绍

■ 主诉

我很不受欢迎，我只想死！

■ 现病史

Cady Greenwald，女，21 岁，因有自杀倾向和进食障碍被门诊精神病医生转诊到行为急性护理医院。6 个月前，她被大学舞蹈队裁掉，抑郁症状加重。在这次事件之后，她感到自己能力不足，并且迷恋自己的形象，现在正在暴饮暴食，每周呕吐次数多达 8 次。她解释称，她尽可能地使自己在较长时间内不进食，但她往往控制不住，通常私底下通过暴饮暴食的方式摄入大量食物。她会因此而感到后悔和焦虑，然后通过呕吐排出食物。此外，她每周使用约 3～4 次泻药，而且有割伤前臂的自残行为。她现已经辍学，而且有计划地实施自杀并称“没人会想念我”。她承认自己每天通过饮酒和吸食大麻来帮助缓解压抑、平息焦虑及调节食欲。Cady 患有Ⅱ型躁郁症，使用艾司西酞普兰、安非他酮及齐拉西酮治疗，而且患者还患有抑郁症。这些使得她的饮食障碍变得她的更为复杂。

■ 既往史

Ⅱ型躁郁症；B 群人格障碍。

■ 家族史

父母结婚 25 年。父亲有抑郁症病史。患者的姨母患有躁郁症。患者的舅舅和姑姑有抑郁症史和药物滥用史。

■ 个人史

患者完成了 2 年的大学舞蹈专业课程，但 2 周前由于压力增加而辍学。她一个人住在公寓里。她承认每天都吸食大麻，因为她声称“我吸烟后感觉一切都好了”。她还喝酒，直到一周有两个晚上失去意识后，她就减少了饮酒量，只是偶尔喝酒。她吸烟，一天一包，已经 2 年。

■ 用药史

· 齐拉西酮 40 mg，PO，BID（3 年）。

· 安非他酮 SR 200 mg，PO，BID（1 年）。

· 艾司西酞普兰 20 mg，PO，QD（3 年）。

■ 过敏史

NKDA。

■ 系统回顾

Cady 对其生活表达了绝望和沮丧的情绪。她说，自己的抑郁症状从来没有缓解，每天使用大麻和酒精来应对抑郁症。她有自杀倾向后，割了手腕，但她否认先前有过自杀念头。她对自己的形象感到很焦虑，也感到痴迷。她称过去几周自己疲惫、虚弱、头晕和能量低的问题更严重了。她上次月经是在

2 个月前，月经已经不规律了。

■ 体格检查

全身

是一名含泪、瘦弱、焦虑的白种女性。

皮肤

右手背有伤口（Russell's 标志：患者用手指触摸咽部，使自己呕吐时，门牙伤到掌指关节导致的伤口），左前臂有许多伤痕和切口。手臂和上身区域未发现体毛。

生命体征

血压 98/72 mmHg，脉搏 52 bpm，呼吸频率 20 次 / 分，体温 36.4 ℃；体重 54 kg，身高 162.6 cm（5′4″）。

五官检查

头部大小正常；头发脆 / 粗糙；PERRLA，EOMI；腮腺轻度肿大。

颈部 / 淋巴结

无 JVD。

肺部 / 胸部

肺部 CTA；无湿啰音、干啰音、哮鸣音。

心血管系统

低血压；心动过缓。

腹部

稍微膨出，BS（–）。

生殖系统 / 直肠

正常。

肌肉骨骼 / 四肢

无发绀、杵状指、水肿。

神经系统

A & O × 3。

■ 实验室检查

Na 135 mEq/L	Hgb 14 g/dL	WBC $7.3 \times 10^3/mm^3$	AST 20 IU/L
K 3.3 mEq/L	Hct 39%	Neutros 60%	ALT 15 IU/L
Cl 100 mEq/L	RBC $5 \times 10^6/mm^3$	Bands 3%	Ca 8.6 mg/dL
HCO_3^- 22 mEq/L	Plt $247 \times 10^3/mm^3$	Eos 2%	Mg 1.3 mg/dL
BUN 25 mg/dL	MCV 83 fL	Lymphs 31%	Fe 96 mcg/dL
SCr 1.0 mg/dL	MCHC 34 g/dL	Monos 4%	叶酸 9.3 ng/mL
Glu 74 mg/dL	ALB 3.4 g/dL		铁蛋白 110 ng/mL

其他：

UDS：+THC　　BAL < 0.2 Hcg（–）

HAM-D 评分 20 分　　心电图显示 QTc 间隔期长达 506 秒

■ 初步诊断

新诊断为 BN，并伴有严重自残行为，患有抑郁症和Ⅱ型躁郁症，目前多种物质滥用。

问题

问题识别

1.a 列出与患者药物治疗有关的问题。

1.b 哪些症状、体征和实验室检查结果表明患者 BN、继发并发症和抑郁症的严重程度？

预期治疗结果

2. 该患者治疗的目标是什么？

治疗方案

3.a 有哪些非药物治疗策略可用于治疗该患者的相关疾病？

3.b 有哪些药物治疗策略可用于治疗该患者的饮食障碍？

最佳的治疗方案

4.a 治疗该患者最合适的药物有哪些？这些药物的名称、剂型、剂量、给药时间和疗程是什么？

4.b 如果最初的治疗干预措施失败或达不到预期的结果，哪些药物治疗方法可用于该患者的治疗？

结果评价

5. 哪些临床和实验室指标可用来评价治疗结果，并监测和预防不良事件的发生？

患者教育

6. 你可以向 BN 患者提供哪些信息，以加强其依从性，确保治疗成功，并最大限度地减少不良反应的发生？

■ 自学任务

1. 比较各种饮食障碍的病因和表现。

2. 查看文献并讨论与饮食失调有关的精神病的发生率、类型和意义，以及这些疾病对治疗产生了什么样的影响？

3. 做一张表，重点比较滥用泻药导致的酸中毒与过度呕吐导致的碱中毒在实验室检查方面的不同。

4. 查看文献，并写一页论文，说明饮食障碍引起的并发症及长期饮食障碍对健康的影响。

临床要点

饮食障碍是一种性质复杂的疾病，因此，该疾病的管理应该通过综合强化策略来进行，其治疗需要多个学科的专业人员来参与，采用联合治疗方案来进行治疗。药物和非药物疗法都能够解决饮食障碍和饮食障碍引起的精神疾病（药物滥用、抑郁症和焦虑症都是高度并发的精神疾病），和能够预防或治疗潜在的并发症。

参考文献

[1] American Psychiatric Association.Diagnostic and statistical manual of mental disorders, 5th ed.Washington, DC, American Psychiatric Association, 2013.

[2] Finzi–Dottan R, Zubery E. The role of depression and anxiety in impulsive and obsessive-compulsive behaviors among anorexic and bulimic patients.Eat Disord 2009;17:162-182.

[3] American Psychiatric Association (APA).Practice Guidelines for the Treatment of Patients with Eating Disorders, 3rd ed.Washington, DC, American Psychiatric Association (APA), June 2006.

[4] Aigner M, Treasure J, Kaye W, Kasper S, and the WFSBP Task Force on Eating Disorders.World Federation of Societies of Biological Psychiatry (WFSBP) guidelines for the pharmacological treatment of eating disorders.World J Biol Psychiatry 2011;12:400-443.

[5] Tortorella A, Fabrazzo M, Monteleone AM, Steardo L, Monteleone P. The role of drug therapies in the treatment of anorexia and bulimia nervosa: a review of the literature.J Psychopathol 2014;20;50-65.

[6] Yager J, Devlin MJ, Halmi KA, et al.Guideline watch (August 2012): practice guideline for the treatment of patients with eating disorders, 3rd ed.American Psychiatric Association, 2012.

[7] Setnick, J. Micronutrient deficiencies and supplementation in anorexia and bulimia nervosa: a review of the literature.Nutr Clin Pract 2010;25:137-142.

第 75 章　酒精戒断症状

突然完全戒酒会让你处在水深火热当中…………………………Ⅰ级

Kevin M. Tuohy, PharmD, BCPS

学习目标：

完成该病例学习后，学生能够：
- 描述急性酒精戒断综合征的症状和体征。
- 解释酒精依赖患者常见的实验室检查的异常结果。
- 制定急性酒精戒断症状和酒精相关性癫痫的治疗方案。
- 为酒精依赖患者推荐一个适当的电解质治疗方案。

患者介绍

■ 主诉

我丈夫表现很奇怪，一整天都在出汗、颤抖。一个小时前，我认为他癫痫发作了。

■ 现病史

Brian Johnson，男，54 岁，妻子将他送到了急诊。她说，自从她在大学期间认识他，她丈夫就一直酗酒。她指出，过去 25 年丈夫的平均日饮酒量为 14 ～ 18 瓶。她称，丈夫最近失业，没钱买酒，为了省钱，他决定要戒酒，且以“突然完全”的方式戒酒。在过去的 48 小时，他没喝一滴酒。

■ 既往史

酒精滥用和酒精依赖；酒精戒断症状，且有 4 年的酒精相关性癫痫；高血压 10 年；GERD 4 年。

■ 家族史

患者是一名建筑工人，最近失业。他 6 个月没工作。结婚 22 年。过去 25 年一直酗酒。平均每天 16 瓶（通常是啤酒或含威士忌的酒）。曾经吸过烟，5 年前戒烟。

无非法用药史。

■ 用药史（MEDS）

- 氢氯噻嗪 25 mg，PO，QD。
- 氨氯地平 5 mg，PO，QD。
- OTC 奥美拉唑 20 mg，PO，有胃痛症状时服用。

■ 过敏史

NKDA。

■ 系统回顾

患者整体上表现出混乱迷茫症状，对问题没有反应。他妻子称，在今天下午之前他的精神状态一直正常，今天下午开始表现出困惑、出汗和颤抖。

■ 体格检查

全身

患者身材高大、瘦削、营养不良、轻度病容、感到困惑迷茫和颤抖。

生命体征

血压 162/85 mmHg，脉搏 107 bpm，呼吸频率 20 次 / 分，体温 38.3 ℃；体重 76 kg，身高 198.1 cm（6′6″）。

皮肤

湿润，出汗。

五官检查

头部无外伤、巩膜黄染、PERRLA、EOMI、眼底检查 AV 轻度缩窄。

颈部 / 淋巴结

柔软、无甲状腺肿大、无淋巴结肿大。

肺部 / 胸部

对称、肺 CTA。

心血管系统

RRR；无 MRG。

腹部

柔软、无膨出；有肠鸣音；有肝大。

生殖系统/直肠

大便潜血试验（-）。

肌肉骨骼/四肢

患者迷茫困惑且双手颤抖。

神经系统

只对人有认知，对时间和空间没有概念；DTRs 过度敏感。

■ 实验室检查

Na 139 mEq/L	Phos 2.8 mg/dL	PT 14.5 seconds
K 3.2 mEq/L	GGT 310 IU/L	INR 1.30
Ca 9.5 mg/dL	AST 250 IU/L	ETOH（-）
Cl 88 mEq/L	ALT 120 IU/L	
CO_2 26 mEq/L	T. bili 1.7 mg/dL	
BUN 14 mg/dL	D. bili 1.1 mg/dL	
SCr 1.1 mg/dL	Alb 2.1 g/dL	
Glu 99 mg/dL	Mg 1.6 mg/dL	

■ 初步诊断

急性酒精戒断症状，可能有明显的酒精性癫痫。

问题

问题识别

1.a 列出与患者药物治疗有关的问题。

1.b 有哪些信息（症状、体征和实验室检查结果）表明该患者有酒精戒断症状？

1.c 有哪些症状、体征和病史表明患者有酒精依赖？

1.d 酒精滥用患者的哪些实验室检查结果会出现异常？

预期治疗结果

2. 该患者药物治疗的目标是什么？

治疗方案

3.a 有哪些可行的药物治疗方案可用于治疗该患者的酒精戒断症状？

3.b 治疗酒精戒断导致的酒精性癫痫的药物治疗方案是什么？

3.c 该患者需要纠正哪些电解质紊乱问题，以及患者需要补充哪些维生素？

3.d 可以用哪些药物来治疗该患者的血压升高和心率增快的问题？

最佳的治疗方案

4. 为该患者制定治疗酒精戒断症状的药物方案。包括纠正电解质紊乱和补充维生素，以及解决患者的其他疾病问题。

结果评价

5. 需要哪些临床和实验室指标来评价治疗结果，并监测和预防不良事件？

患者教育

6. 为加强患者的依从性，确保治疗成功，并最大限度地降低不良反应的发生率，你可以向患者提供哪些信息？

■ 自学任务

1. 搜索治疗酒精相关疾病的网站，查看治疗酒精依赖患者方面的相关内容。

2. 讨论目前在美国市场上（FDA 批准的药物）销售的用于治疗酒精依赖性的各种药物。

临床要点

1. 苯二氮䓬类药物在缓解酒精戒断症状、体征方面的效果都非常好。在选择药物时，要根据患者的具体实际情况和药物的药代动力学特征来确定。

2. 为了控制酒精戒断症状，往往需要很高剂量的苯二氮䓬类药物。这是由于酒精和苯二氮䓬类药物之间有交叉耐受。

参考文献

[1] Mayo-Smith MF.Pharmacological management of alcohol withdrawal: a meta-analysis and evidence-based practice guideline.American Society of Addiction Medicine Working Group on Pharmacological Management of Alcohol Withdrawal.JAMA 1997;278:144-151.

[2] Muzyk AJ, Leung JG, Nelson S, Embury ER, Jones SR.The role of diazepam loading for the treatment of alcohol withdrawal syndrome in hospitalized patients.Am J Addict 2013;22:113-118.

[3] Martinotti G, diNicola M, Frustaci A, et al. Pregabalin, tiapride, and lorazepam in alcohol withdrawal syndrome: a multi-centre, randomized,

single-blind comparison trial.Addiction 2010;105:288-299.

[4] Lyon JE, Khan RA, Gessert CE, Larson PM, Renier CM. Treating alcohol withdrawal with oral baclofen: a randomized, double-blind, placebo-controlled trial.J Hosp Med 2011;6:469-474.

[5] Muzyk AJ, Fowler JA, Norwood DK, Chilipko A. Role of a2-agonists in the treatment of acute alcohol withdrawal.Ann Pharmacother 2011;45:649-657.

[6] Mueller SW, Preslaski CR, Kiser TH, et al.A randomized, double-blind, placebo-controlled dose range study of dexmedetomidine as adjunctive therapy for alcohol withdrawal.Crit Care Med 2014;42:1131-1139.

[7] Rathlev NK, Ulrich AS, Delanty N, D' Onofrio G. Alcohol-related seizures.J Emerg Med 2006;31:157-163.

[8] Hillbom M, Pieninkeroinen I, Leone M. Seizures in alcohol-dependent patients.Epidemiology, pathophysiology and management.CNS Drugs 2003;17:1013-1030.

[9] Sullivan JT, Sykora K, Schniederman J, Naranjo CA, Sellers EM. Assessment of alcohol withdrawal: the revised clinical institute withdrawal assessment for alcohol scale (CIWA-Ar).Br J Addict 1989;84:1353-1357.

第 76 章　尼古丁依赖

这是什么味道？……………………… Ⅱ级

Gabriella A. Douglass, PharmD, BCACP
Julie C. Kissack, PharmD, BCPP, FCCP

学习目标：

完成该病例学习后，学生能够：

- 解释二手烟的不良影响。
- 解释某个患者在戒烟某个阶段的症状变化，并根据 5A 计划制订戒烟行动计划，以促进患者戒烟和缓解尼古丁戒断症状。
- 为患者制定个体化戒烟方案，包括调整生活方式和药物治疗，减少吸烟量，最终达到戒烟的目的。
- 如果最初治疗方案失败了，推荐治疗尼古丁依赖性的其他方法。
- 为患者提供治疗尼古丁依赖的个体化的咨询服务。

患者介绍

■ 主诉

我不知道为什么我感觉如此糟糕，但戒烟可能是一件好事。有一次我试着两天不再嚼尼古丁口香糖，因为尼古丁口香糖会让我感到反胃，我下巴也真的很疼，我真的想抽烟。

■ 现病史

Phil Morris，男，32 岁，因 2 周的极度口渴、排尿过多及全身感觉不适而去初级保健诊所就诊。患者说："上个月我每个周有 2 ～ 3 天不上班，因此没有足够的钱来支付治疗费用。我的保险费很高，因此用保险支付也有难度。我的妻子和三个孩子连吃饭的钱都没有，因此我一次只能买一支烟。还有一件事，就是我很难记起服用控制血糖的药物。你能帮助我改善病情，让我可以回去工作吗？"

■ 既往史

2 型糖尿病（29 岁时确诊）。

■ 家族史

患者母亲（52 岁）患有 2 型糖尿病和卵巢癌。父亲（57 岁）有高血压、心肌梗死和肥胖病史。患者是六个兄妹中年龄最大的。六个兄弟姐妹都抽过烟，但其中两个在过去 5 年戒烟。妻子不吸烟，儿子患有哮喘；一个女儿患有 ADHD，另外一个女儿没有发现健康问题。

■ 个人史

患者在当地的便利店工作。当他有经济实力时，每天吸一包烟，已经有 18 年的吸烟史。当他工作时，一天喝 10 罐山露（私酿的威士忌酒）。他称，自己仅在领取薪酬后，在周五晚上喝六瓶啤酒。与妻子一起生活 14 年，三个孩子的年龄分别是 12 岁、9 岁和 3 岁。妻子是个家庭主妇。他的家庭通过健康保险市场网站这个国家项目，获得了家庭保险。

■ 用药史

二甲双胍 500 mg，PO，BID，餐时服用（被诊断为糖尿病时就开始服用了）。

■ 过敏史

NKDA。

■ 系统回顾

全身感觉不适。无甲状腺肿大病史；不耐热、不耐冷。过去一周多尿。

■ 体格检查

全身

该患者是一名大块头的非裔美国人，他眼睛下有黑眼圈，看起来很悲伤，看上去与真实年龄相符。身上有浓烈的烟熏味。手指上有烟熏泛黄的痕迹。黄牙。

生命体征

血压 128/85 mmHg，脉搏 89 bpm，呼吸频率 20 次 / 分，体温 37.0 ℃（98.7 ℉）；体重 125 kg，身高 172.7 cm（5′8″）。

■ 实验室检查

FBG 150 mg/dL；A1C 7.5%；总胆固醇 140 mg/dL、甘油三酯 175 mg/dL、HDL 25 mg/dL、VLDL 35 mg/dL、LDL 80 mg/dL。患者来该诊所就诊前的 1 个月就已经获得了所有实验室检查结果，这些结果记录在临床病历中。

■ 初步诊断

- 尼古丁依赖——患者可能具备了戒烟的条件。
- 2 型糖尿病——未得到很好的控制。
- 评价 ASCVD 的风险。
- 肥胖——他在为家人购买食物方面有经济压力，因此不能够选择健康的饮料。
- 遵守药物治疗方案的依从性较差——有限的经济条件和治疗方案的复杂性可能会导致患者无法遵守药物治疗方案。
- 工作缺勤影响了生活质量。

问题

问题识别

1.a 列出与患者药物治疗有关的问题。

1.b 患者病史中的哪些信息，是与吸烟直接相关的症状和体征（图 76–1）？

1.c 确定患者目前所处的变化阶段，并描述你从 5A 干预计划中选择其中一个 A 计划来戒烟的具体干预措施（表 76–1）。指出能够表明患者除了患有尼古丁依赖之外，还患有其他没有得到控制的疾病的监测参数。

1.d 描述该病例的哪些方面提示了尼古丁依赖的严重程度。

1.e 找出患者先前通过嚼尼古丁口香糖无法戒烟成功的最可能的原因。

预期治疗结果

2. 该患者戒烟的药物疗法和其他疾病的治疗目标是什么？

治疗方案

3.a 描述可以帮助患者达到药物戒烟目标，以及提高工作出勤率的各种非药物疗法。

3.d 治疗该患者尼古丁依赖和其他疾病状态的药物疗法有哪些，以及有哪些药物疗法适合该患者？

3.c 该患者在治疗时，应当考虑哪些经济、心理、种族和伦理问题？

最佳的治疗方案

4. 治疗该患者相关疾病的药物有哪些？这些药物的名称、剂型、剂量、给药时间及疗程分别是什么？

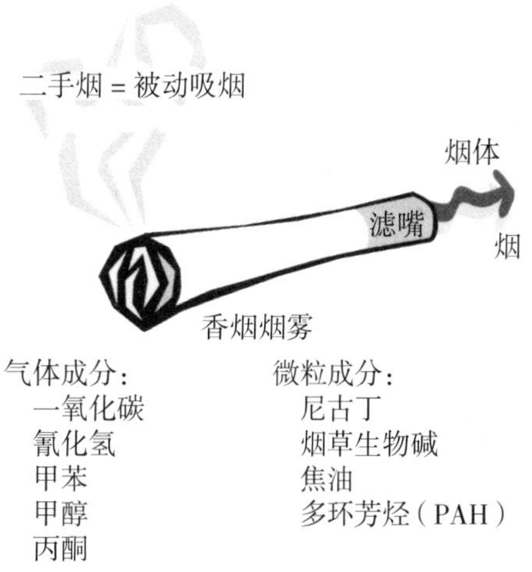

图 76–1　香烟和香烟的成分

表 76–1　变化阶段和戒烟咨询

变化阶段	患者的心态	反应性
意向前期	对戒烟不感兴趣，没有认识到吸烟的危害	提供简明的相关声明，说明吸烟者为什么应该考虑戒烟
有了戒烟的想法	认识到吸烟的危害，可能会考虑戒烟	现有确凿证据表明香烟烟雾和二手烟有害健康。鼓励吸烟者戒烟
戒烟准备	吸烟对人体有害，现在已经要考虑戒烟	讨论戒烟的方案——药物疗法和非药物疗法
行动	主动戒烟，制定一个明确的戒烟期限及应对各种压力因素的方案	鼓励尝试戒烟，在患者戒烟过程中提供支持，并表扬吸烟者前段时间取得的戒烟成果
维持	吸烟者有一段时间没有吸烟了	保持戒烟状态是一件很了不起的事情。持续性戒烟是一种积极的行为，能够使自己更健康

结果评价

5. 哪些临床和实验室指标可用来评价治疗结果，并监测和预防不良事件的发生？

患者教育

6. 你可以向患者提供哪些药物信息，以加强其依从性，确保治疗成功，并最大限度地降低不良反应的发生率？

■ 自学任务

1. 评估当前有关使用戒烟热线来提高戒烟成功率的文献。你所在的国家戒烟热线的发展状况是怎样的？写一页论文，说明你如何给你的社区宣传戒烟热线方面的知识。

2. 访问 smokefree.gov 这个网站，选择最近的两项研究：一个是非药物疗法，另外一个是药物疗法。这两个研究正在招收吸烟者（如退伍军人，孕妇），帮助他们戒烟。比较这两项研究。做一个可以用来给这两个研究招募患者的传单。

3. 查看 http://www.surgeongeneral.gov/library/reports/50–years–of–progress/exec-–summary.pdf. 这个网站中公共卫生局局长关于二手烟的报告。

列一个含有 10 个理由的清单，说明二手烟作为一种毒素是如何导致疾病的。写一篇两页的论文，描述如何使用这些信息来鼓励父母和其他看护人戒烟。

描述商业电子烟（联邦和州）的法律状况，并解释商业电子烟的作用。

临床要点

尼古丁贴片会使细胞对胰岛素的反应性下降，从而增高血糖。但是，与吸烟导致的内分泌变化相比，尼古丁贴片导致的不良反应很小。使用尼古丁贴片的患者也不应该再吸烟。

参考文献

[1] Fiore MC, Jaén CR, Baker TB, et al.Treating Tobacco Use and Dependence:2008 Update.Clinical Practice Guideline.Rockville, MD, U.S. Department of Health and Human Services.Public Health Service, 2008.Available at: http://bphc.hrsa.gov/buckets/treatingtobacco.pdf.Accessed March 24, 2016.

[2] U.S. Department of Health and Human Services. The Health Consequences of Smoking—50 Years of Progress:A Report of the Surgeon General.Atlanta, GA, U.S. Department of Health and Human Services, Centers for Disease Control and Prevention, National Center for Chronic Disease Prevention and Health Promotion, Office on Smoking and Health, 2014. Available at: http://www.surgeongeneral.gov/library/reports /50–years–of–progress/exec–summary.pdf. Accessed April 29, 2016.

[3] American Diabetes Association.Standards of medical care in diabetes—2016.Diabetes Care 2016;39(Suppl 1):S1-S106.

[4] Willi C, Bodenmann P, Ghali WA, Faris PD, Cornuz J. Active smoking and the risk of type 2 diabetes: a systematic review and meta–analysis. JAMA 2007;298:2654-2664.

[5] Pan A, Wang Y, Talaei M, Hu FB, Wu T. Relation of active, passive, and quitting smoking with incident type 2 diabetes: a systematic review and meta–analysis.Lancet Diabetes Endocrinol 2015;3(12):958-967.

[6] Mills AM, Rhodes KV, Follansbee CW, Shofer FS, Prusakowski M, Bernstein ST.Effect of household children on adult ED smokers' motivation to quit. Am J Emerg Med 2008;26:757-762.

[7] Benowitz NL.Nicotine addiction.N Engl J Med 2010;362:2295-2303.

[8] Kotz D, Viechtbauer W, Simpson C, Van schayck OC, West R, Sheikh A. Cardiovascular and neuropsychiatric risks of varenicline: a retrospective cohort study.Lancet Respir Med 2015;3(10):761-768.

[9] Centers for Disease Control and Prevention.Current cigarette smoking among adults—United States, 2005-2013.Morbid Mortal Wkly Rep 2014;63(47):1108-1112.Available at: http://www.cdc.gov/mmwr /preview/mmwrhtml/mm6347a4.htm.Accessed April 29, 2016.

[10] U.S. Preventive Services Task Force.Behavioral and pharmacologic treatments to help adults quit smoking:U.S. Preventive Services Task Force recommendation statement.Ann Intern Med 2015;163:1-40.

第 77 章 精神分裂症

我感觉身体内有 1000 条虫子…………………………Ⅰ级

Leigh Anne Nelson, PharmD, BCPP

学习目标：

完成该病例学习后，学生能够：
- 识别精神分裂症的目标症状。
- 使用合适的药物来治疗急性精神病发作。
- 解决抗精神病药物的不良反应。
- 探讨第 2 代抗精神病药物在治疗精神分裂症中的作用。

患者介绍

■ 主诉

我想见我的律师。

■ 现病史

Anita Gonzalez，女，32 岁，被警察带到精神病院就诊。这是 Anita 首次住院治疗。今天早些时候，Anita 的在其租住的地方制造了骚乱，其房东称要报警。Anita 朋友把她送到危机中心。在危机中心，Anita 变得越来越激动和猜疑，然后大家叫来了警察，但在工作人员对其评价前，她离开了危机中心。很明显，患者有妄想症，她认为晚上有人在她睡着时潜入她的房间，在她体内放置了 1000 多条蠕虫。她还认为正在被街上过路的男性强奸。她非常坚定地认为自己拥有巨额财富，称自己买了一些金子，然后把它们落在了杂货店。她认为，一个古巴共产党知道了她的秘密，通过整容，看起来像她，然后利用她的身份占有了她的所有财产。她表示，很难将她的财产追回来。

很显然，今天突然发生的事情是因为患者认为当地一家快餐店是自己的，引发了混乱，最终导致她住院治疗。因为骚乱，警察来了，根据保护性拘留令，她随后被送到这里。患者的说法是，她买了一个汉堡，坐下来吃，由于某种原因，有人打电话报警，指控她非法入侵。她声称，6 年前她被一个姐妹的亲属强奸，并在这个过程中摔断了髋关节。她称，因为她不做冒充者要求她做的事情，她的脚被砍了，随后她的脚从中美洲送回来，重新被接上了。

她杂乱无章地说这些事情。她说，自己曾参与过墨西哥蒙特利的一项实验，在实验过程中，有 38 个卵子从其体内取出，然后孩子都出生，但被当地政府杀害。她声称，她体内的蠕虫能够杀死狗和马，并称是墨西哥政府将蠕虫放在她体内。她还称，自己的脊椎还被植入了发射器，当地政府花了 3 年的时间才将它们取出来。她称有次做手术，有个外科医生根本不知道他在做什么，把她的胆囊取出，放到肠道里了，然后胆囊在肠道中破裂了。该患者还称，有次医生把许多条蛇从她腹腔里取出，然后蛇杀死了这名医生和其中一个护士。她还称自己在 1963 年以前做过外科医生。

■ 精神病史

患者否认自己先前因精神问题进行过住院治疗。不吸食毒品，不喝酒，每天吸两包烟。

■ 既往史

- 病历显示她 2 个月前的确做过胆囊手术（胆囊切除术）。
- 病历未显示她曾经被强奸过，也未显示其髋关节曾经骨折过。
- 病历中没有显示其他的疾病。

■ 有精神病家族史

患者声称她所谓的家人并不是真正的家人，她也不确定真正的家人是谁。

■ 用药史

无记录。

■ 过敏史

青霉素类（皮疹）。

■ 法律 / 社会地位

离婚；异性恋；独自住在公寓；就业史未知。

■ 精神状态检查

该患者是西班牙裔白人女性，衣着朴素，有些混乱；病态肥胖；头发为黑色，没有清洗过。她意识清醒，很警觉，思维能够辨别时间、空间和人，无急性病容。她表达清晰、连贯、具有紧迫感，但其中有很多很离谱的想法，而且没有逻辑性。她表达的内容漫无边际，从一个话题没有任何过渡突然就换到另一个话题。她的情感与心境一致，情绪欣快，而且漫无章法。思维过程没有逻辑性，具有明显的妄想性。目前尚无幻听的证据，也没有幻视。她称自己没有自杀倾向，也没有杀人倾向，但她在表述自己的想法时，通常滔滔不绝，而且具有紧迫感，大讲特讲自己的很多东西都被冒充她的人给夺走了。她具有明显的妄想症状和偏执的想法。她的记忆力（即时、短时和长时）正常。她的认知和专注能力正常。智力水平在平均范围内。洞察力和判断力明显受损。

■ 系统回顾

患者称自己胃肠道有时不适，称自己胃内有蠕虫，未发现其他问题。

■ 体格检查

生命体征

血压 140/85 mmHg，脉搏 80 bpm，呼吸频率 17 次 / 分，体温 37.1 ℃；体重 97 kg；身高 160.0 cm（5′3″）。

皮肤

双手有刮伤。

五官检查

PERRLA；EOMI；眼底检查正常；喉部和耳部正常；TMs 正常。

颈部

柔软、无结节；甲状腺正常。

肺部

CTA & P。

心血管系统

RRR，S_1 和 S_2 正常。

腹部

BS（+），无压痛。

四肢

四肢运动范围正常，双侧脉搏 2+。

神经系统

A & O×3；反射对称；脚趾下垂；步态正常；运动强度正常；感觉神经正常；CN Ⅱ ~ Ⅻ正常。

■ 实验室检查

见图 77–1，以及表 77–1 和表 77–2。

■ 初步诊断

精神病诊断：精神分裂症，第 1 次发作，目前为急性发作。

疾病诊断：胆囊切除术；肥胖；烟草滥用。

问题

问题识别

1.a 列出与患者药物治疗有关的问题。

1.b 哪些信息（症状、体征、实验室检查结果）表明患者患有精神分裂症并表明精神分裂症急性发作的严重程度？

预期治疗结果

2. 该患者药物治疗的目标是什么？

治疗方案

3.a 有哪些非药物疗法可能对该患者有用？

3.b 有哪些药物疗法可能对该患者有用？

最佳的治疗方案

4.a 治疗该患者最合适的药物有哪些？且这些药物的名称、剂型、剂量、给药时间和疗程是什么？

4.b 如果最初的治疗方案失败了或不能使用，还有哪些合适的治疗方案？

结果评价

5. 哪些临床和实验室指标可用来评价治疗结果，并监测和预防不良事件的发生？

患者教育

6. 为加强其依从性，确保治疗成功，并最大限度地降低不良反应的发生率，你可以向患者提供哪些信息？

Na 140 mEq/L	Hgb 14.6 g/dL	WBC 11.0 × 10^3/mm^3	AST 34 IU/L	Ca 9.6 mg/dL
K 3.9 mEq/L	Hct 45.7%	Neutros 66%	ALT 22 IU/L	Phos 5.1 mg/dL
Cl 104 mEq/L	RBC 4.7 × 10^6/mm^3	Lymphs 24%	Alk phos 89 IU/L	TSH 4.5 μ IU/mL
CO_2 22 mEq/L	MCV 90.2 μ m^3	Monos 8%	GGT 38 IU/L	RPR 阴性
BUN 19 mg/dL	MCH 31 pg	Eos 1%	T. bili 0.9 mg/dL	血清酒精含量 < 10 mg/dL
SCr 1.1 mg/dL	MCHC 34.5 g/dL	Basos 1%	Alb 3.6 g/dL	尿液妊娠（–）
Glu 100 mg/dL		Plt 232 × 10^3/mm^3	T. chol 208 mg/dL	
尿检：		尿液药物筛查：		
尿液为黄色		安非他明（–）		
外观上因葡萄糖是否有轻度浑浊（–）		巴比妥类药物（–）		
胆红素（–）		苯二氮䓬类（–）		
酮，微量		大麻（–）		
SG 1.025		可卡因（–）		
血液（–）		鸦片类药物（–）		
pH 6.0		PCP（–）		
蛋白（–）		羟考酮（–）		
亚硝酸盐（–）				
白细胞酯酶（–）				

图 77–1　实验室检查结果

表 77–1　治疗精神病的建议

建议	APA 2004（2009 评论）	IPAP 2005	PORT 2009
一线药物	SGA	SGA	SGA（除氯氮平和奥氮平外），FGA
二线药物	SGA、FGA 和氯氮平	SGA	SGA，FGA

表 77–2　接受 SGA 治疗患者的推荐监测参数

参数	基线	4 周	8 周	12 周	每个季度	每年
个人史 / 家族史	X					
体重（BMI）	X	X	X	X	X	
血压	X			X		X
空腹血糖	X			X		X
空腹血脂水平	X			X		X
腰围	X					X
迟发性运动障碍评价	X					X
血检结果 *	X					X
心血管系统 **	X					X

注：* 根据严格的监测指南，服用所有 SGA 时最好做血检，服用氯氮平时必须做。

** 如果年龄大于 40 岁，或患有心血管疾病需要做心电图。

■ 自学任务

检索有关目前销售的第2代抗精神病药物能够增加体重方面的文献。哪种抗精神病药物更有可能会导致体重增加？哪种抗精神病药物不太可能导致体重增加？

进行文献检索，查阅关于第1代和第2代抗精神病药物导致QTc发生变化方面的问题。哪种抗精神病药物导致QTc间期发生变化的可能性更高？

查看第2代抗精神病药的药物经济学方面的文献。在您所在的地区，比较下列这些药物每日剂量的平均成本［长效注射剂（LAI），以月计算］：氟哌利多（口服制剂和LAI制剂）、氯氮平（口服制剂和快速溶解制剂）、奥氮平（口服制剂、快速溶解制剂和LAI制剂）、利培酮（口服制剂、快速溶解制剂、LAI制剂）、阿立哌唑（口服制剂、快速溶解制剂、LAI制剂）、喹硫平（口服制剂）、齐拉西酮（口服制剂）、帕利哌酮（口服制剂和LAI制剂）、阿塞那平（口服制剂）、伊潘立酮（口服制剂）、鲁拉西酮（口服制剂）、依匹唑哌（口服制剂）和卡利拉嗪（口服制剂）。

临床要点

在开始抗精神病药物治疗时可以服用苯二氮䓬类药物（如劳拉西泮）来缓解患者躁动、攻击状态，让其他抗精神病药有时间发生效果。在缓解急性躁动、攻击状态的过程中，使用劳拉西泮还可以减少其他抗精神病药物的剂量，并有利于预防抗精神病药引起的不良反应，如锥体外系反应（如肌张力障碍）。

参考文献

［1］Velligan DI, Weiden PJ, Sajatovic M, et al.The Expert Consensus Guideline Series: adherence problems in patients with serious and persistent mental illness.J Clin Psychiatry 2009;7:1-48.

［2］Castle DJ, Buckley PF.Schizophrenia, 2nd ed.Oxford, UK, Oxford University Press, 2015.

［3］Lehman AF, Lieberman JA, Dixon LB, et al.American Psychiatric Association Practice Guidelines; Work Group on Schizophrenia. Practice guideline for the treatment of patients with schizophrenia, 2nd ed.Am J Psychiatry 2004;161(2 Suppl):1-56.

［4］Dixon LB, Perkins B, Calmas C. Guideline Watch (September 2009): practice guideline for the treatment of patients with schizophrenia.Psychiatry Online.Available at: http://psychiatryonline.org/pb/assets /raw/sitewide/practice_guidelines/guidelines/schizophrenia-watch.pdf.Accessed March 23, 2016.

［5］Buchanan RW, Kreyenbuhl J, Kelly DL, et al.The 2009 schizophrenia PORT psychopharmacological treatment recommendations and summary statements.Schizophr Bull 2010;36:71-93.

［6］World Federation of Societies of Biological Psychiatry Guidelines of Biological Treatment of Schizophrenia.World J Biol Psychiatry 2005;6(3):132-191.

［7］Lieberman JA, Stroup TS, McEvoy JP, et al., for the Clinical Antipsychotic Trials of Intervention Effectiveness (CATIE) Investigators.Effectiveness of antipsychotic drugs in patients with chronic schizophrenia.N Engl J Med 2005;353:1209-1223.

［8］American Psychiatric Association.Schizophrenia spectrum and other psychotic disorders. In:Diagnostic and Statistical Manual of Mental Disorders, 5th ed.Washington, DC, American Psychiatric Association, 2013:87-122.

［9］American Diabetes Association, American Psychiatric Association, American Association of Clinical Endocrinologists, and North American Association for the Study of Obesity.Consensus Development Conference on Antipsychotic Drugs and Obesity and Diabetes.Diabetes Care 2004;27:596-601.

［10］Sharma T, Mockler D. The cognitive efficacy of atypical antipsychotics in schizophrenia.J Clin Psychopharmacol 1998;18(Suppl 1):12S-19S.

［11］Gopalakrishna G, Aggarwal A, Lauriello J. Long-acting injectable aripiprazole: how might it fit in our tool box?Clin Schizophr Relat Psychoses 2013;7(2):87-92. doi:10.3371/CSRP.

GOAG.043013.

[12] Citrome L. Paliperidone Palmitate—review of efficacy, safety and cost of new second–generation depot antipsychotic medication.Int J Clin Pract 2011;65:189-210.

[13] Citrome L. A review of the pharmacology, efficacy and tolerability of recently approved and upcoming oral antipsychotics: an evidence–based medicine approach.CNS Drugs 2013;27(11):879-911.

[14] Clinical Pharmacology Research Institute at Indiana University.Flockhart DA.P450 drug interaction: abbreviated "clinically relevant" table.Available at: http://medicine.iupui.edu/clinpharm/ddis/table.asp.Accessed March 25, 2016.

[15] Preskorn SH.Clinically important differences in the pharmacokinetics of the ten newer atypical antipsychotics: part 2.Metabolism and elimination. J Psychiatr Pract 2012;18:361-366.

第 78 章　严重抑郁症

值得生活下去……………………… Ⅰ级

Brian L. Crabtree, PharmD, BCPP
Lydia E. Weisser, DO, MBA

学习目标：

完成该病例学习后，学生能够：
- 认识到抑郁症的症状和体征。
- 为抑郁症患者制定药物治疗方案。
- 比较各种抗抑郁药物的不良反应。
- 选择抗抑郁药物时需要考虑经济方面的因素，因此，要讨论各种抗抑郁药经济方面的问题。

患者介绍

■ 主诉

我不知道自己是否能够处理这个问题。

■ 现病史

Geneva Flowers，女，41 岁，被家庭医生转诊到精神健康门诊。患者称自己感到心情低落、沮丧、悲伤，而且时不时地哭泣，伴有失眠、饮食增加、注意力不集中和疲惫问题。她已经有 2 个月没有工作，而且把假期和病假都用完了。

一年前，她因酒精使用障碍进行过治疗。治疗后，她的情况相当好，8 个月前再婚。在过去的几个月里，她与自己十几岁的儿子因家庭问题，以及过去的事件产生争执，她的心情越来越沮丧。她的大儿子，17 岁，已经搬出去与他的父亲居住在一起。她的小儿子，12 岁，搬出去与他的祖父母住在一起。

当她发现孩子的父亲有外遇后，结束了为期 10 年的婚姻生活。大约 2 年后，因为男方孩子的问题导致矛盾升级，她离开了第 2 任丈夫。因为家里没有了第 2 个收入来源，她的信用卡积累了大量债务。她开始喝酒，很快就养成了用喝酒来缓解压力的习惯。在进行酒精治疗前，她与儿子的朋友发生了性关系。当天儿子的朋友到她家去找她儿子，她与那个朋友发生了关系，但第 2 天她忘了这件事。她目前的丈夫是第 3 任，一直支持她，但她因自己失败的婚姻和儿子的问题对现任丈夫感到很内疚。另外，她还担心债务。这使得她更加沮丧。她是一所小学的行政助理，现在已经请假。

3 个月前，该患者去看她的家庭医生，以治疗抑郁症，家庭医生给她开具了米氮平治疗。但该药物并没有使她的精神状况得到改善，且使她的体重增加了。因为家庭医生认为她可能有自杀的想法，就把她转诊到精神病门诊进行精神病方面的评价诊断。

■ 既往史

- 儿童期疾病史：她曾经患有所有儿童均患过的疾病。她在 3 岁时因细菌性脑膜炎住院治疗，但无后遗症。
- 成人疾病史：目前没有患非精神类成人疾病；以前也没有进行过精神病方面的治疗。
- 外伤史：9 岁时因自行车事故导致上肢骨折，没有其他外伤。
- 手术史：生孩子时剖腹产；6 岁时曾行扁桃体摘除术。
- 旅行：没有重要的旅游史。
- 饮食：没有饮食限制。尽管没有多大的胃口，但称自己自从服用米氮平后，吃得比较多。
- 锻炼：不经常锻炼。
- 免疫接种：没有儿童接种方面的个人记录；9 年前曾接种过破伤风加强针；不记得她最近

接种流感疫苗的具体时间。

■ 家族史

父亲已经去世，有冠心病史，但最后死于结肠癌。母亲患有高血压，且高血压控制良好。有一个姐（妹）患有抑郁症和焦虑症，服用抗抑郁药（但患者不知道药物的名称）进行治疗。另外一个姐（妹）自杀。

■ 个人史

高中毕业；做行政助理工作，但已经休假约 2 个月。结婚约 8 个月，曾离过两次婚。与丈夫和儿子在一起生活，直到几周前儿子都搬走了。她通过学校缴纳医疗保险，该保险包括调整后的医疗费用。患者称自己信用卡内有大量债务。过去经常参加教堂做礼拜（新教），但最近没有。每周参加嗜酒者互戒协会（AA）。

自从开始化学依赖性治疗后，就不喝酒了。不吸烟。每天喝 3 ～ 4 杯含咖啡因的咖啡，通常晚餐时喝冰茶，可乐作为休闲饮料饮用。高中毕业后多次吸食大麻，但近 10 来年不再吸食；过去和现在都没有使用过其他毒品。

■ 用药史

- 米氮平 30 mg，PO，QHS（大约 3 个月前开始服用米氮平 15 mg，PO，QHS）。
- 炔雌醚 1/35-28，一次一片，PO，QD 已经停服 2 个月。
- 圣约翰草 300 mg，PO，TID，在过去 2 周内，根据丈夫建议服用（在健康食品店购买）。
- 对乙酰氨基酚 1000 ～ 1500 mg，PO，头痛时服用，一周 2 ～ 3 次。
- 使用 OTC 抗组胺药和解充血药来治疗感冒或过敏；最近几个月没有使用这类药物了。

■ 过敏史

NKDA。

■ 系统回顾

- 全身状况：大部分时间感到很累。
- 五官：佩戴隐形眼镜；无耳鸣、耳痛、渗出物；无鼻塞；龋齿经过牙科修补。
- 胸部：无哮喘、其他肺部疾病。
- 心血管系统：称偶尔感到“心怦怦跳”的感觉；无心脏病。
- 胃肠道：很少便秘；必要时做 MOM；在 2 个月内增加了 9 磅。
- 女性生殖系统：月经规律；一周前结束 LMP。
- 神经肌肉系统：偶尔头痛，最近几个月加重；无晕厥、眩晕、虚弱或麻痹、麻木或刺痛。
- 皮肤：无异常。

■ 体格检查

由护士执行。

全身

超重，稍微凌乱。

生命体征

血压 132/78 mmHg，脉搏 88 bpm，呼吸频率 22 次 / 分，体温 36.9 ℃；体重 84.8 kg（187 lb），身高 172.7 cm（5′8″）。

皮肤

皮肤、毛发和指甲均正常。

五官检查

PERRLA；EOM 正常，无眼球震颤，眼底黄斑正常，无视网膜病变；鼻腔无分泌物、无鼻息肉；双侧 TMs 为灰色和闪亮；有少量耵聍。

颈部 / 淋巴结

柔软、无甲状腺肿大、无淋巴结肿大。

胸肺

在检查过程中经常性叹气，但没有急促或气短；胸部 CTA。

乳房

无肿块、压痛、溢乳。

心血管系统

RRR，无杂音。

腹部

柔软、无压痛；BS（+）；无器官巨大。

生殖系统 / 直肠

延期检查。

四肢

正常。

神经系统

中枢神经系统：EOM 正常，无眼球震颤，面部和舌部肌力无减弱，步态正常。指鼻试验结果正常。

运动神经：握力对称、大小正常。DTRs 2+ 且对称。

感觉：双侧正常。

心理状态

在诊所就诊时，患者脸色苍白，中度超重，穿着休闲裤和毛衣。梳洗整齐，没有化妆。她讲话的速度很慢，而且回答问题的反应时间较长，大约 30 秒。她称自己很沮丧，缺乏活力，并称感觉生活没有乐趣；丈夫对她很好，但她觉得她所爱的人都离开了她；除了与母亲偶尔来往外，不与其他人联系；大部分时间都在床上度过。她觉得自己没什么用，因自己的问题总是责怪自己。尽管她不记得与她儿子朋友之间发生的事情，但她对这事仍然感到很痛苦。她对自己的未来总是感到焦虑和担心。她想知道儿子是否爱她，他们是否会回来。她担忧她的债务问题，担忧如何还债。她的讲话很具有逻辑性、目标性，而且也很连贯。否认自己有自杀意图，但她感觉自己的未来很暗淡，有时怀疑是否值得活下去。她承认，有时希望自己永远睡下去，永远不要醒来。否认自己有幻觉，也没有偏执妄想、FOI、IOR、LOA。患者没有构音障碍、命名障碍。

■ 实验室检查（上午 11：45 收集）

Na 139 mEq/L	Hgb 14.0 g/dL	AST 34 IU/L
K 4.2 mEq/L	Hct 46.2%	ALT 42 IU/L
Cl 102 mEq/L	MCV 92 μm^3	GGT 38 IU/L
CO_2 24 mEq/L	MCH 29 pg	T. bili 0.8 mg/dL
BUN 12 mg/dL	Plt 234 × $10^3/mm^3$	T. prot 7.0 g/dL
SCr 0.9 mg/dL	WBC 7.3 × $10^3/mm^3$	Alb 4.4 g/dL
Glu 98 mg/dL	Segs 49%	CK 57 IU/L
Ca 9.5 mg/dL	Bands 1%	T_4 8.6 mcg/dL
Mg 1.7 mEq/L	Lymphs 42%	T_3 uptake 29%
URIC 4.0 mg/dL	Monos 2%	TSH 2.8 mIU/L
	Eos 6%	

■ 尿常规

葡萄糖（–），酮（–），pH 5.8，SG 1.016，胆红素（–），白细胞 1 个 /hpf，蛋白（–），非晶状体少见，上皮细胞 1 个 /hpf，颜色黄色，血液（–），红细胞 0 个 /hpf，黏液罕见，细菌罕见，管型 0 个 /hpf，外观清透。

■ 初步诊断

严重的抑郁症，发作过一次，具有忧郁特点。

■ 方案

咨询支持组织进行心理治疗；开始使用抗抑郁药进行治疗。

问题

问题识别

1.a 列出与患者药物治疗有关的问题。

1.b 有哪些症状、体征和实验室检查表明患者患有抑郁症及其抑郁症的严重程度？

1.c 家族史中有哪些因素支持抑郁症的诊断？

1.d 患者的用药中可能有哪些药物会导致抑郁症或使其加重？

预期治疗结果

2. 该患者药物治疗的目标是什么？

治疗方案

3.a 在该病例中，哪些非药物疗法较为重要？在药物治疗前，是否应当尝试用非药物疗法进行治疗？

3.b 有哪些药物疗法可能对该患者有用？

最佳的治疗方案

4.a 最适合患者的药物治疗方案（药物名称、剂量、给药时间和疗程）是什么？

4.b 如何给患者提供草药如圣约翰草治疗抑郁症的建议？

4.c 如果最初的治疗方案无效，应该考虑哪些替代方案？

结果评价

5. 需要临床症状、体征和实验室检查结果参数中的哪些数据来评估药物的疗效和不良反应？

患者教育

6. 为加强其依从性，确保治疗成功，并最大限度地降低不良反应的发生率，你可以向患者提供哪些信息？

■ 临床过程：其他疗法

Flowers 夫人明白，她现在必须停止使用她一直服用的圣约翰草，因为圣约翰草可与处方药米氮平和炔诺酮发生药物相互作用，但她想知道一开始有抑郁症时就开始使用圣约翰草，是否对她的病情有帮助。有关使用圣约翰草治疗抑郁症的问题，请参看本书的第 19 篇。

■ 自学任务

1. 选择性 5– 羟色胺再摄取抑制剂（SSRI）是一类常用的抗抑郁药，这类药物也具有 5– 羟色胺再摄取的药理学作用，比较 SSRI 抗抑郁药中多个药物的不良反应、剂量及药物之间的相互作用。

2. 比较 SSRIs 和其他类别的抗抑郁药在不良反应和优缺点方面的不同。

3. 讨论药物联合治疗在抑郁症治疗中的作用，包括通常不会被归类为抗抑郁药的药物。

回顾医学文献，评价圣约翰草在治疗抑郁症疗效方面的科学依据。

临床要点

虽然 SSRIs 在药理学分类方面是一类，但在化学分类方面却不是一类。因此，患者对某一种 SSRI 药物没有效果，并不表明对另外一种也没有效果。

参考文献

[1] American Psychiatric Association.Depressive disorders.In:Diagnostic and Statistical Manual of Mental Disorders, 5th ed.Washington, DC, American Psychiatric Association, 2013:155-188.

[2] Teter CJ, Kando JC, Wells BG.Major depressive disorder.In:DiPiro JT, Talbert RL, Yee GC, et al, eds. Pharmacotherapy:A Pathophysiologic Approach, 9th ed.New York, NY, McGraw Hill, 2014:1047-1066.

[3] Cuijpers P, Dekker J, Hollon SD, Anderson G. Adding psychotherapy to pharmacotherapy in the treatment of depressive disorders in adults: a meta-analysis.J Clin Psychiatry 2009;70:1219-1229.

[4] Linde K, Kriston L, Rucker G, et al.Efficacy and acceptability of pharmacological treatments for depressive disorders in primary care: systematic review and network meta-analysis.Ann Fam Med 2015;13:69-79.

[5] Spina E, Santoro V, D' Arrigo C. Clinically relevant pharmacokinetic drug interactions with second-generation antidepressants: an update.Clin Ther 2008;30:1206-1227.

[6] Perry PJ.Pharmacotherapy for major depression with melancholic features: relative efficacy of tricyclic versus selective serotonin reuptake inhibitor antidepressants.J Affect Disord 1996;39:1-6.

[7] Bishop JR, Stevenson JM, Burghardt KJ.Pharmacogenetics in mental health.In:Johnson JA, Ellingrod VL, Kroetz DL, Kuo GM, eds. Pharmacogenomics:Application to Patient Care, 3rd ed.Lenexa, KS, American College of Clinical Pharmacy, 2015:115-134.

第 79 章　躁郁症

整个晚上都没有休息，一直处在兴奋状态…………………………Ⅱ级

Jason M. Noel, PharmD, BCPP

学习目标：

完成该病例学习后，学生能够：

- 对患者的症状做出准确的描述，能够确定和评估躁郁症急性发作的症状。
- 为急性躁狂患者提供适当的药物治疗方法。
- 建立用于监测躁郁症的抗惊厥治疗的指标参数。
- 确定治疗躁郁症各种亚类的药物治疗方法。

患者介绍

■ 主诉

我努力地让自己不再有这些邪恶的想法！

■ 现病史

Tyler Clemens，男，28 岁，被警察带到危机中心进行紧急评估。据报警的邻居们称，该患者的行为越来越奇怪：屋子里的灯整夜都亮着，一天到晚播放喧闹的音乐。昨天晚上，他用电动草坪磨边机在前院挖了一条沟，在里面种满了各种各样的草药植物。今天晚上，他把花环和马蹄铁挂在前门，把他的很多东西都扔到了院子里和街上。当邻居接近时，他就会开始尖叫并向他们说教。当警察赶到时，他们发现患者正站在他家前院的餐桌上裸体说教。当警察走近时，他开始向他们扔蒜瓣，并大叫："我不会让你们在我家诅咒我"。在警察逮捕他的时候，他的敌意越来越大，并大声喊："你不能这样做——你们这是侵犯人权！"。然后，他试图咬向其中一名警官。

■ 既往史

患者躁狂第 1 次发作是他在上大学时，后来导致他在 21 岁和 23 岁时分别因急性躁狂症去精神病科住院治疗。患者服用氟哌利多和锂盐进行治疗，效果非常好，21 岁和 23 岁的两次发病都是治疗一个月后出院。患者在门诊治疗的依从性较差，有医学文件记载患者有几次预约没去，而且有几次没有重新开处方。

患者也因偏头痛和倒班相关问题去门诊就诊过。

■ 患者咨询时的表现

患者身上有刺鼻的体味。他在房间里踱来踱去，而且在空中挥舞双手，用兴高采烈、响亮、唱歌样的声音说话。他身上穿的 T 恤和牛仔裤都比较脏。当被问及他的感受时，他说"很有趣、很清晰、尖锐、漂亮、干净"。然后，他就变得充满敌意，很愤怒，坚持要在日出前出院，否则他会"被恶魔永远地折磨"。他声称他亲眼看见了那些依附于各类人的精神灵魂现在控制了他们的思想和行为。他用不断句的长句说着政治、宗教和性方面的话题，别人很难打断他。例如，在某一时刻，他说，"难道你不明白或者你是个白痴？我被邪恶的灵魂所迫害，现在我必须阻止他们，如果你连这第 1 点都不明白的话，你就是一个白痴"。

当问到他的睡眠问题时，他很生气地回答说："你会在这个点睡觉吗？如果我睡着的话，整个镇子就会被恶魔占领！我不会允许这种事情发生"。患者称自己有几年没有吃锂盐这类抗精神病药物了，是因为"锂是地下的、冥界的。神会支持我这样做的"。给他提供咨询服务的医生质疑他这些想法时，

该患者怀疑他们有阴谋，要破坏他的使命。当被告知他可能需要住院来解决他的问题时，他大叫："你无法帮助我！因为你不相信我。"

■ 异常的不自主的动作

眼球过度闪烁、轻度鬼脸；不清楚是否异常（患者称这是"恶魔血液试图在控制我的身体"）。他为此而烦恼，因为这代表他"有罪"。

■ 家族史

父亲有抑郁症病史；祖母曾因继发于分娩的癔症住院治疗。母亲和兄弟患有 2 型糖尿病。

■ 个人史

他在当地一家医院做护工，上的班次是"7 点到 7 点"的夜班，但最近被辞退了。患者称，他"只是偶尔"喝酒，但患者上次住院被发现处于醉酒状态，其血液酒精含量为 0.14%。

■ 用药史

- 氟哌利多 5 mg，PO，QD。
- 碳酸锂 600 mg，PO，BID。
- 对乙酰氨基酚 / 布他比妥 / 咖啡因两粒，PO，头痛时服用。
- 莫达非尼 200 mg，PO，下午 9 点轮班时口服，治疗夜班相关障碍。

■ 过敏史

NKDA。

■ 系统回顾

一个月大约有两次无先兆的偏头痛，伴有恶心和畏光。偶尔有胃肠道症状，与饮食、就餐的时间没有明确关系；经常排稀软便。

■ 体格检查

生命体征

血压 118/73 mmHg，脉搏 83 bpm，呼吸频率 16 次 / 分，体温 37.1 ℃；体重 94 kg，身高 157.5 cm（5′2″）。

五官检查

PERRLA；EOMI；眼底检查良性；喉部和耳部无病变；TMs 正常；快速眨眼和做鬼脸（可能预示早期迟发性运动障碍）。

皮肤

双肘部有明显的银屑病皮损。

颈部

柔软、有咬痕、无结节。

肺部

CTA & P。

心血管系统

RRR；S_1、S_2 正常；无 MRG。

腹部

BS（+），无压痛。

四肢

四肢运动范围正常，双侧脉搏 2+。

神经系统

A & O × 3；反射对称；脚趾下垂；步态正常；运动强度正常；感觉神经正常；CN Ⅱ～Ⅻ正常。

■ 实验室检查

见图 79–1。

■ 尿常规

黄色，外观略浑浊，葡萄糖（–），胆红素（–），有酮体；尿比重 1.025，血（–），pH 6.0，蛋白质（–），亚硝酸盐（–），白细胞酯酶（–）。

■ 诊断

- 躁郁症 Ⅰ 型，当前为躁狂症发作，有精神病特征。
- 偏头痛。
- 倒班工作障碍。

Na 141 mEq/L	Hgb 14.6 g/dL	WBC 12.0 × 10^3/mm^3	AST 32 IU/L	Ca 9.7 mg/dL
K 3.8 mEq/L	Hct 45.7%	Neutros 67%	ALT 21 IU/L	Phos 5.3 mg/dL
Cl 103 mEq/L	RBC 4.73 × 10^6/mm^3	Lymphs 23%	Alk phos 87 IU/L	TSH 4.1 μIU/mL
CO_2 24 mEq/L	MCV 90.2 μm^3	Monos 7%	GGT 46 IU/L	RPR：阴性
BUN 19 mg/dL	MCH 31 pg	Eos 2%	T. bili 0.9 mg/dL	Lithium 0.1 mEq/L
SCr 1.1 mg/dL	MCHC 34.4 g/dL	Basos 1%	Alb 3.7 g/dL	
Glu 89 mg/dL	Plt 256 × 10^3/mm^3		T. chol 218 mg/dL	

图 79–1　实验室检查结果

问题

问题识别

1.a 根据《精神障碍诊断和统计手册》第五版诊断标准列出该躁郁症患者躁狂症的症状。

1.b 找出可能导致该患者躁狂症发作的触发因素。

1.c 找出本病例中可用于评估当前躁狂症发作严重程度的数据资料。

1.d 列出与患者药物治疗有关的问题。

预期治疗结果

2. 列出可用于确定治疗反应的主观和客观参数。

治疗方案

3.a 有哪些非药物疗法可能对该患者有用？

3.b 有哪些可行的药物治疗方案可用于治疗该躁郁症患者？特别要说明这些治疗方案在治疗急性躁狂症方面是否合适。

最佳的治疗方案

4.a 治疗该患者的最合适药物有哪些？且这些药物的名称、剂型、剂量、给药时间和疗程是什么？

4.b 如果最初的治疗方案失败了或不能使用，还有哪些合适的治疗方案？

结果评价

5. 需要哪些临床和实验室参数来评估患者对治疗的反应，并监测或防止不良反应？

患者教育

6. 为加强其依从性，确保治疗成功，并最大限度地降低不良反应发生，有哪些信息您可以向患者提供？

■ 自学任务

1. 进行文献检索，研究探讨那些还没有被批准专门用于治疗躁郁症的抗惊厥药（如加巴喷丁、奥卡西平和托吡酯）。

2. 标准化评分量表经常用于临床试验，有时用于临床实践来量化精神病和药物性运动障碍患者的症状。在网上搜索下列每个评分量表。每个量表都要确定评价的症状领域、总体评分范围和严重程度分类（如轻度、中度和重度）的截点分数。

（1）躁狂：青年躁狂评定量表（YMRS）。

（2）抑郁症：①汉密尔顿抑郁症评定量表（HAM-D）。②蒙哥马利－艾森贝格评定量表（MADRS）。

（3）运动障碍：①异常非自主运动评定量表（AIMS）。②运动障碍识别系统：浓缩用户量表（DISCUS）。

临床要点

当一个患者因急性躁狂症入院治疗时，该患者就应该停服诸如抗抑郁药或兴奋剂等这类使人兴奋的药物。某些患者服用抗抑郁药和兴奋剂后，可能会触发躁狂症或是增加躁狂抑郁循环速度，也有可能延缓抗躁狂药 / 镇静剂的反应时间。

参考文献

［1］Bipolar and Related Disorders ［Internet］. In:Diagnostic and Statistical Manual of Mental Disorders, 5th ed.Arlington, VA, American Psychiatric Association; 2013.Available at: http://dx.doi.org/10.1176 /appi.books.9780890425596.dsm03.Accessed March 30, 2016.

［2］Hirschfeld RM, Baker JD, Wozniak P, et al.The safety and early efficacy of oral-loaded divalproex versus standard-titration divalproex, lithium, olanzapine, and placebo in the treatment of acute mania associated with bipolar disorder.J Clin Psychiatry 2003;64:841-846.

［3］Calabrese JR, Sullivan JR, Bowden CL, et al.Rash in multicenter trials of lamotrigine in mood disorders: clinical relevance and management.J Clin Psychiatry 2002;63:1012-1019.

［4］Suppes T, Dennehy E, Hirschfeld R, et al.The Texas Implementation of Medication Algorithms.J Clin Psychiatry 2005;66:870-886.

［5］Perlis R, Ostacher M, Patel J, et al.Predictors of recurrence in bipolar disorder: primary outcomes from the Systematic Treatment Enhancement Program for Bipolar Disorder (STEP-BD).Am J Psychiatry 2006;163:217-224.

［6］Yatham L, Kennedy S, Parikh S, et al.Canadian Network for Mood and Anxiety Treatments (CANMAT) and International Society for Bipolar

Disorders (ISBD) collaborative update of CANMAT guidelines for the management of patients with bipolar disorder: update 2013.Bipolar Disorders 2012;15(1):1-44.

[7] NICE.Bipolar disorder: assessment and management.NICE Clinical Guideline 2014. Available at: nice.org.uk/guidance/cg185.

[8] Hirschfeld R, Bowden C, Gitlin M, et al.Practice guideline for the treatment of patients with bipolar disorder (revision).Am J Psychiatry 2002;159(4 Suppl):1-50.Available at: http://dx.doi.org/10.1176/foc.1.1.64.Accessed April 19, 2016.

[9] McElroy SL, Keck PE, Tugrul KC, et al.Valproate as a loading treatment in acute mania. Neuropsychobiology 1993;27:146-149.

[10] Sachs GS, Nierenberg AA, Calabrese JR, et al. Effectiveness of adjunctive antidepressant treatment for bipolar depression.N Engl J Med 2007;356:1711-1722.

[11] Goodwin GM, Bowden CL, Calabrese JR.A pooled analysis of 2 placebo-controlled 18-month trials of lamotrigine and lithium maintenance in bipolar I disorder.J Clin Psychiatry 2004;65:432-441.

第 80 章　广泛性焦虑障碍

焦虑的情形……………………… Ⅰ级

Sarah T. Melton, PharmD, BCPP, BCACP, CGP, FASCP
Cynthia K. Kirkwood, PharmD, BCPP

学习目标：

完成该病例学习后，学生能够：

- 确定与广泛性焦虑症（GAD）相关的目标症状。
- 制定 GAD 的治疗目标。
- 提出 GAD 急性、持续和维持阶段适当的药物治疗方案和疗程。
- 制订一项为患者和医疗卫生工作者提供 GAD 的药物治疗方法的计划方案。
- 根据治疗方案，制订一个和患者相关治疗的监测计划。

患者介绍

■ 主诉

我一直担心，我什么也干不了。我需要很专业的帮助。

■ 现病史

Ned Johns，男，55 岁，因严重易怒、感觉“处于崩溃边缘”及晚上无法入睡而联系家庭医生进行治疗。他称，自己总是感到紧张和疲惫，肌肉一直处于紧张状态，而且身体酸痛。9 个月前，他在一家建材商店当经理，随后被解雇。在过去一年，他在填写求职申请表时很难集中精力，而且在与人交谈时，脑袋总是“一片空白”。他的烦躁情绪影响了和妻子的关系，他担心妻子会离开他。他有经常性腹痛和每天腹泻的症状。总是担心家里经济会紧张、妻子会失业，以及和妻子的关系会恶化。他担心他和妻子会失去他们的房子和汽车。他说自己无法控制地不断担忧焦虑，而且他的焦虑程度在过去 6 个月内愈来愈严重。他否认自己有过度强迫的想法或行为，也没有恐慌症的症状。最近他担心生活中的诸多问题，2 天前因无法吃睡去急诊就诊。肌内注射羟嗪后，医生让他回家，并给他开具了羟嗪胶囊 25 mg，一天 4 次，口服，焦虑时服用该药物。由于继发性便秘和排尿速度下降，他上周停服了该药物。几个月前，他在一家草药店购买了卡瓦胡椒进行治疗。该药没有效果，而且在服用卡瓦胡椒 2 周后，上周因腹痛停服该药。

■ 既往史

来自家庭医生的记录显示，过去 9 个月内患者经常有失眠、头痛、腹痛和腹泻等症状。过去 6 个月，他一直用丁螺环酮治疗焦虑症。

最近一次急诊就诊后，医生给他开具了羟嗪，每日 4 次，口服，用于缓解焦虑症状。

过去的精神病史对于抑郁症的发作和酗酒有重要影响，他在 33 岁时使用氟西汀治疗抑郁症。服用氟西汀 2 周后，因失眠停用。

■ 家族史

父亲，80 岁，服用“神经药物”数年。母亲，73 岁，因乳腺癌去世，曾患有严重抑郁症，有酗酒史。患者有一个姐姐，因焦虑症和抑郁症使用多种药物治疗，5 年前，因滥用苯二氮䓬类药物接受治疗。

■ 个人史

结婚 25 年，没有孩子。高中毕业。有 40 年的吸烟史（每天吸一包，5 年前戒烟）；有酗酒史（已戒酒 10 年，每周参加酗酒者匿名活动）。由于时间紧张，他很少运动；每天喝 4 ～ 5 杯咖啡，每天 3 ～ 4 瓶山露汽水。他承认自己焦虑“失控”时，偶尔吸食大麻（注：在患者所在州，大麻既不能用于医疗，也不能用于娱乐）。他现在没有处方药的任何保险。

■ 用药史

- 丁螺环酮 30 mg，PO，BID，用于治疗焦虑症。
- 去氧肾上腺素 10 mg，PO，每日 4 次（QID），鼻塞时服用。
- 洛哌丁胺 2 mg，PO，每 6 小时一次，腹泻时服用。

■ 过敏史

磺胺类药物（荨麻疹）；可待因（恶心）。

■ 系统回顾

患者有感觉异常和轻度发汗；无头晕、心悸、气短和胸痛。

■ 体格检查

全身

患者很紧张地坐在诊疗台上，穿戴整洁，检查时很配合；对时间、空间和人有辨认和警觉能力。

生命体征

血压 125/85 mmHg，脉搏 90 bpm，呼吸频率 18 次 / 分，体温 36.5 ℃；体重 90 kg，身高 180.3 cm（5′11″）。

皮肤

皮肤湿冷；无皮疹、破损、划痕。

五官检查

EOMI；PERRLA；眼底检查正常；眼部和鼻部正常；牙齿完好；扁桃体 1+。

颈部 / 淋巴结

柔软、无淋巴结肿大；甲状腺对称且大小正常。

肺部 / 胸部

胸壁对称性运动；双侧 BS 对称；无摩擦音；A & P 正常。

心血管系统

RRR；S_1 和 S_2 正常，无 MRG。

腹部

对称；NTND；BS 正常；无器官肿大或肿块。

生殖系统 / 直肠

延期检查。

肌肉骨骼 / 四肢

四肢大小在平均水平；骨骼、关节和肌肉均正常。

神经系统

（1）CN Ⅱ～Ⅻ 完好；运动和感觉系统总体上正常；协调性完好。

（2）心理学检查：

- 外观和行为：良好仪容、目光接触平和、绞手及腿部抖动。
- 讲话：讲话正常连贯，语速节奏均正常。
- 情绪：焦虑，生活中所有的事情都要担心，而且很担心自己得了很严重的疾病。
- 影响：完全。
- 思维过程：线性、很有逻辑性和以目标为导向。
- 思想内容：无自杀或杀人的想法、无强迫症、妄想、幻觉。
- 记忆力：在 0 分钟为 3/3；在 5 分钟时为 2/3；拼写“world”迟疑。
- 抽象能力：好。
- 判断能力：检查结果为良好。
- 洞察力：好。
- 汉密尔顿焦虑量表评分 = 34 分（附录 A）。

■ 实验室检查

Na 142 mEq/L	Hgb 14.0 g/dL
K 4.3 mEq/L	Hct 38%
Cl 105 mEq/L	TSH 3 mIU/L
CO_2 28 mEq/L	AST 23 IU/L
BUN 15 mg/dL	ALT 20 IU/L
SCr 0.9 mg/dL	Alk phos 23 IU/L
Glu 80 mg/dL	Vit D 25–OH 51 ng/mL

■ 心电图

NSR；心率 88 bpm。

■ 尿毒理学筛检

9– 羧基 –THC 阳性。

■ 初步诊断

GAD。

问题

问题识别

1.a 列出与患者药物治疗有关的问题。

1.b 在患者的用药中可能有哪些药物会导致焦虑症或使其加重？

1.c 哪些信息（体征、症状、实验室检查结果）表明患者患有 GAD 及其严重程度？

预期治疗结果

2. 该患者药物治疗的目标是什么？

治疗方案

3.a 有哪些非药物疗法可能对该患者有用？

3.b 有哪些可行的药物治疗方案可用于治疗该患者的 GAD？

最佳的治疗方案

4.a 治疗该患者的最合适药物有哪些？且这些药物的名称、剂型、剂量、给药时间和疗程是什么？

4.b 如果最初的治疗方案失败了或不能使用，还有哪些合适的治疗方案？

结果评价

5. 哪些临床和实验室指标可用来评价治疗结果，并监测和预防不良事件的发生？

患者教育

6. 为加强其依从性，确保治疗成功，并最大限度地降低不良反应发生，你可以向患者提供哪些信息？

■ 临床过程：其他疗法

Johnson 先生对治疗其焦虑症药物的不良反应，以及他是否能负担得起这些药物表示了担忧。他说，他读了很多关于卡瓦药方面的资料，认为“该药对焦虑症真的有效”。Johnson 先生说：“也许我上次使用的产品是劣质产品，这就是为什么它在治疗焦虑症方面没有什么效果，反而对胃造成了伤害。我是否应该买一个质量更好的产品再试试？”。请参阅本书的第 19 篇，了解卡瓦药使用方面的问题。

■ 自学任务

1. 进行文献检索，查看非典型抗精神病药物在治疗 GAD 时的作用。写一份对照试验的摘要，评估非典型抗精神病药作为辅助药物或单独药物在治疗 GAD 时的作用。

2.GAD 患者可能会滥用酒精、大麻或其他物质来改善他们的焦虑症状。查看和总结国际精神病药物用法项目在治疗 GAD 方面的建议，尤其是目前有物质滥用史的 GAD 患者在使用精神病类药物方面的建议。

3. 许多精神病患者都没有处方药保险，这影响了他们对药物的选择。以本病例为例，请查看网络上关于帮助患者的项目计划和相关文件，说明如何让患者获得自己无法负担的一线药物（如艾司西酞普兰、度洛西汀、文拉法辛缓释胶囊）。

临床要点

现在有缓解急性焦虑症的药物，也有长期治疗焦虑症的药物，但所有这些药物只能缓解其症状。许多患者服用药物后，虽缓解了部分症状，但仍有焦虑和社会功能受损的症状。缓解是一个更严格的治疗目标，根据≤ 7 的 HAM-A 量表评分标准（表 80-1），其症状基线水平至少要减少 70% 才能达到缓解的目标。

表 80-1 患者 HAM-A 量表评分

该患者 HAM-A 量表（ECDEU 版）评分结果：
评分标准：0 表示不存在；1 表示轻度；2 表示中度；3 表示重度；4 表示特别严重
焦虑情绪
4 忧虑、做最坏的预期、对预期恐惧、烦躁
紧张
3 感觉紧张、疲惫、吃惊反应、很容易感动得落泪、浑身发抖、心情烦躁、无法放松
恐惧
1 怕黑、怕陌生人、害怕独处、害怕动物、害怕交通、害怕人群
失眠
4 入睡困难、睡眠间断、睡眠质量不好和醒来后疲惫、做梦、噩梦、夜惊
智力
3 注意力难以集中、记忆力差
情绪沮丧
1 不感兴趣、无法从兴趣爱好中获得乐趣、消沉、早醒、白天情绪变化快

续表

躯体（肌肉）
3 疼痛、抽搐、僵硬、肌阵挛、磨牙、声音不稳、肌张力增加
躯体（感官）
1 耳鸣、视力模糊、冷热潮红、虚弱感、刺痛感
心血管症状
2 心动过速、心悸、胸痛、血管搏动、昏厥感、叹息、呼吸困难
呼吸道症状
1 胸部压力或紧缩、窒息感、叹气、呼吸困难
胃肠道症状
3 吞咽困难、排气、腹痛、烧灼感、腹部丰满、恶心、呕吐、肠鸣音异常、大便松弛、体重减轻、便秘
泌尿生殖系统症状
2 排尿频繁、尿急、性冷淡、早泄、无性功能、阳痿
自主神经症状
3 口干、脸红、面色苍白、出汗倾向、眩晕、紧张、头痛、毛发竖起
面谈中的行为表现
3 坐立不安、烦躁不安、踱步、手颤抖、眉头紧锁、脸部绷紧、叹息、快速呼吸、脸色苍白，以及紧张性吞咽等。
总分：34

参考文献

[1] Hamilton M. Hamilton Anxiety Scale. In:Guy W, ed.ECDEU Assessment Manual for Psychopharmacology.Rockville, MD, U.S. Department of Health, Education, Welfare, 1976:193-198.

[2] Baldwin DS, Anderson IM, Nutt DJ, et al.Evidence-based pharmacological treatment of anxiety disorders, post-traumatic stress disorder and obsessive-compulsive disorder: a re-vision of the 2005 guidelines from the British Association for Pharmacology.J Psychopharmacol 2014;28:403-439.

[3] Davidson JR, Zhang W, Connor KM, et al.A psychopharmacological treatment algorithm for generalized anxiety disorder (GAD).J Psychopharmacol 2010;24:3-26.

[4] Zhang Y, Huang G, Yang S, Liang W, Zhang L, Wang C. Duloxetine in treating generalized anxiety disorder in adults: a meta-analysis of published randomized, double-blind, placebo-controlled trials.Asia Pac Psychiatry 2015. doi:10.1111/appy.12203.

[5] Bandelow B, Sher L, Bunevicius R, et al.Guidelines for the pharmacological treatment of anxiety disorders, obsessive-compulsive disorder and posttraumatic stress disorder in primary care.Int J Psychiatry Clin Pract 2012;16:77-84.

[6] Frampton JE.Pregabalin: a review of its use in adults with generalized anxiety disorder.CNS Drugs 2014;28:835-854.

[7] Maneeton N, Maneeton B, Woottiluk P, et al. Quetiapine monotherapy in acute treatment of generalized anxiety disorder: a systematic review and meta-analysis of randomized controlled trials. Drug Des Devel Ther 2016;10:259-276.

[8] Sarris J, LaPorte E, Schweitzer I. Kava: a comprehensive review of efficacy, safety, and psychopharmacology.Aust N Z J Psychiatry 2011;45:27-35.

第81章　强迫症

5是一个很神奇的数字……………………………Ⅰ级

Cynthia K. Kirkwood, PharmD, BCPP
Sarah T. Melton, PharmD, BCPP, BCACP, CGP, FASCP

学习目标：

完成该病例学习后，学生能够：

- 确定与强迫症（OCD）有关的目标症状。
- 制定强迫症药物治疗的目标。
- 制定强迫症的合适治疗方案和疗程。
- 为患者和医务人员提供强迫症药物治疗方面的咨询服务。
- 根据治疗方案，制定和患者相关治疗的监测方案。

患者介绍

■ 主诉

我感到很害怕，害怕伤害自己的孩子。

■ 现病史

Sonya Reed，女，30岁，因她可能过量服用苯海拉明，在其母亲陪同下，去家庭医生处就诊。过去2周，患者的焦虑和不安情绪越来越严重，已经到了有自杀念头的程度。她称自己有将她2岁的孩子扔下楼梯的不好想法。因为这些想法变得越来越频繁，她觉得自己是一个坏母亲，有可能伤害自己的孩子。她最近开始每天多次检查屋内所有的电器，确保他们处于关闭状态，因为她担心电器会起火伤害到孩子。起初，她不停地查看孩子，但是现在她开始避开孩子，因为害怕伤害孩子。她称自己知道这些想法是不合理的、疯狂的。她每天要花费2～3小时的时间来检查自己的行为，并对此表示忧虑。上周她就没有和孩子一起出去，因为她一遍一遍地检查汽车座椅安全带，检查的次数太多，以至于这种情况下她无法到达目的地。她还称，自己通过5次一组的方式揉搓手臂来缓解那些不好想法带来的铺天盖地的焦虑感。她不想让父母知道她的这些情况，但她这种情况已经变得如此耗时和痛苦，她觉得唯一的出路就是过量服用药物来控制。她现在后悔自己曾经想过要自杀。

■ 既往史

$G_2P_1A_1$——正常自发阴道分娩；肥胖；25岁时患肾结石；2个月前做了牙科手术。

■ 精神病史

没有住院，也没有在门诊进行精神治疗，但她记得从儿童时期躺在床上或看电视时会做很奇怪的计数动作。她总是觉得有必要去“控制一切”。

■ 家族史

父亲，68岁，有严重抑郁史。母亲，65岁，患有多发性硬化症。哥哥是个“完美主义者”，必须让一切都“正确”。

■ 个人史

已离婚7年，最近与其谈了2年的男朋友分手。获得酒店管理学位，在当地的一家酒店做兼职，无吸烟史，有时在社交场合饮酒。儿子出生后，她特别担心儿子因为没有得到足够的母乳而挨饿。她目前没有处方药保险。

■ 用药史

- 复合维生素片，一次一片，PO，QD。
- 对乙酰氨基酚500 mg，PO，头痛时服用（每月使用1～2次）。
- 苯海拉明25 mg，PO，失眠时服用（每月使用3～4次）。

■ 过敏史

磺胺类药物（荨麻疹），医用胶带。

■ 系统回顾

除了患者称自己快要“疯了”，以及她对自己的强迫症感到很内疚外，没有其他明显疾病。患者无疲惫、无食欲改变和睡眠模式方面的变化，也无注意力难以集中和哭叫的问题。无心悸或呼吸困难。

■ 体格检查

全身

坐在诊疗台上的肥胖女性患者，感到焦虑，上上下下揉搓自己的手臂，检查时患者很合作，对时间、空间和人都具有警觉性和辨认能力。

生命体征

血压 120/75 mmHg，脉搏 90 bpm，呼吸频率 19 次 / 分，体温 36.5 ℃；体重 80.3 kg，身高 162.6 cm（5′4″）。

皮肤

左侧肘部到手腕有发红、轻微发炎问题，无皮疹、病灶或划痕。触摸起来温暖。

五官检查

EOMI；PERRLA；眼底检查正常；耳部和鼻部正常；牙齿完好；扁桃体 1+。

颈部 / 淋巴结

柔软、无淋巴结肿大；甲状腺对称且大小正常。

肺部 / 胸部

胸壁对称性运动；双侧 BS 对称；无摩擦音；A & P 正常。

乳房

正常，表明处在月经期间。

心血管系统

RRR，S_1 和 S_2 正常，无 MRG。

腹部

对称；NTND；BS 正常；无器官肿大或肿块。

妇科

毛发分布正常，外生殖器正常；尿道正常；经产宫颈，无糜烂、无分泌物；子宫正常；附件无肿块、无压痛。

肌肉骨骼 / 四肢

患者骨架较小；骨骼、关节和肌肉均正常。

神经系统

CN Ⅱ～Ⅻ 完好；运动和感觉系统总体正常；协调性完好；无震颤。

■ 心理学检查

- 外观和行为：梳洗整洁、光接触正常、有条不紊的上上下下揉搓自己的手臂。
- 讲话：讲话正常连贯，语速节奏均正常。
- 情绪：焦虑，认为自己是一个“坏妈妈”。
- 情感：焦虑、惊恐。
- 思维过程：线性、很有逻辑性和以目标为导向。
- 思想内容：无自杀或杀人的想法；对孩子的控制欲过度；强迫症，包括以 5 倍的次数来检查和摩擦手臂；无妄想和幻觉。
- 记忆力：0 分钟时为 3/3，5 分钟（球、铅笔、椅子）时为 3/3；拼写“world”迟疑。
- 抽象能力：一般。
- 判断能力：检查结果为良好。
- 洞察力：好。
- 耶鲁布朗强迫症量表得分 = 30 分。

■ 实验室检查

Na 140 mEq/L	Hgb 15.0 g/dL
K 3.7 mEq/L	Hct 40%
Cl 107 mEq/L	TSH 2.8 mIU/L
CO_2 28 mEq/L	AST 28 IU/L
BUN 14 mg/dL	ALT 25 IU/L
SCr 0.8 mg/dL	Alk phos 42 IU/L
Glu 75 mg/dL	HCG 阴性

■ 心电图

NSR；心率 88 bpm。

■ 尿毒理学筛检

阴性。

■ 药物浓度水平

对乙酰氨基酚 10 mcg/mL。

■ 初步诊断

OCD。

■ 方案

帕罗西汀 20 mg，PO，QD。

问题

问题识别

1.a 列出与患者药物治疗有关的问题。

1.b 哪些信息（体征、症状、实验室检查结果）

表明患者患有 OCD 及其严重程度？

预期治疗结果

2. 该 OCD 患者的药物治疗目标是什么？

治疗方案

3.a 最适合该患者的非药物疗法有哪些？

3.b 最适合该 OCD 患者的药物疗法有哪些？

最佳的治疗方案

4.a 治疗该患者的最合适药物有哪些？且这些药物的名称、剂型、剂量、给药时间和疗程是什么？

4.b 如果最初的治疗方案失败了，还有哪些合适的治疗方案？

4.c OCD 患者什么情况下会被认为“难以治疗”？如果判定该患者使用标准药物治疗后效果不佳，还有哪些药物可用于治疗 OCD？

结果评价

5. 有哪些必要的临床和实验室参数可用来评估治疗有无达到预期治疗结果，并发现或预防不良反应的发生？

患者教育

6. 为加强其依从性，确保治疗成功，并最大限度地降低不良反应的发生率，你可以向患者提供哪些信息？

■ 随访问题

1. 耶鲁布朗强迫症（Y-BOCS）量表评分降低到哪种程度才具有临床意义？

2. 如果该患者向其医生说明自己想在药物治疗 6 个月后怀孕，你对其药物治疗有什么样的建议？

■ 自学任务

1. 做一个表格，对比各种 SSRI 药物在治疗 OCD 方面的优缺点。

2. 进行文献检索并写一篇论文，说明与强迫症有关的囤积症的症状。这种疾病如何治疗？

3. 强迫症患者对某些药物有部分反应，这类药物主要是用来增强抗抑郁单一药物的疗效的，请讨论这类药物的相关内容。

4. 访问国际强迫症基金会的网站，并查看患者手册《你需要了解的强迫症相关知识》，特别是关于儿童和青少年的强迫症方面的内容。

临床要点

用抗抑郁药物来治疗强迫症，需要的剂量比治疗抑郁症的药物剂量高。治疗剂量连续使用至少 10 ～ 12 周后，才有可能出现疗效。

参考文献

[1] Goodman WK, Price LH, Rasmussen SA, et al. The Yale-Brown Obsessive Compulsive Scale I. Development, use, and reliability.Arch Gen Psychiatry 1989;46:1006-1011.

[2] American Psychiatric Association.Practice Guideline for the Treatment of Patients with Obsessive-Compulsive Disorder.Arlington, VA, American Psychiatric Association, 2007.Available at: http://psychiatryonline .org/pb/assets/raw/sitewide/practice_guidelines/guidelines/ocd.pdf. Accessed March 30, 2016.

[3] Koran LM, Simpson HB.Guideline watch (March 2013):Practice guideline for the treatment of patients with obsessive-compulsive disorder. Available at: http://psychiatryonline.org/pb/assets/raw/sitewide /practice_guidelines/guidelines/ocd-watch.pdf.Accessed March 30, 2016.

[4] Fineberg NA, Reghunandanan S, Simpson HB, et al.Obsessive- compulsive disorder (OCD): practical strategies for pharmacological and somatic treatment in adults.Psychiatry Res 2015;227:114-125.

[5] Baldwin DS, Anderson IM, Nutt DJ, et al.Evidence-based pharmacological treatment of anxiety disorders, post-traumatic stress disorder, and obsessive-compulsive disorder: a revision of the 2005 guidelines from the British Association for Psychopharmacology.J Psychopharmacol 2014;28:403-439.

[6] Matsunaga H, Nagata T, Hayashida K, Ohya K, Kir Ⅱ ke N, Stein DJ.A long-term trial of the effectiveness and safety of atypical antipsychotic agents in augmenting SSRI-refractory obsessive-compulsive disorder.J Clin Psychiatry 2009;70:863-868.

[7] ACOG practice bulletin.Clinical management guidelines for obstetrician-gynecologists number

92, April 2008 (replaces practice bulletin number 87, November 2007).Use of psychiatric medications during pregnancy and lactation.Obstet Gynecol 2008;111:1001-1020.

[8] Alwan S, Friedman JM, Chambers C. Safety of selective serotonin reuptake inhibitors in pregnancy: review of the evidence.CNS Drugs 2016. doi:10.1007/s40263-016-0338-3.

[9] Reefhuis J, Devine O, Friedman JM, Louik C, Honein MA.Specific SSRIs and birth defects:Bayesian analysis to interpret new data in the context of previous reports.BMJ 2015;351:h3190. doi:10.1136/bmj. h3190.

[10] Berle JO, Spigset O. Antidepressant use during breastfeeding.Curr Womens Health Rev 2011;7:28-34.

第 82 章　失眠

依从性差而且睡眠质量不好……………………… Ⅱ级

Mollie Ashe Scott, PharmD, BCACP, CPP
Amy M. Lugo, PharmD, BCPS, BC-ADM, FAPhA

学习目标：

完成该病例学习后，学生能够：

- 确定导致失眠的社会心理、疾病相关和药物相关性原因。
- 解释药物依从性差对慢性疾病的影响。
- 为患者提供非药物治疗失眠方面的教育咨询服务。
- 制定失眠的治疗方案。

患者介绍

■ 主诉

我睡不着。

■ 现病史

Jenny Moore，女，42 岁，因失眠被其家庭医生转诊到药物治疗诊所进行治疗。患者参加了药物补助项目，可报销药费。患者称自己整周无法入睡，然后周日睡一天。Moore 女士目前每天睡前服用替马西泮 30 mg 帮助其入睡，剂量最近才增加，从 15 mg 增加到 30 mg。由于与男友处于一种虐待关系且目前处于失业状态，她得了抑郁症。她最近的患者健康调查问卷 -9（PHQ-9）结果为 20 分。她承认自己对用药方案的依从性很差。她称，由于费用方面的原因，不再去看心理医生。

■ 既往史

失眠多年；COPD；抑郁症；偏头痛；GERD；过敏性鼻炎。

■ 家族史

母亲健在，住在附近。父亲 65 岁时死于 MI。

■ 个人史

单身，与暴躁男友一起生活。目前处于失业状态，但从母亲处获得一些救济。她现在每天吸大约五支烟，但过去每天至少两包。她不喝酒。教堂的助祭为她开导过。她从当地一家药店购买药物进行治疗。

■ 用药史

- 替马西泮 30 mg，PO，QHS，必要时睡前服用。
- 氟替卡松 / 沙美特罗 DPI 250 μg/50 μg，一次吸一下，BID。
- 沙丁胺醇 MDI，一次 2 口，每 6 小时一次，气短时雾化吸入。
- 噻托溴铵吸入剂，一天吸入一次。
- 西酞普兰 20 mg，PO，QAM。
- 奥氮平 3 mg/ 氟西汀 25 mg，PO，每天下午服用（Q PM）。
- 舒马曲坦 100 mg，PO，偏头痛时服用。
- 阿替洛尔 25 mg，PO，QAM，用于预防偏头痛。
- 右兰索拉唑 60 mg，PO，QAM。
- 布洛芬 200 ～ 400 mg，PO，每 6 小时一次，疼痛时服用。
- 曲马多 50 mg，PO，每 6 小时一次，疼痛时服用。
- 伪麻黄碱 30 mg，PO，每 6 小时一次，过敏时服用。

■ 过敏史

NKDA。

■ 系统回顾

患者称，她一周内都睡不着，只有周日才能睡着。她称自己睡眠状况不佳，因为总是在床上看书和看电视。她一天喝 6 ～ 8 杯咖啡，且自己真的不注意吃东西和锻炼的时间。患者称自己难以入睡和保持睡眠状态，且睡眠问题已经存在多年。此外，替马西泮对其睡眠质量的改善帮助也不大。她有很长的抑郁病史，但从未住院治疗。否认自己目前有“忧郁情绪”或自杀念头，她今天的 PHQ–9 抑郁筛查量表得分为 20。医生给她开具处方药西酞普兰和奥氮平 / 氟西汀复合药物来治疗抑郁症状。她因长期吸烟继发 COPD，目前必要时使用噻托溴铵、氟替卡松 / 沙美特罗控制，效果很好。她患偏头痛已经数年，必要时使用舒马曲坦和布洛芬进行缓解，并使用阿替洛尔进行日常预防。患者在仰卧平躺时有胃食管反流病，目前使用右兰索拉唑控制。她在春季有流鼻涕、充血和眼睛发痒等症状。

■ 体检（上次去看其初级保健医生的体检结果）

全身

该患者为肥胖状态，且身体状况与其年龄相符。

生命体征

血压 125/80 mmHg，脉搏 76 BPM，呼吸频率 16 次 / 分，体温 37 ℃；体重 105 kg；身高 167.6 cm（5′6″）。

皮肤

肤色正常、皮肤饱满、未发现皮肤破损。

五官检查

头部大小正常；PERRLA；EOMI。

颈部 / 淋巴结

甲状腺大小正常，柔软，淋巴结病变（–）。

肺部

双侧 CTA。

心血管系统

S_1 和 S_2 心音正常；无 MRG。

腹部

NTND，无 HSM。

生殖系统 / 直肠

延期检查。上次子宫颈涂片检查是在 6 个月前，检查结果在正常范围内。

四肢

无 C/C/E；肌肉体积和结实度均正常；四肢肌力对称且为 5/5；脉搏正常。

神经系统

对时间、空间和人具有辨认能力；CN Ⅱ～Ⅻ 正常；简易智力状态检查量表结果：30/30。

■ 实验室检查

Na 140 mEq/L	Hgb 14 g/dL	AST 34 IU/L	血脂检查：
K 4.2 mEq/L	Hct 43%	ALT 32 IU/L	TC 212 mg/dL
Cl 105 mEq/L	RBC 4.7 × 10^6/mm^3	LDH 112 IU/L	LDL 135 mg/dL
CO_2 28 mEq/L	Plt 262 × 10^3/mm^3	GGT 47 IU/L	HDL 45 mg/dL
BUN 11 mg/dL	WBC 6.2 × 10^3/mm^3	T. bili 0.3 mg/dL	TG 160 mg/dL
SCr 0.8 mg/dL	TSH 3.9 mIU/L	T. prot 7.1 g/dL	
Glu 82 mg/dL	游离 T_4 4.1 ng/dL	Alb 4.0 g/dL	

■ 初步诊断

- 用替马西泮来治疗失眠问题，但效果不佳，患者睡眠习惯差。
- 抑郁症。
- 偏头痛。
- COPD，控制良好。
- GERD，控制良好。
- 依从性差。
- 过敏性鼻炎。
- 肥胖。
- 健康维护。

问题

问题识别

1.a 列出药物相关的问题。

1.b 哪些信息（体征、症状、实验室检查结果）表明患者患有失眠及其失眠的严重程度？

1.c 该患者的问题是药物造成的吗？

1.d 要充分评价患者的失眠状态，还需要准备哪些材料？

预期治疗结果

2. 该患者药物治疗的目标是什么？

治疗方案

3.a 有哪些非药物疗法可能对该失眠患者有用？

3.b 有哪些可行的药物治疗方案可用于治疗该失眠患者？

3.c 在为该患者提供治疗服务时，需要考虑哪些经济、社会心理、文化和伦理因素？

最佳的治疗方案

4.a 治疗该患者最合适的药物有哪些？这些药物的名称、剂型、剂量、给药时间和疗程是什么？

4.b 如果最初的治疗方案失败或不能使用，还有哪些合适的治疗方案？

结果评价

5. 需要选择哪些临床和实验室参数来评估患者有无达到预期的治疗结果，并发现或预防不良反应发生？

患者教育

6. 为加强其依从性，确保治疗成功，并最大限度地降低不良反应的发生率，你可以向患者提供哪些信息？

■ 随访问题

此时患者还需要对哪些药物进行调整？

■ 自学任务

1. 讨论可以提高服药依从性的临床药学干预措施。

2. 解释使用抗精神病药物需要监测的重要指标。

临床要点

患有抑郁症的患者经常会有失眠症状，而且服用抗抑郁药物的依从性不好会加重睡眠障碍。

参考文献

[1] Morin A, Jarvis C, Lynch A. Therapeutic options for sleep–maintenance and sleep–onset insomnia. Pharmacotherapy 2007;27:89-110.

[2] National Sleep Foundation.Healthy sleep tips. Available at: http://www .sleepfoundation.org/article/sleep–topics/healthy–sleep–tips.Accessed March 29, 2016.

[3] Maness DL, Khan M. Nonpharmacologic management of chronic insomnia.Am Fam Physician 2015;92:1058-1064.

[4] The American Geriatrics Society 2015 Beers Criteria Update Expert Panel.American Geriatrics Society 2015 Updated Beers Criteria for Potentially Inappropriate Medication Use in Older Adults. The American Geriatrics Society 2015 Beers Criteria Update Expert Panel.J Am Geriatr Soc 2015;63:2227-2246.

[5] US Food and Drug Administration Center for Drug Evaluation and Research.Sleep Disorder (Sedative-Hypnotic) Drug Information.Available at: http://www.fda.gov/Drugs/DrugSafety/PostmarketDrugSafetyInformationforPatientsandProviders/ucm101557.htm.Accessed April 22, 2016.

[6] U.S. Food and Drug Administration.FDA Drug Safety Communication:FDA warns of next–day impairment with sleep aid Lunesta (eszopiclone) and lowers recommended dose.Available at: http://www .fda.gov/Drugs/DrugSafety/ucm397260.htm. Accessed May 1, 2016.

[7] Melatonin.Natural Medicines [database online] .Stockton, CA, Therapeutic Research Center; 2016. Accessed April 22, 2016.

[8] Patel KV, Aspesi AV, Evoy KE.Suvorexant: a dual orexin receptor antagonist for the treatment of sleep onset and sleep maintenance insomnia.Ann Pharmacother 2015;49:477-483.

[9] Hanlon JT, Semla TP, Schmader KE.Alternative medications for medications in the use of high–risk medications in the elderly and potentially harmful drug-disease interactions in the elderly quality measures.J Am Geriatr Assoc 2015;63:e8-e18.

[10] Kripke DF, Langer RD, Kline LE.Hypnotics' association with mortality or cancer: a matched cohort study.BMJ Open 2012. doi:10.1136 / bmjopen–2012–000850.

第8篇　内分泌紊乱

第83章　1型糖尿病和酮症酸中毒

断开了……………………………Ⅱ级

Holly S. Divine, PharmD, BCACP, CGP, CDE, FAPhA
Carrie L. Isaacs, PharmD, CDE

学习目标：

完成该病例学习后，学生能够：

- 识别糖尿病性酮症酸中毒（DKA）的症状、体征。
- 确诊和监测 DKA 的实验室参数。
- 确定 DKA 及 DKA 治疗方法可能会导致的液体和电解质异常。
- 推荐治疗 DKA 合适的胰岛素。
- 确定 DKA 治疗的决策要点，并确定改变治疗策略应参考的指标。

患者介绍

■ 主诉

在垒球训练时，我感到虚弱和恶心。我检查了血糖值，结果为“HI”。

■ 现病史

Mary McGee，女，21 岁，3 年前确诊为 1 型糖尿病。她是当地大学的一名大四学生，在大学里打垒球。大约 6 个月前，她开始使用胰岛素泵。

她注意到在刚开始练习时，自己就异常疲倦且呼吸急促，然后感到虚弱和恶心。在练习的过程中，她也感到口渴。她的垒球教练称她看起来“有点迷茫”。他建议她去检查血糖，血糖值显示“HI”。她检查了她的胰岛素泵，发现泵已经断开。她不确定自己有多久没有泵入胰岛素。此后不久，她呕吐了两次，并通过 EMS 送到了急诊。

■ 既往史

3 年前诊断为 1 型糖尿病。

■ 家族史

父母均健在。她的双胞胎姐姐也有 1 型糖尿病。

■ 个人史

在校大学生；无烟草、酒精或毒品使用史。

■ 用药史

诺和锐 100 U/mL，通过胰岛素泵给药；基本速度：

0.6 单位 / 小时 00：00－03：00。

0.9 单位 / 小时 03：00－07：00。

0.8 单位 / 小时 07：00－11：00。

0.7 单位 / 小时 11：00－17：30。

0.8 单位 / 小时 17：30－00：00。

校正因子：1 U：40 mg/dL ＞ 120 mg/dL。

胰岛素（碳水化合物比率）：

1：10 胰岛素：早餐前碳水化合物。

1：15 胰岛素：午餐和晚餐前碳水化合物。

根据需要备胰高血糖素注射液试剂盒。

■ 过敏史

NKDA。

■ 系统回顾

患者称自己有视力模糊、嗜睡、气短、恶心、多尿和烦渴症状。无便秘、腹泻和头痛。

■ 体格检查

全身

WDWN 白种女性，身体状况与其生理年龄相符，呼吸时，可闻到酮类物质，口齿不清；神智稍有迷茫，但能够恰当回答问题。

生命体征

血压 101/72 mmHg，脉搏 123 bpm，呼吸频率 32 次 / 分，体温 37.0 ℃；体重 56 kg，身高 167.6 cm（5′6″）。

皮肤

正常。

五官检查

PERRLA，EOMI；黏膜干燥。

颈部 / 淋巴结

柔软、无淋巴结肿大、甲状腺肿大。

肺部

CTA，库斯莫尔呼吸。

心脏

S_1 和 S_2 心音正常，无 S_3、S_4 心音，无杂音；RRR。

腹部

NT/ND。

生殖系统 / 直肠

延期检查。

骨关节 / 四肢

无水肿、整体脉搏 2+、轻度老茧。

神经系统

A & O × 3；全身 DTRs 2+；足部有正常感觉，振动觉正常。

■ 实验室检查

Na 136 mEq/L	WBC 15.0 × 10^3/mm^3
K 4.8 mEq/L	RBC 4.61 × 10^6/mm^3
Cl 101 mEq/L	Hgb 14.2 g/dL
CO_2 10 mEq/L	Hct 40.7%
BUN 23 mg/dL	血小板 239 × 10^3/mm^3
SCr 1.4 mg/dL	酮类化合物阳性
Glu 479 mg/dL	

■ 动脉血气分析

pH 7.26；$PaCO_2$ 21 mmHg；PaO_2 128 mmHg；HCO_3^- 7.1 mEq/L；氧饱和度 97%。

■ 尿常规

酮类化合物（+）。

■ 胸部 X 线片

正常。

■ 心电图

窦性心动过速。

■ 初步诊断

胰岛素缺乏导致的 DKA。

问题

问题识别

1.a 有哪些症状、体征和实验室检查表明患者患有 DKA 及表表明其严重程度？

1.b DKA 的易感因素有哪些，该患者有几种易感因素？

1.c DKA 的诊断标准是什么？

1.d DKA 患者除了高血糖外，还需要解决哪些问题？

预期治疗结果

2. 该患者治疗的目标是什么？

治疗方案

3. 有哪些治疗方法可以纠正 DKA 的代谢紊乱？

最佳的治疗方案

4. 制定药物治疗方案来解决该患者的 DKA 问题。

结果评价

5.a 该患者在治疗过程中，应当检测哪些指标？

5.b 如果第 1 个小时内血糖无法下降 10% 以上，接下来采取的治疗步骤是什么？当血糖降至 200 mg/dL 以下时，治疗方案如何进行调整？

5.c 血糖值达到什么水平时，才能够认为 DKA 被解决了，以及何时需要将静脉注射胰岛素改为皮下注射？

5.d 制定一个解决 DKA 后，将静脉注射胰岛素改为皮下注射的具体方案。

患者教育

6. 在预防 DKA 方面，应当为该患者提供哪些咨询服务或干预措施？

■ 自学任务

1.ADA 认为 2 型糖尿病患者的 DKA 和高血糖高渗状态（hyperosmolar hyperglycemic state，HHS）的症状、体征是什么？比较这两种疾病在预防、易感因素、症状、体征、病理生理学和治疗方面的异同。

2. 研究导致 DKA 的其他原因，如疾病，并为该患者写一份 DKA 发作时的治疗应对方案。

临床要点

DKA 是胰岛素泵疗法第 2 大常见的并发症。如果年轻患者经常发生 DKA，那就需要对患者的心理问题进行评估，如饮食失调问题，心理问题也有可能会增加 DKA 发生的风险。

参考文献

[1] Kitabchi AE, Umpierrez GE, Miles JM, Fisher JN.Hyperglycemic crises in adult patients with diabetes.Diabetes Care 2009;32:1335-1343.

[2] Wilson JF.In clinic.Diabetic ketoacidosis.Ann Intern Med 2010;152:ITC 1-1 to ITC 1-16.

[3] American Diabetes Association Standards of Medical Care in Diabetes-2016.Diabetes Care 2016;39(Suppl 1):S1-S112.

[4] American Association of Clinical Endocrinologists and American College of Endocrinology—Clinical Practice Guidelines for Developing a Diabetes Mellitus Comprehensive Care Plan-2015.Endocr Pract 2015;21(Suppl 1):1-87.

[5] Duhon B, Attridge RL, Franco-Martinez AC, Maxwell PR, Hughes DW.Intravenous sodium bicarbonate therapy in severely acidotic diabetic ketoacidosis. Ann Pharmacother 2013;47:970-975.

[6] Potti LG, Haines ST.Continuous subcutaneous insulin infusion therapy: a primer on insulin pumps. J Am Pharm Assoc 2009;49:e1-e17.

[7] Scheiner G, Sobel RJ, Smith DE, et al.Insulin pump therapy: guidelines for successful outcomes. Diabetes Educ 2009;35(Suppl 2):29S-41S.

第 84 章　2 型糖尿病：新发疾病

嗜糖之人…………………………Ⅱ级

Nicole C. Pezzino, PharmD
Scott R. Drab, PharmD, CDE, BC-ADM
Deanne L. Hall, PharmD, CDE, BCACP

学习目标：

完成该病例学习后，学生能够：

- 识别 2 型糖尿病（DM）的症状、体征和危险因素。
- 确定胰岛素抵抗型 2 型糖尿病（代谢综合征）的并发症。
- 比较治疗 2 型糖尿病的各种药物在作用机制、禁忌证和不良反应等方面的异同。
- 说明血糖自我监测（SMBG）在控制血糖方面的作用，并确定有利于提高患者依从性的因素。
- 制定治疗和监测 2 型糖尿病的个体化治疗方案。

患者介绍

■ 主诉

最近，我视野变得模糊了，而且这个问题似乎越来越糟。

■ 现病史

Alfonso Giuliani，男，68 岁，因反复视力模糊 1 个月去家庭医生处就诊。他称因为疲惫及浑身乏力，无法做花园里的工作。

■ 既往史

HTN 18 年；血脂异常 8 年；痛风性关节炎 16 年，尿酸尿结石使其疾病更为复杂；甲状腺功能减退 15 年；超重 25 年。

■ 家族史

母亲有糖尿病。父亲 45 岁因不明原因猝死后，患者与母亲和姐姐移民到美国。他们家有一个更小的孩子在 48 岁时死于乳腺癌。

■ 个人史

糖果推销员，已经退休，已婚 46 年，有 3 个孩子。不吸烟。吃饭时，喝 1 ～ 2 杯自制的葡萄酒。他称自己在服药方面依从性好。

■ 用药史

- 赖诺普利 20 mg，PO，QD。
- 别嘌呤醇 300 mg，PO，QD。
- 左甲状腺素 0.088 mg，PO，QD。

■ 过敏史

NKDA。

■ 系统回顾

有时会烦渴、多食、疲劳、虚弱和视力模糊。无胸痛、呼吸困难、心动过速、站立时头晕、四肢刺痛、四肢麻木、腿部抽筋、外周水肿、大便习惯改变、胃肠膨胀或疼痛、恶心或呕吐、尿失禁或皮肤损害。

■ 体格检查

全身

该患者是一个向心性肥胖患者，白种人，有些烦躁和轻度病容。

生命体征

血压 124/76 mmHg（不处于静态平衡位），脉搏 80 bpm，呼吸频率 18 次 / 分，体温 37.2 ℃；体重 77 kg，身高 167.6 cm（66″）；BMI 27.4 kg/m^2。

皮肤

干燥，皮肤弹性较差，无破溃或皮疹。

五官检查

PERRLA；EOMI；TMs 正常；眼底检查无出血、无渗出；黏膜正常；鼻部和喉部正常，无渗出、无病变。

颈部 / 淋巴结

柔软；无淋巴结肿大、无甲状腺肿大、无杂音。

心脏

RRR；S_1 和 S_2 正常，无 S_3、S_4、无杂音。

肺部

CTA。

腹部

柔软、NT、向心性肥胖；BS 正常；无器官巨大症、无膨出。

生殖系统 / 直肠

正常的男性外生殖器。

四肢

活动范围和感觉正常；外围脉搏 2+；无破损、溃疡、水肿。

神经系统

A & O×3，CN Ⅱ～Ⅻ 正常；全身 DTRs 2+；足部振动觉正常、针刺检查正常（5.07/10 g 单纤维丝）。

■ 实验室检查

Na 141 mEq/L	Ca 9.9 mg/dL	A1C 7.8%
K 4.0 mEq/L	Phos 3.2 mg/dL	空腹血脂水平：
Cl 96 mEq/L	AST 21 IU/L	T. chol 280 mg/dL
CO_2 22 mEq/L	ALT 15 IU/L	HDL 27 mg/dL
BUN 24 mg/dL	Alk phos 45 IU/L	LDL 193 mg/dL
SCr 1.1 mg/dL	T. bili 0.9 mg/dL	Trig 302 mg/dL
游离糖 202 mg/dL		

■ 尿常规

酮（–），蛋白（–），微量白蛋白尿（–）。

■ 初步诊断

- 游离葡萄糖水平和唐氏血红蛋白（A1C）升高，诊断为 2 型糖尿病，新发病。
- 需要治疗的血脂异常。
- 高血压，控制良好。
- 超重。
- 痛风性关节炎（患者称 3 年内痛风没有急性发作；需要对尿酸水平进行评估）。
- 甲状腺功能减退（需要对甲状腺进行评估）。

■ 临床过程

3 天后，患者去诊所取实验室检查结果，结果如下：TSH 1.8 mIU/L，游离 T_4 1.2 ng/dL，UA 1.2 mg/dL，FBG 157 mg/dL。

问题

问题识别

1.a 该患者 2 型糖尿病的危险因素是什么？

1.b 有哪些信息（症状、体征和实验室检查结果）表明患者患有 2 型糖尿病？

1.c 有哪些信息表明患者存在胰岛素抵抗问题？

1.d 列出与患者药物治疗有关的问题。

预期治疗结果

2.a 治疗糖尿病的预期目标是什么？

2.b 考虑一下该患者还有哪些疾病，且这些疾病的治疗目标是什么？

治疗方案

3.a 适合该患者的非药物疗法有哪些？

3.b 适合该糖尿病患者的药物疗法有哪些？确定影响初步疗法的因素。

最佳的治疗方案

4.a 简要说明治疗该患者当前疾病的完整的治疗方案，包括药物名称、剂型、剂量、给药时间及选择的理由。

4.b 如果你的初始方案未能良好地控制血糖，你将如何调整治疗方案？

结果评价

5.a 你将监测哪些临床症状、体征和实验室检查结果来评估疗效，并监测或预防不良反应的发生？

5.b 医生建议患者买一台血糖仪，让患者自己测血糖。在患者和 SMBG 方面，医疗卫生工作者应当提供哪些方面的服务？

5.c SMBG 能够提供很多信息，确定至少 4 种可能对患者和医疗卫生工作者有用的情况。

5.d 在选择合适的血糖仪时，应考虑哪些因素？

患者教育

6.a 为增强依从性，确保治疗成功，减少不良反应及预防并发症的发生，应向患者提供糖尿病及治疗方面的哪些相关信息？

6.b 你如何告知患者应怎样测血糖及何时测血糖？

■ 临床过程其他疗法

在与 Giuliani 先生讨论他的糖尿病问题时，他说，他有一个邻居也患有糖尿病，这位邻居告诉他，她没有吃药控制血糖，只是调整饮食，摄入“糖尿病饮食”，并吃肉桂和一些所谓的“α-硫辛酸”来控制血糖。他还说，他读过一些文章，说鱼油对糖尿病也有好处。Giuliani 先生问他是否也应该借鉴上述方法来帮助他控制血糖。有关使用鱼油、肉桂和α-硫辛酸治疗糖尿病的问题，请参阅本书第 19 篇的相关内容。

■ 随访问题

1. 患者发生低血糖问题时，可使用哪些非处方药物来治疗？

2. 列出 SMBG 中可能会出现的几个错误。

3. 开始使用胰岛素的患者，他们在使用胰岛素的同时，联合使用口服降糖药物，要比单独使用胰岛素具有优势：

①在现有的口服降糖药物基础上增加胰岛素有什么好处？

②在口服降糖药物基础上增加胰岛素，能够良好充分地控制快速升高的血糖，请列出具体的合适的方法。

■ 自学任务

1. 描述你将如何评估和监测该患者的生活质量。

2. 描述胰岛素抵抗与 ASCVD 发生风险之间的关系。

3. 请列出一份能够升高血糖的药物清单。提供每种药物关联强度的文献证据。

4. 查看文献，比较吸入型胰岛素与现在市场上使用的皮下注射胰岛素之间的异同。

临床要点

大约有 2900 万美国人患有糖尿病，但约 1/3 的人未确诊。每年大约有 140 万美国人被诊断为糖尿病，这进一步证明了糖尿病是一种流行率较高的严重的公共卫生问题。过量的卡路里摄入量、较少体力活动，以及肥胖患者越来越多是导致糖尿病发病率升高的主要因素。

参考文献

[1] American Diabetes Association.Standards of medical care in diabetes—2016.Diabetes Care 2016;39(1 Suppl):S1-S112.

[2] Bloomgarden ZT.Insulin resistance: current concepts.Clin Ther 1998;20:216-231.

[3] American College of Endocrinology and American Association of Clinical Endocrinologists.Clinical Practice Guidelines for Developing a Diabetes Mellitus Comprehensive Care Plan—2015.Endocr Pract 2015;21(Suppl 1).

[4] American College of Endocrinology and American Association of Clinical Endocrinologists.Consensus Statement on the Comprehensive Type 2 Diabetes Management Algorithm—2016 Executive Summary.Endocr Pract 2016;22(No 1).

[5] American College of Cardiology/American Heart Association. 2013 ACC/AHA Guideline on the Treatment of Blood Cholesterol to Reduce Atherosclerotic Cardiovascular Risk in Adults.Circulation [published corrections] 2014;129(25 Pt B):2889-2934.

[6] Avandia Prescribing Information.Research Triangle Park, NC, GlaxoSmithKline, May, 2011.

[7] Inzucchi SE, Bergenstahl RM, Buse JB, et al. Management of hyperglycemia in type 2 diabetes: a patient-centered approach: position statement of the American Diabetes Association (ADA) and the European Association for the Study of Diabetes (EASD).Diabetes Care 2012;35(6):1364-1379.

[8] Inzucchi SE, Bergenstahl RM, Buse JB, et al. Management of hyperglycemia in type 2 diabetes: a patient-centered approach: position statement of the American Diabetes Association (ADA) and the European Association for the Study of Diabetes (EASD): update to a Position Statement of the ADA and EASD for the Study of Diabetes.Diabetes Care 2015;38:140-149.

[9] Cho TM, Wideman RD, Kieffer TJ.Clinical application of glucagon-like peptide 1 receptor agonists for the treatment of type 2 diabetes mellitus.Endocrinol Metab 2013;28:262-274.

[10] Zinmann B, Wanner C, Lachin JM, et al. Empagliflozin, cardiovascular outcomes, and mortality in type 2 diabetes.N Engl J Med 2015;373:2217-2128.

第 85 章　2 型糖尿病：现有疾病

建立最优控制系统…………………………Ⅱ级

Sharon B. S. Gatewood, PharmD, FAPhA
Margaret A. Robinson, PharmD

学习目标：

完成该病例学习后，学生能够：

- 确定治疗 2 型糖尿病的治疗目标。
- 讨论 2 型糖尿病的危险因素和并发症。
- 比较治疗 2 型糖尿病的各种药物，包括作用机制、联合疗法、并发症及有利于患者的治疗方案。
- 制定个体化的药物治疗方案，包括给药方案、治疗终点和监测参数。
- 为患者提供咨询服务，包括用药方法、坚持治疗方案、监测疾病状态、维持正常血糖值，以及必要时及时纠正的重要性。

患者介绍

■ 主诉

我患糖尿病已经大约 6 个月，我想测一下我的血糖值。我感觉血糖应该很低，因为头很痛。

■ 现病史

Sarah Martin，女，45 岁，来药房参加由药师讲授的糖尿病教育课程。她希望药师在课堂开始前给她测一下血糖。6 个月前，她被确诊为 2 型糖尿病。她一直试图通过饮食和运动来控制血糖，但没有成功。大约 3 个月前，医生给她开具了二甲双胍，用法 1000 mg，每日两次，就餐时服用。去年，患者体重增加了 10 磅。她每天都要测血糖，QD，血糖值在 215 ～ 280 mg/dL 之间。她的空腹血糖平均值为 200 mg/dL。

■ 既往史

2 型糖尿病 6 个月；高血压 17 年；躁郁症 25 年；血脂异常 12 年；病态肥胖 20 年。

■ 家族史

父亲患有高血压、血脂异常和躁郁症。母亲患有血脂异常和甲状腺功能减退。哥哥患有糖尿病，酗酒导致。

■ 个人史

结婚 23 年。共有 3 个孩子，其中 2 个为十几岁，另外 1 个在上大学。她在当地的一家大型商场的电子产品部门担任销售助理。10 年前戒烟后，患者就没有再吸烟，但偶尔饮酒（每周喝 3 杯啤酒或 3 杯葡萄酒）。

■ 用药史

- 二甲双胍 1000 mg，PO，BID，与食物同服。
- 赖诺普利 20 mg，PO，QD。
- 奥氮平 5 mg，PO，QHS。
- 卡马西平 ER 200 mg，PO，BID。
- 劳拉西泮 1 mg，PO，BID，必要时服用。
- 氟西汀 20 mg，PO，QAM。
- 普伐他汀 40 mg，PO，QD。

■ 过敏史

青霉素过敏（荨麻疹）。

■ 系统回顾

患者有夜尿症、多尿症、烦渴问题。无恶心、便秘、腹泻、低血糖症状体征、感觉异常和呼吸困难。

■ 体格检查

全身

WDWN，重度肥胖，白种女性，无其他明显疾病。

生命体征

血压 154/90 mmHg，脉搏 98 bpm，呼吸频率 18 次 / 分，体温 37.0 ℃；体重 109 kg，身高 172.7 cm（5′8″），腰围 96.5 cm（38 英寸）。

五官检查

PERRLA，EOMI，眼底检查 R & L 无视网膜病变。

颈部 / 淋巴结

无 LAN。

肺部

CTA & P。

心脏

RRR，无 M/R/G。

腹部

NT/ND。

生殖系统 / 直肠

延期检查。

骨关节 / 四肢

颈动脉、股动脉、腘动脉、右足背动脉脉搏 2+；左足背动脉 1+；足部 MTPs 有轻度老茧。

神经系统

DTRs 2+，足部感觉神经正常（5.07 单丝），振动觉也正常。

■ 实验室检查

Na 138 mEq/L	Ca 9.4 mg/dL	空腹血脂水平：
K 3.7 mEq/L	Phos 3.3 mg/dL	T. chol 244 mg/dL
Cl 103 mEq/L	AST 16 IU/L	LDL 141 mg/dL
CO_2 31 mEq/L	ALT 19 IU/L	HDL 58 mg/dL
BUN 16 mg/dL	Alk phos 62 IU/L	Trig 225 mg/dL
SCr 0.9 mg/dL	T. bili 0.4 mg/dL	TC/HDL 比率 4.2
Glu（随机） 243 mg/dL		
A1C 10.0%		

■ 尿常规

蛋白 1+，微量白蛋白尿（+）。

■ 初步诊断

患者称自己每周最多锻炼一次，由于忙于照顾孩子，自己无法控制饮食，另外，不管是在单位还是家里，饮食都不规律。她的血糖控制不好，6 个月前，其 A1C 为 8.9%。去年，她体重增加了 10 磅。目前的药物治疗方案包括控制血压和胆固醇值。使用目前的药物治疗方案后，其躁郁症得到了控制。当处于抑郁症或躁狂状态时，患者倾向于使用食物来“治疗”症状。

问题

问题识别

1.a 确定患者的药物相关问题。

1.b 有哪些结果表明该患者的糖尿病问题控制不佳?

预期治疗结果

2.a 该患者 2 型糖尿病的治疗目标是什么?

2.b 在确定治疗目标时，应考虑患者的哪些个体化特征?

治疗方案

3.a 对于该患者的药物治疗问题，应该推荐什么非药物干预措施?

3.b 对于该患者的药物治疗问题，应该推荐什么药物干预措施?

最佳的治疗方案

4. 对于该患者的每个药物治疗问题，你会推荐什么样的治疗方案?

结果评价

5. 为评价你选择的最佳方案的疗效和可能的不良反应，应监测哪些参数?

患者教育

6. 对于糖尿病、高血压、血脂异常、躁郁症、肥胖症，以及患者的治疗方案方面的问题，你应该向患者提供哪些信息，以提高患者的依从性，最终减少不良反应的发生并提高治疗效果?

■ 随访问题

如果最初的糖尿病治疗方案失败了，还有哪些合适的治疗方案?

■ 自学任务

1. 讨论代谢综合征这种现象并讨论胰岛素抵抗在其后遗症中所起的作用。

2. 探讨监测餐后血糖水平的重要性及其对整体血糖控制、A1C 水平及糖尿病并发症进展的影响。

3. 对各种血糖监测仪进行研究，并对现有的监测仪进行比较，以满足患者的个体化需求，提高患者对检查方案的依从性。

4. 研究新的糖尿病治疗方法，探讨他们在 2 型糖尿病治疗中的潜在作用。

5. 保存一份食物摄入日记，包括一周内每餐的碳水化合物摄入量及运动记录。从 2 型糖尿病患者的角度来评价和讨论你在这方面的经验。

6. 研究连续血糖监测系统（CGMS）技术，探讨 CGMS 在治疗 2 型糖尿病中的作用。

7. 研究和比较目前市场上已有的胰岛素泵。探讨胰岛素泵在治疗 2 型糖尿病患者中的作用，以及探讨哪种类型的患者适合使用胰岛素泵，哪种类型的患者不适合使用胰岛素泵。

临床要点

虽然二甲双胍是治疗 2 型糖尿病的一线药物，但并非所有的 2 型糖尿病患者都可以使用二甲双胍。二甲双胍有多种禁忌证，使用二甲双胍的患者通常必须有良好的肾脏、肝脏、心脏和呼吸功能。因此，患者在使用二甲双胍之前，必须对其他疾病进行彻底完整的评估。建议那些无法达到降糖目标的患者早期使用胰岛素进行治疗。

参考文献

[1] American Diabetes Association.Standards of medical care in diabetes—2016.Diabetes Care 2016;39(1 Suppl):S1-S109.

[2] Stone NJ, Robinson J, Lichtenstein AH, et al. 2013 ACC/AHA guideline on the treatment of blood cholesterol to reduce atherosclerotic cardiovascular risk in adults: a report of the American College of Cardiology /American Heart Association Task Force on Practice Guidelines.J Am Coll Cardiol 2014;63:2889-2934.

[3] James PA, Oparil S, Carter BL, et al. 2014 evidence-based guideline for the management of high blood pressure in adults: report from the panel members appointed to the Eighth Joint National Committee (JNC 8).JAMA 2014;311:507-520.

[4] National Heart Lung and Blood Institute.The Practical Guide:Identification, Evaluation, and Treatment of Overweight and Obesity in Adults. U.S. Department of Health and Human Services. National Institutes of Health, 2000.NIH Publication No. 00-4084.

[5] Haupt DW.Differential metabolic effects of antipsychotic treatments.Eur Neuropsychopharmacol 2006;16:S149-S155.

[6] Koski RR.Practical review of oral antihyperglycemic agents for type 2 diabetes mellitus.Diabetes Educ 2006;32(2):869-876.

[7] Inzucchi SE, Bergenstal RM, Buse JB, et al. Management of hyperglycemia in type 2 diabetes, 2015: a patient-centered approach.Update to a position statement of the American Diabetes Association and the European Association for the Study of Diabetes.Diabetes Care 2015; 38:140-149.

[8] Jamerson K, Weber MA, Bakris GL, et al. ACCOMPLISH Trial Investigators.Benazepril plus amlodipine or hydrochlorothiazide for hypertension in high-risk patients.N Engl J Med 2008;359:2417-2428.

[9] Pepine CJ, Handberg EM, Cooper-DeHoff RM. A calcium antagonist vs a noncalcium antagonist hypertension treatment strategy for patients with coronary artery disease:The International Verapamil-Trandolapril Study (INVEST): a randomized control trial.JAMA 2003;290:2805-2816.

[10] Edwards SJ, Smith CJ.Tolerability of atypical antipsychotics in the treatment of adults with schizophrenia or bipolar disorder: a mixed treatment comparison of randomized controlled trials.Clin Ther 2009;31:1345-1359.

第 86 章　甲状腺功能亢进：Graves 病

中央腺体……………………… Ⅱ级

Kristine S. Schonder, PharmD

学习目标：

完成该病例学习后，学生能够：

- 描述甲状腺功能亢进的症状、体征和实验室检查参数及与甲状腺功能亢进相关的病理生理学过程。
- 选择适合甲状腺功能亢进患者的初始和后续治疗药物，并说明其理由。
- 制定监测甲状腺功能亢进药物治疗的方案。
- 为接受药物治疗的甲状腺功能亢进患者提供合适的教育咨询服务。

患者介绍

■ 主诉

我的心跳得非常快，感觉像在赛跑，我感到很紧张。

■ 现病史

Carrie Gibson，女，23 岁，因心悸和高频微颤去其 PCP 处就诊。几个月前，她就有心悸问题，但频次很低，直到上周，心悸的频次增加，几乎每天都有心悸问题，无 CP。患者称，约 3 周前，她注意到自己有高频微颤问题。过去 6 个月内，她一直有稀便问题，而且尽管食欲旺盛，食物摄入量也很大，体重仍下降了 5 kg。她一直感到很热，而且经常出汗。她还指出，最近一直在脱发，比往常更急躁。

■ 既往史

她一直都很健康，这之前没有疾病。她称，去年 11 月自己得了“流感”，但是当时没有注意，也没有进行治疗。

■ 家族史

父亲患有高血压；母亲有 Graves 病家族史，去年 53 岁，死于乳腺癌。她的大姐今年 32 岁，患有乳腺癌；她另外两个姐姐，年龄分别为 29 岁和 25 岁，还有一个哥哥，27 岁，都很健康。她的姨母（母亲的姐姐）和外祖母都有 Graves 病。

■ 个人史

患者有 5 年每天吸 1.5 包的吸烟史，并且周末在社交场合饮酒（“周五和周六喝几杯”）。

■ 用药史

每日服用屈螺酮 / 戊炔雌二酮。

■ 过敏史

无。

■ 系统回顾

她称自己无视力变化、无 CP、无呼吸困难。有时有 N/V/D。

■ 体格检查

全身

该患者是一名瘦削、皮肤黝黑的白人女性，无其他疾病。她看上去很焦急，手部有轻颤。

生命体征

血压 136/80 mmHg，脉搏 120 bpm，呼吸频率 18 次 / 分，体温 38.1 ℃；体重 48 kg，身高 167.6 cm（5′6″）。

皮肤

颞区头发稀少、很细。

五官检查

PERRL，EOMI，眼睑下拉（+），无眼球突出（无眼肌麻痹）、眶周无水肿。

颈部 / 淋巴结

柔软、平滑（+）、甲状腺对称性增大（大约是正常大小的两倍），颈动脉血管有明显搏动。

肺部

双侧 CTA、无哮鸣音、无湿啰音。

心脏

心律齐、心动过速无杂音；杂音（–）。

腹部

柔软、NT/ND、BS 过度活跃；无 HSM、无肿块。主动脉搏动明显。

直肠

粪便检查（–）。

四肢

双侧血管搏动正常，无小腿压痛。无发绀。指甲和脚趾甲剥脱。拇指指甲有突出的脊。

神经系统

A & O × 3；双手伸出时微颤；膝反射亢进；无近端肌无力。

■ 实验室检查

见图 86–1。

■ 心电图

NSR，心率为 120 bpm。

■ 初步诊断

该 23 岁的女性患者患有甲状腺肿，可能是甲状腺功能亢进。最可能的原因是 Graves 病。

问题

问题识别

1.a 列出与患者药物治疗有关的问题。

1.b 哪些信息（症状、体征和实验室检查结果）表明患者患有甲状腺功能亢进及表明了甲状腺功能亢进的严重程度？

预期治疗结果

2. 该患者的药物治疗目标是什么？

治疗方案

3.a 有哪些非药物疗法可能对该患者有用？

3.b 有哪些药物疗法可能对 Graves 病有用？

最佳的治疗方案

4. 治疗该患者的最合适药物有哪些？且这些药物的名称、剂型、剂量、给药时间和疗程是什么？

结果评价

5. 为了恢复甲状腺正常功能和防止不良反应的发生，需要选择哪些临床和实验室参数用来评价甲状腺替代疗法？

患者教育

6. 为加强其依从性，确保治疗成功，并最大限度地降低不良反应的发生率，你可以向患者提供哪些信息？

■ 临床过程

患者根据你的治疗方案治疗 6 个月后来你的诊所进行复诊随访。她称自己的症状有了明显改善。心悸和震颤的问题都解决了。她称自己上次月经没有来，担心可能怀孕。生命体征和实验室检查结果如下：

生命体征：血压 124/70 mmHg，脉搏 88 bpm，呼吸频率 16 次 / 分，体温 37.2 ℃。

Hgb 12.5 g/dL	WBC 5.8 × 10^3/mm^3	AST 18 IU/L
Hct 37.5%	Polys 65%	ALT 16 IU/L
MCV 85.6 μm^3	Lymphs 30%	T. bili 0.2 mg/dL
MCH 26.5 pg	Monos 2%	总 T_4 14.2 mcg/dL
MCHC 30.9 g/dL	Basos 2%	TSH < 0.17 mIU/L
RDW 9.4%	Basos 1%	hCG 2637 mIU/mL

Na 140 mEq/L	Hgb 12.8 g/dL	RDW 10.2%	AST 14 IU/L	总 T_4 24 mcg/dL
K 4.1 mEq/L	Hct 38.4%	WBC 4.8 × 10^3/mm^3	ALT 16 IU/L	游离 T_4 4 ng/dL
Cl 98 mEq/L	RBC 3.08 × 10^6/mm^3	Polys 72%	T. bili 0.2 mg/dL	TSH 0.02 mIU/L
CO_2 23 mEq/L	Plt 298 × 10^3/mm^3	Lymphs 27%	淀粉酶< 30 IU/L	T_3 树脂摄取量 35%
BUN 9 mg/dL	MCV 86.4 μm^3	Monos 1%	Ca 9.5 mg/dL	总 T_3 550 ng/dL
SCr 0.6 mg/dL	MCH 27.1 pg		Mg 2.0 mEq/L	游离甲状腺素指数 28.7
Glu 78 mg/dL	MCHC 31.8 g/dL		Phos 3.7 mg/dL	

图 86–1　实验室检查结果

■ 随访问题

1. 根据上述检查结果，治疗 Graves 病的治疗方案需要如何调整？

2. 你会为该患者推荐什么样的其他干预措施？

■ 自学任务

1. 制定药物治疗的监测方案。

2. 制定为甲状腺功能亢进患者提供药疗咨询服务的系统方法。

临床要点

Graves 病相关性眼病严重时会影响视神经或角膜，最终导致失明。Graves 病性眼病被认为是一种自体免疫导致的疾病，由 T 淋巴细胞和细胞因子介导。最常见的症状包括复视、畏光、流泪疼痛。在大多数情况下，矫正甲状腺功能亢进这种基础性疾病就可以改善 Graves 眼病的症状。然而，用放射性碘进行治疗时，症状可能会暂时恶化，直到甲状腺功能亢进被矫正。严重的 Graves 眼病病例应采用全身或眼内糖皮质激素治疗。替代疗法包括眼眶内放疗，以及使用环孢素、利妥昔单抗等免疫药物治疗。手术可用来治疗那些最严重的情况或是那些对糖皮质激素无效的病例。

参考文献

[1] Bahn RX, Burch HB, Cooper DS, et al. Hyperthyroidism and other causes of thyrotoxicosis: management guidelines of the American Thyroid Association and American Association of Clinical Endocrinologists.Thyroid 2011;21(6):593-646.

[2] Brent GA.Graves' disease.N Engl J Med 2009;358(24):2594-2605 [correction:N Engl J Med 2008;359;1407-1409].

[3] Bahn RS, Burch HS, Cooper DS, et al.The role of propylthiouracil in the management of Graves' disease in adults: report of a meeting jointly sponsored by the American Thyroid Association and the Food and Drug Administration.Thyroid 2009;19(7):673-674.

[4] Wiersinga WM. Smoking and thyroid.Clin Endocrinol 2013;79:145-151.

[5] Bartalena L, Tanda ML.Graves' ophthalmopathy.N Engl J Med 2009;360(10):994-1001.

[6] Stagnaro-Green A, Abalovich M, Alexander E, et al. Guidelines of the American Thyroid Association for the Diagnosis and Management of Thyroid Disease during pregnancy and postpartum.Thyroid 2011;21(10):1081-1125.

[7] American College of Obstetricians and Gynecologists.Smoking cessation during pregnancy. Committee opinion no. 471.Obstet Gynecol 2010;116(5):1241-1244.

第 87 章　甲状腺功能减退

想生个孩子对于我来讲太累了！…………………………Ⅱ级

Michael D. Katz, PharmD

学习目标：

完成该病例学习后，学生能够：

- 识别轻度和明显甲状腺功能减退的症状、体征及相关并发症。
- 确定甲状腺功能减退的治疗目标。
- 根据患者的特点，制定甲状腺功能减退的治疗方案及相应的监测方案。
- 选择甲状腺替代疗法中的药物产品。
- 给接受甲状腺替代疗法的患者提供相应的教育咨询服务。

患者介绍

■ 主诉

我们很努力地想要个孩子。也许这就是我一直这么累的原因……压力太大了。

■ 现病史

Vickie Greene，女，31 岁，非裔美国人，根据血检结果，她的妇产科医生将她转诊到内分泌科就诊，于是患者和她的丈夫 Eric（33 岁）来到内分泌科就诊。Greenes 夫妇近 2 年一直在努力要孩子，但 Vickie 一直没有怀孕。妇产科医生的不孕检查表明，Eric 精子计数和精子活力均正常，Vickie 生殖系统的解剖结构也无异常，未发现子宫内膜异位症。Vickie 的血清性激素和促性腺素水平均正常。这对夫妇正在考虑体外受精，但他们希望除外激素导致的不孕。Vickie 说，过去几个月她感到自己越来越疲惫，认为这是多次尝试怀孕失败导致的。她怀疑自己得了抑郁症。她还指出，在过去的几个月，很难集中注意力工作，而且“体重增加了几磅”。过去 6 个月，Vickie 发现她的月经量比往常要多，而且有点不规律。2 年前，她参加了一个当地的健康体检活动，进行了一系列的实验室检查。当时的 TSH 值为 4.2 mIU/L，她的 PCP 认为 TSH 值在正常范围内，不需要随访。

■ 既往史

不孕 2 年；青少年时期有缺铁性贫血。

■ 家族史

父亲，55 岁，有轻度的 COPD；母亲，54 岁，有 2 型糖尿病和高血压；有一个姐姐，32 岁，患有甲状腺功能减退。无镰状细胞特征或疾病史。

■ 个人史

结婚 6 年，与丈夫都是头婚。无性病史。在一家私人公司做移民律师工作。过去在社交场合饮酒，但在努力怀孕期间没有饮酒；不吸烟，不吸食毒品。

■ 用药史

- 聚乙二醇，PO，QD，便秘时服用。
- Seasonale 避孕药，PO，QD（2 年前停服）。
- $FeSO_4$ 300 mg，PO，QD。
- 碳酸钙 500 mg，PO，BID。
- 对乙酰氨基酚 325 ～ 650 mg，PO，头痛、身体其他部位疼痛时服用。

■ 过敏史

磺胺类药物会导致皮疹。

■ 系统回顾

患者认为是压力导致的疲惫（+）；偶尔失眠（+）；可用聚乙二醇缓解的便秘（+）；可用非阿司匹林镇痛药物缓解的偶尔头痛（+）；无耳鸣、眩晕、感染；无尿路症状；干性皮肤（+）。

■ 体格检查

全身

看起来很健康的非裔美国女性，NAD。

生命体征

血压 112/74 mmHg，脉搏 64 bpm，呼吸频率 12 次 / 分，体温 36.8 ℃；体重 62 kg，身高 170.2 cm（5′7″）。

皮肤

轻度干燥；无皮疹、无破溃。

五官检查

PERRLA、EOMI；无窦压痛；TMs 看起来正常。

颈部 / 淋巴结

甲状腺结节（–）、甲状腺可能轻微肿大；淋巴结病（–）；颈动脉杂音（–）。

肺部 / 胸部

CTA。

乳房

肿块（–）。

心脏

RRR、S_1 和 S_2 正常；无 S_3 和 S_4。

腹部

NT/ND，器官巨大症（–）。

神经系统

A & O × 3；CN Ⅱ～Ⅻ 正常；DTRs 2+，对称。

泌尿生殖系统

根据妇产科医生的建议，延迟检查。

■ 实验室检查（空腹）

Na 138 mEq/L	Hgb 13.1 g/dL	抗 TPO 抗体阳性
K 4.2 mEq/L	Hct 39.2%	TSH 9.8 mIU/L
Cl 98 mEq/L	WBC 6.8 × 10^3/mm^3	游离 T_4 0.72 ng/dL
CO_2 25 mEq/L	MCV 89 μm^3	T. chol 212 mg/dL
BUN 8 mg/dL	Ca 9.6 mg/dL	LDL chol 142 mg/dL
SCr 0.7 mg/dL	Mg 2.0 mEq/L	HDL chol 45 mg/dL
Glu 98 mg/dL	PO_4 3.8 mg/dL	TG 125 mg/dL
	Albumin 4.0 g/dL	
	AST 22 IU/L	
	ALT 19 IU/L	
	T. bili 0.4 mg/dL	
	Alk phos 54 IU/L	

■ 初步诊断

该 31 岁的女性患者有不孕、疲劳、其他非特异性症状及 TSH 水平升高，这表明患者有甲状腺功能减退的问题。

问题

问题识别

1.a 确定患者的药物相关问题。

1.b 哪些信息（症状、体征和实验室检查结果）表明患者患有甲状腺功能减退？

1.c 甲状腺功能减退可能会引起不孕吗？

1.d 列出已知的会导致甲状腺功能减退的药物。该患者的某些问题是药物造成的吗？

1.e 她以前的 TSH 值 4.2 mIU/L 是否有意义，有的话，意义是什么？

预期治疗结果

2. 该患者药物治疗的目标是什么？

治疗方案

3.a 有哪些非药物疗法可能对该患者有用？

3.b 有哪些可行的药物（包括补充药物 / 替代药物）可用于治疗甲状腺功能减退？

最佳的治疗方案

4. 治疗该患者的最合适药物有哪些？这些药物的名称、剂型、剂量、给药时间和疗程是什么？

结果评价

5. 为达到预期的治疗结果，发现或预防不良反应的发生，需要选择哪些临床和实验室的参数来评估？

患者教育

6. 为加强其依从性，确保治疗成功，并最大限度地降低不良反应的发生率，你可以向患者提供哪些信息？

■ 随访问题

1. 如何治疗该患者的高胆固醇？如果患者的甲状腺功能正常了，但她的胆固醇仍然在升高，该如何处理？

2. 如果患者真的怀孕了，如何调整患者的甲状腺治疗方案？

3. 评估该患者是否还有持续补铁和补钙的需要。补铁和补钙是否应该停止？如果不停止的话，一旦开始甲状腺替代治疗，可能会出现什么问题（如果有的话）？

■ 自学任务

1. 查看未治疗的甲状腺功能减退对孕期女性及

其胎儿的影响。

2. 研究有关美国左甲状腺素（LT_4）产品的生物等效性试验方面的信息。美国 LT_4 产品的生物等效性测试与其他国家的有何不同？ LT_4 生物等效性是否能保证治疗的等同性？对于 LT_4 的替代品是否有共识？

3. 查看可能影响 LT_4 剂量要求的因素，包括药物相互作用。

临床要点

接受 LT_4 替代疗法的怀孕女性患者必须每月进行 TSH 水平监测，以确保体内 LT_4 水平足够。大多数甲状腺功能减退女性患者在怀孕期间都需要增加 LT_4 的剂量，确保母亲和胎儿体内的甲状腺水平充足。

参考文献

[1] Aoki Y, Belin RM, Clickner R, Jeffries R, Phillips L, Mhafey KR.Serum TSH and total T4 in the United States population and their association with participant characteristics.National Health and Nutrition Examination Survey (NHANES 1999-2002).Thyroid 2007;17:1211-1123.

[2] Canaris GJ, Manowitz NR, Mayor G, Ridgway EC.The Colorado thyroid disease prevalence study. Arch Intern Med 2000;160:526-534.

[3] Stagnaro-Green A, Pearce E. Thyroid disorders in pregnancy.Nat Rev Endocrinol 2012;8:650-658.

[4] Poppe K, Velkeniers B, Glinoer D. The role of thyroid autoimmunity in fertility and pregnancy.Nat Clin Pract Endocrinol Metab 2008;4:394-405.

[5] Laurberg P, Andersen S, Carle A, et al.The TSH upper reference limit: where are we at?Nat Rev Endocrinol 2011;7:232-239.

[6] Almandoz JP, Gharib H. Hypothyroidism: etiology, diagnosis and management.Med Clin North Am 2012;96:203-221.

[7] Blakesley V, Awni W, Locke C, Ludden T, Granneman GR, Braverman LE.Are bioequivalence studies of levothyroxine sodium formulations in euthyroid volunteers reliable?Thyroid 2004;14:191-200.

[8] Carr D, McLeod DT, Parry G, Thornes HM. Fine adjustment of thyroxine replacement dosage: comparison of the thyrotropin releasing hormone test using a sensitive thyrotropin assay with measurement of free thyroid hormones and clinical assessment.Clin Endocrinol 1988;28:325-333.

[9] Dong BJ, Hauck WW, Gambertoglio JG, et al. Bioequivalence of generic and brand-name levothyroxine products in the treatment of hypothyroidism.JAMA 1997;277:1205-1213.

[10] Mayor GH, Orlando T, Kurtz NM. Limitations of levothyroxine bioequivalence evaluation: an analysis of an attempted study.Am J Ther 1995;2:417-432.

[11] Grozinsky-Glasberg S, Fraser A, Nahashoni E, Weizman A, Leibovici L. Thyroxine tr Ⅱ odothyronine combination therapy versus thyroxine monotherapy for clinical hypothyroidism: a meta-analysis of randomized controlled trials.J Clin Endocrinol Metab 2006;91:2592-2599.

[12] Franklyn KA.The thyroid—too much and too little across the ages: the consequences of subclinical thyroid dysfunction.Clin Endocrinol 2013;78:1-8.

[13] Stagnaro-Green A, Abalovich M, Alexander E, et al.Guidelines of the American Thyroid Association for the Diagnosis and Management of Thyroid Disease during pregnancy and postpartum.Thyroid 2011;21:1081-1125.

[14] De Groot L, Abalovich M, Alexander EK, et al. Management of thyroid dysfunction during pregnancy and postpartum: an Endocrine Society clinical practice guideline.J Clin Endocrinol Metab 2012;97:2543-2565.

[15] Reid SM, Middleton P, Cossich MC, et al. Interventions for clinical and subclinical hypothyroidism pre-pregnancy and during pregnancy.Cochrane Database Syst Rev 2013;5:CD007752. doi:10.1002/14651858. CD007752.pub3.

第 88 章　库欣综合征

两个腺体的故事……………………………Ⅱ级

Andrew Y. Hwang, PharmD
Steven M. Smith, PharmD, MPH, BCPS
John G. Gums, PharmD, FCCP

学习目标：

完成该病例学习后，学生能够：

- 识别和区分各类库欣综合征的症状、体征和实验室检查结果的变化。
- 认识到与库欣综合征有关的生化、解剖结构和情绪变化。
- 为库欣综合征患者推荐合适的治疗方案。
- 为其他医疗卫生工作者提供库欣综合征药物辅助治疗方面的建议。
- 为库欣综合征患者提供药物剂量、管理和不良反应方面的咨询服务。

患者介绍

■ 主诉

最近我感到很疲倦，很虚弱，而且我注意到我的腿都肿了。

■ 现病史

Susan Taylor，女，31 岁，告知其家庭医生自己有疲劳、虚弱和水肿方面的问题。她还称自己的体重增加了［2 年内增加了 50 磅（22.7 kg）］，另外，自己还有抑郁症和失眠方面的问题。

■ 既往史

除了季节性过敏性鼻炎外，患者一直都很健康，没有其他严重疾病。她有两个健康的孩子，都是阴道分娩出生，没有使用辅助手段。

■ 家族史

母亲，54 岁，患有 2 型糖尿病；父亲，56 岁，患有高血压。她有两个姐妹：一个很健康，另一个患有抑郁症。

■ 个人史

患者不吸烟，偶尔喝酒。她是个摄影师。两个孩子分别为 6 岁和 3 岁。

■ 用药史

- Lessina（避孕药），PO，QD，根据医嘱服用。
- 糠酸莫米松鼻喷雾剂，QD，一次一个鼻孔喷两下，有过敏症状时使用。
- Unisom（辅助睡眠药），PO，QHS。
- Advil（布洛芬），一次 1～2 片，PO，每 6 小时一次，头痛时服用。

■ 过敏史

磺胺类药物（皮疹）。

■ 系统回顾

疲劳（+）、虚弱、偶尔背痛和体重增加；还有悲伤、抑郁情绪和失眠；皮肤容易擦伤；偶尔有头痛、视力模糊和胃灼热；无 CP、哮喘、气短。月经正常、规律。

■ 体格检查

全身

发育良好，营养状况良好，肥胖，库欣样外貌，白种女性，无其他疾病。

生命体征

血压 165/86 mmHg，心率 85 bpm，呼吸频率 14 次 / 分，体温 37.0 ℃；体重 82.1 kg，身高 160.0 cm（5′3″）。

皮肤

皮肤薄，有淤伤和划痕；腹部可见紫色条纹。

五官检查

满月脸；面部毛发中度；PERRLA；EOMI；眼

底检查结果显示视网膜正常，视神经乳头杯盘比为 0.4；视野总体上正常；OP 湿润，颜色为粉红色。

颈部 / 淋巴结

柔软；在 30°（7 cm）时，JVD（+）；无血管杂音、无淋巴结肿大、无甲状腺肿大。

胸部：

双侧 CTA 。

乳房

无肿块。

心脏

RRR；无 MRG。

腹部

肥胖、柔软、NT、无肿块、无器官巨大症 。

生殖系统 / 直肠

愈创木脂检查结果（–）；外生殖器正常；无肿块。

骨关节 / 四肢

四肢的肌肉力量均减弱；整个四肢 DTR 1 ～ 2+，对称；左右足部均有凹陷性水肿 2+；足部可触摸到中等强度的脉搏跳动。

神经系统

识别度 ×3；情感贫乏；CN Ⅱ～Ⅻ 正常。

■ 实验室检查

Na 138 mEq/L	Hgb 13.4 g/dL	AST 9 IU/L	TSH 2.33 mIU/L
K 3.3 mEq/L	Hct 38.5%	ALT 7 IU/L	A1C 7.1%
Cl 105 mEq/L	RBC $4.0 \times 10^6/mm^3$	Alk phos 180 IU/L	空腹血脂水平：
CO_2 25 mEq/L	Plt $264 \times 10^3/mm^3$	T. bili 0.5 mg/dL	T. chol 261 mg/dL
BUN 12 mg/dL	WBC $14.5 \times 10^3/mm^3$	Alb 4.5 g/dL	HDL 62 mg/dL
SCr 0.9 mg/dL		UA 5.6 mg/dL	LDL 120 mg/dL
Glu 160 mg/dL			Trig 396 mg/dL

■ 初步诊断

可能患有库欣综合征，病因不明，需要进一步对内分泌疾病进行评估诊断。

■ 临床过程

内分泌医生给患者做进一步评估诊断。患者不在同一天 24 小时尿游离皮质醇（UFC）的基线测量值分别为 356 mcg 和 362 mcg。午夜唾液中皮质醇浓度为 0.54 mcg/dL。过夜 1 mg DST 结果显示，血清皮质醇浓度为 9.2 mcg/dL。连续 2 天（下午 1：00 测定）血清促肾上腺皮质激素（ACTH）浓度为 103 pg/mL 和 110 pg/mL。CRH 刺激试验结果显示，基线血浆皮质醇浓度为 10.4 mcg/dL，基线 ACTH 浓度为 108 pg/mL，摄入 CRH 后，血浆皮质醇浓度增加到 13.5 mcg/dL，ACTH 增加到 187 pg/mL。核磁共振 MRI 检查结果显示脑垂体增大；重点重复磁共振成像检查也发现了这个异常结果。未发现局灶不均一，这表明这是一个孤立的腺瘤（也就是说肿瘤不能定位）。

为 Taylor 女士解释了所有治疗的风险和好处。她选择接受放射治疗，放弃手术探查治疗。她表示还想要孩子，在手术前，愿意尝试其他治疗方法。

问题

问题识别

1.a 列出与患者药物治疗有关的问题。

1.b 哪些信息（症状、体征和实验室检查结果）表明患者患有库欣综合征以其严重程度？

1.c 哪些信息（主诉、病史、实验室检查结果和影像资料）表明患者患上库欣综合征的最可能病因？

预期治疗结果

2. 该患者药物治疗的目标是什么？

治疗方案

3.a 有哪些非药物疗法可能对该患者有用？

3.b 有哪些药物疗法可能对该患者的库欣综合征有用？

最佳的治疗方案

4.a 治疗该患者库欣综合征最合适的药物有哪些？请说明这些药物的名称、剂型、剂量、给药时间、疗程？

4.b 如果上述疗法成功，还需要什么样的辅助药物治疗手段？

结果评价

5. 需要哪些临床和实验室指标来评价治疗结果，并监测和预防不良反应发生？

患者教育

6. 为加强其依从性，确保治疗成功，并最大限度地降低不良反应的发生率，你可以向患者提供哪些信息？

■ 随访问题

1. 深夜测量唾液中皮质醇的浓度比深夜测量血清皮质醇浓度有哪些优势？

2. 如果患者还有过敏性鼻炎，治疗方案应如何进行调整?

■ 临床过程

该患者接受放射治疗并辅以药物疗法，以降低皮质醇水平。鉴于可能需要治疗几个月，皮质醇才有可能恢复到正常水平，因而，我们需要另外采取一些干预措施来缓解库欣综合征的并发症。她每日服用氢氯噻嗪 25 mg 治疗高血压、吡格列酮 30 mg 控制高血糖、瑞舒伐他汀 5 mg 治疗血脂异常，以及每日服用艾司西酞普兰 10 mg 治疗抑郁症。DXA 扫描结果显示，臀部和脊椎的骨密度 Z 评分分别为 –2.4 标准差和 –2.6 标准差。因此，她被诊断为类固醇引起的骨质疏松症。在接受上述治疗方案一个月后，患者复诊时称自己虚弱、腿部抽筋和心悸的程度都增加。实验室检查结果显示血清钾浓度为 2.7 mEq/L。

3. 为了降低患者骨折发生的风险，你会建议患者使用什么药物?

4. 这时，你需要如何调整药物治疗方案?

■ 自学任务

1. 许多药物可用于库欣综合征的鉴别诊断（如 DST 和 CRH）。制定一个表格，让医疗卫生工作者能够更容易地进行这些检查（包括可能的不良反应、时间、关键值和结果评估）。

2. 比较您所在地区治疗库欣综合征药物的零售成本。将你的发现做个总结，并说明这些发现是否会导致你调整开始的药物治疗方案。

3. 说明可用于治疗药物性库欣综合征的方法。

临床要点

大多数库欣综合征患者选择经蝶窦手术治疗，因为其治愈率高（80% ～ 90%）。药物治疗通常作为辅助疗法，而非主要疗法来治疗库欣综合征。

参考文献

[1] Newell-Price J, Bertagna X, Grossman AB, Nierman LK.Cushing syndrome.Lancet 2006;367:1605-1617.

[2] Sharma ST, Nieman LK, Feelders RA.Cushing syndrome: epidemiology and developments in disease management.Clin Epidemiol 2015;7:281-293.

[3] Nieman LK, Biller BMK, Findling JW, et al. Treatment of Cushing Syndrome: an Endocrine Society Clinical Practice Guideline.J Clin Endocrinol Metab 2015;100:2807-2831.

[4] Lacroix A, Feelders RA, Stratakis CA, Nieman LK.Cushing syndrome.Lancet 2015;386(9996):913-927.

第 89 章　肾上腺皮质功能减退

我看起来不错，但是我感觉不舒服……………………… Ⅱ级

Cynthia P. Koh-Knox, PharmD
Zachary A. Weber, PharmD, BCPS, BCACP, CDE

学习目标：

完成该病例学习后，学生能够：

- 认识肾上腺皮质功能减退症（艾迪生病）的临床表现、症状和实验室检查结果方面的变化。
- 为患有艾迪生病及同时患有其他疾病的患者优化药物和非药物治疗方案。
- 向患者及其家属提供有关艾迪生病，以及皮质类固醇和盐皮质激素在使用中不良反应方面的教育咨询服务，并强调坚持治疗的重要性。
- 提供与皮质醇血清高浓度和低浓度有关的常见不良反应的相关咨询和教育服务。
- 对比糖皮质激素与盐皮质激素在作用方面的不同。

患者介绍

■ 主诉

我发现过去 6 个月，我儿子的皮肤越来越黑，越来越无精打采，有点孤僻，睡得也多。我也注意到，在朋友和活动方面，他做了一些不好的选择。

■ 现病史

Gregory Waters，男，19 岁，母亲发现他有哭闹、困惑、迷茫问题后，带他去急诊就诊。母亲说，她最近注意到，患者的活力没有平时那么多，而且也不和朋友在公园跑步和打篮球。她也注意到患者与不是一个圈内的朋友玩耍，她担心孩子可能会参加一些不好的活动，而且可能会不根据医嘱用药。

■ 既往史

1 型糖尿病 7 年；甲状腺功能减退 3 年。

■ 家族史

母亲，52 岁，患有高血压；父亲，54 岁，患有甲状腺功能减退；姐姐，24 岁，患有高血压和 1 型糖尿病。

■ 个人史

不吸烟、不喝酒、不吸食毒品；与母亲一起生活。

■ 用药史

- 甘精胰岛素 24 单位，睡觉时皮下注射。
- 门冬胰岛素（与碳水化合物 1∶15），吃饭时皮下注射。
- 左甲状腺素 100 mcg，PO，QD。

■ 过敏史

NKDA。

■ 系统回顾

过去 6 个月，皮肤越来越黑。过去 1 个月，越来越疲惫、越来越恶心，体重减少 2.5 kg。

■ 体格检查

全身

警觉，但有些迷茫和困惑。

生命体征

血压 84/47 mmHg，心率 91 bpm，呼吸频率 16 次 / 分，体温 36.2 ℃；体重 62.5 kg，身高 162.6 cm（5′4″）。

皮肤

温暖、干燥、完好无损。略带古铜色。

五官检查

头部大小正常；口腔黏膜湿润。PERRL。EOMI。

颈部

无 JVD。无压痛。无甲状腺结节。

肺部

CTA。呼吸不费力。

心脏

心律齐、心率正常。没有杂音。灌注正常。无水肿。

腹部

柔软、NT/ND。BS 正常。

骨关节 / 四肢

无 CCE，ROM 正常。

神经系统

警觉，有些迷茫。

精神

嗜睡，但愿意合作。

■ 实验室检查（空腹，出结果时间为上午 10：15）

Na 116 mEq/L	Hgb 14.2 g/dL	AST 111 IU/L	T. chol 168 mg/dL
K 4.9 mEq/L	Hct 43.8%	ALT 59 IU/L	Trig 120 mg/dL
Cl 99 mEq/L	RBC 4.88 × 10^6/mm^3	Alk phos 75 IU/L	Fe 93 mcg/dL
CO_2 26 mEq/L	Plt 244 × 10^3/mm^3	GGT 63 IU/L	TSH 25.8 mIU/L
BUN 14 mg/dL	WBC 3.6 × 10^3/mm^3	LDH 173 IU/L	游离 T_4 0.41 ng/dL
SCr 0.9 mg/dL	Neutros 41%	T. bili 1.1 mg/dL	皮质醇 0.4 mcg/dL
Glu 140 mg/dL	Lymphos 43%	D. bili 0.5 mg/dL	ACTH 2003 pg/mL
Ca 9.2 mg/dL	Monos 13%	T. prot 7.3 g/dL	A1C 8.2%
Phos 5.1 mg/dL	Eos 2%	Alb 4.1 g/dL	
URIC 4.1 mg/dL	Basos 1%		

皮质醇的参考值范围：上午 8 ～ 25 mcg/dL，下午 4 ～ 20 mcg/dL；ACTH 0 ～ 130 pg/mL

■ 尿常规

透明、浅黄、SG 1.020、pH 6.8。

■ 其他

CT 扫描结果为阴性；心电图结果正常。

■ 初步诊断

原发性肾上腺功能不全，最有可能是由自身免疫性疾病引起；甲状腺功能减退伴有 TSH 升高，可能是患者不遵循甲状腺素治疗方案导致；1 型糖尿病伴有 A1C 升高，可能是患者不遵循胰岛素治疗方案导致。

问题

问题识别

1.a 列出与患者药物治疗有关的问题。

1.b 哪些信息（症状、体征和实验室检查结果）表明患者患有肾上腺皮质功能减退及其严重程度？

预期治疗结果

2. 该患者药物治疗的目标是什么？

治疗方案

3.a 有哪些非药物疗法可能对该患者有用？

3.b 有哪些非药物疗法可能对该患者的肾上腺皮质功能减退有用？

3.c 在为该患者提供医疗服务时，应当考虑什么样的社会心理因素？

最佳的治疗方案

4. 治疗该患者的最合适药物有哪些？且这些药物的名称、剂型、剂量、给药时间和疗程是什么？

结果评价

5. 需要哪些临床和实验室参数来评估患者对治疗的反应性，并监测或防止不良反应发生？

患者教育

6. 为加强其依从性，确保治疗成功，并最大限度地降低不良反应发生，你可以向患者提供哪些信息？

■ 自学任务

1. 回顾急性肾上腺危象的症状和体征，并说明其治疗方法。
2. 比较糖皮质激素和盐皮质激素在作用持续时间、功能方面的不同。
3. 说明皮质醇和醛固酮在生物学功能方面的不同。
4. 解释肾上腺功能不足导致皮肤变得越来越暗的原因。
5. 说明可能会导致急性肾上腺功能不全或肾上腺危象发生风险增加的药物。

临床要点

这种情况虽然罕见，但胰岛素需求减少和 1 型糖尿病患者不明原因的低血糖可能是肾上腺皮质功能减退症最早出现的症状。

参考文献

[1] Baker SJ, White K. Addison's Disease Owner Manual.Available at: http://www.addisons.org.uk/info/manual/adshgguidelines.pdf.Accessed

December 2, 2015.

[2] Abdel-Motleb M. The neuropsychiatric aspect of Addison's disease: a case report.Innov Clin Neurosci 2012 Oct;9(10):34-36.Available at: http://www.ncbi.nlm.nih.gov/pmc/articles/PMC3508960/. Accessed December 2, 2015.

[3] Kordonouri O, Maguire AM, Knip M, et al.Other complications and associated conditions with diabetes in children and adolescents.Ped Diab 2009;10(Suppl 12):204-210.

[4] Michels A, Michels, N. Addison disease: early detection and treatment principles.Am Fam Phys 2014;89(7):563-568.

[5] Chakera AJ, Vaidya B. Addison disease in adults: diagnosis and management.Am J Med 2010;123:409-413.

[6] Reisch N, Arlt W. Fine tuning for quality of life:21st century approach to treatment of Addison's Disease.Endocrinol Metab Clin N Am 2009;38:407-418.

[7] Petersen KS, Rushworth RL, Clifton PM, et al. Recurrent nocturnal hypoglycaemia as a cause for morning fatigue in treated Addison's disease—a favourable response to dietary management: a case report.BMC Endocr Disord 2015;15:61.Published online 24 Oct 2015.

[8] Arlt W. The approach to the adult with newly diagnosed adrenal insufficiency.J Clin Endocrinol Metab 2009;94(4):1059-1067.

[9] Gagliardi L, Nenke AM, Tilenka RJ, et al. Continuous subcutaneous hydrocortisone infusion therapy in Addison's disease: a randomized, placebo-controlled clinical trial.J Clin Endocrinol Metab 2014;99:4149-4157.

[10] Elbelt U, Hahner S, Allolio B. Altered insulin requirement in patient with type 1 diabetes and primary adrenal insufficiency receiving standard glucocorticoid replacement therapy.Eur J Endocrinol 2009;160:919-924.

第 90 章　高催乳素血症

没有月经……………………… Ⅰ级

Amy Heck Sheehan, PharmD
Karim Anton Calis, PharmD, MPH, FASHP, FCCP

学习目标：

完成该病例学习后，学生能够：

- 认识到高催乳素血症的症状和体征。
- 为高催乳素血症患者推荐合适的治疗方法。
- 制定高催乳素血症药物治疗的监测方案。

患者介绍

■ 主诉

我将近一年没有月经了。

■ 现病史

Susan Oliver，女，31 岁，有月经过少的问题（月经周期是 2 ～ 6 个月），月经初潮是 14 岁。她因闭经 11 个月，发现左侧乳房分泌乳汁 1 ～ 2 个月去妇科就诊。患者和她的丈夫想要一个孩子，但她担心自己可能无法怀孕。患者说，她和丈夫有 1 年多的时间没有采取避孕措施，但一直没有怀孕。

■ 既往史

GERD；季节性过敏；抑郁症。

■ 家族史

父亲在 58 岁时因急性心肌梗死去世，母亲，62 岁，患有 2 型糖尿病和高血压。患者有两个哥哥（年龄分别为 33 岁和 35 岁），健康状况良好。

■ 个人史

患者是一名行政助理。她不吸烟，饮酒量很少，每月少于一杯。她已经结婚 5 年，与丈夫和两个继女（年龄分别为 7 岁和 9 岁）一起生活。

■ 用药史

- 奥美拉唑 20 mg，PO，QD。
- 地氯雷他定 5 mg，PO，QD。
- 氟西汀 20 mg，PO，QD。
- 复合维生素片，一次一片，PO，QD。
- 对乙酰氨基酚 500 mg，PO，需要时服用。

■ 过敏史

可待因（荨麻疹）。

■ 系统回顾

如现病史中所述，患者左乳房乳溢和闭经 11 个月。无视觉问题。无胃食管反流、偏头痛症状。

■ 体格检查

全身

白种女性，发育良好，营养状况良好，无其他疾病。

生命体征

血压 124/71 mmHg，脉搏 72 bpm，呼吸频率 13 次 / 分，体温 37.1 ℃；体重 72 kg，身高 172.7 cm（5′8″）。

皮肤

正常；完好无损、温暖干燥。

五官检查

PERRLA、EOMI、眼底检查正常、视野正常。

颈部 / 淋巴结

甲状腺正常，无淋巴结肿大。

肺部 / 胸部

CTA & P。

乳房

左乳房溢乳，无肿块。

心血管系统

RRR，S_1 和 S_2 正常，无 MRG。

腹部

柔软、无压痛、无器官巨大症、肠鸣音（+）。

生殖泌尿

11 个月前有 LMP，盆腔检查和 Pap 检查结果均正常。

骨关节 / 四肢

ROM 正常；无水肿，四肢脉搏 2+。

神经系统

A & O×3，双侧神经反射正常、步态正常、CN Ⅱ～Ⅻ正常。

■ 实验室检查

Na 138 mEq/L	AST 23 IU/L	TSH 2.1 mIU/L
K 4.0 mEq/L	ALT 31 IU/L	T_3 111 ng/dL
Cl 101 mEq/L	Alk phos 110 IU/L	Total T_4 7.5 mcg/dL
CO_2 25 mEq/L	T. bili 0.5 mg/dL	游离 T_4 1.3 ng/dL
BUN 13 mg/dL		血清 β-HCG 阴性
SCr 0.8 mg/dL		FSH 12 IU/L
Glu 89 mg/dL		

3 天 3 次检查血清催乳素值分别为：133 mcg/L、159 mcg/L、142 mcg/L。

■ 其他检查结果

腰椎 DXA T 得分为 0.90（没有之前的 DXA 检查结果）。

垂体腺的 MRI 检查结果表明垂体瘤的直径为 8mm。

■ 初步诊断

垂体泌乳素微腺瘤导致的高催乳素血症。

问题

问题识别

1.a 确定患者的药物相关问题。

1.b 哪些信息（症状、体征和实验室检查结果）表明患者患有高催乳素血症？

1.c 该患者的高催乳素血症是药物导致的吗？

预期治疗结果

2. 高催乳素血症女性患者的治疗目标是什么？

治疗方案

3.a 有哪些非药物疗法可用于治疗高催乳素血症？

3.b 有哪些药物疗法可用于治疗高催乳素血症？

最佳的治疗方案

4. 你会为该患者推荐什么样的药物治疗方案？

结果评价

5.a 哪些临床表现和实验室检查参数可用来监测患者对治疗的反应？

5.b 如果你推荐的最初治疗方法有效，那么患者多久才能怀孕？

患者教育

6. 你可以向患者提供哪些信息，以加强其依从性，确保治疗成功，并最大限度地降低不良反应的发生率？

■ 临床过程

根据你建议的治疗方案治疗 4 周后，患者去诊所复诊，称自己有严重的恶心和腹痛。这些症状与服用的药物有关。每隔 10 分钟测量血清催乳素浓度，分别为 140 mcg/L、151 mcg/L、137 mcg/L。溢乳和闭经的症状没有改善。

■ 随访问题

1. 找出患者最初治疗效果不佳的可能原因。
2. 考虑到患者相关新信息，应该考虑哪些替代疗法？
3. 治疗泌乳素瘤，患者需要服药多久？

■ 自学任务

1. 回顾有关孕妇使用多巴胺受体激动剂安全方面的信息。如果该患者最终怀孕了，该患者在整个孕期是否应该继续使用多巴胺受体激动剂？
2. 搜索研究使用激素替代疗法治疗高催乳素血症方面的进展信息。该患者可以使用激素替代疗法吗？可以的话，为什么？不可以的话，为什么？
3. 如果患者有垂体大腺瘤，请说明高催乳素血症的治疗方法。如果患者患有巨大泌乳素瘤而不是小泌乳素瘤，高催乳素血症的治疗会有何不同？

临床要点

尽管多巴胺受体激动剂是治疗高催乳素血症的主要方法，但 5% ～ 10% 的患者由于依从性差、剂量不理想和存在治疗抵抗性泌乳素瘤问题而治疗效果不佳。

参考文献

[1] Melmed S, Casanueva FF, Hoffman AR, et al. Diagnosis and treatment of hyperprolactinemia: an Endocrine Society clinical practice guideline.J Clin

Endocrinol Metab 2011;96:273-288.
[2] Glezer A, Bronstein MD.Prolactinomas.Endocrinol Metab Clin N Am 2015;44:71-78.
[3] Webster J, Piscitelli G, Polli A, et al.A comparison of cabergoline and bromocriptine in the treatment of hyperprolactinemic amenorrhea.N Engl J Med 1994;331:904-909.
[4] Colao A, Abs R, Barcena DG, et al.Pregnancy outcomes following cabergoline treatment: extended results from a 12-year observation study.Clin Endocrinol 2008;68:66-71.
[5] Molitch ME.Management of the pregnant patient with a prolactinoma.Eur J Endocrinol 2015;172:R205-R213.
[6] Klibanski A. Prolactinomas.N Engl J Med 2010;362:1219-1226.

第9篇 女性健康问题（妇科疾病）

第91章 妊娠和哺乳

在这个年纪怀孕合适吗？……………………Ⅱ级

Lisa R. Garavaglia, PharmD, BCPS

学习目标：

完成该病例学习后，学生能够：

- 根据FDA药物怀孕分级系统和最新的怀孕和哺乳标记规则（PLLR），说明描述每个怀孕类别。
- 确定治疗孕妇或哺乳期患者时应考虑的因素（临床与药物）。
- 在怀孕期间，患者如果服用抗高血压药、抗抑郁药及因机械瓣膜长期服用抗凝药物（用于抗凝预防），请列出服用这些药物带来的风险与益处。
- 确定在孕期可以安全使用的治疗抑郁症、高血压及预防机械瓣膜性血栓栓塞的药物。
- 为患有抑郁症、高血压及安装有机械性心脏瓣膜的孕妇制定一个药物治疗方案，包括治疗方案、适当的监测和治疗目标。
- 为怀孕的女性患者提供抗抑郁药、高血压药物和抗凝剂治疗的优缺点和治疗方案，以及监测方面的教育咨询服务。

患者介绍

■ 主诉

上周我一直有恶心呕吐的症状。昨天做了一个早孕试验，结果为阳性！我怎么处理这个年龄段的怀孕问题？另外，我还服用了很多不同类型的药物。这对我的孩子有害吗？

■ 现病史

Laurel Livingston，女，44岁，称自己每天晚上恶心两三次，偶尔会呕吐。2周前，患者出现胃肠道症状，而且症状一直持续，让她无法上班。胃肠道症状开始的同时，患者开始有尿频、尿痛的问题，诊断为泌尿道感染。医生给她开具了7天的呋喃妥因治疗尿道感染，现在为第5天。她觉得自己这段时间“很虚弱”，并需要很快好起来，否则她将失去工作。此外，她非常担心服用抗凝药物，在她前3次怀孕时不能服用这类药物。她的弟弟5年前去世，导致她患上抑郁症，医生给她开具了抗抑郁药治疗，现在病情稳定（过去3年，抑郁症没有发作）。她吃饭正常，也进行锻炼，并称因为体重增加而停用了避孕药。

■ 既往史

抑郁症；机械心脏瓣膜；甲状腺功能减退；高血压。

■ 家族史

母亲健康状况良好，父亲67岁时死于胰腺癌。患者有一个姐姐，45岁，健康状况良好；弟弟5年前死于车祸，当时32岁。

■ 个人史

已婚，有两个女儿，分别是10岁和13岁（都很健康），有一个儿子，6岁，患有脑瘫。她是当地一家社区医院的理疗师。每周跑步三次，并遵循严格的低脂饮食。患者曾经吸过烟（每天一包），但现在已经戒烟，偶尔在周末喝一杯葡萄酒或酒精饮料。

无血栓栓塞病史。

■ 用药史

· 帕罗西汀 20 mg，PO，QD。

· 左甲状腺素 125 mcg，PO，QD。

· 华法林 7.5 mg，PO，QD。

· 赖诺普利 10 mg，PO，QD。

· 呋喃妥因 100 mg，PO，一天 2 次，7 天的剂量。

■ 过敏史

NKDA。

■ 系统回顾

恶心或呕吐 2 周（+）；疲劳；体重减轻。

■ 体格检查

全身

WDWN；忧心忡忡的女性患者。

生命体征

血压 160/90 mmHg，脉搏 76 bpm，呼吸频率 17 次 / 分，体温 36.3 ℃；体重 82 kg，身高 172.7 cm（5′8″）。

皮肤

温暖、干燥、无皮疹、无发热、无破损。

五官检查

WNL。

颈部 / 淋巴结

无淋巴结病变、无甲状腺肿大、柔软。

肺部

双侧 CTA 。

乳房

摸起来很柔软；无肿块。

心血管系统

机械收缩杂音，等级 2/4。

腹部

柔软、NT、BS（+）；无肿块、无杂音。

生殖系统 / 直肠

盆腔检查，确诊怀孕；粪便血红素 / 愈创木脂检查（−）。

尿检：蛋白质 / 葡萄糖均为阴性。

四肢

CCE（−）；脉搏正常。

神经系统

感觉和运动神经均正常。

■ 实验室检查

尿检：培养阴性（无细菌生长）。

超声检查：确诊妊娠。

Na 138 mEq/L	Hgb 13 g/dL	血型：O
K 4 mEq/L	Hct 40%	PT 10.0 s INR 3.0
Cl 10_2 mEq/L	WBC $8.0 \times 10^3/mm^3$	游离葡萄糖 100 mg/dL
CO_2 27 mEq/L	Plt $345 \times 10^3/mm^3$	
BUN 10 mg/dL	TSH 1.45 mIU/L	
SCr 0.9 mg/dL		

■ 初步诊断

该患者为 44 岁怀孕女性，有恶心、呕吐和疲劳症状，担心自己服用的药物会对胎儿造成影响。

问题

问题识别

1. 列出该患者可能存在的药物治疗相关问题（现在她已经怀孕了）一定表明该患者问题严重性的信息：患者使用药物在 FDA 的怀孕分级、新的标签规则，以及有关胎儿畸形或与患者每种药物相关的风险方面信息。

预期治疗结果

2. 患者怀孕期间，治疗患者先前存在疾病（高血压、抑郁症、需要抗凝治疗的机械心脏瓣膜和甲状腺功能减退）的目的是什么？

治疗方案

3.a 在怀孕期间继续使用药物治疗抑郁症和高血压，并继续进行机械心脏瓣膜的抗凝治疗的好处与风险分别是什么？

3.b 有哪些药物可用于患者的抑郁症、高血压及心脏瓣膜的抗凝治疗？

最佳的治疗方案

4.a 医生决定给患者开具拉贝洛尔治疗高血压，开具依诺肝素进行抗凝治疗。每种药物最合适患者的给药剂量、给药时间和疗程分别是什么？

4.b 该患者已经有 1 年多的时间没有症状，且同意停止服用抗抑郁药。在停止服药方面，你的建议是什么？

结果评价

5. 为评估治疗，以达到预期的治疗结果，并发现或预防不良反应发生，需要监测哪些临床和实验室参数？

患者教育

6. 为加强其依从性，确保治疗成功，并最大限度地降低不良反应的发生率，你可以向患者提供哪些信息?

■ 临床过程

患者生完小孩(健康男婴)4 周后，来诊所复诊。她称，自己产后抑郁的临床症状更加严重，想知道她是否应该重新开始服用抗抑郁药，如果要服用的话，应服用什么剂量。

■ 随访问题

1. 根据美国妇产科医生学会指南，你会向患者提供什么样的建议?

2. 怀孕和哺乳期的标签规则是什么?

临床要点

有关药物对孕期和哺乳期的胎儿和新生儿影响的相关电子信息资源包括 Reprotox（www.reprotox.org）和 TERIS(http://depts.washington.edu/terisweb)。还可以通过美国食品和药物管理局怀孕标签工作组提供的相关登记信息来查看药物上市后妊娠暴露情况。另外，还可以通过综合实践研究数据库(GPRD)来研究怀孕期间有关药物接触方面的信息。

参考文献

[1] U.S. Food and Drug Administration. Pregnancy and lactation labeling (drug) final rule.Available at: http://www.fda.gov/Drugs /DevelopmentApprovalProcess/DevelopmentResources/Labeling /ucm093307.htm. Accessed April 16, 2016.

[2] Koren G, Nordeng H. Antidepressant use during pregnancy: the benefit-risk ratio.Am J Obstet Gynecol 2012:157-163.

[3] Pearlstein T. Depression during Pregnancy.Best Pract Res Clin Obstet Gynaecol 2015;29:754-764.

[4] Yonkers KA, Wisner K, Stewart DE, et al.The management of depression during pregnancy: a report from the American Psychiatric Association and the American College of Obstetricians and Gynecologists.Gen Hosp Psychiatry 2009;31:403-413.

[5] Buhimschi C, Weiner C. Medications in pregnancy and lactation Part 1.Teratology.Obstet Gynecol 2009;113:166-188.

[6] American College of Obstetricians and Gynecologists.Report of the American College of Obstetricians and Gynecologists' Task Force on Hypertension in Pregnancy:Hypertension in pregnancy.Obstet Gynecol 2013;122:1122-1131.

[7] Buhimschi C, Weiner C. Medications in pregnancy and lactation Part 2.Drugs with minimal or unknown human teratogenic effect.Obstet Gynecol 2009;113:417-432.

[8] Bates SM, Greer IA, Middeldrop S, Veenstra DL, Prabulos AM, Vandvik PO.VTE, Thrombophilia, Antithrombotic Therapy, and Pregnancy:Antithrombotic Therapy and Prevention of Thrombosis, 9th ed:American College of Chest Physicians Evidence–Based Clinical Practice Guidelines.Chest 2012;141(2 Suppl):e691S-e736S. doi:10.1378/chest.11–2300.

[9] Nishimura RA, Otto CM, Bonow RO, et al. 2014 AHA/ACC guidelines for the management of patients with valvular heart disease: executive summary: a report of the American College of Cardiology/American Heart Association Task Force on Practice Guidelines.J Am Coll Cardiol 2014;63:2438-2488.

[10] Kaplan MM. Management of thyroxine during pregnancy.Endocr Pract 1996;2:281-286.

[11] Marik PE, Plante LH.Venous thromboembolic disease and pregnancy.N Engl J Med 2008;359:2025-2033.

第 92 章　避孕

我还没有准备要孩子…………………………Ⅱ级

Julia M. Koehler, PharmD, FCCP
Jennifer R. Guthrie, MPAS, PA-C

学习目标：

完成该病例学习后，学生能够：

- 讨论激素类避孕药在使用方面的绝对禁忌证和相对禁忌证。
- 探讨各种形式避孕药具的优缺点，包括口服和非口服制剂及宫内节育器。
- 比较和对比市场上的各种避孕方法，选择最适合患者的避孕方法。
- 制定应对口服避孕药（OCs）不良反应的策略，制定合适的治疗方案。
- 为患者提供个体化激素避孕药的服用方法及告知患者可能出现的不良反应。

患者介绍

■ 主诉

我和未婚夫很快就要结婚了，但我们还没有准备好要孩子。

■ 现病史

Macy Madison，女，25 岁，在读研，因避孕问题去女性健康诊所进行咨询。她和未婚夫 Fritz 计划大约 4 个月后结婚。Macy 称，她和未婚夫 Fritz 在过去 3 年内有一夫一妻的性行为，其主要避孕方法是使用避孕套。她今天来这里是为了对避孕用具的使用进行评估。患者称，她 14 岁初潮，月经周期不规律，周期为 25 ～ 36 天。她上次月经是在 2 周前。患者称，她听说过使用避孕药具“会使月经次数减少”，她想知道更多关于避孕药具方面的内容，而且想知道哪种避孕方式更适合她。

■ 既往史

偏头痛不伴有先兆性或局部性神经症状，过去 12 个月内通过预防性治疗措施使偏头痛得到了很好的控制；无高血压、血脂异常、心脏病。

■ 家族史

母亲，56 岁，患有高血压和骨质疏松症，已经绝经。祖母死于乳腺癌并发症，乳腺癌在 60 岁时确诊。父亲，58 岁，患有骨关节炎、甲状腺功能减退、高血压和血脂异常。祖父 74 岁死于心肌梗死。

■ 个人史

目前住在校园内的一间公寓中，和另外三名研究生一起租房生活。她和 Fritz 结婚后，打算租一套公寓，直到她研究生毕业。她承认自己有时会在社交场合饮酒（“周末在聚会上喝一些酒”）。其他时间不喝酒。不吸烟、不吸食毒品。

■ 用药史

- 普萘洛尔 160 mg，PO，每日一次，预防偏头痛。
- 萘普生 220 mg，一次 1 ～ 2 片，PO，每 8 小时一次，用于缓解轻度痛经。

■ 过敏史

NKDA。

■ 系统回顾

无阴道过多出血，无月经导致的严重盆腔疼痛。期中和期末考试时月经周期最不规则。偏头痛不伴有先兆或局部神经症状，通过预防性药物治疗措施使偏头痛得到了很好的控制（患者称自己已有 12 个月以上没有发作；但是，在使用普萘洛尔预防偏头痛之前，她除了经常出现偏头痛外，还有与月经有关的头痛）。无性病史。无抑郁、焦虑史；目前也没有抑郁和焦虑问题。免疫接种都及时按计划进行。

■ 体格检查

全身

女性，身材苗条、发育良好，无其他疾病。

生命体征

血压 112/70 mmHg，脉搏 66 bpm，呼吸频率 14 次 / 分，体温 37 ℃；体重 59 kg，身高 170.2 cm（5′7″），BMI 20.4 kg/m^2。

皮肤

温暖、干燥、无皮疹；面部有轻度痤疮；正常色素沉着。

五官检查

延期检查。

颈部 / 淋巴结

柔软、无淋巴结肿大和甲状腺肿大。

肺部

CTA、无哮鸣音。

心血管系统

RRR；无 MRG。

乳房

大小对称、无结节、无肿块、无压痛；乳头正常、外翻、无溢乳。

腹部

柔软、NT、无肿块、无器官巨大症。

生殖系统 / 直肠

外生殖器外观正常、无糜烂；子宫前倾、可移动、无肿块、无压痛；无子宫颈上移痛；可触及卵巢，大小正常、无压痛；未进行直肠检查。

肌肉骨骼 / 四肢

活动范围正常；肌肉力量正常；无四肢水肿。

神经系统

A & O × 3；CN Ⅱ～Ⅻ 正常；感觉和肌力无病灶性缺陷；情绪和心情正常。

■ 实验室检查

Pap 检查和 UPT 检查结果为阴性。

■ 初步诊断

该患者是一名年轻、健康、性活跃的女性，有偏头痛病史，但通过使用预防性药物得到了良好控制，想要咨询相关知识以进行避孕和月经调节。

问题

问题识别

1.a 列出与患者药物治疗有关的问题。

1.b 哪些疾病是使用激素类避孕药的绝对禁忌证，并说明该患者是否有这些疾病？

1.c 哪些疾病是使用激素类避孕药的相对禁忌证，并说明该患者是否有这些疾病？

1.d 在制订治疗计划之前，还应该获得哪些信息？

预期治疗结果

2. 该患者药物治疗的目标是什么？

治疗方案

3. 适合该患者的避孕药有哪些，以及每种避孕药的优缺点分别是什么？

最佳的治疗方案

4. 最适合该患者的避孕药是什么，其剂量、给药时间分别是什么？

结果评价

5. 需要临床症状、体征和实验室检查结果参数中的哪些数据来评估药物的疗效和不良反应？

患者教育

6. 为加强其依从性，确保治疗成功，并最大限度地降低不良反应的发生率，你可以向患者提供哪些信息？

■ 临床过程

Macy 2 个月后去诊所，告知医生痤疮和突破性出血的问题加重。

■ 随访问题

1. 哪种疾病是导致突破性出血的原因？

2. 如果突破性的出血不是由疾病引起的，如何应对这种突破性出血？

3. 对于患者越来越严重的痤疮，你有什么样的建议？

■ 自学任务

1. 比较每种避孕方法的成本，并编写一份报告，需要包含你认为哪种药物的成本效益比最佳。

2. 去药房进行调查，研究各种适合家庭操作的早孕测试方法；确定如何向患者提供这方面的咨询服务，并对早孕测试方法操作方面的简易性做出评价。

临床要点

口服、经皮、经阴道、注射和可植入的激素类避孕药，以及宫内节育器和大多数障碍避孕用具（除了乳胶和合成避孕套外）并不能起到预防性病的作用。因此，医生要为性活跃人群提供教育咨询服务，让人们认识到在发生性行为时，不管采取何种避孕方法，都需要采取必要预防措施，以最大限度地减少感染性病的风险。

参考文献

[1] Hatcher RA, Trussell J, Nelson AL, Cates W Jr, Kowal D, Policar M. Contraceptive Technology, 20th revised ed.New York, Ardent Media Inc, 2011.

[2] U.S. Preventive Services Task Force.USPSTF A and B Recommendations.Available at: http://www.uspreventiveservicestaskforce.org/Page/Name/uspstf-a-and-b-recommendations/#more. Accessed April 12, 2016.

[3] Centers for Disease Control and Prevention.US Medical Eligibility Criteria for Contraceptive Use, 2010.Adapted from the World Health Organization medical eligibility criteria for contraceptive use, 4th ed.MMWR 2010;59:1-86.Available at: http://www.cdc.gov/mmwr/preview/mmwrhtml/rr5904a1.htm. Accessed April 12, 2016.

[4] Schoenen J, Sándor PS.Headache with focal neurological signs or symptoms: a complicated differential diagnosis.Lancet Neurol 2004;3:237-245.

[5] Centers for Disease Control and Prevention. U.S. Selected Practice Recommendations for Contraceptive Use, 2013: adapted from the World Health Organization selected practice recommendations for contraceptive use, 2nd ed.MMWR 2013;62:1-60.Available at: http://www.cdc.gov/mmwr/preview/mmwrhtml/rr6205a1.htm. Accessed April 12, 2016.

[6] Dinger J, Bardenheuer K, Heinemann K. Cardiovascular and general safety of a 24-day regimen of drospirenone-containing combined oral contraceptives: final results from the International Active Surveillance Study of Women Taking Oral Contraceptives.Contraception 2014;89:253-263.

[7] Vinogadova Y, Coupland C, Hippisley-Cox J. Use of combined oral contraceptives and risk of venous thromboembolism: nested case-control studies using the QResearch and CPRD databases.BMJ 2015;350:h2135. doi:10.1136/bmj.h2135.

[8] Vercellini P, Frontino G, De Giorgi O, Pietropaolo G, Pasin R, Crosignani PG.Continuous use of an oral contraceptive for endometriosis-associated recurrent dysmenorrhea that does not respond to a cyclic pill regimen.Fertil Steril 2003;80:560-563.

[9] ACOG Committee on Practice Bulletins—Gynecology.ACOG practice bulletin.No. 73: use of hormonal contraception in women with co-existing medical conditions.Obstet Gynecol 2006;107:1453-1472.

[10] Machado RB, Pereira AP, Coelho GP, Neri L, Martins L, Luminoso D. Epidemiological and clinical aspects of migraine in users of combined oral contraceptives.Contraception 2010;81:202-208.

[11] ACOG Committee on Practice Bulletins—Gynecology.ACOG practice bulletin.No. 131: screening for cervical cancer.Obstet Gynecol 2012;120:1222-1238.

[12] ACOG Committee on Gynecologic Practice.Well-woman visit.Committee Opinion No 534.American College of Obstetricians and Gynecologists.Obstet Gynecol 2012;120:421-424.

[13] American Cancer Society.American Cancer Society recommendations for early breast cancer detection in women without breast symptoms.Available at: http://www.cancer.org/cancer/breastcancer/moreinformation/breastcancerearlydetection/breast-cancer-early-detection-acs-recs.Accessed April 12, 2016.

第 93 章　紧急避孕

目前没有怀孕的意愿，但没有采取避孕措施…………………………Ⅱ级

Emily C. Papineau, PharmD, BCPS

学习目标：

完成该病例学习后，学生能够：

- 说明各种紧急避孕药物的优缺点。
- 讨论各种形式的紧急避孕药（包括口服和非口服的）可能的不良反应和禁忌证。
- 为患者提供紧急避孕药使用方面的教育咨询服务。

患者介绍

■ 主诉

我忘了重新服用新一周期的避孕药。已经过去9天了。我不准备怀孕！

■ 现病史

Olivia Furtel，女，19 岁，惊慌失措地去家庭医学诊所寻求帮助。她说，通常会放弃服用一个周期内最后一周的药片，因为它们不是“真正的”药片，而且她忘了按时开始服用新一周的药片。2 天前，她和丈夫发生了性行为，想知道如何进行紧急避孕。

■ 既往史

季节性过敏。

■ 家族史

母亲，47 岁，患有 2 型糖尿病。父亲，45 岁，患有高血压。外祖母，69 岁，患有慢性阻塞性肺病。

■ 个人史

不吸烟；偶尔喝杯葡萄酒；已婚 1 年，为一夫一妻。

■ 用药史

西替利嗪 10 mg，PO，QD，已经服用 5 年；Aviane（炔雌醇 20 mcg/ 左炔诺孕酮 0.1 mg）一次一片，PO，QD，已经服用 2 年。

■ 过敏史

NKDA。

■ 系统回顾

该患者为未生育女性，经期规律，使用口服避孕药作为避孕措施。她常规使用避孕药，无突破性出血，也没有斑点。对避孕药具有良好的耐受性。

■ 体格检查

全身

女性，发育良好、营养良好，看起来比较焦虑。

生命体征

血压 106/70 mmHg，脉搏 60 bpm，呼吸频率 13 次 / 分，体温 37 ℃；体重 53.5 kg，身高 165.1 cm（5′5″），BMI 19.6 kg/m^2。

皮肤

正常。

检查

推迟；3 个月前患者做了一个全面的身体检查，检查结果正常。

■ 实验室检查

2 个月前

子宫颈抹片检查阴性。

1 年前

衣原体、淋病、梅毒和 HIV 检查阴性。

■ 初步诊断

健康、性活跃的女性错过两个剂量的口服避孕药，其无药间隔延长至＞ 7 天。应讨论紧急避孕办法。

问题

问题识别

1. 确定患者的药物相关问题。

预期治疗结果

2. 该患者药物治疗的目标是什么？

治疗方案

3.a 该患者可以采取哪些方法进行紧急避孕，每种方法的优缺点是什么？

3.b 紧急避孕的禁忌证是什么，以及该患者是否具有这些禁忌证？

最佳的治疗方案

4. 为该患者推荐合适的紧急避孕方法及其剂量。

结果评价

5. 哪些临床表现和实验室检查参数可用来监测患者对治疗的反应？

患者教育

6.a 为患者提供关于紧急避孕的原理、服用方法以及可能发生的不良反应方面的咨询服务。

6.b 向患者解释她如何知道紧急避孕方案是否有效。

6.c 指导患者何时需要使用紧急避孕，未来是否需要使用这种方法。

6.d 指导患者何时重新开始口服避孕药。

6.e 为患者提供咨询服务，使其在将来尽量少用紧急避孕作为避孕措施。

■ 临床过程

几周后，Furtel 女士给诊所打电话称自己月经来了，没有怀孕。她表示，她很感谢医生为她提供的建议。

■ 自学任务

1. 对于其他形式的激素避孕药物剂型，如贴剂、避孕环、只含孕激素的药丸和注射剂，应该制定一个表格，显示如果这些避孕方法使用得不当，什么时候应该采取紧急避孕措施。

2. 制定最大程度减少口服避孕药的无药间期，从而降低可能需要紧急避孕的风险。

3. 对于不使用口服避孕药的患者，确定可能使用紧急避孕的情形。

4. 解释 BMI 如何影响紧急避孕药物的效果。

临床要点

无保护性行为的 120 小时内可以使用铜宫内节育器（IUD）作为紧急避孕手段，虽然美国食品药品监督管理局没有批准铜宫内节育器作为紧急避孕手段。

参考文献

[1] Centers for Disease Control and Prevention. U.S. Selected Practice Recommendations for Contraceptive Use, 2013:Adapted from the World Health Organization Selected Practice Recommendations for Contraceptive Use, 2nd ed.MMWR Recomm Rep 2013;62:1-60.Available at: http://www.cdc.gov/mmwr/preview/mmwrhtml/rr6205a1.htm.Accessed April 29, 2016.

[2] American College of Obstetricians and Gynecologists. ACOG Practice Bulletin No. 152: emergency contraception.Obstet Gynecol 2015;126(3):e1-11.

[3] Shrader SP, Hall LN, Ragucci KR, Rafie S. Updates in hormonal emergency contraception. Pharmacotherapy 2011;31:887-895.

[4] Zieman M, Hatcher RA, Allen AZ.Managing Contraception for Your Pocket, 13th ed.Tiger, Georgia:Bridging the Gap Foundation, 2015.

[5] Ulipristal prescribing information.Morristown, NJ:Watson Pharma, Inc, 2010.Revised March 2015.

[6] American College of Obstetricians and Gynecologists. Committee Opinion No. 539: adolescents and long-acting reversible contraception: implants and intrauterine devices.Obestet Gynecol 2012;120:983-988.

[7] Baird DT.Emergency contraception: how does it work?Reprod Biomed Online 2009;18(1):32-36.

[8] Centers for Disease Control and Prevention.U.S. Medical Eligibility Criteria for Contraceptive Use, 2010:Adapted from the World Health Organization medical eligibility criteria for contraceptive use, 4th ed.MMWR Recomm Rep 2010;59:1-86.Available at: http://www.cdc.gov/mmwr/preview/mmwrhtml/

rr5904a1.htm?s_cid=rr5904a1_e.Accessed April 29, 2016.

[9] Rafie S, McIntosh J, Gardner DK, et al.Over–the–counter access to emergency contraception without age restriction: an opinion of the Women's Health Practice and Research Network of the American College of Clinical Pharmacy.Pharmacotherapy 2013;33:549-557.

[10] American Academy of Pediatrics.Policy statement: emergency contraception.Pediatrics 2012;130:1174-1182.

第94章　经前焦虑症

郁闷的女孩……………………………Ⅱ级

Larissa N. H. Bossaer, PharmD, BCPS

学习目标：

完成该病例学习后，学生能够：

- 区分经前期综合征（PMS）和经前焦虑症（PMDD）的临床表现和临床诊断。
- 确定PMDD患者期望的治疗结果。
- 为PMDD患者制定合适的药物治疗方案。
- 为PMDD患者制订适当的监测计划，要考虑到患者的具体因素（表94–1）。
- 为患者和其他医护人员提供有关PMDD及其治疗方面的教育咨询服务。

患者介绍

■ 主诉

我如果再不就医的话，我的老板可能会解雇我。

■ 现病史

Gloria Gray，女，29岁，已经在家庭医生诊所就诊过，后来因腹胀、乳房压痛、易怒、烦躁、抑郁和疲惫而复诊。患者每个月的最后一周为月经期，且上述症状就出现在月经期间，她记录了过去3个月的症状。这段时间，患者在工作上的困难特别大。她在工作场合易怒，会对同事大吼大叫。这时，她很容易疲倦，注意力难以集中，工作进度会落后。她真的担心会失去工作。此外，尽管她的丈夫在这期间对她很有耐心，但她知道这确实对他们的关系产生了负面影响，因为他们吵架的频率增加。她曾尝试过非处方药布洛芬和Midol Teen Formula来缓解症状，但这些药物的效果非常小。她的症状通常在月经期的前几天内缓解。她说她对目前的情况感到沮丧，很想得到一些帮助。另外，她还指出，她和丈夫不准备要孩子，之前也是这样想的。她说，最近他们的生活压力太大，所以采取了避孕措施（采用避孕套），但他们现在想采取多种避孕措施，从而获得有效的避孕。严重期每日记录的项目见表94–1。

表94–1　严重期每日记录（DRSP）的项目

1.a 感到沮丧、悲伤、“低落”或“忧郁”
1.b 感到无望
1.c 感到无用或内疚
2. 感到焦虑、紧张、“紧绷”或“烦躁不安”
3.a 情绪波动（如突然感到悲伤或想流泪）
3.b 对拒绝更敏感或情感很容易受伤
4.a 感到愤怒、烦躁
4.b 易与人发生冲突或矛盾
5. 对日常活动（如工作、学校、朋友和爱好）兴趣降低
6. 注意力难以集中
7. 感到昏昏欲睡、疲倦或感到无力
8.a 食欲增加或摄入食物过量
8.b 对某些食物特别喜欢
9.a 睡眠多了，容易打盹，起床困难
9.b 难以入睡或入睡后易醒
10.a 感到不知所措或感到无法应付
10.b 感觉失控
11.a 有乳房压痛
11.b 乳房肿胀，感觉“臃肿”或体重增加
11.c 头痛
11.d 关节疼痛或肌肉疼痛

注：①上述问题中至少有一个会导致患者工作、学习、生活中的效率下降。②上述问题中至少有一个会阻碍患者的兴趣爱好或社会活动（例如，避免或减少兴趣爱好或社会活动）。③上述问题中至少有一个会阻碍患者与他人的关系。

■ 既往史

无先兆性偏头痛；肠易激综合征。

■ 家族史

母亲有血脂异常。父亲患有肠易激综合征。

■ 个人史

结婚 4 年。没有孩子。10 年前吸烟，但目前戒烟。周末聚会时，与他人喝酒。她在一所社区大学担任教授。

■ 用药史

· 洋车前子，8 盎司水中溶解 1 茶匙粉末，每天服用。
· 普萘洛尔 20 mg，每 6 小时一次。
· 舒马曲坦 100 mg，偏头痛发作时使用，必要时可增加 1 倍剂量。
· 每天服用女性专用复合维生素。

■ 过敏史

NKDA。

■ 体格检查

全身

含泪、娇小女性。

生命体征

血压 108/66 mmHg，脉搏 55 bpm，呼吸频率 17 次 / 分，体温 36.8 ℃（98.3 ℉）；体重 50.8 kg（112 lb），身高 167.6 cm（5′6″）。

皮肤

正常；完好无损，温暖干燥。

五官检查

PERRLA；EOMI；黏膜湿润；TMs 正常。

颈部 / 淋巴结

柔软、未发现 JVD、淋巴结肿大或甲状腺肿大。

肺部 / 胸部

CTA & P。

乳房

对称；无肿块；无溢乳；有触痛。

心血管系统

RRR，无 MRG。

腹部

柔软，NT/ND；BS（+）；无肿块。

生殖系统 / 直肠

盆腔检查结果正常；子宫颈抹片检查正常。

四肢

ROM 正常；四肢脉搏 2+；无 CCE。

神经系统

A & O × 3；CN Ⅱ ～Ⅻ 正常；DTRs 2+。

■ 实验室检查

Na 141 mEq/L	Ca 9.2 mg/dL	空腹血脂水平：	WBC 6×10^3/mm^3
K 3.5 mEq/L	AST 20 IU/L	T. chol 190 mg/dL	Hgb 13 g/dL
Cl 104 mEq/L	ALT 17 IU/L	TG 120 mg/dL	Hct 39%
CO_2 27 mEq/L	Alb 3.9 g/dL	LDL 95 mg/dL	MCV 92.8 μm^3
Glu 81 mg/dL	TSH 0.74 mIU/L	HDL 71 mg/dL	MCH 31.7 pg
BUN 14 mg/dL			MCHC 34.2 g/dL
SCr 0.9 mg/dL			Plt 249×10^3/mm^3

■ 初步诊断

· PMDD。
· 希望避孕。
· 非先兆性偏头痛，目前控制得很好。
· 肠易激综合征，目前控制得很好。

问题

问题识别

1.a 列出与患者药物治疗有关的问题。

1.b 哪些临床表现表明患者患有 PMDD?

1.c 该患者与 PMS 患者的临床表现有哪些不同? PMS 和 PMDD 的诊断标准有何不同?

预期治疗结果

2. 该患者 PMDD 的预期治疗结果是什么?

治疗方案

3.a 有哪些非药物疗法可能对 PMDD 患者有用?

3.b 有哪些可行的药物治疗方案可用于治疗该 PMDD 患者?

最佳的治疗方案

4. 治疗该患者最合适的药物有哪些? 这些药物的名称、剂型、剂量、给药时间和疗程是什么?

结果评价

5. 哪些临床和实验室指标可用来评价治疗结果，并监测和预防不良事件的发生?

患者教育

6. 为加强其依从性，确保治疗成功，并最大限度地降低不良反应的发生率，你可以向患者提供哪些信息?

■ 自学任务

1. 制定一份患者教育手册，简要说明 PMS 和 PMDD 之间的差异，并为患者提供可以获得更多关于 PMDD 信息的资源。

2. 列出与 PMDD 症状相似，并在确诊 PMDD 前需要排除的疾病。

3. 讨论月经周期如何影响偏头痛和肠易激综合征。

临床要点

PMDD 和 PMS 在许多方面相似，但它们在诊断标准和严重程度上有所不同。虽然多达 80% 的女性经历过 PMS，但最多只有 8% 的女性有 PMDD。PMDD 被归类为精神疾病。因此，为正确治疗 PMDD 患者，区分 PMDD 和 PMS 十分重要。

参考文献

[1] American Psychiatric Association.Desk Reference to the Diagnostic Criteria from DSM-5.Washington, DC, American Psychiatric Publishing, 2013:100-101.

[2] Futterman LA, Rapkin AJ.Diagnosis of premenstrual disorders.J Reprod Med 2006;51:349-358.

[3] Endicott J, Nee J, Harrison W. Daily record of severity of problems (DRSP): reliability and validity.Arch Women Ment Health 2006;9:41-49.

[4] Jang SH, Kim DI, Choi MS.Effects and treatment methods of acupuncture and herbal medicine for premenstrual syndrome/premenstrual dysphoric disorder: systematic review.BMC Complement Altern Med 2014;14:11. doi:10.1186/1472-6882-14-11.

[5] Kroll R, Rapkin AJ.Treatment of premenstrual disorders.J Reprod Med 2006;51:359-370.

[6] Biggs WS, Demuth RH.Premenstrual syndrome and premenstrual dysphoric disorder.Am Fam Physician 2011;84:918-924.

[7] Marjoribanks J, Brown J, O' Brien PM, Wyatt K. Selective serotonin reuptake inhibitors for premenstrual syndrome.Cochrane Database Syst Rev 2013;6:CD001396. doi:10.1002/14651858.CD001396.

[8] Lopez LM, Kaptein AA, Helmerhorst FM. Oral contraceptives containing drospirenone for premenstrual syndrome.Cochrane Database Syst Rev 2012;2:CD006586. doi:10.1002/14651858.CD006586.

[9] American College of Obstetricians and Gynecologists.Noncontraceptive uses of hormonal contraceptives.Obstet Gynecol 2010;115:206-218. doi:10.1097/AOG.0b013e3181cb50b5.

[10] U.S. Food and Drug Administration.FDA Drug Safety Communication: updated information about the risk of blood clots in women taking birth control pills containing drospirenone.Available at: http://www.fda.gov/Drugs/DrugSafety/ucm299305.htm.Accessed April 12, 2016.

[11] Freeman EW, Halbreich U, Grubb GS, et al. An overview of four studies of a continuous oral contraceptive (levonorgestrel 90 mcg/ethinyl estradiol 20 mcg) on premenstrual dysphoric disorder and premenstrual syndrome. Contraception 2012;85:437-445.

第 95 章 子宫内膜异位症

持续性盆腔疼痛……………………… Ⅱ级

Connie K. Kraus, PharmD, BCACP

学习目标：

完成该病例学习后，学生能够：

- 识别子宫内膜异位症相关的症状和体征。
- 比较治疗子宫内膜异位症相关盆腔疼痛的各种激素药物的优缺点。
- 在考虑其他健康问题及可能存在的健康问题的前提下，制定治疗方法。
- 讨论子宫内膜异位症治疗时可能产生的不良反应。

患者介绍

■ 主诉

虽然萘普生能够很好地缓解我月经期间的疼痛问题，但萘普生会导致比较严重的胃肠道问题，而且在月经期之外，我还会感到小腹部疼痛。

■ 现病史

Lisbeth Anderson，女，30 岁，3 个月前根据其痛经史、间歇性排便疼痛及性交疼痛史，诊断为子宫内膜异位症。今天，护士对她使用萘普生治疗持续子宫内膜异位症性疼痛问题做出了相关评估和管理。

■ 既往史

4 年前在乘坐飞往东南亚的航班后，患者有了深静脉血栓；使用华法林治疗 6 个月后，痊愈；无复发。

G1P1A0；健康男孩，今年 2 岁。

■ 家族史

母亲（57 岁）有子宫内膜异位症病史，无其他疾病；父亲（58 岁）患有高血压和高胆固醇血症；有 1 个妹妹（25 岁），身体健康。

■ 个人史

患者是一名自由摄影师。目前只有一个孩子。单身，性生活不活跃。不吸烟，且每周摄入酒精饮料不超过 2 瓶。她一周的大部分时间都在锻炼，且每天锻炼 30 分钟。

■ 用药史

- 萘普生 250 mg，一日 3 次，与食物同服，月经的第 1 天时就开始服用，服用时间为 5 ～ 7 天。患者从上次就诊后就开始服用萘普生。
- 复合维生素，一日一片。

■ 过敏史

NKDA。

■ 系统回顾

骨盆区中度疼痛（+），无便秘，月经周期规律，间隔为 29 天。

■ 体格检查

全身

发育良好，营养状况良好，无其他疾病。

生命体征

血压 115/70 mmHg，脉搏 65 bpm，呼吸频率 15 次 / 分，体温 37 ℃；体重 72 kg，身高 180.3 cm（5′11″）；患者怀孕前后体重无变化。

皮肤

无破损。

五官检查

WNL。

颈部 / 淋巴结

柔软、无杂音、无淋巴结肿大、无甲状腺肿大。

肺部/胸部

双侧 CTA。

乳房

柔软；没有肿块。

心血管系统

RRR，S_1 和 S_2 正常。

腹部

柔软；患者状态在基线水平，腹部疼痛平均级别为 4 级（在 0～10 级的疼痛级别中，10 级为最大疼痛级别）；BS（+）；未发现肿块。

生殖系统/直肠

盆腔检查：诱导性的子宫附件疼痛（+），其疼痛级别为“6”，无肿块。

肌肉骨骼/四肢

脉搏正常。

神经系统

感觉和运动神经均正常。

■ 实验室检查

Na 135 mEq/L	空腹血脂水平：
K 3.8 mEq/L	T. chol 140 mg/dL
Cl 104 mEq/L	LDL 55 mg/dL
CO_2 25 mEq/L	HDL 65 mg/dL
BUN 10 mg/dL	Trig 100 mg/dL
SCr 0.6 mg/dL	
随机血糖 89 mg/dL	

■ 其他

子宫颈抹片检查：正常。

衣原体/淋病：阴性。

UPT：阴性。

■ 初步诊断

患者最近被诊断为子宫内膜异位症与慢性盆腔疼痛，萘普生可部分缓解痛经。由于萘普生的不良反应，以及患者除了痛经以外还有其他疼痛问题，因而考虑激素疗法。

问题

问题识别

1.a 患者目前的药物相关问题是什么？

1.b 有哪些信息表明该患者各种问题的严重程度？

预期治疗结果

2. 该患者子宫内膜异位症相关疼痛的治疗目标是什么？

治疗方案

3.a 子宫内膜异位症相关疼痛的非药物治疗方法有哪些？

3.b 子宫内膜异位症相关疼痛的药物治疗方法有哪些？

3.c 该患者各种相关治疗方法的优缺点是什么？

3.d 该患者是否有禁忌证？

最佳的治疗方案

4. 治疗该患者最合适的药物有哪些？这些药物的名称、剂型、剂量、给药时间和疗程是什么？

结果评价

5. 哪些临床和实验室指标可用来评价治疗结果，并监测和预防不良事件发生？

患者教育

6. 为加强其依从性，确保治疗成功，并最大限度地降低不良反应的发生率，你可以向患者提供哪些信息？

■ 临床过程

患者在使用醋酸甲羟孕酮（使用方法 150 mg，肌内注射，3 个月 1 次）6 个月后，去诊所复诊。她称，自己的盆腔疼痛得到了更好的控制，疼痛平均级别降低了 1 级（10 级为最大疼痛级别）。她说，她最初有间歇性的出血，但现在没有月经。

■ 随访问题

1. 肌内注射醋酸甲羟孕酮治疗子宫内膜异位症相关性慢性盆腔疼痛的最佳疗程是多少？

2. 该患者是否可以使用其他疗效相似，但不良反应差不多，甚至更小的治疗方法？

3. 如果该患者有骨质减少或骨质疏松的危险因素，你会调整你的治疗方案吗？

4. 如果患者表示自己想在 1～2 年内再要一个孩子，你会调整你的治疗方案吗？

■ 自学任务

1. 研究缓解子宫内膜异位症的补充替代疗法，并比较这些疗法与标准疗法的疗效。

2. 查看用于治疗子宫内膜异位症的各种避孕药物的禁忌证。

临床要点

治疗子宫内膜异位症的药物有助于缓解疼痛。类似妊娠或更年期的药物是治疗子宫内膜异位症的基石。所有药物在治疗疼痛方面都有相似的疗效，但不良反应却不同。激素疗法本身并不能改善生育能力，但如果生育力下降是疾病导致的，且激素疗法改善了疾病，那么激素疗法有可能改善生育力。

参考文献

[1] Flower A, Liu JP, Lewith G, Little P, Li Q. Chinese herbal medicine for endometriosis. Cochrane Database Syst Rev 2012;(5):CD006568. doi:10.1002/14651858.CD006568.pub3.

[2] Luciano DE, Luciano AA.Management of endometriosis-related pain: an update.Women's Health 2011;7(5):585-590.

[3] Falcone T, Lebovic DI.Clinical management of endometriosis.Obstet Gynecol 2011;118:691-705.

[4] Wong AYK, Tang LCH, Chin RKH.Levonorgestrel-releasing intrauterine system (Mirena) and Depot medroxyprogesterone acetate (Depoprovera) as long-term maintenance therapy for patients with moderate and severe endometriosis: a randomized, controlled trial.Aust N Z J Obstet Gynaecol 2010;50:273-279.

[5] Walch K, Unfried G, Huber J, et al.Implanon? versus medroxyprogesterone acetate: effects on pain scores in patients with symptomatic endometriosis—a pilot study.Contraception 2009;70:29-34.

[6] Brown J, Pan A, Hart RJ.Gonadotrophin-releasing hormone analogues for pain associated with endometriosis.Cochrane Database Syst Rev 2010;(12):CD008475. doi:10.1002/14651858.CD008475.pub2.

[7] ESHRE Endometriosis Guideline Development Group.Management of women with endometriosis. 2013:1-97.Available at: https://www.eshre.eu/guidelines-and-legal/guidelines/endometriosis-guideline.aspx.Accessed April 15, 2016.

[8] Ferro S, Gillott DJ, Venturini, Remorgida V. Use of aromatase inhibitors to treat endometriosis-related pain symptoms: a systematic review.Reprod Biol Endocrinol 2011;9(89):1-10.

[9] Hatcher RA, Trussell J, Nelson AL, Cates W Jr, Kowal D, Policar M. Contraceptive Technology, 20th ed.Contraceptive Technology Communications, Inc, 2011.

[10] Department of Reproductive Health, World Health Organization.Medical Eligibility Criteria for Contraceptive Use, 5th ed. 2015.Available at: http://www.who.int/reproductivehealth/publications/family_planning/Ex-Summ-MEC-5/en/.Accessed April 15, 2016.

第 96 章　更年期症状管理

一个热门话题……………………… Ⅱ级

Nicole S. Culhane, PharmD, FCCP, BCPS

学习目标：

完成该病例学习后，学生能够：

- 识别更年期的症状和体征。
- 列出激素治疗更年期症状的优缺点，并确定适合使用激素疗法的人群。
- 说明局部使用激素与全身使用激素之间的异同。
- 说明缓解更年期症状的非药物疗法。
- 为无法服用激素的更年期女性提供替代的非药物疗法。
- 为适合使用激素疗法的更年期患者制定一个综合性的治疗方案，包括治疗方案和监测方案。
- 确定适合使用激素疗法的更年期患者期望的治疗结果。
- 为患者提供激素治疗优缺点和监测方面的教育咨询服务。

患者介绍

■ 主诉

过去几个月我一直有潮热，我再也受不了了。

■ 现病史

Emma Peterson，女，50 岁，称自己每天会有 2 ～ 3 次潮热，还偶尔会失眠。她还指出，她每周都会有 2 ～ 3 次醒来置换其床上用品和亚麻布床单。这些症状始于 3 个月前，而且随着时间的推移，这些症状越来越严重，严重到了影响正常生活的程度。她指出，她的母亲也曾有这种问题，是通过处方药来缓解的，但她不太想使用母亲所采用的治疗方法，因为她从新闻和朋友那里听说药物可能不太安全。她还称，即使有可能恢复月经，她也不想“恢复”。患者患有抑郁症，并得到良好的控制，目前仍使用帕罗西汀控制。她每周锻炼三次，并进行低胆固醇膳食。

■ 既往史

抑郁症；GERD；HTN；甲状腺功能减退。

■ 家族史

母亲 67 岁死于脑卒中；父亲 62 岁死于肺癌。患者有一个哥哥，52 岁，一个妹妹，48 岁，身体都很健康，但都患有高血压。

■ 个人史

已婚，有两个健康的女儿，分别为 21 岁和 25 岁。她是附近一家医院的护士。她一周在跑步机上锻炼 3 次，并遵循营养师制定的低胆固醇饮食方案。她不抽烟，偶尔在晚餐时喝一杯红酒。

■ 用药史

- 氢氯噻嗪 25 mg，PO，QD。
- 奥美拉唑 20 mg，PO，QD。
- 帕罗西汀 20 mg，PO，QD。
- 左甲状腺素 0.075 mg，PO，QD。

■ 过敏史

NKDA。

■ 系统回顾

潮热、偶尔有盗汗和失眠、阴道干燥（+）。无体重增加、无便秘。12 个月前为末次月经日期。

■ 体格检查

全身

发育良好，营养状况良好，无其他疾病。

生命体征

血压 128/86 mmHg，脉搏 78 bpm，呼吸频率 15 次 / 分，体温 36.4 ℃；体重 76.2 kg，身高 167.6 cm（5′6″）。

皮肤

温暖干燥；未见破损。

五官检查

WNL。

颈部 / 淋巴结

柔软、无杂音、无淋巴结肿大、无甲状腺肿大。

肺部 / 胸部

双侧 CTA 。

乳房

柔软；无肿块。

心血管系统

RRR；S_1 和 S_2 正常，无 MRG。

腹部

柔软，NT/ND；BS（+）；无肿块。

生殖系统 / 直肠

盆腔检查结果正常，除黏膜萎缩外；粪便愈创木脂检查结果（–）。

四肢

CCE（–）；脉搏正常。

神经系统

感觉和运动神经均正常。

■ 实验室检查

Na 136 mEq/L	Hgb 12.7 g/dL	Ca 9.3 mg/dL	空腹血脂水平：
K 3.9 mEq/L	Hct 39.3%	AST 32 IU/L	T. chol 190 mg/dL
Cl 104 mEq/L	WBC 6.5 × 10^3/mm^3	ALT 30 IU/L	LDL 132 mg/dL
CO_2 25 mEq/L	Plt 208 × 10^3/mm^3	TSH 2.46 mIU/L	HDL 50 mg/dL
BUN 10 mg/dL		FSH 87.8 mIU/mL	Trig 180 mg/dL
SCr 0.7 mg/dL		UPT（–）	
游离糖 98 mg/dL			

■ 其他

子宫颈涂片检查和乳房 X 线检查：正常。

■ 初步诊断

50 岁的有更年期症状的女性患者，可以考虑激素疗法和其他疗法。

问题

问题识别

1.a 列出与患者药物治疗有关的问题。

1.b 有哪些信息（症状、体征和实验室检查结果）表明患者有更年期症状及其严重程度？

预期治疗结果

2. 该患者更年期症状的治疗目标是什么？

治疗方案

3.a 有哪些非药物疗法可能对该患者有用？

3.b 该患者激素疗法的优缺点是什么？

3.c 有哪些激素疗法可用于治疗更年期症状？

3.d 有哪些非激素疗法可用于治疗更年期症状？

最佳的治疗方案

4. 治疗该患者最合适的药物有哪些？这些药物的名称、剂型、剂量、给药时间和疗程是什么？

结果评价

5. 哪些临床和实验室指标可用来评价治疗结果，并监测和预防不良事件发生？

患者教育

6. 为加强其依从性，确保治疗成功，并最大限度地降低不良反应的发生率，你可以向患者提供哪些信息？

■ 临床过程

患者使用激素疗法 1 年后，去内科医生那里复诊。她称，潮热、盗汗、偶尔失眠的问题已经明显改善，患者想知道她是否应该继续激素治疗方案，以及如果继续的话，还需要持续多久。

■ 随访问题

1. 患者继续激素疗法的最佳剂量和最佳疗程是什么？

2. 更年期症状缓解，治疗成功后，如何停用激素？

3. 如果患者只有生殖器症状，你会调整激素治疗方案吗？会的话，为什么？不会的话，为什么？

4. 如果患者有 CAD 或有乳腺癌的危险因素，你会调整激素治疗方案吗？会的话，为什么？不会的话，为什么？

5. 如果患者向你询问如何服用激素，你将如何回答？

■ 临床过程：替代疗法

Peterson 夫人正在考虑停用激素，因为她有乳腺癌家族病史的危险因素，但仍然希望缓解潮热问题，因此她想了解其他疗法的更多相关信息。她听说乳腺癌女性患者不应该使用黑升麻，但她的一位朋友就使用了黑升麻缓解了更年期症状，虽然她也有乳腺癌家族史，在医生的推荐下已经使用9个月，而她必须每6个月进行一次实验室检查。Peterson夫人问，黑升麻或大豆是否为帮助她控制潮热症状的合适的方法。有关使用黑升麻缓解更年期症状的问题，请参见本书第19篇。

■ 自学任务

1. 研究缓解更年期症状的非激素疗法，并比较非激素疗法与传统激素疗法在缓解更年期症状方面的效果及其相关证据。

2. 查看2002年《妇女健康倡议》（WHI）的研究结果和2007年《妇女健康倡议》中有关激素疗法、年龄对心血管疾病的影响，以及和使用时间有关的再分析结果。分析并提供关于激素疗法与心血管疾病风险、乳腺癌风险之间关系的总体研究结果摘要。

临床要点

更年期女性在考虑接受激素疗法之前，应当对其病史进行全面审查，以及进行全面体检，包括评估CAD和乳腺癌的危险因素。如果更年期女性没有激素疗法的禁忌证（这些禁忌证包括CAD或CAD重要的危险因素），也没有乳腺癌的个人史，短期激素疗法是缓解更年期症状的合适治疗方案，因为该疗法仍然是缓解血管症状和外阴萎缩的最佳治疗方法。

参考文献

[1] Goff DC Jr, Lloyd-Jones DM, Bennett G, et al. 2013 ACC/AHA guideline on the assessment of cardiovascular risk.A report of the American College of Cardiology/American Heart Association Task Force on practice guidelines.Circulation 2014;129:S49-S73.

[2] Cosman F, deBeur SJ, LeBoff MS, et al.A clinician's guide to the prevention and treatment of osteoporosis.Osteoporosis Int 2014;25:2359-2381.

[3] The 2012 hormone therapy position statement of the North American Menopause Society.Menopause 2012;19:257-271.

[4] Hulley S, Grady D, Bush T, et al.Randomized trial of estrogen plus progestin for secondary prevention of coronary heart disease in postmenopausal women. Heart and Estrogen/progestin Replacement Study (HERS) Research Group.JAMA 1998;280:605-613.

[5] Rossouw JE, Anderson GL, Prentice RL, et al. Writing Group for the Women's Health Initiative Investigators.Risks and benefits of estrogen plus progestin in healthy postmenopausal women: principal results from the Women's Health Initiative randomized controlled trial.JAMA 2002;288:321-333.

[6] Rossouw JE, Prentice RL, Manson JE, et al. Postmenopausal hormone therapy and risk of cardiovascular disease by age and years since menopause.JAMA 2007;297:1465-1477.

[7] Anderson GL, Limacher M, Assaf AR, et al.Effects of conjugated equine estrogen in postmenopausal women with hysterectomy: the Women's Health Initiative randomized controlled trial.JAMA 2004;291:1701-1712.

[8] Nonhormonal management of menopause-associated vasomotor symptoms:2015 position statement of The North American Menopause Society.Menopause 2015;22:1-18.

[9] Cheema D, Coomarasamy A, El-Toukhy T. Non-hormonal therapy of postemenopausal vasomotor symptoms: a structured evidence-based review. Arch Gynecol Obstet 2007;276:463-469.

[10] Leach MJ, Moore V. Black cohosh (Cimicifuga spp.) for menopausal symptoms.Cochrane Database Syst Rev 2012;9:CD007244. doi:10.1002/14651858.CD007244.pub2.

第10篇　泌尿系统疾病

第97章　勃起功能障碍

有药物的话，可缓解勃起功能障碍……………………Ⅲ级

Cara Liday, PharmD, CDE

学习目标：

完成该病例学习后，学生能够：

- 识别与勃起功能障碍（ED）发生发展有关的危险因素。
- 简要说明ED常用疗法的优缺点。
- 比较现有5型磷酸二酯酶（PDE-5）抑制剂的优缺点。
- 为患者提供ED各种疗法的使用方法和可能出现的不良反应方面的教育咨询服务。

患者介绍

■ 主诉

我的性生活不像以前那样好了……

■ 现病史

Peter Johnson，男，63岁，因上述问题去PCP处就诊。在回答问题时，他指出，从去年开始，他只能部分勃起，这不足以让他完成性交。他发现阴茎在夜间不会膨胀。他认为，勃起功能障碍问题导致他与妻子的关系变得紧张，他会尝试使用草药或“营养补充剂”来缓解勃起问题。

■ 既往史

2型糖尿病14年；HTN；HF（Ⅱ型NYHA）；血脂异常。

■ 家族史

父亲72岁死于癌症，母亲患有高血压。

■ 个人史

结婚38年，在此期间没有出现婚姻问题；不吸烟，不饮酒；每周散步5天，每次30分钟。

■ 用药史

- 甘精胰岛素60 U，SC，睡时注射。
- 二甲双胍1000 mg，PO，BID。
- 赖诺普利40 mg，PO，QD。
- 卡维地洛25 mg，PO，BID。
- 呋塞米20 mg，PO，每天早晨口服。
- 阿托伐他汀40 mg，PO，QD。
- ASA 81 mg，PO，QD。

■ 过敏史

NKDA。

■ 系统回顾

无严重的生活压力、无疲劳、无夜尿、无尿急和前列腺炎症状。称偶尔有夜尿、足部麻木、难以实现和维持勃起。他的脚踝偶尔会有短暂性水肿，多个趾甲脆、黄。

■ 体格检查

全身

警觉，发育良好、愿意合作，无其他疾病。

生命体征

血压136/78 mmHg，脉搏60 bpm，呼吸频率18次/分，体温37.2 ℃；体重120 kg，身高180.3 cm（5′11″）。

皮肤

温暖干燥；未见破损。

五官检查

NC/AT；EOM；PERRLA；眼底检查未发现小动脉狭窄、出血和渗出。

颈部/淋巴结

柔软、无JVD、无淋巴结肿大、无肿块、无甲状腺肿。

肺部/胸部

双侧A & P正常。

心血管系统

RRR；S_1和S_2正常，无MRG。

腹部

柔软、肥胖；NTND；肠鸣音正常；无肿块或器官肿大。

生殖系统/直肠

阴囊正常、睾丸下降；NT无肿块；阴茎无渗出物，也无弯曲；前列腺轻度增大。

肌肉骨骼/四肢

整体上肌肉力量5/5；四肢活动范围正常；脉搏2+；无水肿；多个趾甲变黄增厚。

神经系统

中枢神经系统Ⅱ～Ⅻ完好；DTRs 2+，双侧对称感觉/运动神经结构正常；通过振动和单丝检查，四肢的感觉能力下降。

■ 实验室检查

Na 139 mEq/L	Hgb 16.0 g/dL	Ca 9.5 mg/dL	空腹血脂水平：
K 3.9 mEq/L	Hct 50%	Mg 1.8 mEq/L	T. chol 192 mg/dL
Cl 102 mEq/L	AST 35 IU/L	A1C 8.5%	HDL 41 mg/dL
CO_2 24 mEq/L	ALT 18 IU/L	睾酮 700 ng/dl	LDL 94 mg/dL
BUN 12 mg/dL		TSH 1.54 mIU/L	TG 129 mg/dL
SCr 1.0 mg/dL		BNP 79 pg/mL	VLDL 19 mg/dL
Glu（fasting）166 mg/dL			

■ 尿常规

SG 1.00；pH 5.1；白细胞酯酶（–）；亚硝酸盐（–）；蛋白100 mg/dL；酮（–）；尿胆素原正常；胆红素（–）；血（–）；白蛋白/肌酐比值18 mg/g。

■ 初步诊断

该63岁的男性患者患有勃起功能障碍、高血压、心力衰竭、血脂异常、2型糖尿病长期控制不良，以及可能有趾甲的真菌感染。

问题

问题识别

1.a 列出与患者药物治疗有关的问题。

1.b 该勃起功能障碍患者有哪些危险因素？

1.c 勃起功能障碍的病因有哪些，以及该患者最可能的病因是什么？

1.d 该患者的问题是药物造成的吗？

预期治疗结果

2. 该患者的治疗目标是什么？

治疗方案

3.a 有哪些非药物疗法可用于治疗勃起功能障碍？

3.b 有哪些药物疗法可用于治疗勃起功能障碍？

最佳的治疗方案

4. 患者开始接受治疗时，最恰当、最有效的治疗方法是什么？如果某药物被表明可用于治疗勃起功能障碍，请列出该药物名称、剂型、剂量、给药时间和疗程。

结果评价

5. 需要哪些临床和实验室指标来评价治疗结果，并监测和预防不良事件的发生？

患者教育

6. 为加强其依从性，确保治疗成功，并最大限度地减少不良反应的发生，你可以为患者提供哪些信息？

■ 临床过程

Johnson先生转诊到心脏病科，做跑步机运动检查。这是确定他可以安全地进行性行为的依据。如果患者在性行为过程中或性行为之后有明显的气短、胸部疼痛的症状，需要立即拨打电话，进行急救。

■ 自学任务

1. 如果需要治疗甲真菌病，其最合适的药物是什么，以及该药物的增添是否会改变治疗勃起功能障碍药物的疗效？

2. β受体阻滞剂通常会增加勃起功能障碍的发病风险。解释为什么奈必洛尔可能会降低勃起功能障碍的发病风险、改善勃起功能障碍的症状。

3. 讨论有症状的良性前列腺增生（BPH）患者使用 PDE-5 抑制剂后可能产生的治疗效果。

4. 评估该人群中女性发生性功能障碍的发病率及治疗方法。

临床要点

心血管疾病患者更容易患勃起功能障碍。另外，患有勃起功能障碍的患者患上心血管疾病的风险更大。勃起功能障碍的发生发展可能会比心血管疾病的发生早 3 年或更久。医疗卫生工作者应当利用此机会筛查或治疗心血管疾病。

参考文献

[1] Corona G, Mondaini N, Ungar A, Razzoli E, Rossi A, Fusco F. Phosphodiesterase type 5 (PDE5) inhibitors in erectile dysfunction: the proper drug for the proper patient.J Sex Med 2011;8:3418-3432.

[2] Mola JR.Erectile dysfunction in the older adult male.Urol Nurs 2015;35:87-93.

[3] Hatzimouratidis K, Eardley I, Giuliano F, Moncada I, Salonia A. Guidelines on male sexual dysfunction: erectile dysfunction and premature ejaculation. European Association of Urology Website. http://uroweb.org/guideline/male-sexual-dysfunction/. Updated 2015. http://uroweb.org/wp-content/uploads/14-Male-Sexual-Dysfunction_LR1.pdf. Accessed November 10, 2015.

[4] Tsertsvadze A, Fink HA, Yazdi F, et al.Oral phosphodiesterase-5 inhibitors and hormonal treatments for erectile dysfunction: a systematic review and meta-analysis.Ann Intern Med 2009;151:650-661.

[5] Consumer Updates.Hidden risks of erectile dysfunction "treatments" sold online.US Food and Drug Administration.Available at: www .fda.gov/ForConsumers/ConsumerUpdates/ucm048386.htm.Accessed November 10, 2015.

[6] Nehra A, Jackson G, Miner M, et al.The Princeton Ⅲ Consensus recommendations for the management of erectile dysfunction and cardiovascular disease. Mayo Clin Proc 2012;87:766-778.

第 98 章　良性前列腺增生

排尿困难…………………………Ⅱ级

Kathryn Eroschenko, PharmD
Kevin W. Cleveland, PharmD, ANP

学习目标：

完成该病例学习后，学生能够：

- 认识良性前列腺增生（BPH）和良性前列腺增生继发性下尿路症状（LUTS）的临床表现。
- 鉴别前列腺增生患者的梗阻性和刺激性症状。
- 提出治疗 BPH 的合适药物疗法。
- 识别和处理 BPH 治疗药物与其他药物之间的相互作用。
- 确认 BPH 患者什么时候应考虑手术治疗。
- 了解一些药物使 BPH 症状恶化的机制。

患者介绍

■ 主诉

我一晚上有四五次小便，去了洗手间后，尿液只是向外滴。当我站起来时，会感到头很晕，有时我甚至不能及时到达洗手间。我现在有女朋友了，但我发现很难和她亲热。还有，整个晚上去洗手间真的影响了我的性生活。

■ 现病史

Jimmy McCracken，男，65 岁，有长时间的尿路感染（UTIs）史。有尿脓毒病史，曾住院治疗。因其排尿踌躇、夜尿和滴沥持续严重而进行诊断。他还有勃起功能障碍问题。

■ 既往史

HTN；10 年前行椎板切除术；良性前列腺增生伴急迫性尿失禁；慢性尿路感染；2 型糖尿病；对猫的皮屑过敏；ED；肥胖；骨关节炎。

■ 家族史

患者高中毕业。父亲 78 岁时死于大面积心肌梗死；母亲 91 岁时自然死亡。

■ 个人史

在一家杂货店里工作 35 年；7 年前退休。结过一次婚。妻子 6 个月前去世（死于脑卒中）；有一个女儿和两个外孙女。独自生活，但社会生活活跃。该患者在一个高级交友网站结识一位 60 岁的女性，最近开始与其约会。患者希望了解目前用于治疗良性前列腺增生的处方药物信息，如果可能的话，希望使用天然药物治疗良性前列腺增生。使用无烟烟草 35 年；过去酗酒，目前偶尔喝杯红酒。

■ 系统回顾

在谈话中，患者机警、友善和礼貌。患者没有消化不良、吞咽困难、腹痛、吐血及便血等表现。

■ 用药史

- 二甲双胍 1000 mg，PO，BID。
- 特拉唑嗪 10 mg，PO，QD。
- 阿米替林 25 mg，PO，睡觉前服用（治疗失眠）。
- 琥珀酸美托洛尔 50 mg，PO，QD。
- 布洛芬 800 mg，PO，BID。
- 氯雷他定 -D，24 小时一片，PO，QD（治疗猫过敏）。

■ 过敏史

NKDA；对猫皮屑过敏。

■ 体格检查

全身

NAD 白种男性；体型保养得很好；A & O × 3。

生命体征

血压 110/60 mmHg，脉搏 65 bpm，呼吸频率 18 次 / 分，体温 37 ℃；体重 115.2 kg，身高 182.9 cm（6′0″）。

皮肤

颈部和腰部因椎板切除术有垂直性瘢痕。

五官检查

PERRLA；EOMI；TMs WNL；鼻部和喉部正常，无渗出物、无病灶。

颈部 / 淋巴结

柔软、无 LAD、无肿块；甲状腺在中线上。

肺部 / 胸部

CTA，声音遥远。

心血管系统

RRR，无杂音。

腹部

柔软、NTND、无肿块、无瘢痕；BS（+）。

生殖系统 / 直肠

睾丸↓，曾做过包皮环切手术；粪便愈创木脂检查（+）。

肌肉骨骼 / 四肢

神经血管正常；远端脉搏（++ ～ +++）。

神经系统

DTRs 2+；CN Ⅱ～Ⅻ 总体正常。

■ 实验室检查

见图 98–1。

■ 尿常规

淡黄色；外观清晰；SG 1.010；pH 6.5；葡萄糖（–）；胆红素（–）；酮（–）；血（–）；尿胆素原 0.2 mg/dL；亚硝酸盐（–）；白细胞酯（–）；上皮细胞——每个 hpf 偶尔有；WBC——每个 hpf 偶尔有；RBC——未发现；细菌——有；非晶体物质——未发现；晶体物质——草酸钙 1+；黏液——未发现。未做培养试验。

■ GU 咨询

患者 2 周前用环丙沙星治疗过尿路感染。环丙沙星用法 250 mg，每 12 小时一次，口服，连续使用 3 天。尿液清晰；葡萄糖阴性。膀胱超声检查结果显示排尿后膀胱内残留液体量估计为 200 mL。前列腺重量约 35 g，良性。AUA 症状评分 = 20。尿流率测定（Q_{max}）= 8 mL/s。

■ 初步诊断

- 良性前列腺增生伴急迫性尿失禁。
- ED。
- 有症状的低血压。
- 可能继发于上消化道出血的正细胞性贫血。

问题

问题识别

1.a 列出与患者药物治疗有关的问题。

1.b 说明良性前列腺增生的自然发展史和流行病学特征。

1.c 患者的哪些主诉与良性前列腺增生的梗阻症状相符？患者的哪些主诉与刺激性症状相符？

1.d 在对所有前列腺增生患者进行初步评估时，建议采取哪些步骤（图 98–2）？

1.e 在治疗良性前列腺增生之前，还应排除哪些疾病？

预期治疗结果

2. 该患者药物治疗的目标是什么？

治疗方案

3. 前列腺增生的治疗方法有哪些？

最佳的治疗方案

4. 治疗该患者最合适的药物有哪些？且这些药

Na 136 mEq/L	Hgb 12.6 g/dL	WBC 5.6 × 10^3/mm^3	AST 12 IU/L	Ca 8.5 mg/dL
K 4.1 mEq/L	Hct 37.9%	Neutros 75%	ALT 16 IU/L	Phos 3.5 mg/dL
Cl 103 mEq/L	MCV 92.5 μm^3	Lymphs 16%	Alk phos 55 IU/L	尿酸 3.5 mg/dL
CO_2 41 mEq/L	MCH 30.8 pg	Monos 5%	LDH 121 units/L	T_4 7.3 mcg/dL
BUN 9 mg/dL	MCHC 33.3 g/dL	Eos 3%	T. bili 0.6 mg/dL	TSH 1.04 mIU/L
SCr 0.7 mg/dL	Plt 191 × 10^3/mm^3	Basos 1%	T. prot 6.1 g/dL	A1C 7%
Glu 120 mg/dL			T. chol 146 mg/dL	PSA 4.5 ng/mL

图 98–1　实验室检查项目

患者姓名：______	出生日期：______	身份证：______	评估日期：______
初步评估：______	监测期间：______	治疗 / 手术：______	

美国泌尿协会（AUA）良性前列腺增生症状指数

	完全没有	少于 1 次	少于半数	大约半数	多余半数	几乎每次
1. 在过去的一个月里，你有多少次在小便后感觉没有完全排空膀胱？	0	1	2	3	4	5
2. 在过去的一个月里，你有多少次在小便完后不到两个小时又不得不再次小便？	0	1	2	3	4	5
3. 在过去的一个月里，你有多少次在小便的时候停下来又开始了？	0	1	2	3	4	5
4. 在过去的一个月里，你觉得推迟排尿很困难吗？	0	1	2	3	4	5
5. 在过去的一个月里，你的尿线变细？	0	1	2	3	4	5
6. 在过去的一个月里，你需要用力或使劲才能排尿?	0	1	2	3	4	5
	无	1 次	2 次	3 次	4 次	5 次或以上
7. 在过去的一个月里，从晚上睡觉到早上起床，你通常起床排尿的次数是多少？	0	1	2	3	4	5
				总症状指数		

图 98-2　美国泌尿协会（AUA）良性前列腺增生症状指数

（转载良性前列腺增生重要报告并获得许可：Roehrborn CG, McConnell JD, Barry MJ, et al.AUA Guideline on the Management of Benign Prostatic Hyperplasia.American Urological Association Education and Research, Inc., © 2003.）

物的名称、剂型、剂量、给药时间和疗程是什么？

结果评价

5. 哪些临床和实验室指标可用来评价治疗结果，并监测和预防不良事件的发生？

患者教育

6. 为加强其依从性，确保治疗成功，并最大限度地降低不良反应的发生率，你可以为患者提供哪些信息？

■ 临床过程：其他疗法

作为医疗团队中的药师，你需要进行文献检索，查看锯棕榈在良性前列腺增生方面的使用方法。你会发现有的报告认为膳食补充剂会改善，也会恶化勃起功能障碍问题。另外，你会从文献中发现，锯棕榈只适合轻中度良性前列腺增生患者。根据上述信息，你不应该建议患者使用锯棕榈缓解良性前列腺增生症状。但是，因为该患者正在咨询天然药物方面的信息，而你对这方面的信息进行了文献检索，发现其可能缓解良性前列腺增生症状又不会影响勃起功能障碍。非洲刺李是否合适，是否应该考虑一下？有关使用非洲刺李治疗良性前列腺增生方面的问题，请参阅本书的第 19 篇。

■ 临床过程

采取您的治疗建议后，McCracken 先生的血压增加到 130/80 mmHg，良性前列腺增生和勃起功能障碍症状明显改善。在接下来的几周，患者仍然有偶尔的尿急和排尿踌躇。建议患者使用抗胆碱药作为补充疗法，帮助缓解尿急和排尿踌躇症状。然而，McCracken 先生不想服用多种药物，6 个月后他选择了他激光前列腺切除术治疗。这个手术成功地缓解了他良性前列腺增生的症状。

■ 自学任务

1. 比较锯棕榈、非那雄胺和 α_1 拮抗剂在治疗良性前列腺增生方面的疗效。

2. 比较良性前列腺增生患者勃起功能障碍的各种治疗方案。说明使用 α_1 拮抗剂和 5α- 还原酶抑制剂在治疗勃起功能障碍和良性前列腺增生方面的优缺点。

3. 确定非那雄胺 / 度他雄胺治疗效果最好的良性前列腺增生的患者亚人群。

4. 进行文献检索，找到支持使用 PDE-5 抑制剂和 α_1 拮抗剂联合治疗前列腺增生 / 勃起功能障碍的证据。

5. 进行文献检索，查看可以单独使用 PDE-5 抑制剂治疗良性前列腺增生继发性下尿路症状的相关文献。

临床要点

排尿后膀胱残余液体量、尿流量测定和压力流量等这些生理测量指标与患者感觉到的良性前列腺增生症状的严重程度往往不相符。

参考文献

[1] Miner M, Rosenberg MT, Perelman MA.Treatment of lower urinary tract symptoms in benign prostatic hyperplasia and its impact on sexual function.Clin Ther 2006;28:13-25.

[2] Kaminetsky JC.Comorbid LUTS and erectile dysfunction: optimizing their management.Curr Med Res Opin 2006;22:2407-2506.

[3] McVary KT, Roehrborn CG, Avins AL, et al.Update on AUA guideline on the management of benign prostatic hyperplasia.J Urol 2011;185(5):1793-1803.

[4] Hollingsworth J, Wilt T. Lower urinary tract symptoms in men.BMJ 2014;349:g4474. doi:10.1136/bmj.g4474.

[5] Narayan P, Evans CP, Moon T. Long-term safety and efficacy of tamsulosin for the treatment of lower urinary tract symptoms associated with benign prostatic hyperplasia.J Urol 2003;170(Pt 1):498-502.

[6] Sarma AV, Wei JT.Clinical practice.Benign prostatic hyperplasia and lower urinary tract symptoms.N Engl J Med 2012;19:367(3):248-257.

[7] Greco KA, McVary KT.The role of combination medical therapy in benign prostatic hyperplasia.Int J Impot Res 2008;20(Suppl 3):S33-S43.

[8] Van Asseldonk B, Barkin J, Elterman D. Medical therapy for benign prostatic hyperplasia: a review. Can J Urol 2015;22(Suppl 1):7-17.

[9] Donatucci CF, Brock GB, Goldfischer ER, et al. Tadalafil administered once daily for lower urinary tract symptoms secondary to benign prostatic hyperplasia: a 1-year, open-label extension study. BJU Int 2011;107(7):1110-1116.

[10] Tacklind J, MacDonald R, Rutks I, Stanke JU, Wilt TJ.Serenoa repens for benign prostatic hyperplasia.Cochrane Database Syst Rev 2012(Dec 12);12:CD001423.

第99章 尿失禁

膀胱很重要……………………………Ⅱ级

Mary W. L. Lee, PharmD, BCPS, FCCP
Roohollah R. Sharifi, MD, FACS

学习目标：

完成该病例学习后，学生能够：

- 区分膀胱过度活动症、压力性尿失禁、溢尿性尿失禁和功能性尿失禁。
- 提出治疗膀胱过度活跃症的非药物疗法。
- 确定何时应推荐使用抗胆碱药物来治疗膀胱过度活跃症。
- 比较治疗膀胱过度活跃症常用的抗毒蕈药物在毒蕈受体的选择性、亲和性及药代动力学特性上的不同，并探讨这些特性的临床意义。
- 解释联合用药可能会加重膀胱过度活跃症的原因。
- 为对抗胆碱药物耐受性较差的膀胱过度活跃症患者推荐合适的药物。

患者介绍

■ 主诉

我似乎无法控制排尿。我觉得我必须一直排尿。但是，当我去了洗手间后，只排出少量尿。有时我会将自己裤子尿湿。几周前，我开始使用药物治疗漏尿，但似乎没有效果。

■ 现病史

Susan Jones，女，83岁，有尿急、尿频和尿失禁问题。患者称自己一整天会将内衣弄脏1～3次，因而每天都要穿内裤衬垫或者换几次内衣。由于这个问题，患者减少了许多志愿工作和社会活动。尿漏不会因大笑、咳嗽、打喷嚏、携带重物或上下楼梯而加重。患者并不是没有预警地弄湿裤子。过去一个月患者一直服用酒石酸托特罗定（2 mg，口服）来缓解症状，但没有效果，而且患者称自己新出现了便秘、迷茫及难以记住日常事务等问题。

■ 既往史

高血压多年，且使用药物治疗10年。血脂异常5年，通过低胆固醇饮食、体重控制、定期运动和药物进行控制。已绝经；52岁停止排卵；不再有潮热。入睡困难，晚上经常失眠。无脊柱、盆腔手术史。

■ 家族史

对其病情无影响。

■ 个人史

不吸烟；社会场合饮酒；已婚。

■ 用药史

- 氢氯噻嗪25 mg，PO，QD，在晚餐时服用。
- 普伐他汀40 mg，PO，睡觉前服用。
- 缬沙坦160 mg，PO，QD，每天早晨服用。
- 酒石酸托特罗定2 mg，PO，QD。
- 盐酸苯海拉明片剂15 mg，PO，睡觉前服用，无法入睡时服用。
- 阿米替林50 mg，PO，睡觉前服用，无法入睡时服用。

■ 过敏史

NKDA。

■ 系统回顾

患者称自己有尿失禁，且酒石酸托特罗定治疗后没有效果，且患者感觉自己很臃肿，有便秘问题。

■ 体格检查

全身

女性，发育良好，营养状况良好。

生命体征

血压 135/84 mmHg，脉搏 90 bpm，呼吸频率 16 次 / 分，体温 37 ℃；体重 65 kg，身高 157.5 cm（5′2″）。

皮肤

无皮疹、无伤口、无开放性溃疡。

五官检查

PERRLA；EOMI；无 AV 血管局部缩窄、无 AV 出血。

颈部 / 淋巴结

甲状腺上未触摸到肿块；无淋巴结肿大。

肺部

A & P 正常。

乳房

正常；无肿块。

心血管系统

S_1 和 S_2 正常；有 S_4；无 S_3，无杂音。

腹部

柔软，NTND：有肠鸣音。

生殖系统 / 直肠

生殖器检查显示萎缩性阴道炎，这与患者的绝经状态相符。会阴感觉和肛门括约肌的肌张力正常。

盆腔检查结果显示患者无子宫下垂，有膀胱轻度突出问题。宫颈正常。盆腔、附件及子宫内未发现肿块。

外痔；粪便潜血检查结果阴性。

四肢

正常；双侧上肢和下肢的肌肉强度相等。

神经系统

患者虽然不糊涂，但无法正确地说出年、月、日。中枢神经系统 Ⅱ～Ⅻ 大体正常；双侧 DTRs 为 3/5；巴宾斯基征阴性。当要求患者回忆 5 分钟前的 5 个物体时，患者很难记起，只能回忆起其中 1 个物体。

■ 实验室检查

Na 145 mEq/L	Hgb 12 g/dL
K 4.2 mEq/L	Hct 37%
Cl 105 mEq/L	Plt 400 × 10^3/mm^3
CO_2 28 mEq/L	WBC 5.0 × 10^3/mm^3
BUN 15 mg/dL	
SCr 1.0 mg/dL	
Glu 100 mg/dL	

■ 尿常规

无菌；无 WBC。

■ 其他

使用超声进行膀胱扫描，患者排完尿后，测量残余尿量，未发现残余尿液，然后往膀胱内充 300 mL 的生理盐水，当充入 100 mL 时，患者就想排尿，后拔除导管，要求患者在不同体位进行咳嗽。表明患者为非压力性尿失禁。嘱患者把充入的全部生理盐水排掉。

■ 初步诊断

患者有膀胱过度活动症，伴有尿急、尿频和尿失禁症状，且患者使用酒石酸托特罗定（用法每天 2 mg，口服，服用 1 个月）后没有效果。患者同时新出现了便秘、迷茫和健忘，这可能与患者服用酒石酸托特罗定有关。因此，需要仔细认真评估，并考虑使用其他药物进行治疗。

问题

问题识别

1.a 列出与患者药物治疗有关的问题。

1.b 哪些信息（症状、体征、实验室检查和其他检查结果）表明患者患有急迫性尿失禁及其严重程度？

1.c 将急迫性尿失禁与压力性尿失禁、溢尿性尿失禁和功能尿失禁区分开来。

1.d 定义膀胱过度活跃症。

1.e 除了患者目前服用的药物外，还有哪些药物会加重患者膀胱过度活跃症的症状？

预期治疗结果

2. 该患者药物治疗的目标是什么？

治疗方案

3.a. 有哪些非药物疗法可能对该患者有用？

3.b. 有哪些药物疗法可能对该患者的膀胱过度活跃症有用？比较治疗膀胱过度活跃症的各种抗毒蕈药物。

3.c. 该患者服用抗胆碱药的持续性中枢神经系统不良反应的可能后果是什么？

最佳的治疗方案

4. 哪些抗胆碱药导致便秘和中枢神经系统不良反应的风险低？描述这些药物的理化特征或药代动力学特性。

结果评价

5. 哪些临床和实验室指标可用来评价治疗结果，并监测和预防不良事件的发生？

患者教育

6. 为加强其依从性，确保治疗成功，并最大限度地减少不良反应的发生，你可以为患者提供哪些信息？

■ 临床过程

假设医生让患者停服酒石酸托特罗定，并建议患者使用达非那新（用法：口服，剂量 7.5 mg，一天一片）来缓解症状。患者使用新药 3 周后来诊所复诊。虽然患者的排尿、迷茫和健忘症状已经缓解，但便秘症状恶化。患者称自己一直有腹胀问题，她无法再忍受，希望换个药物进行治疗。

■ 随访问题

1. 解释达非那新如何加重便秘。

2. 能够缓解排尿症状且导致便秘和中枢神经系统不良反应风险较低的药物有哪些，你会为患者推荐哪种药物？

3. 为什么老年患者应慎用抗胆碱类药物？

■ 自学任务

1. 患者被诊断为托特罗定广泛代谢和代谢不良者。说明这些患者的特点，以及对患者进行分类的临床意义。

2. 有报告认为，肉毒素能够有效地缓解膀胱过度活跃症。解释肉毒素的用法及不良反应。

3. 米拉贝隆和抗胆碱类药通过不同机制缓解膀胱过度活跃症的症状。是否有已发表的证据证明这些药物的联合使用在治疗膀胱过度活跃症方面的价值？

临床要点

抗毒蕈类药物一般具有系统性的临床效果。这是由于膀胱逼尿肌上主要分布的是 M3 受体，但 M3 受体不具有器官特异性。M3 受体在结肠和唾液腺也有分布。因此，可通过 M3 受体的拮抗作用来缓解膀胱过度活跃症的症状，但也有可能产生与剂量有关的抗胆碱能不良反应，包括便秘和口干。

参考文献

[1] Latini JM, Giannantoni A. Pharmacotherapy of overactive bladder: epidemiology and pathophysiology of overactive bladder.Expert Opin Pharmacother 2011;12(7):1017-1027.

[2] Abraham N, Goldman HB.An update on the pharmacotherapy for lower urinary tract dysfunction. Expert Opin Pharmacother 2015;16:79-93.

[3] Gormley EA, Lightner DJ, Faraday M, Vasavada SP.Diagnosis and treatment of overactive bladder (non-neurogenic) in adults:AUA/SUFU Guideline amendment.J Urol 2015;193:1572-1580.

[4] Marinkovic SP, Rovner ES, Moldwin RM, Stanton SL, Gillen LM, Marinkovic CM. The management of overactive bladder syndrome.BMJ 2012(Apr 17);344:e2365.

[5] Shamilyan T, Wyman JF, Ramakrishnan R, Sainfort F, Kane RL.Benefits and harms of pharmacologic treatment of urinary incontinence in women.Ann Intern Med 2012;156:861-874.

[6] Glavind K, Chancellor M. Antimuscarinics for the treatment of overactive bladder: understanding the role of muscarinic subtype selectivity.Int Urogynecol J 2011;22:907-917.

[7] Chancellor M, Boone T. Anticholinergics for overactive bladder therapy: central nervous system effects.CNS Neurosci Ther 2012;18(2):167-174.

[8] Oefelein MG.Safety and tolerability profiles of anticholinergic agents used for the treatment of overactive bladder.Drug Saf 2011;34(9):733-749.

[9] Baldwin CM, Keating GM. Transdermal oxybutynin. Drugs 2009;69:327-337.

[10] Leone, RMU, Cardozo L, Ferrero S, et al.Mirabegron in the treatment of overactive bladder.Expert Opin Pharmacother 2014;15:873-887.

第11篇　免疫系统疾病

第100章　系统性红斑狼疮

有时，它就是狼疮··························Ⅱ级

Nicole Paolini Albanese, PharmD, CDE, BCACP

学习目标：

完成该病例学习后，学生能够：

- 讨论系统性红斑狼疮（SLE）的临床表现，包括其并发症。
- 制定治疗SLE及抗磷脂综合征（APS）和缺铁性贫血并发症的治疗方案。
- 制定SLE的监测计划，包括疾病发展过程、药物疗效和药物毒性。
- 为SLE且怀孕的患者提供治疗建议。

患者介绍

■ 主诉

我的膝关节很疼，我一直感到很累，而且胃疼得要命。

■ 现病史

Ann Baker，女，32岁，膝关节反复疼痛约2年。从那以后，患者因为膝关节疼痛多次就诊。体检结果显示膝关节没有影像学方面的变化，医生诊断为早期关节炎。风湿病医生没有给患者进行评价诊断。虽然每天服用APAP和布洛芬来缓解疼痛，但并没有缓解多少。疼痛似乎是周期性的；一段时间膝关节很疼，一段时间就会缓解。夏天更严重。她认为面部和手臂上时不时出现的皮疹与这些部位的疼痛有关，因为疼痛发生时，皮疹就会在疼痛部位周围出现。不管她睡了多少觉，似乎总感觉不够；服用安眠药后也没有改善。她也注意到过去几个月她大便的颜色变暗了。

■ 既往史

膝关节疼痛2年；高血压1年；抑郁症3年；疲惫1年。

■ 家族史

父亲60多岁，患有高血压和血脂异常。母亲60多岁，患有哮喘和季节性过敏。

■ 个人史

在一家旅行社工作；结婚5年；偶尔喝酒，不吸烟。在询问中，Baker女士表示她和丈夫目前想要孩子，正在积极备孕。

■ 用药史

- 氢氯噻嗪12.5 mg，PO，QD。
- 氨氯地平5 mg，PO，QD。
- 氟西汀20 mg，PO，QD。
- 布洛芬800 mg，PO，QID。
- 对乙酰氨基酚500 mg，PO，TID。
- 过去曾使用过的药物：唑吡坦10 mg，PO，QHS；雷美替胺8 mg，PO，QHS（因为这些药物没有效果，所以停药）。

■ 过敏史

NKDA。

■ 系统回顾

疲惫、皮疹（+）；无发热、无畏寒、无周围水肿、无脱发。

■ 体格检查

全身

该患者看起来中等病容。

疼痛级别

目前为6级（最疼痛级别为10级），该患者最大疼痛级别为10级；最低疼痛级别为0级。

生命体征

血压136/82 mmHg，脉搏74 bpm，呼吸频率17次/分，体温38 ℃，体重59 kg，身高162.6 cm（5′4″）。

皮肤

前臂和两侧颧骨温暖、湿润、轻微红色、有鳞屑样皮疹，鼻唇沟处有褶皱。

五官检查

PERRLA；EOMI。

颈部/淋巴结

柔软、无淋巴结肿大。

肺部/胸部

CTA，无湿啰音、干啰音。

心血管系统

RRR；可听到 S_1 和 S_2。

腹部

有压痛、腹部未膨出；有肠鸣音；粪便愈创木脂检查结果阳性。

四肢

周围脉搏正常；无水肿。

关节检查

无骨质增生、无滑膜炎、关节运动时无骨擦音、无肌肉萎缩、无畸形；关节运动范围正常。

神经系统

A & O×3；CN Ⅱ～Ⅻ正常；DTR 2+，巴宾斯基征阴性。

■ 实验室检查

Na 136 mEq/L	Hgb 10.0 g/dL	RF 滴度 1 ∶ 40
K 4.7 mEq/L	Hct 31%	Anti-CCP antibody（–）
Cl 105 mEq/L	WBC 7.2 × 10^3/mm^3	ANA 滴度 1 ∶ 320（轮圈模式）
CO_2 25 mEq/L	Plt 250 × 10^3/mm^3	C3 50 mg/dL
BUN 13 mg/dL	Fe 35 mcg/dL	C4 10 mg/dL
SCr 0.8 mg/dL	TIBC 455 mcg/dL	狼疮抗凝（+）
URIC 5.5 mg/dL	铁蛋白 8 ng/mL	抗心磷脂 Ab（+）
GLU 82 mg/dL	ESR 66 mm/h	dsDNA Ab（+）

■ 尿常规

白细胞、红细胞、红细胞管型（–）；微量白蛋白尿（+）；蛋白质（–）。

■ 放射学综合评估

髌骨或胫骨骨折（–），移位（–）、骨折（–）、韧带损伤、软组织无明显损伤（–）。

■ 初步诊断

轻中度SLE，有APS生物标志物；可能由NSAID导致的缺铁性贫血；可能由NSAID导致的胃部疾病。

问题

问题识别

1.a 哪些信息（症状、体征和实验室检查结果）表明患者患有SLE？

1.b 哪些信息（症状、体征和实验室检查结果）表明患者患有缺铁性贫血？

预期治疗结果

2.a 该患者SLE的药物治疗目标是什么？

2.b 该患者APS的药物治疗目标是什么？

2.c 该患者缺铁性贫血的药物治疗目标是什么？

治疗方案

3.a 该患者治疗SLE时，你可提供什么样的非药物治疗建议？

3.b 有哪些药物疗法可能对该患者的SLE有用？

3.c APS可能会导致血栓形成，有哪些药物可预防血栓形成？

3.d 该患者是否适合用贝利木单抗进行治疗？适合的话，为什么？不适合的话，为什么？

最佳的治疗方案

4.a 该患者在治疗SLE方面最佳的治疗方案是什么？且如果该患者目前有怀孕计划，该治疗方案是否有不合适的地方，是否需要调整治疗方案？

4.b APS可能会导致血栓形成，有多种药物可预防血栓形成，请问你如何选择？

4.c 在治疗该患者缺铁性贫血和NSAID导致的胃部疾病时，你有什么建议？

4.d 在进行降压治疗时，是否需要调整治疗方案？

结果评价

5. 需要哪些临床和实验室指标来评价治疗结果，并检测和预防不良反应的发生？

患者教育

6. 为减少复发，确保治疗成功，最大限度地降低不良反应的发生率，你可以向患者提供哪些信息？

■ 随访问题

1. 怎样才能增加患者怀孕成功的概率？

2. 如果你最初的用药方案不奏效，下一步该怎么办？

■ 自学任务

1. B 淋巴细胞拮抗剂的药理作用是什么，以及此类药物在治疗 SLE 方面的机制是什么？

2. 为想怀孕的 SLE 患者制定提供相关教育咨询的综合性方案。

临床要点

紫外线会加重系统性红斑狼疮，因此患者应避免使用能够引起光敏的药物。

参考文献

[1] Giles I, Rahman A. How to manage patients with systemic lupus erythematosus who are also antiphospholipid antibody positive.Best Pract Res Clin Rheumatol 2009;23(4):525-537.

[2] Lateef A, Petri M. Managing lupus patients during pregnancy.Best Pract Res Clin Rheumatol 2013;27(3):435-447.

[3] Guidelines for referral and management of systemic lupus erythematosus in adults.American College of Rheumatology Ad Hoc Committee on Systemic Lupus Erythematosus Guidelines.Arthritis Rheum 1999;42(9):1785-1796.

[4] Sciascia S, Hunt BJ, Talavera-Garcia E, Lliso G, Khamashta MA, Cuadrado MJ.The impact of hydroxychloroquine treatment on pregnancy outcome in women with antiphospholipid antibodies.Am J Obstet Gynecol 2015. doi:10.1016/j.ajog.2015.09.078.

[5] Manzi S, Sanchez-Guerrero J, Merrill JT, et al. Effects of belimumab, a B lymphocyte stimulator-specific inhibitor, on disease activity across multiple organ domains in patients with systemic lupus erythematosus: combined results from two phase Ⅲ trials.Ann Rheum Dis 2012;71(11):1833-1838.

[6] Alarcon GS, McGwin G, Bertoli AM, et al.Effect of hydroxychloroquine on the survival of patients with systemic lupus erythematosus: data from LUMINA, a multiethnic US cohort (LUMINA L).Ann Rheumatic Dis 2007;66(9):1168-1172.

[7] Mekinian A, Lazzaroni MG, Kuzenko A, et al.The efficacy of hydroxychloroquine for obstetrical outcome in anti-phospholipid syndrome: data from a European multicenter retrospective study. Autoimmun Rev 2015;14(6):498-502.

[8] Andreoli L, Fredi M, Nalli C, et al.Pregnancy implications for systemic lupus erythematosus and the antiphospholipid syndrome.J Autoimmun 2012;38(2-3):J197-J208.

[9] Duran-Barragan S, McGwin G, Jr., Vila LM, Reveille JD, Alarcon GS.Angiotensin-converting enzyme inhibitors delay the occurrence of renal involvement and are associated with a decreased risk of disease activity in patients with systemic lupus erythematosus—results from LUMINA (LIX): a multiethnic US cohort.Rheumatology (Oxford) 2008;47(7):1093-1096.

第 101 章　药物过敏反应

使用药物 3 天后瘙痒……………………………Ⅱ级

Lynne M. Sylvia, PharmD

学习目标：

完成该病例学习后，学生能够：

- 通过解读药物过敏信息（如反应时间，症状和体征）确定发生 IgE 介导的过敏反应的可能性。
- 评估青霉素和碳青霉烯类交叉过敏的可能性。
- 区分分级剂量脱敏程序，并确定每个阶段的适合人群。
- 为对多种抗生素过敏的患者选择合适的抗生素。

患者介绍

■ 主诉

我又开始咳嗽了，我觉得我 2 周前住院时就有点咳嗽。

■ 现病史

Alan Adams，男，55 岁，是一名 COPD 患者，来呼吸科复诊。2 周前，因连续 3 天的疲劳史和咳嗽伴绿色痰来急诊就诊。痰培养检查结果显示绿脓杆菌，该细菌对氨曲南和头孢吡肟敏感，对哌拉西林钠他唑巴坦和妥布霉素中等敏感。患者对多种抗生素过敏，因此，对头孢吡肟进行了脱敏。随后采用静脉注射头孢吡肟进行治疗，为期 7 天，未发生事故。2 周前，患者出院回家。今年因 COPD 和肺炎入院治疗 4 次。

■ 既往史

COPD 17 年；7 个月前，置入胸导管导致支气管胸膜瘘，继发慢性脓胸；念珠菌和曲霉菌性右上叶脓肿；11 年前做过上肺叶切除术；高血压 10 年；15 年前曾患心肌梗死。

■ 个人史

患者与母亲一起生活，目前处于失业状态。有 35 年一天一包的吸烟史。患者偶尔饮酒；否认使用消遣性药物。

■ 用药史

- 沙丁胺醇 MDI，一次 2 口，每 6 小时一次，需要时雾化吸入。
- 异丙托溴铵 MDI，一次 2 口，每 6 小时一次。
- 阿司匹林 325 mg，PO，QD。
- 氨氯地平 10 mg，PO，QD。
- 强的松 20 mg，PO，QD（入院治疗时是 60 mg，QD，口服；在出院后 2 周内减量，随后停用）。

■ 过敏史

- 氨苄西林 – 舒巴坦（面部水肿、舌肿胀、眶周围水肿）。
- 头孢他啶（胸面部荨麻疹、呼吸急促）。
- 可待因（恶心、瘙痒）。

■ 系统回顾

有疲劳、发热、咽痛、呼吸急促、咳脓痰；无恶心、呕吐、腹泻、畏寒或胸痛。

■ 体格检查

全身

患者，55 岁，白种男性，生理年龄比实际年龄大，中度呼吸窘迫。昏昏欲睡而且听力很不好。

生命体征

血压 100/60 mmHg，脉搏 85 bpm，呼吸频率 16 次 / 分，体温 39 ℃；体重 52 kg，身高 167.6 cm（5′5″）。

皮肤

干燥，有鳞屑；没有向外凸出的病变。

五官检查

PERRLA、EOM 完好，黏膜干燥。

颈部 / 淋巴结

无杂音，无淋巴结病变。

肺部 / 胸部

左肺基底部有弥漫性的湿啰音；有呼吸哮鸣音，且呼吸音减弱。

心血管系统

S_1 和 S_2 正常、RRR、无 MRG。

腹部

腹部向外凸出，有肠鸣音；无肝脾大。

生殖系统 / 直肠

延期检查。

四肢

有杵状指；无发绀、无水肿；肌力减弱。

■ 实验室检查

Na 137 mEq/L	Hgb 14.8 g/dL	WBC 17 × 10^3/mm^3
K 3.7 mEq/L	Hct 44.6%	Neutros 72%
Cl 96 mEq/L	RBC 5.36 × 10^6/mm^3	Bands 5%
CO_2 29 mEq/L	Plt 244 × 10^3/mm^3	Eos 4%
BUN 22 mg/dL	MCV 83.2 μm^3	Lymphs 11%
SCr 1.0 mg/dL	MCHC 33.2 g/dL	Monos 8%
Glu 119 mg/dL		Basos 0

■ 动脉血气分析

pH 7.44、PaO_2 55 mmHg、$PaCO_2$ 38 mmHg、氧饱和度 90%。

■ 胸部 X 线片

左下叶模糊；右上叶切除术后。

■ 痰革兰染色

待定。

■ 痰培养

待定。

■ 血培养

待定。

■ 初步诊断

· 卫生保健相关性肺炎（HCAP）。

· 对多种抗生素过敏。

· COPD。

· HTN。

· 心肌梗死。

问题

问题识别

1.a 根据患者的过敏史，患者对氨苄西林 – 舒巴坦、头孢他啶过敏应如何分类（轻度、中度还是重度）?

1.b 还需要哪些信息来帮助全面评估患者对 β- 内酰胺类抗生素过敏的风险?

1.c 还需要哪些信息来帮助评估患者是否真的对可待因过敏?

预期治疗结果

2.a. 该患者肺炎的治疗目标是什么?

■ 临床过程

2.b 患者因肺部疾病入院治疗。他开始使用 DuoNebs（沙丁胺醇 3 mg/3 mL 和异丙托溴铵 0.5 mg/3 mL）雾化剂治疗哮喘，使用方法为需要时吸入，每 2 小时一次，每次雾化吸入 3mL；愈创甘油醚可待因（每 5 mL 含有 100 mg/10 mg），需要时服用，每 4 小时一次；对乙酰氨基酚 325 ～ 650 mg，疼痛时服用，每 4 小时一次，口服；泼尼松 40 mg，每日一次，口服。在培养结果未出之前，住院医生对该患者的最近住院情况、2 周前所做的培养结果和敏感度，以及医院治疗 HCAP 的指导方针进行了了解。考虑进行经验性治疗，使用的药物有：美罗培南 500 mg，每 6 小时一次，静脉注射；环丙沙星 400 mg，每 12 小时一次，静脉注射；万古霉素 750 mg，每 12 小时一次，静脉注射。住院医生在开这些药物之前，会向你询问关于该患者使用美罗培南方面的问题。

治疗方案

3.a 表 101–1 总结了有耐药菌患者 HCAP 和 HAP 的经验性治疗。在使用联合用药方案治疗 HCAP 时，头孢吡肟和氨曲南可以代替美罗培南。根据该患者的病史，头孢吡肟和氨曲南替代美罗培南在经验性治疗 HCAP 方面是否安全?（图 101–1 为头孢吡肟和头孢他啶的化学结构）

3.b 如果经验性治疗 HCAP 的联合用药中包括头孢吡肟，该患者是否需要在开始全剂量头孢吡肟治疗之前进行脱敏治疗?

表 101-1　有耐药菌患者 HCAP 和 HAP 的经验性治疗[a]

多种抗生素联合治疗
抗铜绿假单胞菌——头孢菌素类（头孢吡肟、头孢他啶）
或
抗铜绿假单胞菌——碳青霉烯类（亚胺培南或美罗培南）
或
β- 内酰胺类 /β- 内酰胺酶抑制剂（哌拉西林—他唑巴坦）
加上
抗铜绿假单胞菌——氟喹诺酮（环丙沙星或左氧氟沙星）或氨基糖苷类抗生素
加上
利奈唑胺或万古霉素

注：[a] 美国胸科学会和美国传染病学会。

（来源：Guidelines for the management of adults with hospital-acquired, ventilator-associated, and health care-associated pneumonia. Am J Respir Crit Care Med 2005;171:388–416.）

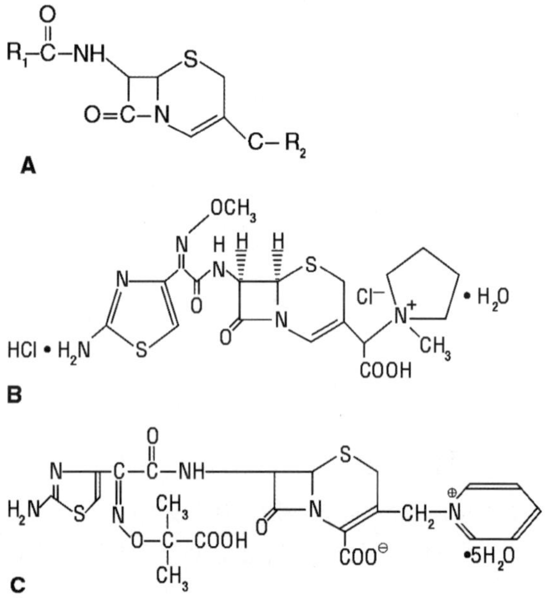

A. 头孢菌素类的基本结构；B. 头孢吡肟；C. 头孢他啶。

图 101-1　头孢吡肟和头孢他啶的化学结构

最佳的治疗方案

4. 评估该患者美罗培南发生交叉过敏的风险。根据您对文献的阅读了解，认为下列哪种疗法最佳：a. 启动全剂量美罗培南治疗；b. 在启动全剂量美罗培南治疗之前，先进行美罗培南的脱敏治疗；c. 在启动全剂量美罗培南治疗之前，先分级增加美罗培南的剂量治疗。根据文献中的证据，你认为哪种治疗有责任证据支持。

结果评价

5. 患者在接受脱敏和（或）分级增加剂量治疗方案之前或过程中，哪些临床指标和实验室参数指标需要进行评估，以发现或预防过敏事件的发生？

患者教育

为降低过敏事件的发生风险，应该向患者提供哪些药物过敏方面的信息？

■ 自学任务

1. 定义以下几个术语：社区获得性肺炎（CAP）、医院获得性肺炎（HAP）、HCAP 和呼吸机相关肺炎（VAP）。区分每种肺炎的初始经验性治疗方案。

2. 有些对青霉素过敏的患者需要用碳青霉烯类抗生素进行治疗，请为这类患者制定一份护理图。简述临床医生为这类患者决定最合适治疗方案的过程，具体到青霉素过敏的类型（即丘疹皮疹、史蒂芬 - 强森综合征与过敏性反应）。

3. 应用分级增加剂量和脱敏的概念（见“临床要点”内容）说明患者对 β- 内酰胺类过敏的问题。制定标准，说明对 β- 内酰胺类药物过敏的患者中哪些人可以进行分级增加剂量治疗和脱敏治疗。

临床要点

分级增加剂量疗法（测试剂量）包括对患者用药的谨慎管理。药物的分级增加剂量疗法适合于对结构相似药物有过敏史，但发生交叉过敏风险很低的患者。不同于脱敏，分级增加剂量疗法不会改变人体对药物抗原的免疫反应性。

参考文献

[1] Lieberman P, Nicklas RA, Oppenheimer J, et al. The diagnosis and management of anaphylaxis practice parameter:2010 update.J Allergy Clin Immunol 2010;126:480.e1-480.e42.

[2] Solensky R. Drug hypersensitivity.Med Clin North Am 2006;90:233-260.

[3] Romano A, Di Fonso M, Viola M, et al.Selective hypersensitivity to piperacillin.Allergy 2000;55:787.

[4] Pichichero ME.Cephalosporins can be prescribed safely for penicillin–allergic patients.J Fam Pract 2006;55:106-112.

[5] Kelkar PS, Li JT.Cephalosporin allergy.N Engl J Med 2001;345:804-809.

[6] Win PH, Brown H, Zankar A, et al.Rapid intravenous cephalosporin desensitization.J Allergy Clin Immunol 2005;116:225-228.

[7] Solensky R. Drug desensitization.Immunol Allergy Clin North Am 2004;24:425-443.

[8] Prescott WA, Kusmierski KA.Clinical importance of carbapenem hypersensitivity in patients with self–reported and documented penicillin allergy. Pharmacotherapy 2007;27(1):137-142.

[9] Romano A, Viola M, Gueant–Rodriguez RM, et al.Imipenem in patients with immediate hypersensitivity to penicillins.N Engl J Med 2006;354:2835-2837.

[10] Romano A, Viola M, Gueant–Rodriguez RM, et al. Brief communication: tolerability of meropenem in patients with IgE–mediated hypersensitivity to penicillins.Ann Intern Med 2007;146:266-269.

[11] Atanaskovic–Markovic M, Gaeta F, Medjo B, et al. Tolerability of meropenem in children with IgE–mediated hypersensitivity to penicillins.Allergy 2008;63:237-240.

[12] Gaeta F, Valluzzi RL, Alonzi C, et al.Tolerability of aztreonam and carbapenems in patients with IgE–mediated hypersensitivity to penicillins.J Allergy Clin Immunol 2015;135:972-976.

[13] Wilson DL, Owens RC, Zuckerman JB.Successful meropenem desensitization in a patient with cystic fibrosis.Ann Pharmacother 2003;37:1424-1428.

第102章　实体器官移植

肾脏——千万不要出毛病…………………………Ⅲ级

Kristine S. Schonder, PharmD

学习目标：

完成该病例学习后，学生能够：

- 为实体器官移植后有急性细胞排斥的患者，制定一个个体化的治疗方案。
- 制定解决药物相互作用的方案和评估解决药物相互作用的移植用药方案。
- 描述实体器官移植患者使用免疫抑制剂和预防性药物后可能出现的不良反应，并制定解决这些不良反应的治疗方案。
- 向移植受者说明良好遵循药物使用方案的重要性，并采取相关措施提高患者的依从性。

患者介绍

■ 主诉

我有移植肾脏部位疼痛、腿部肿胀、尿量减少的问题。

■ 现病史

Brent Salston，男，42岁，来肾移植科对上述问题进行诊断评估。他指出，上述症状始于1周前，且逐渐恶化。

■ 既往史

6个月前，患者进行了活体肾脏移植手术，肾脏供体是他妻子；IgA肾病继发性终末期肾病（ESRD）；HTN；痛风。

2周前，被PCP诊断患有周围神经病。

■ 家族史

母亲患有高血压；父亲死于肾脏疾病。两个姑姑和一个妹妹也患有肾脏疾病。已婚，有两个孩子，Sarah和Justin，健康状况良好。

■ 个人史

他偶尔与朋友喝点啤酒，但自从肾脏移植手术后就没有再喝酒。无吸烟史、无静脉吸毒史（IVDA）。

■ 系统回顾

患者有肾脏疼痛及双下肢水肿。下肢有轻度针刺样疼痛。尿量下降，低于基线水平。

■ 用药史

- 他克莫司4 mg，PO，BID（最近一次服用是昨晚8：00）。
- 麦考酚酸酯1000 mg，PO，BID。
- 氨苯砜100 mg，PO，QD。
- 缬更昔洛韦900 mg，PO，QD。
- 阿司匹林81 mg，PO，QD。
- 美托洛尔控释片100 mg，PO，QD。
- 氨氯地平10 mg，PO，QD。
- 氯化镁64 mg，PO，BID。
- 别嘌呤醇100 mg，PO，QD。
- 卡马西平200 mg，PO，BID，2周前开始，由患者的PCP开具以治疗神经病变。

■ 过敏史

磺胺类药物（皮疹）。

■ 体格检查

全身

WDWN，NAD。

生命体征

血压169/92 mmHg，脉搏66 bpm（心律齐），呼吸频率14次/分，体温37.4 ℃；体重87 kg（2周前

为 85 kg），身高 177.8 cm（5′10″）。

皮肤

温暖、干燥。

五官检查

PERRLA；EOMI。

胸部

CTA & P。

心血管系统

S_1 和 S_2 心音正常，无 MRG。

腹部

肾移植部位有压痛；切口愈合；肝大小正常。

四肢

左下肢有凹陷性水肿 3+；双侧远端脉搏为 2+ DP。无发绀。

神经系统

A & O × 3；CN Ⅱ～Ⅻ 正常；DTRs 2+。

■ 实验室检查（空腹，今天上午 8：00）

Na 141 mEq/L	Hgb 12.2 g/dL	Ca 8.9 mg/dL
K 5.4 mEq/L	Hct 36.6%	Phos 2.3 mg/dL
Cl 104 mEq/L	RBC 5.1 × 10^6/mm^3	Mg 1.1 mg/dL
CO_2 23 mEq/L	Plt 289 × 10^3/mm^3	URIC 6.8 mg/dL
FBS 78 mg/dL	WBC 1.9 × 10^3/mm^3	FK < 2 ng/mL[a]
BUN 39 mg/dL（上次为 20 mg/dL）		Polys 68%
SCr 2.5 mg/dL（上次为 1.1 mg/dL）		Lymphs 27%
Monos 2%		
Eos 1%		
Basos 2%		

[a] 他克莫司全血浓度（治疗范围 5 ～ 20 ng/mL）。

■ 肾脏活检

中度急性细胞排斥反应（Banff 2A）。

■ 初步诊断

肾移植急性排斥反应、高钾血症、白细胞减少。

问题

问题识别

1.a 列出与患者药物治疗有关的问题。

1.b 哪些症状、体征和实验室检查结果表明患者是肾移植排斥反应？

1.c 该患者发生高钾血症的可能原因是什么？

1.d 该患者发生白细胞减少的可能原因是什么？

1.f 该患者发生其他疾病的可能原因是什么？

预期治疗结果

2. 该患者药物治疗的目标是什么？

治疗方案

3.a 有哪些非药物疗法可能对该患者有用？

3.b 有哪些药物疗法可能对该患者的肾移植排斥反应有用？

3.c 哪些药物治疗方案可用于治疗该患者的高钾血症？

3.d 哪些药物治疗方案可用于治疗该患者的白细胞减少？

最佳的治疗方案

4.a 治疗该患者肾移植排斥反应最合适的药物有哪些？请说明这些药物的名称、剂型、剂量、给药时间、疗程？

4.b 如果最初的治疗方案失败或不能使用，还有哪些合适的治疗方案？

4.c 制定治疗高钾血症、白细胞减少和其他疾病的药物治疗方案。

结果评价

5. 需要哪些临床和实验室检查参数来评估患者对治疗的反应性，并检测或防止不良反应的发生？

患者教育

6. 为加强其依从性，确保治疗成功，并最大限度地降低不良反应的发生率，你可以向患者提供哪些信息？

■ 临床过程

患者同意了你所推荐的用于治疗急性细胞排斥的治疗方法。排斥问题解决了，患者肾功能恢复到了基线水平。3 个月后，患者来该科室进行常规复查。

用药史

- 他克莫司 4 mg，PO，BID（最近一次服用是昨晚 8：00）。
- 泼尼松 15 mg，PO，QD。
- 麦考酚酸酯 1000 mg，PO，BID。
- 氨苯砜 100 mg，PO，QD。
- 缬更昔洛韦 900 mg，PO，QD。
- 阿司匹林 81 mg，PO，QD。
- 美托洛尔 100 mg，PO，QD。
- 氨氯地平 10 mg，PO，QD。
- 呋塞米 40 mg，QD。

- 氯化镁 128 mg，PO，BID。
- 别嘌呤醇 100 mg，PO，QD。
- 该患者的 PCP 决定患者停用卡马西平，使用加巴喷丁（用法：剂量 100 mg，睡觉时口服），根据患者的反应，缓慢地逐步增加给药剂量。患者在 1 天前开始服用加巴喷丁。

实验室检查（今天上午 8：00）

Na 139 mEq/L	Hgb 12.1 g/dL	Ca 9.1 mg/dL
K 4.8 mEq/L	Hct 36.3%	Phos 3.5 mg/dL
Cl 109 mEq/L	RBC 5.2 × 10^6/mm^3	Mg 1.8 mg/dL
CO_2 25 mEq/L	Plt 278 × 10^3/mm^3	FK 5.4 ng/mL
FBS 82 mg/dL	WBC 3.7 × 10^3/mm^3	
BUN 19 mg/dL		
SCr 1.1 mg/dL		

■ 随访问题

治疗方案如果需要调整，如何进行调整?

■ 自学任务

1. 为实体器官移植导致的急性细胞排斥反应制定一个包含不同治疗策略的药物治疗方案。

2. 为实体器官移植患者制定一个系统化的教育咨询服务方案，重点是免疫抑制剂疗法、不良反应和药物之间的相互作用，以及患者对复杂治疗方案依从性的管理方法。

3. 高钾血症的发病情况和严重程度不同，其治疗策略也不同，据此制定符合不同情况的药物治疗方案。

临床要点

20% 的肾移植患者在移植后的前 6 个月内都会发生急性排斥反应。尽管血清肌酐水平突然增高，高于基线水平 30% 以上，意味着患者发生了急性排斥反应，但必须进行肾脏活检才能确诊。发生急性细胞排斥反应最有可能的原因是免疫抑制水平降低。要根据排斥反应的严重性来选择治疗方案。

参考文献

［1］Kidney Disease: Improving Global Outcomes (KDIGO) Blood Pressure Work Group.KDIGO Clinical Practice Guideline for the Management of Blood Pressure in Chronic Kidney Disease.Kidney Int Suppl 2012;2(5):337-414.Available at: http://www.kdigo.org/clinical_practice_guidelines/pdf/KDIGO_BP_GL.pdf.

［2］Weir MR, Burgess ED, Cooper JE, et al.Assessment and management of hypertension in transplant patients.J Am Soc Nephrol 2015;26(6):1248-1260.

［3］Kidney Disease: Improving Global Outcomes (KDIGO) Transplant Work Group.KDIGO clinical practice guideline for the care of kidney transplant recipients.Am J Transplant 2009;9(Suppl 3):S1-S157.

［4］Webster AC, Pankhurst T, Rinaldi F, Chapman RJ, Craig JC.Monoclonal and polyclonal antibody therapy for treating acute rejection in kidney transplant recipients: a systematic review of randomized trial data.Transplantation 2006;81:953-965.

［5］Baia LC, Heilberg IP, Navi G, de Borst MH.Phosphate and FGF-23 homeostasis after kidney transplantation.Nat Rev Nephrol 2015;11:656-666.

第12篇　骨与关节疾病

第 103 章　骨质疏松症

患有骨质疏松症的部位……………………Ⅱ级

Emily C. Papineau, PharmD, BCPS

学习目标：

完成该病例学习后，学生能够：

- 确定导致骨质疏松症发生的危险因素，并使用骨折风险评估工具（FRAX）评估骨质疏松导致骨折发生的风险。
- 建议采取合适的非药物措施预防和治疗骨质疏松症。
- 建议适当摄入钙补充剂，预防和治疗骨质疏松症。
- 为绝经后女性提供合适的药物治疗方案治疗其骨质疏松症。
- 为患者提供关于骨质疏松症及其相关治疗的教育咨询服务。

患者介绍

■ 主诉

我急需得到我的骨密度仪扫描结果。我的母亲3周前髋部骨折，现在仍在疗养院接受康复治疗。我听说骨质疏松症具有家族聚集性，我不想跟我母亲患同样的疾病。

■ 现病史

Beverly Farland，白种女性，65岁，患有COPD、甲状腺功能减退和胃食管反流症。她来家庭医学科进行一年一次的体检，并与医生讨论她最近的实验室检查结果和骨密度仪扫描检查结果。

她最近变得很活跃，开始每天在社区周围走路，但因为气喘，15分钟后必须休息。她承认，她自己很难准确地记住自己需要服用的药物。她说，差不多每天都要使用雾化剂，BID，且“大部分时间”都服用药物。

■ 既往史

- 甲状腺功能减退5年。
- 一年前被诊断为COPD（GOLD 2），目前病情稳定；没有COPD病情加重史。
- 45岁患乳腺癌，进行了放疗，且切除了左侧乳房。
- 51岁绝经。
- GERD。

■ 家族史

父亲有高血压疾病史；80岁时死于睡梦中。

母亲有脑卒中、血管疾病史；髋部骨折。

■ 个人史

已婚；G2P3；每天吸1包烟；偶尔饮酒。

■ 系统回顾

患者有阴道干燥；身高与最高时相比，下降了5.1 cm（2″）；报告运动时有呼吸急促问题；无头痛、胸痛、胃肠痛或胃灼热。

■ 用药史

- 可必特吸入器，一天吸一口，QID。
- 奥美拉唑20 mg，PO，QD，已经服用1年。
- 左甲状腺素75 mcg，PO，QD，已经服用5年。

■ 过敏史

NKDA。

■ 体格检查

全身

白种女性，发育良好、营养状况良好，未发现其他疾病。

生命体征

今天：开始时血压 158/96 mmHg，离开医院前再次测量为 133/88 mmHg，脉搏 70 bpm，呼吸频率 18 次 / 分，体温 37 ℃；体重 53.5 kg，身高 160.0 cm（5′3″）。

1 个月前：血压 130/82 mmHg，脉搏 66 bpm，呼吸频率 20 次 / 分，体温 37 ℃；体重 53.5 kg，身高 160.0 cm（5′3″）。

皮肤

肤色白皙、色泽好、无破损。

五官检查

PERRLA；EOMI；眼部和喉部正常；眼底检查结果显示轻度动脉狭窄，AV 比值为 1∶3；无出血、无渗出、无水肿。

颈部 / 淋巴结

柔软、无明显结节；无 JVD。

胸部

双侧呼吸音减弱；气流运动减弱；无湿啰音。

乳房

左侧乳房因切除术留下瘢痕；右乳房正常。

心血管系统

RRR；无 MRG。

腹部

柔软、NT/ND、BS（+）。

生殖系统 / 直肠

延期检查。

肌肉骨骼 / 四肢

双侧脉搏正常。

神经系统

CN Ⅱ～Ⅻ 正常；DTRs 2+；感觉和运动神经正常。

■ 实验室检查

Na 145 mEq/L	Ca 9.1 mg/dL
K 4.0 mEq/L	TSH 3.492 mIU/L
Cl 104 mEq/L	AST 32 IU/L
CO_2 25 mEq/L	ALT 27 IU/L
BUN 18 mg/dL	
SCr 1.1 mg/dL	
Glu 97 mg/dL	

■ 其他

美国好乐杰双能 X 线骨密度仪（DXA）扫描结果：

2 周前腰椎扫面结果显示：L_2～L_4 = 0.780 g/cm^2（T 得分：−3.2 SD）；右股骨颈 = 0.52 g/cm^2（T 得分：−2.8 SD）。

2 周前脊柱 X 线扫描结果显示 L_3 处有压缩骨折。

CAT 得分为 12 分。

■ 初步诊断

严重骨质疏松症，需要治疗。

该患者患有 B 组稳定期慢性阻塞性肺疾病（GOLD 2）。

甲状腺功能减退，使用当前治疗方法已经控制症状。

问题

问题识别

1.a 列出与患者药物治疗有关的问题。

1.b 有哪些信息（症状、体征、实验室检查结果和 FRAX 评分）表明患者患有骨质疏松症及其严重程度？患者患骨质疏松症的危险因素有哪些？

预期治疗结果

2. 该骨质疏松症患者的药物治疗目标是什么？

治疗方案

3.a 有哪些非药物疗法可能对该骨质疏松症患者有用？

3.b 有哪些药物疗法可能对该骨质疏松症患者有用？

最佳的治疗方案

4.a 治疗该患者骨质疏松症最合适的药物有哪些？请说明这些药物的名称、剂型、剂量、给药时间、疗程？

4.b 如果最初的治疗方案失败或不能使用，还有哪些合适的治疗方案？

结果评价

5. 为达到预期的治疗结果，并发现或预防不良反应的发生，需要选择哪些临床和实验室的参数来评估？

患者教育

6. 为加强其依从性，确保治疗成功，并最大限

度地降低不良反应的发生率，你可以向患者提供哪些信息？

■ 自学任务

1. 制定一份清单，列出会增加患者骨质疏松症发生风险的药物。

2. 研究治疗骨质疏松症的正在开发中的新药和药物类别。

3. 制订预防骨质疏松的运动锻炼计划。

临床要点

对老年患者或那些使用胃酸抑制剂的患者，我们推荐他们使用的钙补充剂是柠檬酸钙而不是碳酸钙，因为柠檬酸钙不需要胃的低 pH 环境进行溶解。

参考文献

[1] Global Initiative for Chronic Obstructive Lung Disease.Global strategy for diagnosis, management and prevention of chronic obstructive pulmonary disease: updated 2016.Available at: http://goldcopd.org /global-strategy-diagnosis-management-prevention-copd-2016/.Accessed April 20, 2016.

[2] The North American Menopause Society. Management of osteoporosis in postmenopausal women:2010 position statement of The North American Menopause Society.Menopause 2010;17(1):25-54.

[3] American Association of Clinical Endocrinologists Osteoporosis Task Force.AACE medical guidelines for clinical practice for the diagnosis and treatment of postmenopausal osteoporosis.Endocr Pract 2010;16:1-37.

[4] Cosman F, de Beur SJ, LeBoff MS, et al.Clinician's guide to prevention and treatment of osteoporosis. Osteoporosis Int 2014;25:2359-2381.

[5] Newcomb PA, Trentham-Dietz A, Hamptom JM. Bisphosphonates for osteoporosis treatment are associated with reduced breast cancer risk.Br J Cancer 2010;102:799-802.

[6] Brown JP, Prince RL, Deal C, et al.Comparison of the effect of denosumab and alendronate on BMD and biochemical markers of bone turnover in postmenopausal women with low bone mass: a randomized, blinded, phase 3 Trial.J Bone Miner Res 2009;24:153-161.

[7] Moyer VA.Menopausal hormone therapy for the primary prevention of chronic conditions:U.S. Preventive Services Task Force recommendation statement.Ann Intern Med 2013;158:1-34.

[8] Tsai JN, Uihlein AV, Kumbhani, et al.Teriparatide and denosumab, alone or combined, in women with postmenopausal osteoporosis: the DATA study randomized trial.Lancet 2013;382:50-56. doi:10.1016/S0140-6736(13)60856-9.

[9] Kendler DL, Roux C, Benhamou CL, et al.Effects of denosumab on bone mineral density and bone turnover in postmenopausal women transitioning from alendronate therapy.J Bone Miner Res 2010;25:72-81.

[10] Adler RA, Fuleihan GE, Bauer DC, et al. Managing osteoporosis in patients on long-term bisphosphonate treatment: report of a Task Force of the American Society for Bone and Mineral Research.J bone Miner Res 2016;31:16-35.

第104章 类风湿性关节炎

关节问题…………………………Ⅱ级

Amie Brooks, PharmD, FCCP, BCACP, BCPS

学习目标：

完成该病例学习后，学生能够：

- 确定类风湿性关节炎（RA）的症状和体征，评价疾病的严重程度和预后。
- 推荐治疗类风湿性关节炎的非药物辅助治疗措施。
- 为RA患者提供循证性的个体化镇痛、抗炎，以及缓解病情的药物治疗方法。
- 为RA患者提供循证性的个体化监测方案，评价疾病进展情况、药物的安全性和有效性。
- 为患者及其家属提供关于治疗RA药物方面的教育咨询服务。

患者介绍

■ 主诉

我的关节非常疼，而且会感到筋疲力尽，尤其是早上，很难受。

■ 现病史

Analise Schaefer，非裔美国女性，44岁，因全身关节疼痛、疲劳和关节僵硬来风湿科就诊。3个月前，患者出现了类似症状，当时她服用萘普生和甲氨蝶呤来缓解症状。患者称此时的症状与3个月前相比有了轻度好转。

■ 既往史

- RA（疾病活动度为中度，预后较差）3个月。
- 结核感染，处于潜伏期。

■ 家族史

父亲患有高血压和骨关节炎，正在进行治疗。母亲患有严重的RA，正在进行治疗。有两个兄弟姐妹，无重大健康问题。

■ 个人史

患者是一名税务会计；结婚15年；异性恋、性活跃、一夫一妻。不吸烟、不吸食毒品。每周喝1～2杯葡萄酒。

■ 用药史

- 萘普生500 mg，PO，BID。
- 甲氨蝶呤2.5 mg，一次6粒（15 mg），PO，一周一次。
- 叶酸1 mg，PO，QD。
- 患者在当地的一家社区药房接受药物治疗。患者，用药记录显示在每个月的月初，患者都要购买药物。

■ 过敏史

磺胺类药物（荨麻疹）。

■ 系统回顾

患者主诉双手肿胀和疼痛；手部和腕关节的活动范围减少；每天晨僵约2小时，每天下午会感到疲惫；无HA、胸痛、气短、出血、晕厥；无恶心、呕吐、腹泻、食欲不振、体重减轻。

■ 体格检查

全身

疼痛、肿胀、关节炎性疲惫使该白种女性患者表现为中度病容。

生命体征

血压118/76 mmHg，脉搏82 bpm，呼吸频率14次/分，体温37.1 ℃；体重65 kg，身高167.6 cm（5′6″）。

皮肤

无皮疹；弹性正常；无破损、溃疡；无皮下结节。

五官检查

头大小正常；无外伤；黏膜湿润；PERRLA；EOMI；双侧结膜苍白；TMs 正常；无口腔黏膜炎。

颈部 / 淋巴结

颈部柔软、无 JVD、无甲状腺肿大；无甲状腺杂音；无淋巴结肿大。

胸部

CTA。

乳房

延期检查。

心血管系统

RRR；S_1 和 S_2 心音正常，无 MRG。

腹部

柔软、NT/ND、BS（+）。

生殖系统 / 直肠

延期检查。

肌肉骨骼 / 四肢

两侧总共 16 个关节有触痛和肿胀。

手部：两侧的第 2 至第 5 PIP 和 MTP 关节有触痛和肿胀问题；握力下降，左手握力大于右手（患者是左撇子）。

腕部：活动范围受限。

肘部：活动范围正常。

肩关节：双侧活动范围均受限（尤其是外展动作）。

髋关节：活动范围正常。

膝关节：活动范围正常，也无疼痛。

足部：MTP 关节无明显肿胀；跖屈完全；背屈不完全；足部脉搏 2+。

神经系统

CN Ⅱ～Ⅻ 正常；肌力 4/5 UE、4/5 LE、整个 DTRs 2+。

■ 实验室检查

见图 104–1。

■ 尿常规

正常。

■ 胸部 X 线片

无液体、肿块、感染；无心脏扩大。

■ 手部 X 线片

双侧 MCP 和 PIP 关节有多部位受损；与 3 个月前相比，关节的活动空间范围明显受限。

■ 疾病活动度评分

3 个月前为 7.0；今天为 6.2。

■ 初步诊断

该 44 岁的女性患者因 RA 未得到良好的控制而处于中度痛苦状态。尽管患者称与 3 个月前相比，症状有轻度好转，但疾病活动性评分（DAS）结果表明患者病情严重，预后较差。患者遵守医生制定的药物服用方案。

问题

问题识别

1.a 列出与患者的疾病和药物治疗有关的问题。

1.b 识别能够评价诊断 RA 及其严重程度的所有相关信息（症状、体征和实验室检查结果）。

1.c 识别并列出评价诊断患者相关疾病还需要的其他信息。

预期治疗结果

2. 该患者的治疗目标是什么？

治疗方案

3.a 说明可能对该患者有益的非药物疗法。

Na 135 mEq/L	Hgb 10.8 g/dL	AST 15 IU/L	CK < 20 IU/L
K 4.1 mEq/L	Hct 31%	ALT 12 IU/L	ANA（–）
Cl 101 mEq/L	WBC 6.2 × 10^3/mm^3	Alk phos 56 IU/L	Wes ESR 60 mm/h
CO_2 22 mEq/L	Plt 356 × 10^3/mm^3	T. bili 0.8 mg/dL	RF（–）1 ∶ 50
BUN 12 mg/dL	Ca 9.1 mg/dL	Alb 4.2 g/dL	抗 -CCP 70 EU
SCr 0.8 mg/dL	Urate 5.1 mg/dL	HBsAg（–）	aPTT 31 s
Glu 103 mg/dL	TSH 0.74 mIU/L	抗 HCV（–）	INR 1.0

图 104–1　实验室检查结果

3.b 列出并说明可用于治疗 RA 的药物。

3.c 在为该患者提供医疗服务时，应当考虑什么样的经济和社会心理因素？

最佳的治疗方案

4. 为该患者提供最佳的药物治疗方案（药物名称、剂型、剂量、给药时间和疗程），包括你这样做的理由。

结果评价

5. 为该患者推荐监测方案，监测疾病和药物治疗的相关情况，包括临床（症状和体检发现）指标和实验室参数指标。

患者教育

6. 为加强其依从性，确保治疗成功，并最大限度地降低不良反应的发生率，你可以向患者提供哪些信息？

■ 自学任务

1. 列出具有临床意义的 NSAIDs 与抗风湿药（DMARDs）（包括甲氨蝶呤）之间的药物相互作用。

2. 比较治疗类风湿性关节炎的生物制剂，包括药物类别、给药途径、疗效、禁忌证和不良反应这几方面。

临床要点

RA 患者因免疫功能受损感染结核的风险增加。绝大多数情况下，接受免疫抑制剂治疗的结核病患者大多原来就有结核病，只是处于潜伏状态，当免疫功能受到抑制时，结核就会复发。潜伏状态的结核病是使用免疫抑制剂前应当重点考虑的问题，尤其是糖皮质激素这类免疫抑制剂、所有生物制剂（TNF-α 拮抗剂、IL-1 和 IL-6 受体抑制剂、B 细胞减少剂、T 细胞共同刺激抑制剂），以及一些非生物制剂（托法替尼和来氟米特）。

参考文献

[1] Aletaha D, Neogi T, Silman A, et al. 2010 rheumatoid arthritis classification criteria.Arthritis Rheum 2012;62:2569-2581.

[2] Fransen J, van Riel PLCM. The disease activity score and the EULAR response criteria.Rheum Dis Clin North Am 2009;35:745-757.

[3] Singh JA, Saag KG, Bridges SL, et al. 2015 American College of Rheumatology guideline for the treatment of rheumatoid arthritis.Arthritis Rheumatol 2016;68:1-26.

[4] Niewold TB, Harrison MJ, Paget SA.Anti-CCP antibody testing as a diagnostic and prognostic tool in rheumatoid arthritis.QJM 2007;193-201.

[5] Singh JA, Christensen R, Wells GA, et al.Biologics for rheumatoid arthritis: an overview of Cochrane reviews (Protocol).Cochrane Database of Systematic Reviews 2009, Issue 2.Art.No.:CD007848. doi:10.1002/14651858.CD007848.

[6] Curtis JR, Patkar N, Xie A, et al.Risk of serious bacterial infections among rheumatoid arthritis patients exposed to tumor necrosis factor alpha antagonists.Arthritis Rheum 2007;56:1125-1133.

[7] Saag KG, Teng GG, Patkar NM, et al.American College of Rheumatology 2008 recommendations for the use of nonbiologic and biologic disease-modifying antirheumatic drugs in rheumatoid arthritis.Arthritis Care Res 1008;59:762-784.

[8] O'Dell JR, Mikuls TR, Taylor TH, et al.Therapies for active rheumatoid arthritis after methotrexate failure.N Engl J Med 2013;369(4):307-318.

[9] Carmona L, Hernández-García C, Vadillo C, et al.EMECAR Study Group.Increased risk of tuberculosis in patients with rheumatoid arthritis.J Rheumatol 2003;30:1436-1439.

[10] Gòmez-Reino JJ, Carmona L, Angel Descalzo M. Biobadaser Group.Risk of tuberculosis in patients treated with tumor necrosis factor antagonists due to incomplete prevention of reactivation of latent infection.Arthritis Rheum 2007;57:756-761.

[11] Keane J, Gershon S, Wise RP, et al.Tuberculosis associated with infliximab, a tumor necrosis factor alpha-neutralizing agent.N Engl J Med 2001;345:1098-1104.

第105章 骨关节炎

繁重的体力劳动导致的代价………………………Ⅱ级

Christopher M. Degenkolb, PharmD, BCPS

学习目标：

完成该病例学习后，学生能够：

- 描述骨关节炎（OA）最常见的症状和体征。
- 制定治疗OA的药物治疗方案，要考虑到患者的其他疾病和所使用到的药物。
- 将潜在的辅助疗法（药物、非药物和替代品）并入患者OA的治疗方案中。
- 评估OA镇痛药的疗效，如果镇痛效果不佳，或是出现患者无法忍受的毒不良反应，制定另外一个治疗方案。

患者介绍

■ 主诉

我能采取什么措施来缓解这种疼痛？该药使疼痛更严重了！

■ 现病史

Ray Kansella，男，74岁，自从组装厂退休后，10年来右侧膝关节和右侧髋关节疼痛，患者因疼痛问题去PCP处就诊。患者的工作经常涉及搬运重物，其背部和腿部都承受了很大的压力。现在患者觉得他为之前繁重的体力劳动付出了代价。Kansella先生每天早上醒来都有晨僵问题，当他下床时，右侧膝关节会有关节响动。吃完早饭后，关节响动停止，但是膝关节和髋关节的持续疼痛长期困扰着他。过去几个月，患者一直遵医嘱服用Norco（通用名：对乙酰氨基酚+二氢可待因酮）和泰勒诺（通用名：对乙酰氨基酚），但效果不佳。患者称自己并不清楚过去服用过什么药；他所知道的就是他服用的药物没什么作用。他称自己严格遵医嘱服药。现在患者的PCP向你咨询患者镇痛的治疗方案，需要考虑患者的病史和用药史。

■ 既往史

- OA 10年。
- 高血压20年。
- 肥胖15年。
- 癫痫12年（最后一次发作是5年前）。
- CKD 5年。

■ 手术史

35年前行阑尾切除手术。

■ 家族史

父亲68岁死于心肌梗死。母亲81岁死于脑血管意外。有一个哥哥（目前健在），与患者的关系不是很亲近。

■ 个人史

已经退休，有良好的保险计划，而且能够从公司获得稳定退休金。不吸烟。偶尔喝酒（周末喝2～3杯啤酒）。

■ 用药史

- 氨氯地平10 mg，PO，QD，每日上午服用。
- 赖诺普利10 mg，PO，QD，每日上午服用。
- 美托洛尔50 mg，PO，BID。
- 二氢可待因酮/对乙酰氨基酚7.5 mg/325 mg，一次两片，每6小时一次，疼痛时口服。
- 对乙酰氨基酚500 mg，一次一片，PO，每6小时一次，疼痛时服用。
- 左乙拉西坦1000 mg，PO，BID。

■ 过敏史

NKDA；对蛋类制品过敏。

■ 系统回顾

患者右侧膝关节和髋关节有疼痛和僵直问题；腰部疼痛偶尔会辐射到臀部和腹股沟部位；无头痛、颈部僵硬、关节肿胀、红斑；无气短、心悸；过去5天没有排便。

■ 体格检查

全身

白种男性，发育良好、肥胖、有中等疼痛，无其他严重疾病。

生命体征

血压148/89 mmHg，脉搏68 bpm，呼吸频率18次/分，体温37.1 ℃；身高175.3 cm（5′9″），体重102.1 kg（225 lb），疼痛评分6/10。无直立性相关疾病。

皮肤

温暖、干燥、完好无损。

五官检查

NC/AT；PERRLA；眼底检查结果显示视神经乳头锋利，无出血、无渗出物；无巩膜黄染；TMs正常；黏膜湿润；牙齿不好，牙龈上有红斑；舌部在正中线上；咽部无水肿、无红斑。

颈部/淋巴结

柔软；无甲状腺肿大、淋巴结肿大；无颈动脉杂音。

肺部

CTA。

心血管系统

心音遥远、S_1和S_2正常；第5肋间隙与前正中线到锁骨中线的交叉处有PMI；RRR；无MRG；无JVD、无HJR。

腹部

肥胖、柔软、无压痛；无反跳痛；肠鸣音减弱；触诊时无法确定肝脏大小。

生殖系统/直肠

前列腺正常；括约肌张力正常；直肠穹隆大便愈创木脂检查结果阴性。

肌肉骨骼/四肢

腿伸直抬高到60°时，背部疼痛辐射到右臀部；屈曲＞90°和内外旋转＞45°时，右侧髋关节疼痛；右侧髋关节触诊有触痛；右侧膝关节有摩擦音；无肿胀、无水肿；足部脉搏正常。

神经系统

对地方、时间和人都有清醒认识；情感正常；冷漠和愤怒/沮丧有时交替出现；CN Ⅱ～Ⅻ正常；双侧DTRs相同，除了双侧跟腱反应轻微下降；无局部神经缺陷；髋关节和膝关节疼痛导致步态异常；巴宾斯基征减弱。

■ 实验室检查

Na 135 mEq/L	Hgb 11.8 g/dL	AST 38 IU/L
K 4.7 mEq/L	Hct 34.5%	Alk phos 96 IU/L
Cl 98 mEq/L	WBC $6.5 \times 10^3/mm^3$	T. prot 7.4 g/dL
CO_2 26 mEq/L	Plt $286 \times 10^3/mm^3$	Alb 4.2 g/dL
BUN 18 mg/dL	MCV 85.3 μm^3	Phos 4.5 mg/dL
SCr 1.9 mg/dL	MCH 28.4 pg	ESR 18 mm/h
Glu 99 mg/dL	MCHC 34.5 g/dL	Ca 11.2 mg/dL

■ 尿常规

SG 1.011；pH 6.5；白细胞（－）、红细胞（－）、白细胞酯酶（－）、亚硝酸盐（－）、蛋白（2+）；显微检查结果显示1个hpf内有2～5个上皮细胞，无菌。

■ X线检查

- 腰椎：L_3～L_4和L_4～L_5腰椎重度退行性改变。
- 右侧髋关节：中度退行性改变，股骨头有一些刺激反应，关节间隙轻度减少。
- 右侧膝关节：中度退行性改变；无积液。

■ 初步诊断

- 腰椎、右侧髋关节和右侧膝关节中重度OA导致了疼痛。
- 肥胖（BMI = 33.2 kg/m^2）。
- HTN。
- CKD。
- 癫痫。

问题

问题识别

1.a 列出与患者药物治疗有关的问题。

1.b 有哪些信息（症状、体征和实验室检查结果）表明患者患有原发疾病即OA以其严重程度？

1.c 评估该患者的主要疾病问题还需要哪些资料？

预期治疗结果

2. 该患者相关问题的药物治疗目标是什么？

治疗方案

3.a 有哪些非药物疗法可能对该患者有用？

3.b 有哪些非药物疗法可以用来治疗该患者的 OA ？

最佳的治疗方案

4.a 治疗该患者 OA 最合适的药物有哪些？请说明这些药物的名称、剂型、给药时间和疗程？

4.b 如果最初的治疗方案失败或不能使用，还有哪些合适的治疗方案？

结果评价

5. 哪些临床和实验室指标可用来评价治疗结果，并监测和预防不良事件的发生？

患者教育

6. 为加强其依从性，确保治疗成功，并最大限度地降低不良反应的发生率，你可以向患者提供哪些信息？

■ 随访问题

1. 根据患者报告情况，评估对乙酰氨基酚每日使用的剂量问题。目前的方案有哪些风险，如何最大限度地降低这些风险的发生？

2. 患者告诉你，他希望医生给他的膝盖部位注射药物缓解疼痛。能够向膝盖部位注射用于缓解 OA 疼痛的药物有哪些，以及你建议这种给药途径的治疗方式吗？

3. 左乙拉西坦可用于治疗癫痫，但医生不能确定该患者的使用剂量。目前的使用剂量是否合适，以及是否有在监测该药物时需要向医生重点强调的事项？

4. 临床医生通常根据疼痛当量图调换阿片类药物。过度依赖这些剂量参数会有哪些风险，以及如何解释阿片类药物之间的差异性？

■ 临床过程其他疗法

在与 Kansella 先生讨论多种治疗方案时，他说："这可能看起来很傻，但我有一个邻居，比我年长几岁，几年前两侧膝关节都患有很严重的关节炎，他服用氨基葡萄糖和软骨素药片后，疼痛几乎完全缓解，甚至又开始打高尔夫了！是否有方法能够缓解我的疼痛问题？"有关使用氨基葡萄糖和软骨素治疗骨关节炎的问题，请参见本书第 19 篇。

■ 自学任务

1. 许多患者往往采用那些未经证实的药物来缓解疼痛和治疗骨关节炎。在网上研究这些未经证实的药物，并找到这些药物的有效成分，确定是否建议将这些药物作为缓解疼痛和治疗骨关节炎复杂用药方案的一部分。

2. 评估该患者的 CKD。该患者处在慢性肾功能不全（CRI）的哪个阶段，以及该患者肾病最有可能的病因是什么？准备一篇论文，说明慢性肾病会导致的并发症，以及如何治疗这些并发症。

临床要点

OA 是最常见的关节疾病，大约有 2700 万美国人患有 OA。OA 是一种慢性进行性恶化疾病，而且有疼痛问题，会影响日常活动。目前治疗原则中有不同的建议，由不同的组织制定公布。缓解疼痛可以提高患者的活动水平并提高生活质量。虽然长时间使用阿片类镇痛药不是治疗 OA 的一线药物，但在某些情况下，可能是必要的治疗方法。因此，谨慎使用最低有效剂量和密切监测患者的不良反应很重要。辅助疗法可能会降低阿片类镇痛药的使用剂量。

参考文献

[1] Hochberg MC, Altman RD, April KT, et al. American College of Rheumatology.American College of Rheumatology 2012 recommendations for the use of non-pharmacologic and pharmacologic therapies in osteoarthritis of the hand, hip, and knee. Arthritis Care Res (Hoboken) 2012;64:465-474.

[2] American Academy of Orthopaedic Surgeons (AAOS).American Academy of Orthopaedic Surgeons clinical practice guideline on treatment of osteoarthritis of the knee. 2nd ed.Available at: http://www.aaos.org /cc_files/aaosorg/research/guidelines/treatmentofosteoarthritisofthekneeguideline.pdf.Accessed March 29, 2016.

[3] McAlindon TE, Bannuru RR, Sullivan MC, et al. OA Research Society International (OARSI) guidelines for the non-surgical management of knee osteoarthritis.Osteoarthritis Cartilage 2014;22:363-388.

[4] Machado GC, Maher CG, Ferreira PH, et al. Efficacy and safety of paracetamol for spinal pain and osteoarthritis: systematic review and meta-analysis of randomized placebo controlled trials. BMJ 2015;350:h1225. doi:10.1136/bmj.h1225.
[5] Chou R, Fanciullo GJ, Fine PG, et al.Clinical guidelines for the use of chronic opioid therapy in chronic non-cancer pain.J Pain 2009;10:113-130.
[6] McPherson ML.Demystifying Opioid Conversion Calculations, 1st ed.Bethesda, MD:American Society of Health-System Pharmacists, 2010.
[7] Hunter DJ.Viscosupplementation of osteoarthritis of the knee.N Engl J Med 2015;372:1040-1047.
[8] U.S. Food and Drug Administration (FDA). FDA Drug Safety Communication:Prescription acetaminophen products to be limited to 325 mg per dosage unit; boxed warning will highlight potential for severe liver failure.January 13, 2011. Available at: http://www.fda.gov/Drugs /DrugSafety/ucm239821.htm.Accessed March 28, 2016.

第 106 章　痛风和高尿酸血症

啤酒节的国王……………………………Ⅱ级

Erik D. Maki, PharmD, BCPS

学习目标：

完成该病例学习后，学生能够：

- 确定某个患者痛风发生发展的主要危险因素，包括可能造成痛风的药物。
- 为急性痛风性关节炎患者制订一个治疗计划，包括个体化药物方案和疗效、毒性的相关评价。
- 确定哪些患者需要进行痛风和高尿酸血症维持治疗。确定不是主要用于治疗痛风，但会降低血清尿酸水平的药物。

患者介绍

■ 主诉

我的脚趾火烧火燎地疼。

■ 现病史

Roy Huff，男，78 岁，因脚趾严重疼痛来急诊就诊。Huff 说："我想我为啤酒节的乐趣付出了代价"。他称周末在当地的慕尼黑啤酒节摄入了大量的啤酒和香肠。周一凌晨（大约 3 小时前），患者因右大拇趾剧烈疼痛突然醒来。在 1 小时内，脚趾变得红、肿、痛，无法走路。患者无任何外伤史或受伤史。他称自己以前没有发生过这些症状。

■ 既往史

HTN；消化性溃疡病（PUD）肥胖。

■ 个人史

患者通常一天喝"一罐或两罐啤酒"，但周五、周六和周日大量摄入啤酒。不吸烟，也不吸食毒品。

■ 用药史

- 氯噻酮 25 mg，PO，QD，1 个月前开始。
- 奥美拉唑 20 mg，PO，QD。

■ 过敏史

NKDA。

■ 系统回顾

患者在这次急诊之前，除了因饮酒感到有点脱水外，无其他问题。无胸痛、恶心、呕吐及呼吸道症状。排便习惯正常。无关节炎症状或关节相关病变的病史。

■ 体格检查

全身

白种男性，看起来健康、比较肥胖，有急性病容。

生命体征

血压 120/60 mmHg，脉搏 110 bpm，呼吸频率 19 次 / 分，体温 37.5 ℃；体重 88 kg，身高 167.6 cm（5′6″）。

皮肤

皮肤弹性差。无皮疹或其他皮肤异常。

五官检查

PERRLA、黏膜干燥、咽部 / 耳部发红或发炎。

颈部 / 淋巴结

无淋巴结肿大、无淋巴结肿块。

肺部 / 胸部

双侧能清晰地听到呼吸音，吸气时运动对称。

心血管系统

心动过速，心率正常、S_1 和 S_2 正常。

腹部

肥胖、柔软、无压痛；整个腹部有肠鸣音。

生殖系统 / 直肠

延期检查。

肌肉骨骼 / 四肢

右第 1 跖趾关节有红斑、水肿，且皮温高；关节非常疼痛，疼痛级别为 10 级（0 级为无疼痛，10 级为最大疼痛程度级别）；其他关节无肿胀。目前没有痛风的体征。

神经系统

A & O × 3；CN Ⅱ～Ⅻ总体上正常，无局灶性神经缺损。

■ 实验室检查

脚踝和足部 X 线检查：无骨折、无损伤。

第 1 趾联合跖趾关节有吸出液：白细胞 > 50 个 /hpf，含有负双折射的单尿酸晶体。

Na 145 mEq/L	Hgb 15.1 g/dL	WBC $12.8 \times 10^3/mm^3$	空腹血脂水平
K 3.5 mEq/L	Hct 45%	Neutros 88%	HDL 50 mg/dL
Cl 101 mEq/L	RBC $4.9 \times 10^6/mm^3$	Bands 0	Trig 190 mg/dL
CO_2 23 mEq/L	Plt $210 \times 10^3/mm^3$	Eos 1%	LDL 92 mg/dL
BUN 40 mg/dL	MCV 81 μm^3	Lymphs 10%	T. chol 180 mg/dL
SCr 3.0 mg/dL	MCHC 35 g/dL	ESR 45 mm/h	Monos 1%
Glu 105 mg/dL		RF（－）	
SUA 11.6 mg/dL			

■ 初步诊断

- 初步诊断为急性痛风性关节炎。
- 脱水和使用利尿药后导致的急性肾衰竭（ARF）。
- 可能是药品不良反应（ADR）：药物性痛风。
- 高血压；目前控制良好。
- 十二指肠溃疡史；使用抑酸剂进行治疗。

问题

问题识别

1.a 列出与患者药物治疗有关的问题。

1.b 有哪些信息（症状、体征和实验室检查结果）表明患者患有急性痛风性关节炎以其严重程度？

1.c 该急性痛风性关节炎患者的危险因素有哪些？

预期治疗结果

2. 该患者药物治疗的目标是什么？

治疗方案

3.a 有哪些非药物疗法可能对该患者有用？

3.b 有哪些药物可用于治疗急性痛风性关节炎？

3.c 此时可以启动慢性长期治疗来降低患者的血尿酸水平吗？可以的话，为什么？不行的话，为什么？

最佳的治疗方案

4.a 考虑到患者的具体情况，最合适的药物是什么？其剂型、给药时间和疗程分别是什么？

4.b 假设患者的肾功能正常，治疗高血压的最合适的药物有哪些？

结果评价

5. 为评价治疗的有效性和预防不良反应的发生，应监测哪些临床和实验室参数？

患者教育

6. 为加强其依从性，确保治疗成功，并最大限度地降低不良反应的发生率，你可以向患者提供哪些信息？

■ 临床过程

患者对你推荐的治疗方法有反应，在 96 小时内，患者的疼痛明显缓解。脚趾红肿逐渐消退，接近正常水平。另外，Scr 水平已经恢复至基线水平（0.8 mg/dL）。患者的医生向你咨询过药物相关问题后，决定停用降低血尿酸水平的药物维持疗法。患者因为这次严重的疼痛问题，遵循你的建议，调整了生活方式，并根据你的建议，使用新的药物治疗其高血压。患者 6 个月后来医院复诊，称痛风没有再发作。患者体重下降了 20 磅，且已经戒酒。他的血尿酸水平已降至 6.9 mg/dL，血压为 130/80 mmHg。

■ 随访问题

1. 什么时候应考虑使用维持疗法来降低血尿酸水平？

2. 如果在某一时刻开始采用减少血尿酸的维持疗法，还需要采取什么药物来预防痛风的急性发作？

■ 自学任务

1. 列出在美国已经上市的治疗高尿酸血症的药物，并说明这些药物的优缺点。列出正处于研究过程中的治疗高尿酸血症的新药物，并说明关于这些药物用途用法的临床数据。

2. 列出可以增加或降低血尿酸浓度的药物。

临床要点

以前用秋水仙碱治疗痛风急性发作（其用法是：

每 1～2 小时一次，剂量 0.6 mg），直到症状缓解，或者直到患者出现胃肠道症状（最大剂量为 6 mg）。胃肠道不良反应被认为是秋水仙碱停用的标志，因为这些不良反应往往发生在秋水仙碱诱发性肌病和骨髓抑制这些更严重的不良反应之前。但是，目前所推荐的用法是使用低剂量秋水仙碱，剂量为 1.2 mg，1 小时后，剂量减少到 0.6 mg。对于使用秋水仙碱预防痛风发作的患者来讲，建议在使用治疗剂量 12 小时后，再恢复到预防剂量进行预防。

参考文献

[1] Khanna D, Fitzgerald JD, Khanna PP, et al. 2012 American College of Rheumatology guidelines for management of gout.Part 1: systematic nonpharmacologic and pharmacologic therapeutic approaches to hyperuricemia.Arthritis Care Res (Hoboken) 2012;64:1431-1446.

[2] Wilson L, Nair KV, Saseen JJ.Comparison of New-Onset Gout in Adults Prescribed Chlorthalidone vs Hydrochlorothiazide for Hypertention.J Clin Hypertens (Greenwhich) 2014;16:864-868.

[3] Khanna D, Khanna PP, Fitzgerald JD, et al. 2012 American College of Rheumatology guidelines for management of gout.Part 2: therapy and ant Ⅱ nflammatory prophylaxis of acute gouty arthritis.Arthritis Care Res (Hoboken) 2012;64:1447-1461.

[4] Choi HK.A prescription for lifestyle change in patients with hyperuricemia and gout.Curr Opin Rheumatol 2010;22:166-172.

[5] Zhang W, Doherty M, Bardin T, et al.EULAR evidence based recommendations for gout.PART Ⅱ :Management.Report of a task force of the EULAR Standing Committee For International Clinical Studies Including Therapeutics (ESCISIT). Ann Rheum Dis 2006;65:1312-1324.

[6] Jordan KM, Cameron JS, Snaith M, et al.British Society for Rheumatology and British Health Professionals in Rheumatology Guideline for the Management of Gout.Rheumatology 2007;46:1372-1374.

[7] Taylor TH, Mecchella JN, Larson RJ, Kerin KD, Mackenzie TA.Initiation of allopurinol at first medical contact for acute attacks of gout: a randomized clinical trial.Am J Med 2012;125:1126-1134.

[8] Neogi T. Clinical practice: gout.N Engl J Med 2011;364:443-452.

[9] James PA, Oparil S, Carter BL, et al. 2014 evidence-based guideline for the management of high blood pressure in adults:Report from the panel members appointed to the eighth joint national committee (JNC 8).JAMA 2014;311:507-520.

[10] Wolff ML, Cruz JL, Vanderman AJ, Brown JN.The effect of angiotensin Ⅱ receptor blockers on hyperuricemia.Ther Adv Chronic Dis 2015;6:339-346.

第13篇　耳鼻喉疾病

第 107 章　青光眼

悄悄地失明……………………………Ⅲ级

Brian McMillan, MD
Ashlee McMillan, PharmD, BCACP

学习目标：

完成该病例学习后，学生能够：

- 确定定期眼科检查和青光眼早期诊断的重要性。
- 列出导致开角型青光眼的危险因素。
- 选择不同药理类型的药物（包括能够提高依从性的联合用药药物），并说明选择这些药物的理由。
- 推荐治疗青光眼的常规疗法及其他疗法。
- 制定青光眼治疗时的基本眼科监测参数。
- 对患者提供用药方案方面，以及眼科治疗技术方面的咨询与指导服务。
- 讨论潜在的药物不良反应，从而增加患者的依从性。

患者介绍

■ 主诉

我的视野逐渐在缩小，开车时，很难看到十字路口的汽车。

■ 现病史

Macy Connor，女，75 岁，因晚期开角型青光眼（POAG）来复诊。她称自己坚持右眼用拉坦前列素（晚上用）和噻吗洛尔 / 溴莫尼定（每日 2 次），左眼用多佐胺（每日 3 次）治疗。她觉得左眼开始变得模糊，而且看视野上方物体的难度愈来愈大。她发现必须更大幅度地转动头部才可以看清周围的物体。患者无眼痛、无闪光、无飞蚊症。她最近感觉更没有精力去做以前做过的事情。

20 年前，在重新配置眼镜的例行眼科检查中，Connor 夫人首次被诊断为 POAG。当时她还没有视力方面的问题，其双眼矫正视力是 20/20。她双眼开始使用 1% 的毛果芸香碱（每日 3 次），后来出现了眉部疼痛和视力模糊，故停用毛果芸香碱，开始双眼使用 0.5% 噻吗洛尔进行治疗。在治疗前，她的最高眼压是 28 mmHg，使用噻吗洛尔后眼压改善，降低到 22 mmHg。由于眼压逐渐增加，又增加了溴莫尼定（每日 3 次）和拉坦前列素（晚上使用）进行双眼治疗。2 年前，患者做了白内障手术，眼压峰值达到 55 mmHg，手术后用乙酰唑胺（250 mg，每日 4 次，口服，服用 5 天），直到眼压值降至基线水平。去年，她左眼进行了小梁切除术，用丝裂霉素 C 进行抗菌预防治疗；当眼压再次上升时，使用多佐胺（每日 3 次）进行治疗。

■ 既往史

- 高血压，6 年，用赖诺普利控制良好。
- 肾结石（服用乙酰唑胺导致）。
- 偏头痛：每年发作 1 ～ 2 次，用马曲坦控制，控制良好。
- 抑郁症：通过锻炼和心理咨询控制。从未服用抗抑郁药物。
- 近视：用眼镜矫正。
- 散光：用眼镜矫正。

· 假晶状体：3 年前行白内障手术。

■ 个人史

父母均去世；父亲患有需要手术治疗的 POAG，且右眼失明；母亲死于乳腺癌；有一个兄弟，近视。

■ 家族史

不吸烟；每周喝 1 ～ 2 杯葡萄酒。

■ 系统回顾

患者精力变差，而且上个月在家摔倒 2 次。其他系统正常。

■ 用药史

· 拉坦前列素 0.005%，每晚 1 滴，右眼（OD）。
· Combigan（噻吗洛尔 / 溴莫尼定）0.2%/0.5%，每日 2 次，一次 1 滴，OD。
· 多佐胺 2%，每日 3 次，一次 1 滴，左眼（OS）。
· 舒马曲坦 25 mg，PO，头痛时服用。
· 赖诺普利 20 mg，PO，QD。

■ 过敏史

青霉素类（皮疹）。

■ 体格检查

生命体征

血压 112/72 mmHg，脉搏 82 bpm，呼吸频率 18 次 / 分，体温 36.4 ℃。

眼科

· 视力：Odcc：20/25；Oscc：20/60（cc = 戴眼镜后）。
· 眼压：OD：22；OS：18。
· 中央角膜厚度（CCT）OD：515 μm；OS：510 μm（正常为 540 μm）。
· 前房：前房角为开放状态，OU 可见睫状体带（开角型）。
· 瞳孔：瞳孔等大且对光反射灵敏。无相对性传入性瞳孔缺陷（rAPD）。
· 眼外肌运动：全眼。

裂隙灯检查

· 眼睑：正常。
· 结膜：右眼有注射药物治疗，结膜上方有弥漫性厚壁性疱疹性结膜炎。
· 角膜：OU 角膜清澈正常。
· 前房：瞳孔幽深。
· 虹膜：双眼圆形且 OU 对光反射灵敏，OS 上方周围巩膜切除术后。
· 晶状体：OU 后房处有人工晶状体。
· 玻璃体：正常。

视神经

· OD：上下边缘变薄，且上方有局部缺口。杯盘（C/D）比值为 0.85。
· OS：上方边缘消失，下方边缘变薄。视神经乳头颞侧上方出血，C/D 比值为 0.95（C/D 正常比值为 0.25）。
· CN Ⅱ～Ⅻ大体上正常。
· Humphrey 视野计检查：

OD：可靠性高、下弓凹陷；稳定。

OS：可靠性高，上方视野缺损更严重，固视能力下降，中央凹阈值下降。

■ 初步诊断

1. 晚期 POAG。

OD：今日视野稳定，眼压略高。

OS：密集的视野缺损影响中心视力。与基线水平相比，眼压改善。但患者的病情在恶化。

2. 人工晶状体眼——白内障手术。

3. 近视 / 散光。

■ 方案

1. 右眼——继续使用拉坦前列素（晚上使用）和 Combigan（噻吗洛尔 / 溴莫尼定）0.2%/0.5%，每日 2 次，一次 1 滴及激光小梁成形术治疗。

2. 左眼——停用多佐胺，增加拉坦前列素（晚上使用）和 Combigan（噻吗洛尔 / 溴莫尼定）0.2%/0.5%，每日 2 次，一次 1 滴。

3. 1 个月后复查眼压。如果左眼压力仍然较高，计划放置青光眼引流装置。

问题

问题识别

1.a 有什么证据表明该患者患有原发性开角型青光眼？见图 107–1 至图 107–3。

1.b 确定患者的眼科药物相关问题。

1.c 患者还有哪些其他药物治疗问题？

1.d 患者患 POAG 的危险因素有哪些？

1.e 确定表明疾病严重程度的重要信息。

1.f 该患者过去的哪些病史细节会影响你的治疗建议？

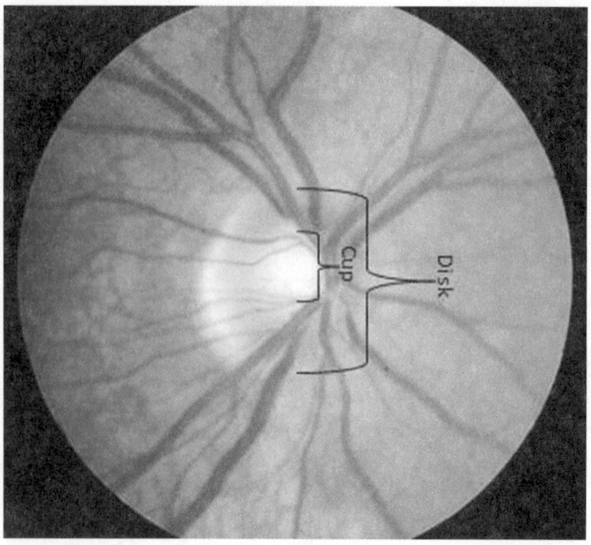

图 107–1 正常视神经的杯 / 盘比值（c/d）= 0.3

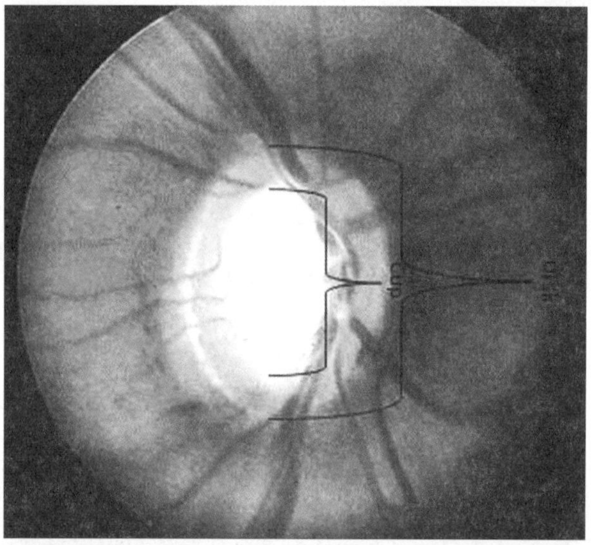

图 107–2 异常，青光眼视神经的杯 / 盘比值升高（c/d）= 0.8

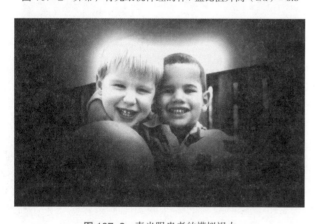

图 107–3 青光眼患者的模拟视力

（图片来源：National Eye Institute, National Institutes of Health.）

预期治疗结果

2. 该患者药物治疗的目标是什么？

治疗方案

3.a 如果该患者今天被诊断出 POAG，那么其一线药物是什么？

3.b 有哪些药物类型及相关药物可用来治疗青光眼？

3.c 如何将治疗青光眼的药物联合起来，并提高患者的依从性？

3.d 该患者可采用哪些手术方式来治疗青光眼？

3.e 该患者的青光眼疾病状态达到哪个阶段时，才适合进行手术治疗？

最佳的治疗方案

4.a 为该青光眼患者制定一个最佳的治疗方案。

4.b 该患者应该避免使用哪些药物？

结果评价

5. 哪些临床和实验室指标可用来评价治疗结果，并监测和预防不良事件的发生？

患者教育

6. 你应当向患者提供哪些青光眼疾病本身、药物的正确用法，以及可能出现的不良反应等方面的信息？

■ 自学任务

1. 进行文献检索，说明在青光眼手术过程中，使用丝裂霉素 C 和 5– 氟尿嘧啶这类抗代谢药的原因。这类抗代谢药在小梁切除减压手术中的作用机制是什么？

2. 进行文献检索，查看青光眼治疗过程中使用美金刚的有关问题。说明为什么美金刚现在不作为辅助治疗手段？美金刚可治疗哪种类型的青光眼？

临床要点

青光眼是一种悄悄发生的、一般进展缓慢的视神经病变。在进行青光眼药物优化治疗时，必须考虑会影响患者依从性的系统性疾病、社会和环境因素。应对患者进行疾病进展的定期监测，因为许多青光眼患者尽管在治疗过程中“眼压正常”，但病情仍持续恶化。

参考文献

[1] Heijl A, Leske MC, Bengtsson B, et al.Reduction

of intraocular pressure and glaucoma progression: results from the Early Manifest Glaucoma Trial. Arch Ophthalmol 2002;120:1268-1279.

[2] Newman–Casey PA, Blachley T, Lee PP, et al. Patterns of glaucoma medication adherence over four years of follow up.Ophthalmology 2015;122:2010-2021.

[2] Gordon MO, Beiser JA, Brandt JA, et al.The Ocular Hypertension Treatment Study.Baseline factors that predict the onset of primary open–angle glaucoma. Arch Ophthalmol 2002;120:714-720.

[3] Drance S, Anderson DR, Schulzer M. Risk Factors for progression of visual field abnormalities in normal–tension glaucoma.Collaborative Normal–Tension Glaucoma Study.Am J Ophthalmol 2001;131:699-708.

[4] Tielsch JM, Katz J, Sommer A, Quigley HA, Javitt JC.Family history and risk of primary open angle glaucoma.The Baltimore Eye Survey.Arch Ophthalmol 1994;112(1):69-73.

[5] Kass MA, Kolker AE, Gordon M, et al. Acetazolamide and urolithiasis.Ophthalmology 1981;88;261-265.

[6] Gross RL.Current medical management of glaucoma.In:Yanoff M, Duker J et al, eds. Ophthalmology. 3rd ed.Oxford, UK.Mosby-Elsevier 2009;1220-1225.

[7] Katz LJ, Steinmann WC, Kabir A, et al.Selective laser trabeculoplasty versus medical therapy as initial treatment of glaucoma: a prospective randomized trial.J Glaucoma 2012;21;460-468.

[8] Higginbotham EJ.Considerations in glaucoma therapy: fixed combination versus their component medications.Clin Ophthalmol 2010;4;1-9.

[9] Zimmerman TJ, Kooner KS, Kandarakis AS, Ziegler LP.Improving the therapeutic index of topically applied ocular drugs.Arch Ophthalmol 1984;102:551-553.

第 108 章　过敏性鼻炎

吸气，呼气………………………… Ⅰ级

Jon P. Wietholter, PharmD, BCPS

学习目标：

完成该病例学习后，学生能够：

- 识别过敏性鼻炎常见的症状、体征。
- 教育患者采取适当的措施减少或避免接触特定抗原。
- 为过敏性鼻炎患者选择适当的治疗方案，尤其是缓解某些症状。
- 为患者提供过敏性鼻炎正确用药方面（包括鼻腔用药滴注技术）的教育咨询服务。

患者介绍

■ 主诉

我不能呼吸了！我一直感觉闷得慌，而且一直在打喷嚏。

■ 现病史

James Joseph Patric，男，19 岁，非裔美国人，因感觉憋闷、持续打喷嚏去全科医疗诊所就诊。他称，每天晚上回到公寓时症状最严重，该症状从去年 8 月刚搬到该新公寓时开始。在此之前，他注意到类似的症状只是零散发作；自从搬家后，该症状每天发作，让他睡不着觉。

他无发热或咽痛症状，但上述症状让他难以忍受。他正在寻找解决这些症状的建议。

■ 既往史

轻度持续性哮喘（13 岁时确诊）。

■ 家族史

父亲，44 岁，有哮喘和过敏性鼻炎病史。母亲，38 岁，有偏头痛病史。无兄弟姐妹。

■ 个人史

住在大学和工作地点附近的公寓里；不吸烟，不吸食毒品，喝酒（主要是在周末与朋友聚会时）；他搬进新公寓时收养了两只猫。

■ 用药史

苯海拉明 25 mg，PO，QHS（帮助他晚上睡觉）。

沙丁胺醇 MDI，一次吸两下，每 6 小时一次，哮喘发作时使用（一年大约使用一个吸入器，缓解哮喘症状）。

氟替卡松（Flovent HFA，一次吸入 44 mcg），一次吸两下，BID，治疗哮喘。

■ 过敏史

青霉素过敏（荨麻疹）。

系统回顾

无头痛；无呼吸急促、气喘、胸痛或腹部不适。

■ 体格检查

全身

患者是一位年轻的非裔美国人，男性，看起来很疲惫，呼吸困难。虽然打喷嚏是其主要的主诉问题，但在就诊过程中他并没有打喷嚏。

生命体征

血压 112/74 mmHg，脉搏 68 bpm，呼吸频率 18 次 / 分，体温 36.9 ℃；体重 79.4 kg（175 lb），身高 177.8 cm（5′10″）。

皮肤

面色苍白、皮肤弹性正常、无皮疹或病变。

五官检查

NC/AT；PERRLA；EOMI；无眼眶周围水肿、无变色；TMs 正常；鼻黏膜肿胀和鼻甲苍白，后咽下有浅蓝色的分泌物；上颌窦和额窦无压痛；口咽无糜烂病变；喉部无红斑。

颈部 / 淋巴结

无淋巴结肿大及甲状腺肿大。

胸部

双侧 CTA；未发现哮鸣音。

心血管系统

RRR，无杂音。

腹部

柔软、无压痛，BS（+）。

生殖系统 / 直肠

延期检查。

四肢

无红斑、疼痛或水肿；脉搏 2+。

神经系统

A & O × 3；CN、视野和听力正常；肌力为 5/5。

■ 实验室检查

Na 136 mEq/L	Hgb 15.4 g/dL
K 3.9 mEq/L	Hct 45.3%
Cl 108 mEq/L	Plt 391 × 10^3/mm^3
CO_2 28 mEq/L	WBC 4.5 × 10^3/mm^3
BUN 10 mg/dL	
SCr 0.7 mg/dL	
Glu 88 mg/dL	

■ 其他

呼气流速峰值（PEF）：患者称自己状态最好时，读数一般＞ 80%。

■ 初步诊断

主诉的症状、体征表明该 19 岁患者患有中重度持续性常年性过敏性鼻炎。

问题

问题识别

1.a 列出与患者药物治疗有关的问题。

1.b 哪些信息（症状、体征和实验室检查结果）表明患者患有过敏性鼻炎及其严重程度？

预期治疗结果

2. 该患者过敏性鼻炎的治疗目标是什么？

治疗方案

3.a 有哪些非药物疗法可能对该患者有用？

3.b 有哪些药物疗法可能对该患者的过敏性鼻炎有用？

最佳的治疗方案

4. 治疗该患者的最合适药物有哪些？且这些药物的名称、剂型、剂量、给药时间和疗程是什么？

结果评价

5. 哪些临床和实验室指标可用来评价治疗结果，并监测和预防不良事件的发生？

患者教育

6. 为加强其依从性，确保治疗成功，并最大限度地降低不良反应的发生率，你可以向使用糖皮质激素雾化剂的患者提供哪些信息？

■ 临床过程其他疗法

James 的母亲非常担心处方药导致的嗜睡症状，因为在 James 应该做作业的时间里，经常很困。Patrick 夫人使用紫蜂斗菜提取物预防偏头痛，而且听说该药物能够有效缓解过敏症状；她询问是否可以让 James 使用该药物。有关使用紫蜂斗菜提取物治疗过敏的问题，请参见本书第 19 篇。

■ 自学任务

1. 如果患者是一位 78 岁的老人，或是一位 34 岁的孕妇，说明可能会有什么不同的治疗方案。

2. 描述一种情况，可以单独使用一种药物治疗过敏性鼻炎，该单一药物可以是抗组胺类药物、白三烯受体拮抗剂或口服减充血剂。用药物有效性和安全性数据来支持你的建议。

临床要点

2014 年之前，在美国，免疫疗法只能通过皮下给药。2014 年以后，舌下给药途径的免疫药物已被批准（如草花粉过敏原提取物和豚草花粉变应原提取物），这种方式有效性高，而且侵入性低。

参考文献

[1] Wallace DV, Dykewicz MS, Bernstein DI, et al.Joint Task Force on Practice, American Academy of Allergy, Asthma & Immunology, American College of Allergy, Asthma and Immunology, Joint Council of Allergy, Asthma and Immunology.The diagnosis and management of rhinitis: an updated practice parameter.J Allergy Clin Immunol 2008;122(2 Suppl):S1-S84.

[2] Roberts G, Xatzipsalti M, Borrego LM, et al.

Paediatric rhinitis: position paper of the European Academy of Allergy and Clinical Immunology. Allergy 2013;68:1102-1116.

[3] Wheatley LM, Togias A. Clinical practice.Allergic rhinitis.N Engl J Med 2015;372:456-463.

[4] Brozek JL, Bousquet J, Baena-Cagnani CE, et al. Allergic rhinitis and its impact on asthma (ARIA) guidelines:2010 revision.J Allergy Clin Immunol 2010;126(3):466-476.

[5] Chan RY, Chien WT.The effects of two Chinese herbal medicinal formulae vs. placebo controls for treatment of allergic rhinitis: a randomised controlled trial.Trials 2014;15:261. http://www.trialsjournal.com/content/15/1/261.Accessed Dec. 11, 2015.

[6] Choi SM, Park JE, Li SS, et al.A multicenter, randomized, controlled trial testing the effects of acupuncture on allergic rhinitis.Allergy 2013;68:365-374.

[7] Devillier P, Dreyfus JF, Demoly P, Calderon MA.A meta-analysis of sublingual allergen immunotherapy and pharmacotherapy in pollen-induced seasonal allergic rhinoconjunctivitis.BMC Medicine 2014;12:71.Available at: http://www.biomedcentral .com/1741-7015/12/71.

[8] De Castro G, Zicari AM, Indinnimeo L, et al. Efficacy of sublingual specific immunotherapy on allergic asthma and rhinitis in children's real life.Eur Rev Med Pharmacol Sci 2013;17:2225-2231.

[9] Mosbech H, Canonica GW, Backer V, et al.SQ house dust mite sublingually administered immunotherapy tablet (ALK) improves allergic rhinitis in patients with house dust mite allergic asthma and rhinitis symptoms.Ann Allergy Asthma Immunol 2015;114:134-140.

第14篇　皮肤疾病

第109章　皮肤的药物反应

一例中毒性表皮坏死松解症…………………………Ⅲ级

Rebecca M. T. Law, BS Pharm, PharmD

学习目标：

完成该病例学习后，学生能够：

- 了解确定或排除疑似药物引起皮肤反应的方法。
- 认识药物性史蒂芬斯－强森综合征（SJS）和中毒性表皮坏死松解症（TEN）的症状和体征。
- 列出导致 SJS 和 TEN 最常见的药物。
- 为疑似药物引起皮肤反应的患者确定适当的治疗方法。
- 了解治疗 TEN 的治疗方法，包括非药物和药物疗法。
- 向患者提供有关药物性 SJS 或 TEN 的原理和必要的预防措施（包括为防止发生 SJS 和 TEN，应避免使用的药物）。
- 确定需要进一步做诊断评估和治疗的可能患有严重皮肤反应的患者。

患者介绍

■ 主诉

我孩子全身起满水疱，她真的生病了！

■ 现病史

April Rayne，女，14 岁，白种人，因高热、呕吐、腹泻及皮疹 3 天去急诊就诊。皮疹为斑丘疹，伴有水泡，全身皮肤的 75% 都布满了皮疹。1.5 周前该患者发生了泌尿系感染，医生给她开具了 7 天疗程的甲氧苄啶 / 磺胺甲噁唑（TMP/SMX）进行治疗。她按照医嘱服药；排尿困难、频率和腹部不适等泌尿系症状在 2 ～ 3 天后缓解。这是她第 1 次患泌尿系感染。她根据医嘱继续服用 TMP/SMX。开始治疗 7 天后，她发现胳膊和腿上首先出现红点，然后向全身扩散。皮疹开始起泡。患者开始发热，昨晚开始呕吐，有 2 次腹泻。今天上午，母亲带她来急诊就诊，患者被送往 ICU 进行插管治疗，以保持气道通畅。

■ 既往史

正常。

■ 家族史

父母身体状况良好（A & W），无兄弟姐妹。

■ 个人史

April 2 个月前开始上爵士乐课，她非常喜欢。她性行为不活跃，不吸烟，也不喝酒。最近饮食习惯和生活环境均无变化。

■ 用药史

刚刚吃完 7 天疗程的 TMP/SMX。没有服用 OTCs、维生素、草药等其他药物，也没有滥用药物。未口服避孕药。

■ 医院用药

- 插管：氯胺酮 40 mg，IV × 1；咪达唑仑 1 mg，IV × 1；异丙酚 120 mg，IV × 1。
- 血压支持：多巴胺持续性静脉滴入，滴入速度 12 mcg/（kg · min）。

■ 过敏史

NKDA。

■ 系统回顾

有压痛，有红疹和水泡。继续排稀水便。在急诊时呕吐 1 次。除了上述问题外，未发现其他问题。

■ 体格检查

全身

白种女性患者，14 岁，相当焦急，急病病容。

生命体征

血压 90/50 mmHg，心率 90 次 / 分，呼吸频率 25 次 / 分，体温 40.1 ℃。

皮肤

全身布满斑丘疹，超过 75% 的 BSA 有皮疹。超过 30% 的 BSA 上有水疱，但水疱的范围仍然在扩大。水疱融合脱落。这些小水疱位于暗紫红色的斑丘疹上，斑丘疹离散对称地在脸部、手部、足部、四肢和躯干上分布，除了上述特征的皮疹，还有其他红疹。唇上（尤其是唇边）、口腔黏膜和阴道部位有水疱，而且有破溃渗出，部分水疱破裂，部分水疱中心坏死。尼可斯基征阳性。皮肤有触痛。

五官检查

PERRLA、EOMI、眼底检查结果正常；TMs 正常，角膜擦伤但无水疱。结膜炎，眼睑下可收集到皮屑。外鼻孔无分泌物。口腔内有水疱，下唇有溃疡。咽部有红斑和水疱。

胸部

上呼吸道充血；口腔、咽喉部及会厌部有碎片和溃疡。（立即插管，保持呼吸道通畅。）

心血管系统

RRR，无杂音、无奔马律；S_1 和 S_2 正常。

腹部

有肠鸣音，柔软、无压痛、无肿块。

泌尿生殖系统

阴道部位有水疱。插入导尿管——每小时排尿 40 ～ 50 mL。

直肠

延期检查。

肌肉骨骼 / 四肢

四肢上有斑丘疹和水疱。四肢都有关节痛和肌痛。有周围脉搏。

神经系统

对人、时间和地点都有辨识度。患者清醒，不迷茫。

■ 实验室检查

Na 140 mEq/L	Glu 95 mg/dL	WBC 11 × 10^3/mm^3	Hgb 12 g/dL
K 4.0 mEq/L	BUN 9 mg/dL	PMNs 65%	Hct 31%
Cl 101 mEq/L	SCr 0.7 mg/dL	Bands 5%	Plt 239 × 10^3/mm^3
CO_2 32 mEq/L	AST 15 IU/L	Eos 8%	INR 1.24
PO_4 2.2 mg/dL	ALT 22 IU/L	Monos 1%	aPTT 32.4 sec
T. protein 6.5 g/dL	LDH 120 IU/L	Basos 1%	ESR 35 mm/h
Albumin 3.1 g/dL		Lymphs 20%	RF（–）

尿常规：无蛋白质、酮体、血细胞、白细胞或细菌。

■ 胸部 X 线片

正常范围，阴性（WNL）。

■ 临床过程

住院后第 2 天

每小时排尿量仍为 40 ～ 50 mL；前 24 小时的排尿量为 1050 mL。

住院后第 3 天

- 唇部病变活检标本的组织病理学分析：表皮发生变性，且表皮内及表皮下发生水疱。血管周围淋巴细胞轻度浸润。
- 唇部病变部位活检标本的直接免疫荧光分析结果：阴性。
- 用棉签擦拭手臂上的水疱并进行细菌培养，结果：凝固酶阴性的葡萄球菌、铜绿假单胞菌。
- 血培养：凝固酶阴性的葡萄球菌，对万古霉素敏感。
- 尿培养（中段尿）：未生长菌落。

■ 初步诊断

该 14 岁的女性患者患有 TEN，TEN 可能是药物导致，可能继发于表皮葡萄球菌感染。

问题

问题识别

1.a 列出该患者的药物治疗问题。

1.b. 该患者表现出来的 TEN 症状、体征有哪些?

1.c. 该患者的症状、体征是药物引起的吗?

1.d. 哪些检查结果与 TEN 疾病的严重程度和预后不良有关?

预期治疗结果

2. 该患者治疗的目标是什么?

治疗方案

3.a 有哪些非药物疗法可用于治疗该患者的 TEN ?

3.b 有哪些药物疗法可用于治疗该患者的 TEN？

最佳的治疗方案

4. 为该患者制定治疗 TEN 最佳的药物治疗方案。

结果评价

5. 你所推荐的治疗方案需要什么指标来监测其疗效和不良反应?

患者教育

6. 你如何向该患者（和她的护理人员）提供药物治疗方面的有关信息?

■ 自学任务

1. 皮肤药物不良反应包括刺激反应、固定药疹、斑丘疹、光敏反应、光毒反应、大疱性皮肤病、麻疹样和荨麻疹样反应、色素沉着、苔藓样疹、SJS、TEN、药物超敏综合征和血管炎。因此，要正确区分皮肤药物不良反应的不同类型、术语和表现。

2. 如果患者患有 SJS，其临床表现、病程和治疗方法与 TEN 是否不同? 如果是的话，有何不同?

3. 获取导致 SJS/TEN 的最常见的抗惊厥药和非甾体抗炎药的信息。

4. 研究药物过敏反应遗传方面的资料，包括特定基因标记（如 *HLA-B*5701* 和 *HLA-B*1502* 等位基因）。

临床要点

在治疗 TEN 方面，积极合适的非药物支持疗法很重要。

参考文献

[1] Cohen V. Toxic epidermal necrolysis. eMedicine, updated October 21, 2015.Available at: http://emedicine.-medscape.com/article/229698-overview.Accessed March 7, 2016.

[2] Croom DL.Dermatologic manifestations of Stevens-Johnson syndrome and toxic epidermal necrolysis. eMedicine, updated December 6, 2015.Available at: http://emedicine.medscape.com/article/1124127-overview.Accessed March 7, 2016.

[3] Barron SJ, Del Vecchio MT, Aronoff SC.Intravenous immunoglobulin in the treatment of Stevens-Johnson syndrome and toxic epidermal necrolysis: a meta-analysis with meta-regression of observational studies.Int J Dermatol 2015;54:108-115.

[4] Levi N, Bastuji-Garin S, Mockenhaupt M, et al. Medications as risk factors of Stevens-Johnson syndrome and toxic epidermal necrolysis in children: a pooled analysis.Pediatrics 2009;123(2):e297-e304.

[5] Playe S, Murphy G. Recognizing adverse reactions to antibiotics.Emerg Med 2006;38(6):11-20.

[6] Tilles SA.Practical issues in the management of hypersensitivity reactions: sulfonamides.South Med J 2001;94:817-824.

[7] Roujeau JC, Kelly JP, Naldi L, et al.Medication use and the risk of Stevens-Johnson syndrome or toxic epidermal necrolysis.N Engl J Med 1995;333:1600-1607.

[8] Mockenhaupt M, Viboud C, Dunant A, et al. Stevens-Johnson syndrome and toxic epidermal necrolysis: assessment of medication risks with emphasis on recently marketed drugs.The EuroSCAR-Study.J Invest Dermatol 2008;128:35-44.

[9] Johnson KK, Green DL, Rife JP, et al.Sulfonamide cross-reactivity: fact or fiction?Ann Pharmacother 2005;39:290-301.

[10] Strom BL, Schinnar R, Apter AJ, et al.Absence of cross-reactivity between sulfonamide antibiotics and sulfonamide nonantibiotics.N Engl J Med 2003;349:1628-1635.

[11] Swanson L, Colven RM. Approach to the patient with a suspected cutaneous adverse drug reaction. Med Clin North Am 2015;99:1337-1348.

[12] Wolkenstein P, Charue D, Laurent P, et al. Metabolic predisposition to cutaneous adverse drug reactions:Role in toxic epidermal necrolysis caused by sulfonamides and anticonvulsants.Arch Dermatol 1995;131(5):544-551. doi:10.1001/archderm.1995.01690170046006.

[13] deShazo RD, Kemp SF.Allergic reactions to drugs and biologic agents.JAMA 1997;278:1895-1906.

第 110 章　寻常痤疮

毕业生…………………………Ⅱ级

Rebecca M. T. Law, BS Pharm, PharmD
Wayne P. Gulliver, MD, FRCPC

学习目标：

完成该病例学习后，学生能够：

- 了解寻常痤疮发病的危险因素及加重因素。
- 了解痤疮的治疗方法，包括使用非处方药、处方药、外用药，以及全身用药的具体条件。
- 为患者提供痤疮系统性疗法的教育咨询服务。
- 监测痤疮系统性疗法的疗效和不良反应。

患者介绍

■ 主诉

我受不了痤疮了！

■ 现病史

Elaine Morgan，女，18 岁，15 岁开始面部就出现了痤疮。1 个月前，她结束了疗程 3 个月的米诺环素和达芙文（阿达帕林）联合药物疗法，痤疮再次爆发，因此，她再次去家庭医生处就诊。

■ 既往史

3 年前诊断多囊卵巢综合征，不需要治疗，但该综合征导致月经不调。这导致了痤疮的发生，一开始很轻微，使用非处方局部涂抹药的效果很好。最近 2 年，虽然患者一直在使用非处方药物，但痤疮的数量一直在增加，后来，只能使用处方药物治疗。一开始，医生给她开具红霉素 - 过氧苯甲酰凝胶，效果好，但该药会导致皮肤极度干燥，患者不得不停药。然后她就开始使用阿达帕林凝胶，该药物在 6 个月内效果好，但是 6 个月后，病情加重，增加了口服抗生素。最近使用的药物是过去一年内服用了疗程为 3 个月的米诺环素，已经服用了 2 个疗程。过去几个月，她还注意到皮肤上遗留了一些瘢痕和囊肿。

■ 家族史

父母都健在，身体健康；有两个哥哥（分别为 21 岁、25 岁）。父亲曾患痤疮，遗留瘢痕。

■ 个人史

患者几周后就要毕业了，压力很大。她想在学校好好表现，能够上一流大学。她的两个哥哥都从一流大学毕业了。过去 2 个月，她的性生活活跃，避孕手段是使用避孕套。

■ 用药史

目前没有。

■ 过敏史

NKDA。

■ 系统回顾

除上述主诉问题外，患者还有月经不调和轻度多毛问题。

■ 体格检查

全身

青少年，NAD，中度焦虑，未见其他疾病。

生命体征

血压 110/70 mmHg，呼吸频率 15 次 / 分，体温 37 ℃；体重 45 kg，身高 157.5 cm（5′2″）。

皮肤

前额、鼻和下颌有黑头粉刺。鼻部和颧骨部位有丘疹和脓疱，下颌有几个已经愈合的脓疱。颧骨部位有浅表伤痕。面部毛发增多。

五官检查

PERRLA、EOMI、眼底检查结果正常；TMs 正常。

胸部

双侧 CTA。

心血管系统

RRR，无 MRG，S_1 和 S_2 正常。

腹部

有肠鸣音，柔软、无压痛、无肿块。

肌肉骨骼 / 四肢

无关节痛；有外周脉搏。

神经系统

CN Ⅱ～Ⅻ 正常。

■ 实验室检查

Na 140 mEq/L	Hgb 13.0 g/dL	AST 21 IU/L	T. chol 170 mg/dL
K 3.7 mEq/L	Hct 38%	ALT 39 IU/L	LDL-C 90 mg/dL
Cl 100 mEq/L	Plt 300 × 10^3/mm^3	LDH 105 IU/L	Trig 90 mg/dL
CO_2 25 mEq/L	WBC 7.0 × 10^3/mm^3	Alk phos 89 IU/L	HDL 45 mg/dL
BUN 12 mg/dL		T. bili 1.0 mg/dL	DHEAS 221 mcg/dL
SCr 1.0 mg/dL		Alb 3.9 g/dL	（6 μmol/L）
Glu 100 mg/dL		FSH 30 mIU/mL	睾酮（游离）2.3 ng/mL
BUN 12 mg/dL		LH 150 mIU/mL	催乳素 15 ng/mL
SCr 1.0 mg/dL			

问题

问题识别

1.a 列出该患者的药物治疗问题。

1.b 哪些症状、体征表明该患者患有痤疮？

1.c 多囊卵巢综合征如何导致该患者发生痤疮和其他病变？

预期治疗结果

2. 该患者的治疗目标是什么？

治疗方案

3. 针对该患者的痤疮和雄激素过多症的治疗方案有哪些？

最佳的治疗方案

4. 最适合该患者的治疗方案是什么？

结果评价

5. 你将会如何监测治疗的效果和不良反应？

患者教育

6. 为提高患者的依从性和确保治疗成功，你如何向患者提供与治疗方案有关的教育咨询服务？

■ 临床过程

2 个月后，患者的痤疮病情改善，但出现腹胀、体重增加、食欲增加的问题，这很可能与患者使用的处方药有关。她还透露，她的外祖母和阿姨均死于黑色素瘤，她的一位朋友告诉她应该停止使用现在的药物。

■ 随访问题

该患者最适合的疗程是多长？

■ 自学任务

1. 查看与痤疮有关的畸形综合征。

2. 回顾痤疮的非药物治疗方法，包括缓解压力和饮食调整。

临床要点

患有痤疮的女性患者，口服两个疗程的抗生素后出现瘢痕、囊肿意味着可以使用激素和“异维 A 酸”治疗。

参考文献

[1] Williams HC, Dellavalle RP, Garner S. Acne vulgaris.Lancet 2012;379:361-372.

[2] Eichenfield LF, Krakowski AC, Piggott C, et al. Evidence-based recommendations for the diagnosis and treatment of pediatric acne.Pediatrics 2013;131:S163-S186.Available at: http://pediatrics.aappublications .org/content/131/Supplement_3/S163.full.Accessed March 25, 2016.

[3] Nast A, Dreno B, Bettoli V, et al.European evidence-based (S3) guidelines for the treatment of acne.J Eur Acad Dermatol Venereol 2012, 26(Suppl 1):1-29.

[4] Asai Y, Baibergenova A, Dutil M, et al.Management of acne:Canadian clinical practice guideline. 2015. doi:10.1503/cmaj.140665.Early release November 16, 2015 at: http://www.cmaj.ca/content/188/2/118 .full.pdf+html.Full guideline (Appendix 4) and other appendices available at: http://www.cmaj.ca/content/suppl/2015/11/16/cmaj.140665 .DC1. Accessed March 26, 2016.

[5] Mayo Clinic staff.Polycystic ovary syndrome (PCOS).Mayo Clinic Sept. 3, 2014.Available at:

http://www.mayoclinic.org/diseases-conditions/pcos/basics/definition/con-20028841.Accessed March 16, 2016.

[5] Gollnick H, Cunliffe W, Berson D, et al. Management of acne: a report from a Global Alliance to Improve Outcomes in Acne.J Am Acad Dermatol 2003;49(1 Suppl):S1-S37.

[6] Law RM. The pharmacist's role in the treatment of acne.America's Pharmacist 2003;125:35-42.

[7] Zaenglein AL, Pathy AL, Schlosser BJ, et al. Guidelines of care for the management of acne vulgaris.J Am Acad Dermatol 2016 74(5):945-973.

[8] Thiboutot D, Gollnick H, Bettoli V, et al.New insights into the management of acne: an update from the Global Alliance to Improve Outcomes in Acne Group.J Am Acad Dermatol 2009;60(5 Suppl 1):S1-S50.

[9] Tan J. Dapsone 5% gel: a new option in topical therapy for acne.Skin Therapy Letter 2012;17(8):1-3.

[10] Society of Obstetricians and Gynaecologists of Canada:Position Statement:Diane-35 and Risk of Venous Thromboembolism (VTE). 19 February 2013.Available at: http://sogc.org/wp-content / uploads/2013/04/medDiane35VTE130219.pdf. Accessed March 25, 2016.

[11] Chung JP, Yiu AK, Chung TK, et al.A randomized crossover study of medroxyprogesterone acetate and Diane-35 in adolescent girls with polycystic ovarian syndrome.J Pediatr Adolesc Gynecol 2014;27:166-171.

[12] Karagas MR, Stukel TA, Dykes J, et al.A pooled analysis of 10 case-control studies of melanoma and oral contraceptive use.Br J Cancer 2002;86:1085-1092.

第 111 章　银屑病

备受折磨的老师…………………………Ⅱ级

Rebecca M. T. Law, BS Pharm, PharmD
Wayne P. Gulliver, MD, FRCPC

学习目标：

完成该病例学习后，学生能够：

- 描述斑块型银屑病的病理生理学特征和临床表现。
- 根据银屑病的严重程度，讨论如何使用局部药物、光化学疗法和包括生物反应调节剂（BRMs）在内的系统疗法。
- 银屑病系统性疗法包括一线药物（甲氨蝶呤、阿维 A 酸和环孢素）、二线药物（咪唑硫嘌呤、羟基脲和柳氮磺胺吡啶）和生物反应调节剂（阿法西普、阿达木单抗、依那西普、英夫利昔和优特克单抗）。比较这些药物的疗效和不良反应。
- 为斑块型银屑病患者选择合适的治疗方案，要考虑患者银屑病的严重程度和患者本身的具体情况如器官功能障碍。
- 为银屑病患者提供有关正确用药、用药后可能发生的不良反应，以及需要采取的预防措施等方面的教育咨询服务。

患者介绍

■ 主诉

我的银屑病怎么也治不好。

■ 现病史

Gerald Kent，男，50 岁，有 25 年以上的银屑病史，2 天前，因银屑病复发来皮肤科门诊就诊。患者因斑块型银屑病的严重复发而住院治疗。这次复发累及到四肢、肘部、膝盖、手掌、腹部、背部和头皮（图 111-1）。

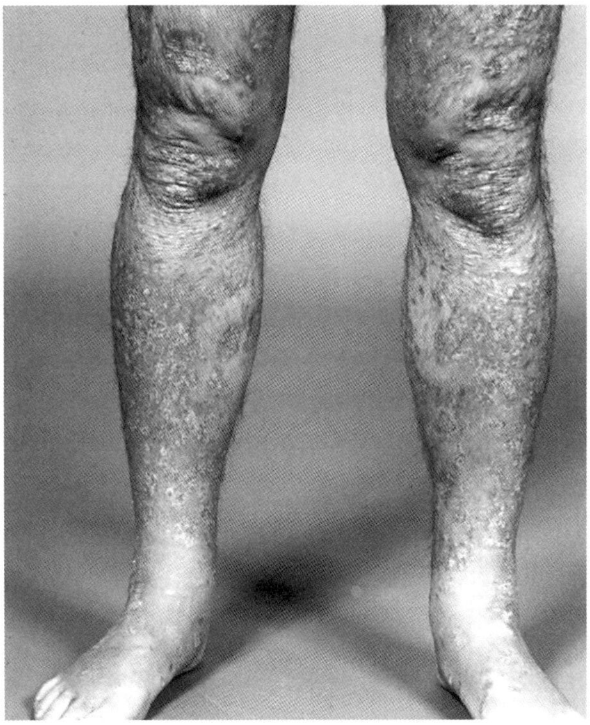

图 111-1　该男性患者的斑块型银屑病很严重，累及到下肢（来源：Photo courtesy of Wayne P. Gulliver, MD.）

患者 23 岁时被诊断为斑块型银屑病。他一开始用中等强度的皮质类固醇进行局部涂抹，有效，后来使用卡泊三醇治疗，有效。随后他需要使用补骨脂素和 UVA 光疗（PUVA）这两种方法联合的光化学疗法来控制病情。最后，PUVA 也没有什么效果了，大约 10 年前，他开始使用甲氨蝶呤（口服，一周一次，剂量 5 mg）进行治疗。逐渐增加剂量能够很好地控制其症状，这种情况持续了大约 5 年。这段时间内银屑病复发后，使用 SCAT（短时接触地蒽酚疗法）治疗，但银屑病复发的频率增加，尽管使用甲氨蝶呤的剂量增加，但皮疹的病变范围还是增加了。5年前做过肝脏活检，未发现纤维化、肝炎或肝硬化。

在为期4个月的治疗过程中，进行过2次SCAT治疗，同时服用甲氨蝶呤(口服，一周一次，剂量25 mg，给药方法是将25 mg的剂量分为2次服用，2次间隔期为12小时）进行治疗，当时考虑过调整治疗方案。患者使用的甲氨蝶呤剂量达到了最大推荐剂量，且体内的累积剂量达到2.2 g，因此改为了序贯，即先使用阿维A酸（用法：晚餐时服用，PO，QD，剂量25 mg）3个月，然后服用环孢素微乳液（新山地明）（用法：一天2次，剂量75 mg）3个月，然后重复上述阿维A酸和环孢素微乳液序贯步骤。患者发现阿维A酸会导致皮肤很干燥，因此6个月后，调整了上述方案，采用了目前的治疗方案，只使用环孢素微乳液（用法：一天2次，剂量75 mg）。银屑病复发的频率下降，在一年多的时间内，通过SCAT能够有效地控制病情。然而，在过去6个月，患者复发2次，需要SCAT控制病情，这是他第3次发作。

■ 既往史

16年前（患者34岁时），第1任妻子去世后，患者患上了抑郁症。家庭医生为其开具了氟西汀进行治疗，疗程6个月。抑郁症未复发。无其他慢性病和急性病。

■ 家族史

父母健在，且身体健康。父亲患有高血压和2型糖尿病。有2个姐姐和1个弟弟。弟弟5年前被诊断为银屑病。无其他免疫性疾病，也无恶性肿瘤性疾病。

■ 个人史

患者是一名小学老师。他目前不吸烟，但在年轻时（二三十岁的时候），曾经大量吸烟；在社交场合饮酒（晚餐时饮红酒）。已婚，与他的第2任妻子有两个孩子，分别为10岁和12岁。由于学校董事会裁员，他过去一年的工作量增加。

■ 用药史

· 新山地明75 mg，PO，BID。

· 对乙酰氨基酚用于缓解偶尔出现的头痛。

■ 过敏史

NKDA。

■ 系统回顾

尽管使用了非药物性润肤霜（每日3次），仍感到非常痒。无关节疼痛，无气短。使用环孢素时，偶尔会呕吐，该呕吐与环孢素的使用剂量有关。因为工作压力感到不安和紧张，但并不觉得沮丧。

■ 体格检查

全身

50岁白种男性，警觉、轻度焦虑，未发现其他疾病。

生命体征

血压139/86 mmHg，脉搏88，T 37 ℃；体重75 kg，身高175.3 cm（5′9″）。

皮肤

腹部、手臂、腿部、背部和头皮上有大量的皮疹，且有些皮疹发生融合，斑块较大。肘部、膝盖、手掌和脚底的皮疹变厚，且有结痂。皮疹为红色、紫色，皮疹边缘清晰，部分皮疹融合。银屑病皮疹在皮肤表面有一层松散的银白色鳞片。未见脓疱、水疱。躯干和四肢有抓痕。

五官检查

PERRLA、EOMI、眼底检查结果正常、TMs正常；头皮上有广泛鳞屑样皮疹。

颈部/淋巴结

无淋巴结肿大；无法触诊到甲状腺。

胸部

双侧CTA。

心血管系统

RRR，无MRG，S_1和S_2正常。

腹部

有肠鸣音、柔软、无肿块；皮肤上有大量鳞屑样皮疹和抓痕。

生殖系统

WNL。

直肠

延期检查。

肌肉骨骼/四肢

无关节肿胀、无发热、无压痛；皮肤病变如上文所述；未累及指甲；外周脉搏2+。

神经系统

A & O×3；CN Ⅱ～Ⅻ正常；DTRs 2+，脚趾下垂无法抬起。

■ 实验室检查

Na 139 mEq/L	Hgb 13.5 g/dL	AST 22 IU/L
K 4.0 mEq/L	Hct 35.0%	ALT 38 IU/L
Cl 102 mEq/L	Plt 255 × 10^3/mm^3	LDH 107 IU/L
CO_2 25 mEq/L	WBC 6.0 × 10^3/mm^3	Alk phos 98 IU/L
BUN 14 mg/dL		T. bili 1.0 mg/dL
SCr 1.0 mg/dL		Alb 3.7 g/dL
Glu 98 mg/dL		尿酸 4 mg/dL
		T. chol 180 mg/dL

问题

问题识别

1.a 列出与患者药物治疗有关的问题。

1.b 哪些症状、体征表明患者患有斑块型银屑病？

1.c 患者患银屑病的危险因素有哪些，以及导致银屑病复发的危险因素有哪些？

1.d 该患者还有哪些共存的疾病？

1.e 上述症状、体征是患者所使用的药物引起的吗？

预期治疗结果

2. 该患者斑块型银屑病的药物治疗目标是什么？

治疗方案

3.a 有哪些非药物疗法可用于治疗该患者的银屑病及其相关症状？

3.b 有哪些药物疗法可用于治疗该患者的银屑病及其相关症状？

最佳的治疗方案

4. 治疗该患者的银屑病及其相关症状的最佳治疗方案是什么？

结果评价

5. 你如何监测银屑病治疗的疗效和不良反应？

患者教育

6. 为提高患者的依从性，确保治疗成功，你将为患者提供哪些教育咨询服务？

■ 自学任务

1. 进行文献检索，确定治疗银屑病的未来潜在疗法：外用药物（如 NSAIDs、蛋白激酶 C 抑制剂、甲氨蝶呤凝胶、一种可植入的 5- 氟尿嘧啶制剂）和全身疗法（如氨基葡萄糖、单克隆抗体和细胞因子）。

2. 进行文献检索，查看银屑病患者长期使用甲氨蝶呤治疗和进行肝活检的有关指南、观点和证据。

临床要点

为患者提供个体化的治疗方案时，要始终考虑与患者银屑病相关的心理社会影响、衰弱和并存疾病。

参考文献

[1] Menter A, Gottlieb A, Feldman SR, et al.Guidelines of care for the management of psoriasis and psoriatic arthritis.Section 1.Overview of psoriasis and guidelines of care for the treatment of psoriasis with biologics.J Am Acad Dermatol 2008;58:826-850.

[2] Papp KA, Gulliver W, Lynde CW, Poulin Y (Steering Committee).Canadian Guidelines for the Management of Plaque Psoriasis. 1st Edition, June 2009.Available at: http://www.dermatology.ca/wp-content/uploads/2012/01/cdnpsoriasisguidelines.pdf.Accessed October 31, 2015.

[3] Menter A, Korman NJ, Elmets CA, et al. 2009 guidelines of care for the management of psoriasis and psoriatic arthritis-Section 3.Guidelines of care for the management and treatment of psoriasis with topical therapies.J Am Acad Dermatol 2009;60:643-659.

[4] Smith N, Weymann A, Tausk FA, et al. Complementary and alternative medicine for psoriasis: a qualitative review of the clinical trial literature.J Am Acad Dermatol 2009;61:841-856.

[5] Menter A, Korman NJ, Elmets CA, et al. 2009 guidelines of care for the management of psoriasis and psoriatic arthritis-Section 4.Guidelines of care for the management and treatment of psoriasis with traditional systemic agents.J Am Acad Dermatol 2009;61:451-485.

[6] Menter A, Korman NJ, Elmets CA, et al. 2009 guidelines of care for the management of psoriasis and psoriatic arthritis-Section 5.Guidelines of care for the treatment of psoriasis with phototherapy and photochemotherapy.J Am Acad Dermatol

2010;62:114-135.

[7] Rosmarin DM, Lebwohl M, Elewski BE, et al. Cyclosporine and psoriasis:2008 National Psoriasis Foundation Consensus Conference.J Am Acad Dermatol 2010;62:838-853.

[8] Kalb RE, Strober B, Weinstein G, Lebwohl M. Methotrexate and psoriasis:2009 National Psoriasis Foundation Consensus Conference.J Am Acad Dermatol 2009;60:824-837.

[9] European S3-Guidelines on the systemic treatment of psoriasis vulgaris.Updated 2015. EDF in cooperation with EADV and IPC.Available at: http://www.euroderm.org/edf/index.php/edf-guidelines/category/5-guidelines-miscellaneous Accessed October 31, 2015.

[10] Langley RG, Elewski BE, Lebwohl M, et al. Secukinumab in plaque psoriasis—results of two Phase 3 trials.N Engl J Med 2014;371;326-338. Available at: http://www.nejm.org/doi/pdf/10.1056/NEJMoa1314258.

[11] Poulin Y, Langley RG, Teixeira HD, et al. Biologics in the treatment of psoriasis: clinical and economic overview.J Cutan Med Surg 2009:13(Suppl 2):S49-S57.

第 112 章　特应性皮炎

搔抓时，会出现瘙痒症状…………………………Ⅰ级

Rebecca M. T. Law, BS Pharm, PharmD
Poh Gin Kwa, MD, FRCPC

学习目标：

完成该病例学习后，学生能够：

- 了解特应性皮炎的危险因素及加重因素。
- 了解特应性皮炎的治疗方法，包括非药物疗法。
- 为患者及其护理人员提供与特应性皮炎治疗有关的教育咨询服务。
- 监测特应性皮炎药物疗法的疗效和不良反应。

患者介绍

■ 主诉

患者的母亲称，我的孩子经常搔抓皮肤，晚上睡不好觉。

■ 现病史

Julia Chan，女，3 岁半，1 个月前刚去托儿所，但她不想去，当母亲试图离开她时，她非常不舍；当母亲最终离开时，她还会哭。她母亲说 Julia 的特应性皮炎又复发了。大约 6 个月大时，Julia 被诊断为特应性皮炎。局部涂抹糖皮质激素和使用润肤霜后，特应性皮炎得到了良好控制。患儿最近一次发作是在 2 ～ 3 周前。晚上患儿睡眠质量不好，不断想搔抓皮肤。从她还是婴儿开始，她母亲一直用 100% 的纯棉床单为她铺床。她母亲在患儿的 100% 纯棉睡衣上缝了一只手套，以防她抓伤皮肤，因为以前患儿抓伤皮肤导致了感染。白天 Julia 不断地想搔抓皮肤，但被告知只能“拍一拍”瘙痒的区域。日托中心的看护人员也会留意 Julia 的搔抓行为，但并不总能阻止。看护人员还告诉 Julia 母亲，Julia 喜欢吃其他孩子分享给她的食物。

■ 既往史

Julia 从出生开始，一直是母乳喂养，母亲回去工作后停止，母乳喂养共 8 周。母亲工作后，有保姆在家照顾 Julia，喂的是牛奶，Julia 摄入的第 1 个固体食物是燕麦粥。Julia 曾经吃过一些柠檬酥皮馅饼（用蛋清做的），但全身出现了荨麻疹，才发现她对鸡蛋过敏，通过皮肤过敏原检查后确诊。Julia 6 个月的时候，才被发现患有特应性皮炎。父母最近发现保姆不太管孩子，让 Julia 一个人玩（坐在地板上 / 地毯上自己玩），这是他们决定让孩子日托的主要原因。

■ 个人史

Julia 是一对职业夫妇的独生女。父亲是一名工程师，母亲是一名诉讼律师，工作时间往往很长。这对夫妇的生活压力很大，这种压力似乎也反映在照顾 Julia 上，当这对夫妇必须要处理一些紧急事情时，Julia 会在最后一分钟被送到某个保姆家里，他们在一起的时间非常少。不幸的是，他们的亲戚不住在同一个城市，而且 Julia 的日常社会支持也非常少。父母希望日托中心能够改善这种状况，但到目前为止，效果不是很好。她不想参加日托中心的活动，而且经常发脾气，她和其他孩子玩得不是很好。Julia 曾接受过上厕所训练，但现在不再进行，又开始使用纸尿裤。Julia 的母亲由于最近压力很大，又开始吸烟。Julia 让母亲晚上睡不着觉，母亲在处理 Julia 家庭教育和日托多个问题方面有困难。

■ 家族史

有很强的特应性家族史。Julia 的父亲对海鲜过

敏，母亲对花粉过敏。姑姑对多种食物过敏。外祖母患有哮喘。堂弟有婴儿湿疹。表弟对花生严重过敏（全身起荨麻疹）。

■ 用药史

- 1% 的氢化可的松药膏局部涂抹，一天 2 ～ 4 次，涂抹瘙痒部位；一天 2 次是维持剂量，但她目前一天涂抹 3 ～ 4 次。
- 需要时涂抹凡士林。
- 苯海拉明，睡觉前用半茶匙，需要时服用（当皮肤过度瘙痒让 Julia 无法入睡时）。

■ 过敏史

NKDA。对多种食物过敏：蛋类（荨麻疹，在婴儿时期就对其过敏）、草莓、树莓和西红柿。

■ 系统回顾

无。

■ 体格检查

全身

不快乐、暴躁、瘦弱、执着、不断吸吮其拇指。

生命体征

血压 98/50 mmHg，心率 96 次 / 分，呼吸频率 18 次 / 分，体温 37 ℃；体重 12.2 kg（10 百分位），身高 98 cm（38.6″;50 百分位），头围 49.5 cm（19.5″；50 百分位）。

皮肤

全身比较干燥。在弯曲的部位有湿疹性皮肤病变（耳后、腕关节、肘部和膝部）。在弯曲部位可能有瘙痒性丘疹。有抓伤，有出血，但没有感染。耳部和膝部后方有皮肤裂隙。伸肌部位、鼻部和尿布区没有皮损。

体检发现身体其余部位均正常。

■ 实验室检查

Na 135 mEq/L	Hgb 12.0 g/dL	白细胞差异	AST 20 IU/L
K 4.0 mEq/L	Hct 35%	Neutros 50%	ALT 7 IU/L
Cl 102 mEq/L	Plt 230 × 10^3/mm^3	Bands 3%	IgE 300 IU/mL
CO_2 26 mEq/L	WBC 5.0 × 10^3/mm^3	嗜酸性粒细胞 18%	D–dimer 90 ng/mL
BUN 8 mg/dL		Lymphs 27%	RAST 升高
SCr 0.2 mg/dL		嗜碱性粒细胞 1%	INR 1.1
		Monos 1%	aPTT 30 s

注意：3 岁半孩子的参考范围：BUN 8 ～ 20 mg/dL，SCr 0.2 ～ 0.8mg/dL，AST 20 ～ 60 IU/L，ALT 0 ～ 37 IU/L，IgE 0 ～ 25 IU/mL；不同 WBC 类型：Neutros 20% ～ 65%，Eos 0 ～ 15%，Basos 0 ～ 2%，Lymphs 20% ～ 60%，Monos 0 ～ 10%。

皮肤破损部位拭子：无菌生长。

■ 初步诊断

该患者为 3 岁半的儿童，其特应性皮炎发生恶化，可能是应激诱发。

问题

问题识别

1.a 列出该患者的药物治疗问题。

1.b 该患者特应性皮炎的症状、体征有哪些？

1.c 该患者特应性皮炎的危险因素或加重因素有哪些？

1.d 该患者的症状、体征是药物引起的吗？

预期治疗结果

2. 该患者的治疗目标是什么？

治疗方案

3. 治疗该患者瘙痒和特应性皮炎的非药物和药物治疗措施有哪些？

最佳的治疗方案

4. 最适合该患者的治疗方案是什么？

结果评价

5. 你所推荐的治疗方法需要什么方案来监测其疗效和不良反应？

患者教育

6. 为提高患者的依从性和确保治疗的成功，你如何向患者的看护者提供与治疗方案有关的教育咨询服务？

■ 自学任务

1. 查看特应性皮炎的光疗使用方法。

2. 讨论 8 个月大婴儿与 3 岁半儿童的特应性皮炎有何不同（临床表现和治疗策略）。

临床要点

特应性皮炎的药物治疗很重要，但最大限度地降低压力、消除诱因等可预防危险因素，提供皮肤护理和控制瘙痒也同样重要。

参考文献

[1] National Institute of Arthritis and Musculoskeletal and Skin Diseases.Handout on Health:Atopic Dermatitis.US Department of Health and Human Services, 2013.NIH Publication No. 09-4272. http://www.niams.nih.gov/health_info/atopic_

dermatitis/default.asp.Accessed Sept. 2, 2015.

[2] Lynde C, Barber K, Claveau J, et al.Canadian practical guide for the treatment and management of atopic dermatitis.J Cutan Med Surg (incorporating Medical and Surgical Dermatology), published online June 28, 2005. http://www.springerlink.com/content/r5432000056r2748/fulltext.html.Accessed Sept. 2, 2015.

[3] Kim BS.Atopic Dermatitis.Medscape eMedicine updated July 1, 2015. http://emedicine.medscape.com/article/1049085–overview.Accessed Aug. 29, 2015.

[4] Eichenfield LE, Tom WL, Chamlin SI, et al. Guidelines of care for the management of atopic dermatitis.Section 1.Diagnosis and assessment of atopic dermatitis.J Am Acad Dermatol 2014;70:338-351.

[5] Bieber T. Mechanisms of disease: atopic dermatitis. N Engl J Med 2008;358:1483-1494.

[6] Sidbury R, Tom WL, Bergman JN, et al.Guidelines of care for the management of atopic dermatitis. Section 4:Prevention of disease flares and use of adjunctive therapies and approaches.J Am Acad Dermatol 2014; published online Sept. 25, 2014. http://dx.doi.org/10.1016/j.jaad.2014.08.038.

[7] DaVeiga SP.Epidemiology of atopic dermatitis: a review.Allergy Asthma Proc 2012;23:227-234.

[8] Koblenzer CS.Itching and the atopic skin.J Allergy Clin Immunol 1999;104(3 Pt 2):S109-S113.

[9] Eichenfield LF, Tom WL, Berger TG, et al. Guidelines of care for the management of atopic dermatitis.Section 2.Management and treatment of atopic dermatitis with topical therapies.J Am Acad Dermatol 2014;71(1):116-132.

[10] Eichenfield LF, Boguniewicz M, Simpson EL, et al.Translating atopic dermatitis management guidelines into practice for primary care providers. Pediatrics 2015;136(3), Sept. 2015.Published online at: www.pediatrics.org/cgi/doi/10.1542/peds.2014–3678.Accessed Aug. 27, 2015.

[11] Sidbury R, Davis DM, Cohen DE, et al.Guidelines of care for the management of atopic dermatitis. Section 3.Management and treatment with phototherapy and systemic agents.J Am Acad Dermatol 2014;71:327-349.

[12] van der Aa LB, Heymans HS, van Aalderen WM, Sprikkelman AB.Probiotics and prebiotics in atopic dermatitis: review of the theoretical background and clinical evidence.Pediatr Allergy Immunol 2010;21(2 Pt 2):e355-e367.

第15篇　血液疾病

第113章　缺铁性贫血

Wilbur 感到疲惫，而且还有胃痛问题……………………… Ⅰ级

Robin L. Southwood, PharmD, CDE

学习目标：

完成该病例学习后，学生能够：

- 认识到某些药物，如非甾体抗炎药可以引起慢性失血和缺铁性贫血（IDA）。
- 识别 IDA 的症状、体征和实验室检查结果。
- 选择纠正 IDA 的治疗方法。
- 了解短期和长期纠正 IDA 的监测参数。
- 告知患者纠正 IDA 的治疗方法的不良反应。
- 让患者明白坚持纠正 IDA 治疗方案的重要性。

患者介绍

■ 主诉

我有腹部疼痛，而且一直感到疲倦。

■ 现病史

Wilbur Cox，男，67 岁，因主诉问题来药房就诊买药。通过进一步询问得知，患者约 6 个月前开始服用布洛芬（200 mg，一天 4 次，口服）缓解其右膝和右侧踝关节的“关节炎”，患者认为胃肠道不适与该问题有关。过去几个月，患者胃痛越来越严重。他形容这种疼痛是一种烧灼痛，通常在饭后 30 分钟到 1 小时开始，且服用抗酸药物后有时缓解，有时不能够缓解。使用非处方药雷尼替丁后，缓解急性疼痛的效果不如布洛芬。进一步询问得知患者约 5 年前患过胃溃疡。你建议患者停止服用布洛芬和所有其他非处方类非甾体抗炎药，并建议如果需要缓解疼痛，应使用对乙酰氨基酚，但剂量不得超过每天 2 g。此外，你联系患者的初级保健医生，预约该医生对该患者进行进一步评估，且让该患者知道你将给他的医生传真一个简短的转诊说明。

■ 临床过程

3 天后，患者的全科医生对该患者病情进行了评估，并提供以下信息。

■ 既往史

膝盖和脚踝的骨关节炎；5 年前患有消化性溃疡；约 7 年前有胃肠道出血；COPD 10 年；高血压 10 年。

■ 家族史

母亲死于分娩；父亲 93 岁时死于癌症。

■ 个人史

吸烟 42 年，一天吸 2 包。不喝酒，1990 年戒酒。已婚。

■ 系统回顾

无发热或畏寒；有饭后胃灼痛；无烧心；有黑色便；胃口好；BM 一天一次；过去 5 年体重没有显著变化；有口干；有疲劳，很容易疲惫；无麻痹、昏厥、麻木、感觉异常或震颤；偶尔有头痛；有近视；无耳鸣或眩晕；有春季花粉热；有咳嗽、咳痰（每天约一杯）；有喘鸣；无胸痛、水肿；有呼吸困难和端坐呼吸；无夜尿症、血尿、排尿困难或结石史；双侧膝关节和踝关节疼痛超过 5 年，右侧更严重。

■ 用药史

- 赖斯普利 10 mg，PO，QD。

· 噻托溴铵粉吸入剂 18 mcg，QD，吸入。
· 福莫特罗吸入剂 12 mcg，每 12 小时一次，吸入。
· 布洛芬 200 mg，PO，一天 3 ~ 4 次，一次 3 ~ 4 片，缓解膝关节和踝关节疼痛。
· 抗酸药，PO，胃部疼痛时口服。
· 奥美拉唑 20 mg，胃痛时口服。

■ 过敏史

· 可待因（胃部不适）。
· 阿司匹林（胃部不适）。

■ 体格检查

全身

急性病容，外貌与其真实年龄相符。

生命体征

血压 118/51 mmHg，脉搏 121 bpm，呼吸频率 22 次 / 分，体温 36.2 ℃，室内空气脉搏血氧饱和度 90%；体重 78 kg，身高 185.4 cm（6′1″）。

皮肤

与太阳和年龄有关的雀斑和脂溢性角化。

五官检查

PERRL；EOMI；结膜苍白；黏膜苍白干燥；眼底检查正常，未发现视网膜病变；鼻中隔偏离；无窦压痛；咽部正常。

颈部 / 淋巴结

颈部柔软、无肿块；气管位于中线上；无甲状腺肿大；无 JVD。

胸部

双侧呼吸音减弱、心脏前后径增加、有干啰音和噘唇呼吸。

心脏

心动过速、收缩期杂音；第 5 肋间隙有心尖搏动最强点；无杂音。

腹部

柔软、触诊有压痛；无肿块或器官巨大；BS（+）。

生殖系统 / 直肠

男性外生殖器正常；粪便愈创木脂检查阳性。

骨关节 / 四肢

膝关节轻度肿大，且有疼痛和压痛，双侧膝关节和踝关节活动受限，但右侧更严重；右足背屈胫 - 腓关节处有捻发音；该变化表明患者可能患有骨关节炎；双足脉搏很强；无周围水肿；甲床苍白。

神经系统

A & O × 3；DTR 2+；步态正常。

■ 其他

外周血涂片：着色不足、发现小红细胞（图 113-1）。

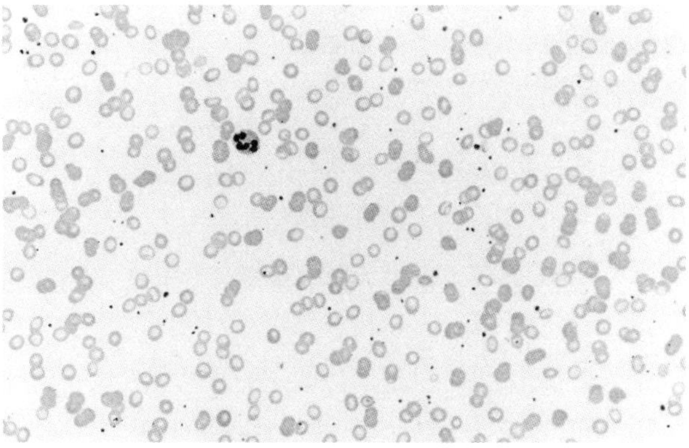

图 113-1 血涂片发现着色不足及小红细胞（Wright-Giemsa × 330）（照片由 Lydia C. Contis, MD 提供）

■ 实验室检查

见图 113-2。

■ 初步诊断

· 可能是胃肠道疾病导致的严重的 IDA，胃肠道症状可能是非甾体类抗炎药导致。
· 双侧膝关节和踝关节有骨关节炎，但右侧更严重。
· COPD。
· HTN。
· 患者处于 FULL CODE 状态，但如果没有恢复希望的话，不想再靠机器维持治疗。

■ 方案

· 入院接受进一步评估诊断。
· 严格 NPO。
· 输入 4 个单位的 PRBCs。
· 输入 D5% 的生理盐水，输入速度为 82 mL/h。
· 索美拉唑 40 mg，IV，每日一次。
· 吗啡 2 mg，IV，每 4 小时一次，疼痛时使用。
· 怀疑胃肠道出血，建议做胃肠道检查。
· 双侧使用连续压缩装置，预防 VTE。

■ 临床过程

入院同一天，消化科医生为患者做了 EGD 和结肠镜检查，结果发现患者有严重的胃炎和多个出血部位。粪便、血液和活检未发现幽门螺杆菌

Na 138 mEq/L	Hgb 7.2 g/dL	WBC $10.7 \times 10^3/mm^3$	AST 10 IU/L	Ca 8.7 mg/dL
K 3.7 mEq/L	Hct 25%	Segs 61%	ALT 23 IU/L	铁 4 mcg/dL
Cl 104 mEq/L	RBC $3.77 \times 10^6/mm^3$	Bands 2%	T. bili 0.3 mg/dL	TIBC 465 mcg/dL
CO_2 27 mEq/L	MCV 66.2 μm^3	Lymphs 23%	LDH 85 IU/L	转铁蛋白 饱和度 1%
BUN 12 mg/dL	MCH 19 pg	Monos 10%	T. prot 6.3 g/dL	铁蛋白 5 ng/mL
SCr 0.8 mg/dL	MCHC 28.7 g/dL	Eos 3%	Alb 3.7 g/dL	B_{12} 680 pg/mL
葡萄糖 110 mg/dL	RDW 20.9%	Basos 1%	叶酸 8.2 ng/mL	
	MPV 8.1 fL			
	小红细胞症 2+			
	红细胞大小不均 1+			

图 113–2　实验室检查结果

（Helicobacter pylori）。结肠镜检查结果正常。

最终的评估诊断结果：非甾体类抗炎药导致了胃肠道出血，胃肠道出血导致了严重的慢性 IDA。

问题

问题识别

1.a 患者有哪些药物治疗问题？

1.b 有哪些症状、体征和实验室检查结果表明患者因失血导致 IDA？

预期治疗结果

2. 该患者贫血的药物治疗目标是什么？

治疗方案

3.a 治疗贫血的非药物治疗措施有哪些？

3.b 讨论能够用于纠正该患者贫血的所有口服和肠外使用药物。

最佳的治疗方案

4. 为该患者制定最优化的药物治疗方案。

结果评价

5. 哪些临床和实验室指标可用来评价治疗结果，并监测和预防不良事件的发生？

患者教育

6. 为加强其依从性，确保治疗成功，并最大限度地减少不良反应的发生，你可以为患者提供哪些信息？

■ 临床过程

住院第 2 天，Cox 先生的血红蛋白增加到了 12.6 g/dL，红细胞压积增加到了 40.8%。之后，患者出院。对于骨关节炎，建议患者使用非乙酰水杨酸类抗炎药物治疗，如使用水杨酸胆碱镁和对乙酰氨基酚，每天最多 2 次。也可考虑使用氨基葡萄糖。应该给患者提供建议，让其避免使用非甾体类抗炎药，包括那些非处方药，因为该患者胃肠出血复发的风险高，且与非甾体类抗炎药的使用剂量和服药时间长短有关。

1 个月后，患者来该科室进行复诊，没有药物不良反应问题。他表示自己严格遵守补铁治疗方案进行治疗，而且自己没有发生与剂量有关的不良反应。潜血检查结果为阴性。然后，患者需要 2 个月后复诊，即 3 个月后的复诊随访，实验室检查结果不断改善，下次复诊时间安排在 3 个月以后。图 113–3 显示了治疗后第 1 个月、第 3 个月和第 6 个月的实验室检查结果。

■ 自学任务

1. 列一份清单，说明不宜与铁补充剂在相近时间服用的口服药物；注意铁盐可能会影响这些药物的吸收。

2. 进行文献检索，找出支持使用各种缓释铁剂的证据，并确定此类产品增加的成本。

3. 应将哪些监测步骤纳入药学服务计划。

4. 慢性胃肠道出血会导致缺铁性贫血症状体、征的反复出现，注意监测该症状、体征。

5. 非甾体类抗炎药物会导致胃肠道出血，为患者提供这方面的教育咨询服务，最大限度地减少患者胃肠道出血的发生。

检查项目（单位）	1 个月	3 个月	6 个月
RBC（$\times 10^6/mm^3$）	4.1	4.2	4.8
Hgb（g/dL）	11.1	13.0	14.9
Hct（%）	36	40	47
MCV（μm^3）	86	90	92
MCH（pg）	25	30	33
MCHC（g/dL）	31	34	36
RDW（%）	15.8	13.2	11.3
血清铁（mcg/dL）	45	80	105
TIBC（mcg/dL）	489	491	500
转铁蛋白饱和度（%）	9.0	19.0	21.0
铁蛋白（ng/mL）	69	120	163
粪便愈创木脂检查	阴性	阴性	阴性

图 113-3 治疗后第 1 个月、第 3 个月和第 6 个月的实验室检查结果

6. 监测胃病复发的症状、体征。

7. 监测新疗法（如对乙酰氨基酚或氨基葡萄糖）在治疗骨关节炎方面的疗效。

8. 计算该患者所需的静脉右旋糖酐的正确总剂量（即右旋糖酐铁总剂量），并制定出给药的整体方案。

临床要点

对于无其他疾病的贫血患者来讲，在使用铁补充剂 3～10 天后，网织红细胞数会暂时性升高，此方法可用于确认诊断与治疗是否正确，并排除导致贫血的其他原因。

治疗剂量的铁补充剂必须给予 3～6 个月，确保铁储存量达到饱和状态；在血红蛋白和红细胞压积得到纠正后，血清铁蛋白是监测铁储存的最佳参数指标。

参考文献

[1] Zhu A, Kaneshiro M, Kaunitz JD.Evaluation and treatment of iron deficiency anemia: a gastroenterological perspective.Dig Dis Sci 2010;55:548-559.

[2] Hershko C, Skikne B. Pathogenesis and management of iron deficiency anemia: emerging role of celiac disease, Helicobacter pylori, and autoimmune disease.Semin Hematol 2009;46:339-350.

[3] Camaschella C. Iron-deficiency anemia.N Engl J Med 2015;372:1832-1843.

[4] Lanza FL, Chan FK, Quigley EN.Practice Parameters Committee of the American College of Gastroenterology.Guidelines for the prevention of NSAID-related ulcer complications.Am J Gastroenterol 2009;104:728-738.

[5] Hochberg MC, Altman RD, April KT, et al. American College of Rheumatology 2012 recommendations for the use of nonpharmacologic and pharmacologic therapies in osteoarthritis of the hand, hip, and knee.Arthritis Care Res 2012;64(4):465-474.

[6] Laine L, Jensen DM. Management of patients with ulcer bleeding.Am J Gastroenterol 2012;107:345-360.

[7] Auerbach M, Rodgers GM. Intravenous iron.N Engl J Med 2007;357:93-94.

[8] Alleyne M, Horne MK, Miller JL.Individualized treatment for iron-deficiency anemia in adults.Am J Med 2008;121:943-948.

[9] Auerbach M, Ballard H. Clinical use of intravenous iron: administration, efficacy, and safety. Hematology Am Soc Hematol Educ Program 2010;2010:338-347.

[10] Avni T, Bieber A, Grossman A, Green H, Leibovici L, Gafter-Gvili A. The safety of intravenous iron preparations: systematic review and meta-analysis.Mayo Clin Proc 2015:90(1):12-23.

第 114 章　维生素 B_{12} 缺乏症

舌头打结…………………………Ⅱ级

Jon P. Wietholter, PharmD, BCPS

学习目标：

完成该病例学习后，学生能够：

- 识别维生素 B_{12} 缺乏性贫血的症状、体征和异常的实验室检查结果。
- 选择用于治疗维生素 B_{12} 缺乏性贫血的治疗方案。
- 说明维生素 B_{12} 缺乏性贫血初步治疗和随后治疗评估所需要的监测参数指标。
- 为患者提供维生素 B_{12} 缺乏相关治疗措施的教育咨询服务。

患者介绍

■ 主诉

我总是觉得疲惫，而且舌头酸痛和肿胀，使我吃喝很困难。

■ 现病史

Aidan Joseph，男，65 岁，与妻子来门诊就诊。患者疲劳和嗜睡问题已经持续了数年，但在过去 4 ～ 5 个月里变得愈来愈严重，以至于他总是感到疲倦。此外，患者还称，过去 2 ～ 3 周，舌头非常疼痛、肿胀，吃东西很困难。食欲下降，因为患者试图避免吃任何可能使他疼痛加重的东西，而且他觉得比往常更容易出现饱腹感。在询问过程中，他还提到他的足部有轻微的刺痛和麻木，而且在完成体力活动时似乎会加重。过去 3 个月，患者体重减轻大约 4.5 kg（10 磅），且患者称感觉自己有持续低热。患者妻子补充到，她觉得患者越来越糊涂，过去几年，患者的这个问题一直在恶化。

■ 既往史

COPD；2 型糖尿病；痛风。

■ 家族史

父亲（85 岁）患有冠心病、高血压、青光眼和 2 型糖尿病。

母亲 75 岁去世；曾患有高血压、老年痴呆和慢性肾病。

■ 个人史

结婚 42 年，与妻子同住；有两个孩子（一个儿子和一个女儿），都很健康，且生活在该地区；从 24 岁开始一直吸烟，且每天吸 1.5 包；不喝酒、不吸食毒品；是一名已经退休的药师，有良好的医疗健康保险覆盖。

■ 用药史

- 多库酯钠 100 mg，PO，每 12 小时一次。
- 沙丁胺醇 MDI，一次 2 口，每 6 小时一次，需要时雾化吸入。
- 氟替卡松 / 沙美特罗雾化吸入剂 250/50，一次 1 口，每 12 小时一次。
- 噻托溴铵吸入剂 18 mcg，一天吸 1 口。
- 二甲双胍 1000 mg，PO，每 12 小时一次。
- 格列本脲 5 mg，PO，QD。
- 秋水仙碱 0.6 mg，PO，QD。
- 别嘌呤醇 300 mg，PO，QD。

■ 过敏史

- 青霉素过敏（荨麻疹）。
- 左氧氟沙星（全身过敏反应）。

■ 系统回顾

患者舌头疼痛、足部有刺痛感；无呼吸短促、头痛、胸痛、精神异常、多尿或烦渴；无视觉变化、无便秘、腹泻或尿潴留。

■ 体格检查

全身

白种老年男性；中度超重、无急性病容、情感和言语正常；似乎有点烦躁，特别疲劳。

生命体征

血压 123/87 mmHg，脉搏 106 bpm，呼吸频率 16 次 / 分，体温 38.0 ℃；室内空气氧饱和度 94%；体重 92 kg，身高 182.9 cm（6′0″），BMI 27.4 kg/m^2。

皮肤

面色苍白、皮肤弹性正常、无皮疹或病变。

五官检查

PERRLA；EOMI；无畏光；舌部红肿、平滑、疼痛，无乳突；TMs 看起来正常。

颈部

柔软，无肿块、淋巴结肿大、甲状腺肿大。

胸部

双侧能够听到呼吸声；听诊时发现轻微喘息和湿啰音；无干啰音、端坐呼吸。

心脏

听诊未发现心率异常；无杂音或奔马律；有心动过速。

腹部

柔软，无压痛；轻度脾大；无肿块；肠鸣音正常。

直肠

延期检查。

四肢

无红斑、疼痛或水肿；脉搏正常；有感觉异常；无关节红肿或肿胀；无肢体无力；反射正常。

神经系统

A & O×3；CN：视野和听力正常，协调能力正常，双下肢刺痛觉下降，双下肢振动觉下降，双下肢温度觉下降，无共济失调、头晕。

■ 实验室检查（全部是在空腹条件下进行）

Na 136 mEq/L	Hgb 8.4 g/dL	AST 30 IU/L	铁 124 mcg/dL
K 3.5 mEq/L	Hct 25.3%	ALT 24 IU/L	铁蛋白 100 ng/mL
Cl 108 mEq/L	RBC 2.09 × 10^6/mm^3	Alk phos 79 IU/L	转铁蛋白 229 mg/dL
CO_2 28 mEq/L	Plt 91 × 10^3/mm^3	T. bili 0.8 mg/dL	抗壁细胞抗体（–）
BUN 13 mg/dL	WBC 3.5 × 10^3/mm^3	D. bili 0.4 mg/dL	LDH 140 IU/L
SCr 1.0 mg/dL	MCV 121 μm^3	T. chol 153 mg/dL	B_{12} 101 pg/mL
Glu 134 mg/dL	MCH 40 pg	URIC 4 mg/dL	Folate 12.3 ng/mL
A1C 6.8%	MCHC 33.2 g/dL		
TSH 3.4 mIU/L	网织红细胞（纠正后）0.7%		

■ 外周血涂片形态学检查

巨大卵形红细胞症、多核粒细胞、大血小板、巨大红细胞（图 114–1）。

■ 初步诊断

- 巨幼红细胞性贫血表明患者有维生素 B_{12} 缺乏的问题，但导致维生素 B_{12} 缺乏的原因不明。
- 舌部的萎缩性病变可能与维生素 B_{12} 缺乏有关。
- 周围感觉神经病变可能与维生素 B_{12} 缺乏有关；
- COPD。
- 2 型糖尿病（已经得到良好控制）。
- 痛风。

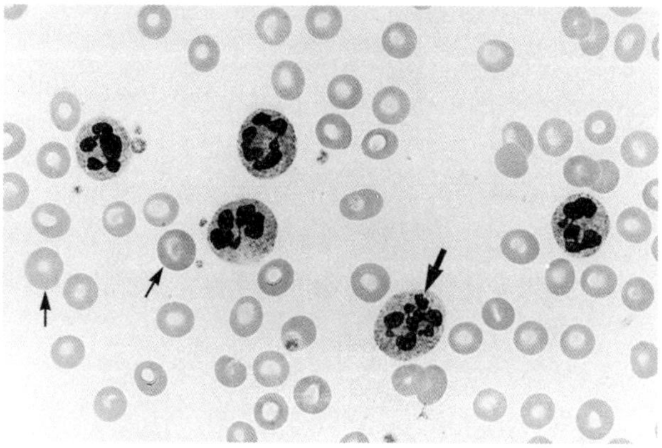

图 114–1　血涂片中看到体积增大的多核中性粒细胞，其中一个有八个核裂片（大箭头所指）和巨幼红细胞（小箭头）（Wright–Giemsa × 1650）

（照片由 Lydia C. Contis, MD 提供）

问题

问题识别

1.a 列出该患者的药物治疗问题。

1.b 哪些信息表明患者有维生素 B_{12} 缺乏及其严重程度？

1.c 药物是否会导致维生素 B_{12} 缺乏？如果会的话，是否应该调整药物治疗方案，以便纠正该患者的维生素 B $_{12}$ 缺乏？

预期治疗结果

2 该患者的药物治疗目标是什么？

治疗方案

3.a 纠正维生素 B_{12} 缺乏的非药物治疗措施有

哪些？

3.b 纠正维生素 B_{12} 缺乏的药物治疗措施有哪些？

最佳的治疗方案

4. 治疗该患者的最合适药物有哪些？且这些药物的名称、剂型、剂量、给药时间和疗程是什么？

结果评价

5. 哪些临床和实验室指标可用来评价治疗结果，并监测和预防不良事件的发生？

患者教育

6. 为加强其依从性，确保治疗成功，并最大限度地减少不良反应的发生，你可以为患者提供哪些信息？

■ 随访问题

Joseph 先生 3 个月后来门诊进行复诊，称自己的疲惫程度减轻，且能够吃一些流食，但足部仍然有刺痛感且舌部仍然有轻度疼痛感。对于该患者提到的上述问题，你能为他提供什么样的咨询服务？

■ 自学任务

1. 血清维生素 B_{12} 水平不再是评价维生素 B_{12} 缺乏最可靠的实验室检查指标。诊断检查变得更加常见，请说明诊断检查变得更加常见的原因。

2. 通过给予患者叶酸可纠正维生素 B_{12} 缺乏性贫血。那么，我们为什么必须区分导致红细胞性贫血的这两个常见原因（叶酸缺乏和维生素 B_{12} 缺乏），而不是简单地让所有患者通过补充叶酸来纠正？

临床要点

恶性贫血（Pernicious anemia）是由于胃分泌物中缺乏内因子导致维生素 B_{12} 吸收障碍引起的。恶性贫血，在刚认识到该疾病的时候，缺乏有效的治疗手段，是一种致命性的疾病，因此得名［Pernicious（有害的）这个词来自拉丁文，意思为暴力死亡或破坏］。现在如果及早发现恶性贫血，可以与其他维生素 B_{12} 缺乏导致的贫血一样简单地进行治疗。

参考文献

［1］de Jager J, Kooy A, Lehert P, et al.Long term treatment with metformin in patients with type 2 diabetes and risk of vitamin B-12 deficiency: randomized placebo controlled trial.BMJ 2010;340:c2181.

［2］Briani C, Dalla Torre C, Citton V, et al.Cobalamin deficiency: clinical picture and radiological findings.Nutrients 2013;5:4521-4539.

［3］Dali-Youcef N, Andres E. An update on cobalamin deficiency in adults.QJM 2009;102:17-28.

［4］Oberley MJ, Yang DT.Laboratory testing for cobalamin deficiency in megaloblastic anemia.Am J Hematol 2013;88:522-526.

［5］Langan RC, Zawistoski KJ.Update on vitamin B12 deficiency.Am Fam Physician 2011;83(12):1425-1430.

［6］Liu Q, Li S, Quan H, Li J. Vitamin B12 status in metformin treated patients: systematic review.PLOS ONE 2014;9(6):e100379. doi:10.1371/journal.pone.0100379.

［7］Lewis JR, Barre D, Zhu K, et al.Long-term proton pump inhibitor therapy and falls and fractures in elderly women: a prospective cohort study.J Bone Miner Res 2014;29(11):2489-2497.

［8］Smith AD, Refsum H. Vitamin B12 and cognition in the elderly.Am J Clin Nutr 2009;89(Suppl):707S-711S.

［9］Hankey GJ, Ford AH, Yi Q, et al.Effect of B vitamins and lowering homocysteine on cognitive impairment in patients with previous stroke or transient ischemic attack: a prespecified secondary analysis of a randomized, placebo-controlled trial and meta-analysis.Stroke 2013;44:2232-2239.

［10］de Jager CA, Oulhaj A, Jacoby R, Refsum H, Smith AD.Cognitive and clinical outcomes of homocysteine-lowering B-vitamin treatment in mild cognitive impairment: a randomized controlled trial.Int J Geriatr Psychiatry 2012;27:592-600.

第 115 章　叶酸缺乏症

有人要红酒吗？ ………………………… Ⅰ级

Jonathan M. Kline, PharmD, CACP, BCPS, CDE
Amber Nicole Chiplinski, PharmD, BCPS

学习目标：

完成该病例学习后，学生能够：

- 识别叶酸缺乏的症状、体征和异常的实验室检查结果。
- 找出可能导致叶酸缺乏的混杂因素（如药物、并发疾病和饮食习惯）。
- 提出叶酸缺乏性贫血的治疗建议。
- 为患者提供与纠正叶酸缺乏性贫血的药物和非药物性治疗措施有关的教育咨询服务。
- 说明纠正叶酸缺乏的初始和后续治疗措施所需要监测的参数。

患者介绍

■ 主诉

我胃疼，而且今天还吐了。

■ 现病史

Laura Jones，女，43 岁，有 1 天的呕吐与轻度腹痛问题。腹部疼痛辐射到双侧下腹部。她在今天晚些时候因胸部不适来急诊就诊。她否认过去有发热、畏寒及类似的疼痛问题。她还称过去 2 ～ 3 个月自己还有稀水便和慢性疲劳问题。

■ 既往史

纤维性肌痛；乳糜泻；甲状腺功能减退；骨质疏松；子宫内膜异位症；前置胎盘 -TAH-BSO。

■ 家族史

母亲患有红斑狼疮；姐姐患有克罗恩病；均无糖尿病、心血管疾病、脑卒中和癌症。

■ 个人史

已婚；喝酒，每天 3 ～ 4 杯，自从婆婆搬来与他们夫妻一起居住后，饮酒量又增加了一两杯；吸烟，有 25 年一天半包的吸烟史，不吸食毒品；目前处于失业状态。

■ 用药史

- 左甲状腺素 100 mcg，PO，QD。
- 雌二醇透皮贴片（Estraderm）0.05 mg/24 h，每周更换两次。

■ 过敏史

多西环素（皮疹）。

■ 系统回顾

全身比较虚弱；无头晕；无体重变化；无发热；无视力或听力变化；无咳嗽、胸痛、心悸；无呼吸急促；有恶心、呕吐、腹痛、稀水便；无直肠出血；无夜尿症或排尿困难；双下肢虚弱；无水肿、皮疹或出血点；无抑郁症或焦虑症；无出血史，无 VTE。

■ 体格检查

全身

白种女性，浑身不适，但无中毒。

生命体征

血压 135/90 mmHg，脉搏 82 bpm，呼吸频率 40 次 / 分，体温 35.5 ℃。

皮肤

无出血点、皮疹、淤斑或活动性病变；皮肤弹性下降。

五官检查

头部无外伤，头部大小正常；PERRLA、EOMI；结膜粉红色，巩膜白色；TMs 正常，有反应性；鼻甲肥大，有红斑；黏膜干燥。

颈部 / 淋巴结

活动范围正常；无 JVD、淋巴结病变、甲状腺肿大、杂音。

肺部 / 胸部

双侧 CTA 。

心脏

RRR ；无杂音、奔马律、摩擦音。

腹部

柔软、无膨胀、中上腹和右下腹有压痛；有肠鸣音。

生殖系统 / 直肠

延期检查。

骨关节 / 四肢

双下肢温暖，且足部脉搏为 2+ ；无杵状指、青紫、水肿。

神经系统

CN Ⅱ～Ⅻ 总体正常；上肢和下肢肌力下降 3/5 ；整体为 DTRs 。

■ 实验室检查

Na 138 mEq/L	Hgb 12.6 g/dL	AST 128 IU/L	叶酸 2.8 ng/mL
K 4.2 mEq/L	Hct 37.2%	ALT 52 IU/L	B_{12} 242 pg/mL
Cl 10_2 mEq/L	RBC 3.78 × 10^6/mm^3	Alk phos 142 IU/L	
CO_2 21 mEq/L	Plt 217 × 10^3/mm^3	GGT 288 IU/L	
BUN 7 mg/dL	WBC 6.3 × 10^3/mm^3	T. bili 2.1 mg/dL	
SCr 0.52 mg/dL	MCV 120.4 μm^3	Alb 3.4 g/dL	
Glu 89 mg/dL	MCH 40.5 pg	TSH 2.06 mIU/L	
Amylase 404 IU/L	MCHC 33.6 g/dL	游离 T_4 1.2 ng/dL	
脂肪酶 679 IU/L	RDW 12.1%		

■ 初步诊断

酒精引起的急性胰腺炎；脱水；叶酸缺乏导致的巨幼红细胞性贫血。

问题

问题识别

1.a 列出该患者的药物治疗问题。

1.b 有哪些症状、体征和实验室检查结果表明患者的贫血是叶酸缺乏导致的？

1.c 该患者的叶酸缺乏问题是药物或其他疾病引起的吗？

1.d 还需要哪些资料来评价患者的叶酸缺乏？

1.e 区分叶酸缺乏与维生素 B_{12} 缺乏很重要，为什么？如何进行区分？

预期治疗结果

2. 该患者贫血的药物治疗目标是什么？

治疗方案

3.a 纠正该患者叶酸缺乏性贫血的非药物治疗措施有哪些？

3.b 纠正该患者叶酸缺乏性贫血的药物治疗措施有哪些？

最佳的治疗方案

4. 治疗该患者贫血最合适的药物有哪些，其剂型、剂量、给药时间和疗程分别是什么？

结果评价

5. 哪些参数可用来评估叶酸替代疗法的疗效和不良反应？

患者教育

6. 有关叶酸替代疗法方面，你会向该患者提供什么样的信息？

■ 自学任务

1. 与标准叶酸相比，亚叶酸（亚叶酸钙）有什么优缺点？为什么使用大剂量甲氨蝶呤的患者最好首选亚叶酸作为叶酸补充剂？

2. 说明并比较下列药物（硫唑嘌呤、甲氧苄啶和苯妥英）可能导致叶酸缺乏的机制。

3. 叶酸在甲醇摄入吸收中的作用是什么？

临床要点

与膳食中的叶酸不同，即使胃肠黏膜细胞功能异常时补充剂叶酸（蝶酰谷氨酸）也能被吸收。同样，长时间饮酒，使用影响叶酸吸收、叶酸转运或叶酸还原酶的药物也不会影响胃肠对口服叶酸补充剂的吸收。

参考文献

[1] Arafah BM. Increased need for thyroxine in women with hypothyroidism during estrogen therapy.N Engl J Med 2001;344:1743-1749.

[2] Malouf R, Grimley Evans J. Folic acid with or without vitamin B12 for the prevention and treatment of healthy elderly and demented people. Cochrane Database Syst Rev 2008;(4):CD004514. doi:10.1002/14651858.CD004514.pub2.

[3] Snow CF.Laboratory diagnosis of vitamin B_{12} and

folate deficiency: a guide for the primary care physician.Arch Intern Med 1999;159:1289-1298.

[4] Hesdorffer CS, Longo DL.Drug-induced megaloblastic anemia.N Engl J Med 2015;373:1649-1658.

[5] Presutti RJ, Cangemi JR, Cassidy HD, Hill DA.Celiac disease.Am Fam Physician 2007;76:1795-1802.

[6] Seppa K, Sillanaukee P, Saarni M. Blood count and hematologic morphology in nonanemic macrocytosis: differences between alcohol abuse and pernicious anemia.Alcohol 1993;10:343-347.

[7] Kaushansky K, Kipps TJ.Hematopoietic agents: growth factors, minerals, and vitamins. In:Brunton LL, Chabner B, Knollman B, eds. Goodman & Gilman's the Pharmacological Basis of Therapeutics, 12th ed.New York, NY, McGraw-Hill, 2011:1067-1100.

[8] Rampersaud GC, Kauwell GP, Bailey LB.Folate: a key to optimizing health and reducing disease risk in the elderly.J Am Coll Nutr 2003;22:1-8.

[9] Theisen-Toupal J, Horowitz G, Breu A. Low yield of outpatient serum testing: eleven years of experience.JAMA Intern Med 2014;174(10):1696-1697.

[10] Selhub J, Morris MS, Jacques PF.In vitamin B12 deficiency, higher serum folate is associated with increased total homocysteine and methylmalonic acid concentrations.Proc Natl Acad Sci USA 2007;104:19995-20000.

第 116 章　镰状细胞贫血

度过危机…………………………Ⅰ级

Sheh-Li Chen, PharmD, BCOP

学习目标：

完成该病例学习后，学生能够：
- 识别急性镰状细胞危象的临床特征。
- 讨论急性胸部综合征的临床表现及治疗方法。
- 推荐最佳的个体化镇痛方法。
- 确定镰状细胞贫血患者药物治疗的最佳治疗终点。
- 提出可能降低镰状细胞贫血发生风险的治疗方法。

患者介绍

■ 主诉

我无法呼吸了，而且我的胸口疼。

■ 现病史

Todd Jefferson，男，38 岁，非裔美国人，有镰状细胞贫血病史，因疼痛来当地社区医院就诊。3 天前，患者醒来后发现其手部、腿部和后背突然开始疼痛。他开始服用羟考酮（用法：15 mg，每 4 小时一次）缓解疼痛，但效果不理想。今天早上，其体温升高到 38.8 ℃（102 ℉），呼吸急促进行性加重，且阴茎持续性勃起，因此，患者来急诊就诊。患者承认他在工作场所与病患有过接触。

■ 既往史

1 岁前就确诊了镰状细胞贫血（血红蛋白 SS 性贫血），每年发病 3～4 次，需要住院治疗；2 年前发生过需要插管治疗的急性胸部综合征；插管入院期间，使用 PRBC 进行换血；发生过几次阴茎持续性勃起，通常与镰状细胞疼痛发作有关。

■ 家族史

父亲母亲健康状况良好，也患有镰状细胞贫血。患者有一个妹妹也患有镰状细胞贫血。

■ 个人史

与他妻子在当地生活；目前为化工工程师。不吸烟；社交场合偶尔饮酒。

■ 系统回顾

无恶心、呕吐或腹泻。不记得上次排便时间，但认为在过去 3 天没有排便。发热，有些畏寒和出汗；无咳嗽、鼻腔无分泌物、无皮疹或皮肤损害。报告显示患者在没有干预措施的情况下，阴茎持续勃起约 1 小时。

■ 用药史

- 叶酸 1 mg，PO，QD。
- 羟基脲 1000 mg，PO，BID。
- 羟考酮 15 mg，PO，每 4 小时一次，疼痛时口服。

■ 过敏史

- 磺胺类药物（小时候服用这类药物会发生皮疹）。
- 可待因（恶心和烦躁）。

■ 体格检查

全身

瘦、发育良好、浑身出汗，是一位非裔美国人，有急性病容。

生命体征

血压 115/72 mmHg，脉搏 110 bpm，呼吸频率 20 次 / 分，体温 38.5 ℃；72 kg；氧饱和度由室内空气下 84% 提升为 97%。

五官检查

PERRL；EOMI；口腔黏膜柔软湿润；视力正常、眼底检查正常；无窦压痛。

皮肤

弹性正常；无皮疹或病变。

颈部

柔软、无压痛、淋巴结肿大、甲状腺肿大。

心脏

RRR；Ⅱ / Ⅵ SEM；无摩擦音、奔马律。

肺部

听诊发现双侧基底部有湿啰音；叩诊时声音较钝。

腹部

有抵抗、轻度腹胀、肠鸣音减弱、未触及脾脏；肝脏无肿大或肿块。

泌尿生殖系统

阴茎异常勃起。

四肢

无水肿；在右肩和右侧肘部有明显压痛；有轻度红斑和炎症。

神经系统

A & O × 3；强度正常、神经反射正常。

■ 实验室检查

Na 143 mEq/L	Hgb 7.7 g/dL	AST 40 IU/L	Ca 8.8 mg/dL
K 4.2 mEq/L	Hct 20.8%	ALT 28 IU/L	Mg 1.9 mEq/L
Cl 112 mEq/L	Plt 480 × 10^3/mm^3	Alk phos 77 IU/L	Phos 3.9 mg/dL
CO_2 28 mEq/L	MCV 110 μm^3	LDH 1215 IU/L	抗E-红细胞抗体(+)
BUN 50 mg/dL	Retic 18.2%	T. bili 5.0 mg/dL	
SCr 1.4 mg/dL	WBC 18.2 × 10^3/mm^3	D. bili 0.8 mg/dL	
Glu 92 mg/dL	Segs 74%	Alb 3.4 g/dL	
	Bands 7.5%		
	Eos 1.5%		
	Lymphs 14%		
	Monos 3%		

■ 其他

- 动脉血气：pH 7.49、$PaCO_2$ 为 38 mmHg、PaO_2 为 72 mmHg、HCO_3^- 30 mEq/L、吸氧时氧饱和度为 96%。
- 痰培养：混杂的菌落。
- Hgb 电泳：Hgb A_2 3%；Hgb F 8%；Hgb S 89%
- 外周血涂片：发现镰刀状细胞和靶细胞（图 116-1）。

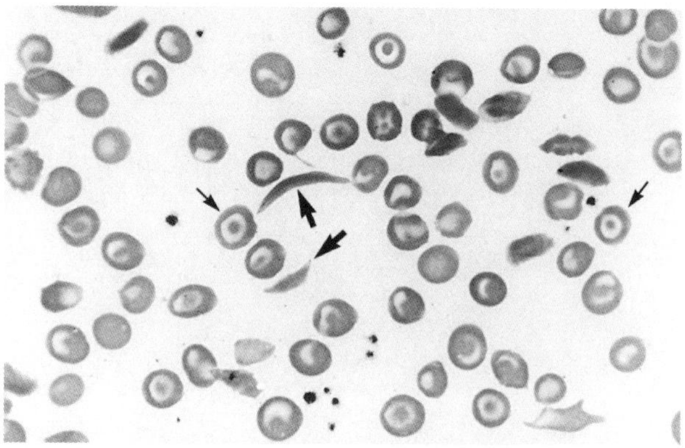

图 116-1　外周血内含有镰状细胞（大箭头所指）和靶细胞（小箭头所指）（Wright-Giemsa × 1650）

（照片由 Lydia C. Contis, MD 提供）

■ 胸部 X 线片

便携式胸部 X 线片发现该急性胸部综合征患者两侧肺野有明显的弥漫性间质浸润（图 116-2）。发现心脏明显增大。

■ 心电图

窦性心律，且心率正常。

■ 超声心动图

LV 功能正常。

■ 初步诊断

该 38 岁的非裔美国男性有镰状细胞危象，可能有急性胸部综合征、阴茎勃起功能障碍和便秘。

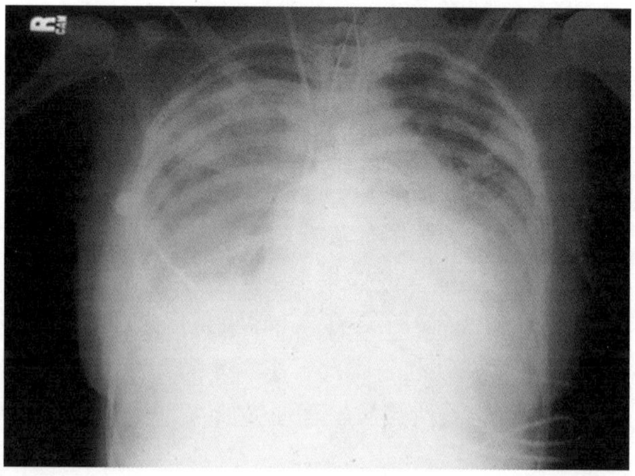

图 116-2　镰状细胞贫血继发性急性胸部综合征的肺部 X 线片

（图片由 Kenneth I. Ataga, MD 提供）

问题

问题识别

1.a 列出与患者药物治疗有关的问题。

1.b 有哪些症状、体征和实验室检查结果表明患者是急性镰状细胞危象发作？

1.c 有哪些症状、体征和实验室检查结果支持患者急性胸部综合征发作的诊断？

1.d 准确诊断该患者相关疾病还需要哪些资料？

预期治疗结果

2. 该患者药物治疗的目标是什么？

治疗方案

3.a 有哪些非药物疗法可能对该患者有用？

3.b 有哪些药物能够缓解该患者的疼痛问题？

3.c 有哪些药物可用于治疗阿片类药物导致的便秘？

最佳的治疗方案

4. 概括一下治疗该患者镰状细胞危象急性发作、急性胸部综合征、阴茎勃起障碍和便秘这些综合性疾病的全面详细的治疗方案。对于所需要的药物，要说明其剂型、剂量、给药时间和疗程。

结果评价

5.a 需要哪些临床和实验室指标来评价治疗结果，并监测和预防不良事件的发生？

■ 临床过程

患者采用你建议的治疗方案开始治疗，住院后第 4 天，患者的疼痛明显改善，氧饱和度在室内环境下提高到了 98%，患者不再发热，且阴茎持续勃起问题也得到了解决。患者排过 2 次大便，但仍然觉得他的排便习惯还没有恢复到正常。他每天通过 PCA 给药 2 ～ 3 次，要求换成口服药物。

5.b 考虑到这些信息，在患者住院期间，如何调整药物治疗方案（如果需要的话）？

5.c 有什么证据表明患者还适合接受羟基脲治疗，以及如何监测该药物的疗效和不良反应？

患者教育

6. 为加强其依从性，确保治疗成功，并最大限度地减少不良反应的发生，你可以为患者提供哪些信息？

■ 自学任务

1. 如果父亲有镰状细胞特征，确定其后代携带这种疾病特征或患上该疾病的可能性：

①血红蛋白正常。

②镰状细胞特性。

③镰状细胞危象。

2. 描述与各器官系统频繁危象相关的并发症。

3. 讨论镰状细胞贫血与 β- 地中海贫血在病因、异常实验室检查结果和疾病并发症等方面的区别。

临床要点

除 23 价肺炎球菌多糖疫苗（PPSV23）外，对于所有患有功能性或解剖性无症状的成人镰状细胞贫血患者，如果他们以前没有接种过 13 价肺炎球菌结合疫苗（PCV13），则必须接种该疫苗。在 接种 PPSV23 最后一次至少 1 年后才能接种 PCV13。对于未接种肺炎球菌疫苗的患者，应首先接种 PCV13，然后在接种 PCV13 至少 8 周后接种 PPSV23，并在接种第 1 剂后 5 年接种第 2 剂。

参考文献

[1] Vichinsky EP, Neumayr LD, Earles AN, et al. Causes and outcomes of the acute chest syndrome in sickle cell disease.National Acute Chest Syndrome Study Group.N Engl J Med 2000;342:1855-1865.

[2] Vichinsky EP, Styles LA, Colangelo LH, et al.Acute chest syndrome in sickle cell disease: clinical presentation and course.Cooperative Study of Sickle Cell Disease.Blood 1997;89:1787-1792.

[3] Yawn BP, Buchanan GR, Afenyi–Annan AN, et al. Management of sickle cell disease: summary of the 2014 evidence–based report by expert panel members.JAMA 2014;312(10):1033-1048.

[4] Morris CR, Singer ST, Walters MC.Clinical hemoglobinopathies: iron, lungs and new blood. Curr Opin Hematol 2006;13:407-418.

[5] Bellet PS, Kalinyak KA, Shukla R, et al.Incentive spirometry to prevent acute pulmonary complications in sickle cell diseases.N Engl J Med 1995;333:699-703.

[6] Demerol? (meperidine hydrochloride, USP)[Packet insert].Bridgewater, NJ:Sanofi Aventis US, LLC; revised October 2011. http://www.accessdata.fda.

gov/drugsatfda_docs/label/2011/005010s051lbl.pdf.Accessed Jan. 14, 2016.

[7] Herndon CM, Jackson KC, Hallin PA.Management of opioid-induced gastrointestinal effects in patients receiving palliative care.Pharmacotherapy 2002;22:240-250.

[8] Argoff CE, Brennan MJ, Camilleri M, et al. Consensus recommendations on initiating prescription therapies for opioid-induced constipation.Pain Medicine 2015;16:2324-2337.

[9] Steinberg MH, Barton F, Castro O, et al.Effect of hydroxyurea on mortality and morbidity in adult sickle cell anemia: risks and benefits up to 9 years of treatment.JAMA 2003;289:1645-1651.

第16篇　感染性疾病

第117章　感染性疾病的实验室检查

有关金黄色葡萄球菌患者的主诉…………………………Ⅲ级

Anthony J. Guarascio, PharmD, BCPS
Branden Nemecek, PharmD, BCPS

学习目标：

完成该病例学习后，学生能够：

- 讨论病毒性疾病（如流感）发生的病因。
- 讨论快速诊断检测方法的使用，以帮助区分凝固酶阴性的葡萄球菌与金黄色葡萄球菌（Staphylococcus aureus）。
- 根据实验室检查结果，制定治疗金黄色葡萄球菌导致的血流感染的治疗方案。
- 评估培养和药敏试验结果，并确定金黄色葡萄球菌最小抑菌浓度（MIC）的临床意义。
- 提出抗菌药物疗效和不良反应的监测方案。

患者介绍

■ 主诉

患者的妻子称："最近，丈夫身体状况不好。他一直头晕、疲倦得厉害，而且进食也有问题。"

■ 现病史

David Covey，男，72岁，乘坐救护车来急诊就诊。病史资料是从患者的妻子那里获得的。她描述了患者精神状态方面的变化，称患者出现嗜睡和呼吸急促，活动量和营养摄入量显著降低。3天前出现症状，且症状进行性加重。过去24小时内，患者开始恶心、发热（39 ℃）。其妻子称患者在那段时间没有摄入任何食物。他最近因甲型流感肺炎（由PCR确诊）住院4天（上周）。

■ 既往史

糖尿病；顽固性高血压；抑郁症；流感性肺炎。

■ 家族史

父母均已去世（母亲88岁时因肺栓塞去世，父亲71岁时因脑卒中去世）。已婚，但没有孩子。

■ 个人史

患者是钢铁企业的一名已经退休的工人和工会主任，以前曾吸烟和喝酒，但早已戒烟戒酒。

■ 用药史

- 二甲双胍1000 mg，PO，BID。
- 格列本脲5 mg，PO，QD。
- 安体舒通25 mg，PO，QD。
- 赖诺普利40 mg，PO，QHS。
- 氨氯地平10 mg，PO，QD。
- 帕罗西汀10 mg，PO，QD。

■ 过敏史

青霉素（儿时曾在服用青霉素后发生荨麻疹）。
吗啡（瘙痒）。

■ 系统回顾

患者的主诉是恶心和头晕，但由于目前的状况无法对其做进一步评估诊断。

■ 体格检查

全身

患者身体虚弱、衣冠不整，出现呼吸窘迫。

生命体征

血压 108/58 mmHg，脉搏 108 bpm，呼吸频率 36 次 / 分，体温 39 ℃；体重 64.2 kg，身高 172.7 cm（68″）。

皮肤

温暖、多汗。

五官检查

PERRLA；EOM 正常；黏膜干燥、牙齿干净完整、咽部正常。

颈部 / 淋巴结

无结节、无淋巴结肿大。

胸部

呼吸明显窘迫，呼吸费力且需要辅助肌进行呼吸；双侧有弥散的喘息音。

心血管系统

心动过速；S_1 和 S_2 正常；无隆起、无颤抖、无杂音。

腹部

柔软、无隆起、无压痛、无脾肿大。

生殖系统 / 直肠

未检查。

肌肉骨骼 / 四肢

延期检查。

神经系统

反应性下降；认知延迟；对痛刺激有反应。

■ 实验室检查

Na 148 mEq/L	Hgb 10.6 g/dL	WBC 16.3 × 10^3/mm^3
K 5.4 mEq/L	Hct 29.8%	Segs 70%
Cl 102 mEq/L	RBC 3.34 × 10^6/mm^3	Bands 22%
CO_2 18 mEq/L	Plt 280 × 10^3/mm^3	Lymphs 6%
BUN 68 mg/dL	MCV 86.1 μm^3	Monos 2%
SCr 2.9 mg/dL	D-dimer 0.2 μg/mL	INR 1.2
Glu 58 mg/dL	流感 A/B PCRs：阴性	鼻孔 MRSA 拭子：阳性

氧饱和度为 92%。

■ 尿常规

颜色：黄色；比重 1.170；pH 为 5；蛋白质 +1；亚硝酸盐：阴性；白细胞脂酶：阴性；红细胞：15 ～ 20 个 /hpf；少量细菌；白细胞：0 ～ 3 个 /hpf；中度尿酸晶体。

■ 胸部 X 线片

左下叶有钙化斑块。

■ 心电图

正常窦性心律、心率 108 bpm、无轴向偏差、无峰值 T 波或 T 波反转。没有之前的心电图做对比。

■ 初步诊断

· 呼吸窘迫，需要与肺炎或肺动脉栓塞鉴别。

· 急性肾损伤，原因不明。

· 异常实验室检查（高钾血症、低血糖）。

■ 方案

收集两组血液和一个痰标本。收集尿液样本，做尿检和尿培养。

开始经验性给药治疗，药物为抗生素万古霉素和哌拉西林 / 他唑巴坦，根据说明书给药。

开始补充液体，解决急性肾损伤、低血压、低血糖和高钾血症问题。

问题

问题识别

1.a 列出与患者药物治疗有关的问题。

1.b 哪些主观和客观数据表明了感染的存在？

1.c 尿检中的哪些结果表明患者可能是尿路感染？ Covey 先生的尿检结果是否可说明患者发生了感染？

1.d SIRS 和败血症的诊断标准是什么？ Covey 先生是否符合这些标准？

1.e 定义急性肾损伤，并说明该问题如何影响抗生素的使用。

预期治疗结果

2. 该患者的药物治疗目标是什么？

治疗方案

3.a 在培养结果和药敏结果出来之前，需要进行经验性治疗，请列出可用于治疗 Covey 感染的经验性抗生素。

3.b 制定初始治疗需要的合适的液体方案。

3.c 初始治疗需要的药物有哪些？

■ 临床过程

在急诊，患者补液后效果好，钾离子浓度、血压和血糖均恢复到正常水平。在患者到达医务室后不久，微生物学实验室告知医生、患者，两组血液标本培养的均为革兰阳性球菌，且 Alere 快速免疫分析法和培养菌落 PBP2a 检查法的结果表明金黄色葡萄球菌（MRSA）为阳性。痰培养初步检查结果为革兰阳性球菌。最终的培养结果和药敏试验结果待定。次日可获得血培养、痰培养和药敏结果。表 117-1 说明了痰培养和血培养最终的敏感性结果。

表 117-1　金黄色葡萄球菌药敏报告

抗生素	MIC/ 解释
克林霉素	≤ 0.25/ 敏感[a]
红霉素	≥ 8/ 耐药
庆大霉素	≤ 0.5/ 敏感
左氧氟沙星	0.25/ 敏感
苯唑西林	≥ 4/ 耐药
青霉素	≥ 0.5/ 耐药
利福平	≤ 0.5/ 敏感
甲氧苄啶 / 磺胺甲噁唑	≤ 10/ 敏感
万古霉素	1/ 敏感
四环素	≤ 1/ 敏感

注：[a] 有诱导性克林霉素耐药问题。

最佳的治疗方案

4.a 使用抗生素时，什么时候对 Covey 的血液进行培养检查？

4.b 使用快速培养菌落 PBP2a 检查等这类快速鉴定试验确定葡萄球菌类型的临床优势是什么？

4.c 该患者的首选抗生素是什么，并说明其剂量、给药途径、给药频次和疗程？

4.d 制定抗生素药物治疗监测方案，监测药物不良事件的发生率。

结果评价

5.a 机体 MIC 对目前治疗方案有什么影响？

5.b. 需要什么时候获取万古霉素血清浓度数据来判断药物剂量是否合适？多长时间检查一次万古霉素血清浓度？该患者的血清浓度最终需要达到多少？

5.c 概述监测该治疗方案效果的随访方案。

5.d 概述糖尿病和高血压治疗方案的随访方案。

患者教育

6. 在出院前，应当为患者提供的与患者疾病状况有关的信息是什么？

■ 自学任务

1. 在血液培养中，哪些生物最容易污染血液样本？

2. 快速诊断方法在治疗血流感染中的作用是什么？

3. 如何利用 MRSA 鼻腔拭子监测结果？

4. 如果该患者的肾损伤进行性发展至需要进行血液透析的程度，如何调整患者的治疗方案？

临床要点

血液是一种无菌的液体，因此，当血液培养发现细菌时，必须调查研究细菌的来源。为选择合适的抗菌药物和确定疗程及增加临床治愈的成功率，我们必须确定感染源。

参考文献

[1] Sobel JD, Kaye D. Chap 74.Urinary tract infections. In:Bennett JE, Dolin R, Blaser MJ, eds.Mandell, Douglas, and Bennett's Principles and Practice of Infectious Diseases, 8th ed.Philadelphia, PA, Saunders Elsevier, 2014:886-913.

[2] Gilbert JS, Weiner DE, Gipson DS, Perazella MA, Tonelli M, eds.National Kidney Foundation's Primer on Kidney Diseases. 6th ed.Philadelphia, PA Saunders Elsevier, 2014:294-303 and 337-346.

[3] Metersky ML, Masterson RG, Lode H, File TM Jr, Babinchak T. Epidemiology, microbiology, and treatment considerations for bacterial pneumonia complicating influenza.Int J Infect Dis 2012;16(5):e321-e331.

[4] Polenakovik HM, Pleiman CM. Ceftaroline for methicillin-resistant Staphylococcus aureus bacteraemia: case series and review of the literature.Int J Antimicrob Agents 2013;42(5):450-455.

[5] Liu C, Bayer A, Cosgrove SE, et al.Clinical Practice Guidelines by the Infectious Diseases Society of America for the Treatment of Methicillin-Resistant Staphylococcus aureus infections in Adults and Children.Clin Infect Dis 2011;52:1-38.

[6] Trienski TL, Barrett HL, Pasquale TR, DiPersio JR, File TM Jr.Evaluation and use of a rapid Staphylococcus aureus assay by an antimicrobial stewardship program.Am J Health Syst Pharm

2013;70(21):1908-1912.

[7] Goff DA, Jankowski C, Tenover FC.Using rapid diagnostic tests to optimize antimicrobial selection in antimicrobial stewardship programs. Pharmacotherapy 2012;32(8):677-687.

[8] Rybak M, Lomaestro B, Rotschafer JC, et al. Therapeutic monitoring of vancomycin in adult patients: a consensus review of the American Society of Health–System Pharmacists, the Infectious Diseases Society of America, and the Society of Infectious Diseases Pharmacists.Am J Health Syst Pharm 2009;66:82-98.

[9] CLSI.Performance Standards for Antimicrobial Susceptibility Testing; Twenty–Fifth Informational Supplement.CLSI Document M100–S25.Wayne, PA, Clinical and Laboratory Standards Institute, 2015.

[10] Prybylski JP.Vancomycin trough concentration as a predictor of clinical outcomes in patients with Staphylococcus aureus bacteremia:A meta–analysis of observational studies.Pharmacotherapy 2015;35(10):889-898.

第118章　细菌性脑膜炎

这是脊椎穿刺液…………………………Ⅱ级

S. Travis King, PharmD, BCPS

学习目标：

完成该病例学习后，学生能够：

- 列出婴幼儿和儿童细菌性脑膜炎的危险因素和常见的症状体征。
- 区分儿童不同年龄段与脑膜炎有关的常见病原菌。
- 推荐治疗细菌性脑膜炎的经验性和明确的抗菌疗法和辅助疗法。
- 确定细菌性脑膜炎抗菌疗法的适当监测参数。

患者介绍

■ 主诉

来自患者的母亲："为什么我的宝宝如此嗜睡？紫色皮疹是怎么回事？"

■ 现病史

David St. Hubbins，男，2岁，13.6 kg，母亲将其送到急诊就诊。母亲称，孩子昨天从日托回来后，睡觉时间比平时长，而且今天早上也是这种情况。她还称，晚餐和早餐时，他的胃口比平常差。她还指出，患者的四肢、躯干和背部在短时间内出现了紫色皮疹。早上8：00时，母亲检查了患者的体温，为39.1 ℃。母亲给其当护士的妹妹打电话，妹妹让其直接将孩子送往急诊进行治疗。上车之前，患者易怒且频繁哭闹。母亲指出，在去急诊的途中，患者一直处于醒醒睡睡的状态，且对正常刺激的反应性较差。在去急诊的途中，患者轻度呕吐一次。

■ 既往史

David在孕39周时出生，且是自然分娩。母亲称患者在出生后13个月时发生过中耳炎，用阿莫西林治疗。

■ 家族史

母亲身体状况良好，父亲患有高胆固醇血症；外祖父母均患有代谢综合征；祖父身体状况良好，祖母有乳腺癌病史。

■ 个人史

与父母一起生活。父亲是一位摇滚音乐家，母亲是一位老师。David 3个月前开始去托儿所。父亲吸烟。家里没有养宠物。

■ 用药史

无；根据美国疾病预防控制中心咨询委员会免疫计划（ACIP）进行接种。

■ 过敏史

NKDA。

■ 系统回顾

参见现病史。

■ 体格检查

全身

嗜睡、广泛性皮疹且为轻中度病容。

生命体征

血压75 mmHg，心率152次/分，呼吸频率48次/分，体温39.4 ℃；体重13.6 kg，$SatO_2$（RA）：98%。

五官检查

PERRLA，双侧鼓膜上有红斑。

胸部

双侧肺部正常。

心血管系统

窦性心动过速、心律齐、无杂音、无摩擦音、无奔马律。

腹部

柔软、膨出，有肠鸣音，有紫癜性皮疹。

四肢

毛细管在4秒内可充盈，四肢斑驳且触之较凉，轻度变白，有紫癜性皮疹存在；有斑点样皮损。

神经系统

无精打采；只对强刺激有反应，布鲁津斯基征（–），克氏征（–），巴宾斯基征阳性。

■ 实验室检查

Na 135 mEq/L	Hgb 13.2 g/dL	pH 7.32
K 3.9 mEq/L	Hct 39.6%	PaO_2 80 mmHg
Cl 110 mEq/L	Plt 160 × 10^3/mm^3	$PaCO_2$ 40 mmHg
CO_2 14 mEq/L	WBC 25 × 10^3/mm^3	HCO_3^- 15 mEq/L
SCr 0.9 mg/dL	中性粒细胞 70%	Base 超过 5.3 mEq/L
BUN 19 mg/dL	Bands 16%	血清降钙素 20.2 ng/mL
Glu 110 mg/dL	淋巴细胞 10%	
Ca 9.2 mg/dL	单核细胞 2%	
Mg 1.4 mEq/L	嗜酸性粒细胞 1%	
PO_4 4.2 mg/dL	嗜碱性粒细胞 1%	
T. protein 6.6 g/dL		
Alb 4.1 g/dL		
Bili 0.7 mg/dL		
AST 86 IU/L		
ALT 20 IU/L		
ALP 285 IU/L		

■ 脑脊液血清学 / 尿抗原检测

B型流感嗜血杆菌（–）；肺炎链球菌（–）；B组链球菌（–）。

■ CSF 分析

颜色 / 外观：稻草 / 云雾状，葡萄糖 38 mg/dL，蛋白 315 mg/dL，WBC 420/mm^3（2% 淋巴细胞，2% 单核细胞，96% 中性粒细胞），RBC 500/mm^3。

CSF 革兰染色：革兰阴性双球菌。

■ 培养

血液、尿液和脑脊液培养：待定。

■ 胸部X线片

未发现急性心肺病变。

■ 初步诊断

急性细菌性脑膜炎，疑似脑膜炎球菌感染；低血压 / 代谢性酸中毒。

问题

问题识别

1.a 列出与患者药物治疗有关的问题。

1.b 该患者发生细菌性脑膜炎的危险因素有哪些？

1.c 导致细菌性脑膜炎的细菌有哪些？

1.d 哪些信息（症状、体征和实验室检查结果）表明患者患有脑膜炎及其严重程度？

预期治疗结果

2. 该患者的药物治疗目标是什么？

治疗方案

3.a 有哪些非药物疗法可能对该患者有用？

3.b 有哪些药物治疗方案可以用于治疗该疾病并解决药物治疗相关问题？

最佳的治疗方案

4.a 治疗该患者的最合适药物有哪些？且这些药物的名称、剂型、剂量、给药时间和疗程是什么？

4.b 如果最初的治疗方案失败或不能使用，还有哪些合适的治疗方案？

4.c 应该给该患者提供什么样的辅助治疗手段？

结果评价

5. 哪些临床和实验室指标可用来评价治疗结果，并监测和预防不良事件的发生？

■ 临床过程

根据医院脓毒症治疗指南，该医院为患者提供液体疗法、支持疗法和经验性的抗生素疗法。一开始给患者经验性使用万古霉素和头孢曲松治疗，还给患者使用了地塞米松（从第1剂抗生素开始，用法：每6小时一次，剂量 0.15 mg/kg）。脑膜炎奈瑟菌（N. meningitidis）血培养阳性。脑膜炎奈瑟菌 CSF 培养阳性。尿培养仍然为阴性。

CSF 培养脑膜炎奈瑟菌的药敏试验结果如下。

青霉素最低抑菌浓度：0.1 mcg/mL。

头孢曲松最低抑菌浓度：0.06 mcg/mL。

利福平最低抑菌浓度：0.25 mcg/mL。

环丙沙星最低抑菌浓度：0.03 mcg/mL。

入院第3天再次测量降钙素血清浓度为 6.3 ng/mL。

CBC 复查结果：Hgb 13.5 g/dL，Hct 40.5%，血小板 225 × 10^3/mm^3，WBC 12 × 10^3/mm^3（66% 中性粒细

胞，32% 淋巴细胞，1% 嗜碱性粒细胞，1% 嗜酸性粒细胞）。

患者教育

6. 为加强其依从性，确保治疗成功，并最大限度地减少不良反应的发生，你可以为患者提供哪些信息？

■ 自学任务

1. 讨论疫苗接种在降低儿科患者脑膜炎及其他感染性疾病方面的作用。脑膜炎奈瑟菌 B 型血清疫苗批准上市后可能会产生什么影响？

2. 详细说明影响抗生素穿透血脑屏障能力的药代动力学特性。

3. 探讨降钙素对细菌性脑膜炎和无菌性脑膜炎的影响。

4. 讨论耐药性脑膜炎球菌和肺炎球菌导致的脑膜炎治疗方案。

临床要点

除了接种四价疫苗外，16 ～ 23 岁的患者可能还需要接种脑膜炎奈瑟菌 B 型血清疫苗。感染脑膜炎球菌的高危人群（无脾脏、补体缺陷和微生物学实验室人员）应该接种 B 型血清疫苗。

参考文献

[1] Tunkel AR, Hartman BJ, Kaplan SL, et al.Practice guidelines for the management of bacterial meningitis.Clin Infect Dis 2004;39:1267-1284.

[2] Chavez-Bueno S, McCracken GH.Bacterial meningitis in children.Pediatr Clin North Am 2005;52:795-810.

[3] Centers for Disease Control and Prevention. Prevention and Control of Meningococcal Disease Recommendations of the Advisory Committee on Immunization Practices (ACIP).MMWR 2005;54(No.RR-7).

[4] Cohn A, MacNeil J. The Changing Epidemiology of Meningococcal Disease.Infect Dis Clin North Am 2015 Dec;29(4):667-677.

[5] Brouwer MC, Tunkel AR, van de Beek D. Epidemiology, diagnosis, and antimicrobial treatment of acute bacterial meningitis.Clin Microbiol Rev 2010 Jul;23(3):467-492.

[6] Bonadio W. Pediatric lumbar puncture and cerebrospinal fluid analysis.J Emerg Med. 2014 Jan;46(1):141-150.

[7] Alkholi UM, Abd Al-Monem N, Abd El-Azim AA, Sultan MH.Serum procalcitonin in viral and bacterial meningitis.J Glob Infect Dis 2011 Jan;3(1):14-18.

[8] Brouwer MC, McIntyre P, Prasad K, van de Beek D. Corticosteroids for acute bacterial meningitis.Cochrane Database Syst Rev 2015 Sep 12;9:CD004405.

[9] Wall EC, Ajdukiewicz KM, Heyderman RS, Garner P. Osmotic therapies added to antibiotics for acute bacterial meningitis.Cochrane Database Syst Rev 2013 Mar 28;3:CD008806.

[10] World Health Organization.Chapter 11:Antimicrobial Susceptibility Testing of Neisseria meningitidis, Haemophilus influenzae, and Streptococcus pneumoniae.In:Laboratory Methods for the Diagnosis of Meningitis Caused by Neisseria meningitidis, Streptococcus pneumoniae, and Haemophilus influenzae. 2009. Available: http://www.cdc.gov/meningitis/lab-manual/.Accessed March 30, 2016.

第 119 章　急性支气管炎

大学生咳嗽……………………… Ⅱ级

Jessica Helmer Brady, PharmD, BCPS

学习目标：

完成该病例学习后，学生能够：

- 识别急性支气管炎的症状、体征及持续时间，并评价排除其他严重疾病（如肺炎）的实验室检查结果。
- 讨论在单纯性急性支气管炎患者的评价和治疗中，痰培养与革兰染色没有价值的原因。
- 讨论不需要抗生素治疗单纯性急性支气管炎的原因。
- 选择支持疗法中的药物和非药物疗法，并能够识别评价疗效的指标。

患者介绍

■ 主诉

我不停地咳嗽，无法停下来，咳嗽让我和我的室友一晚上无法睡觉，而且还会打扰同学上课。现在我的喉咙也很疼。我甚至使用了室友治疗哮喘的吸入剂，希望咳嗽会停止，但没有效果。我希望使用抗生素进行治疗使自己不再咳嗽！

■ 现病史

Allie Comeaux，女，21 岁，因其过去 5 天的化脓性咳嗽和咽痛来其大学的学生健康中心就诊。在询问过程中，Allie 称自己没有发热、畏寒和肌痛。有一位室友最近因肺炎住院，她表示很担忧。她称自己使用了室友的用于治疗哮喘的吸入剂，她回忆说是沙丁胺醇，但没有效果。她的咽部虽然疼痛，但她最关心的是咳嗽问题。她说："我的咳嗽停不下来，上历史课时，教授甚至要求我离开教室"。

■ 既往史

轻度痤疮 5 年；月经周期不规律，25～40 天不等；当前根据接种计划进行了除流行性感冒和人乳头瘤病毒外的所有疫苗的接种。

■ 家族史

父亲，51 岁，患有高血压和高脂血症，且很久以前有酗酒史。母亲，50 岁，处于更年期。患者还有两个弟弟分别为 16 岁和 18 岁，健康状况良好。

■ 个人史

Allie 与室友住在大学宿舍。她与朋友外出"社交"时偶尔吸烟，但由于父亲曾经的酗酒问题，患者不喝酒。患者没有吸食毒品史。她目前是人体运动学专业的大一学生，并希望自己在完成学位后去物理疗法学院进一步学习。她也在在线舞蹈大学学习。Allie 称自己与交往了 8 个月的男友性生活活跃。他们一般使用避孕套作为避孕手段，有时还采用其他方法。

■ 用药史

- 对乙酰氨基酚 650 mg，PO，头痛或月经痛时口服。
- 2.5% 过氧化苯甲酰凝胶，局部涂抹，治疗痤疮。

■ 过敏史

青霉素（全身皮疹）。

■ 系统回顾

无发热、畏寒、肌痛、胸痛、气短；无恶心、呕吐、腹泻。

■ 体格检查

全身

发育良好、体型较瘦、无其他疾病。

生命体征

血压 104/68 mmHg，脉搏 64 bpm，呼吸频率 14 次 / 分，体温 37 ℃；体重 50 kg，身高 167.6 cm（5′6″）。

五官检查

PERRLA、结膜正常、TMs 正常。无鼻出血、鼻腔分泌物。无窦肿胀或压痛，黏膜湿润。无口咽病变。

颈部 / 淋巴结

柔软、无腺病（淋巴结肿大）或甲状腺肿大。

胸部

无干、湿啰音，震颤增加，有喘息音、羊鸣音，无支气管呼吸音。

心血管系统

RRR，无 MRG。

腹部

柔软、无压痛，BS（+）。

生殖系统 / 直肠

延期检查。

肌肉骨骼 / 四肢

全身脉搏 2+。

神经系统

A & O × 3；全身神经反射 2+，强度 5/5；CN Ⅱ～Ⅻ正常。

■ 实验室检查

Na 140 mEq/L	Hgb 14 g/dL	WBC 6 × 10^3/mm^3
K 4.5 mEq/L	Hct 38%	Segs 55%
Cl 102 mEq/L	RBC 5.0 × 10^6/mm^3	Bands 3%
HCO_3^- 24 mEq/L	Plt 250 × 10^3/mm^3	Lymphs 33%
BUN 14 mg/dL		Monos 6%
SCr 0.7 mg/dL		Eos 2%
FPG 88 mg/dL		Basos 1%

■ 痰培养

未发现致病菌。

■ 初步诊断

疑似急性支气管炎；性 / 生殖健康问题需进一步研究处理；有吸烟史，虽然患者称："我只是与朋友出去的时候，在社交场合吸烟，其他场合都不吸烟。"

问题

问题识别

1.a 列出与患者药物治疗有关的问题。

1.b 哪些信息（症状、体征和实验室检查结果）表明患者患有急性支气管炎及其严重程度？

1.c 在决定是否使用抗菌药物进行治疗之前，还需要考虑哪些问题？

预期治疗结果

2. 该患者药物治疗的目标是什么？

治疗方案

3.a 有哪些非药物疗法可能对该患者有用？

3.b 有哪些可行的药物治疗方案可用于治疗该患者的单纯性急性支气管炎？

3.c 患者最有可能选择哪种方式进行戒烟？

3.d 在给该患者提供医疗服务时，应当考虑哪些性 / 生殖健康问题？

3.e 在给该患者提供医疗服务时，应当考虑什么样的社会心理因素？

最佳的治疗方案

4.a 治疗该患者急性支气管炎的最合适药物有哪些？且这些药物的名称、剂型、剂量、给药时间及疗程分别是什么？

4.b 该患者戒烟方案中需要用到的药物及剂量是什么？

结果评价

5. 需要哪些临床和实验室参数指标来评价治疗结果，并检测和预防不良事件的发生？

患者教育

6. 为加强其依从性，确保治疗成功，并最大限度地降低不良反应的发生率，你可以向患者提供哪些信息？

■ 随访问题

该患者需要接种哪些疫苗？

■ 自学任务

1. 概述慢性支气管炎急性发作的治疗方案，并比较该方案与急性支气管炎治疗方案的异同。

2. 为急性支气管炎患者准备教育咨询服务手册。一定要让自己明白为什么抗生素通常不是治疗单纯急性支气管炎的一线药物。

3. 讨论儿童与成人单纯急性支气管炎在临床表现和治疗方面的异同。

临床要点

许多有急性支气管炎症状的患者认为自己需要

使用抗生素进行治疗。因此，医生应该花时间向患者解释为什么决定不用抗生素治疗，以及为什么滥用抗生素会对整个社会造成不利影响。

参考文献

[1] Braman SS.Chronic cough due to acute bronchitis:ACCP evidence-based clinical practice guidelines.Chest 2006;129:95S-103S.

[2] Wenzel RP, Fowler AA.Acute bronchitis.N Engl J Med 2006;355:2125-2130.

[3] Becker LA, Hom J, Villasis-Keever M, van der Wouden JC.Beta2-agonists for acute bronchitis. Cochrane Database Syst Rev 2011;(7):CD001726.

[4] Albert RH.Diagnosis and treatment of acute bronchitis.Am Fam Physician 2010;82(11):1345-1350.

[5] Gonzales R, Bartlett JG, Besser RE, et al.Principles of appropriate antibiotic use for treatment of uncomplicated acute bronchitis: background.Ann Intern Med 2001;134:521-529.

[6] Phillips TG, Hickner J. Calling acute bronchitis a chest cold may improve patient satisfaction with appropriate antibiotic use.J Am Board Fam Pract 2005;18:459-463.

[7] Brunton S, Carmichael BP, Colgan R, et al.Acute exacerbation of chronic bronchitis: a primary care consensus guideline.Am J Manag Care 2004;10:689-696.

[8] Irwin RS, Baumann MH, Boulet L, et al. Diagnosis and management of cough executive summary:ACCP evidence-based clinical practice guidelines.Chest 2006;129:1S-23S.

[9] Petrosky E, Bocchini JA, Hariri S, et al. Use of 9-valent Human Papillomavirus (HPV) vaccine:Updated HPV vaccination recommendations of the Advisory Committee on Immunization Practices.MMWR 2015;64(11):300-304.

第120章　社区获得性肺炎

咳嗽的难题························Ⅱ级

Trent G. Towne, PharmD, BCPS, AQ-ID
Sharon M. Erdman, PharmD

学习目标：

完成该病例学习后，学生能够：

- 识别社区获得性肺炎（CPA）常见的症状、体征、体格检查结果、实验室检查结果和影像学结果。
- 说明导致社区获得性肺炎最常见的致病菌，并说明这些菌导致肺炎的发病率，以及对抗菌药物的敏感性。
- 讨论可用来确定社区获得性肺炎患者应该住院治疗还是在门诊治疗的风险分层策略。
- 根据临床表现、感染严重程度、年龄、过敏史和并存疾病这些因素为住院或门诊患者提供初步的经验性抗生素治疗建议。
- 确定CAP患者的抗菌治疗目标，以及用于评估疗效和不良反应发生情况的监测参数。
- 说明在治疗CAP时，从静脉注射用药改为口服抗菌药物治疗时应考虑的临床参数。

患者介绍

■ 主诉

过去3天，我呼吸急促，且一直咳铁锈色痰。

■ 现病史

James Thompson，男，55岁，非裔美国人，有3天内呼吸急促加重史，有发热、畏寒、右胸痛和咳痰性咳嗽。患者称，大约1周前，在一个极端寒冷的冬日他投递邮件后出现了呼吸急促的症状，几天内都感觉不舒服，去诊所就诊时，医生给他开具了左氧氟沙星（用法：750 mg，QD，PO，疗程5天）的处方，由于经济方面的原因，他没有购买左氧氟沙星。他一直在服用对乙酰氨基酚以及治疗咳嗽和感冒的非处方药物，但感觉自己的症状越来越严重。过去3天，患者发生右胸痛和咳嗽，咳铁锈色痰，虽然他没有测体温，但感觉他自己有发热、寒战。在急诊室，患者有发热和呼吸急促的症状。

■ 既往史

高血压15年；2型糖尿病10年。

■ 个人史

与妻子和4个孩子一起生活。是美国邮政服务公司的一名邮递员。无吸烟、喝酒、静脉注射毒品史。

■ 家庭用药

处方药

患者称由于经济方面的原因，他只是偶尔服用下列药物：

- 赖诺普利10 mg，PO，QD。
- 氢氯噻嗪25 mg，PO，QD。
- 二甲双胍1000 mg，PO，BID。

非处方药

- 对乙酰氨基酚650 mg，每6小时一次，疼痛时口服。
- 愈创甘油醚/右美沙芬（100 mg/10 mg/5 mL）一次2茶匙，4小时一次，咳嗽时口服。

■ 过敏史

阿莫西林（皮疹，儿时发生过）。患者成年后，使用过头孢氨苄，未发生过敏。

■ 系统回顾

患者是一名很好的历史学家。呼吸急促、咳铁锈色痰，自己感觉（未测体温）发热、畏寒、胸痛，称“右侧胸部中间疼痛”。无恶心、呕吐、便秘和排尿问题。

■ 体格检查

全身

该非裔美国患者发育良好、营养状况良好，有中度呼吸窘迫、有些焦虑和不适。

生命体征

血压 155/85 mmHg，脉搏 127 bpm，呼吸频率 30 次 / 分，体温 39.5 ℃；体重 110 kg，身高 180.3 cm（5′11″）。

皮肤

摸起来温暖，皮肤弹性差。

五官检查

PERRLA；OMI；黏膜干燥。

颈部 / 淋巴结

无 JVD；活动范围正常；无颈部僵硬；无肿块、无甲状腺肿大；无颈部淋巴结肿大。

肺部 / 胸部

呼吸急促，用力呼吸，右肺区有粗糙干啰音；右中、右下肺呼吸音减弱。

心血管系统

可闻及 S_1 和 S_2；心动过速，心律齐，无 MRG。

腹部

NTND；有肠鸣音。

生殖系统 / 直肠

延期检查。

四肢：

无 CCE；握力 5/5；双侧脉搏 2+。

神经系统

A & O × 3；CN Ⅱ～Ⅻ正常。

■ 实验室检查（入院时）

Na 140 mEq/L	Hgb 12.1 g/dL	WBC 23.1 × 10^3/mm^3
K 4.3 mEq/L	Hct 35%	中性粒细胞 67%
Cl 102 mEq/L	RBC 3.8 × 10^6/mm^3	Bands 15%
CO_2 22 mEq/L	Plt 220 × 10^3/mm^3	Lymphs 12%
BUN 42 mg/dL	MCV 91 μm^3	Monos 6%
SCr 1.4 mg/dL	MCHC 35 g/dL	
Glu 295 mg/dL		

■ 动脉血气分析

pH 7.38；$PaCO_2$ 29 mmHg；在室内空气条件下，PaO_2 70 mmHg，氧饱和度为 87%，HCO_3^- 浓度为 25 mEq/L。

■ 胸部 X 线片

右肺中叶和下叶充气部分发生实性变，可能是肺炎。左肺正常。心脏大小正常。

■ 胸部无增强 CT 扫描结果

腋窝、纵隔、肝门淋巴结均无肿大。心脏大小正常。支气管造影发现右肺下叶和中叶横裂部位发生实变。没有明显的胸腔积液，左肺正常。

■ 痰革兰染色

白细胞> 25 个 /hpf，上皮细胞> 10 个 /hpf，有多个成对革兰阳性球菌。

■ 痰培养

待定。

■ 血培养 x 2 份

待定。

■ 其他实验室检查

肺炎链球菌尿抗原：待定。

肺炎军团菌尿抗原：待定。

■ 初步诊断

可能是涉及右中叶（RML）和右下叶（RLL）多个肺叶的社区获得性肺炎。

血氧不足。

问题

问题识别

1.a 列出与患者药物治疗有关的问题。

1.b 有哪些临床表现、实验室检查结果和影像学检查结果表明患者患有社区获得性肺炎？

1.c 导致社区获得性肺炎常见的致病细菌有哪些？

1.d 在确定治疗地点（住院还是门诊）治疗社区获得性肺炎时，需要考虑哪些临床表现、实验室检查结果和体检结果？

预期治疗结果

2. CAP 患者治疗的目标是什么？

治疗方案

3. 治疗住院患者和门诊患者的可行药物治疗方案是什么？

最佳的治疗方案

4.a 应使用什么样的药物来治疗患者的 CAP，且剂量、给药途径、给药方案和疗程分别是什么？

■ 临床过程

在急诊室，患者在 4 L NC O_2 环境中，氧饱和度改善，达到 98%。患者开始使用头孢曲松（用法：1 g，静脉注射，QD）和阿奇霉素（用法：500 mg，静脉注射，QD）进行治疗，并办理了住院手续。在接下来的 48 小时内，患者的临床状况改善，发热、呼吸急促、心动过速和气短等临床症状改善。在住院的第 2 天，患者肺炎链球菌尿抗原呈阳性，痰培养显示肺炎链球菌，且对红霉素（MIC ≥ 1 mcg/mL）耐药，但对青霉素（MIC ≤ 2 mcg/mL）、头孢曲松（MIC ≤ 1 mcg/mL）、左氧氟沙星（MIC ≤ 0.5 mcg/mL）和万古霉素（MIC ≤ 1 mcg/mL）敏感。

4.b 鉴于这些新信息，你认为抗菌药物应如何进行调整？

4.c 该 CAP 患者应该服用哪些抗生素进行治疗？该患者何时可以将静脉注射抗生素换为口服抗生素？

结果评价

5. 为确保良好疗效，监测或预防不良反应的发生，应监测哪些临床和实验室参数？

患者教育

6. 在住院第 4 天，该患者的肺炎临床症状几乎都得以解决，因此，患者可以出院回家，通过口服 7 天疗程抗生素进行巩固治疗。为加强患者的依从性，确保治疗的成功，最大限度地减少不良反应的发生，应当向患者提供口服抗生素方面的哪些信息？

■ 自学任务

1. 回顾美国感染性疾病学会（IDSA）/ 美国胸腔学会发布的治疗 CAP 的最新实践指南，并评估说明该版实践指南与上一版的不同。

2. 回顾国家、地区和当地肺炎链球菌的易感性模式，并将这些数据与你所在的医疗机构或诊所进行比较。

3. 说明短期（5 天）抗生素治疗在 CAP 治疗中的作用。

临床要点

流感和肺炎球菌疫苗对某些患者来说很重要，能够预防 CAP 的发生，减少与 CAP 有关的发病率和死亡率。

参考文献

[1] Mandell LA, Wunderink RG, Anzueto A, et al. Infectious Diseases Society of America/American Thoracic Society consensus guidelines on the management of community–acquired pneumonia in adults.Clin Infect Dis 2007;44(Suppl 2):S27-S72.

[2] Prina E, Ranzani OT, Torres A. Community–acquired pneumonia.Lancet 2015;386:1097-108.

[3] Infections of the lower respiratory tract.In:Tile, PM, ed.Bailey and Scott's Diagnostic Microbiology. 13th ed.St Louis, MO:Mosby Inc; 2014:878-891.

[4] Segreti J, House HR, Siegel RE.Principles of antibiotic treatment of community–acquired pneumonia in the outpatient setting.Am J Med 2005;118(7A):21S-28S.

[5] Bochud PY, Moser F, Erard P, et al.Community–acquired pneumonia: a prospective outpatient study.Medicine 2001;80(2):75-87.

[6] File TM. Community–acquired pneumonia.Lancet 2003;362:1991-2001.

[7] Fine MJ, Auble TE, Yealy DM, et al.A prediction rule to identify low–risk patients with community–acquired pneumonia.N Engl J Med 1997;336:243-250.

[8] Lim WS, van der Eerden MM, Laing R, et al. Defining community–acquired pneumonia severity on presentation to hospital: an international derivation and validation study.Thorax 2003;58:377-382.

[9] Pfaller MA, Farrell DL, Sader HS, Jones RN.AWARE Ceftaroline Surveillance Program (2008-2010): trends in resistance patterns among Streptococcus pneumoniae, Haemophilus influenzae, and Moraxella catarrhalis in the United States.Clin Infect Dis 2012;55(Suppl 3):S187-S193.

[10] Fine MJ, Stone RA, Singer DE, et al.Process and outcomes of care for patients with community–acquired pneumonia: results from the Pneumonia Patients Outcomes Research Team (PORT) cohort study.Arch Intern Med 1999;159:970-980.

第 121 章　医院获得性肺炎

意外事件……………………………Ⅲ级

Kendra M. Damer, PharmD

学习目标：

完成该病例学习后，学生能够：

- 识别医院获得性肺炎（HAP）的症状、体征。
- 确定导致 HAP 最常见的致病菌，并认识到细菌耐药性对 HAP 病因和治疗的影响。
- 为疑似 HAP 患者制定经验性抗菌药物用药方案。
- 根据最常见的致病菌，制定治疗 HAP 的多种用药方案。
- 根据患者信息和最终的微生物培养和易感性结果，为患者制定个体化抗生素用药方案。

患者介绍

■ 主诉

我的胸口很痛，喘不过气来，而且咳嗽越来越厉害。

■ 现病史

Justin Case，男，60 岁，有严重的心肌梗死病史，最近被诊断患有大肠腺癌且癌细胞转移到肝脏，5 天前办理了住院手续进行手术治疗。在住院第 2 天，患者被送到手术室，进行了剖腹探查、回肠分流和放置希克曼导管，准备化疗。术后，患者转移到康复 ICU 进行康复治疗，没有并发症发生。无其他主诉，直到住院第 5 天，患者称自己胸骨有压迫性疼痛，且放射到左肩和左下颌，另外，还有呼吸急促、咳痰进行性恶化。患者有明显的呼吸窘迫，呼吸频率为 43 次 / 分，心率 153 bpm，血压 162/103 mmHg，以及氧饱和度为 87%。然后，患者被转送到医疗 ICU，因呼吸状况恶化而进行气管插管治疗。鉴于患者有心肌梗死症状及曾经有过心肌梗死病史，检查心脏标记物。患者被转移到医疗 ICU 后，进行了相关影像学和血痰培养检查。

■ 既往史

3 年前被诊断为冠心病和心肌梗死，当时未进行手术治疗。

■ 个人史

与妻子一起生活；有 40 年一天一包烟的吸烟史；不喝酒、不吸食毒品。

■ 用药史

患者称自己还没有在家里服用过任何药物。医院用药包括（ICU 用药清单）：

- 阿司匹林 325 mg，PO，后来减至每天 81 mg，PO。
- 依诺肝素 70 mg，每 12 小时一次，皮下注射。
- 艾美拉唑 40 mg，PO，QD。
- 芬太尼，IV，滴速 25 mcg/h。
- 劳拉西泮，IV，滴速 2 mg/h。
- 美托洛尔 25 mg，PO，每 12 小时一次。
- 尼古丁贴片 21 mg，每天一次。

■ 过敏史

NKDA。

■ 系统回顾

患者有严重的胸痛、气短、咳嗽和咳痰问题。无恶心、呕吐或排尿困难。患者称在其造口和切口部位附近有轻微的腹痛。

■ 体格检查

全身

该白种男性患者发育良好，健康状况良好，一开始有焦虑、病容和中度呼吸窘迫；现在已经进行了气管插管，无其他疾病。

生命体征

血压 162/103 mmHg，脉搏 147 bpm，呼吸频率 42 次 / 分，体温 38.5 ℃；体重 70 kg，身高 167.6 cm（5′6″）。

皮肤

温暖；无皮疹；无皮肤破损。

五官检查

PERRLA；黏膜湿润。

颈部 / 淋巴结

柔软；无淋巴结病变。

肺部 / 胸部

有散在的干啰音、呼气时有哮鸣音；两肺有弥漫性湿啰音；两肺基底部呼吸音减弱；右侧希克曼导管正常，无红斑。

心血管系统

心动过速，心律齐；无 MRG。

腹部

柔软；轻度膨出；肠鸣音减弱；RUQ 触诊肝脏增大；RLQ 有回肠造口，为粉红色，功能正常；外科手术切口为 C/D/I。

生殖系统 / 直肠

延期检查。

肌肉骨骼 / 四肢

凹陷性水肿 1+；双侧脉搏 2+；外周灌注良好。

神经系统

插管前，A & O×3；CN Ⅱ～Ⅻ 正常；患者已经进行了插管治疗，以及使用了镇静剂。

■ 实验室检查

实验室参数	入院时	住院第 5 天
Na（mEq/L）	130	141
K（mEq/L）	4.1	5.1
Cl（mEq/L）	92	110
CO_2（mEq/L）	24	19
BUN（mg/dL）	22	34
SCr（mg/dL）	1	1.1
Glu（mg/dL）	113	148
Ca（mg/dL）	9.4	9.2
WBC（$/mm^3$）	9.5×10^3	17×10^3
Neutros（%）	89	88
Bands（%）	0	5
Lymphs（%）	5	4
Monos（%）	6	3
Eos（%）	0	0
Hgb（g/dL）	11.9	12.4
Hct（%）	35	37
Plts（$/mm^3$）	448×10^3	584×10^3

■ 心脏标志物

CK 871 IU/L，肌钙蛋白 I 1.23 ng/mL。

■ 动脉血气分析

pH 7.38；$PaCO_2$ 30 mmHg；在室内空气条件下，PaO_2 51 mmHg，氧饱和度为 87%，HCO_3^- 浓度为 25 mEq/L。

pH 7.44；$PaCO_2$ 29 mmHg；吸氧（氧浓度 40%）（插管后），PaO_2 89 mmHg，氧饱和度为 100%，HCO_3^- 浓度为 23 mEq/L。

■ 胸部 X 线片

在左上叶和右中叶发现混浊，可能有感染。肺门和下叶部位肺泡浸润增加。

■ 胸部增强 CT

未发现肺栓塞。心脏大小正常。有小纵隔和腋淋巴结；无病理性增大。双侧胸腔有少量积液，且相邻肺组织萎缩。在左上叶和右中叶胸腔部位有混浊；这与急性感染相符。

■ 心电图

窦性心动过速、QRS 低电压、间壁心肌梗死（陈旧性改变）；ST 段和 T 波异常；可能是下壁心肌缺血。下壁导联处有 T 波倒置。

■ 痰革兰染色

WBC > 25 个 /hpf，上皮细胞 < 10 个 /hpf，革兰阳性球菌（1+），革兰阴性杆菌（3+）。

■ 痰培养

待定。

■ 血培养 x 2 份

待定。

■ 初步诊断

LUL 和 RML 处可能是 HAP；NSTEMI。

问题

问题识别

1.a 列出与患者药物治疗有关的问题。

1.b 有哪些主观和客观数据支持该患者患有HAP？

1.c 导致HAP最常见的致病菌有哪些？

预期治疗结果

2.HAP患者的药物治疗目标是什么？

治疗方案

3. 有哪些可行的药物治疗方案可用于治疗该HAP患者？

最佳的治疗方案

4.a 治疗HAP患者的抗菌药物有哪些？且该这些药物的名称、剂型、剂量、给药时间和疗程分别是什么？

4.b 在最初治疗失败或患者不耐受的情况下，还有哪些抗生素治疗方案？

■ 临床过程

气管插管后，患者的氧饱和度改善，呼吸和心率正常。患者开始在心内科治疗NSTEMI。患者在开始进行经验性抗菌治疗的同时，等待痰和血培养结果。血培养和痰培养结果显示致病菌为肺炎克雷伯菌（Klebsiella pneumoniae）。细菌敏感性结果如表121-1。接下来的72小时内，患者的临床状况得到改善，痰液减少，氧气需求下降，体温和白细胞计数均下降，胸部X线检查结果也改善，因此，在住院第8天，拔管。术后，患者转移到康复ICU进行康复治疗。

表121-1 细菌敏感性结果

抗菌药物	MIC（mg/L）	解释
氨苄西林	≥ 32	耐药
氨苄西林/舒巴坦	≥ 32	耐药
哌拉西林/他唑巴坦	≤ 4	敏感
头孢唑啉	32	耐药
头孢曲松	≤ 1	敏感
头孢吡肟	≤ 1	敏感
美罗培南	≤ 0.25	敏感
庆大霉素	≤ 1	敏感
妥布霉素	≤ 1	敏感
环丙沙星	≤ 0.25	敏感
左氧氟沙星	≤ 0.12	敏感
甲氧苄啶/磺胺甲噁唑	≥ 320	耐药

4.c 根据上面列出的新结果，为该HAP患者推荐直接/针对性较强的治疗措施。

结果评价

5. 为确保实现治疗目标，需要哪些临床和实验室参数来监测、预防与抗菌药物相关的不良反应？

患者教育

6. 为加强其依从性，确保治疗成功，并最大限度地降低不良反应的发生率，你可以向患者提供哪些信息？

■ 自学任务

1. 回顾国家、区域和当地的细菌易感性模式，找出导致HAP最常见的致病菌，确定本地区合适的经验性给药方案。

2. 根据致病菌及相应的文献，确定治疗HAP的最适宜疗程。

3. 回顾已发表的文献，确定严重性评分［例如，急性生理评估和慢性健康评估Ⅱ（APACHE Ⅱ）和临床肺部感染评分］在诊断和治疗HAP方面的作用。

4. 鉴于患者最近的NSTEMI和MI病史，根据相关文献，评价患者住院及出院时冠心病治疗的效果。

临床要点

经验性治疗的延迟会导致HAP患者住院时间延长、医疗成本增加和死亡率增加。

参考文献

［1］ATS/IDSA Therapeutics Work Group.Guidelines for the management of adults with hospital-acquired, ventilator-associated, and healthcare-associated pneumonia.Am J Respir Crit Care Med 2005;171:388-416.

［2］Lancaster JW, Lawrence KP, Fong JJ, et al.Impact of an institution-specific hospital-acquired pneumonia protocol on the appropriateness of antibiotic therapy and patient outcomes. Pharmacotherapy 2008;28(7):852-862.

［3］Gastermeier P, Sohr D, Geffers C, Ruden H, Vonberg RP, Welte T. Early and late-onset pneumonia: is this still a useful classification?Antimicrob Agents Chemother 2009;53(7):2714-2718.

[4] Ferrer M, Liapikou A, Valendia M, et al.Validation of the American Thoracic Society-Infectious Diseases Society of America guidelines for hospital–acquired pneumonia in the intensive care unit.Clin Infect Dis 2010;50:945-952.

[5] Niederman MS.Use of broad–spectrum antimicrobials for the treatment of pneumonia in seriously ill patients: maximizing clinical outcomes and minimizing selection of resistant organisms. Clin Infect Dis 2006;42:S72-S81.

[6] Torres A, Ferrer M, Badia JR.Treatment guidelines and outcomes of hospital–acquired and ventilator–associated pneumonia.Clin Infect Dis 2010;51(Suppl 1):S48-S53.

[7] Napolitano LM. Use of severity scoring and stratification factors in clinical trials of hospital–acquired and ventilator–associated pneumonia.Clin Infect Dis 2010;51(Suppl 1):S67-S80.

[8] Liu C, Bayer A, Cosgrove SE, et al.Clinical practice guidelines by the Infectious Diseases Society of America for the treatment of methicillin resistant Staphylococcus aureus infections in adults and children.Clin Infect Dis 2011;52:1-38.

[9] Corey GR, Kollef MH, Shorr AF, et al.Televancin for hospital–acquired pneumonia: clinical response and 28–day survival.Antimicrob Agents Chemother 2014;58(4)2030-2037.

[10] Pugh R, Grant C, Cooke RPD, Dempsey G. Short–course versus prolonged–course antibiotic therapy for hospital–acquired pneumonia in critically ill adults.Cochrane Database Syst Rev 2015;Aug 24:8:CD007577.

第 122 章　中耳炎

我的耳朵也被感染了……………………………Ⅱ级

Rochelle Rubin, PharmD, BCPS
Lauren Camaione, PharmD

学习目标：

完成该病例学习后，学生能够：

- 识别急性中耳炎（AOM）的症状、体征。
- 识别可能会增加 AOM 发病风险的危险因素。
- 找出导致 AOM 最常见的致病菌。
- 推荐一种效果好又经济的治疗方案，方案中包括抗生素和镇痛药的剂型、给药途径、剂量。
- 认识到延缓使用抗生素治疗的作用。
- 用普通语言（非医学术语）为患者提供药物使用方面的教育咨询服务。

患者介绍

■ 主诉

来自患者的母亲："孩子的耳朵发生了感染，我的耳朵也被感染了！"

■ 现病史

Seth Jacobs，男，16 个月，在 3 月初的一个周一的早晨，母亲将其带到儿科就诊，母亲心烦意乱。母亲称患儿有 2 天揪右耳、哭泣、食欲下降、嬉闹减少和难以入睡的问题。母亲称，孩子昨晚体温升高到 39.5 ℃（电子轴向体温计），因而给予患儿布洛芬（用法：剂量 5 mL，每 12 小时一次，口服，一次两个剂量）进行治疗。当问患儿是否有疼痛时无回应。母亲写下了所有的用药建议（甚至包括布洛芬），便于日托照顾。她还称，自己是一名会计师，而且现在是税季，她需要尽快将 Seth 送到日托中心。

■ 既往史

足月出生，出生时为 4 kg 的健康男婴，正常分娩（NSVD），母乳喂养 6 个月。

及时免疫接种，包括接种了 4 个剂量的 13 价肺炎球菌联合疫苗（Prevnar-13）。

4 个月时，第 1 次发生 AOM，使用阿莫西林治疗，无不良反应。过去一年，发生过 3 次；最近一次是在 2 周前，使用大剂量阿莫西林治疗 10 天，无不良反应。

在大约 1 个月前，患者因为期 5 天的无痰性咳嗽进行了治疗。当时被诊断为急性支气管炎，采用布洛芬、补液和休息后症状改善。

■ 家族史

父母身体状况良好。两个姐姐，分别为 3 岁和 6 岁，身体健康。

■ 个人史

Seth 与父母和两个姐姐在一起生活，父母都在外工作，Seth 和 3 岁的姐姐都上日托，大姐正在读小学，家里养有一只宠物狗。Seth 一般使用奶瓶。房子里禁止吸烟。

■ 用药史

布洛芬悬浮液 100 mg/5 mL，每 12 次一次，一次摄入 2 个剂量，口服。过去 24 小时摄入 100 mg/5 mL。

■ 过敏史

NKDA。

■ 系统回顾

头部：耳部有脓性分泌物及触痛。

呼吸系统：（来自母亲）无喘息。有不间断的轻度咳嗽，无痰。

■ 体格检查

全身

WDWN 白种男性，现在正在哭。

生命体征

血压 104/60 mmHg，心率 130 次 / 分，呼吸频率 26 次 / 分，体温 39.1 ℃；体重 10 kg，身高 76.2 cm（30″）。

皮肤

温暖干燥；未见皮疹。

五官检查

两侧 TMs 均有红斑（且右侧＞左侧）；右侧 TM 中度膨胀，流动性差；TM 后有很多耵聍和脓液；耳部有脓液；左侧 TM 标志性结构（松弛部、锤骨）正常，鼓膜凸光反射均正常。然而，右侧 TM 标志性结构很难看到，而且液体可遮挡住鼓膜凸，很难看清。喉部有红斑；鼻孔处的红斑也很明显。

颈部 / 淋巴结

柔软；无淋巴结病变。

胸部

双侧基底部有轻度湿啰音，1 个月前治疗支气管炎后，湿啰音改善。

心血管系统

RRR；无杂音。

腹部

柔软、无压痛。

生殖系统 / 直肠

生长发育处于坦纳分期Ⅰ期；未进行直肠检查。

肌肉骨骼 / 四肢

无 CCE；四肢活动程度好；温暖、粉红色，无皮疹；运动范围正常。

神经系统

对刺激有反应，DTR 2+、无抽搐、CN 正常。

■ 实验室检查

无。

■ 初步诊断

右耳 AOM。

问题

问题识别

1.a 列出该患儿的药物治疗问题。

1.b 有哪些主观和客观数据支持 AOM 诊断，在这种情况下该诊断是确定，还是不确定？

1.c 如何区分 AOM 和分泌性中耳炎（OME）？

1.d Seth 的诊断是 AOM 还是 OME？

1.e 如何确定中耳炎的严重程度？

1.f Seth 中耳炎的严重程度怎样？

1.g 该 AOM 患者有哪些危险因素？

1.h 导致 AOM 常见的病原体有哪些？

预期治疗结果

2. 该 AOM 患儿的药物治疗目标是什么？

治疗方案

3.a 治疗该患儿 AOM 的药物有哪些？

3.b 现在应该为该患儿使用抗生素治疗，还是应该观察？解释其理由。

3.c 为预防发生 AOM，应当采取什么样的措施？

最佳的治疗方案

4.a 如果有指征需要使用抗生素，你会推荐哪种抗生素来治疗该患儿的 AOM？并说明其剂量、给药时间、疗程，以及你选择这类抗生素的理由。

4.b 你还会推荐哪些疗法来缓解该患儿的症状？

结果评价

5. 如何监测药物治疗方案的治疗效果和不良反应？

患者教育

6. 你如何向患儿的母亲提供关于这种疗法方面的教育咨询服务？

■ 自学任务

描述适合使用阿奇霉素治疗 AOM 的情况。

临床要点

有研究显示 40% ～ 50% 的儿童 AOM 由肺炎链球菌（streptococcus pneumoniae）导致。虽然阿莫西林有很明显的耐药性，但 AOM 的一线治疗仍然是高剂量的阿莫西林，因为高剂量的阿莫西林对敏感、中度敏感，甚至是耐药肺炎球菌通常有效，而且该药物成本低、安全，在抗菌谱较窄时，可尝试使用。

参考文献

[1] Lieberthal AS, Carroll AE, Chonmaitree T, et al. Clinical practice guideline:Diagnosis and management of acute otitis media.Pediatrics

2013;131:e964-e999.

[2] American Academy of Pediatrics, American Academy of Otolaryngology–Head and Neck Surgery, American Academy of Pediatrics Subcommittee on Otitis Media with Effusion.Otitis media with effusion. Pediatrics 2004;113:1412-1429.

[3] Neto JFL, Hemb L, Silva DB.Systematic literature review of modifiable risk factors for recurrent otitis media in childhood.J Pediatr 2006;82:87-96.

[4] Atkinson H, Sebastian W, Coatesworth AP.Acute Otitis Media.Postgrad Med 2015;127(4):386-390.

[5] Bertin L, Pons G, d' Athis P, et al.A randomized, double–blind, multicentre controlled trial of ibuprofen versus acetaminophen and placebo for symptoms of acute otitis media in children.Fundam Clin Pharmacol 1996;10:387-392.

[6] Centers for Disease Control and Prevention.Active Bacterial Core Surveillance Report, Emerging Infections Program Network, Streptococcus pneumoniae, 2010.Atlanta, GA, Centers for Disease Control and Prevention, 2012.Available at: http://www.cdc.gov/abcs/reports–findings/survreports/spneu12.pdf.Accessed March 30, 2016.

[7] Venekamp RP, Sanders S, Glasziou PP, et al. Antibiotics for acute otitis media in children. Cochrane Database Syst Rev 2013;(1):CD000219.

[8] Spiro DM, Tay KY, Arnold DH, Dziura JD, Baker MD, Shapiro ED.Wait–and–see prescription for the treatment of acute otitis media.JAMA 2006;196:1235-1241.

[9] Centers for Disease Control and Prevention. Advisory committee on immunization practices (ACIP) recommended immunization schedules for persons aged 0 through 18 years and adults aged 19 years and older—Unitied States, 2013.MMWR 2013;62(Suppl 1):6-9.

[10] Centers for Disease Control and Prevention (CDC).Licensure of a 13–valent pneumococcal conjugate vaccine (PCV13) and recommendations for use among children—Advisory Committee on Immunization Practices (ACIP), 2010.MMWR Morb Mortal Wkly Rep 2010;59(9):258-261.

第 123 章　鼻窦炎

鼻窦发生病变…………………………Ⅱ级

Michael B. Kays, PharmD, FCCP

学习目标：

完成该病例学习后，学生能够：

- 比较急性病毒性鼻窦炎和急性细菌性鼻窦炎在症状、体征方面的异同，并注意急性鼻窦炎的基本症状。
- 根据患者的症状，区分导致鼻窦炎的病毒和细菌。
- 找出导致急性细菌性鼻窦炎的最常见的致病菌。
- 确定哪些急性细菌性鼻窦炎成年患者可能只需要观察，不需抗生素治疗。
- 根据症状持续时间、症状严重程度和既往抗生素使用史，制定急性细菌性鼻窦炎的治疗方案。
- 在最初的治疗方案无效时调整治疗方案。

患者介绍

■ 主诉

我感到很闷，呼吸不畅，而且头很疼。我想我的鼻窦炎又犯了。

■ 现病史

Kyle Rhiner，男，49 岁，因发热、左鼻腔内脓性分泌物、面部疼痛（左侧比右侧严重）、鼻塞、头痛和疲劳去初级保健医生处就诊。他称症状始于 8 天前，在前 4 ～ 5 天经治疗症状有所改善。然而，在过去几天，症状进行性恶化。他还称，当他弯腰系鞋带或捡东西时，脸部压力就会很大。他注意到自己嗅觉下降，并称自己感觉到食物的味道和以前不一样。上周他有过恶心、头晕、震颤和心悸的症状，并称自己还有睡眠困难方面的问题。他一直按需服用布洛芬，还服用氯雷他定 5 mg、硫酸伪麻黄碱 120 mg（每 12 小时一次），但症状没有缓解。他称自己没有呕吐、腹泻、畏寒、多汗、呼吸困难、咳痰性咳嗽或过敏等症状。Rhiner 先生表示，3 ～ 4 周前，他就开始进行鼻窦感染性治疗。当进一步询问时，他称自己因 2 ～ 3 天的流鼻涕、充血、打喷嚏、咳嗽和轻度咽痛去急诊就诊，但他第 2 天就出院出差，并要求医生开了一份抗生素处方。他告诉医生，使用阿奇霉素后效果一直非常好，所以医生就给他开了阿奇霉素。后来患者的症状慢慢缓解好转，后来症状完全消失，但是 8 天后又复发了。他说，去年他只是偶尔生病，并没有发生过感染性疾病，除了几次偶发的鼻窦炎。

■ 既往史

3 ～ 4 周前鼻窦发生感染；高血压（服用药物进行控制，效果好）；高胆固醇血症。

■ 家族史

父亲 64 岁时死于心肌梗死。

母亲患有高血压和糖尿病。

■ 个人史

偶尔抽雪茄（一周一两根）。不抽烟、不吸食毒品。在社交场合饮酒（每周摄入三四瓶啤酒和一瓶红酒）。离异，与两个孩子一起生活（一个是 23 岁的儿子，另外一个是 21 岁的女儿）。

■ 用药史

- 赖诺普利 20 mg，PO，QD。
- 氢氯噻嗪 25 mg，PO，QD。
- 辛伐他汀 40 mg，PO，QD。

· 布洛芬 200 ～ 400 mg，PO，需要时服用。
· 开瑞坦，12 小时一次（氯雷伪麻缓释片，氯雷他定 5 mg、硫酸伪麻黄碱 120 mg），PO，Q12H。

■ 过敏史

无。

■ 系统回顾

患者有 8 天发热、脓性鼻腔分泌物、充血、面部疼痛、头痛、疲劳、嗅觉减退、偶尔恶心头晕和心悸等症状。一开始症状有所改善，但几天后症状又进行性恶化。此外，患者还称自己有失眠，这可能导致了疲劳问题。他还患有高血压和高胆固醇血症，而且大约 3 ～ 4 周前他开始进行鼻窦炎治疗。

■ 体格检查

全身

患者超重。看起来很疲惫、不舒服，轻度病容。

生命体征

血压 158/102 mmHg，脉搏 90 bpm，呼吸频率 16 次/分，体温 39.3 ℃；体重 118 kg，身高 185.4 cm（6′1″）。

皮肤

触之温暖，皮肤弹性好；无其他异常。

五官检查

NC/AT；PERRLA；EOMI；眼底检查正常；结膜充血；巩膜无黄疸；可见黄绿色、黏稠、脓性的鼻腔分泌物；黏膜肥大（左侧比右侧严重），未发现鼻息肉。左上颌和额窦的面部疼痛。无口腔损害；眼眶周围无肿胀。鼓膜完好、无红斑、无膨出。咽喉部有红斑。

颈部 / 淋巴结

柔软，无 JVD，轻度淋巴结肿大。

肺部 / 胸部

CTA；无湿啰音、哮鸣音。

心血管系统

轻度心动过速；S_1 和 S_2 正常，无 MRG。

腹部

柔软，无压痛；有肠鸣音；无肿块。

生殖系统 / 直肠

延期检查。

肌肉骨骼 / 四肢

无 CCE。

神经系统

A & O × 3；CN Ⅱ ～ Ⅻ正常。

■ 实验室检查

未获得。

■ 初步诊断

复发性鼻窦炎；高血压；头晕、震颤、心悸。

问题

问题识别

1.a 列出与患者药物治疗有关的问题。

1.b 有哪些主观和客观性数据支持急性细菌性鼻窦炎或病毒性鼻窦炎的诊断？

1.c 急性鼻窦炎的三大基本症状是什么？

1.d 在治疗之前，如果需要，应进行哪些诊断性检查（细菌培养、X 线检查、鼻窦 CT 等）？

1.e 在 3 ～ 4 周前，症状开始出现后，这时是否应该使用抗生素进行治疗？应该的话，为什么？不应该的话，为什么？如果应该，应该使用哪些抗生素？

预期治疗结果

2. 该患者的药物治疗目标是什么？

治疗方案

3.a 最有可能导致该患者鼻窦炎的致病菌是什么？

3.b 根据患者目前的症状，是否需要进行观察（不使用抗生素进行观察）？

3.c 这时，患者应当使用哪些抗生素进行治疗，且剂量是什么？

3.d. 患者先前使用抗生素进行了治疗，但仍然有感染，这最有可能的原因是什么？

最佳的治疗方案

4.a 根据患者的临床表现，你认为患者应该使用哪些抗生素进行治疗？且这些药物的名称、剂量、剂型、给药时间和疗程分别是什么？

4.b 可以采取哪些辅助治疗措施来优化治疗效果？

4.c 如果最初的治疗方案无效，其他治疗方案有哪些？

结果评价

5. 需要哪些临床和实验室指标来评价治疗结果，并监测和预防不良事件的发生？

患者教育

6. 为加强其依从性，确保治疗成功，并最大限

度地降低不良反应的发生率，你可以向患者提供哪些信息？

■ 自学任务

1. 如果鼻腔分泌物从透明无色变为黄色或绿色，确定是细菌感染还是病毒感染。

2. 如果患者对青霉素过敏，说明患者对头孢菌素过敏反应的可能性。

3. 说明治疗急性细菌性鼻窦炎的常用抗菌药物的药代动力学和药效学特征。

4. 回顾急性细菌性鼻窦炎中常见病原菌耐药的常见机制。

临床要点

导致大多数急性鼻窦炎的病原体是病毒；但是，约 80% 的急性鼻窦炎都用抗生素治疗。急性细菌性鼻窦炎的自愈率为 50% ～ 60%。在临床研究中，这一信息在评估比较抗菌疗效时非常重要。

参考文献

[1] Chow AW, Benninger MS, Brook I, et al.IDSA clinical practice guideline for acute bacterial rhinosinusitis in children and adults.Clin Infect Dis 2012;54:e72-e112.

[2] Rosenfeld RM, Piccirillo JF, Chandrasekhar SS, et al.Clinical practice guideline (update): adult sinusitis.Otolaryngol Head Neck Surg 2015;152 (2 Suppl):S1-S39.

[3] Rosenfeld RM, Andes D, Bhattacharyya N, et al. Clinical practice guidelines: adult sinusitis. Otolaryngol Head Neck Surg 2007;137(Suppl 3):S1-S31.

[4] Benninger MS, Payne SC, Ferguson BJ, Hadley JA, Ahmad N. Endoscopically directed middle meatal cultures versus maxillary sinus taps in acute bacterial maxillary rhinosinusitis: a meta-analysis. Otolaryngol Head Neck Surg 2006;134:3-9.

[5] Smith SS, Kern RC, Chandra RK, Tan BK, Evans CT.Variations in antibiotic prescribing of acute rhinosinusitis in United States ambulatory settings. Otolaryngol Head Neck Surg 2013;148:852-859.

[6] Donnelly JP, Baddley JW, Wang HE.Antibiotic utilization for acute respiratory tract infections in U.S. emergency departments.Antimicrob Agents Chemother 2014;58:1451-1457.

[7] Benninger M, Brook I, Farrell DJ.Disease severity in acute bacterial rhinosinusitis is greater in patients infected with Streptococcus pneumoniae than in those infected with Haemophilus influenzae. Otolaryngol Head Neck Surg 2006;135:523-528.

[8] Karageorgopoulos DE, Giannopoulou KP, Grammatikos AP, Dimopoulos G, Falagas ME.Fluoroquinolones compared with β-lactam antibiotics for the treatment of acute bacterial sinusitis: a meta-analysis of randomized controlled trials.CMAJ 2008;178:845-854.

[9] Jones RN, Sader HS, Mendes RE, Flamm RK.Update on antimicrobial susceptibility trends among Streptococcus pneumoniae in the United States: report of ceftaroline activity from the SENTRY Antimicrobial Surveillance Program (1998-2011).Diagn Microbiol Infect Dis 2013;75:107-109.

[10] Flamm RK, Mendes RE, Hogan PA, Ross JE, Farrell DJ, Jones RN.In vitro activity of linezolid as assessed through the 2013 LEADER surveillance program.Diagn Microbiol Infect Dis 2015;81:283-289.

第 124 章　急性咽炎

颈部严重疼痛…………………………Ⅰ级

Anthony J. Guarascio, PharmD, BCPS
Catherine Johnson, PhD, FNP, PNP

学习目标：

完成该病例学习后，学生能够：

- 根据症状、体征和微生物、免疫学诊断研究，评估咽炎患者使用抗生素治疗的必要性。
- 确定导致咽炎最常见的病原体。
- 为急性咽炎患者选择适当的药物治疗方案，包括给药途径、给药频次和疗程。
- 说明急性咽炎的化脓性和非化脓性并发症，以及这些并发症的发生率及预防措施。

患者介绍

■ 主诉

我吞咽时咽部疼痛。

■ 现病史

David Jacobs，男，5 岁，因咽喉痛去儿科就诊。他母亲称患儿在过去 24 小时内一直断续发热，体温达 102 ℉（38.8 ℃），使用对乙酰氨基酚进行治疗。在过去 2 天，患儿的睡眠时间也比往常多。这段时间，患儿一直拒绝摄入固体性食物，但一直摄入液体。患儿的母亲称他没有咳嗽、呼吸急促及呼吸困难等症状。患儿称自己的胃部和头部都很疼，但其母亲称患者没有呕吐。母亲称最近家里没有人生病。

■ 既往史

患儿之前患过中耳炎，上次中耳炎是在一年多前。未患其他疾病。母亲称患儿根据疫苗接种计划进行接种，没有遗漏。

■ 家族史

对其病情无影响。

■ 个人史

David 与父母和婴儿妹妹一起生活。上当地的日托和学前班。

■ 用药史

无。

■ 过敏史

阿莫西林（皮疹、荨麻疹）。

■ 系统回顾

除现病史中主诉问题外，无其他问题。

■ 体格检查

全身

5 岁男孩，WDWN，看起来很疲倦。

生命体征

血压 104/70 mmHg，脉搏 92 bpm，呼吸频率 22 次 / 分，体温 38.8 ℃，体重 21 kg，身高 114.3 cm（45″）。

皮肤

苍白、温暖、上肢和躯干处有轻度猩红热样皮疹。

五官检查

PERRLA；扁桃体上有红斑与白色分泌物；悬雍垂水肿；软腭上有出血点，TM 正常。

颈部 / 淋巴结

颈前有多个淋巴结肿大，直径大于 2 cm。

肺部 / 胸部

双侧 CTA、无气短、咳嗽。

心血管系统

RRR，S_1 和 S_2 正常。

腹部

柔软、无触痛、无膨胀、BS（+）。

生殖系统 / 直肠

延期检查。

神经系统

CN Ⅱ～Ⅻ 正常。

■ 实验室检查

RADT：阴性。

咽喉部细菌培养：结果待定。

■ 初步诊断

该 5 岁男童疑似 A 组 β- 溶血性链球菌性（GABHS）咽炎。

问题

问题识别

1.a 哪些症状、体征表明该患儿是 GABHS 性咽炎，而不是病毒性咽炎？

1.b 可以使用什么样的诊断工具来进行诊断？说明不同检查方法在实施和敏感性 / 特异性方面的差异性，并说明这些差异如何影响临床诊断。

1.c 患儿的咽部菌培养结果可能是什么？根据患儿的症状、体征，说出培养的结果可能是什么？

预期治疗结果

2. 列出治疗目标和临床、药物并发症的预防目标。

治疗方案

3.a 治疗急性 GABHS 咽炎的非药物治疗方法有哪些？

3.b 治疗急性 GABHS 咽炎的药物有哪些？

最佳的治疗方案

4.a 假设患儿咽部培养结果为 GABHS 阳性，治疗急性咽炎的首选治疗措施是什么？并说明药物的剂量、给药途径、给药频次和疗程。

4.b 如果患儿没有阿莫西林过敏问题，治疗咽炎最合适的药物是什么？

结果评价

5.a 评估疗效和（或）不良反应，应监测哪些指标？

5.b 如果患儿的感染问题没有得到解决，其恰当的治疗方法有哪些？

患者教育

6. 就临床疾病和药物治疗，应该向患者及其父母提供哪些信息？

■ 自学任务

1. 做一个表格，说明治疗 GABHS 咽炎的首选和替代治疗方案，并包括以下比较数据。

- 药物。
- 剂量。
- 给药频次。
- 疗程。
- 剂型。
- 不良反应。
- 成本。

2. 准备一页的论文，说明猩红热、风湿热和链球菌感染后肾小球肾炎的发病率、危险因素和症状 / 体征。

临床要点

虽然早期开始使用抗生素能够减少 GABHS 症状的持续时间，但在大多数临床情况下实验室确认 GABHS 感染后再使用抗生素进行治疗，能够降低滥用抗生素的发生率同时防止 GABHS 传播给他人。

感谢

该病例由 JOHN L. LOCK, PHARM D, BCPS, AQ–ID 提供，该病例来自《药物治疗病例分析》的第 9 版。

参考文献

[1] Gerber MA, Baltimore RS, Eaton CB, et al. Prevention of rheumatic fever and diagnosis and treatment of acute streptococcal pharyngitis. Circulation 2009;119:1541-1551.

[2] Shulman ST, Bisno AL, Clegg HW, et al.Practice guidelines for the diagnosis and management of group A streptococcal pharyngitis:2012 update by the Infectious Diseases Society of America.Clin Infect Dis 2012;55:1279-1282.

[3] Wessels MR.Streptococcal pharyngitis.N Engl J Med 2011;364:648-655.

[4] Tanz RR, Gerber MA, Kabat W, Rippe J, Seshadri R, Shulman ST.Performance of a rapid antigen–

detection test and throat culture in community pediatric offices: implications for management of pharyngitis.Pediatrics 2009;123:437-444.

[5] McIsaac WJ, Kellner JD, Aufricht P, Vanjaka A, Low DE.Empirical validation of guidelines for the management of pharyngitis in children and adults. JAMA 2004;291:1587-1595.

[6] Center for Medicare and Medicaid Services. 2014 Clinical Quality Measures (CQMs):Pediatric Recommended Core Measures. https://www.cms.gov/Regulations-and-Guidance/Legislation/EHRIncentivePrograms/Downloads/2014_CQM_PrediatricRecommended_CoreSetTable.pdf. Accessed March 30, 2016.

[7] Tanz RR, Shulman ST, Shortridge VD, et al. Community-based surveillance in the United States of macrolide-resistant pediatric pharyngeal group A streptococci during 3 respiratory disease seasons. Clin Infect Dis 2004;39:1794-1801.

[8] Centers for Disease Control and Prevention.Is It Strep Throat? http://www.cdc.gov/Features/strepthroat/.Accessed March 30, 2016.

第 125 章　流感

流感导致鼻腔分泌物…………………………Ⅱ级

Margarita V. DiVall, PharmD, MEd, BCPS

学习目标：

完成该病例学习后，学生能够：

- 识别流感的临床表现。
- 讨论与流感相关的并发症。
- 制定治疗流感的个体化治疗方案。
- 确定接种流感疫苗的适当目标人群。
- 比较预防流行性感冒的各种疗法。
- 讨论控制流感暴发的各种策略。

患者介绍

■ 主诉

我感觉像被卡车碾过一样难受。我的每个肌肉和骨骼都在疼，且感觉自己烧起来了。

■ 现病史

Vladimir Kharitonov，男，67 岁，俄罗斯人，12 月中旬因 1 天的发热高达 39 ℃（102.2 ℉），肌肉和骨骼痛，疲倦，头痛去急诊就诊。在过去 12 小时，由于食欲不振，患者没有吃任何东西，也没有服用格列本脲等降糖药物。在这之前，患者身体状况良好，但他的一些同事患了"流感"。他希望通过服用抗生素，让自己早些康复，因为他儿子下周末结婚。因为他"太忙了"，错过了 1 个月前的定期体检。

■ 既往史

2 型糖尿病 14 年；高脂血症；HTN。

■ 家族史

父亲和姐妹均患有 2 型糖尿病。

■ 个人史

和妻子一起生活；全职；10 年前戒烟，但在压力较大时或在社会场合偶尔吸烟；在社交场合饮酒，主要是伏特加。

■ 用药史

- 阿司匹林 81 mg，PO，QD。
- 氢氯噻嗪 25 mg，PO，QD。
- 格列本脲 5 mg，PO，QD，早晨服用。
- 二甲双胍 1 g，PO，BID。
- 甘精胰岛素 35 单位，SC，睡觉时使用。
- 立普妥 10 mg，PO，QD。
- 复合维生素片，一次一片，PO，QD。

■ 过敏史

NKDA。

■ 系统回顾

患者严重疲劳、身体酸痛、畏寒和出汗交替、咽痛、干咳和头痛。无鼻塞、恶心、呕吐或腹泻。

■ 体格检查

全身

WDWN，NAD，超重。

生命体征

血压 150/90 mmHg（患者称自己在家测量的血压也是如此），脉搏 95 bpm，呼吸频率 18 次 / 分，体温 38.5 ℃；体重 95.5 kg，身高 177.8 cm（5′10″）。

皮肤

温暖，因多汗皮肤湿润、无病变。

五官检查

PERRLA；EOMI；TMs 正常；戴假牙；咽部轻度红斑，无渗出物。

颈部 / 淋巴结

颈部柔软，无淋巴结肿大；无 JVD。

肺部 / 胸部

CTA；无湿啰音、哮鸣音。

心脏血管系统

RRR；S_1 和 S_2 正常，无 MRG。

腹部

柔软，轻度肥胖；NT/ND；肠鸣音正常。

生殖系统 / 直肠

未检查。

肌肉骨骼 / 四肢

肌肉力量和收缩强度（4 ～ 5）/5；无 CCE。

神经系统

A & O × 3；CN Ⅱ～Ⅻ正常；下肢（双足）触觉下降。

■ 实验室检查

Na 138 mEq/L	Hgb 13.2 g/dL	WBC 10×10^3/mm^3	空腹血脂水平:
K 3.8 mEq/L	Hct 41%	Neutros 50%	T. chol 177 mg/dL
Cl 98 mEq/L	Plt 275×10^3/mm^3	Bands 4%	LDL 110 mg/dL
CO_2 24 mEq/L		Eos 0	HDL 35 mg/dL
BUN 26 mg/dL		Lymphs 39%	Trig 160 mg/dL
SCr 1.3 mg/dL		Monos 7%	
Glu 135 mg/dL			
A1C 7.1%			

■ 诊断性检查

快速流感检查（QuickVue）结果为阳性。

■ 初步诊断

该 67 岁的患者患有糖尿病、高血压和高脂血症，目前诊断为流行性感冒。

问题

问题识别

1.a 列出与患者药物治疗有关的问题。

1.b 哪些信息（症状、体征和实验室检查结果）表明患者患有流感?

1.c 为了确诊和区分不同类型的流感，还需要做哪些诊断性检查？所有具有流感特征的患者均需要进行实验室检查吗?

1.d 该患者可能发生哪些流感相关并发症?

预期治疗结果

2. 该患者药物治疗的目标是什么?

治疗方案

3.a. 列出治疗该患者流感的多种治疗方案，包括药物名称、剂量、剂型、给药途径、给药频次和疗程。这些治疗方案是否受该患者所患流感类型和（或）发病时间长短的影响?

3.b 还有哪些疗法可以用来改善该患者的症状?

3.c 所有确诊的流感患者是否都应接受抗病毒药物治疗?

最佳的治疗方案

4.a 为该流感患者提供个性化治疗建议，包括缓解症状方面。

4.b 为该患者的每个药物治疗问题提供解决方案。

结果评价

5. 哪些临床和实验室指标可用来评价治疗结果，并监测和预防不良事件的发生?

患者教育

6. 为加强其依从性，确保治疗成功，并最大限度地降低不良反应的发生率，你可以向患者提供哪些信息?

■ 临床过程

第 2 年 10 月，Kharitonov 先生参加了定期体检。身体状况良好。他的糖尿病、高血压和高脂血症都得到了很好的控制。

■ 随访问题

1. 该患者进行季节性流感疫苗接种的指标是什么?

2. 如果疫苗的效果很好，该患者接种疫苗最恰当的时间是什么?

3. 预防季节性流感的疫苗有哪些?

4. 提供保护该患者免受流感病毒感染的个性化建议。

■ 临床过程其他疗法

Kharitonov 先生要出院了，他很感谢你，并承诺会遵医嘱。他表示，由于儿子的婚礼即将举行，他担心自己会将流感传染给他人。“我在俄罗斯的表亲告诉我，他们使用接骨木莓糖浆来预防季节性流感发作。这能够预防我妻子感染上这种流感吗”？请参阅本书第 19 篇，了解有关使用接骨木莓治疗和预防流感方面的内容。

■ 自学任务

1. 为患者和全科医生准备一本关于流感预防和治疗的教育小册子，一定要包括控制流感暴发的建议。

2. 研究药剂师在预防治疗流感方面的作用。

3. 研究感染禽流感病毒对人类的威胁。目前是否有预防禽流感的有效策略与方法?

临床要点

成人在接种流感疫苗 2 周后才会产生抗体，在这 2 周内，接种者感染流感的风险仍然很高。如果在流感暴发期间进行免疫接种，在接种后的 2 周内，可使用抗病毒药物进行预防，以最大限度地降低感染流感的风险。在流感减毒活疫苗（LAIV）接种的 7 天内，使用快速流行性感冒诊断检查会导致假阳性结果，因为这些试验不能区分活性减毒病毒和野生型流感病毒。

参考文献

[1] Harper SA, Bradley JS, Englund JA, et al.Seasonal influenza in adults and children—diagnosis, treatment, chemoprophylaxis and institutional outbreak management: clinical practice guidelines of the Infectious Diseases Society of America for seasonal influenza in adults and children.Clin Infect Dis 2009;48:1003-1032.

[2] Fiore AE, Fry A, Shay D, et al.Antiviral agents for the treatment and chemoprophylaxis of influenza—recommendations of the Advisory Committee on Immunization Practices (ACIP).MMWR Recomm Rep 2011;60(1):1-24.

[3] United States Centers for Disease Control and Prevention.Guidance for clinicians on the use of rapid influenza diagnostic tests.Available at: http://www.cdc.gov/flu/professionals/diagnosis/clinician_guidance_ridt.htm.Accessed March 30, 2016.

[4] United States Centers for Disease Control and Prevention.FDA–cleared RT–PCR assays and other molecular assays for influenza viruses.Available at: http://www.cdc.gov/flu/pdf/professionals/diagnosis/table1–molecular–assays.pdf.Accessed March 30, 2016.

[5] Center for Disease Control and Prevention.Influenza antiviral medications: summary for clinicians. Available at: http://www.cdc.gov/flu/professionals/antivirals/.Accessed March 30, 2016.

[6] Louie JK, Yang S, Acosta M, et al.Treatment with neuraminidase inhibitors for critically ill patients with influenza A (H1N1)pdm09.Clin Infect Dis 2012;55(9):1198-1204.

[7] Prevention and control of influenza with vaccines: recommendations of the Advisory Committee on Immunization Practices—United States, 2015-2016 influenza season.MMWR Morb Mortal Wkly Rep 2015;64(30):818-825.

[8] James PA, Oparil S, Carter BL. 2014 evidence–based guidelines for the management of high blood pressure in adults: report from the panel members appointed to the Eighth Joint National Committee (JNC 8).JAMA 2014;311(5):507-520.

[9] Stone NJ, Robinson JG, Lichtenstein AH, et al. 2013 ACC/AHA Guideline on the Treatment of Blood Cholesterol to Reduce Atherosclerotic Cardiovascular Risk in Adults:A report of the American College of Cardiology/American Heart Association Task Force on practice guidelines. Circulation 2014;129(25 Suppl 2):S1-S45.

[10] Black S, Nicolay U, Del Giudice G, Rappuoli R. Influence of Statins on Influenza Vaccine Response in Elderly Individuals.J Infect Dis 2015;213(8):1224-1228.

第 126 章 皮肤和软组织感染

臀部疼痛…………………………Ⅱ级

Jarrett R. Amsden, PharmD, BCPS

学习目标：

完成该病例学习后，学生能够：
- 评估皮肤和软组织感染（SSTIs）的症状和体征。
- 为 SSTIs 患者提供合适的经验性药物和非药物疗法。
- 区分轻度、中度和重度 SSTIs 的定义和临床表现。
- 比较化脓性和非化脓性 SSTIs 的临床特点和表现。
- 为轻度、中度或重度化脓性和非化脓性 SSTIs 制定抗生素治疗方案。
- 说明治疗轻度、中度或重度化脓性和非化脓性 SSTIs 的多种治疗方法。
- 确定复发性化脓性 SSTIs 的治疗方法。

患者介绍

■ 主诉

我屁股上有一个烧灼痛的病灶，我无法坐下来上课。

■ 现病史

Jimmie Chipwood，男，19 岁，是一名大学生，因右臀部有一个呈烧灼痛的病灶而去急诊就诊。过去一周，患者发现右臀部有些疼痛和刺激，认为这是由在棒球比赛中滑进了第 2 垒导致。在接下来的几天，疼痛进行性加重，去学生健康中心就诊，医生予清理伤口，且为他开具了克林霉素（用法：300 mg，TID，PO，疗程 7 天）进行治疗。医生建议，在抗生素起效之前，尽量用纱布覆盖右臀部这个区域。今天，Jimmie 来学生健康中心复诊，因持续性皮肤和软组织感染转诊到急诊科治疗。在急诊科，Jimmie 称臀部的病情更严重了，无法坐下来上课。他称自己只有想起来才服用克林霉素，他老是忘记服用该药物，且该药物会导致他呕吐。

■ 既往史

约 1 周前被诊断为右臀皮肤和软组织感染（给予处方药克林霉素进行治疗，但患者的依从性差）。

■ 手术史

2010 年行阑尾切除术。

2012 年行左侧关节前交叉韧带（ACL）修复术。

■ 个人史

不喝酒、不吸食毒品。

■ 用药史

克林霉素 300 mg，PO，QID，疗程 7 天（1 周前，由学生健康中心开具；患者没有完成用药疗程）。

■ 过敏史

青霉素（儿童时期出现荨麻疹）。

■ 免疫接种

根据学生健康中心的记录，患者及时进行了接种，没有遗漏。

■ 系统回顾

除现病史和主诉中涉及的问题外，没有其他问题。

■ 体格检查

全身

白种男性，WDWN，无急性病容，但当患者走路或坐下时，有明显的痛苦。

生命体征

血压 129/74 mmHg，脉搏 96 bpm，呼吸频率 16 次 / 分，体温 37.5 ℃；体重 77.5 kg，身高 182.9 cm（6′0″）。

皮肤

右臀区：红、红斑、温暖、有触痛；有局部液体聚积，有波动，与痈及周围红斑特征一致。

五官检查

PERRLA；EOMI、咽部正常。

颈部 / 淋巴结

柔软；无淋巴结病变。

肺部 / 胸部

CTA，无湿啰音、哮鸣音。

心血管系统

RRR；无 MRG。

腹部

柔软、NT/ND、BS（+）。

生殖系统 / 直肠

右臀部的病灶为 2 cm × 4 cm 大小的红肿区域病变，局部液体聚积，且有周围红斑。

肌肉骨骼 / 四肢

上肢：WNL。

下肢：因为患者无法坐下来，因此不能对患者的下肢进行充分评估；双侧脉搏 2+。

神经系统

A & O × 3。

■ 实验室检查

Na 138 mEq/L	Hgb 15.5 g/dL	WBC 11.3 × 10^3/mm^3
K 3.2 mEq/L	Hct 44%	Neutros 89%
Cl 98 mEq/L	Plt 279 × 10^3/mm^3	Lymphs 10%
CO_2 23 mEq/L		Monos 1%
BUN 33 mg/dL		
SCr 0.9 mg/dL		
Glu 95 mg/dL		
Ca 9.4 mg/dL		

■ 尿液药物筛查

无乙醇、无大麻、无可卡因和其他物质。

■ 初步诊断

右臀 SSTIs 进行性加重，且有局部区域内液体聚积和波动。

问题

问题识别

1.a 患者 SSTI 是化脓性的，还是非化脓性的；是轻度、中度，还是重度。

1.b 有哪些主观和客观性临床数据表明患者患有化脓性 SSTIs？

1.c 导致化脓性或非化脓性 SSTIs 的常见微生物有哪些？

预期治疗结果

2.a 该患者 SSTIs 非药物治疗的目标是什么？

2.b 该患者 SSTIs 药物治疗的目标是什么？

治疗方案

3.a 为该 SSTIs 患者制定非药物疗法或支持性疗法的方案。

3.b 有哪些口服抗菌药物可用于治疗化脓性和非化脓性 SSTIs？

最佳的治疗方案

4.a 最合适该患者的治疗方法是什么（药物和非药物）？

4.b 如果有适合该患者的抗菌药物，是哪些？并说明其剂型、剂量、给药时间和疗程。

■ 临床过程

在急诊，为患者提供清创冲洗术（I &D）治疗措施，并对伤口进行了处理。伤口上液体没有被送往实验室进行培养和敏感性检查。8 天后，患者因右臀部发生同一个问题来急诊复诊。在体格检查中，发现患者有一个新的液体聚积区（大小为 1 cm × 3 cm）和周围红斑。右臀区 MRI 检查发现病情没有向深层组织延伸，没有向邻近部位发展。做了两组血培养，结果待定，且该部位进行了第 2 次 I&D 处理。患者进行了鼻孔和腹股沟区的 MRSA 检测，但结果待定。患者称自己有轻度发热，没有畏寒，但在家没有测体温。他目前体温是 37.7 ℃，所有其他生命体征都稳定。鉴于目前信息，急诊医生认为 Jimmie 不需要住院。

微生物学检查

血培养 ×2 份：结果待定。

右臀部脓液培养：结果待定。

鼻孔拭子：结果待定。

腹股沟拭子：结果待定。

影像学检查

未累及深层组织；局部炎症和液体表明患者患有脓肿。

最佳的治疗方案（续）

4.c 治疗该患者的 SSTIs 只使用 I&D 是否合适？

4.d 根据以上信息，患者口服克林霉素（已经确定）效果不好，开始的 I&D 治疗效果也不好。患者除了进行第 2 次 I&D 治疗外，是否需要抗生素治疗？如果需要的话，请说明需要给患者提供什么样的抗生素？（请说明具体的剂量、给药时间和疗程。）

4.e 还有哪些非药物（重点是卫生或环境方面）措施（除右臀部 / 伤口护理之外）便于患者在家里 / 学校 / 更衣室里采用？

4.f 如果患者鼻孔和（或）腹股沟的培养结果为 MRSA 阳性，可以考虑什么样的抗金黄色葡萄球菌措施？（如果鼻孔和腹股沟的处理方式不同，请讨论两种处理措施。）

结果评价

5. 需要哪些临床和实验室参数来评价治疗 SSTIs 的效果？

患者教育

6. 为确保治疗成功，你将为患者提供什么样的教育咨询服务？

■ 自学任务

1. 比较治疗轻、中、重度化脓性和非化脓性 SSTIs 的治疗方法。

2. 做一张表格，比较说明 SSTIs 患者分别患有丹毒、糖尿病伴足部感染，以及坏死性筋膜炎时的临床表现、症状和体征，并比较说明导致 SSTIs 的微生物。

临床要点

坏死性筋膜炎是一种严重的、进行性加重的蜂窝织炎，影响皮下组织，病情沿浅筋膜蔓延。这种类型的感染可能会累及皮肤、肌肉等所有组织。导致坏死性筋膜炎的最常见的致病菌包括化脓性链球菌（Streptococcus pyogenes）、产气荚膜梭菌（Clostridium perfringens），但接触淡水的患者可能是嗜水气单胞菌（Aeromonas hydrophila）导致，而对于接触海水的患者来讲，可能是创伤弧菌（Vibrio vulnificus）感染。经验性治疗嗜水气单胞菌（A. hydrophila）的抗生素是多西环素加环丙沙星，治疗创伤弧菌（V. vulnificus）的抗生素是多西环素加头孢他啶。

参考文献

[1] Stevens DL, Bisno AL, Chambers HF, et al.Practice guidelines for the diagnosis and management of skin and soft tissue infections:2014 Update by the Infectious Diseases Society of America.Clin Infect Dis 2014;59:e10-52.

[2] Stevens DL, Bisno AL, Chambers HF, et al.Practice guidelines for the diagnosis and management of skin and soft-tissue infections.Clin Infect Dis 2005;41:1373-1406.

[3] Liu C, Bayer A, Cosgrove SE, et al.Clinical Practice Guidelines by the Infectious Diseases Society of America for the Treatment of Methicillin-Resistant Staphylococcus aureus infections in Adults and Children.Clin Infect Dis 2011;52:1-38.

[4] Stryjewski ME, Chambers HF.Skin and soft-tissue infections caused by community-acquired methicillin-resistant Staphylococcus aureus.Clin Infect Dis 2008;46:S368-S377.

[5] Stein GE, Throckmorton JK, Scharmen AE, et al. Tissue penetration and antimicrobial activity of standard- and high-dose trimethoprim/sulfamethoxazole and linezolid in patients with diabetic foot infection.J Antimicrob Chemother 2013;68:2852-2858.

[6] Ruhe JJ, Smith N, Bradsher RW, et al.Community-onset methicillin-resistant Staphylococcus aureus skin and soft-tissue infections: impact of antimicrobial therapy on outcome.Clin Infect Dis 2007;44:777-784.

[7] Rajendran PM, Young D, Maurer T, et al. Randomized, double-blind, placebo-controlled trial of cephalexin for treatment of uncomplicated skin abscesses in a population at risk for community-acquired methicillin-resistant

Staphylococcus aureus infection.Antimicrob Agent Chemother 2007;51:4044-4048.
[8] Miller LG, Diep BA.Colonization, fomites, and virulence: rethinking the pathogenesis of community-associated methicillin-resistant Staphylococcus aureus infection.Clin Infect Dis 2008;46:752-760.
[9] Barrett TW, Moran GJ.Update on emerging infections: news from the Centers for Disease Control and Prevention.Methicillin-resistant Staphylococcus aureus infections among competitive sports participants—Colorado, Indiana, Pennsylvania, and Los Angeles County, 2000-2003. Ann Emerg Med 2004;43:41-45.
[10] McConeghy KW, Mikolich DJ, LaPlante KL.Agents for the decolonization of methicillin-resistant Staphylococcus aureus.Pharmacotherapy 2009;29:263-280.

第 127 章　糖尿病足部感染

将那个发生感染的趾甲剪掉…………………………Ⅱ级

Renee-Claude Mercier, PharmD, BCPS-AQ ID, PhC, FCCP
Paulina Deming, PharmD, PhC

学习目标：

完成该病例学习后，学生能够：

· 识别糖尿病足部感染的症状、体征，并确定与糖尿病足部感染有关的危险因素和最可能的病原体。
· 为糖尿病足部感染患者（包括对药物过敏或肾功能不全的患者）提供恰当的抗菌药物治疗方案。
· 为患者提供适当的家庭静脉注射疗法和教育咨询服务。
· 简述监测参数，以实现预期治疗结果和预防不良反应的发生。
· 为糖尿病患者提供教育咨询服务，让他们认识到良好的血糖控制是进行足部保健的一部分。

患者介绍

■ 主诉

来自西班牙语翻译："几周前他有一个嵌甲发生感染，现在整个脚都肿了。"

■ 现病史

Jesus Chavez，男，67 岁，西班牙裔美国人，只会讲西班牙语，因足部肿胀疼痛来急诊就诊。3周前，他发现自己右足拇趾出现红肿。患者尝试用剪刀和镊子修复指甲，但肿胀加重，约 2 周前，嵌甲处出现较多黏稠有异味的脓液。患者当时正去墨西哥探亲，现在刚回到新墨西哥州。病史由医院的一位口译员翻译。来医院时，患者由他的妻子陪同，他的妻子也只会讲西班牙语。

患者的初级保健医生是阿尔伯克基（美国新墨西哥州中部大城）第一诊所的 Martinez 医生。

■ 既往史

2 型糖尿病 18 年；2 个月前因高血糖高渗综合征（HHS）入院治疗；1 年前，因糖尿病足部感染，患者左足部第 2 趾进行了截肢手术；高脂血症；高血压；慢性肾功能不全。

■ 家族史

父亲 56 岁时去世，曾患有心肌梗死、2 型糖尿病和高血压。

母亲 41 岁时死于乳腺癌。

有一个女儿，42 岁，健康状况良好。

■ 个人史

患者和妻子住在新墨西哥州阿尔伯克基。患者称自己不吸烟、不吸食毒品；但是每天喝 4 ～ 5 瓶啤酒，而且这种生活方式已经持续很长时间。患者承认自己在服用药物和测量血糖方面依从性差。

■ 用药史

· 甘精胰岛素 40 单位，QD。
· 精蛋白锌重组人胰岛素混合注射液 12 单位，一餐一次；
· 二甲双胍 1000 mg，PO，BID。
· 阿司匹林 81 mg，PO，QD。
· 赖诺普利 20 mg，PO，QD。
· 阿托伐他汀 40 mg，PO，QD。

■ 过敏史

磺胺类药物（严重皮疹）。

■ 系统回顾

除现病史和主诉中涉及的问题外，没有其他

问题。

■ 体格检查

全身

该患者是一名细瘦的西班牙裔美国人，非常担心失去脚。

生命体征

血压 126/79 mmHg，脉搏 92 bpm，呼吸频率 20 次 / 分，体温 38.4 ℃；体重 60 kg，身高 177.8 cm（5′10″）。

皮肤

温暖、粗糙、非常干燥。

五官检查

PERRLA；EOMI；眼底检查正常；无出血或渗出物。双侧 TMs 有东西覆盖，但没有红斑或鼓胀。口咽检查结果显示除了牙齿不好外，未发现其他病变。

颈部 / 淋巴结

颈部柔软；甲状腺正常；无 JVD；无淋巴结肿大。

胸部

CTA。

心血管系统

RRR，S_1 和 S_2 正常。

腹部

腹部膨出、有肠鸣音、无反跳痛、无肝脾大、无肿块。

四肢

水肿 2+，右脚感觉明显减退。发生了明显的肿胀和硬结，且从第 1 跖骨延伸到足中部（4 cm × 5 cm），疑似蜂窝织炎。蹋指的伤口化脓，且有恶臭。伤口有 2 cm 深。足部有脉搏，但已经减弱。活动范围正常。趾甲护理较差，有真菌感染，而且趾甲长度太长。

神经系统

A & O × 3；CN Ⅱ～Ⅻ 正常。运动系统正常，整体肌肉力量为（4～5）/5。感觉系统检查结果显示下肢（双足）触觉减弱；但上肢触觉正常。

■ 实验室检查

Na 136 mEq/L	Hgb 14.1 g/dL
K 3.6 mEq/L	Hct 42.3%
Cl 98 mEq/L	Plt 390 × 10^3/mm^3
CO_2 24 mEq/L	WBC 17.3 × 10^3/mm^3
BUN 30 mg/dL	PMNs 78%
SCr 2.4 mg/dL	Lymphs 17%
Glu 323 mg/dL	Monos 5%
A1C 11.8%	
ESR 73 mm/h	

■ X 线

右足：从第 1 跖骨到足中部有明显的肿胀，疑似蜂窝织炎。未发现液体，未发现骨膜周围病变，因而，需要通过影像学检查判断患者是否有骨髓炎。未发现明显的皮下气肿。存在血管钙化。

■ 初步诊断

糖尿病患者血糖控制不良导致了糖尿病足部感染，有明显的蜂窝织炎。

■ 临床过程

在入院当天，患者进行了清创冲洗术。血液和组织标本被送往医院进行培养和敏感性检测。

问题

问题识别

1.a 列出与患者药物治疗有关的问题。

1.b 哪些信息（症状、体征和实验室检查结果）表明患者有感染问题？

1.c 该患者发生感染的危险因素有哪些？

1.d 导致该患者发生感染的可能微生物有哪些？

预期治疗结果

2. 该患者的治疗目标是什么？

治疗方案

3.a 有哪些非药物疗法可能对该患者有用？

3.b 有哪些可行的经验性药物治疗方案可用于治疗该患者的糖尿病足部感染？

3.c 在为该患者提供医疗服务时，应当考虑什么样的经济和社会因素？

最佳的治疗方案

4. 为该患者提供一个初始治疗感染的经验性药物治疗方案。

结果评价

5.a 哪些临床和实验室指标可用来评价治疗结果，并监测不良反应？

■ 临床过程

一开始为 Chavez 进行了经验性治疗，然后培养结果显示脆弱拟杆菌（Bacteroides fragilis）和金黄色葡萄球菌（Staphylococcus aureus）阳性，且金黄色葡萄球菌对万古霉素、利奈唑胺、奎奴普丁/达福普丁（其他β-内酰胺类）、四环素、红霉素、克林霉素和磺胺甲噁唑/甲氧苄啶敏感，脆弱拟杆菌（B. fragilis）未做敏感性检查。血培养中未发现细菌生长。患者住院时间延长10天，接受了更具有针对性的抗菌方案，对伤口进行了多次清创处理。在这段时间，患者蜂窝织炎慢慢改善，且多次X线检查提示骨髓炎。然后，患者出院，在门诊继续完成其抗菌方案。在接下来的2周，患者在家里进行了伤口护理，伤口愈合过程缓慢，但效果好。

5.b 如果培养结果显示致病菌为MRSA和脆弱拟杆菌（B. fragilis），该患者应该使用哪些抗生素进行治疗？

5.c 为住院期间的患者制定混合感染的最佳药物治疗方案。

5.d 为出院后的患者制定药物治疗方案，以完成治疗。

患者教育

6. 为加强其依从性，确保治疗成功，并最大限度地减少不良反应的发生，你可以向患者提供哪些信息？

■ 自学任务

1. 详细回顾适用于家庭静脉注射治疗的不同治疗方案，包括抗生素、静脉注射给药路径，以及在家使用IV治疗时的禁忌证。

2. 为了让患者能够在家进行静脉注射治疗，请概述需要对患者提供的教育咨询内容。

3. 为预防皮肤或组织感染，请说明你如何为糖尿病足部感染患者提供相关的教育咨询服务。

临床要点

糖尿病足部感染单独应用抗菌药物治疗往往不够，还需要对伤口进行护理（切开、引流、清创和截肢）、控制血糖，以及固定肢体等处理措施。

参考文献

[1] Lipsky BA, Berendt AR, Cornia PB, et al. 2012 Infectious Diseases Society of America clinical practice guideline for the diagnosis and treatment of diabetic foot infections.Clin Infect Dis 2012;54:132-173.

[2] Levin ME.Management of the diabetic foot: preventing amputation.South Med J 2002;95:10-20.

[3] Echániz-Aviles G, Velazquez-Meza ME, Vazquez-Larios Mdel R, Soto-Noguerón A, Hernández-Dueñas AM. Diabetic foot infection caused by community-associated methicillin-resistant Staphylococcus aureus (USA300).J Diabetes 2015 Nov;7(6):891-892.

[4] Lipsky BA, Cannon CM, Ramani A, et al.Ceftaroline fosamil for treatment of diabetic foot infections: the CAPTURE study experience.Diabetes Metab Res Rev 2015;31(4):395-401.

[5] Lipsky BA, Tabak YP, Johannes RS, Vo L, Hyde L, Weigelt JA.Skin and soft tissue infections in hospitalised patients with diabetes: culture isolates and risk factors associated with mortality, length of stay and cost.Diabetologia 2010;53:914-923.

[6] Liu C, Bayer A, Cosgrove SE, et al.Clinical Practice Guidelines by the Infectious Diseases Society of America for the Treatment of Methicillin-Resistant Staphylococcus aureus infections in Adults and Children.Clin Infect Dis 2011;52:1-38.

[7] Martí-Carvajal AJ, Gluud C, Nicola S, et al. Growth factors for treating diabetic foot ulcers. Cochrane Database Syst Rev 2015 Oct 28;10:1-144.

[8] Guillamet CV, Kollef MH.How to stratify patients at risk for resistant bugs in skin and soft tissue infections?Curr Opin Infect Dis 2016;29(2):116-123.

[9] Weigelt J, Itani K, Stevens D, Lau W, Dryden M, Knirsch C. Linezolid versus vancomycin in the treatment of complicated skin and soft tissue infections.Antimicrob Agents Chemother 2005;46:2260-2266.

[10] Nicolau DP, Stein GE.Therapeutic options for diabetic foot infections: a review with an emphasis on tissue penetration characteristics.J Am Podiatr Med Assoc 2010;100:52-63.

第 128 章　感染性心内膜炎

人工瓣膜的不利影响…………………………Ⅱ级

Kristen L. Bunnell, PharmD, BCPS
Manjunath (Amit) P. Pai, PharmD
Keith A. Rodvold, PharmD, FCCP, FIDSA

学习目标：

完成该病例学习后，学生能够：

- 确定感染性心内膜炎的主要诊断标准和次要诊断标准。
- 为疑似感染性心内膜炎患者选择合适的经验性抗生素方案。
- 根据患者的药物过敏史、并存疾病、个人史和经济状况等，制定个体化的治疗心内膜炎的药物治疗方案。
- 识别感染性心内膜炎患者接受治疗过程中发生的严重不良反应，并能够调整治疗方案。
- 确定用于感染性心内膜炎药物治疗的监测指标。

患者介绍

■ 主诉

我想手术后的感觉应该会好很多。

■ 现病史

Bob Williams，男，66 岁，6 个月前因主动脉严重狭窄行主动脉瓣置换术，现在来复查。患者称，他严格根据医嘱进行心脏康复治疗，且服用医生开具的处方药。然而，过去两周，他还是感到虚弱，且有发热（未测量体温）。

■ 既往史

- 主动脉瓣狭窄（2 年前确诊），主动脉瓣置换术（6 个月前，使用人造生物膜）。
- 高血压（10 年前确诊）。
- 2 型糖尿病（2 年前确诊）。

■ 家族史

父亲：高血压，76 岁时死于心肌梗死。

■ 个人史

曾经吸过烟，一天半包，但 8 年前戒烟；无吸食毒品史，不喝酒。

■ 用药史

- 赖诺普利 10 mg，PO，QD。
- 氨氯地平 10 mg，PO，QD。
- 利伐沙班 20 mg，PO，QD。
- 二甲双胍 1000 mg，PO，BID。

■ 过敏史

NKDA。

■ 系统回顾

除了病史和主诉中涉及的问题外，没有其他问题。

■ 体格检查

全身

白种男性患者，较瘦，无明显病容，患者警觉和辨认能力好。

生命体征

血压 152/92 mmHg，脉搏 90 bpm，呼吸频率 22 次 / 分，体温 38.9 ℃；体重 92 kg，身高 182.9 cm（6′0″）。

皮肤 / 指甲

未发现皮疹、溃疡和出血点。

五官检查

PERRLA、EOMI、巩膜无黄疸、无 Roth 斑，口腔黏膜和腭正常。

颈部 / 淋巴结

无淋巴结病变、JVD、甲状腺肿大。

肺部

听诊时呼吸音清晰，无喘息、湿啰音、干啰音。

心血管系统

RRR、S_1 和 S_2 正常，有 S_3，Ⅲ / Ⅵ全收缩期有杂音。

腹部

无压痛、无膨出。

生殖系统 / 直肠

正常；愈创木脂法粪便隐血试验阴性。

四肢

双侧反射上肢 5/5、下肢 4/5；无水肿。

神经系统

无病灶性病变；警觉和对时、空、人具有辨认能力；扑翼样震颤。

■ 实验室检查

Na 136 mEq/L	Hgb 12.2 g/dL	WBC 13.3 × 10^3/mm^3
K 4.1 mEq/L	Hct 32.6%	Neutros 78%
Cl 102 mEq/L	Plt 220 × 10^3/mm^3	Bands 8%
CO_2 25 mEq/L	RDW 14.2%	Lymphs 12%
BUN 15 mg/dL	MCV 81.1 mm^3	Monos 2%
SCr 0.8 mg/dL	MCH 26.3 pg/cell	Alb 2.1 g/dL
Glu 98 mg/dL	MCHC 34 g/dL	INR 1.0
ESR 140 mm/h		

■ 心电图

非特异性 T 波改变。

■ 胸部 X 线片

心脏大小正常。肺部扩张正常，无混浊或浸润。

■ 二维超声心动图（经胸）

心脏瓣膜未发现疣状赘生物。

■ 经食管超声心动图

在主动脉瓣上有一个 6 mm 的赘生物，且有轻度主动脉瓣反流。发现人工瓣膜有轻度裂开。瓣膜周围未发现脓肿。请参阅图 128-1，了解心脏瓣膜和其他心脏结构的位置。

■ 血培养

两次血培养结果显示金黄色葡萄球菌（Staphylococcus aureus）阳性（9：30 从左手，09：37 从右手）。

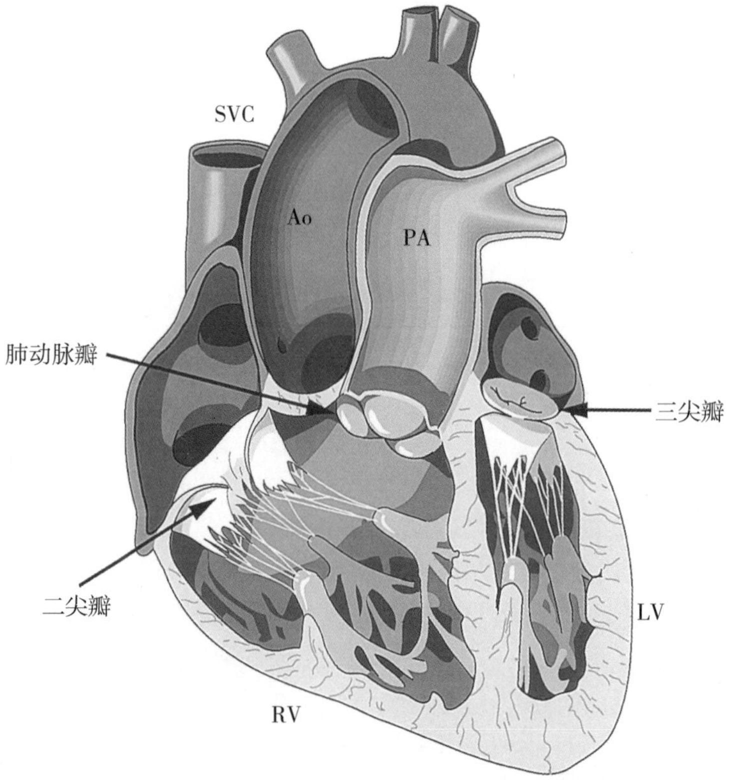

AO：主动脉；LV：左心室；PA：肺动脉；RV：右心室；SVC：上腔静脉。

图 128-1 三尖瓣、肺动脉瓣和二尖瓣的位置

■ 初步诊断

该 66 岁的男性患者行主动脉瓣瓣膜置换术后，有几个星期的发热问题，血培养的结果显示金黄色葡萄球菌（S. aureus）阳性且心内膜有赘生物。

问题

问题识别

1.a 列出与患者药物治疗有关的问题。

1.b. 有哪些主要和次要的诊断标准表明该患者患有心内膜炎？

1.c 有哪些危险因素可能会导致该患者患心内膜炎？

1.d 根据该患者的危险因素和赘生物的位置，分析判断该患者左侧或右侧是否有心内膜炎，以及左侧或右侧心内膜炎对预后分别有什么影响？

1.e 引起心胸外科术后感染性心内膜炎的最常见微生物是什么？

预期治疗结果

2. 该心内膜炎患者的药物治疗目标是什么？

治疗方案

3.a 适合该患者的经验性用药方案是什么？在你的回答中说明药物名称、剂量和剂型。

3.b 说明治疗耐甲氧西林金黄色葡萄球菌（S. aureus）性心内膜炎的其他药物和非药物疗法。

■ 临床过程（第 1 部分）

Williams 先生一开始使用的抗生素是万古霉素、庆大霉素和利福平。随后的敏感性检查结果表明金黄色葡萄球菌（Staphylococcus aureus）对苯唑西林耐药，对万古霉素（MIC = 2 mcg/mL）、甲氧苄啶 / 磺胺甲噁唑（MIC ≤ 20 mcg/mL）、庆大霉素（MIC ≤ 0.5 mcg/mL）、利奈唑胺（MIC = 1 mcg/mL）和达托霉素（MIC 0.5 mcg/mL）敏感。心脏外科医生对患者进行评估后确定瓣膜的开裂程度较大，需要进行瓣膜修复术。

最佳的治疗方案

4.a 已确定 MRSA 为内膜炎病原体，因此根据该信息制订详细的药物治疗计划，包括监测参数、治疗目标及每个药物的疗程。

4.b 在治疗的第 3 天，庆大霉素的第 4 个剂量时，血清浓度峰值为 3.1 mcg/mL，低值为 0.6 mcg/mL。血清肌酐浓度为 0.92 mg/mL。如何调整方案？

■ 临床过程（第 2 部分）

在瓣膜修复和清创术后第 4 天，Williams 先生血培养结果为革兰阳性球菌，MRSA 阳性，与住院第 1 天、第 3 天、第 5 天、第 6 天的培养结果一样。在给第 6 个剂量时，万古霉素的低值为 19 mcg/mL，且最近一次的低值为 2.4 mcg/mL。重复测量的实验室检查结果如下。

Na 137 mEq/L	K 4.8 mEq/L	Cl 102 mEq/L
CO_2 20 mEq/L	BUN 31 mg/dL	SCr 1.4 mg/dL
Glu 110 mg/dL		

4.c 说明在这种临床情况下可能会导致治疗失败的因素。

4.b 如果患者因严重的药物不良反应无法使用万古霉素，请问如何调整抗生素给药方案？说明可以替代万古霉素的抗生素，并说明其给药方案和监测参数。

结果评价

5. 需要哪些临床和实验室指标来评价治疗结果，并检测和预防不良事件的发生？

■ 临床过程（第 3 部分）

Williams 先生一开始使用达托霉素进行治疗，在治疗的第 8 天，培养结果表明 MRSA 感染。在治疗的 7 天内，患者的血清肌酐下降，遂对达托霉素的给药间隔进行调整，后血清肌酐水平达到稳定值 0.76 mg/dL。患者在第 16 天转诊到护理站，继续完成抗菌治疗。

患者教育

6. 在患者从护理站出院之前，你应该向患者提供关于门诊护理和复查方面的哪些信息？

■ 自学任务

1. 评估高剂量万古霉素（每天≥ 4 g）与肾毒性之间的关系并依据临床文献进行分析评价，重点关注万古霉素的血清浓度。

2. 比较利奈唑胺、达托霉素、头孢洛林、特拉万星在治疗 MRSA 感染性疾病疗程超过 14 天时的安全用药问题。

3. 对研究高剂量达托霉素（≥ 8 mg/kg）治疗金黄色葡萄球菌感染的临床文献进行分析研究。

4. 抗生素联合疗法治疗金黄色葡萄球菌性心内膜炎的作用是什么？考虑可能用到的药物、证据支持及可能的风险或好处。

5. 如果心内膜炎患者不能做手术，且患者的心内膜炎反复发作，长期口服抗菌药物对抑制心内膜炎反复发作的作用怎样？

临床要点

人工瓣膜性心内膜炎每年的发生率为0.8%～3.6%，金黄色葡萄球菌是最常见的致病菌。这种临床难题需要通过使用抗生素联合疗法来治疗，有潜在毒性的药物包括氨基糖苷类抗生素和利福平。万古霉素在治疗人工瓣膜MRSA方面可能会失败，而该药物失败后，我们不知道还有哪些理想的替代抗生素或抗生素联合疗法可用于治疗这类心内膜炎。

参考文献

[1] Whitlock RP, Sun JC, Fremes SE, Rubens FD, Teoh KH.Antithrombotic and thrombolytic therapy for valvular disease.Antithrombotic therapy and prevention of thrombosis, 9th ed:American College of Chest Physicians Evidence-Based Clinical Practice Guidelines.CHEST 2012;141(2 Suppl):e576S-e600S.

[2] Nishimura RA, Otto CM, Bonow RO, et al. 2014 AHA/ACC guideline for the management of patients with valvular heart disease.J Am Coll Cardiol 2014;63(22):e57-185.

[3] Baddour LM, Wilson WR, Bayer AS, et al.Infective endocarditis in adults: diagnosis, antimicrobial therapy, and management of complications.A scientific statement for healthcare professionals from The American Heart Association.Circulation 2015;132:1435-1486.

[4] Cahill TJ, Prendergast BD.Infective endocarditis. Lancet 2016 Feb 27;387(10021):882-893.

[5] Liu C, Bayer A, Cosgrove SE, et al.Clinical Practice Guidelines by the Infectious Diseases Society of America for the Treatment of Methicillin-Resistant Staphylococcus aureus infections in Adults and Children.Clin Infect Dis 2011;52:1-38.

[6] McConeghy KW, Bleasdale SC, Rodvold KA.The empirical combination of vancomycin and a beta-lactam for staphylococcal bacteremia.Clin Infect Dis 2013;57:1760-1765.

[7] Kullar R, Casapao AM, Davis SL, et al.A multicenter evaluation of the effectiveness and safety of high-dose daptomycin for the treatment of infective endocarditis.J Antimicrob Chemother 2013;68:2921-2926.

[8] Sakoulas G, Moise PA, Casapao AM, et al.Antimicrobial salvage therapy for persistent Staphylococcal bacteremia using daptomycin plus ceftaroline.Clin Ther 2014;36(10):1317-1333.

[9] Miro JM, Garcia-de-la-Maria C, Amero Y, et al.Addition of gentamicin or rifampin does not enhance the effectiveness of daptomycin in treatment of experimental endocarditis due to methicillin-resistant Staphylococcus aureus. Antimicrob Agents Chemother 2009;53(10):4172-4127.

[10] Tong SYC, Davis JS, Eichenberger E, Holland TL, Fowler VG.Staphylococcus aureus infections: epidemiology, pathophysiology, clinical manifestations, and management.Clin Microbiol Rev 2014;28(3):603-661.

第 129 章　肺结核

亲密接触……………………………Ⅱ级

Sharon M. Erdman, PharmD
Kendra M. Damer, PharmD

学习目标：

完成该病例学习后，学生能够：

- 识别活动性肺结核的典型症状和体征。
- 根据肺结核新病例患者的病史、身体状况、主客观结果、期望疗效，制定个体化的治疗方案。
- 为确保疗效，预防 / 最大限度减少毒性发生，为活动性肺结核患者制订一个监测计划。
- 对活动性肺结核患者提供关于药物治疗方面的教育咨询服务，包括用药指导、饭前饭后给药问题、依从性的重要性和药物的潜在不良反应。
- 了解治疗活动性肺结核的药物之间的相互作用。

患者介绍

■ 主诉

过去 3 天我一直在咯血。

■ 现病史

Jose Rodriguez，男，35 岁，西班牙裔人，因 3～4 周的咳痰，一开始是黄色痰，但 3 天前痰中带血，来印第安纳州，印第安纳波利斯（美国印第安纳州首府）的一家县医院的急诊就诊。除了咳嗽外，患者在过去几周还有发热、畏寒、盗汗、呼吸困难、疲劳及体重下降 20 磅，未刻意减肥。

■ 既往史

无。

■ 家族史

母亲患有糖尿病和高血压。

6 个月前父亲死于心肌梗死。

■ 个人史

4 年前，患者从墨西哥移居到美国，最近没有出去旅行。

患者有 10 年每天一包的吸烟史，但几个星期前，在疾病发作后，开始戒烟。患者不吸食毒品，但称自己周末饮酒。

患者是一位体力劳动者，目前，为了挣钱，正在住房建设的工地工作，与其他工人密切接触。有几个工友也是最近从墨西哥搬到美国，并有类似的呼吸道症状。该患者没有任何医疗保险。

患者没有住所，需要时住在庇护所或朋友家里。

■ 用药史

非处方镇咳药，但没有效果。

■ 过敏史

目前没有药物过敏。

■ 系统回顾

患者称过去几天自己痰中带血。他还称，过去几周，自己有劳动时气短加重、发热、畏寒、盗汗、疲劳及体重下降 20 磅等问题。

■ 体格检查

全身

是一名看起来比较瘦的西班牙裔男性患者，有轻度呼吸窘迫。

生命体征

血压 131/70 mmHg，脉搏 100 bpm，呼吸频率 24 次 / 分，体温 38.8 ℃，在室内空气条件下，氧饱和度为 93%；体重 65 kg，身高 175.3 cm（5′9″）。

皮肤

无皮损。

五官检查

PERRLA，EOMI，巩膜无黄疸。

颈部

柔软。

胸部

干啰音，RUL 叩诊时声音较钝。

心血管系统

轻度心动过速，无 MRG。

腹部

软 NTND；有肠鸣音，无肿块。

四肢

无 CCE；整个脉搏强度 2+；活动范围正常。

神经系统

A & O × 3；CN Ⅱ～Ⅻ正常；神经反射 2+；感觉运动神经正常。

■ 实验室检查

Na 143 mEq/L	Hgb 11.6 g/dL	WBC $12.3 \times 10^3/mm^3$	Bili 0.6 mg/dL
K 3.7 mEq/L	Hct 34.8%	Neutros 74%	Alk phos 120 IU/L
Cl 106 mEq/L	RBC $3.8 \times 10^6/mm^3$	Bands 8%	ALT 45 IU/L
CO_2 22 mEq/L	Plt $269 \times 10^3/mm^3$	Lymphs 10%	AST 34 IU/L
BUN 21 mg/dL	MCV 92 μm^3	Monos 8%	
SCr 0.9 mg/dL	MCHC 33 g/dL		
Glu 101 mg/dL			

结核菌素皮肤检查结果：待定。

干扰素 -γ 释放试验：待定。

痰抗酸杆菌（AFB）涂片检查：大量 AFB（图 129-1）。

痰 AFB 培养结果：待定。

HIV 抗体检查（ELISA 和蛋白质印迹）：待定。

■ 放射学检查

CXR：右肺上叶处（RUL）有空洞病变，空洞周围有硬化 / 空气病变（图 129-2）。

胸部 CT：RUL 处的空洞性病灶表现为树芽征（tree-in-bud），空洞病变的大小为 3.5 cm × 3.5 cm。右肺门处淋巴结有病变，纵隔处淋巴结也有病变。无胸腔积液或气胸。这些发现表明患者可能患有活动性肺结核。

■ 初步诊断

活动性肺结核。

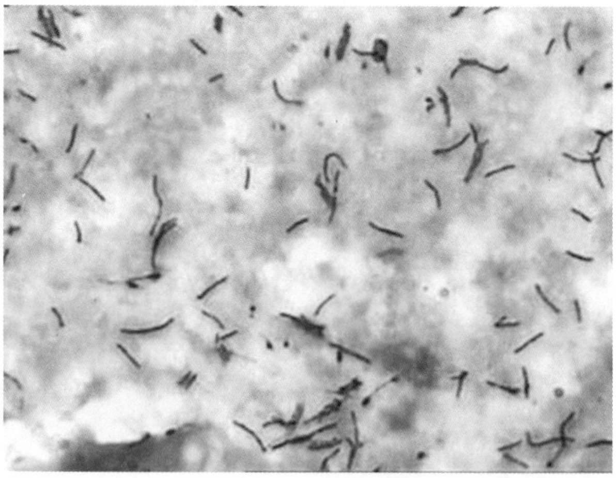

AFB（棒状物体）为结核杆菌。

图 129-1　AFB 涂片

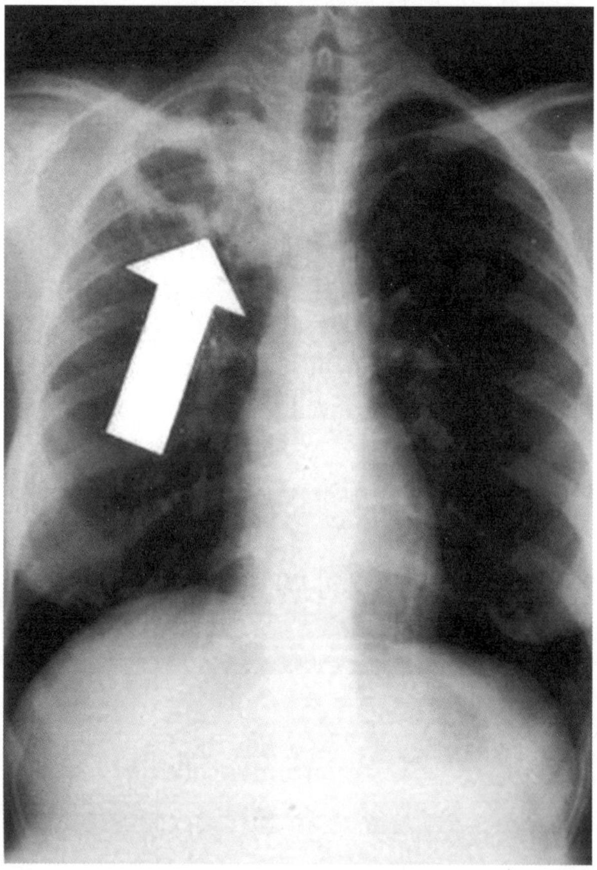

箭头指向的是患者右肺上叶的空洞病变。

图 129-2　胸部 X 线片

问题

问题识别

1.a 有哪些临床表现、实验室检查结果和影像学检查结果表明患者患有活动性肺结核？

1.b 有哪些因素会导致该患者患获得性结核病的风险增加？

预期治疗结果

2. 活动性肺结核的治疗目标是什么？

治疗方案

3.a 应为活动性肺结核患者考虑哪些非药物疗法？

3.b 活动性肺结核的一般治疗原则是什么？

3.c 治疗活动性肺结核的药物疗法和剂量策略是什么？

最佳的治疗方案

4.a 应采用何种特定药物方案来治疗该患者的活动性肺结核，并说明药物、剂型、剂量、用药时间表和疗程。包括一周一次、一周两次或一周三次的给药方案。

4.b 在给该患者提供医疗服务时，应当考虑什么样的经济和社会因素？

4.c 与患者密切接触的工友如何进行诊断和治疗？

结果评价

5. 在整个治疗过程中，应监测哪些临床和实验室参数，以评估治疗效果，监测或防止不良反应的发生？

患者教育

6. 为加强其依从性，确保治疗成功，并最大限度地降低不良反应的发生率，避免药物相互作用，你可以向患者提供哪些信息？

■ 临床过程

患者办理了住院手续进行治疗，在呼吸科被隔离，所处病房为负压。一开始痰涂片检查显示有大量 AFB，患者开始使用抗结核药物进行治疗，与此同时，患者在等待培养结果和药敏试验结果。住院第 2 天，结核菌素皮肤试验（TST）结果显示硬结直径为 20 mm，干扰素 γ 释放试验（IGRA）为阳性，HIV 检测结果为阴性。患者前几周用 4 种抗结核药物进行治疗，最初几周耐受了四联药物抗结核方案，治疗后 2 周的痰涂片为阴性。痰 AFB 培养结果为结核分枝杆菌，该菌对异烟肼、利福平、吡嗪酰胺、乙胺丁醇和链霉素敏感。在使用抗结核药物治疗的第 3 周，患者的谷草转氨酶（AST）（140 IU/L）和谷丙转氨酶（ALT）（120 IU/L）水平增高，但患者还没有出现症状。总胆红素和碱性磷酸酶在正常范围。抗结核药物治疗 2 个月后，进行痰培养，结果为阴性。

■ 随访问题

1. 该患者结核菌（M. tuberculosis）易感性结果如何影响药物治疗？

2. 如何处理该患者 AST 和 ALT 升高？目前抗结核方案和（或）监测计划应如何调整？

3. 如果患者的 AST 和 ALT 结果为最高限值的 5 倍，其处理措施是什么？

■ 自学任务

1. 分析说明 TST 与 IGRAs 在诊断活动性和潜伏性肺结核时的不同（如方法学、时间、优势、劣势、成本）。讨论说明 IGRAs 比 TST 更合适的人群和适用情况。

2. 回顾说明利福平在治疗活动性和潜伏性肺结核中的安全性和有效性问题。

3. 进行文献检索，以确定耐异烟肼的结核分枝杆菌临床分离株在该国家的发生率，以及在该地区的发生率。与世界上结核病流行地区的发生率相比，这些发生率如何？

4. 回顾分析有 HIV 感染的活动性肺结核患者的治疗策略。这类患者在使用抗结核药物治疗的同时，还需要抗反转录病毒药物进行治疗，特别要注意治疗肺结核的一线药物与非核苷反转录酶抑制剂或蛋白酶抑制剂之间有潜在毒性的相互作用。

临床要点

HIV 感染患者的结核病治疗往往是根据利福平和抗反转录病毒药物之间可能发生的许多毒性相互作用而调整的。

参考文献

[1] Sia IG, Wieland ML.Current concepts in the management of tuberculosis.Mayo Clin Proceed 2011;86(4):348-361.

[2] American Thoracic Society, Centers for Disease Control and Prevention, Infectious Diseases Society of America.Treatment of tuberculosis.Am J Respir Crit Care Med 2003;167:603-662.

[3] Zumla A, Raviglione M, Hafner R, Fordham von Reyn C. Tuberculosis.N Engl J Med 2013;368:745-755.

[4] American Thoracic Society, Centers for Disease Control and Prevention, Infectious Diseases Society of America.Controlling tuberculosis in the United States.Am J Respir Crit Care Med 2005;172:1169-1227.

[5] American Thoracic Society.Targeted tuberculin testing and treatment of latent tuberculosis infection.Am J Respir Crit Care Med 2000;161:S221-S247.

[6] CDC.Reported Tuberculosis in the United States, 2014.Atlanta, GA, U.S. Department of Health and Human Services, CDC, October 2015.

[7] Munsiff SS, Kambili C, Ahuja SD.Rifapentine for the treatment of pulmonary tuberculosis.Clin Infect Dis 2006;43:1468-1475.

[8] O' Grady J, Mauerer M, Mwaba P, et al.New and improved diagnostics for detection of drug–resistant pulmonary tuberculosis.Curr Opin Pulm Med 2011;17(3):134-141.

[9] Chang KC, Leung CC, Yew WW, Chan SL, Tam CM. Dosing schedules of 6–month regimens and relapse for pulmonary tuberculosis.Am J Respir Crit Care Med 2006;174:1153-1158.

[10] Saukkonen JJ, Cohn DL, Jasmer RM, et al.An official ATS statement: hepatotoxicity of antituberculosis therapy.Am J Respir Crit Care Med 2006;174:935-952.

第 130 章　艰难梭菌感染

难辨 / 难治……………………… Ⅱ级

Michael J. Gonyeau, BS, PharmD, FCCP, BCPS

学习目标：

完成该病例学习后，学生能够：

- 识别艰难梭菌感染（CDI）的症状和体征。
- 讨论 CDI 的并发症。
- 对初始和复发性 CDI 的治疗方案做出评价，且制定个体化治疗方案（包括药物、剂量、给药频次、用药途径和疗程）。
- 制订一个有关 CDI 用药方案的监测计划，监测其疗效和毒性反应。
- 讨论新研制的治疗 CDI 的药物 / 治疗方法。

患者介绍

■ 主诉

我上厕所的次数增加，而且肚子很痛。

■ 现病史

John Quinn，男，73 岁，因尿脓毒症和需要加压支持治疗低血压而住院治疗，又从内科重症监护室（MICU）转诊到你们科进行治疗。过去 2 天，患者一直称自己的排便次数过多，且粪便有恶臭。在转诊到你们科的前一周，患者因 3 天的尿频和尿急、恶心、呕吐、左肋侧疼痛、头晕和眩晕而住院治疗。在急诊，患者有血压过低（血压 92/63 mmHg）和心动过速（HR 112 ～ 124 bpm）问题，且乳酸水平和白细胞增多。后来他被转诊到 MICU 进行加压支持治疗，因诊断为尿脓毒症进行经验性治疗，使用的抗生素有头孢曲松（2 g，静脉注射，每天一次）、左氧氟沙星（750 mg，静脉注射，每天一次）和万古霉素（1 g，静脉注射，每 12 小时一次）。在住院第 5 天，尿液样本（×2）和血液样本（×3）培养结果分别为大肠埃希菌（E. coli）和肠道革兰阴性杆菌，抗生素只能使用头孢曲松（用法：2 g，IV，QD）。住院第 7 天，患者血压稳定后被转到内科。现在患者称自己出现了如上文所述的腹泻和腹痛。

■ 既往史

- 2 型糖尿病。
- 高脂血症。
- HTN。
- 2003 年患上心肌梗死。

■ 个人史

独自一人生活，吸烟一辈子（有 54 年每天半包烟的吸烟史），在社交场合喝酒。

■ 用药史

- 美托洛尔控释片 100 mg，PO，QD。
- 氨氯地平 5 mg，PO，QD。
- 普伐他汀 20 mg，PO，QD。
- 奥美拉唑 20 mg，PO，QD。
- 二甲双胍 500 mg，PO，BID。

■ 过敏史

NKDA。

■ 体格检查

全身

患者超重，并称腹部不适。

生命体征

血压 139/85 mmHg，脉搏 98 bpm，呼吸频率 20 次 / 分，体温 38.8 ℃；身高 172.7 cm（5′8″），体重 87.2 kg。

皮肤

温暖，因多汗皮肤湿润、无皮损。

五官检查

PERRLA；EOMI；TMs 正常；口咽部正常，口腔黏膜湿润。

颈部/淋巴结

颈部柔软，无淋巴结肿大；无 JVD。

肺部/胸部

CTA。

心血管系统

RRR；S_1 和 S_2 正常，无 MRG。

腹部

腹部柔软、膨出，触诊时有广泛性弥散性疼痛。轻度反跳痛。肠鸣音活跃。

生殖系统/直肠

未检查。

肌肉骨骼/四肢

四肢肌力和收缩力 5/5；无 C/C/E。

神经系统

A & O × 3；CN Ⅱ～Ⅻ正常。

■ 实验室检查

Na 138 mEq/L	Hgb 16.1 g/dL	WBC $16.9 \times 10^3/mm^3$	T. chol 205 mg/dL
K 3.5 mEq/L	Hct 49.8%	Neutros 50%	LDL 137 mg/dL
Cl 102 mEq/L	Plt $375 \times 10^3/mm^3$	Bands 9%	HDL 29 mg/dL
CO_2 22 mEq/L	A1C 7.9%	Eos 0	Trig 197 mg/dL
SCr 1.8 mg/dL（基线值 0.9 mg/dL）	BUN 36 mg/dL	Lymphs 34%	Glu 181 mg/dL
		Monos 7%	Alb 1.9 mg/dL

■ 胸部 X 线片

正常。

■ 心电图

NSR，与之前结果对比无变化。

■ 艰难梭菌毒素 EIA 试验

A/B 毒素检查结果阳性。

■ 粪便白细胞

未检查。

■ 初步诊断

该 73 岁的男性患者因 2 天内排便次数过多，且大便有恶臭而就诊，患者最近服用广谱抗生素，目前是头孢曲松，治疗尿脓毒症（住院第 9 天）。艰难梭菌（*C. difficile*）毒素阳性。

问题

问题识别

1.a 列出与患者药物治疗有关的问题。

1.b 在住院患者中，CDI 的发病率有多高?

1.c 该患者患 CDI 的危险因素有哪些?

1.d 哪些信息（症状、体征和实验室检查结果）表明该患者患有 CDI？

1.e 导致 CDI 最常见的抗生素有哪些?

预期治疗结果

2. 该患者药物治疗的目标是什么?

治疗方案

3.a 该患者治疗 CDI 的较合适的非药物方法是什么?

3.b 列出治疗该患者 CDI 的多种治疗方案，包括药物名称、剂量、剂型、给药途径、给药频次和疗程。

■ 临床过程

甲硝唑 500 mg，每 8 小时一次，口服。使用甲硝唑 2 天后，患者仍然有大便恶臭、弥漫性痉挛、腹痛和轻度发热等症状。随后艰难梭菌毒素 EIA 检查结果仍然为阳性。后甲硝唑从每 8 小时一次给药改为每 6 小时一次给药，以及开始使用考来烯胺（用法：2 g，每 8 小时一次，口服）。

最佳的治疗方案

4.a 你们科室的医生想在患者每次排便后使用洛哌丁胺（用法：2 mg，口服）进行治疗。你同意上述建议吗? 同意的话，为什么? 不同意的话，为什么?

4.b 该患者一开始的处理方法是否合适? 合适的话，为什么? 不合适的话，为什么?

4.c 为该患者的每个药物治疗问题提供解决方案。

结果评价

5. 哪些临床和实验室指标可用来评价治疗结果，并监测和预防不良事件发生?

患者教育

6. 为加强其依从性，确保治疗成功，并最大限度地降低不良反应的发生率，你可以向患者提供哪些信息?

■ 随访问题

1. 如果最初的治疗方法没有效果怎么办？

2. 如果患者在 CDI 痊愈后的 3 周内又出现了类似的症状、体征，又该怎么办？

■ 自学任务

1. 分析使用 PPI 与 CDI 复发之间的关系，并制定患者出院时使用 PPI 进行治疗的方案。

2. 进行文献检索，制定有关控制感染的策略，降低 CDI 的发病风险。

3. 评价使用益生菌辅助预防和治疗 CDI 的可能性。

4. 进行文献检索，评价粪便微生物移植在治疗复发性 CDI 方面的潜在作用。

临床要点

CDIs 因其高毒性、发病率增高和耐药菌株的出现，使得住院患者对其越来越担忧。现在人们正在研究大量的抗生素和抗原虫药来治疗 CDIs，这些药物包括硝唑尼特、替硝唑、雷莫拉宁、夫西地酸和杆菌肽（虽然迅速发生的耐药性排除了很多抗生素）。其中一些药物的临床效果看起来不错，但他们在治疗中的地位仍有待确定。

参考文献

[1] Surawicz CM, Brandt LJ, Binion DG, et al. Guidelines for diagnosis, treatment, and prevention of Clostridium difficile infections.Am J Gastroenterol 2013;108(4):478-479.

[2] Cohen SH, Gerding DN, Johnson S, et al.Clinical practice guidelines for Clostridium difficile infection in adults:2010 update by the Society for Healthcare Epidemiology of America (SHEA) and the Infectious Diseases Society of America (IDSA). Infect Control Hosp Epidemiol 2010;31:431-455.

[3] Pepin J, Saheb N, Coulombe MA, et al.Emergence of fluoroquinolones as the predominant risk factor for Clostridium difficile-associated diarrhea: a cohort study during an epidemic in Quebec.Clin Infect Dis 2005;41:1254-1260.

[4] Bagdasarian N, Rao K, Malani PN.Diagnosis and treatment of Clostridium difficile in adults: a systematic review.JAMA 2015;313:398.

[5] Debast SB, Bauer MP, Kuijper EJ.European Society of Clinical Microbiology and Infectious Diseases: update of the treatment guidance document for Clostridium difficile infection.Clin Microbiol Infect 2014;20(Suppl 2):1-26.

[6] McFarland LV.Meta-analysis of probiotics for the prevention of antibiotic associated diarrhea and the treatment of Clostridium difficile disease.Am J Gastroenterol 2006;101:812-822.

[7] Johnson S, Louie TJ, Gerding DN, et al. Vancomycin, metronidazole, or tolevamer for Clostridium difficile infection: results from two multinational, randomized, controlled trials.Clin Infect Dis 2014;59:345.

[8] Rokas KE, Johnson JW, Beardsley JR, et al.The Addition of Intravenous Metronidazole to Oral Vancomycin is Associated with improved mortality in critically ill patients with Clostridium difficile infection.Clin Infect Dis 2015;61:934.

第 131 章　腹腔内感染

有其母必有其子……………………… Ⅱ级

Paulina Deming, PharmD, PhC
Renee-Claude Mercier, PharmD, BCPS, PhC

学习目标：

完成该病例学习后，学生能够：

- 了解细菌性腹膜炎的临床表现。
- 确定胃肠道各段中的正常微生物群。
- 列出细菌性腹膜炎的抗菌治疗目标。
- 为自发性细菌性腹膜炎（也称原发细菌腹膜炎）患者的治疗提供合适的经验性和明确性抗生素治疗方法。
- 监测抗生素治疗的安全性和有效性。
- 推荐自发性细菌性腹膜炎患者的继发性预防措施。
- 为酒精滥用患者和丙肝患者制定一个长期治疗方案，包括监测参数和相关咨询服务。

患者介绍

■ 主诉

我的肚子疼得厉害，我几乎不能移动。

■ 现病史

John Chavez，男，47 岁，西班牙裔，妻子将他送到急诊就诊。妻子称患者在过去 2 ～ 3 天一直有恶心、呕吐和严重腹痛的问题。在过去几天，患者很少摄入食物和水。

■ 既往史

- 因出现腹腔积液，2014 年诊断为肝硬化。
- GERD。
- 15 年前行胆囊切除术。
- 2014 年诊断为慢性丙型肝炎。

■ 家族史

母亲酗酒；父亲 10 年前死于车祸，病史未知。

■ 个人史

患者是一名退休建筑工人；每天 10 ～ 12 罐啤酒 ×25 年，清醒时间仅为 6 个月；然而，最近与妻子争吵后又开始酗酒；不吸烟，不吸食毒品；不根据医嘱服药，不进行饮食限制。

■ 用药史

- 螺内酯 100 mg，PO，QD。
- 奥美拉唑 20 mg，PO，QD。
- 抗酸药美乐事 30 mL，PO，QID，PRN。

■ 过敏史

NKDA。

■ 系统回顾

除现病史和主诉中涉及的问题外，没有其他问题。无吐血或黑便。

■ 体格检查

全身

患者较瘦，看起来比实际年龄大，思维不清楚，并有严重痛苦病容。

生命体征

血压 154/82 mmHg，脉搏 102 bpm，呼吸频率 32 次 / 分，体温 38.2 ℃；当前体重 92 kg（IBW 68 kg）。

皮肤

黄疸、温暖、粗糙、非常干燥。胸部、背部和手臂有蜘蛛痣。

五官检查

巩膜黄染；PERRLA；口咽部检查发现牙齿不好，未发现其他病变。

颈部 / 淋巴结

柔软；甲状腺大小正常；无 JVD，未触诊到明显淋巴结。

胸部

肺部 CTA；浅快呼吸。

心血管系统

心动过速，S_1 和 S_2 正常，无 S_3、S_4。

腹部

膨隆；有压痛，排便时有疼痛；整个腹部弥漫性、尖锐性疼痛；有反跳痛。HSM(+)，肠鸣音减弱。

生殖系统 / 直肠

前列腺大小正常；粪便愈创木脂检查结果阴性。

四肢

无杵状指、无青紫；双侧足部凹陷性水肿 1+。

神经系统

对空间具有辨别能力；嗜睡、无精打采、冷漠、弯腰驼背、动作缓慢。

■ 实验室检查

Na 142 mEq/L	Hgb 13.1 g/dL	AST 190 IU/L
K 3.9 mEq/L	Hct 40.6%	ALT 220 IU/L
Cl 96 mEq/L	Plt 65 × 10^3/mm^3	Alk phos 350 IU/L
CO_2 20 mEq/L	WBC 12.25 × 10^3/mm^3	T. bili 2.2 mg/dL
BUN 44 mg/dL	Neutros 73%	D. bili 1.8 mg/dL
SCr 1.2 mg/dL	Bands 9%	Albumin 2.8 g/dL
Glu 101 mg/dL	Lymphs 13%	INR 1.34
	Monos 5%	

■ 腹部超声

肝结节性病变表明患者是肝硬化；腹腔积液；脾大。

■ 血培养

有 2 份样本结果待定 。

■ 穿刺

腹腔积液：白细胞 720/mm^3、蛋白 2.8 g/dL、白蛋白 1.1 g/dL、pH 7.28、乳酸 30 mg/dL。革兰染色：有很多中性粒细胞（PMN），无微生物。

■ 初步诊断

自发性细菌性腹膜炎（SBP）。

■ 临床过程

鉴于患者有肝硬化史和利尿剂使用史，最近液体摄入量低，以及血尿素氮（BUN）与肌酐比值高，认为患者有脱水问题，所以在急诊时，给予患者补液治疗，0.9% NaCl IV，滴速为 1 L/h。患者呼吸功能越来越差，因此不得不进行气管插管并将其转移到重症监护室进行治疗。

问题

问题识别

1.a 列出与患者药物治疗有关的问题。

1.b 哪些信息（症状、体征和实验室检查结果）表明患者患有自发性细菌性腹膜炎（SBP）?

1.c 该患者发生感染的危险因素有哪些?

1.d 导致这种感染的病原体最可能是什么?

预期治疗结果

2. 该患者治疗的目标是什么?

治疗方案

3.a 有哪些非药物疗法可能对该患者有用?

3.b 有哪些药物疗法可能对该 SBP 患者有用?

最佳的治疗方案

4.a 鉴于患者的具体情况，最佳的药物治疗方案是什么?

4.b 除了抗菌治疗，该患者还需要其他哪些药物干预措施?

4.c 为了防止该患者的肾衰竭加重，应该避免使用哪些抗生素?

4.d 用于预防 SBP 复发的药物有哪些?

结果评价

5. 哪些临床和实验室指标可用来评价治疗结果，并监测和预防不良事件的发生?

患者教育

6. 为加强其依从性，确保治疗成功，并最大限度地降低不良反应的发生率，你可以向患者提供哪些信息?

■ 临床过程

患者在静脉滴注抗生素 48 小时后拔管停止滴注。血培养结果显示肺炎克雷伯菌（Klebsiella pneumoniae）阳性，对氨苄西林和氨苄西林 / 舒巴坦耐药，对氨曲南、头孢曲松、左氧氟沙星、庆大霉素及哌拉西林 / 他唑巴坦敏感。腹腔积液培养结果表明肺炎克雷伯菌阳性。患者使用头孢噻肟（用法：2 g，IV，每 8 小时一次，疗程 10 天）进行治疗。经过 3 天的抗菌治疗后，又进行了血培养，结果为阴性。患者症状迅速改善，在出院时，患者的精神状态已恢复到了基线水平。

■ 自学任务

1. 做一个表，说明原发性腹膜炎与继发性腹膜炎之间的主要差异（包括临床表现、病原体、诊断方法和治疗）。

2. 说明丙型肝炎的危险因素、传播方式、诊断方法、预后和治疗方法。

3. 做一个表，说明各种药物在帮助患者减少酒精渴望和摄入方面的不同。

临床要点

多达 75% 的需氧菌导致的原发性腹膜炎都会发生菌血症，但由厌氧菌导致的原发性腹膜炎很少会发生菌血症。腹腔积液培养结果通常是阴性，一般是根据腹腔积液中 PMN 计数和患者的临床表现来做出 SBP 诊断。

丙型肝炎患者很有可能在感染丙型肝炎很多年后才发生 SBP 等并发症和出现临床表现，才被诊断为丙型肝炎。丙型肝炎可以治愈，成功根除病毒后，可预防肝硬化、终末期肝病和肝癌的发生。

参考文献

[1] Garcia–Tsao G, Lim J, Veterans Affairs Hepatitis C Resource Center Program.Management and treatment of patients with cirrhosis and portal hypertension: recommendations from the department of Veterans Affairs Hepatitis C Resource Center Program and the National Hepatitis C Program.Am J Gastroenterol 2009;104:1802-1829.

[2] Angeli P, Gines P, Wong F, et al.Diagnosis and management of acute kidney injury in patients with cirrhosis: revised consensus recommendations of the International Club of Ascites.Gut 2015;64:531-537.

[3] Runyon BA, McHutchison JG, Antillon MR, Akriviadis EA, Montano AA.Short–course versus long–course antibiotic treatment of spontaneous bacterial peritonitis: a randomized controlled study of 100 patients.Gastroenterology 1991;100:1737-1742.

[4] Runyon BA.American Association for the Study of Liver Diseases (AASLD) Practice Guideline:Management of adult patients with ascites due to cirrhosis: update 2012.Hepatology 2009;49:2087-2107.

[5] Felisart J, Rimola A, Arroyo V, et al.Cefotaxime is more effective than is ampicillin-tobramycin in cirrhotics with severe infections.Hepatology 1985;5:457-462.

[6] Such J, Runyon BA.Spontaneous bacterial peritonitis.Clin Infect Dis 1998;27:669-676.

[7] Sigal SH, Stanca CM, Fernandez J, Arroyo V, Navasa M. Restricted use of albumin for spontaneous bacterial peritonitis.Gut 2007;56:597-599.

第 132 章　下尿路感染

卫生间在哪儿…………………………Ⅰ级

Sharon M. Erdman, PharmD
Melissa Badowski, PharmD, BCPS, AAHIVP
Keith A. Rodvold, PharmD, FCCP, FIDSA

学习目标：

完成该病例学习后，学生能够：

- 了解女性急性单纯性膀胱炎/泌尿道感染（UTI）常见的症状和体征。
- 在考虑症状、病史、过敏、客观结果和期望的临床反应后，制定治疗急性单纯性膀胱炎的治疗方案。
- 说明在治疗急性无并发症性膀胱炎时应当监测的参数，以确保药效和最大限度减少毒性反应的发生。
- 为患者提供治疗急性单纯性膀胱炎的抗生素的使用方案，包括药物用法、饭前饭后服用问题、服药依从性的重要性（包括完成整个疗程的需要）、适当的贮存方法，以及药物潜在不良反应。

患者介绍

■ 主诉

排尿时有烧灼感。我有尿频的问题。

■ 现病史

Sarah Ramsey，女，26 岁，因过去 2 天排尿困难、尿频、尿急和耻骨上压痛而来西雅图的一家家庭诊所就诊。

■ 既往史

患者在过去 8 个月内曾 3 次根据症状被诊断为 UTIs，每次都是口服 TMP-SMX 进行治疗。

■ 家族史

母亲患有糖尿病，其他家族史资料对患者的病情没有帮助。

■ 个人史

不吸烟，但承认偶尔吸食大麻，且在社交场合偶尔喝酒。过去 9 个月，患者与一个伴侣有性行为，且性生活活跃，通常使用无菌避孕套进行避孕。

■ 用药史

无。

■ 过敏史

无。

■ 系统回顾

患者称自己有尿道疼痛，排尿时有烧灼感，以及耻骨轻度压痛。患者无发热、畏寒、呕吐、背部疼痛等全身症状，且尿道、阴道无分泌物。进一步询问后，患者意识到尿道感染症状始于自己与男朋友发生性行为不久后，且膀胱也无法完全排空。

■ 体格检查

全身

该女性患者合作，无急性病容。

生命体征

血压 110/60 mmHg，脉搏 68 bpm，呼吸频率 16 次/分，体温 36.8 ℃；Wt 57 kg，身高 165.1 cm（5′5″）。

皮肤

无皮肤损害。

五官检查

PERRLA；EOMI；TMs 正常。

颈部 / 淋巴结

柔软、无淋巴结肿大。

胸部

CTA。

心血管系统

RRR；无 MRG。

背部

无 CVA 触痛。

腹部

柔软；有肠鸣音；无器官巨大症、无压痛。

盆腔

阴道无分泌物、无糜烂；2 周前有 LMP；耻骨轻度压痛。

四肢

四肢脉搏 2+，四肢活动范围正常。

神经系统

A & O × 3；CN Ⅱ～Ⅻ正常；神经反射 2+；感觉运动神经正常。

■ 实验室检查

尿检

黄色，浑浊；pH5.0；WBC 50 个 /hpf；RBC（1～5）个 /hpf；蛋白（–）；有微量血；葡萄糖（–）；白细胞酯酶（+）；亚硝酸盐（+）；发现较多细菌（图 132–1）。

尿培养

未检查。

■ 初步诊断

急性单纯性膀胱炎（图 132–2）。

问题

问题识别

1.a 有哪些临床表现、实验室检查结果表明患者患有急性单纯性膀胱炎？

1.b 急性单纯性膀胱炎与尿道炎（由沙眼衣原体、淋球菌、单纯疱疹病毒引起）或阴道炎（由念珠菌或滴虫类引起）在临床表现和诊断方法方面有何不同？

1.c 急性单纯性膀胱炎患者应进行尿培养吗？

1.d 导致女性急性单纯性膀胱炎最常见的致病菌是什么，并说明该菌导致感染的发病率？

1.e 导致泌尿道感染，尤其是急性单纯性膀胱炎的危险因素有哪些？

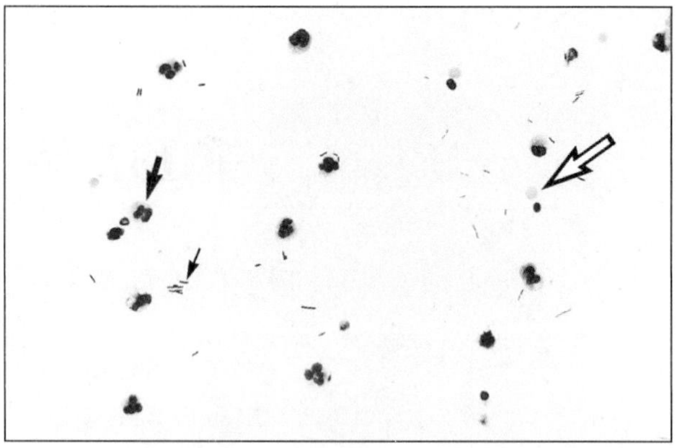

图 132–1 尿沉渣中有中性粒细胞（大实心箭头），细菌（小实心小箭头），偶尔几个红细胞（空心箭头）（Wright–Giemsa × 1650）

（照片由 Lydia C. Contis, MD 提供）

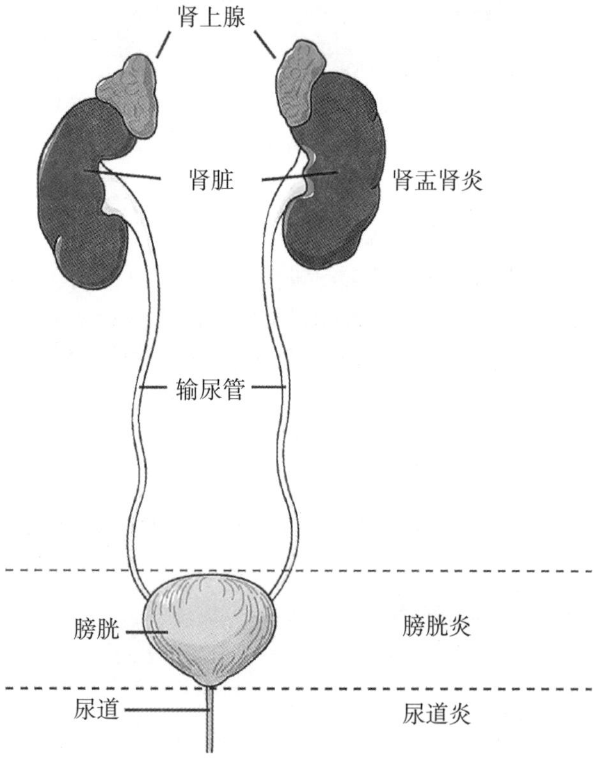

图 132–2 泌尿道的解剖学和相关感染

预期治疗结果

2. 急性单纯性膀胱炎的药物治疗目标是什么？

治疗方案

3.a 在急性单纯性膀胱炎的治疗过程中，应考虑抗生素的哪些重要特性？

3.b 哪种非药物疗法可能有助于预防急性单纯性膀胱炎？

3.c 治疗急性单纯性膀胱炎的经验性一线药物和二线药物有哪些？

最佳的治疗方案

4.a 治疗急性单纯性膀胱炎的药物有哪些？请说明这些药物的名称、剂型、剂量、给药时间、疗程如何选择？

4.b 如果该患者发生了复发性急性膀胱炎，可采用何种长期治疗策略？

4.c 如果完成初始治疗方案规定疗程 3 天后，患者仍然有泌尿感染的症状，应该如何处理？

结果评价

5. 为确保良好疗效，检测或预防不良反应的发生，应监测哪些临床和实验室参数？

患者教育

6. 为加强其依从性，确保治疗成功，并最大限度地降低不良反应的发生率，你可以向患者提供哪些信息？

■ 自学任务

1. 使用单剂量抗菌药治疗急性单纯性膀胱炎时，请说明该药物在第 3 天、第 5 天和第 7 天时治疗的安全性和有效性。

2. 进行文献检索，获得最新的门诊治疗中泌尿道大肠埃希菌（Escherichia coli）对复方磺胺甲噁唑（TMP–SMX）和氟喹诺酮类抗生素的耐药率，包括本国家和其他地区的耐药率。这些耐药率与你所在的机构、科室或你所在的地理区域的耐药率相比如何？

3. 如果该患者怀孕了，应该使用何种抗生素治疗？

4. 说明再感染和感染复发之间的差别。

临床要点

年轻男性很少发生 UTIs，除非患者的泌尿道结构发生异常或泌尿道曾经使用医疗器械进行过侵入性干预措施。

参考文献

[1] Gupta K, Hooton TM, Naber KG, et al.International clinical practice guidelines for the treatment of acute uncomplicated cystitis and pyelonephritis in women: a 2010 update by the Infectious Diseases Society of America and the European Society for Microbiology and Infectious Diseases.Clin Infect Dis 2011;52:e103-e120.

[2] Hooton TM. Clinical practice.Uncomplicated urinary tract infection.N Engl J Med 2012;366:1028-1037.

[3] Dielubanza EJ, Schaeffer AJ.Urinary tract infections in women.Med Clin North Am 2011;95:27-41.

[4] Grigoryan L, Trautner BW, Gupta K. Diagnosis and management of urinary tract infections in the outpatient setting.JAMA 2014;312(16):1677-1684.

[5] Etienne M, Lefebvre E, Frebourg N, et al.Antibiotic treatment of acute uncomplicated cystitis based on rapid urine test and local epidemiology: lessons from a primary care series, BMC Infectious Diseases 2014;14:137-144.

[6] Guay DR.Cranberry and urinary tract infections. Drugs 2009;69:775-807.

[7] Oplinger M, Andrews CO.Nitrofurantoin contraindication in patients with a creatinine clearance below 60 mL/min: looking for the evidence.Ann Pharmacother 2013;47:106-111.

[8] Singh N, Gandhi S, McArthur E, et al.Kidney function and the use of nitrofurantoin to treat urinary tract infections in older women.CMAJ 2015;187:648-656.

[9] Sanchez GV, Master RN, Karlowsky JA, Bordon JM. In vitro antimicrobial resistance of urinary Escherichia coli isolates among US outpatients from 2000 to 2010.Antimicrob Agents Chemother 2012;56:2181-2183.

[10] Gupta K. Emerging antibiotic resistance in urinary tract pathogens.Infect Dis Clin North Am 2003;17:243-259.

第 133 章 肾盂肾炎

耐药性杆菌························Ⅱ级

Elizabeth A. Coyle, PharmD, FCCM, BCPS

学习目标：

完成该病例学习后，学生能够：

- 从症状、体征和实验室检查结果等方面区分肾盂肾炎和下尿路感染。
- 为疑似肾盂肾炎患者推荐适当的抗菌药物和对症疗法。
- 根据患者反应、培养结果、大肠埃希菌的患病率和耐药性风险来调整药物治疗方案。
- 为肾盂肾炎患者制定一个监测方案，对其疗效和不良反应做出客观评估。

患者介绍

■ 主诉

我很冷，而且背部很疼。

■ 现病史

Isabella Toms，女，22 岁，是一名大学生，患有 1 型糖尿病，因右肋部和腹部疼痛 24 小时来急诊就诊。患者称自己有恶心的症状，且称今早醒来后胃部、背部严重疼痛，但没有呕吐。24 小时没有吃东西，但喝水，并摄入了非膳食性苏打水。另外，一直使用胰岛素泵，没有摄入其他常规胰岛素。患者称自己大约 2 天前诊断患有泌尿道感染，使用甲氧苄啶 / 磺胺甲噁唑进行治疗。患者称自己一直感到发热和畏寒，没有胸痛、呼吸急促、咳嗽、咳痰、腹泻或皮疹。

■ 既往史

11 岁诊断为 1 型糖尿病；使用胰岛素泵进行治疗。

■ 家族史

父亲母亲均为 40 多岁，身体状况良好；有一个姐姐患有哮喘，有一个哥哥患有克罗恩病。

■ 个人史

不吸烟，无静脉药物滥用，只是在社交场合偶尔喝酒。未婚，但有一个稳定的男朋友，性生活活跃。目前是当地的一所大学的大一法律系学生。

■ 用药史

- 炔雌醚，一次一片，QD。
- 胰岛素泵；常规胰岛素基础给药速率为每天 28 个单位。
- 每天早餐、午餐和晚餐时分别使用 2 个单位的常规胰岛素。
- 甲氧苄啶 / 磺胺甲噁唑 1 片，一天 2 次，口服，疗程 3 天（已完成 2 天）。

■ 过敏史

青霉素（瘙痒皮疹）。

■ 系统回顾

患者有尿路感染史，去年发生过 2 次尿路感染，最近一次是 2 天前。

■ 体格检查

全身

有意识、警觉、对方向有辨识能力的一名年轻的白种女性患者，有轻度病容。

生命体征

血压 112/68 mmHg，脉搏 65 bpm，呼吸频率 16 次 / 分，体温 39.0 ℃，氧饱和度（RA）98%；体重 63 kg（IBW 61.1 kg），身高 170.2 cm（5′7″）。

皮肤

皮肤干瘪；未发现红肿或皮疹。

五官检查

EOMI；眼底检查结果正常；咽部无异物、干燥。

颈部

柔软、无 JVD。

胸部

CTA。

心血管系统

RRR。

腹部

耻骨部位深触诊时有压痛；无反跳痛；肠鸣音活跃。无肝脾大、无肿块。

背部

脊柱及脊柱旁部位无压痛。

生殖系统 / 直肠

女性外生殖器正常；阴道无异常分泌物；括约肌张力正常；1 周前刚结束月经。

四肢

无 CCE；双侧脉搏强度 2+。

神经系统

A & O×3；CN Ⅱ～Ⅻ正常；感觉和知觉正常。

■ 入院时实验室检查结果和尿检结果

见表 133–1。

■ 胸部 X 线片

无浸润，未见实质性病变。

■ 腹部增强 CT 检查

结果：肝脏、胆囊、胰腺、脾、肾上腺未发现异常。未发现腹腔积液。左肾未发现异常。右肾中下部发现一个低密度病变区。

印象：右肾低密度病变表明患者患有肾盂肾炎；与临床诊断一致。

■ 腹部超声检查

结果：右肾皮质区内有一个低回声区，透射不显示。

印象：右肾皮质区局部增厚，导致回声减弱，结果与近期 CT 扫描相近，表明患者可能患有局灶性肾盂肾炎。未发现肾脓肿。无肾积水。

■ 尿液革兰染色

发现很多革兰染色阴性杆菌。

■ 血培养

发现很多革兰染色阴性杆菌。

表 133–1　住院第 1～3 天的实验室检查结果和尿检结果

参数（单位）	住院第 1 天	住院第 2 天	住院第 3 天
血清生化			
Na（mEq/L）	141	139	141
K（mEq/L）	3.9	4.0	4.1
Cl（mEq/L）	99	101	102
CO_2（mEq/L）	27	28	28
BUN（mg/dL）	19	14	12
SCr（mg/dL）	1.1	1.0	1.0
葡萄糖（mg/dL）	65	92	89
血液系统			
Hgb（g/dL）	13.9	13.8	13.6
Hct（%）	40.6	40.3	40.5
Plt（$\times 10^3/mm^3$）	275	276	276
WBC（$\times 10^3/mm^3$）	26.3	20.4	12.5
PMN/B/L/M（%）	80/13/7/0	85/10/5/0	86/6/7/1
尿检			
外观	浑浊		
颜色	琥珀色		
pH	5.0		
比重	1.017		
血液	2+		
酮类化合物	阴性		
白细胞酯酶	3+		
亚硝酸盐	2+		
尿蛋白，定性	极少量		
尿葡萄糖，定性	极少量		
WBC（个 /hpf）	487		
RBC（个 /hpf）	102		
细菌	很多		
白细胞管型	2+		

注：B，带状中性粒细胞；L，淋巴细胞；M，单核细胞；PMN，多形核白细胞。

■ 阴道涂片检查

阴性。

■ 初步诊断

肾盂肾炎；菌血症；1 型糖尿病。

问题

问题识别

1.a 列出与患者药物治疗有关的问题。

1.b 有哪些信息（症状、体征和实验室检查结果）表明患者患有肾盂肾炎及其严重程度？

1.c 列出所有可能导致该患者患肾盂肾炎风险增加的因素。

1.d 评估该患者的相关问题还需要哪些资料？

预期治疗结果

2. 该患者的药物治疗目标是什么？

治疗方案

3.a 有哪些非药物疗法可能对该患者有用？

3.b 导致肾盂肾炎常见的微生物有哪些？

3.c 在社区中，大肠埃希菌经常发生耐药吗？

3.d 有哪些药物可用于肾盂肾炎的经验性治疗？

最佳的治疗方案

4. 为该肾盂肾炎患者制定一个经验性的抗生素治疗方案。

结果评价

5.a. 哪些临床和实验室参数有必要用来评估疗效，以达到预期的治疗结果，并发现或预防不良反应的发生？

■ 临床过程

患者根据你推荐的进行性抗生素治疗方案开始治疗。患者使用对乙酰氨基酚（每6小时一次）进行镇痛。使用对乙酰氨基酚和抗生素治疗后，患者退热。住院第3天，患者的症状大大改善，能够出院。表133–1为住院第2天和第3天的实验室检查结果。患者入院时进行了尿培养，住院第3天（晚上）获得培养结果，如图133–1所示。

尿培养

结果：> 100 000 cfu/mL 大肠埃希菌

抗生素	Kirby–Bauer 检查结果
氨苄西林 / 舒巴坦	中间
氨苄西林	耐药
头孢唑啉	中间
头孢呋辛	敏感
头孢曲松	敏感
左氧氟沙星	敏感
哌拉西林 / 他唑巴坦	敏感
妥布霉素	敏感
TMP/SMX	耐药

住院第1天血培养 ×2份

结果：有很多大肠埃希菌

抗生素	Kirby–Bauer 检查结果
氨苄西林 / 舒巴坦	中间
氨苄西林	耐药
头孢唑啉	中间
头孢呋辛	敏感
头孢曲松	敏感
左氧氟沙星	敏感
哌拉西林 / 他唑巴坦	敏感
妥布霉素	敏感
TMP/SMX	耐药

阴道涂片检查

3天内无菌生长

第2天血培养

结果：迄今无菌生长

第3天血培养

结果：迄今无菌生长

图133–1 住院第1天取样，住院第3天获得了尿样和血样的培养结果

结果评价（续）

5.b 如果需要，如何调整治疗方案？

患者教育

6. 为加强其依从性，确保治疗成功，并最大限度地降低不良反应的发生率，你应该向患者提供哪些信息？

■ 自学任务

1. 说明治疗肾盂肾炎的IV给药方案调整为口服给药方案的具体临床情况。

2. 进行文献检索，查找治疗肾盂肾炎的药物，以及对药物进行比较的临床试验研究，并比较这些研究在纳入标准、药物方案、结局和治疗费用等方面的异同。

3. 为疑似肾盂肾炎患者制定临床策略。

临床要点

有很多药物都可以用于治疗肾盂肾炎，我们要选择具有杀菌效果，且能够以活性形式从肾脏排出

的抗生素。选择每日服用一次的药物有助于降低治疗成本。

参考文献

[1] Filiatrault L, McKay RM, Patrick DM, et al.Antibiotic resistance in isolates recovered from women with community-acquired urinary tract infections presenting to tertiary care emergency department.CJEM 2012;14(5):295-305.

[2] Gupta K, Hooton TM, Naber KG, et al.International clinical practice guidelines for the treatment of acute uncomplicated cystitis and pyelonephritis in women: a 2010 update by the Infectious Diseases Society of America and the European Society for Microbiology and Infectious Diseases.Clin Infect Dis 2011;52(5):e103-e120.

[3] Colgan R, Williams M. Diagnosis and treatment of acute pyelonephritis in women.Am Fam Physician 2011;84(5):519-526.

[4] Eliakim-Raz N, Yahar D, Paul M, Leibovici L. Duration of antibiotic treatment for acute pyelonephritis and septic urinary tract infection-7 days versus longer treatment: systemic review and meta-analysis of randomized controlled trials.J Antimcrob Chemother 2013;68:2183-2191.

[5] Peterson J, Kaul S, Khashab M, Fisher AC, Kahn JB.A double-blind, randomized comparison of levofloxacin 750 mg once-daily for five days with ciprofloxacin 400/500 mg twice-daily for 10 days for the treatment of complicated urinary tract infections and acute pyelonephritis.Urology 2008;71(1):17-22.

[6] Abbo LM, Hooten TM. Antimicrobial Stewardship and Urinary Tract Infections.Antibiotics 2014;3:174-192.

[7] Wagenlehner F, Umeh O, Steenbergen J, Yuan G, Darouiche RO.Ceftolozane-tazobactam compared with levofloxacin in the treatment of complicated urinary-tract infections, including pyelonephritis: a randomized, double-blind, phase 3 trial (ASPECT-cUTI).The Lancet 2015;385:1949-1956.

[8] Zasowski EJ, Rybak JM, Rybak MJ.The β-lactams Strike Back:Cetazidime-Avibactam. Pharmacotherapy 2015;35(8):755-770.

第 134 章　盆腔炎和其他性传播疾病

Frankie 和 Jenny 是恋人··························Ⅱ级

Neha Sheth Pandit, PharmD, AAHIVP, BCPS
Christopher Roberson, MS, AGNP-BC, ACRN

学习目标：

完成该病例学习后，学生能够：

- 确认患者病史、体检和实验室检查结果中哪些信息表明患者患有性传播感染（STI）疾病。
- 列出性病的主要并发症及预防和（或）治疗方法。
- 讨论转诊到性病科室进行治疗的患者存在的其他健康问题，包括免疫接种需求和降低风险方面的问题。
- 为性患者提供适当的治疗方案，包括药物、剂型、剂量、给药途径、给药频次、疗程和监测方案。
- 比较门诊和住院治疗的女性盆腔炎（PID）在诊断标准和治疗方法上的异同。
- 了解患者需要免疫接种的条件，以及提供适当的免疫接种建议，包括人类乳头瘤病毒（HPV）疫苗。
- 为患者提供药物治疗，以及可能发生不良反应方面的教育咨询服务。

患者介绍 1

■ 主诉

我和我女朋友感觉不舒服。

■ 现病史

Frankie Mason，男，20 岁，因排尿疼痛和尿道异色分泌物增多 5 天来健康诊所就诊。今天，他发现自己阴茎上有 4 个水泡，且疼痛。他是单身，异性恋，目前与两三个性伴侣同时有性行为，且性生活活跃，承认过去两个星期“至少有一次”性行为没有采取保护措施。 他不知道自己目前性伴侣、以前性伴侣，以及她们性伴侣的性病史，他称自己的性伴侣总数超过了 15 个。无口交，无肛交。

■ 既往史

2 年前患有生殖器疱疹。没有进行过艾滋病病毒（HIV）检测。接种过乙肝疫苗，但没有接种过 HPV 疫苗，因为患者认为 HPV 疫苗只针对女性。当医生询问他“你曾经因性行为或在餐馆就餐而得过甲肝或丙肝吗?”，患者表示自己不知道甲肝、丙肝是感染性疾病。未发现其他正在活跃的疾病。

■ 家族史

对其病情无影响。

■ 个人史

无静脉注射毒品史、不吸烟；周末喝 2 ～ 4 瓶啤酒；不遵医嘱复查，因为患者称：“我不喜欢医生。”

■ 用药史

无。

■ 过敏史

环丙沙星（眩晕）。

■ 系统回顾

偶尔有头痛；无胃痛、便秘、视力问题、盗汗、体重减轻或疲劳。

■ 体格检查

全身

男性患者，发育良好，非常健谈。

生命体征

血压 104/80 mmHg，心率 72 次 / 分，呼吸频率 12 次 / 分，体温 37.6 ℃；体重 78 kg。

皮肤

无皮疹，也没有其他病变。

五官检查

咽部或口腔无溃疡、无红斑。

颈部 / 淋巴结

无淋巴结病变；颈部柔软。

胸部

呼吸音正常；通气正常。

心血管系统

RRR；无杂音。

腹部

无压痛、无反跳痛；无 HSM。

生殖系统 / 直肠

坦纳第 5 阶段；睾丸下降、无压痛、无红斑。尿道有黏稠、黄色分泌物；阴茎上有 4 个小水疱；直肠检查为阴性；阴囊无压痛或肿胀。生殖器未发现赘生物。

肌肉骨骼 / 四肢

无腹股沟或其他淋巴结肿大；无病灶或皮疹；肌肉力量和收缩力正常。

神经系统

CN Ⅱ～Ⅻ正常；双侧 DTRs 2+，且对称。

尿液涂片

白细胞 15 个 /hpf；细胞内革兰阴性双球菌（+）。

其他检查结果

尿样被送去进行核酸扩增试验（NAAT）检测淋球菌和衣原体（Chlamydia）。

初步诊断

淋球菌感染引起的尿路感染，伴有支原体感染。复发性生殖器疱疹。

患者介绍 2

■ 主诉

我胃疼得厉害。

■ 现病史

Jenny Klein，女，20 岁，是 Frankie 的性伴侣。Jenny 称自己排尿困难、下腹痛越来越严重，且阴道分泌物越来越多。她的性伴侣“只有 Frankie”，且自己没有泌尿或生殖器感染病史，并称自己没有静脉注射药物史。她不知道 Frankie 有多个性伴侣。她最近一次月经在 10 天前开始，最后一次性行为是在 7 天前，未使用避孕套。她昨天发现阴道分泌物为黏稠、黄色液体。无口交、无肛交。她承认自己总共有过 3 个性伴侣。

■ 既往史

之前没有怀过孕，目前也没有怀孕。她已经完成了乙肝疫苗接种。但她没有接种甲肝疫苗和 HPV 疫苗，因为她母亲不同意她接种这些疫苗。她认为她是 HPV 感染的“低风险”人群。

■ 家族史

外祖母患有高血压。

■ 个人史

不吸烟、不使用娱乐性药物；偶尔喝 1～2 杯葡萄酒；未使用过激素或其他避孕方法进行避孕；偶尔使用避孕套避孕；接受过常规的医疗服务。

■ 用药史

无。

■ 过敏史

NKDA。

■ 系统回顾

偶尔有月经痛，自行选择药物治疗，药物的商品名可能是 Pamprin 或 Midol，她记不太清楚。

■ 体格检查

全身

女性患者，发育良好，有中度到重度的腹部不适。

生命体征

血压 110/76 mmHg，心率 100 次 / 分，呼吸频率 16 次 / 分，体温 39.2 ℃；体重 62 kg。

皮肤

未发现皮疹。

五官检查

咽部或口腔无溃疡、无红斑。

颈部 / 淋巴结

无淋巴结病变；颈部柔软。

胸部

呼吸音正常；通气良好；乳房处在坦纳第 5 阶段。

心血管系统

心律齐、心率在正常范围内，无杂音。

腹部

触诊时，右象限和中下象限有抵抗。

生殖系统/直肠

阴毛处于坦纳第5阶段；外阴无溃疡、红斑或抓痕。阴道内有大量黄白色黏稠性分泌物。宫颈检查结果显示宫颈处有红斑和大量黄白色分泌物；双手触诊未发现肿块；颈部有压痛；附件有压痛，右侧附件有充满感。生殖器未发现赘生物。

■ 阴道分泌液检查样本制备（用生理盐水稀释后，放置于显微镜下观察）

阴道分泌液检查：白细胞（WBC）计数增加（太多，无法计数），pH 5.0，未发现酵母或菌丝；可嗅到KOH；发现有很多线索细胞。

肌肉骨骼/四肢

无淋巴结病变、病灶或皮疹；无关节炎或腱鞘炎。

神经系统

CN Ⅱ～Ⅻ正常；双侧DTRs 2+，且对称。

■ 实验室检查

Na 138 mEq/L	Hgb 12.2 g/dL	WBC 12.75×10^3/mm^3
K 4.2 mEq/L	Hct 37%	Neutros 66%
Cl 102 mEq/L	Plt 250×10^3/mm^3	Bands 12%
BUN 22 mg/dL	SCr 0.9 mg/dL	Lymphs 10%
Glu 106 mg/dL		Monos 12%

■ 尿检

小白细胞、亚硝酸盐阴性；蛋白100 mg/dL；未发现其他异常。

■ 其他检查结果

尿样被送去进行NAAT检测淋球菌和衣原体。

■ 初步诊断

· 上生殖道感染和宫颈炎（PID）。

· 细菌性阴道病。

问题

问题识别

1.a 将每个患者的药物治疗问题都列出来。

1.b 哪些信息表明这两位患者患有性传播疾病（STD）并表明了疾病的严重程度？

1.c 这两位患者是否还需要进行其他检查？

1.d 这两位患者进行适当的治疗后，需要减少或避免哪些并发症的发生？

预期治疗结果

2. 陈述每个患者的治疗目标。

治疗方案

3. 每个患者的治疗方法分别有哪些？

最佳的治疗方案

4.a 这两位患者的治疗方案是什么（具体说明药物名称、剂型、剂量、给药途径、给药频次和疗程）？

4.b 如果一开始的治疗方法没有效果，还应采取哪些治疗方法？

结果评价

5. 需要哪些临床和实验室参数来评价治疗结果，并监测和预防不良事件的发生？

■ 临床过程

6. 一天后，两位患者的培养样本衣原体和淋病NAAT检测结果均为阳性。

结果评价（续）

如果需要调整治疗方案，抗生素如何进行调整？

患者教育

为加强其依从性，确保治疗成功，并最大限度地降低不良反应的发生率，你可以向Frankie和Jenny提供哪些信息及教育咨询服务？

■ 自学任务

1. 说明在你的执业地点，对患者当前性伴侣进行治疗（EPT）的合法性问题。讨论这一做法的道德问题（见www.cdc.gov/std/ept）。

2. 调查10个当地社区药师对EPT的了解情况。他们是否会对患者的性伴侣进行药物治疗？

3. 说明治疗月经痛及其相关疼痛的非处方药物，并说明这些药物的商品名、成分、有效性和成本。根据最合适的成本效益值，提供治疗建议。

4. 回顾现行的病原体接触疾病预防（PrEP）指南，判断这两位患者是否适合作为预防性药物治疗的候选者。如果能，请提供PrEP建议，并提供适当的监测方案。

临床要点

1. 通过“EPT”方法，能够使患者的性伴侣获知自己的病情并进行治疗，但该做法在合法性和道德上的问题会让这一公共卫生措施的实施受阻。

2. 与单一药物相比，广告上推荐的治疗月经痛的非处方药物一般都很贵。大多数用于治疗月经痛的“商品”有多种配方，因此通常很难知道其确切成分。

3. 医疗卫生保健人员应当将 STI 诊断作为患者进行免疫接种的机会，提高对患者的医疗服务质量，促进疾病预防这一公共卫生措施的实施。

感谢

该病例是基于 Denise L. Howrie, PharmD 和 Pamela J. Murray, MD, MHP 为该书第 9 版书写的病例。

参考文献

[1] Workowski KA, Bolan GA.Sexually transmitted diseases treatment guidelines, 2015.MMWR Recomm Rep 2015;64(RR–03):1-137.

[2] Papp JR, Schachter J, Gaydos CA, Van Der Pol B. Recommendations for the laboratory–based detection of chlamydia trachomatis and neisseria gonorrhoeae-2014.MMWR Recomm Rep 2014;63:1-24.

[3] Lyss SB, Kamb ML, Peterman TA, et al.Chlamydia trachomatis among patients infected with and treated for Neisseria gonorrhoeae in sexually transmitted disease clinics in the United States.Ann Intern Med 2003;139:178-185.

[4] Trent M. Pelvic inflammatory disease.Pediatr Rev 2013;34:163-171.

[5] Brunham RC, Gottlieb SL, Paavonen J. Pelvic inflammatory disease.N Engl J Med 2015;372:2039-2048.

[6] Llata E, Bernstein KT, Kerani RP, et al. Management of pelvic inflammatory disease in selected US sexually transmitted disease clinics:Sexually transmitted disease surveillance network, January 2010–December 2011.Sex Transm Dis 2015;42:429-433.

[7] Centers for Disease Control and Prevention. Guidance on the Use of Expedited Partner Therapy in the Treatment of Gonorrhea.Available at: http://www.cdc.gov/std/ept/GC–Guidance.htm.Accessed March 25, 2016.

[8] Centers for Disease Control and Prevention. Expedited Partner Therapy in the Management of Sexually Transmitted Diseases.Atlanta, GA, US Department of Health and Human Services, 2006. http://www.cdc.gov/std/treatment/eptfinalreport2006.pdf.Accessed March 25, 2016.

[9] Gift TL, Kissiner P, Mohammed H, Leichliter JS, Hogben M, Golden MR.The cost and cost–effectiveness of expedited partner therapy compared with standard partner referral for the treatment of chlamydia or gonorrhea.Sex Transm Dis 2011;38:1067-1073.

[9] Petrosky E, Bocchini JA, Hariri S, et al. Use of 9–valent Human Papillomavirus (HPV) vaccine:Updated HPV vaccination recommendations of the Advisory Committee on Immunization Practices.MMWR 2015;64:300-304.

第135章　梅毒

今天在这里治疗后，明天就可以出院吗？…………………………Ⅰ级

John S. Esterly, PharmD, BCPS, AQ–ID
Marc H. Scheetz, PharmD, MSc, BCPS, AQ–ID

学习目标：

完成该病例学习后，学生能够：
- 讨论梅毒的诊断标准，并区分不同的分期。
- 为每一分期的梅毒患者制定个体化治疗方案。
- 如果初始治疗方案有禁忌，推荐可替代的其他治疗方案。
- 为确保治疗成功，为梅毒患者制定适当的监测、随访和咨询方案。

患者介绍

■ 主诉

3～4天前我的背部和腹部开始出现皮疹。我的整个左半身一直有问题，且我感觉最近比往常更虚弱。

■ 现病史

John Rutherford，男，27岁，患有HIV，使用高效抗反转病毒疗法（HAART）治疗，因左上身/左背部/左侧身体疼痛和弥漫性皮疹就诊。3～4天前开始出现皮疹，皮疹主要分布在胸部、腹部和手臂。患者头皮上还有七个斑疹。皮疹既不疼，也没有脓，但头皮处的皮疹会很痒，有抓痕；皮损均未发现渗出。患者还有胸痛，呼吸时加重。恶心，无呕吐，并称自己有连续几个月的腹泻问题。患者主要是因为辐射到左半身的左上部疼痛问题来就诊。他尿液颜色很暗，为棕红色；但无排尿困难。患者还表示最近几天他感觉比往常虚弱。

■ 既往史

乙型肝炎，现在已经进行了免疫接种。

6个月前被诊断为HIV，使用HAART治疗。

■ 家族史

父母都患有高血压，均健在。

■ 个人史

- 处于失业状态。
- 从十几岁开始吸烟，一天一包半。
- 社交场合饮酒（平均每周四杯）。
- 偶尔使用甲基苯丙胺（冰毒）——有时候是吸食，有时静脉注射（用无菌针头）。
- 曾经（与4个性伴侣，过去6个月）有过男男性行为（MSM Hx），但不是每次都使用避孕套。

■ 用药史

- 替诺福韦/恩曲他滨300 mg/200 mg，PO，QD。
- 雷特格韦400 mg，PO，BID。
- 对乙酰氨基酚——氢可酮325 mg/5 mg，PO，每6小时一次，PRN。

■ 过敏史

可待因。

■ 系统回顾

- 整体：虚弱、不适，无发热。
- 眼睛：无视力变化。
- 耳、鼻、喉：无咽喉痛、鼻漏，窦压无增加。
- 淋巴：无淋巴结肿大。
- 呼吸：无呼吸急促、劳力性呼吸困难、咳嗽。
- 心血管：吸气时胸痛。
- 胃肠道：有间歇性恶心、无呕吐、有持续

腹泻。
- 神经系统：无神经病变症状。
- 肌肉骨骼系统：关节痛和肌肉疼痛。
- 皮肤：头皮、腹部、手臂和腿部有皮疹。
- 疼痛：有持续性腹部和左侧身体疼痛。

■ 体格检查

全身

清醒、警觉、NAD。适度。对人、空间、时间具有辨认能力。

生命体征

体温 36.6 ℃（98.4 ℉），血压 114/70 mmHg，心率 92 次 / 分，呼吸频率 16 次 / 分，氧饱和度 98%；身高 154.9 cm（61″），体重 59 kg。

皮肤

有多个可以触及的白色斑疹，大部分大小约为 5 mm，集中在左下腹部。手臂、胸部和背部有斑疹。头皮红斑周围有四五个痂皮。

五官检查

黏膜湿润；颈部柔软。颈部、耳部或锁骨上无淋巴结肿大。口腔部未发现明显病变。轻度黄疸。

颈部 / 淋巴结

柔软；无淋巴结肿大、颈静脉杂音、JVD、甲状腺肿大。

胸部

双侧 CTA 无湿啰音、哮鸣音。

心血管系统

RRR，S_1、S_2 正常，无 M/R/G。

腹部

柔软、无隆起弥漫压痛，腹部、左上腹部（LUQ）和背部明显，但右上腹部（RUQ）不明显。有肠鸣音，无反跳痛。

四肢

温暖、灌注良好、无水肿。DP 2+，有腘动脉搏动。

生殖泌尿系统

皮疹延伸至阴茎；未发现其他病变。腹股沟淋巴结中度肿大。

直肠

有近期溃疡愈合后的瘢痕。

肌肉骨骼系统

无关节肿胀或积液。

神经系统

CN Ⅱ～Ⅻ大体上正常。无辨距不良，四肢力量为 5/5。

■ 实验室检查

Na 138 mEq/L	WBC $9.3 \times 10^3/mm^3$
K 3.9 mEq/L	Plt $391 \times 10^3/mm^3$
Cl 96 mEq/L	ALT 66 IU/L
CO_2 28 mEq/L	AST 95 IU/L
BUN 7 mg/dL	Alk phos 1271 IU/L
SCr 0.7 mg/dL	T. bili 5.0 mg/dL
Glu 100 mg/dL	CD4 460 cells/mm^3
Hgb 12.3 g/dL	HIV 病毒量 < 48 copies/mL
Hct 36.9%	

■ 其他
- RPR：滴度为 1 ∶ 256。
- FTA-ABS：阳性。
- 乙型肝炎：乙肝抗体阳性，乙肝抗原阴性。
- 丙型肝炎：RNA 阴性。
- 腹部盆腔 CT 检查：肝脾轻度增大，肝内胆管导管扩张程度小，总导管突出。有多个直肠血管发生弯曲，可能是门静脉高压导致的静脉曲张。有直肠周围反应性病变、盆腔淋巴结病变、直肠炎。

■ 初步诊断

该 27 岁的患者患有艾滋病，最近被诊断为梅毒，根据其症状、体征和性史，疑似处于二期。

由于患者同时感染了艾滋病和梅毒，该患者病情恶化的可能性很大，尤其是神经性梅毒病变。

问题

问题识别

1.a 哪些人群最有可能患梅毒？

1.b 哪些信息（症状、体征和实验室检查结果）表明患者患有梅毒及其严重程度？

1.c 在梅毒的诊断中用到了哪些实验室检查结果，如何解释这些检查结果？

预期治疗结果

2. 该患者药物治疗的目标是什么？

治疗方案

3.a 有哪些药物疗法可能对该患者有用？

3.b 该患者的非药物治疗措施有哪些？

最佳的治疗方案

4. 该患者的治疗方法（药物名称、剂量和疗程）是什么？

结果评价

5. 哪些临床和实验室指标可用来评价治疗结果，并监测和预防不良事件的发生？

患者教育

6.a 为加强其依从性，确保治疗成功，并最大限度地降低不良反应的发生率，你可以向患者提供哪些信息？

6.b 应向患者提供哪些信息来预防性传播疾病？

■ 自学任务

1. 说明梅毒在不同进展阶段的临床表现及其差异。

2. 讨论应用于诊断和监测梅毒进展情况的诊断方法和监测方法。

3. 找出可能影响 HIV 患者检查结果的潜在混杂因素。

临床要点

接受青霉素治疗的梅毒患者在治疗 24 小时内经常会有吉海（Jarisch–Herxheimer）反应。该反应是梅毒螺旋体死后释放内毒素导致的一种炎症反应。通常表现为发热、畏寒、肌痛、关节痛和头痛，通常具有自限性，可以使用镇痛药物和解热药物治疗。

参考文献

[1] Centers for Disease Control and Prevention.Sexually Transmitted Disease Surveillance, 2013.Atlanta, U.S. Department of Health and Human Services, December 2014.Available at: http://www.cdc.gov/std/stats13/syphilis.htm.Accessed November 11, 2015.

[2] Centers for Disease Control and Prevention. Sexually transmitted diseases treatment guidelines, 2015.MMWR Morb Mortal Wkly Rep 2015;64(RR–3):34-50.Available at: www.cdc.gov.Accessed Novemeber 12, 2015.

[3] Tramont EC.Treponema pallidum (syphilis). In:Mandell GL, Bennett JE, Dolin R, eds. Principles and Practice of Infectious Diseases, 7th ed.Philadelphia, Churchill Livingstone, 2010:3035-3053.

[4] Panel on Opportunistic Infections in HIV–infected Adults and Adoloescents.Guidelines for the prevention and treatment of opportunistic infections in HIV–infected adults and adolescents: recommendations from CDC, the National Institutes of Health, and the HIV Medicine Association of the Infectious Diseases Society of America.Available at: http://aidsinfo.nih.gov/contentfiles/lvguidelines/adult_oi.pdf.Accessed November 12, 2015.

[5] Bai ZG, Wang B, Yang K, et al.Azithromycin versus penicillin G benzathine for early syphilis.Cochrane Database Syst Rev 2012;6:CD007270.

[6] Warwick Z, Dean G, Fisher M. Should syphilis be treated differently in HIV–positive and HIV–negative individuals?Treatment outcomes at a university hospital, Brighton, UK.Int J STD AIDS 2009;20(4):229-230.

[7] See S, Scott EK, Levin MW.Penicillin–induced Jarisch–Herxheimer Reaction.Ann Pharmacother 2005;39(12):2128-2130.

第 136 章　生殖器疱疹、淋球菌和衣原体感染

三重威胁……………………………Ⅱ级

Suellyn J. Sorensen, PharmD, BCPS, FASHP

学习目标：

完成该病例学习后，学生能够：

- 识别患者患生殖器疱疹、淋病和衣原体的主观表现和客观数据。
- 推荐治疗生殖器疱疹、淋病和衣原体的适当疗法。
- 为生殖器疱疹、淋病和衣原体患者提供有效、全面的咨询服务。
- 确定具有临床意义的药物相互作用，并提出处理建议。

患者介绍

■ 主诉

我的生殖区域疼痛，且头部和肌肉疼痛得厉害。

■ 现病史

Megan Thompson，女，19 岁，曾经多次怀孕，因生殖器部位病变 3 天来县医院性病门诊就诊。她还发现阴道有白色无味的分泌物，且该情况持续了 14 天。她称过去 60 天曾与两个固定性伴侣发生过口交和阴道性交行为。距离上一次性行为已经 5 天了。

■ 既往史

- 多次 UTIs，最近一次是在 3 个月前。
- 阴道念珠菌病，最近一次是在 6 个月前。
- 5 年前曾患淋病。
- 2 年前曾有过阴道毛滴虫感染。

■ 家族史

母亲患有 2 型糖尿病；父亲 50 岁时死于急性心肌梗死。

■ 个人史

与她的男朋友一起生活，在一家当地的杂货店工作。偶尔饮酒和吸食大麻。

■ 用药史

- 炔雌醇和炔诺酮，一次一片，PO，QD。
- 复合维生素与铁剂合剂，一次一片，PO，QD。
- 布洛芬 200 mg，PO，PRN。
- 环丙沙星 250 mg，PO，QD。

■ 过敏史

青霉素（荨麻疹和舌部肿胀）。

■ 系统回顾

无咳嗽、盗汗、体重减轻、排尿困难或尿频；有腹泻和肛门直肠疼痛；末次月经在 6 周前。

■ 体格检查

全身

年轻女性患者，较瘦，NAD。

生命体征

血压 136/71 mmHg，脉搏 78 bpm，呼吸频率 17 次 / 分，体温 37.8 ℃；体重 51 kg，身高 165.1 cm（5′5″）。

皮肤

干燥，无皮肤损害，肤色正常，体温正常。

五官检查

PERRLA、EOMI、无眼颤。

颈部

柔软；无淋巴结肿大、颈静脉杂音、JVD、甲状腺肿大。

胸部

空气可平稳进入肺部；无捻发音或喘息。

心血管系统

RRR；S_1 和 S_2 正常，无 S_3、S_4；无杂音、摩擦音。

腹部

柔软、RLQ 部位触诊时轻度压痛，有肠鸣音，无 HSM。

生殖系统 / 直肠

腹股沟处有淋巴结病变。外部检查发现有虱子和幼虱，外阴和阴唇处有创面较大但病变深度较小的水泡性病变，且疼痛。外阴和阴唇处肿胀和发红。阴道发红，有褶皱，且有中度适量的乳脂状白色分泌物。宫颈为粉红色，宫颈上覆盖有分泌物，无压痛，约 3 cm。附件处没有明显的肿块或压痛。直肠无外部病灶；有弥漫性炎症和内部结构易碎，无肿块。

四肢

外周双侧脉搏 2+，DTRs 2+，无关节肿胀或压痛。

神经系统

警觉和辨认能力好，CN Ⅱ～Ⅻ正常。

■ 实验室检查

Na 135 mEq/L	Hgb 12.9 g/dL	WBC $6.3 \times 10^3/mm^3$	RPR 无反应
K 4.0 mEq/L	Hct 37.3%	PMNs 64%	妊娠检查结果：
Cl 102 mEq/L	Plt $255 \times 10^3/mm^3$	Bands 2%	HCG 待定
CO_2 27 mEq/L		Eos 1%	HIV 血清学检查：
BUN 11 mg/dL		Lymphs 24%	ELISA 待检
SCr 0.9 mg/dL		Monos 9%	
Glu 72 mg/dL			

■ 其他

阴道分泌物：胺味试验（–）；pH 为 4.5；毛滴虫（Trichomonas）（–），线索细胞（–），酵母（+）。

■ 临床过程

· 其他结果 2 天后报告。
· 外阴涂片 DFA 单克隆染色：HSV–2 分离株。
· 阴道和直肠拭子淋病 NAAT（PCR）：淋球菌（Neisseria gonorrhoeae）（+）。
· 阴道和直肠拭子 NAAT 衣原体（PCR）：沙眼衣原体（Chlamydia trachomatis）（+）。

■ 初步诊断

该 19 岁的女性患者可能怀孕了，可能有原发性生殖器 HSV–2 感染、阴道念珠菌病和淋球菌感染；阴道、子宫颈和直肠有衣原体感染。

问题

问题识别

1.a 列出与患者药物治疗有关的问题。

1.b 有哪些主观和客观的临床数据表明患者有原发性生殖器疱疹感染？

1.c 该患者的问题是药物造成的吗？

预期治疗结果

2. 该患者药物治疗的目标是什么？

治疗方案

3.a 有哪些非药物疗法可能对该患者有用？

3.b 治疗生殖器疱疹、衣原体和淋病的药物有哪些？

最佳的治疗方案

4.a 治疗该患者生殖器疱疹、衣原体和淋病最合适的药物有哪些？请说明这些药物的名称、剂型、剂量、给药时间、疗程。

4.b 如果 NAAT（也称 PCR）检查结果为衣原体阴性，但淋病为阳性，上述治疗方法在治疗衣原体方面是否仍然合适？

结果评价

5. 哪些临床和实验室指标可用来评价治疗结果，并监测和预防不良事件的发生？

患者教育

6. 为加强其依从性，确保治疗成功，并最大限度地降低不良反应的发生率，你可以向患者提供哪些信息？

■ 随访问题

1. 6 个月后，Megan 给性病科打电话称生殖器的外观和感觉又和她 6 个月前在该科室进行诊治时一样。这种复发性生殖器疱疹应该继续治疗吗？如果需要的话，什么样的疗法合适？

2. 因为经常复发，需要每日进行抑制治疗吗？

3. 性伴侣的疱疹需要什么时候进行治疗？

4. 性伴侣应该什么时候进行衣原体和淋病治疗？

5. 还应采取哪些药物来解决问题 1.a 中表明的药物治疗问题？

■ 自学任务

1. 确定疫苗在预防单纯性疱疹方面是否有作用。

2. 推荐用于治疗对阿昔洛韦有抗药性的疱疹的药物。

3. 解释单纯疱疹与 HIV 感染之间的关系。用于治疗单纯疱疹的病毒抑制疗法在预防 HIV 方面是否有作用?

4. 描述可能需要住院的单纯疱疹并发症，并推荐适当的治疗方案。

临床要点

大多数生殖器疱疹患者是从无症状的病毒携带者处获得，因为这些携带者自己也不知道自己已经感染了生殖器疱疹。通过系统性抗病毒药物来治疗生殖器疱疹的症状和体征，但它们不能够根除潜伏的病毒。

参考文献

[1] Centers for Disease Control and Prevention. 2015 STD treatment guidelines.MMWR Morb Mortal Wkly Rep. 2015;64(RR-135).Available at: http://www.cdc.gov/mmwr/pdf/rr/rr6403.pdf.Accessed March 30, 2016.

[2] Valtrex caplets package insert.Research Triangle Park, NC, GlaxoSmithKline, January 2013.

[3] Comparative drug prices.Available at: www.rxpricequotes.com.Accessed March 30, 2016.

[4] Famvir tablets package insert.East Hanover, NJ, Novartis Pharmaceuticals Corporation, April 2013.

[5] Centers for Disease Control and Prevention. Update to CDC's sexually transmitted diseases treatment guidelines, 2010: oral cephalosporins no longer recommended treatment for gonococcal infections.MMWR Morb Mortal Wkly Rep 2012;61(31):590-594.Available at: http://www.cdc.gov/mmwr/preview/mmwrhtml/mm6131a3 .htm?s_cid=mm6131a3_w.Accessed March 30,2016.

[6] Corey L, Wald A, Patel R, et al.Once daily valacyclovir to reduce the risk of transmission of genital herpes.N Engl J Med 2004;350:11-20.

[7] Centers for Disease Control and Prevention. Expedited Partner Therapy in the Management of Sexually Transmitted Diseases.Atlanta, GA, US Department of Health and Human Services, 2006. Available at: http://www.cdc.gov/std/treatment/EPTFinalReport2006.pdf.Accessed March 30, 2016.

[8] Centers for Disease Control and Prevention. Guidance on the Use of Expedited Partner Therapy in the Treatment of Gonorrhea.Atlanta, GA, US Department of Health and Human Services, November 2012.Available at: http://www.cdc.gov/std/treatment/EPTFinalReport2006 .pdf.Accessed March 30, 2016.

第 137 章　骨髓炎和化脓性关节炎

我一定是老了…………………………Ⅱ级

R. Brigg Turner, PharmD, BCPS
Jacqueline Schwartz, PharmD

学习目标：

完成该病例学习后，学生能够：

· 说明骨髓炎和化脓性关节炎最常见的症状和体征。
· 提供治疗骨髓炎和化脓性关节炎的经验性的、明确的治疗建议。
· 如果首选方案不能使用，为骨髓炎和脓毒性关节炎制定其他治疗方案。
· 选择监测参数，评估治疗骨髓炎和化脓性关节炎的抗菌药物的疗效和毒性。
· 为患者提供在家静脉滴注抗生素治疗骨髓炎和化脓性关节炎的指导咨询服务。

患者介绍

■ 主诉

我背部痉挛。

■ 现病史

Richard Frost，男，52 岁，有慢性背痛史，因上背部痉挛 1 周就诊。患者平时状态较好，直至 1 周前打保龄球及修补房屋时，感到背部很紧绷。运动时，该疼痛辐射到右大腿。3 个月前，他也发生过类似的情况，没有进行治疗，大约 2 天后自行缓解。他称这次比 3 个月前严重。患者无恶心、呕吐、发热、畏寒、胸痛、气短、肠道或膀胱失禁。患者称疼痛和全身不适导致过去一周的食物摄入量减少。

■ 既往史

患者称大约 10 年前出现过慢性背部疼痛问题。他并没有进行常规的治疗，也没有其他慢性病症。

■ 家族史

对其病情无影响。

■ 个人史

过去 20 年，每天吸一包烟。他称过去 3 ～ 4 年自己静脉注射海洛因。

■ 用药史

使用乙酰氨基酚和布洛芬缓解背部疼痛；过去一周，增加了这些药物的使用剂量。

■ 过敏史

目前没有过敏。

■ 系统回顾

头部、眼部、鼻部、喉部和心肺系统未发现病变；最近无其他疾病。皮肤病变如下所述。未发现明显外伤。

■ 体格检查

全身

患者无急性病容。

生命体征

血压 152/109 mmHg，脉搏 84 bpm，呼吸频率 18 次 / 分，体温 36.4 ℃；SpO_2（RA）96%，身高 172.7 cm（5′8″），体重 90 kg。

皮肤

左腿部有一个溃疡，大小为 4 cm × 2 cm，有恶臭，引流液为脓性液体。该溃疡是在大约 1 年前骑摩托车时发生烧伤事故后遗留。患者当时并没有到医疗机构处理。

五官检查

瞳孔相等 / 圆形，对光有反应，结膜清晰。牙齿不好。

颈部 / 淋巴结

无淋巴结肿大。

肺部 / 胸部

双侧听诊，呼吸音清晰，无喘息，无干、湿啰音。

心血管系统

心律齐，心率正常；未发现杂音、奔马律、摩擦音。

腹部

柔软、无压痛、无膨出；有肠鸣音。

生殖器 / 直肠

生殖器正常。

肌肉骨骼 / 四肢

左脚背屈力量下降，患者称这种状况时间较长。他的胸椎部有疼痛，且该疼痛常反复。

神经系统

双侧颅神经 Ⅱ～Ⅻ 完好无损。

精神系统

对人、空间和时间具有辨别能力，情绪情感正常。

■ 实验室检查

Na 130 mEq/L	Hgb 13.7 g/dL
K 4.0 mEq/L	Hct 41.1%
Cl 95 mEq/L	Plt 341 × 10^3/mm^3
CO_2 23 mEq/L	WBC 22.7 × 10^3/mm^3
BUN 34 mg/dL	Neutros 71%
SCr 0.87 mg/dL	Bands 17%
Glu 120 mg/dL	Lymphs 3%
Ca 9.4 mg/dL	Monos 9%
ESR 73 mm/h	
CRP 84.2 mg/L	

■ CT 扫描

腹部和骨盆 CT 检查未发现异常。胸椎处椎间盘（T_1 ～ T_5）有退行性病变。

■ MRI

MRI 结果显示 T_2 ～ T_3 处有骨髓炎，以及脊柱周围有脓肿。

■ 血培养 ×2 份

待定。

■ 其他

丙肝抗体阳性；HIV 阴性。

■ 初步诊断

· 患者有慢性背痛，脊柱旁有脓肿和骨髓炎。左腿外侧有软组织感染。

· 过去一周的低钠血症可能由患者摄入量下降导致。

· 长期吸烟。

· 丙肝。

问题

问题识别

1.a 列出与患者药物治疗有关的问题。

1.b 哪些信息（症状、体征和实验室检查结果）表明患者患有骨髓炎及其严重程度？

1.c 导致骨髓炎的常见感染源是什么？该患者发生骨髓炎的可能传染源是什么？

预期治疗结果

2. 该患者药物治疗的目标是什么？

治疗方案

3.a 最有可能导致该患者患骨髓炎的致病菌是什么？

3.b 有哪些药物疗法可能对该患者有用？

最佳的治疗方案

4.a 治疗该患者骨髓炎的经验性治疗药物有哪些？这些药物的名称、剂型、剂量、给药时间和疗程是什么？

■ 临床过程

4.b. 患者被带到介入放射科进行检查，在 CT 引导下获取脊柱旁脓肿样本进行培养。血液培养正在进行，且先开始使用万古霉素和头孢吡肟进行经验性治疗。两天后，脊柱旁脓肿培养和血液培养（4 个中有 2 个结果出来）结果显示该菌为对甲氧西林敏感的金黄色葡萄球菌，敏感性结果见表 137-1。经胸超声心动图发现射血分数约 65%，主动脉瓣和二尖瓣有反流，未发现息肉和瓣膜周围有脓肿。患者症状改善，临床状况稳定，医生确定分泌物正常，进行了外周静脉穿刺中心静脉置管手术。

表 137-1　金黄色葡萄球菌的血培养药敏试验（最终结果）

药物	结果
头孢唑啉	敏感
克林霉素	敏感
苯唑西林	敏感
甲氧苄啶 / 磺胺甲噁唑	敏感
万古霉素	敏感，MIC = 0.5 mg/L

■ 最佳的治疗方案（续）

治疗该患者的最合适药物有哪些？且这些药物的名称、剂型、剂量、给药时间和疗程是什么？

结果评价

5. 哪些临床和实验室指标可用来评价治疗结果，并监测和预防不良事件的发生？

患者教育

6. 为加强其依从性，确保治疗成功，并最大限度地降低不良反应的发生，你可以向患者、医护人员提供哪些信息？

■ 自学任务

1. 如果患者一开始不能耐受抗生素，请为这种情况下的患者制定可替代的静脉注射和口服给药方案。

2. 如果该患者被诊断为化脓性关节炎而不是骨髓炎，请说明这两种疾病在症状、体征、实验室检查结果和治疗方法方面的不同。

3. 为骨髓炎和药物滥用患者制定短期和长期疼痛管理方案。

4. 讨论做完外周静脉穿刺中心静脉置管手术的患者出院回家时的注意事项。

临床要点

金黄色葡萄球菌血症是一种严重疾病，需要专门护理。与传染病专家会诊后，可能会为患者提供更好的医疗服务，使其治疗效果更好。所有患者都应该进行全身体格检查，以确定转移病灶。使用超声心动图检测赘生物、心内脓肿或瓣膜穿孔，以帮助确诊感染性心内膜炎。

参考文献

[1] Berbari EF, Kanj SS, Kowalski TJ, et al. 2015 Infectious Disease Society of America (IDSA) clinical practice guidelines for the diagnosis and treatment of native vertebral osteomyelitis in adults. Clin Infect Dis 2015;61:e26-46.

[2] McHenry M, Easley K, Locker G. Vertebral osteomyelitis: long-term outcome for 253 patients from 7 Cleveland-area hospitals.Clin Infect Dis 2002;34:1342-1350.

[3] Weissman S, Parker R, Siddiqui W, Dykema S, Horvath J. Vertebral osteomyelitis: retrospective review of 11 years experience.Scan J Infect Dis 2014;46:193-199.

[4] Lipsky B, Berendt A, Cornia P, et al. 2012 Infectious Disease Society of America clinical practice guidelines for the diagnosis and treatment of diabetic foot infections.Clin Infect Dis 2012;54:e132-173.

[5] Liu C, Bayer A, Cosgrove S, et al.Clinical practice guidelines by the Infectious Disease Society of America for the treatment of methicillin-resistant Staphylococcus aureus infections in adults and children.Clin Infect Dis 2011;52:e18-e55.

[6] Butalia S, Palda VA, Sargeant RJ, Detsky AS, Mourad O. Does this patient with diabetes have osteomyelitis of the lower extremity?JAMA 2008;299:806-813.

[7] Stevens DL, Bisno AL, Chambers HF, et al.Practice guidelines for the diagnosis and management of skin and soft tissue infections:2014 Update by the Infectious Diseases Society of America.Clin Infect Dis 2014;59:e10-e52.

[8] Zimmerli W. Clinical practice.Vertebral osteomyelitis.N Engl J Med 2010;362:1022-1029.

[9] Babouee Flury B, Elzi L, Kolbe M, et al.Is switching to an oral regimen safe after 2 weeks of intravenous treatment for primary bacterial vertebral osteomyelitis?BMC Infect Dis 2014;14:226.

[10] Tice AD, Rehm SJ, Dalovisio JR, et al.Practice guidelines for outpatient parenteral antimicrobial therapy.IDSA guidelines.Clin Infect Dis 2004;38(12):1651-1672.

第 138 章 脓毒血症

时间很重要……………………………Ⅲ级

Trisha N. Branan, PharmD, BCCCP
Christopher M. Bland, PharmD, BCPS, FIDSA

学习目标：

完成该病例学习后，学生能够：

- 比较与脓毒症有关的不同病症（全身炎症反应综合征、脓毒血症、严重脓毒血症和感染性休克）。
- 描述用于诊断脓毒血症的患者资料。
- 确定确诊脓毒血症后的初始治疗目标。
- 为脓毒血症患者的初期治疗制定综合治疗方案。
- 为脓毒血症患者提供支持治疗方面的建议。

患者介绍

■ 主诉

患者住在养老院，过去 24 小时因精神状态改变和昏睡进行性恶化就诊。

■ 现病史

Ruth Carter，女，80岁，白种人，在养老院养老，患有高血压、痴呆、慢性肾病、抑郁症和胃食管反流病。患者因泌尿道感染，在另一家医院治疗 5 天，上周出院。患者出院后的前两天，身体状况尚可，但过去 24 小时内，患者变得越来越无精打采，昏昏欲睡。初步诊断时，患者几乎没有反应。患者无发热、恶心、呕吐或疼痛。

■ 既往史

- HTN。
- 痴呆。
- 冠心病第 2 阶段。
- 抑郁症。
- GERD。

■ 手术史

对病情没有影响。

■ 家族史

无高血压、糖尿病、冠心病、癌症或血管病变家族史。

■ 个人史

因痴呆在养老院养老。

无烟草、酒精或非法药物使用史。

■ 用药史

- 可乐定透皮贴剂 0.2 mg/24 h，一周一次。
- 对乙酰氨基酚 500 mg，PO，每 6 小时一次，用于镇痛退热，口服。
- 劳拉西泮 0.5 mg，PO，QHS。
- 肼屈嗪 25 mg，PO，TID。
- 奥美拉唑 20 mg，PO，QAM。
- 卡巴拉汀透皮贴剂 4.6 mg/24 h，QHS。
- 左氧氟沙星 500 mg，PO，每 24 小时一次，疗程 3 天（患者接受了 5 天住院治疗；2 天前完成该疗程）。

■ 过敏史

NKDA。

■ 系统回顾

由于患者精神状况不佳，无法获得相关资料。

■ 体格检查

全身

无反应，该女性较瘦弱且有急性病容。

生命体征

血压 86/42 mmHg，脉搏 118 ～ 142 bpm，呼吸

频率 14 ～ 35 次 / 分，体温 35.6 ℃；SpO_2：94%，身高 160.0 cm（5′3″），体重 50.8 kg

皮肤

皮肤温暖、干燥、粉红色、无破损、无皮疹或溃疡。

五官检查

头部大小正常，无巩膜黄染，无窦压痛。

颈部 / 淋巴结：柔软、无压痛、无颈静脉杂音、无 JVD、无淋巴结肿大。

肺部

肺基底部吸气减少，其他正常，有呼吸急促。

心血管系统

心动过速、心律齐、无杂音，无奔马律或水肿。

腹部

柔软、NT/ND、肠鸣音正常、无肿块。

肌肉骨骼系统

活动范围和强度均正常、无压痛或肿胀。

神经系统

这时对疼痛刺激有反应，但无法做出进一步诊断。

■ 实验室检查

Na 135 mEq/L	Mg 2.2 mg/dL	WBC 19.3 × 10^3/mm^3	pH 7.15
K 4.4 mEq/L	Phos 3.1 mg/dL	PMNs 72%	$PaCO_2$ 28 mmHg
Cl 105 mEq/L	Alb 2.3 g/dL	Bands 18%	PaO_2 165 mmHg
CO_2 12 mEq/L	Alk phos 55 IU/L	Lymphs 5%	HCO_3^- 9.8 mEq/L
BUN 42 mg/dL	T. bili 0.4 mg/dL	Monos 5%	乳酸 6.3 mmol/L
SCr 2.3 mg/dL	AST 15 IU/L	Hgb 12.2 g/dL	
Glu 195 mg/dL	ALT 10 IU/L	Hct 38%	
Ca 7.2 mg/dL		Plt 205 × 10^3/mm^3	

■ 尿检

- 颜色：黄色。
- 外观：浑浊。
- 白细胞 12 个 /hpf。
- 红细胞计数（RBC）5 个 /hpf。
- 白细胞酯酶 阳性。
- 亚硝酸盐 阳性。
- 上皮细胞：3 ～ 5 个 /hpf。
- pH 5。
- 细菌 15 个 /hpf。

■ 其他

心电图：窦性心动过速（HR 122 bpm）、QRS 98 ms、QT/QT_c 358 ms/425 ms。

■ 临床过程

到达急诊并治疗几小时后，尽管输入了 2 L 生理盐水，该患者的血压仍然没有改善。过去 3 小时内患者的精神状态也没有改善，排尿量大约 50 mL（通过导尿管）。因患者的精神状态不佳，对患者进行插管，机械通气治疗继发性呼吸衰竭和保护气道。邀请特护医生对患者进行治疗。患者在急诊接受静脉给药治疗中涉及的药物包括：

- 生理盐水 2 L。
- 依托咪酯 20 mg。
- 胆碱 75 mg。
- 咪达唑仑 2 mg。
- 去甲肾上腺素 15 mcg/min。
- 头孢曲松 2 mg × 1 剂量。

■ 初步诊断

该 80 岁的女性患者因泌尿系感染导致感染性休克、呼吸衰竭和急性肾损伤而到 ICU 治疗。

问题

问题识别

1.a 列出患者所患疾病及需要的药物。

1.b 哪些信息（症状、体征和实验室检查结果）表明患者患有相关疾病及其严重程度？

预期治疗结果

2. 该患者的治疗目标是什么？

治疗方案

3.a 一旦怀疑或患者被诊断为严重脓毒血症或感染性休克，应采取何种干预措施和（或）疗法进行治疗？

3.b 应当为脓毒血症患者提供哪种类型的液体进行补液治疗？

3.c 治疗脓毒血症性低血压时应考虑使用升压药治疗，请问哪种类型的升压药比较合适？

3.d 该患者需要正性肌力药物治疗，请问哪些类型的正性肌力药物比较合适？

3.e 糖皮质激素在治疗感染性休克中的作用是什么？

3.f 还应对严重脓毒血症或感染性休克患者实施哪些支持性疗法？

3.g 在为该患者提供医疗服务时，应当考虑什么样的道德因素?

最佳的治疗方案

4. Carter 女士因需要机械通气的急性呼吸衰竭、感染性休克、泌尿系感染继发急性肾损伤而入住 ICU。为 Carter 女士制定一个治疗感染性休克的最佳药物治疗方案。

结果评价

5. 哪些临床和实验室指标可用来评价治疗结果，并监测和预防不良事件的发生?

患者教育

6. 为加强其依从性，确保治疗成功，并最大限度地减少不良反应的发生，你可以为患者提供哪些信息?

■ 自学任务

1. 有些文献支持通过注射常规胰岛素控制脓毒血症患者的血糖，这些文献的关注点在于控制血糖。比较这些文献。

2. 有些文献讨论的是使用皮质类固醇控制严重的脓毒血症，这些文献的关注点在于糖皮质激素的剂量、给药方法，以及肾上腺功能不全导致的脓毒血症。应将这些文献进行比较。

临床要点

一般使用抗生素来治疗脓毒血症，但抗菌谱是选择抗生素时需要考虑的重要因素。患者在多种环境中均有可能患上脓毒血症，如社区、养老院或医院。通过了解特定环境中常见病原体的典型耐药模式，选择最有益的经验性用药方案，确保所选择的抗生素能够控制病原体。

参考文献

[1] Dellinger RP, Levy MM, Rhodes A, et al.Surviving sepsis campaign:International guidelines for management of severe sepsis and septic shock:2012.Crit Care Med 2013;41(2):580-637.

[2] Rivers E, Nguyen B, Havstad S, et al.Early goal-directed therapy in the treatment of severe sepsis and septic shock.N Engl J Med 2001;345:1368-1377.

[3] Yealy D, Kellum J, Huang D, et al.The ProCESS Investigators.A randomized trial of protocol-based care for early septic shock.N Engl J Med 2014;370:1683-1693.

[4] Peake S, Delaney A, Bailey M, et al.Goal-directed resuscitation for patients with early septic shock.N Engl J Med 2014;371:1496-1506.

[5] Mouncey P, Osborn T, Power S, et al.Trial of early, goal-directed resuscitation for septic shock.N Engl J Med 2015;372:1301-1311.

[6] Yunos N, Bellomo R, Hegarty C, et al.Association between a chloride-liberal vs chloride-restrictive intravenous fluid administration strategy and kidney injury in critically ill adults.JAMA 2012;308(15):1566-1572.

[7] Myburgh JA, Finger S, Bellomo R, et al.CHEST investigators; Australian and New Zealand Intensive Care Society Clinical Trials Group.Hydroxyethyl starch or saline for fluid resuscitation in intensive care.N Engl J Med 2012;367:1901-1911.

[8] Sprung CL, Annane D, Keh D, et al.Hydrocortisone therapy for patients with septic shock.N Engl J Med 2008;358:111-124.

[9] Finfer S, Chittock DR, Su SY, et al; NICE-SUGAR Study Investigators.Intensive versus conventional glucose control in critically ill patients.N Engl J Med 2009;360:1346-1349.

[10] Gupta K, Hooton T, Naber K, et al.International clinical practice guidelines for the treatment of acute uncomplicated cystitis and pyelonephritis in women: a 2010 update by the Infectious Diseases Society of America and the European Society for Microbiology and Infectious Diseases.Clin Infect Dis 2011;52(5):e103-120.

第 139 章　皮肤癣菌病

治疗足趾真菌感染的药物…………………………Ⅰ级

Scott J. Bergman, PharmD, BCPS (AQ-ID)
Natalie R. Schwarber, PharmD

学习目标：

完成该病例学习后，学生能够：
- 识别皮肤真菌感染的症状和体征。
- 评估皮肤真菌感染的危险因素。
- 为皮肤真菌感染患者提供合适的治疗方案。
- 解释为患者选择的抗真菌药物的最佳使用方法。

患者介绍

■ 主诉

我的脚很痒。

■ 现病史

Dave Harvester，男，41 岁，因最近足部瘙痒到当地药房治疗。他是一家当地零售店的副经理，且在基督教青年会（YMCA）打篮球，每周锻炼 3 次。他在比赛中汗流浃背，一般洗澡后才回家。他最近没有更换洗衣粉，但他称自己洗运动服的频率并不高。他说自己的脚总是很难闻，但他第 1 次开始注意到灼烧和瘙痒是在 6 周前。1 周前他在脚上喷洒了一些除臭喷雾剂，但到目前为止，只轻微地缓解了瘙痒。现在他的腹股沟部位也开始瘙痒。

■ 既往史

- 20 年前行脾脏切除手术。
- 5 年前诊断为 GERD。
- 1 年前诊断为 2 型糖尿病。
- 1 年前诊断为高胆固醇血症。

■ 个人史

最近有性生活（过去一个月）。不吸烟。周末、打完比赛或做完练习后喝点啤酒。

■ 用药史

- 泮托拉唑 40 mg，QD。
- 辛伐他汀 20 mg，QD。
- 二甲双胍 1000 mg，BID。
- 每天服用男性专用复合维生素。

■ 过敏史

青霉素（婴儿时期就开始出现皮疹）。

■ 系统回顾

无发热和寒战。只有在篮球练习之后才会有疲劳感。在篮球练习时，脚部经常受伤。患者称自己的足趾和腹股沟区域都有瘙痒问题。

■ 体格检查（有限）

全身

患者比较胖，但看起来很健康，穿着凉鞋、短裤和 T 恤。

生命体征

血压 118/78 mmHg，脉搏 60 bpm，呼吸频率 18 次 / 分；体重 105 kg，身高 180.3 cm（5′11″）。

皮肤

可见部位柔软湿润。

腹部

腹部周围肥胖。

生殖系统 / 直肠

没有直接进行检查，但患者称腹股沟周围有瘙痒和灼伤感，但阴茎和阴囊上没有。大腿内侧发红。

肌肉骨骼 / 四肢

足部气味难闻、干燥，且足趾间有白色剥落物。双足趾甲有黄褐色变化。某些足趾的趾甲比其他趾甲厚，尤其右足更明显。

■ 实验室检查

无，但患者称自己的胆固醇和血糖水平都正常。

■ 初步诊断

· 脚气（足癣）。
· 股痒（股癣）。
· 可能是甲真菌病。
· 足部和全身卫生习惯不好。

问题

问题识别

1.a 确定患者的药物相关问题。

1.b 哪些信息让你认为患者有上述问题？

1.c 该患者发生上述问题的危险因素有哪些？

1.d 最有可能引起这些感染的病原体有哪些？

1.e 在科室做哪些检查后才能确诊？

预期治疗结果

2. 该患者的药物治疗目标是什么？

治疗方案

3.a 有哪些非药物疗法可能对该患者有用？

3.b 有哪些非处方药物可能对该患者有用？包括药物、剂型、给药途径和疗程。

3.c 如果需要用处方药进行治疗，请问这些处方药有哪些？包括药物、剂型和给药途径。

■ 临床过程

你建议患者使用一种非处方药治疗，且告知患者 2 个月后来药房复查。患者告诉你足部和腹股沟部位不再瘙痒，但他趾甲变得又厚又硬，颜色也比以前更深。他和他的医生约好了下周见面。

最佳的治疗方案

4.a 你会为甲真菌病患者推荐什么样的药物并说明理由？包括药物、剂型、剂量、给药时间和疗程。

4.b 如果该药物没有效果，或是患者无法忍受，其他可替代的药物有哪些？

结果评价

5.a 你如何判断你所推荐的药物有效？

5.b 口服和外用抗真菌药物会产生哪些不良反应，并说明如何监测这些不良反应？

患者教育

6. 你如何指导患者使用抗真菌药来治疗真菌病（以大众化的语言）？包括如何服用这些药物，以及说明什么时候会出现疗效和不良反应。

■ 随访问题

1. 治疗浅表真菌感染有一种治疗方法叫“冲击”疗法，请问“冲击”疗法的概念是什么，并说明该疗法的优点和缺点？

2. 甲真菌病与足癣的治疗方法有何区别？

3. 如果患者使用伊曲康唑治疗，疗效不佳的原因可能有哪些？

■ 自学任务

1. 解释说明什么情况下应将患者转诊到医院来治疗皮肤真菌感染，并且说明在什么情况下口服剂型的药物优于局部外用药物。

2. 比较唑类抗真菌药和丙烯胺类抗真菌药在抗真菌方面的作用机制。

3. 回顾分析特比萘芬和伊曲康唑口服药物导致肝病的发病率和诱发因素。

临床要点

超过 70% 的人在一生中的某个时刻都会发生真菌感染，感染部位可能是皮肤、头发或甲。

参考文献

[1] Gupta AK, Cooper EA.Update in antifungal therapy of dermatophytosis.Mycopathologia 2008;166:353-367.

[2] Westerberg DP, Voyack MJ.Onychomycosis: current trends in diagnosis and treatment.Am Fam Physician 2013(Dec 1);88(11):762-770.

[3] Ely JW, Rosenfeld S, Seabury Stone M. Diagnosis and management of tinea infections.Am Fam Physician 2014(Nov 15);90(10):702-710.

[4] Andrews MD, Burns M. Common tinea infections in children.Am Fam Physician 2008;77(10):1415-1420.

[5] Khanna D, Bharti S. Luliconazole for the treatment of fungal infections: an evidence–based review.Core Evid 2014;9:113-124.

[6] Tavaborole topical solution (Kerydin) for onychomycosis.Med Lett Drugs 2015(Mar 2);27(1463):35.

[7] Lipner SR, Scher RK.Efinaconazole in the treatmet of onychomycosis.Infect Drug Resist 2015;8:163-172.

[8] Gupta AK, Simpson FC.Medical devices for the treatment of onychomycosis.Dermatol Ther 2012;25(6):574-581.

第140章　细菌性阴道病

细菌之间的竞争……………………… Ⅰ级

Charles D. Ponte, BS, PharmD, BC-ADM, BCPS, CDE, CPE, FAADE, FAPhA, FASHP, FCCP, FNAP

学习目标：

完成该病例学习后，学生能够：

- 确定细菌性阴道病的易感因素。
- 列出细菌性阴道病常见的临床表现和有助于诊断的异常发现。
- 制定治疗细菌性阴道病的方案。
- 描述药师在综合治疗感染性阴道炎中的作用。

患者介绍

■ 主诉

我想我可能是酵母菌感染。

■ 现病史

Judy Heyman，女，30岁，是一名女研究生，因急症来家庭执业中心就诊。她称自己1个月前因严重的面部疼痛和头痛去紧急护理中心治疗。她被诊断为急性鼻窦炎并使用了2周（一个疗程）的多西环素（100 mg，TID，口服）治疗感染。在治疗期间，她阴道感染了酵母菌。她自己购买非处方抗真菌药膏进行自我药疗，症状缓解。患者称虽然服用多西环素后有些腹泻，但仍然服用完了医生规定疗程的药量。目前，她称阴道部位有轻度不适（性行为时更严重），且阴道有鱼腥味。上次月经是在5周前。患者有时使用隔膜和泡沫进行避孕。

■ 既往史

- 2011年患尖锐湿疣。
- GERD。

■ 家族史

对其病情无影响。

■ 个人史

患者是商业经济学院的一名研究生。与多个性伴侣（包括女性）有性行为；男性性伴侣很少使用避孕套。从16岁开始吸烟，每天一包。一直有酒精摄入史，每晚一杯葡萄酒，偶尔喝一些啤酒。偶尔吸食大麻。

■ 用药史

- 奥美拉唑20 mg，PO，QHS。
- 复合维生素片，一次一片，PO，QD。
- 维生素D和钙片，一次一片，PO，QD。

■ 过敏史

猫（眼部瘙痒和喷嚏）；院子里的尘土（流泪、喷嚏）；青霉素（荨麻疹、呼吸困难）；外用克林霉素（15年前，治疗痤疮，面部发生皮疹）。

■ 系统回顾

她注意到内衣上有少量白色黏液，且月经期大约推迟7天，其他对病情没有影响。

■ 体格检查

因为患者来妇科急诊就诊，体格检查方面的资料有限。

全身

该女性患者看起来很健康，NAD。

生命体征

血压130/75 mmHg，脉搏90 bpm，呼吸频率16次/分，体温37.4 ℃；体重51.5 kg，身高160.0 cm（5′3″）。

生殖系统/直肠

外生殖器正常；尿道内没有分泌物，阴道内有少量的白色黏液；胺味试验阳性；pH 5.0。宫颈：没有看全部结构；发现分泌的少量黏液。子宫轻度肿大、无压痛、后屈、触诊宫颈时无触痛。附件无压痛或肿块。

■ 实验室检查

显微镜下检查阴道分泌物：白细胞 20 ～ 25 个 /hpf；线索细胞 10 ～ 15 个 /hpf；乳酸菌 0 个 /hpf；鳞状上皮细胞 15 ～ 20 个 /hpf。

血清妊娠试验阴性。

■ 初步诊断

· 阴道念珠菌病已解决。

· 细菌性阴道病。

问题

问题识别

1.a 列出与患者药物治疗有关的问题。

1.b 有哪些临床或实验室检查结果表明患者患有细菌性阴道病（表 140–1）？

1.c 发生细菌性阴道病的病理学依据是什么？

1.d 该患者的问题是由药物治疗引起的吗？

预期治疗结果

2. 该患者的药物治疗目标是什么？

治疗方案

3.a 有哪些可行的药物治疗方案可用于治疗该患者的细菌性阴道病？

3.b 在为该患者提供治疗服务时，需要考虑哪些经济、社会心理和伦理因素？

最佳的治疗方案

4.a 治疗该患者的最合适药物有哪些？且这些药物的名称、剂型、剂量、给药时间和疗程是什么？

4.b 如果最初的治疗方案失败或不能使用，还有哪些合适的治疗方案？

结果评价

5. 哪些临床和实验室指标可用来评价治疗结果，并监测和预防不良事件的发生？

患者教育

6. 为加强其依从性，确保治疗成功，并最大限度地降低不良反应的发生，你可以向患者提供哪些信息？

■ 临床过程

在完成你所建议的治疗方案后，患者 10 天后来该诊所复查。她称自己除了阴道瘙痒、排尿困难和性交持续疼痛外，没有其他问题。体格检查显示阴道黏膜外有一层厚的、发白的物质。外阴处有红斑，阴唇部有抓痕。显微镜观察阴道分泌物后，发现菌丝和芽生酵母，未发现白细胞，阴道 pH 正常。诊断为阴道念珠菌病。

■ 随访问题

1. 导致该患者阴道念珠菌病最可能的原因是什么？

2. 在这次复查期间，该患者还有哪些问题需要处理？

3. 药师在治疗控制感染性阴道炎中的作用是什么？

■ 自学任务

1. 讨论治疗细菌性阴道病时某个疗程治疗失败后的其他治疗方法。

表 140–1　不同类型阴道炎的特点

特征	念珠菌	细菌	滴虫	化学
瘙痒	++	+/–	+/–	++
红斑	+	+/–	+/–	+
分泌物异常	+	+	+/–	–
黏度	黏稠	稀薄	黏稠 / 稀薄	–
颜色	白色	灰色	白色、黄色、黑绿色	–
气味	无	臭味、鱼腥味	恶臭	–
性状	苔藓样	均质性	泡沫	–
pH	3.8 ～ 5.0	＞ 4.5	5.0 ～ 7.5	–
诊断性检查	氢氧化钾制剂检查结果显示显微镜下可发现长的、丝状纤维样的菌丝	胺味试验阳性、线索细胞阳性	梨状原生物，宫颈部有“草莓”样斑点	–

2. 讨论筛查无症状妊娠女性是否有细菌性阴道病的利弊。

3. 如果哺乳期的女性患有细菌性阴道病，说明其最佳治疗方法。

4. 探讨性病在细菌阴道病发病机制中的作用。

临床要点

如果在口服甲硝唑期间饮酒，患者可能出现轻度双硫仑样反应，因此，要告知患者这类信息。症状包括脸红、胃肠道症状、出汗、口渴和视力模糊。建议患者在治疗期间及疗程结束后 72 小时内戒酒。

参考文献

[1] Biggs WS, Williams RM. Common gynecologic infections.Prim Care 2009;36:33-51.

[2] Allsworth JE, Peipert JF.Severity of bacterial vaginosis and the risk of sexually transmitted infection.Am J Obstet Gynecol 2011;113:e1-e6.

[3] Nyirjesy P. Vulvovaginal candidiasis and bacterial vaginosis.Infect Dis Clin North Am 2008;22:637-652.

[4] McCormack WM. Bacterial vaginosis.In:Mandell GL, Bennett JE, Dolin R, eds.Mandell, Douglas, and Bennett's:Principles and Practice of Infectious Diseases, Vol 1, 7th ed.Philadelphia, PA, Elsevier, 2009:1502-1504.

[5] Centers for Disease Control and Prevention. Diseases characterized by vaginal discharge. Sexually transmitted diseases treatment guidelines, 2015.MMWR Morb Mortal Wkly Rep 20105;6459(RR-123):1-14009.Available at: www.cdc.gov/std/tg2015/default.htm. www.cdc.gov. Accessed Jan 21, 2016.

[6] Sobel JD.What's new in bacterial vaginosis and trichomoniasis?Infect Dis Clin North Am 2005;19:387-406.

[7] Swidsinski A, Mendling W, Loening-Baucke V, et al.An adherent Gardnerella vaginalis biofilm persists on the vaginal epithelium after standard therapy with oral metronidazole.Am J Obstet Gynecol 2008;198:e1-e6.

[8] Petrova MI, Lievens E, Malik S, Imholz N, Lebeer S. Lactobacillus species as biomarkers and agents that can promote various aspects of vaginal health. Front Physiol 2015;6:81.

[9] Nygren P. Evidence on the benefits and harms of screening and treating pregnant women who are asymptomatic for bacterial vaginosis: an update review for the U.S. Preventive Services Task Force. Ann Intern Med 2008;148:220-233.

[10] Lamont RF, Nhan-Chang Cl, Sobel JD, et al. Treatment of abnormal vaginal flora in early pregnancy with clindamycin for the prevention of spontaneous pre-term birth: a systematic review and metaanalysis.Am J Obstet Gynecol 2011;205:177-190.

第 141 章　念珠菌性阴道炎

复发了…………………………Ⅰ级

Rebecca M. T. Law, BS Pharm, PharmD

学习目标：

完成该病例学习后，学生能够：

- 将念珠菌（*Candida*）性阴道炎（外阴念珠菌病，VVC）与其他类型的阴道炎区分开。
- 了解何时应当将阴道炎患者转诊给其他医生进行进一步的诊断和治疗。
- 为 VVC 患者选择合适的治疗方案。
- 如果考虑不是白色念珠菌引起的 VVC，为复发性 VVC 患者选择合适的替代药物。
- 为阴道炎患者提供有关药物与非药物治疗方面的教育咨询服务。

患者介绍

■ 主诉

2 周前我就有这个问题，但我医生最近不在，下周一才回来。您能给我一些治疗阴道炎的栓剂吗？

■ 现病史

Sophie Kim，女，32 岁，因上述主诉问题来药店就诊。通过进一步的询问，你发现患者 3 周前也被诊断为阴道念珠菌感染。医生给她开具了处方，使用制霉菌素栓剂（10 万单位，阴道栓剂，疗程：14 晚）进行治疗，这与 2 个月前治疗念珠菌性阴道炎的处方一样。她称 1 周前完成治疗，当时感觉好些了。然而，3 天前她又发现阴道有轻度瘙痒。认为是新买的紧身裤导致的，因此不再继续穿，但瘙痒变得越来越严重，而且有严重烧灼感。阴道分泌物为白色、干燥、豆腐渣样且无臭味。该分泌物性状似乎与她 3 周前的分泌物一样。她的医生下周才回来，她想知道药房是否能够给她开一些栓剂进行治疗。

■ 既往史

从 11 岁开始患 1 型糖尿病。患者血糖控制得很好，由于怀孕，她的医生对她进行密切关注。

由于经常出现腿部溃疡和足部感染，她经常服用抗生素治疗。目前，患者没有溃疡或感染，因此没有使用抗生素。

上个月，她开始穿戴紧身裤（腰部可调节）预防静脉曲张。

■ 个人史

不吸烟；社交场合适量饮酒（1 ～ 2 杯）。已婚，怀孕 7 个半月。

■ 用药史

- 从去年开始注射甘精胰岛素 15 单位，SC，QAM。
- 过去 4 个月注射赖脯胰岛素，SC，餐前注射，早餐前 15 分钟，剂量 6 单位；午餐前 15 分钟，剂量 8 单位；晚餐前 15 分钟，剂量 10 单位。
- 玛特纳（复合维生素），PO，QAM。

■ 过敏史

NKDA。

■ 系统回顾

未检查。

■ 体格检查

生命体征

血压 120/78 mmHg；体重 70 kg，身高 165.1 cm（5′5″）。

注：未进行进一步评估。

■ 实验室检查

无。

问题

问题识别

1.a 有哪些症状、体征表明患者患有 VVC 及其严重程度（表 141–1）？

1.b 该患者患上 VVC 的易感因素有哪些？

1.c VVC 的患病率有多高？

预期治疗结果

2. 该患者治疗的目标是什么？

治疗方案

3. 还有哪些药物可用于治疗该患者的 VVC？

最佳的治疗方案

4. 为该患者制定药物治疗方案。

结果评价

5. 应监测哪些参数来评估疗效并监测不良反应？

患者教育

6. 应该为患者提供哪些治疗方面的教育咨询服务？

■ 临床过程

推荐治疗方案有效。2 个月后，Sophie 又发生了 VVC，通过治疗痊愈。她分娩了一个足月健康男婴，体重 7 磅。1 个月后，她又发生了 VVC，正在进行治疗。

■ 随访问题

对于该患者复发性 VVC 最合适的治疗方法是什么？

■ 自学任务

1. 获取用于诊断不同类型阴道炎的检查方法的资料信息。

2. 比较你所在地区治疗阴道炎非处方药物的零售价格。

3. 你制定一个可以向该患者医生推荐的治疗方案。

临床要点

如果患者有细菌性阴道病或性病（发热、腹部或背部疼痛、恶臭分泌物）的症状，应转诊到其他医生处进行进一步的评估诊断和治疗。

参考文献

[1] Centers for Disease Control and Prevention (CDC), Workowski KA, Bolan GA.Diseases characterized by vaginal discharge: vulvovaginal candidiasis. 2015 Sexually transmitted diseases treatment guidelines.Available at: http://www.cdc.gov/std/tg2015/candidiasis.htm.Accessed March 25, 2016.

表 141–1　不同类型阴道炎的特点

特征	念珠菌	细菌	滴虫	化学
瘙痒	++	+/–	+/–	++
红斑	+	+/–	+/–	+
分泌物异常	+	+	+/–	–
黏度	黏稠	稀薄	黏稠 / 稀薄	–
颜色	白色	灰色	白色、黄色、黑灰色	–
气味	无	臭味、“鱼腥味”	恶臭	–
性状	苔样	均质性	泡沫	–
pH	3.8 ～ 5.0	＞ 4.5	5 ～ 7.5	–
诊断性检查	显微镜下氢氧化钾制剂检查结果显示发现长丝状纤维样的菌丝	胺味试验阳性、线索细胞阳性	梨状原生物，宫颈部 有“草莓”样斑点	–

注：对上述病情进行讨论后，可做出初步诊断，根据阴道分泌物的特征判断，疾病为女性阴道念珠菌病。

（访问：http://www.phac–aspc.gc.ca/std–mts/sti–its/ cgsti–ldcits/section–4–8–eng.php.）

[2] Public Health Agency of Canada (PHAC).Section 4:Management and treatment of specific syndromes: vaginal discharge (bacterial vaginosis, vulvovaginal candidiasis, trichomoniasis). In:Canadian Guidelines on Sexually Transmitted Infections—January 2010.Ottawa, ON, Public Health Agency of Canada. Available at: http://www.phac-aspc.gc.ca/std-mts/sti- its/cgsti-ldcits/section-4-8-eng.php. Accessed March 25, 2016.

[3] Young G, Jewell D. Topical treatment for vaginal candidiasis (thrush) in pregnancy.Cochrane Database Syst Rev. 2001;(4):CD000225.Abstract available at: http://onlinelibrary.wiley.com/doi/10.1002/14651858.CD000225/abstract. Accessed on March 25, 2016.

[4] Sobel JD, Chaim W, Nagappan V, Leaman D. Treatment of vaginitis caused by Candida glabrata: use of topical boric acid and flucytosine.Am J Obstet Gynecol 2003;189:1297-1300.

[5] Wooltorton E. Drug advisory: the interaction between warfarin and vaginal miconazole.CMAJ 2001;165(7):938.Available at: http://www.cmaj.ca/content/165/7/938.3.full.Accessed March 25, 2016.

[6] Sanchez JM, Moya G. Fluconazole teratogenicity. Prenat Diagn 1998;18:862-863.

[7] Jick SS.Pregnancy outcomes after maternal exposure to fluconazole.Pharmacotherapy 1999;19:221-222.

[8] Falagas ME, Betsi GI, Athanasiou S. Probiotics for prevention of recurrent vulvovaginal candidiasis: a review.J Antimicrob Chemother 2006;58:266-272.

[9] Hilton E, Isenberg HD, Alperstein P, France K, Borenstein MT.Ingestion of yogurt containing Lactobacillus acidophilus as prophylaxis for Candidal vaginitis.Ann Intern Med 1992;116:353-357.

[10] Ray D, Goswami R, Banerjee U, et al.Prevalence of Candida glabrata and its response to boric acid vaginal suppositories in comparison with oral fluconazole in patients with diabetes and vulvovaginal candidiasis.Diabetes Care 2007;30:312-317.

第142章　侵袭性真菌感染

酿酒师的酵母菌感染……………………………Ⅱ级

Douglas Slain, PharmD, BCPS, FCCP, FASHP

学习目标：

完成该病例学习后，学生能够：

- 为念珠菌血症患者制定一个谨慎的经验性抗真菌治疗方案。
- 确定哪种情况下可使用棘白菌素类药物治疗侵袭性念珠菌感染。
- 探讨非白色与白色念珠菌如何影响抗真菌药物的选择。

患者介绍

■ 主诉

我发烧了，感觉自己好像得了流感。

■ 现病史

August Hops，男，50岁，一直有发热和畏寒，且症状一直没有改善。昨天住院治疗。约1个月前，患者在一家社区医院做阑尾切除术后患MRSA菌血症。在家接受达托霉素（700 mg，IV，QD）治疗，给药途径为经外周静脉穿刺中心静脉置管（PICC），共14天，已经治疗12天。住院期间，他使用哌拉西林－他唑巴坦治疗阑尾炎。术后，手术部位发生感染，发生了MRSA菌血症。当时他的导管已拔除，并开始接受万古霉素治疗，后来出现皮疹和中性粒细胞减少，予以停药。然后，患者使用达托霉素进行治疗（最后出院回家后一直使用）。出院前，Hops先生进行尿检，导尿管中检出光滑念珠菌（*C. glabrata*），100 000个菌落/mL，使用氟康唑（用法：200 mg，QD，口服）进行抗真菌治疗。其他部位未检出念珠菌。

患者入住我院时，进行了一组血培养，24小时内未发现细菌增长。他的手术部位看起来没有感染。PICC移除后，对其血和尿进行培养。入院时，患者在使用达托霉素的基础上，又加上哌拉西林－他唑巴坦进行经验性治疗。

■ 既往史

- GERD。
- 高脂血症。
- HTN。
- 慢性膝痛（左右膝关节均疼痛）。

■ 手术史

- 疝修补。
- 1个月前阑尾切除术。

■ 家族史

父亲死于充血性心力衰竭；母亲还健在，无重大疾病。

■ 个人史

患者是当地酿酒厂的酿酒师。已婚，有4个孩子，都已经成人。不吸烟、不酗酒。

■ 用药史

- 奥美拉唑 40 mg，PO，QD。
- 辛伐他汀 40 mg，PO，QD。
- 美托洛尔 50 mg，PO，QD。
- 布洛芬 600 mg，PO，TID，PRN。

■ 过敏史

万古霉素（中性粒细胞减少和皮疹）。

■ 体格检查

全身

患者，50岁，白种人，卧床休息时感觉舒服。体重125 kg；身高180.3 cm（5′11″）。

生命体征

血压 130/85 mmHg，脉搏 70 bpm，呼吸频率 20 次 / 分，体温 38.5 ℃，氧饱和度 97%。

皮肤

轻度湿冷，无 Janeway 病变或奥斯勒结节。

五官检查

PERRLA，EOMI，鼻孔较大。

颈部 / 淋巴结

颈部柔软；无淋巴结病变。

肺部 / 胸部

CTA。

心血管系统

心电图：心律齐、心率正常。无杂音。

腹部

肠鸣音减弱，轻度膨胀。患者 2 天未排大便。

生殖泌尿系统

大体上正常，UA 检查结果未出。

肌肉骨骼 / 四肢

未发现异常。

神经系统

正常。

■ 实验室检查

Na 137 mEq/L	Hgb 12.9 g/dL	WBC 13.4 × 10^3/mm^3	AST 35 IU/L
K 4.3 mEq/L	Hct 40%	PMNs 70%	ALT 30 IU/L
Cl 99 mEq/L	Plt 332 × 10^3/mm^3	Bands 10%	Alk phos 140 IU/L
CO_2 27 mEq/L	CK 56 IU/L	Lymphs 14%	T. bili 1.1 mg/dL
BUN 7 mg/dL		Monos 5%	
SCr 0.8 mg/dL		Eos 1%	
Glu 98 mg/dL		Lipase 92 IU/L	
Mg 2.2 mg/dL		Amylase 112 IU/L	

■ 胸部 X 线片

无浸润。

■ 初步诊断

感染（新发生的感染还是治疗 MRSA 菌血症无效）?

便秘。

■ 方案

1. 感染

√ 继续使用达托霉素（用法：700 mg，IV，QD）和哌拉西林 – 他唑巴坦（用法：3.375 mg，IV，每 8 小时一次）进行治疗。

√ 进行腹部 CT 检查。

√ 进行血培养。

√ 进行经食管超声心动图（TEE）检查。

2. 便秘

√ 番泻叶 / 多库酯钠片剂，PO，现在开始必要时每天使用；

√ 多库酯钠胶囊 100 mg，PO，QD。

■ 临床过程

TEE 检查未发现赘生物。腹部 CT 检查未发现腹腔内感染，尽管继续使用达托霉素治疗 2 天，患者仍然有发热和白细胞增多，但 WBC 比之前略有降低。

培养结果和药敏试验结果：

· 72 小时血培养结果为阳性（入院时）。

· PICC 导管：罕见芽生酵母和罕见凝固酶阴性葡萄球菌。

· 左侧外周血：罕见芽生酵母。

实验室检查显示，导管内未检出罕见芽生酵母。给 PICC 中加入氟康唑（800 mg，IV），之后减少到每日 400 mg 和停用哌拉西林 – 他唑巴坦。医生还给患者开医嘱进行眼底检查，以检测患者是否有念珠菌性眼内炎。

问题

问题识别

1.a 列出与患者药物治疗有关的问题。

1.b 有哪些信息（症状、体征和实验室检查结果）表明患者患有药物治疗相关性疾病及其严重程度?

预期治疗结果

2. 该患者药物相关问题的药物治疗目标是什么?

治疗方案

3.a 有哪些非药物疗法可能对该患者有用?

3.b 还有哪些药物可用于治疗该感染?

最佳的治疗方案

4. 治疗该患者最合适的药物有哪些? 这些药物的名称、剂型、剂量、给药时间和疗程是什么?

结果评价

5. 哪些临床和实验室指标可用来评价治疗结果，并监测和预防不良事件的发生?

患者教育

6. 为加强其依从性，确保治疗成功，并最大限

度地降低不良反应的发生，你可以向患者、医护人员提供哪些信息？

■ 随访问题

1. 有哪些危险因素可能会导致该患者患念珠菌血症？

2.Hops 先生抗真菌治疗的疗程应该是多少？

■ 自学任务

1. 解释微生物实验室使用 T2- 聚合酶链反应或基质辅助激光解析电离飞行时间质谱（MALDI-TOF）技术如何影响抗真菌药物使用。

2. 说明一下如果患者患上了念珠菌性眼内炎，治疗方案应如何调整。

3. 研究现有的文献，确定是否有抗真菌药物能够通过影响念珠菌的菌膜发挥抗真菌作用。

临床要点

尽管伏立康唑体外治疗念珠菌的疗效比氟康唑强，但伏立康唑会受到唑类耐药机制的影响。

参考文献

[1] Parkins MD, Sabuda DM, Elsayed S, Laupland KB.Adequacy of empirical antifungal therapy and effect on outcome among patients with invasive Candida species infections.J Antimicrob Chemother 2007;60:613-618.

[2] Pappas PG, Kauffman CA, Andes D, et al.Clinical practice guidelines for the management of candidiasis:2016 update by the Infectious Diseases Society of America.Clin Infect Dis 2016 Feb 15;62(4):e1-e50.

[3] Gubbins PO, Heldenbrand S. Clinically relevant drug interactions of current antifungal agents. Mycoses 2010;53:95-113.

[4] Souza MN, Ortiz SO, Mello MM, et al.Comparison between four usual methods of identification of Candida species.Rev Inst Med Trop Sao Paulo 2015;57:281-287.

[5] Cauda R. Candidemia in patients with an inserted medical device.Drugs 2009;69(Suppl 1):33-38.

[6] Chen SC, Sorrell TC.Antifungal agents.Med J Aust 2007;187:404-409.

[7] Andes DR, Safdar N, Baddley JW, et al.Impact of Treatment Strategy on Outcomes in Patients with Candidemia and Other Forms of Invasive Candidiasis:A Patient-Level Quantitative Review of Randomized Trials.Clin Infect Dis 2012;54:1110-1122.

[8] Cleary JD, Schwartz M, Rogers PD, de Mestral J, Chapman SW.Effects of amphotericin B and caspofungin on histamine expression. Pharmacotherapy 2003;23:966-973.

第 143 章　免疫缺陷患者的感染问题

做出草率的决定……………………… Ⅱ 级

Aaron Cumpston, PharmD, BCOP
Douglas Slain, PharmD, BCPS, FCCP, FASHP

学习目标：

完成该病例学习后，学生能够：

- 为发热性中性粒细胞减少症患者制定一个谨慎的经验性抗生素用药方案。
- 确定何种情况下可以为发热性中性粒细胞减少症患者提供经验性治疗时使用万古霉素。
- 说明在经验性治疗发热性中性粒细胞减少症时，什么时候单独使用抗生素，什么时候使用联合疗法？

患者介绍

■ 主诉

我有发热和畏寒。

■ 现病史

Scarlet Hives，女，60 岁，患有 IgG kappa 多发性骨髓瘤，正在接受自体造血细胞移植手术。她的干细胞是从外周血收集，使用环磷酰胺和非格司亭刺激干细胞造血。在收集干细胞期间，患者的左下腹发现一个水疱，其 PCP 经分析认为是带状疱疹。使用伐昔洛韦治疗带状疱疹。她的移植方案是先使用高剂量美法仑，然后将从外周血中收集到的干细胞移植到病变部位。干细胞移植到病变部位 8 天后，患者出现发热，体温达 38.6 ℃（101.5 ℉）。患者现在还有畏寒和恶心的症状。

■ 既往史

- 多发性骨髓瘤。
- GERD。
- HTN。
- 高脂血症。
- CAD。
- 周围神经病。
- 2 型糖尿病。
- 慢性背痛。

■ 手术史

17 年前行子宫切除术。

■ 家族史

母亲早年死于 CAD；父亲 67 岁时死于肺癌；有一个姐姐和一个弟弟，身体状况都很好。

■ 个人史

担任高中食堂经理 22 年，现在已经退休。已婚，与丈夫一起生活。她有 3 个孩子。不吸烟、不喝酒。

■ 用药史

- 埃索美拉唑 40 mg，PO，QD。
- 阿托伐他汀 40 mg，PO，QD。
- 芬太尼贴片 75 mcg，每 48 小时一次。
- 加巴喷丁 800 mg，PO，TID。
- 赖诺普利 5 mg，PO，QD。
- 美托洛尔 75 mg，PO，BID。
- 复合维生素，一次一片，PO，QD。
- 羟考酮 IR 15 mg，每 6 小时一次，疼痛时服用。
- 吡格列酮 15 mg，PO，QD。
- 异丙嗪 25 mg，PO，每 6 小时一次，呕吐时服用。
- 伐昔洛韦完成前面疗程的用药后（1000 mg，TID，疗程 7 天），再使用 500 mg，PO，QD 治疗。
- 氟康唑 400 mg，PO，QD。

· 左氧氟沙星 500 mg，PO，QD。

· 非格司亭 480 mcg，每日一次，皮下注射。

■ 过敏史

头孢他啶（皮疹）。

■ 系统回顾

发热/畏寒（+），恶心（+）；无呕吐、咳嗽、腹泻。

■ 体格检查

全身

该 60 岁的白种女性患者有警觉性且有判断能力。

生命体征

血压 115/83 mmHg，脉搏 115 bpm，呼吸频率 16次/分，体温 38.6 ℃；氧饱和度98%；体重86.6 kg（191 lb），身高 154.9 cm（5′1″）。

皮肤

温暖、干燥。左胸口周围无红斑或硬结。腹部带状疱疹红斑正在消退，皮损正在结痂和愈合。

五官检查

PERRLA、EOMI、扁桃体红斑（−）、鼻漏（−）、黏膜炎（−）。

颈部/淋巴结

颈部柔软；没有淋巴结病变。

肺部/胸部

正常；无哮鸣音、湿啰音、干啰音。

心血管系统

心动过速，但心律齐；无杂音、摩擦音、奔马律。

腹部

柔软、NTND；肠鸣音（+）。

生殖系统/直肠

延期检查。

肌肉骨骼/四肢

无畸形，轻度虚弱，无周围水肿。

神经系统

A & O × 3；CN Ⅱ～Ⅻ大体正常。

■ 实验室检查

Na 135 mEq/L	WBC $0.2 \times 10^3/mm^3$	AST 16 IU/L
K 3.6 mEq/L	PMNs 14%	ALT 15 IU/L
Cl 95 mEq/L	Bands 5%	Alk phos 38 IU/L
CO_2 21 mEq/L	Lymphs 81%	LDH 187 IU/L
BUN 16 mg/dL	Hgb 8.9 g/dL	T. bili 0.6 mg/dL
SCr 1.0 mg/dL	Hct 25.3%	
Glu 149 mg/dL	RBC $2.6 \times 10^6/mm^3$	
Ca 8.0 mg/dL	Plt $21 \times 10^3/mm^3$	

■ 尿常规

待定。

■ 血培养

· PICC 系列检查待定。

· 周围：待定。

■ 胸部 X 线片

在左肺内侧基底部心脏后方有一个 2.2 cm 椭圆形阴影。

■ 胸部增强 CT 扫描

正常，未发现胸部 X 线片检查提示的肺部结节。

■ 初步诊断

· 多发性骨髓瘤的自体干细胞移植。

· 粒细胞减少性发热。

· 怀疑可能是肺炎，但 CT 扫描结果排除。

■ 方案

1. 开始经验性抗生素用药：哌拉西林－他唑巴坦，4.5 g，IV，每 8 小时一次（滴注时间超过 30 分钟）。

2. 停止左氧氟沙星预防性用药。

3. 由于患者有头孢他啶过敏史，密切监测患者是否发生皮疹。

4. 由于使用增强 CT 扫描检查，监测肾功能和 IV 液体情况。

5. 继续家庭用药。

问题

问题识别

1.a 列出与患者药物治疗有关的问题。

1.b 有哪些信息（症状、体征和实验室检查结果）表明患者患有药物治疗相关性疾病及严重程度？

预期治疗结果

2. 该患者药物治疗的目标是什么？

治疗方案

3.a 有哪些非药物疗法可能对该患者有用？

3.b 还有哪些可行的药物可用于治疗该患者的发热？

最佳的治疗方案

4. 适合该患者的最佳经验性用药方案是什么，并说明药物名称、剂型、剂量、给药时间和疗程？

结果评价

5. 哪些临床和实验室指标可用来评价治疗结果，并监测和预防不良事件的发生？

患者教育

6. 为加强其依从性，确保治疗成功，并最大限度地降低不良反应的发生，你可以向患者提供哪些信息？

■ 临床过程

住院第 2 天，患者仍然发热，实验室检查结果显示如下：SCr 2.1 mg/dL，Hgb 8.4 g/dL，Hct 22.8%，血小板 $9 \times 10^3/mm^3$，白细胞 $0.2 \times 10^3/mm^3$。

血压 120/75 mmHg，脉搏 100 bpm，呼吸频率 18 次 / 分，体温 38.3 ℃，氧饱和度 98%。

尿培养和血培养（PICC 和外周）24 小时内无菌生长。

该小组继续按计划监测患者。然后患者全身起了红斑皮疹。在住院第 3 天，因为患者服用哌拉西林 – 他唑巴坦后发生了药疹，换用亚胺培南 – 西司他丁进行治疗。患者在使用亚胺培南的过程中，皮疹也越来越严重。在住院第 5 天，WBC 为 $0.3 \times 10^3/mm^3$，因患者持续发热，在之前经验性用药的基础上又增加了卡泊芬净。住院第 6 天，WBC 达到 $0.6 \times 10^3/mm^3$，中性粒细胞绝对计数（ANC）为 $0.520 \times 10^3/mm^3$。此时，血（来自 PICC）培养结果显示致病菌是革兰阳性双球菌和链球菌。因为患者的皮疹越来越严重，且中性粒细胞不再减少，因而，停用亚胺培南 – 西司他丁，换用万古霉素（用法：1500 mg，每 24 小时一次）进行治疗。移除 PICC 导管，次日停用卡泊芬净。在住院第 8 天最终确定血液中的微生物为肠球菌（Enterococcus faecalis），对氨苄西林和万古霉素敏感。患者在使用万古霉素后退热。此时，患者的肌酐水平已经正常，中性粒细胞不再下降，皮疹开始消退。患者完成了为期 2 周的万古霉素治疗后出院。随后的血和尿液培养结果显示无微生物生长。

■ 随访问题

1. 还有哪些抗生素可以用来治疗 Hives 夫人的菌血症？

2. 头孢他啶和氨曲南之间发生交叉反应的可能性有多大？

3. 什么时候万古霉素是治疗中性粒细胞减少性发热时经验性用药的一线用药？

■ 自学任务

1. 查看降中性粒细胞减少性发热患者分为“高”风险和“低”风险的标准。哪些类型的患者为“低风险”，通过口服抗生素就有可能治愈？

2. 万古霉素耐药性肠球菌（VRE）会引起血液感染，请为中性粒细胞减少症患者制定治疗这类感染的治疗方案。制定该治疗方案时应考虑到患者的肾功能和药物使用禁忌证。

临床要点

导致中性粒细胞减少症患者发生感染的细菌可以是革兰阴性菌，也可以是最常见的革兰阳性菌。当使用氟喹诺酮类药物作为预防性用药时尤其如此。

参考文献

[1] Freifeld AG, Bow EJ, Sepkowitz KA, et al.Clinical practice guideline for the use of antimicrobial agents in neutropenic patients with cancer:2010 Update by the Infectious Diseases Society of America.Clin Infect Dis 2011;52:e56-e93.

[2] Mermel LA, Farr BM, Sherertz RJ, et al.Guidelines for the management of intravascular catheter-related infections.Clin Infect Dis 2009;49:1-45.

[3] National Comprehensive Cancer Network (NCCN) Clinical Practice Guidelines in Oncology (v2.2015). Prevention and treatment of cancer-related infections.Available at: http://www.nccn.org/professionals/physician_gls/PDF/infections.pdf. Accessed January 18, 2016.

[4] Tomblyn M, Chiller T, Einsele H, et al.Guidelines for preventing infectious complications among hematopoietic cell transplantation recipients: a global perspective.Biol Blood Marrow Transplant 2009;15:1143-1238.

[5] Paul M, Soares-Weiser K, Leibovici L. Beta lactam monotherapy versus beta lactam-aminoglycoside combination therapy for fever with neutropenia: systematic review and meta-analysis.BMJ 2003;326:1111-1119.

[6] Gilbert DN, Chambers HF, Eliopoulos GM, Saag MS, eds.The Sanford Guide to Antimicrobial Therapy 2015. 45th Edition.Antimicrobial Therapy, Inc, Sperryville, VA, 2012.

[7] Frumin J, Gallagher JC.Allergic cross-sensitivity between penicillin, carbapenem, and monobactam antibiotics: what are the chances?Ann Pharmacother 2009;43:304-315.

第 144 章　外科抗菌药物预防给药

预防很重要……………………… Ⅱ级

Curtis L. Smith, PharmD, BCPS

学习目标：

完成该病例学习后，学生能够：

- 为特定手术过程提供适当的抗生素预防给药方案。
- 讨论手术时抗生素预防给药的时机，包括术前给药和术后给药。
- 描述结直肠手术前具有争议性的肠道准备工作。
- 认识到结直肠手术前使用口服抗生素的利弊。
- 评估某个外科患者围手术期使用 β- 受体阻断药的必要性。

患者介绍

■ 主诉

我得了结肠癌，我是来做手术的。

■ 现病史

Edward Adler，男，72 岁，最近被诊断患有贫血和全身虚弱。贫血的检查项目包括结肠镜检查，结果显示近端升结肠有恶性肿瘤。发现肿块后，对其进行了活检，结果显示是中度分化腺癌。患者称自己目前没有腹痛，没有肠道习惯变化，但称过去几个月的体重下降了 20 磅。他能进食，但胃口比平常差。

■ 既往史

患者患有高血压、冠心病、短暂性脑缺血发作、慢性鼻炎、轻度骨关节炎。以前未对轻度骨关节炎进行过常规治疗。有胃炎和贫血史。

■ 手术史

扁桃体摘除史、左腹股沟疝修补术、结肠镜检查和活检。

■ 个人史

曾有过一天半包烟的吸烟史，20 年前戒烟。

■ 用药史

- 阿替洛尔 100 mg，PO，QD。
- 氢氯噻嗪 12.5 mg，PO，QD。
- 阿托伐他汀 40 mg，PO，QD。
- 舍曲林 100 mg，PO，QD。
- 奥美拉唑 20 mg，PO，QD。
- 阿司匹林 81 mg，QD，口服。
- 曲安奈德鼻喷雾剂，早上喷两下。
- 硫酸亚铁 325 mg，PO，TID。
- 复合维生素，一次一片，PO，QD。

■ 过敏史

无。

■ 系统回顾

- 心肺系统：无胸痛、气短或喘息。
- 胃肠道系统：无肝炎、溃疡或黄疸病史。
- 泌尿生殖系统：无血尿或肾结石史。
- 肌肉骨骼系统：左右腕关节和手部有关节炎。
- 精神系统：有抑郁症。

■ 体格检查

全身

外表正常，与其生理年龄相符。警觉、清醒，无明显病容。

生命体征

血压 132/86 mmHg，脉搏 68 bpm，呼吸频率 11 次 / 分，体温 37.1 ℃；体重 69 kg，身高 172.7 cm。

皮肤

温暖、干燥。腹部和胸部有多个脂溢性角化皮损。

五官检查

面部对称。瞳孔等大。眼部无黄疸、无眼球突出，眼外肌肉正常。戴有矫正视力眼镜。

颈部 / 淋巴结

无淋巴结肿大、甲状腺肿大，无颈静脉扩张。

肺部 / 胸部

双侧肺部听诊，呼吸音清晰。

心血管系统

心律齐，心率在正常范围，无杂音。

腹部

患者有一个腹股沟疝修补术后的轻度瘢痕，位于左腹股沟处。腹部未触诊到明显肿块，未发现脾大、肝大。未发现压痛。

生殖系统 / 直肠

未检查。

肌肉骨骼 / 四肢

无脊柱侧弯。椎体曲度正常。周围无压痛或痉挛。双侧上肢和双侧下肢都等长。患者以坐位和仰卧位的姿势进行检查。四肢无严重畸形、皮疹或淤斑。四肢脉搏为 2+。

神经系统

运动神经、感觉神经无病变、无亢进。双侧握力正常。

■ 实验室检查

Na 132 mEq/L	Hgb 9.9 g/dL	WBC 6.0×10^3/mm^3
K 4.1 mEq/L	Hct 30.2%	PMNs 70%
Cl 97 mEq/L	RBC 4.06×10^6/mm^3	Bands 0
CO_2 26 mEq/L	Plt 324×10^3/mm^3	Eos 5%
BUN 14 mg/dL	MCV 74 μm^3	Lymphs 13%
SCr 0.9 mg/dL	MCHC 32.8 g/dL	Monos 12%
Glu 93 mg/dL		
Alb 3.9 g/dL		

■ 初步诊断

· 近端升结肠处有腺癌。

· 计划在右侧结肠采取部分切除术。

问题

问题识别

1.a 根据计划好的手术过程，导致该患者术后发生伤口感染的风险有哪些？

1.b 列出该患者所有与药物有关的问题，包括潜在的术后问题。

预期治疗结果

2. 外科抗生素预防性给药的治疗目标是什么？

治疗方案

3.a 讨论用于该患者预防伤口感染时可能用到的抗生素。在手术过程中，你会什么时候给予抗生素，以及术后，还需要给药多少时间？

3.b 手术前的肠道准备是否对该患者有好处？

3.c 结直肠手术前口服抗生素有哪些潜在的优缺点？

最佳的治疗方案

4.a 结直肠手术前的预防性给药中，你推荐哪些抗生素？

4.b 在手术过程中，是否还需要给予更多的抗抗生素？术后继续使用抗生素多长时间？

4.c 围手术期，该患者是否需要使用 β- 受体阻断药？

结果评价

5. 应监测哪些临床参数来评估外科伤口的感染情况？

患者教育

6. 应向该患者提供哪些信息，说明手术伤口感染的风险及为预防这种风险使用抗生素的情况？

■ 自学任务

1. 做一个图表，列出需要进行抗生素预防性给药的外科手术，以及推荐使用的药物。

2. 进行文献检索，并对目前结直肠手术前使用的口服抗生素做出评价。

3. 进行文献检索，并对目前围手术期使用 β- 受体阻断药治疗做出评价（根据患者特征和手术情况）。

临床要点

在手术切口后 3 小时内接受抗生素治疗的患者发生感染的风险是切口前 2 小时内接受抗生素患者的 3 倍。

参考文献

[1] Edwards JR, Peterson KD, Mu Y, et al.National Healthcare Safety Network (NHSN) report: data

summary for 2006 through 2008, issued December 2009.Am J Infect Control 2009;37(10):783-805.

[2] Hawn MT, Richman JS, Vick CC, et al.Timing of surgical antibiotic prophylaxis and the risk of surgical site infection.JAMA Surg. 2013 Jul;148(7):649-657.

[3] Fleisher LA, Fleischmann KE, Auerbach AD, et al. 2014 ACC/AHA guideline on perioperative cardiovascular evaluation and management of patients undergoing noncardiac surgery: a report of the American College of Cardiology/American Heart Association Task Force on Practice Guidelines. Circulation. 2014 Dec 9;130(24):e278-333.

[4] Deveraux PJ, Mirkobrada M, Sessler DI, et al. Aspirin in patients undergoing noncardiac surgery. N Engl J Med 2014;370:1484-1503.

[5] Gould MK, Garcia DA, Wren SM, et al.American College of Chest Physicians.Prevention of VTE in nonorthopedic surgical patients: antithrombotic therapy and prevention of thrombosis, 9th ed.American College of Chest Physicians Evidence-Based Clinical Practice Guidelines.Chest 2012;141(2 Suppl):e227S-e277S.

[6] Bratzler DW, Dellinger EP, Olsen KM, et al.Clinical practice guidelines for antimicrobial prophylaxis in surgery.Am J Health Syst Pharm 2013;70:195-283.

[7] Classen DC, Evans RS, Pestotnik SL, Horn SD, Menlove RL, Burke JP.The timing of prophylactic administration of antibiotics and the risk of surgical-wound infection.N Engl J Med 1992;326:281-286.

[8] Scher KS.Studies on the duration of antibiotic administration for surgical prophylaxis.Am Surg 1997;63:59-62.

[9] Nelson RL, Gladman E, Barbateskovic M. Antimicrobial prophylaxis for colorectal surgery.Cochrane Database Syst Rev 2014 May 9;5:CD001181.

[10] Dahabreh IJ, Steele DW, Shah N, Trikalinos TA.Oral Mechanical Bowel Preparation for Colorectal Surgery:Systematic Review and Meta-Analysis.Dis Colon Rectum 2015 Jul;58(7):698-707.

第 145 章　儿童免疫接种

上学需要的免疫接种记录卡…………………………Ⅱ级

Jean-Venable "Kelly" R. Goode, PharmD, BCPS, FAPhA, FCCP

学习目标：

完成该病例学习后，学生能够：

- 根据患者的年龄、免疫接种史和病史，制订疫苗接种计划。
- 说明儿科疫苗的正确使用方法。
- 为父母提供儿童接种疫苗相关风险和降低接种疫苗不良反应方法方面的教育咨询服务。
- 认识到延迟免疫的各种不当理由。

患者介绍

■ 主诉

我带我女儿来这里是为了进行免疫接种，以便我女儿能够正常入学。

■ 现病史

Allison Showalter，女，4 岁，身体健康。母亲今天（2015 年 8 月 30 日）带她来药房是为了对身体状况做出评估，决定是否能够接种疫苗。Allison 今年秋季要上幼儿园小班，需要免疫接种记录卡。

■ 既往史

母亲做过一些产前护理，42 孕周时自然分娩，无并发症，出生时体重 7 磅 4 盎司。母亲表示，她的孩子耳部曾发生过几次感染，发生过几次"感冒"，没有其他疾病。

■ 家族史

母亲怀孕 4 个月。

■ 个人史

与父母（母亲 30 岁，父亲 32 岁）一起生活。没有兄弟姐妹。母亲做兼职工作。父亲是一名电工。

■ 用药史

- 阿莫西林混悬液 540 mg，PO，每 8 小时一次。
- 最近未使用 OTC。

■ 过敏史

NKDA。

■ 系统回顾

阴性。

■ 体格检查

全身

4 岁女孩，警惕、愉快、发育正常，无其他疾病。体重：18 kg（在 75 百分位数处），高度 40 cm（在 50 百分位数处）。

生命体征

血压 105/65 mmHg，脉搏 110 bpm，呼吸频率 28 次 / 分，体温 36.7 ℃（腋窝温度）。

五官检查

AF 为开放、平展状态；PERRL；未进行眼底检查；耳稍红；TMs 看起来正常，可看到鼓膜标志物，无积液；鼻子无分泌物；喉部正常。

肺部

双侧正常。

心血管系统

RRR；无杂音。

Abd

柔软、无触痛、无膨出；无肿块、无器官肿大；肠鸣音正常。

生殖系统 / 直肠

外生殖器正常；直肠检查延迟，无肛裂。

四肢

正常。

神经系统

警觉；双侧 DTRs 正常。

■ 实验室检查

见表 145-1。未获得其他实验室检查结果。

■ 初步诊断

看起来很正常的儿童，需要进行免疫接种。

问题

问题识别

1. 列出一份患者免疫相关问题清单，包括接种的禁忌证或预防措施。

预期治疗结果

2.a 该患者进行接种的直接目的是什么？

2.b 该患者进行全面综合治疗的长期目标是什么？

治疗方案

3.a 医疗卫生保健工作者如何确定婴儿或儿童需要接种哪些疫苗？

3.b 儿童免疫接种的正确方法是什么，包括接种位置和针头大小？

3.c 该患者今天应该接种什么疫苗，并说明剂量、给药途径和替代疫苗？

最佳的治疗方案

4.a 该患者今天的免疫接种方案是什么？

4.b 除了今天需要进行的免疫接种外，还应该对其他哪些免疫接种做出安排，以及这些免疫接种何时进行？

结果评价

5. 如何评价免疫接种的效果？

患者教育

6. 需要向这个孩子的母亲解释哪些关于疫苗接种的重要信息？

■ 随访问题

1. 明年，母亲需要带孩子去儿科进行流感疫苗接种。母亲提到这个孩子在 3 个月前被诊断患有糖尿病。该患者的儿童免疫接种记录卡显示了去年秋季接种流感疫苗的情况，剂量为 0.5 mL × 1 次。你对该患者接种流感疫苗有什么建议？

2. 如果该患者有慢性疾病糖尿病，还应该接种哪些疫苗？

■ 自学任务

1. 在互联网上搜索有关免疫的相关法律法规，

表 145-1　免疫接种记录卡

疫苗	剂量 / 给药途径 / 部位	日期	医生	VIS
乙肝	0.5 mL IM 大腿处	2011/3/15	Colter, 注册护士（Registered Nurse，RN）	乙肝
结合疫苗（DTaP 疫苗、乙肝疫苗和 IPV）	0.5 mL IM 大腿处	2011/5/20	Edwards, RN	DTaP, Hep B, IPV
PCV-13	0.5 mL IM 大腿处	2011/5/20	Edwards, RN	PCV
流感嗜血杆菌疫苗	0.5 mL IM 大腿处	2011/5/20	Edwards, RN	Hib
结合疫苗（Pediarix）包含乙肝疫苗、百白破、脊髓灰质炎疫苗	0.5 mL IM 大腿处	2011/7/29	Edwards, RN	DTaP, Hep B, IPV
PCV-13	0.5 mL IM 大腿处	2011/7/29	Edwards, RN	PCV
流感嗜血杆菌疫苗	0.5 mL IM 大腿处	2011/7/29	Edwards, RN	Hib
结合疫苗（Pediarix）包含乙肝疫苗、百白破、脊髓灰质炎疫苗	0.5 mL IM 大腿处	2011/9/30	Jones, RN	DTaP, Hep B, IPV
PCV-13	0.5 mL IM 大腿处	2011/9/30	Jones, RN	PCV
流感嗜血杆菌疫苗	0.5 mL IM 大腿处	2011/9/30	Jones, RN	Hib
流感嗜血杆菌疫苗	0.5 mL IM 大腿处	2012/4/1	Edwards, RN	Hib
PCV-13	0.5 mL IM 大腿处	2012/4/1	Edwards, RN	PCV

以及在你们国家不需要进行接种的疫苗。另外，儿童去上托儿所和上学时需要接种哪些疫苗？

2. 回顾目前 0 ～ 6 岁儿童的疫苗接种指南，并简要说明如果今天 6 个月的患者来你科室需要接种疫苗，请说明这时的疫苗接种建议与本案例中患者的接种建议有何不同。

3. 在网上搜索有关疫苗接种的网站，阅读疫苗不良反应，对这些网站上提供的内容进行比较，并对这种内容做出评价，并比较这些网站信息与可靠信息来源网站信息。

临床要点

所有州都有免疫方面的相关法律法规，但在接种要求和不需要接种的疫苗方面有所不同。入学前疫苗接种要求有助于确保大部分人进行免疫接种，免受疾病痛苦。药师应提倡父母和医护人员及时给孩子进行疫苗接种，让孩子免受可以通过疫苗预防的疾病的威胁。

参考文献

[1] Centers for Disease Control and Prevention. Advisory Committee on Immunization Practices (ACIP).Recommended immunization schedules for persons aged 0-18 years—United States, 2015. MMWR 2015;64(04):93-94 (updated annually at: http://www.cdc.gov/vaccines/schedules/hcp/child-adolescent.html).Accessed March 25, 2016.

[2] American Academy of Pediatrics.Active and passive immunization.In:Red Book—Report of the Committee on Infectious Diseases.Pickering LK, ed., 30th ed.Elk Grove Village, IL, American Academy of Pediatrics, 2015:1-101.

[3] Chen RT, Clark TA, Halperin SA.The yin and yang of paracetamol and paediatric immunizations. Lancet 2009;374:1305-1306.

[4] Centers for Disease Control and Prevention. General recommendations on immunization. Recommendations of the Advisory Committee on Immunization Practices (ACIP).MMWR 2011;60(RR-2):1-60.

[5] Centers for Disease Control and Prevention. Licensure of a Diphtheria and Tetanus Toxoids and Acellular Pertussis Adsorbed and Inactivated Poliovirus Vaccine and Guidance for Use as a Booster Dose.MMWR 2015;64(34):948-949.

[6] Marin M, Broder KR, Temte JL, et al.Use of combination measles, mumps, rubella, and varicella vaccine.Recommendations of the Advisory Committee on Immunization Practices (ACIP). MMWR 2010;59(RR-3):1-12.

[7] Centers for Disease Control and Prevention. Prevention and control of influenza with vaccines:Recommendations of the Advisory Committee on Immunization Practices, United States, 2015-16 Influenza Season.MMWR 2015;64(30)818-825.

[8] Centers for Disease Prevention and Control. Prevention of pneumococcal disease among infants and children—use of 13-valent pneumococcal conjugate vaccine and 23-valent pneumococcal polysaccharide vaccine.MMWR 2010;59(RR-11):1-18.

第 146 章　成人免疫接种

免疫接种：不仅仅是孩子的事……………………… Ⅱ级

Jean-Venable “Kelly” R. Goode, PharmD, BCPS, FAPhA, FCCP

学习目标：

完成该病例学习后，学生能够：

- 根据患者的年龄、免疫接种史和病史，制订疫苗接种计划。
- 了解疫苗接种的预防措施和禁忌证，包括推迟接种的各种不当理由。
- 说明疫苗接种技术，包括灭活和减毒活疫苗接种的时间和接种间隔。
- 了解目前美国青壮年使用疫苗的不同。

患者介绍

■ 主诉

我来这里是为了开药。

■ 现病史

Sandra Williams，女，23 岁，来药房开处方药泼尼松（用法：40 mg，BID，口服），10 天的剂量。该患者的哮喘中度恶化。她刚有一份新工作，是一名小学老师，也是你所在药房的新患者。她向你咨询“One less”医疗项目方面的问题。该项目是国家 HPV 疫苗接种计划。

■ 既往史

中度持续性哮喘；该患者 5 岁时得过水痘；3 个月前因车祸进行了脾切除术。

■ 家族史

- 有一个姐姐，身体健康。
- 母亲健康。
- 父亲患有 2 型糖尿病。

■ 个人史

不吸烟。在社交场合偶尔喝酒。

■ 用药史

- 沙丁胺醇 MDI，症状发作时吸两下。
- 普米克（气雾剂）DPI，QD，一次吸两下。

■ 过敏史

NKDA。

■ 免疫接种记录卡

- 自从上幼儿园以后，除了下列疫苗外，就没有再接种过疫苗。
- 脑膜炎球菌疫苗，在大学入学前。
- 乙肝疫苗第 1 个剂量，在大学入学前。
- 麻风腮三联（MMR）疫苗，在大学入学前。
- 破伤风（Td）疫苗，10 年前进行青春期体检时。

■ 系统回顾

发育良好、营养状况良好的非裔美国女性，NAD。

■ 生命体征

血压 120/72 mmHg（左臂，大袖口，坐姿），脉搏 76 bpm；体重 54 kg，身高 165.1 cm（5′5″）。

■ 体格检查

延期检查。

■ 初步诊断

该 23 岁的女性患者最近哮喘中度发作。她今天需要进行免疫接种。

问题

问题识别

1.a 列出一份患者免疫相关问题清单，包括接种的禁忌证或预防措施。

1.b 列出与患者药物有关的问题。

预期治疗结果

2.a 该患者进行接种的直接目的是什么?

2.b 说明该患者接种每种疫苗的依据。

2.c 该患者进行全面综合治疗的长期目标是什么?

治疗方案

3. 确定解决该患者免疫需求的治疗方法。

最佳的治疗方案

4. 该患者今天进行免疫接种的具体流程是什么?包括剂量和给药途径,以及其他免疫接种计划的安排。

结果评价

5. 如何评价免疫接种的效果?

患者教育

6. 需要向该患者解释哪些关于疫苗接种的重要信息?

■ 随访问题

1. 在为患者进行任何疫苗接种之前,应向患者询问哪些筛查问题?

2. 医疗卫生保健医生为患者进行疫苗接种后,必须记录的内容有哪些?

■ 自学任务

1. 回顾目前针对成人的免疫接种建议,并简要说明如果该患者是 65 岁,建议会有何不同。

2. 列出患者可能需要通过接种来预防的疾病,以及哪些使用中的药物表明患者需要进行免疫接种。

3. 研究你所在州的法律,确认药师可以接种哪些疫苗。此外,探索你在实践中如何进行免疫接种服务。

4. 回顾孕妇进行免疫接种的原则。

5. 在网上搜索有关疫苗接种的网站,阅读疫苗不良反应,对不同网址提供的信息进行比较,并对这种内容做出评价,说明这些网站上的信息与可靠网站上相关信息的不同。

临床要点

疫苗接种延迟会导致患者发生疫苗可预防疾病的风险增加。但是,如果疫苗接种间隔比指南规定中间隔长,不需要重新开始接种,而是要计算所接种的剂量(如果疫苗在可接受的最短接种间隔内进行了接种)并完成剩余的接种剂量。

参考文献

[1] Centers for Disease Control and Prevention. Advisory Committee on Immunization Practices. Recommended adult immunization schedule for immunization schedules for adults aged 19 years and older— United States, 2015.MMWR 2015;64(4):91-92. (Updated annually at http://www.cdc.gov/vaccines/schedules/hcp/adult.html). Accessed March 25, 2016.

[2] Centers for Disease Control and Prevention.Use of 13-valent pneumococcal conjugate vaccine and 23-valent pneumococcal polysaccharide vaccine for adults with immunocompromising conditions: recommendations of the Advisory Committee on Immunization Practices (ACIP).MMWR 2012;61(40):816-819.

[3] Centers for Disease Control and Prevention. Prevention and control of meningococcal disease: recommendations of the Advisory Committee on Immunization Practices (ACIP).MMWR 2013;62(RR02):1-22.

[4] Centers for Disease Control and Prevention. Updated recommendations for prevention of invasive pneumococcal disease among adults using the 23-valent pneumococcal.MMWR 2010;59(34):1102-1106.

[5] Kobayashi M, Bennett NM, Gierke R, et al. Intervals between PCV13 and PPSV23 vaccines: recommendations of the Advisory Committee on Immunization Practices (ACIP).MMWR 2015;64(34):944-947.

[6] Centers for Disease Control and Prevention.Human papillomavirus vaccine: recommendations of the Advisory Committee on Immunization Practices (ACIP).MMWR 2014;63(RR05):1-30.

[7] Centers for Disease Control and Prevention. Updated recommendations for the use of tetanus toxoid, reduced diphtheria acellular pertussis

(Tdap) vaccine from the Advisory Committee on Immunization Practices, 2010.MMWR 2011;60(01):13-15.

[8] Centers for Disease Control and Prevention. Prevention and control of Haemophilus influenza Type B Disease: recommendations of the Advisory Committee on Immunization Practices (ACIP). MMWR 2014;63(RR01);1-14.

[9] Centers for Disease Control and Prevention. Prevention and control of influenza with vaccines:Recommendations of the Advisory Committee on Immunization Practices, United States, 2015-16 Influenza Season.MMWR 2015;64(30)818-825.

[10] Petrosky E, Bocchini JA, Hariri S, et al. Use of 9-valent Human Papillomavirus (HPV) vaccine:Updated HPV Vaccination Recommendations of the Advisory Committee on Immunization Practices MMWR 2015;64(11);300-304.

第 147 章　人类免疫缺陷病毒（HIV）感染

未使用抗反转录病毒进行治疗的 HIV 患者…………………………Ⅱ级

Rodrigo M. Burgos, PharmD, AAHIVE
Sarah M. Michienzi, PharmD

学习目标：

完成该病例学习后，学生能够：

- 说明患者在感染 HIV 后，应该何时开始使用抗反转录病毒药物进行治疗并确定这种疗法的预期结果。
- 为新感染患者推荐恰当的用于治疗 HIV 的一线抗反转录病毒药物。
- 为患者提供抗反转录病毒药物使用方面（包括剂量、给药方式及药物不良反应）的教育咨询服务。

患者介绍

■ 主诉

我来这里进行定期治疗。我吞咽时，咽部疼痛。

■ 现病史

Jenny Baird，女，34 岁，2 年前定期体检时确诊为 HIV 感染。确诊时，患者没有症状。她目前未使用抗反转录病毒疗法（antiretroviral therapy，ART）治疗，且每 4 周进行一次复诊。然而，直到现在，她还没有准备好要依赖 ART。今天，她来复诊，称过去 2 ～ 3 周自己有吞咽时咽部疼痛、吞咽困难的问题。

■ 既往史

- 2 年前确诊为 HIV 感染，危险因素为异性接触。
- 支气管炎。
- 哮喘。
- GERD。

■ 家族史

对其病情无影响。

■ 个人史

- 可卡因使用史，最近一次使用是在 1 个月前。
- 每月吸食大麻一次，主要是为了增强食欲。
- 一天吸半包烟。
- 喝酒，周末喝一两瓶。
- 失业状态，与他人一起生活。
- 与稳定的性伙伴发生性关系，性生活活跃，完全依赖避孕套避孕；性伴侣未感染 HIV，且知道患者感染了 HIV。

■ 用药史

- 复合维生素与矿物质，PO，QD。
- 碳酸钙，胃灼热时服用。
- 沙丁胺醇氢氟烷定量喷雾吸入剂，一次 2 口，每 6 小时一次，气短时雾化吸入。

■ 过敏史

复方新诺明（TMP/SMX）（皮疹）。

■ 系统回顾

吞咽困难且痛苦。

■ 体格检查

全身

黑人女性，发育良好、较瘦，对环境、人具有警觉性和认知能力。

生命体征

血压 110/64 mmHg，脉搏 80 bpm，呼吸频率 18 次 / 分，体温 35.9 ℃；体重 58 kg，身高 165.1 cm（5′5″）。

皮肤

无黄疸，背部有大文身，无其他皮肤损害。

五官检查

有口腔溃疡病变和白色斑点，鼻窦无压痛，PERRLA，耳部和鼻部正常。

颈部

柔软，无甲状腺肿大，颈部右侧淋巴结增大，直径为 0.7 cm。

胸部

肺部正常。

心血管系统

S_1 和 S_2 正常，无 S_3 和 S_4，无杂音。

腹部

有肠鸣音，无膨出，无压痛，无 HSM。双侧腹股沟淋巴结肿大，直径 0.5 cm。

泌尿生殖系统

盆腔检查显示外生殖器正常。阴道穹隆在正常范围内。会阴和肛周区域未发现明显病变。粪便检查结果显示愈创木脂（–）。

四肢

无虚弱、无 CCE。

神经系统

无局部病灶。

■ 实验室检查

见表 147–1。

表 147–1　上次复查及随后复查的实验室结果

参数（单位）	2 年前	本次就诊	6 周后	12 周后
体重（kg）	65	58	57	60
血常规：				
Hgb（g/dL）	10.9	11.1	12.2	12.9
Hct（%）	32.9	33.6	36.5	37.3
Plt（$\times 10^3/mm^3$）	234	287	298	311
WBC（$\times 10^3/mm^3$）	7.1	5.7	6.9	7.1
Lymphs（%）	47.3	45.5	44.9	47.3
Monos（%）	6.4	6.6	6.1	6.4
Eos（%）	3.5	0.9	2.0	3.5
Basos（%）	0.3	0.2	0.4	0.3
Neutros（%）	42.5	46.8	46.6	42.5
ANC（$\times 10^3/mm^3$）	3.0	2.7	3.2	3.0
生化：				
BUN（mg/dL）	5	10	9	7
SCr（mg/dL）	0.8	0.9	0.9	0.8
T. bili（mg/dL）	0.5	1.6	0.6	–
Alb（g/dL）	3.3	3.8	3.4	–
AST（IU/L）	17	19	18	–
ALT（IU/L）	12	13	14	–
空腹血糖	115	93	92	
空腹血脂水平：				
T. chol	阴性	162	164	–
甘油三酯	阴性	53	92	–
LDL	阴性	45	112	–

续表

参数（单位）	2 年前	本次就诊	6 周后	12 周后
替代标记：				
CD4（%）	38	25	–	17
CD4（细胞数 /mm^3）	689	477	–	529
CD8（%）	48	48	–	59
HIV RNA（RT–PCR）[a]（份数 /mL）	25,000	155,000	154	20
抗病毒抗性试验（基因型耐药性试验）	L63P	–	–	–
肝炎病毒血清学检查：				
HBV Ab	阴性	–	–	–
乙肝病毒核心抗体总数	阴性	–	–	–
乙肝病毒抗原	阴性	–	–	–
丙肝抗体	阴性	–	–	–
甲肝抗体	阳性	–	–	–
其他检查结果：				
人绒毛膜促性腺激素（human chorionic gonadotropin，hCG）	阴性		阴性	

注：[a] 反转录酶链反应分析（reverse transcriptase polymerase chain reaction assay）。

■ 初步诊断

该 34 岁女性患者从 2 年前被诊断为 HIV 开始，就没有使用抗反转录病毒疗法（ART）治疗，发现 CD4 细胞计数持续性下降，HIV 病毒数目不断增加，表现为吞咽疼痛、后咽和口腔有白斑，以及食管和口咽有念珠菌感染。

问题

问题识别

1.a 哪些信息（症状、体征和实验室检查结果）可以表明患者 HIV 感染的严重程度？

1.b 该患者是否需要进行预防性给药，预防机会性病原体的感染？需要的话，为什么？不需要的话，为什么？

1. 关于抗反转录病毒药物使用方面的问题，你有什么建议？

预期治疗结果

2. 该患者药物治疗的目标是什么？

治疗方案

3.a 该患者未使用抗反转录病毒治疗过 HIV，请问该患者可采用哪些治疗方法来治疗 HIV？

3.b 在给该患者提供医疗服务时，应当考虑什么样的经济、社会心理、种族和道德因素？

3.c 你将如何评估患者是否已经做好使用抗反转录病毒药物治疗 HIV 的准备？

最佳的治疗方案

4.a 为该女性患者制定抗反转录病毒药物治疗 HIV 感染的方案。说明药物名称、剂型、剂量、给药时间和疗程。

4.b 如果该患者告诉你她想在 HIV 感染得到控制后计划怀孕，为该患者制定合适的抗反转录病毒药物方案。

4.c 如果该患者有不需要透析治疗的慢性肾病，为该患者制定合适的抗反转录病毒药物方案。

4.d 讨论 HIV 耐药性检查在未接受抗逆转录病毒治疗的患者中，制定初始方案中的作用。

结果评价

5. 需要哪些临床和实验室参数来评价抗反转录病毒疗法的临床疗效和毒性？具体说明监测疗效和毒性的频次，并说明治疗目标。

患者教育

6.a 你会为患者提供什么重要的信息？

6.b 用日常用语即非专业术语向患者解释 HIV 疾病用到的符号及其意义。

6.c 说明导致药物依从性差的原因，并讨论解决这些障碍及最大限度提高依从性的方法。

■ 临床过程

医疗卫生工作人员和患者接受了你的治疗建议。患者在接受治疗后的第6周和第12周来科室复查。她称，服用药物后，疾病症状缓解，但用药几天后，患者出现了恶心的症状。患者的治疗流程如表147-2。

■ 随访问题

1. 对每次复查时的抗反转录病毒药物疗法的疗效进行评估。

2. 找出患者服用药物可能存在的问题，并讨论可以替代的药物。

■ 自学任务

1. 查看文献，阅读关于目前推荐的用于治疗新发患者的抗反转录病毒药物和用于治疗老年患者的药物。HIV的一线治疗药物是什么，以及使用替代药物的指征是什么？目前HIV的治疗情况和生存率问题是怎样的？

2. 查看文献，阅读关于HIV抗反转录病毒药物抗药性的发展情况，并说明预防并解决这类问题的策略。

临床要点

最新指南建议，所有HIV患者，无论CD4计数如何，都要使用ART治疗。该建议是在两个随机对照试验（START和TEMPRANO）基础上提出的。这两个随机对照试验表明越早使用抗病毒药物治疗HIV，临床效果越好，预防传染功能也越好。除了治疗效果外，临床医生必须考虑到其他因素，如共患疾病、耐药性病毒传播、依从性、潜在的不良反应、药物间相互作用或药物与食物的相互作用，以及特定治疗方案抗病毒失败的问题。临床医生应该根据患者现有的病史资料和独特的患者因素进行个体化治疗。

参考文献

[1] Centers for Disease Control and Prevention.Revised surveillance case definitions for HIV infection among adults, adolescents, and children aged < 18 months and for HIV infection and AIDS among children aged 18 months to < 13 years—United States, 2008.MMWR 2008;57(RR-10):1-8.

[2] Centers for Disease Control and Prevention. Appendix A：AIDS-defining conditions.MMWR 2008;57(RR-10):9.

[3] Panel on opportunistic infections in HIV-infected adults and adolescents.Guidelines for prevention and treatment of opportunistic infections in HIV-infected Adults and Adolescents: recommendations from the Centers for Disease Control (CDC) and Prevention, the National Institutes of Health (NIH), and the HIV Medical Association of the Infectious Diseases Society of America.November 4, 2015. Available at: https://aidsinfo.nih.gov/guidelines/html/4/adult-and-adolescent-oi-prevention-and-

表147-2 复查结果

参数	6周后	12周后
HIV RNA（RT-PCR）（copies/mL）	154	< 20
CD4-淋巴细胞计数（cells/mm³）	NA	529
HIV感染症状	无症状	无症状
报告的不良事件	轻度恶心，无呕吐	无
伴随用药	每日口服避孕药	每日口服避孕药
	每日摄入MVI和矿物质	每日摄入MVI和矿物质
	氨苯砜，每日100 mg	氨苯砜，每日100 mg
	沙丁胺醇INH，PRN	沙丁胺醇INH，PRN
	碳酸钙，PRN	碳酸钙，PRN

treatment–guidelines/0.Accessed April 19, 2016.

[4] Guidelines for the use of antiretroviral agents in HIV–infected adults and adolescents.Department of Health and Human Services (DHHS) Panel on Antiretroviral Guidelines for Adults and Adolescents, April 8, 2015.Available at: https://aidsinfo.nih.gov/guidelines/html/1/adult–and–adolescent–treatment–guidelines/0.Accessed April 19, 2016.

[5] Guideline on when to start antiretroviral therapy and on pre–exposure prophylaxis for HIV. World Health Organization, September 2015. Available at: http://apps.who.int/iris/bitstream/10665/186275/1/9789241509565_eng.pdf?ua=1.Accessed April 19, 2016.

[6] Gunthard HF, Aberg JA, Eron JJ, et al.Antiretroviral treatment of adult HIV infection:2014 recommendations of the International Antiviral Society-USA Panel.JAMA 2014;312(4):410-425.

[7] Recommendations for use of antiretroviral drugs in pregnancy HIV–1–infected women for maternal health and interventions to reduce perinatal HIV transmission in the United States.Department of Health and Human Services (DHHS) Panel on Antiretroviral Guidelines for Adults and Adolescents, August 16, 2015.Available at: https://aidsinfo.nih.gov/guidelines/html/3/perinatal–guidelines/224.Accessed April 19, 2016.

[8] Paterson DL, Swindells S, Mohr J, et al.Adherence to protease inhibitor therapy and outcomes in patients with HIV infection.Ann Intern Med 2000;133:21-30.

[9] Novak RM, Chen L, MacArthur RD, et al. Prevalence of antiretroviral drug resistance mutations in chronically HIV–infected, treatment–naive patients: implications for routine resistance screening before initiation of antiretroviral therapy. Clin Infect Dis 2005;40:468-474.

[10] Little SJ, Holte S, Routy JP, et al.Antiretroviral–drug resistance among patients recently infected with HIV.N Engl J Med 2002;347:385-394.

第17篇　肿瘤疾病

第148章　乳腺癌

一个失去的机会……………………………Ⅱ级

Neelam K. Patel, PharmD, BCOP
Bonnie Lin Boster, PharmD, BCOP

学习目标：

完成该病例学习后，学生能够：

- 制定局部晚期乳腺癌的药物治疗方案。
- 为接受辅助激素治疗的乳腺癌患者制订合适的监测计划。
- 说明经治疗后乳腺癌患者的随访计划。
- 为患者提供来曲唑和帕泊昔布（包括剂量、给药及药物不良反应）方面的教育咨询服务。
- 比较局部晚期乳腺癌与转移性乳腺癌在治疗目的方面的差别。

患者介绍

■ 主诉

我乳房处有一个肿块。

■ 现病史

Rosalita Garza，女，61岁，因发现左乳房肿块就诊。大约14个月前，患者触摸自己乳房时发现一个肿块，这是患者第1次发现肿块，但是由于患者没有健康保险，没有进行进一步的诊断。患者称肿块有间歇性疼痛问题。在本次就诊前，患者进行了乳房X线检查，怀疑该肿块为恶性肿瘤。

■ 既往史

2012年肌肉骨骼损伤，因为患者从椅子上摔下导致颈椎损伤。手术将其右侧髋关节的骨头移植到颈椎部。因疼痛，患者服用多种药物镇痛。抑郁症（7年前诊断）。

■ 家族史

患者的姐姐在60岁时诊断为乳腺癌，现在已经手术后5年。患者无法回忆起其他细节东西。没有其他重要的癌症病史记录。

■ 个人史

患者与母亲一起生活，且是照顾母亲的主力，母亲患有老年痴呆。不吸烟、不喝酒。有一个35岁的女儿，与其一起生活。

■ 内分泌病史

月经初潮年龄为13岁；绝经年龄55岁；26岁时生下第1个孩子；$G_1P_1A_0$。上次子宫颈涂片检查是在40岁。患者更年期开始后一直使用激素替代疗法（HRT），已治疗5年。

■ 用药史

- 泮托拉唑40 mg，PO，QD。
- 左洛复（通用名：舍曲林）50 mg，PO，QD。
- 酒石酸唑吡坦缓释片12.5 mg，PO，睡眠障碍时服用，睡前口服。
- 加巴喷丁300 mg，PO，TID。
- 氢可酮/对乙酰氨基酚5 mg/300 mg，一次1～2片，PO，每6小时一次，疼痛时口服。

■ 过敏史

NKDA。

■ 系统回顾

除了上述问题外，未发现其他问题。

■ 体格检查

全身

61 岁的 WDWN 的西班牙裔女性，清醒、警惕、NAD。

生命体征

血压 127/71 mmHg，脉搏 89 bpm，呼吸频率 16 次 / 分，体温 36.7 ℃；体重 62.1 kg（137 lb），身高 154.9 cm（5′1″）。

五官检查

NC/AT；PERRLA；EOMI；耳鼻喉均正常。

颈部 / 淋巴结

柔软。无淋巴结病变、甲状腺肿大或肿块。无锁骨上或锁骨下淋巴结病变。

肺部

CTA，叩诊为鼓音。

乳房

左侧：在左侧乳房 6 点方向，离乳头 3 cm 处有一个 2.5 cm 的肿块，与皮肤不粘连；乳头无回缩，未发现分泌物；肿块无触痛；在腋窝处触诊发现一个 1.5 cm、无触痛的肿块。

右侧：无肿块或淋巴结病变。

心血管系统

RRR，无杂音，无摩擦音，无奔马律。

腹部

柔软、NT/ND、肠鸣音正常，未发现明显肝脾大。

脊柱

叩诊时有轻微疼痛。

四肢

无 CCE。

神经系统

未发现异常。

■ 实验室检查

Na 142 mEq/L	Hgb 12.9 g/dL	WBC 8.7 × $10^3/mm^3$	AST 36 IU/L
K 3.7 mEq/L	Hct 37.6%	Neutros 55%	ALT 17 IU/L
Cl 102 mEq/L	RBC 4.13 × $10^6/mm^3$	Lymphs 35%	LDH 488 IU/L
CO_2 26 mEq/L	Plt 410 × $10^3/mm^3$	Monos 8%	T. bili 0.2 mg/dL
BUN 9 mg/dL	PT 11.9 s	Eos 2%	CA 27.29 36.2 unit/mL
SCr 0.7 mg/dL	INR 1.09		
Glu 83 mg/dL	aPTT 30.1 s		

■ 胸部 X 线片

肺部正常。

■ 其他

双侧乳房诊断性 X 线检查（图 148–1）：

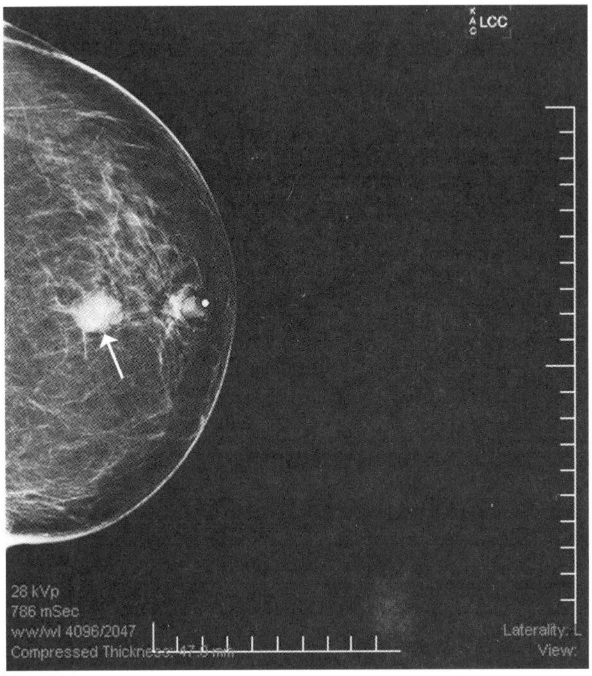

箭头表示高度怀疑该异常区域为恶性肿瘤。

图 148–1　左乳房 X 线检查

1. 美国放射学第 5 类，高度怀疑左侧乳房内的肿块为恶性肿瘤。该肿块位于左侧乳房下半球 6 点方向，离乳头 3 cm，是密度较高、不规则、直径为 2.2 cm、边界模糊的肿瘤。

2. 右侧乳房未发现明显肿块、外观正常，未发现可疑钙化灶。

对左侧乳房进行了单侧超声检查，且对左腋下肿块进行了活检：

1. 在 5：00—6：00 方向发现一个边界模糊、低回声肿块。该肿块大约为 2.5 cm × 2.3 cm × 1.5 cm，且位于离开乳头 3 cm 处。对该肿块进行了活检。

2. 发现腋窝处淋巴结可疑，最大淋巴结为 1.8 cm × 1.8 cm × 1.4 cm，并对该淋巴结进行了 FNA 检查。在锁骨下方，也发现了一些低回声淋巴结，且位于侧面，最大淋巴结为 0.8 cm × 0.8 cm × 0.8 cm，并对该锁骨下淋巴结进行了 FNA 检查。未发现乳房内或锁骨上淋巴结异常。

对左侧乳房内肿块进行了空芯针活检：

左侧乳房6点方向：浸润性导管癌，根据Black细胞核分级修订标准，该肿瘤分化等级为Ⅱ级（中等分化程度）。ER 95%，PR 95%，HER2过度表达2+，HER2 FISH阴性（未进行扩增），以及Ki-67 30%（中度）。

左腋窝和锁骨下淋巴结的FNA活检结果：

1. 左腋淋巴结：转移性腺癌与乳腺癌原发灶一致。

2. 左锁骨下淋巴结：转移性腺癌与乳腺癌原发灶一致。

骨扫描：

1. 未发现骨转移的明确证据。

2. 颈椎畸形，表明与之前的骨移植手术史一致。

腹部CT：

未发现癌转移。

胸部CT：

未发现癌转移。

■ 初步诊断

乳腺癌。

问题

问题识别

1.a 列出该患者药物治疗方案中可能存在的药物治疗相关问题。

1.b 根据上述临床资料，请判断该患者的乳腺癌临床分期是什么？

预期治疗结果

2.a 该患者癌症治疗的首要目标是什么？

2.b 根据肿瘤大小和结节状态，该患者的预后如何？

2.c 除了乳腺癌所处阶段，还有哪些因素对判断乳腺癌的预后很重要？

治疗方案

3. 列出治疗该患者乳腺癌的多种方式，并讨论其各自的优缺点。

最佳的治疗方案

4. 制定乳腺癌合适的治疗方案，重点是药物和非药物治疗方法。如果治疗方案中包括化疗，具体说明该化疗方案，并说明选择该化疗方案的理由。

结果评价

5.a. 为评价你所推荐的治疗方案的疗效和不良反应，应监测哪些参数？

■ 临床过程

患者对你的治疗计划接受良好。完成治疗12个月后，患者复诊，称过去3～4周有腰痛问题。她更加频繁地服用羟考酮/对乙酰氨基酚来镇痛，“每天吃2～3粒”。她之前称自己不再服用该药物，因而这是一个重大的变化。重新为患者进行骨扫描、胸部X线片、腹部CT、胸部CT和实验室检查。骨扫描显示乳腺癌转移到腰椎，但没有脊髓压迫。胸部X线检查未发现异常。腹部CT结果表明乳腺癌有肝转移。胸部CT结果未发现转移。实验室检查结果在正常范围内。CA27.29结果为100.7单位/mL。肝脏活检证实乳腺癌转移到肝脏，ER阳性、PR阳性和HER2阴性。医生得出结论：该患者乳腺癌现在已经转移到骨骼和肝脏。停止先前的治疗，开始使用帕泊昔布和来曲唑治疗。患者的最新相关信息如下。

■ 实验室检查

Na 140 mEq/L	Hgb 12.5 g/dL	WBC 6.7×10^3/mm^3	AST 40 IU/L
K 3.9 mEq/L	Hct 36.4%	Neutros 64%	ALT 24 IU/L
Cl 103 mEq/L	RBC 4.1×10^6/mm^3	Lymphs 30%	LDH 502 IU/L
CO_2 28 mEq/L	Plt 356×10^3/mm^3	Monos 3%	T. bili 0.5 mg/dL
BUN 11 mg/dL		Eos 3%	CA27.29 100.7 unit/mL
SCr 0.65 mg/dL			
Glu 92 mg/dL			

■ 用药史

- 地尔硫䓬180 mg，PO，QD。
- 泮托拉唑40 mg，PO，QD。
- 左洛复（通用名：舍曲林）50 mg，PO，QD。
- 酒石酸唑吡坦缓释片12.5 mg，PO，睡前口服，睡眠障碍时服用。
- 氢可酮/对乙酰氨基酚5 mg/300 mg，一次1～2片，PO，每6小时一次，疼痛时口服。

结果评价（续）

5.b 目前，该患者乳腺癌处于临床的哪个阶段，且现在癌症治疗的首要目标是什么？

5.c 根据患者目前使用的药物，在开始使用新的一轮药物治疗癌症之前，列出可能存在的药物治疗问题。

5.d 患者已经发生骨转移，治疗方案中还应该加入哪些药物？剂量和给药时间分别是？

患者教育

6. 应该为患者提供有关治疗乳腺癌新药物方面的哪些信息？

■ 自学任务

1. 进行文献检索，获取有关使用曲妥珠单抗和帕妥珠单抗治疗人类表皮生长因子受体（HER2）过度表达乳腺癌的最新临床试验信息。

2. 进行文献检索，获取有关使用芳香化酶抑制剂（阿那曲唑、来曲唑和依西美坦）治疗对激素敏感的早期乳腺癌的最新临床试验信息。

3. 如果某位乳腺癌患者使用化疗药物导致中性粒细胞降低性发热，来急诊治疗，为该患者制定治疗方案。

4. 为有乳腺癌家族史的患者提供有关基因检测方面的教育咨询服务。

临床要点

尽管通常认为转移性乳腺癌是不治之症，但是有些患者采用激素疗法（如果激素受体敏感）和姑息性化疗后仍然能够存活较长时间。这些疗法能够提高患者的生活质量和延迟乳腺癌的发展进程，一般应该采用连续使用的方式，直到这些疗法不再有效或出现不再适合的不良反应。虽然转移性乳腺癌患者的平均寿命为几年，但有些患者可以存活十年以上。

参考文献

[1] Edge SB, Byrd DR, Compton CC, Fritz AG, Greene FL, Trotti A, eds.AJCC Cancer Staging Manual, 7th ed.New York, Springer, 2010.

[2] Peto R, Davies D, Godwin J, et al.Comparisons between different polychemotherapy regimens for early breast cancer: meta-analyses of long-term outcome among 100,000 women in 123 randomised trials.Lancet 2012;379(9814):432-444.

[3] De Laurent Ⅱ s M, Cancello G, D' Agostino D, et al.Taxane-based combinations as adjuvant chemotherapy of early breast cancer: a meta-analysis of randomized trials.J Clin Oncol 2008;26:44-53.

[4] Early Breast Cancer Trialists' Collaborative Group (EBCTCG).Aromatase inhibitors versus tamoxifen in early breast cancer: patient-level meta-analysis of the randomized trials.Lancet 2015;386(10001):1341-1352.

[5] Davies C, Pan H, Godwin J, et al.Long-term effects of continuing adjuvant tamoxifen to 10 years versus stopping at 5 years after diagnosis of oestrogen receptor-positive breast cancer:ATLAS, a randomised trial.Lancet 2013;381:805-816.

[6] Francis PA, Regan MM, Fleming GF, et al.Adjuvant ovarian suppression in premenopausal breast cancer.N Engl J Med 2015;372:436-446.

[7] Khatcheressian JL, Hurley P, Bantug E, et al.Breast cancer follow-up and management after primary treatment:American Society of Clinical Oncology clinical practice guideline update.J Clin Oncol 2013;31(7):961-965.

[8] NCCN Clinical Practice Guidelines in Oncology (NCCN Guidelines®) for Breast Cancer V.3.2015 © National Comprehensive Cancer Network, Inc 2015. All rights reserved. Accessed [September 14, 2015].

[9] Van Poznak CH, Temin S, Yee GC, et al.American Society of Clinical Oncology executive summary of the clinical practice guideline update on the role of bone-modifying agents in metastatic breast cancer. J Clin Oncol 2011;29:1221-1227.

[10] Ibrance® _ [package insert].New York, NY: Pfizer Laboratories, Inc; 2015.

第 149 章　非小细胞肺癌

它会让你无法呼吸……………………………Ⅱ级

Julianna V. F. Roddy, PharmD, BCOP
Michelle L. Rockey, PharmD, BCOP

学习目标：

完成该病例学习后，学生能够：

- 了解非小细胞肺癌（NSCLC）的常见症状。
- 了解 NSCLC 的潜在并发症。
- 为 NSCLC 患者制定治疗方案。
- 为难治性和转移性 NSCLC 患者推荐二线化疗药物和治疗方案。
- 制定高钙血症药物治疗方案。
- 说明治疗 NSCLC 脑转移的治疗策略。
- 监测卡铂和紫杉醇在治疗 NSCLC 方面的疗效和不良反应。
- 向患者提供卡铂、紫杉醇、放疗、纳武单抗和埃罗替尼治疗 NSCLC 时可能发生的不良反应方面的教育咨询服务。

患者介绍

■ 主诉

我一直在咯血。

■ 现病史

该 66 岁的女性患者因两个半月的干咳、劳力性呼吸困难和 1 周的咯血去其 PCP 处就诊。

■ 既往史

- 血脂异常。
- HTN。
- 不明原因的贫血 1 年。
- 2 型糖尿病。
- 结核菌素试验（PPD）(–)。

■ 家族史

父亲 68 岁时死于结直肠癌。姑妈 70 岁时死于乳腺癌。

■ 个人史

已婚，与儿子和女儿一起生活；有 30 年的吸烟史（大约 1 天吸 1 包烟）；偶尔喝酒；无已知的结核病暴露史。

■ 用药史

- 叶酸 1 mg，PO，QD。
- 硫酸亚铁 325 mg，PO，TID。
- 辛伐他汀 20 mg，PO，QD。
- 二甲双胍 500 mg，PO，BID。
- 泮托拉唑 40 mg，PO，QD。

■ 过敏史

青霉素类（皮疹）；磺胺类药物（皮疹）。

■ 系统回顾

有如现病史中所描述的肺部症状；无头痛、头晕或视力模糊。

■ 体格检查

全身

轻度超重的白种女性患者，且有轻度病容。ECOG 体力状态评分为 1。

生命体征

血压 169/100 mmHg，脉搏 90 bpm，呼吸频率 30 次 / 分，体温 37.2 ℃；体重 82 kg，身高 167.6 cm（5′6″）。

皮肤

干性皮肤斑块；无皮损。

五官检查

PERRLA，EOMI，眼底正常；TMs 正常。

颈部 / 淋巴结

无淋巴结病变；颈部柔软。

肺部

RUL 有喘鸣音；其他肺野正常。

心血管系统

RRR；左心在收缩期有轻度杂音；S_1 和 S_2 正常。

腹部

柔软、无压痛；无脾大或肝大。

生殖系统 / 直肠

女性生殖器正常；愈创木脂大便隐血检查为阴性。

神经系统

A & O × 3；感觉和运动神经正常；上肢肌力为 5/5，下肢肌力为 4/5；CN Ⅱ～Ⅻ 正常；巴宾斯基征（-）。

■ 实验室检查

Na 138 mEq/L	Hgb 10.7 g/dL	Ca 9.7 mg/dL
K 3.6 mEq/L	Hct 34.6%	Mg 2.0 mg/dL
Cl 101 mEq/L	Plt 255 × 10^3/mm^3	
CO_2 23 mEq/L	WBC 9.9 × 10^3/mm^3	
BUN 11 mg/dL		
SCr 1.1 mg/dL		
Glu 182 mg/dL		

■ 胸部 X 线片

PA 和侧面图显示右肺上叶可能有一个肿块（图 149-1）。

■ 初步诊断

该 66 岁的女性患者发生咯血后入院检查发现，肺部可能有一个肿块。

患者有贫血、血脂异常、2 型糖尿病和高血压病史。

■ 临床过程

患者在门诊进一步被诊断为肺癌。支气管镜检查（活检），确诊为鳞状细胞癌。胸部 CT 扫描结果显示右肺有一个 3 cm × 2 cm 的肿块（图 149-2）。为了确定肿瘤的可切除性，进行了纵隔镜检查。纵隔镜检查和活检检查结果显示 NSCLC 处于 Ⅲ B 阶段，已经转移到对侧纵隔淋巴结，表明无法进行切除。脑 MRI 检查未发现癌转移。免疫组化实验结果（IHC）（不敏感）显示 EGFR 阳性，*EML4-ALK* 和 *ROS1* 基因没有重排。PFTs FEV_1 1.49 L 和 FVC 1.9 L。超声心动图结果显示左心室（LVH）轻度肥厚，LVEF 为 55%。患者 EGOG 功能状态为 1。

问题

问题识别

1.a 确定患者的药物相关问题。

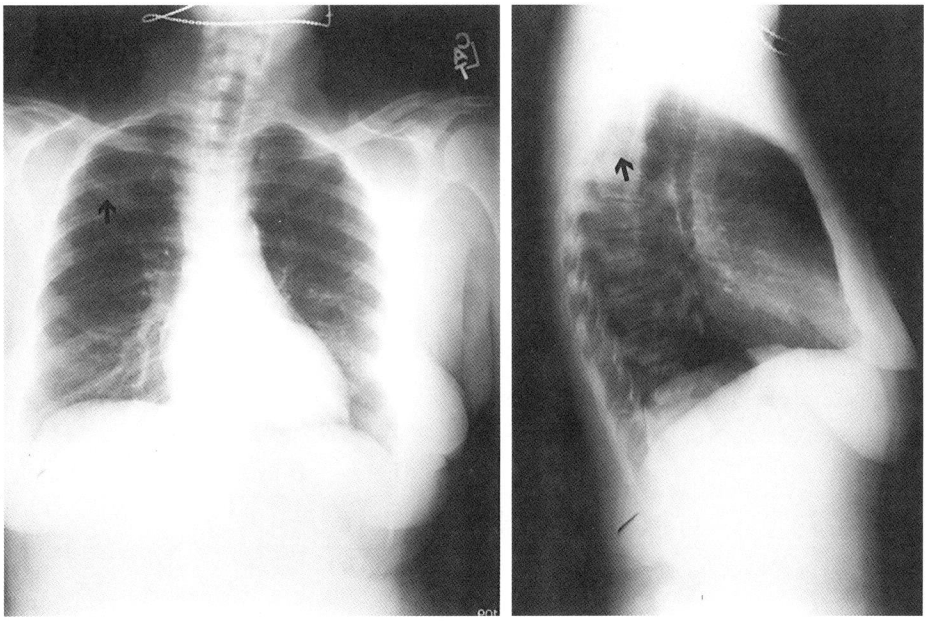

A B

图 149-1 胸部 X 线检查和 PA（A）侧面图（B）检查结果发现右肺上叶可能有一个肿块（箭头）

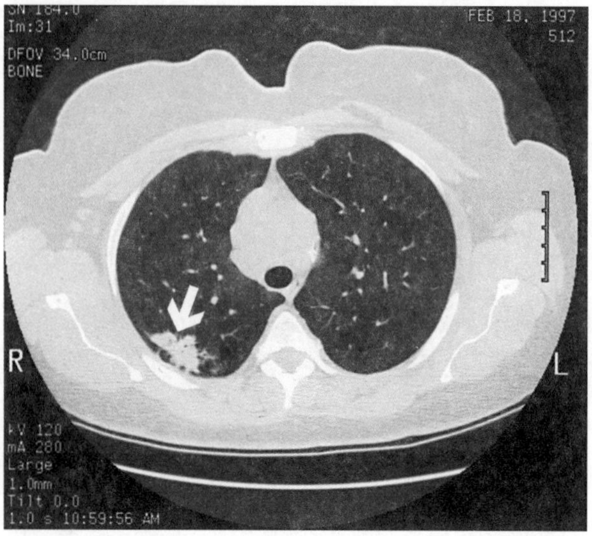

图 149-2 胸部 CT 扫描显示右肺有一个 2.5 cm × 2 cm 的肿块（箭头）

1.b 有哪些症状、体征和实验室检查表明患者患有 NSCLC？

预期治疗结果

2. 该 NSCLC 患者的治疗目标是什么？实现这一目标的可能性有多大？

治疗方案

3.a 治疗 NSCLC 的化疗方案有哪些？

3. 治疗 NSCLC 的非药物方法有哪些？

最佳的治疗方案

4.a 为该患者制定一个具体的化疗方案，并解释为什么选择该方案。

4.b 应采取其他哪些措施来确保患者能够耐受该方案并预防不良反应的发生？

4.c 在进行化疗之前，还需要哪些实验室检查结果和临床信息资料？

4.d 根据所制定的方案，计算该患者的体表面积（BSA）、肌酐清除率和每种药物的剂量。

4.e 如果患者 NSCLC 一开始在Ⅳ期，或是处于 NSCLC ⅢB 阶段无法进行放疗，治疗方案是否需要做出调整？如果需要的话，如何调整？

结果评价

5. 哪些临床和实验室指标可用来评价治疗结果，并监测和预防不良事件的发生？

患者教育

6. 为加强其依从性，确保治疗成功，并最大限度地降低不良反应的发生率，你可以向患者提供哪些信息？

■ 临床过程（第 1 部分）

由于发生 DVT、体重减轻、中性粒细胞性发热、贫血、恶心 / 呕吐和感染，患者随后的病情进一步复杂化。现在，患者的血清钙水平为 11.3 mg/dL，白蛋白为 1.2 g/dL，且有虚弱、意识不清、恶心和呕吐的症状。

随访问题

1. 计算出患者的校正血钙水平，并对该值做出解释。

2. 需要采取什么样的治疗方法用来纠正血钙水平？

■ 临床过程（第 2 部分）

在进行第 3 个周期的卡铂 / 紫杉醇治疗前，需要再做一次胸部 CT，结果显示，最初的肿块体积增加，PET-CT 结果显示肝脏上疑似有一个 2 cm × 2 cm 的病灶。患者的 ECOG 评分仍然为 1。医生给患者换药，使用吉西他滨 / 长春瑞滨治疗。经过 2 个周期的治疗后，PET-CT 检查结果显示肝脏上的肿块体积增大。

随访问题

3. 此时，适合患者的治疗方法有哪些？

4. 制定适合该患者的具体化疗方案。

■ 临床过程（第 3 部分）

开始新化疗方案 7 周后，根据患者丈夫和护工讲述，患者有了头痛和精神状态变化方面的问题。头颅 MRI 检查显示头部有多个病灶，很有可能是肿瘤转移到脑部。

随访问题

5. 简要讨论一下治疗脑转移瘤的方法（药物和非药物）。

6. 抗惊厥药物在治疗脑转移癌中的作用是什么？

■ 自学任务

1. 以苯妥英钠为起始药物，分析临床上癌症患者的重要药物的相互作用，包括适当的监视参数。评价除药物以外的其他治疗方法。

2. 肿瘤医生决定让患者使用埃罗替尼进行治疗。请为患者提供药物治疗方面的教育咨询服务。

临床要点

85% ～ 90% 的肺癌是吸烟导致的。戒烟是目前已经证实的降低肺癌风险的唯一行之有效的方法。低剂量计算机断层扫描能够筛查出吸烟者或是以前吸过烟的肺癌高危人群，以此降低死亡率。

参考文献

[1] National Comprehensive Cancer Network Clinical Practice Guidelines in Oncology.Non-small cell lung cancer, version 7, 2015.Available at: www.nccn.org/professionals/physician_gls/PDF/nscl.pdf. Accessed Oct. 5, 2015.

[2] Belani CP, Choy H, Bonomi P, et al.Combined chemotherapy regimens of paclitaxel and carboplatin for locally advanced non-small-cell lung cancer: a randomized phase Ⅱ locally advanced multi-modality protocol.J Clin Oncol 2005;23:5883-5891.

[3] Fournel P, Robinet G, Thomas P, et al.Randomized phase Ⅲ trial of sequential chemoradiotherapy compared with concurrent chemoradiotherapy in locally advanced non-small-cell lung cancer:Groupe Lyon-Saint-Etienne d' Oncologie Thoracique-Groupe Francis de Pneumo-cancerologie NPC 95-01 study.J Clin Oncol 2005;23:5910-5917.

[4] Hesketh PJ, Bohlke K, Lyman GH, et al. Antiemetics.American Society of Clinical Oncology Focused Guideline Update.J Clin Oncol 2015; 33:1-8.

[5] Rizzo DJ, Brouwers M, Hurley P, et al.American Society of Clinical Oncology/American Society of Hematology clinical practice guideline update on the use of epoetin and darbepoetin in adult patients with cancer.J Clin Oncol 2010;28:4996-5010.

[6] Sandler A, Gray R, Perry M, et al.Paclitaxel-carboplatin alone or with bevacizumab for non-small-cell lung cancer.N Engl J Med 2006:355:2542-2550.

[7] Rizvi NA, Mazieres J, Planchard D, et al.Activity and safety of nivolumab, an anti-PD-limmune checkpoint inhibitor, for patients with advanced, refractory squamous non-small-cell lung cancer (CheckMate 063): a phase 2, single-arm trial. Lancet Oncol 2015;16:257-265.

[8] Garon EB, Ciuleanu T, Arrieta O, et al. Ramucirumab plus docetaxel versus placebo plus docetaxel for second-line treatment of stage IV non-small-cell lung cancer after disease progression on platinum-based therapy (REVEL): a multicentre, double-blind, randomised phase 3 trial.Lancet 2014;384:665-673.

[9] Weiss GJ, Langer C, Rosell R, et al.Elderly patients benefit from second-line cytotoxic chemotherapy: a subset analysis of a randomized phase Ⅲ trial of pemetrexed compared with docetaxel in patients with previously treated advanced non-small-cell lung cancer.J Clin Oncol 2006;24:4405-4411.

[10] Shepherd FA, Pereira JR, Ciuleanu T, et al. Erlotinib in previously treated non-small-cell lung cancer.N Engl J Med 2005;353:123-132.

第 150 章　结肠癌

药物治疗方案设计……………………………Ⅱ级

Lisa E. Davis, PharmD, FCCP, BCPS, BCOP

学习目标：

完成该病例学习后，学生能够：

- 了解结肠癌在进展过程中常见的症状。
- 说明早期和晚期结肠癌的治疗目标。
- 根据患者具体病情，制定个体化的结肠癌化疗方案。
- 根据患者具体信息，为接受化疗的结肠癌患者制定一个监测方案。
- 根据患者具体信息，为结肠癌患者药物治疗方案提供修改意见。
- 根据药理测试结果，为结直肠癌患者制定合适的药物治疗方案。
- 对患者提供伊立替康、卡培他滨、氟尿嘧啶、奥沙利铂、贝伐单抗、阿柏西普、雷莫芦单抗、瑞戈非尼、西妥昔单抗、帕尼单抗和三氟胸苷 / 地匹福林盐酸盐治疗结肠癌的不良反应方面的教育咨询服务。

患者介绍

■ 主诉

我右肋骨下面的疼痛越来越严重。此外，手部和足部越来越麻木、抽筋样疼痛，以及烧灼感越来越严重，特别是当我过多工作时。我想我再也受不了了。

■ 现病史

Peter Robinson，男，56 岁，因手部、足部和右上腹（RUQ）疼痛进行性加重而就诊。11 个月前，该患者诊断为结肠癌Ⅳ期，症状表现为腹痛、腹胀、间歇性直肠排出鲜血（BRBPR），在就诊的前 4 天没有大便。他在急诊时进行了钡餐检查，发现其降结肠中有一个“苹果核”样病变，提示该病变为恶性肿瘤（图 150–1）。PET–CT 扫描结果显示完全肠梗阻，且肝脏局部几处有摄取强度较大的病灶，这符合癌转移的特征。患者术前 CEA 为 5.6 ng/mL。随后进行了开腹左结肠切除术和淋巴结清扫术。病理结果显示该肿块是一个中度分化的腺癌，从肠壁转移到浆膜表面。肿瘤 KRAS 和 NRAS 的基因型为野生型。13 个淋巴结中有 10 个发现肿瘤。对肝脏病变部位进行活检，结果表明结肠癌转移到了肝脏。胸部 CT 扫描结果显示结肠癌没有转移到肺。7 周后，患者使用卡培他滨、奥沙利铂和贝伐单抗进行化疗。除了偶尔的恶心，患者一般情况下都能够忍受该化疗方案。然而，过去 2 个月里，手掌红肿和疼痛越来越严重，且有麻木、手指和脚趾刺痛等问题。6 天前患者接受了第 19 个化疗疗程。*UGT1A1* 试验结果表明，*UGT1A1**28 等位基因为纯合子。

■ 既往史

- 2 型糖尿病 9 年。
- 高甘油三酯血症 5 年。

■ 家族史

患者是 3 个兄弟中年龄最大的，2 个弟弟身体状况良好。结婚 26 年，有 1 个女儿，今年 20 岁。父母身体状况都很好。祖父 60 多岁时死于结肠癌，曾祖母 60 多岁时死于卵巢癌；他所知道的家族其他成员没有恶性肿瘤病史。

■ 个人史

患者是一名自由职业者，平面设计师。19 岁开始吸烟，每天一包，但 10 年前戒烟。他不喝酒，也

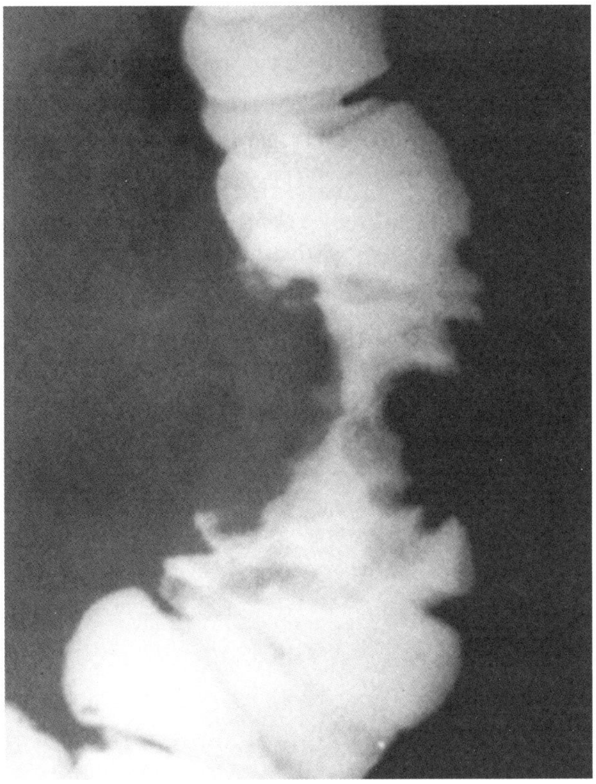

射线成像结果显示该病变为“苹果核”样病变，并高度提示该病变为恶性肿瘤。

图 150–1　降结肠处有环状、收缩样腺癌病变

（经许可后转载，转载自 MAYRE R J.Gastrointestinal tract cancer. In:FAUCI A S, KASPER D L, LONGO D L, et al, eds.Harrison's Principles of Internal Medicine, 17th ed.New York, McGraw- Hill Education, 2008:577.)

从未吸食毒品。

■ 用药史

- 吗啡缓释片 60 mg，PO，BID。
- 比沙可啶 5 mg，PO，需要时口服。
- 二甲双胍 750 mg，PO，QD。
- 非诺贝特 120 mg，PO，QD。

■ 过敏史

NKDA。

■ 系统回顾

患者称腹部有弥漫性疼痛，且这种腹痛是一种“抓咬”的持续性疼痛，且手掌也有红肿和疼痛问题。腹部疼痛的严重性级别为 5 ～ 6 级（最疼级别为 10 级）。过去 2 个月，手部和足部的麻木、刺痛、抽筋和烧灼感发作的频率越来越高，严重程度也在加重，而且使用吗啡后的效果不好。刺痛感和烧灼痛的严重程度评分为 6/10。无发热、头疼、气短、咳嗽、恶心、呕吐或腹泻。口腔处无病变，无吞咽困难。患者大便次数减少（每 3 ～ 4 天一次），但排便无疼痛、不带血。无多尿，无烦渴，小便时无烧灼感。未发现出血或过度淤伤。

■ 体格检查

全身

该轻度超重的白种男性患者看起来比较累。

生命体征

血压 164/93 mmHg，脉搏 79 bpm，呼吸频率 22 次 / 分，体温 35.6 ℃；体重 87 kg，身高 175.3 cm（5′9″）。

皮肤

双手掌和双足底红肿。

五官检查

PERRLA；EOMI；眼底检查无视网膜病变；结膜苍白；无巩膜黄染；黏膜湿润；口腔无病变。

颈部 / 淋巴结

柔软；无淋巴结病变。

肺部 / 胸部

随呼吸运动，胸腔扩张性扩张 A & P 正常；呼吸音正常。

心血管系统

正常；心律齐，心率正常；无 MRG。

腹部

左上腹有一个已经愈合的瘢痕；触诊时腹部有弥漫性压痛；无反跳痛；肠鸣音减弱。

生殖系统 / 直肠

前列腺大小正常；未触及肿块；大便血红素检查阴性。

肌肉骨骼 / 四肢

四肢的活动范围正常，未受限。

神经系统

A & O×3；颅神经 Ⅱ ～ Ⅻ 大体正常；双侧 DTRs 减弱；双足出现触觉减退和针刺感，呈袜套样分布；下肢远端振动感减弱。

■ 实验室检查

Na 137 mEq/L	Hgb 9.6 g/dL	WBC 8.1 × 10^3/mm^3	AST 52 IU/L
K 4.4 mEq/L	Hct 29%	Neutros 40%	ALT 45 IU/L
Cl 98 mEq/L	Plt 252 × 10^3/mm^3	Bands 3%	Alk phos 109 IU/L
CO_2 26 mEq/L	MCV 87 μm^3	Eos 4%	LDH 370 IU/L
BUN 17 mg/dL	MCHC 33 g/dL	Lymphs 45%	T. bili 1.2 mg/dL

SCr 1.0 mg/dL	Monos 8%	T. chol 199 mg/dL
Glu 117 mg/dL		CEA 7.9 ng/mL
Ca 8.7 mg/dL		
Phos 3.4 mg/dL		
Mg 2.3 mg/dL		

■ 尿检

葡萄糖（1+）、酮体（–）、蛋白（1+）、白细胞酯酶和亚硝酸盐（–）；红细胞（–）；白细胞 2～3 个 /hpf。

■ 腹部 CT

有多个肝转移病灶，且病变与之前扫描结果相比，体积增大约 30%；肝脏两个叶上出现了多个新的病灶。

■ 胸部 CT

肺部未发现癌转移。

■ 初步诊断

不可切除的Ⅳ期结肠癌，使用奥沙利铂联合贝伐单抗进行化疗。

问题

问题识别

1.a 确定患者的所有药物相关问题。

1.b 哪些临床表现、实验室检查结果和其他信息表明患者患有结肠癌？

预期治疗结果

2. 该患者的药物治疗目标是什么？

治疗方案

3.a 哪些化疗方案适合该患者？

3.b 如果奥沙利铂诱发性神经病变，如何调整治疗方案？

最佳的治疗方案

4.a 治疗该患者结肠癌最合适的药物有哪些？请说明这些药物的名称、剂型、剂量、给药时间和疗程？

4.b 该患者还应考虑哪些其他的药物治疗？

结果评价

5.a 结肠癌患者使用化疗方案后的疗效如何？

5.b 该化疗方案有哪些急性不良反应，针对这些不良反应应监测哪些参数？

5.c 可以选择哪些药物来预防或应对化疗药物产生的急性毒性作用？

5.d. 化疗方案可能产生的迟发性毒性反应有哪些，如何检测及如何预防？

患者教育

6. 为加强其依从性，确保治疗成功，并最大限度地降低不良反应的发生，你可以向患者提供哪些信息？

■ 临床过程（第 1 部分）

患者使用 2 个疗程的化疗药物后，高血压问题解决了，且他的神经症状随着药物的使用和时间的推移逐渐改善。当血红蛋白下降到低于 9 g/dL 时，为患者提供了红细胞悬液（PRBC）输血治疗。镇痛药吗啡缓释片的剂量增加到 120 mg，PO，Q12H，且硫酸吗啡即释片的剂量为 30 mg，PO，Q4H，PRN。使用多库酯钠 100 mg 口服加两种番泻片来治疗患者的便秘问题，使患者每天正常排便。经过 7 个多疗程的化疗后，患者称腹痛和疲劳更严重，还新出现了呼吸困难问题。腹部 CT 扫描结果显示肝脏上的病灶体积增大，胸部 CT 扫描结果显示双侧肺野有多个结节，提示有肺转移。ALT 和 AST 值增加到正常上限的 5 倍。

随访问题

此时考虑什么治疗方案比较合适？

案例其他问题

1.*UGT1A1* 基因分型在结肠癌治疗中的作用是什么？

2.*KRAS* 和 *NRAS* 基因检测在结肠癌治疗中的作用是什么？

3. 在使用贝伐单抗治疗结肠癌过程中，如果患者发生了血栓事件，如何应对？

■ 临床过程（第 2 部分）

患者表示愿意接受进一步治疗来解决其结肠癌问题。肿瘤医生考虑到患者能够选择的治疗方案非常有限，患者同意参加临床试验。患者的镇痛治疗方案得到了调整，且能够接受新的镇痛治疗方案。2 个月后他的转移病变稳定（根据临床症状和 CT 扫描结果判断）。

■ 自学任务

1. 化疗结肠癌时，会导致患者发生腹泻，请制定这类腹泻的治疗方案。

2. 结肠癌化疗药物会引起皮肤毒性反应，请为患者制定这方面个体化的教育宣传材料。

临床要点

现在还没有用于判断西妥昔单抗和帕尼单抗是否有效的检查方法，包括肿瘤组织表皮生长因子受体表达也不能判断。然而，我们可以检测肿瘤是否存在 *KRAS* 和 *NRAS* 基因突变，这些基因突变后对西妥昔单抗和帕尼单抗无效。*KRAS* 和 *NRAS* 基因突变的肿瘤患者不适合使用西妥昔单抗和帕尼单抗治疗肿瘤。也可以进行 *BRAF* 基因突变检测。*BRAF* 基因突变一般发生在 *KRAS* 和 *NRAS* 野生性的肿瘤中。*BRAF* 基因突变的肿瘤对抗 *EGFR* 抗体一般有反应。

参考文献

[1] Fakih MG.Metastatic colorectal cancer: current state and future directions.J Clin Oncol 2015;33:1809-1824.

[2] Bennouna J, Sastre J, Arnold D, et al.Continuation of bevacizumab after first progression in metastatic colorectal cancer (ML18147): a randomised phase 3 trial.Lancet Oncol 2013;14:29-37.

[3] Van Cutsem E, Tabernero J, Lakomy R, et al. Addition of aflibercept to fluorouracil, leucovorin, and irinotecan improves survival in a phase Ⅲ randomized trial in patients with metastatic colorectal cancer previously treated with an oxaliplatin-based regimen.J Clin Oncol 2012;30:3499-3506.

[4] Tabernero J, Yoshino T, Cohn AL, et al. Ramucirumab versus placebo in combination with second-line FOLFIRI in patients with metastatic colorectal carcinoma that progressed during or after first-line therapy with bevacizumab, oxaliplatin, and a fluoropyrimidine (RAISE): a randomised, double-blind, multicentre, phase 3 study.Lancet Oncol 2015;16:499-508.

[5] Peeters M, Price TJ, Cervantes A, et al.Randomized phase Ⅲ study of panitumumab with fluorouracil, leucovorin, and irinotecan (FOLFIRI) compared with FOLFIRI alone as second-line treatment in patients with metastatic colorectal cancer.J Clin Oncol 2010;28:4706-4713.

[6] Sobrero AF, Maurel J, Fehrenbacher L, et al.EPIC: phase Ⅲ trial of cetuximab plus irinotecan after fluoropyrimidine and oxaliplatin failure in patients with metastatic colorectal cancer.J Clin Oncol 2008;26:2311-2319.

[7] Seymour MT, Brown SR, Middleton G, et al. Panitumumab and irinotecan versus irinotecan alone for patients with KRAS wild-type, fluorouracil-resistant advanced colorectal cancer (PICCOLO): a prospectively stratified randomised trial.Lancet Oncol 2013;14:749-759.

[8] Fuchs CS, Moore MR, Harker G, et al.Phase Ⅲ comparison of two irinotecan dosing regimens in second-line therapy of metastatic colorectal cancer.J Clin Oncol 2003;21:807-814.

[9] Berry SR, Cosby R, Asmis T, et al.Continuous versus intermittent chemotherapy strategies in metastatic colorectal cancer: a systematic review and meta-analysis.Ann Oncol 2015;26:477-485.

[10] Bidard FC, Tournigand C, Andr é T, et al.Efficacy of FOLFIRI-3 (irinotecan D1, D3 combined with LV5-FU) or other irinotecan-based regimens in oxaliplatin-pretreated metastatic colorectal cancer in the GERCOR OPTIMOX1 study.Ann Oncol 2009;20:1042-1047.

第 151 章　前列腺癌

错失良机…………………………Ⅱ级

Diana Hey Cauley, PharmD, BCOP

学习目标：

完成该病例学习后，学生能够：

- 说明前列腺癌的初始及疾病进展过程中的典型症状。
- 说明治疗雄激素依赖性转移性前列腺癌标准的初始性治疗方案。
- 为不能进行前列腺切除的转移性前列腺癌患者制定药物治疗方案。
- 为患者提供关于前列腺癌化疗药物有关毒性的教育咨询服务。

患者介绍

■ 主诉

我的尿中有血，且一直去厕所小便，我的肩膀也很疼。

■ 现病史

Paul Williams，男，73 岁，非裔美国人，每年在当地进行体检和前列腺特异抗原（PSA）检查。PSA 水平一直维持在 4 ～ 6 ng/mL。去年他没有参加年检，现在患者有无痛性血尿、肩痛，PSA 水平为 35.7 ng/mL。过去 5 个月，泌尿系统症状加重。

■ 既往史

高胆固醇血症；CHF；憩室炎；严重的胃食管反流病；抑郁症。

■ 家族史

父亲 71 岁时诊断为肺癌，73 岁去世；母亲 93 岁时死于乳腺癌；他有一个姑姑和祖母均患有类型不明的恶性肿瘤。

■ 个人史

公路养护员，已经退休。基督徒，主要信仰新教。有大学修满两年课程的肄业证书。平均每天喝 6 罐啤酒。他有 21 年的吸烟史，每天 10 支烟；42 岁戒烟。已婚，有两个孩子。患者是独生子。

■ 用药史

- 缬沙坦 160 mg，PO，QD。
- 卡维地洛 3.125 mg，PO，BID。
- 阿司匹林 81 mg，PO，QD。
- 呋塞米 40 mg，PO，QD。
- 氯化钾 10 mEq，PO，QD。
- 别嘌呤醇 300 mg，PO，QD。
- 坦洛新胶囊 0.4 mg，一天 2 粒，PO。
- 氟西汀 20 mg，PO，QD。
- 阿托伐他汀 40 mg，PO，QD，睡觉前口服。
- 布洛芬 400 mg，PO，QID，疼痛时口服。
- 艾美拉唑 40 mg，PO，BID。

■ 过敏史

无。

■ 系统回顾

患者称自己非常疲劳，而且右肩剧烈疼痛。无发热、寒战或出汗。无鼻出血或吞咽困难。无胸痛、气短、呼吸困难或咳嗽。无恶心、呕吐、腹泻或便秘。他称有 5 个月的排尿困难、滴尿、夜尿（一晚上排尿 8 次）、尿犹豫和膀胱无法排空问题。他经常出现血尿。无记忆力减退、复视或神经病变；最近没有摔倒。有 15 ～ 20 年的耳鸣史。

■ 体格检查

全身

该和蔼可亲的老年男性患者似乎有中度病容。

10 个病灶中超过 7 个疼痛。ECOG 评分为 1。

生命体征

血压 136/61 mmHg，脉搏 80 bpm，呼吸频率 20 次 / 分，体温 36.9 ℃；体重 91.5 kg，身高 167.6 cm（5′6″）。

皮肤

温暖干燥；未见皮疹、病灶。

五官检查

双侧巩膜无黄染。PERRLA；EOMI。双侧鼓膜正常。

颈部 / 淋巴结

颈椎或锁骨上淋巴结无病变。

肺部 / 胸部

双侧肺野均正常。呼吸平稳，不费力。

心血管系统

心律齐、心率正常；S_1 和 S_2 正常；无杂音、无奔马律、无摩擦音。

腹部

有一个大中线腹疝，没有出现嵌顿。无肝脾大。

生殖系统 / 直肠

患者的阴茎做过包皮切除术，阴茎正常。双侧睾丸均下降。检查未发现腹股沟疝。前列腺明显增大，右侧不对称。质地坚实，未触及离散结节。直肠收缩力正常。

肌肉骨骼 / 四肢

右肩上方有严重触痛；且右肩活动时也有疼痛问题。腰部有触痛。脚踝和足部水肿 1+。双侧足部脉搏 2+。

神经系统

CN Ⅱ～Ⅻ 大体正常。小脑功能正常。

■ 实验室检查

Na 139 mEq/L	Hgb 9.5 g/dL	WBC 7.2 × 10^3/mm^3	总胆红素 0.2 mg/dL
K 4.0 mEq/L	Hct 27.1%	Neutros 70.3%	ALT < 12 IU/L
Cl 107 mEq/L	RBC 3.6 × 10^6/mm^3	Baso 0.2%	AST 20 IU/L
CO_2 24 mEq/L	Plt 215 × 10^3/mm^3	Eos 2.3%	LDH 742 IU/L
BUN 21 mg/dL	MCV 75 μm^3	Lymphs 16.6%	Alk phos 912 IU/L
SCr 0.9 mg/dL	MCHC 35.1 g/dL	Monos 10.6%	Albumin 4 g/dL
Glu 114 mg/dL	PSA 35.7 ng/mL	睾酮 276 ng/dL	钙离子 8.7 mg/dL

■ 骨扫描

发生了骨转移，累及颅骨和右肩。

■ 膀胱镜和膀胱颈活检

晚期前列腺癌，格里森评分为 8（4 + 4）分，严重累及膀胱颈。

■ 会阴前列腺活检

前列腺腺癌，格里森评分为 9（4 + 5）分，累及外周神经。

■ 腹部 CT

腹膜后淋巴结未发现病变。髂外发现多个小淋巴结，主要在左侧。深腹股沟发现多个小淋巴结。

■ 尿检

清亮；无葡萄糖、酮体、白细胞酯酶、亚硝酸盐和蛋白质；微量血红蛋白；细菌少见。

■ 初步诊断

该 73 岁的男性患者因无痛性血尿且加重，以及 PSA 35.7 ng/mL，诊断为前列腺癌，分期为 T4N1M1b。患者的前列腺癌为雄激素依赖性，且已经发生转移，这里考虑采用初步治疗方案。

问题

问题识别

1.a 确定患者主要的药物相关问题。

1.b 哪些信息（症状、体征和实验室检查结果）表明该患者患有转移性前列腺癌及其严重程度？

预期治疗结果

2. 在考虑该患者前列腺癌分期及病史的基础上，确定药物治疗的目标是什么？

治疗方案

3.a 有哪些非药物疗法可能对该患者有用？

3.b 还有哪些可用于治疗激素依赖性转移性前列腺癌的方法？

最佳的治疗方案

4.a 治疗该患者最合适的药物有哪些？且这些药物的名称、剂型、剂量、给药时间和疗程是什么？

4.b 如果初始的治疗方法无效，其他治疗方案有哪些？

结果评价

5. 哪些临床和实验室指标可用来评价治疗结果，并监测和预防不良事件的发生？

患者教育

6. 为加强其依从性，确保治疗成功，并最大限

度地降低不良反应的发生，你可以向患者提供哪些信息？

■ 临床过程

Williams 先生对治疗方案的依从性好。医生也开始给患者静脉注射唑来膦酸治疗转移性骨癌，以及让患者口服钙 / 维生素 D 补充剂。从 20 个月前治疗开始，就针对患者体内的睾酮采取措施，使其水平下降或失去作用。采取上述干预措施后，患者疼痛得到了很好的控制。3 个月前，PSA 水平轻度升高，为 0.6 ng/mL，但之前 PSA 几乎检测不到。现在 PSA 水平已经升高到 38.5 ng/mL，而睾酮水平为 22 ng/mL。过去 2 个月，患者称盆腔疼痛程度增加，且肋骨和背部的骨痛也越来越严重。他仍然能够参加教会的社交活动，以及周末能够打高尔夫球。 骨盆 CT 检查结果显示在膀胱右后侧有一个新的软组织肿块，以及在骨盆和脊柱发现多个新发病灶。骨扫描显示颅骨、肩胛骨、脊柱和股骨部位有多个新病灶。

■ 随访问题

1. 该患者呈进行性加重、复发性的前列腺癌，有哪些治疗方法？

2. 可以采取哪些措施来解决患者的疼痛问题？

■ 自学任务

1. 找到能够为患者及其家属提供前列腺癌相关信息的资源。

2. 说明使用间隔黄体生成素释放激素（LURH）消融法治疗局部晚期和转移性前列腺癌的基本原理。

3. 确定继发性激素（如酮康唑、雌激素）在治疗转移性肿瘤复发中的作用。

4. 说明在抗雄激素 1 ～ 2 周前进行一个剂量 LHRH 激动剂的临床依据。

5. 说明双膦酸盐在治疗男性前列腺癌中的作用。

临床要点

当前列腺癌疾病从雄激素依赖发展到去势抵抗状态时，应当继续使用雄激素缺乏疗法。

参考文献

［1］REDBOOK Online ［Internet Database］. Greenwood Village, Colo, Thomson Reuters (Healthcare) Inc.Updated periodically.

［2］Klotz L, Boccon-Gibod L, Shore N, et al.The efficacy and safety of degarelix: a 12-month, comparative, randomized, open-label, parallel-group phase Ⅲ study in patients with prostate cancer.BJU Int 2008;102:1531-1538.

［3］NCCN Clinical Practice Guidelines in Oncology, V1.2015 Prostate Cancer.Available at: http://www.nccn.org/professionals/physician_gls/pdf/prostate.pdf.Accessed Oct. 27, 2015.

［4］Sooriakumaran P, Khaksar SJ, Shah J. Management of prostate cancer.Part 2: localized and locally advanced disease.Expert Rev Anticancer Ther 2006;6:595-603.

［5］Shah J, Khaksar SJ, Sooriakumaran P. Management of prostate cancer.Part 3: metastatic disease.Expert Rev Anticancer Ther 2006;6:813-821.

［6］Kantoff PW, Higano CS, Shore ND, et al. Sipuleucel-T immunotherapy for castration-resistant prostate cancer.N Engl J Med 2010;363:411-422.

［7］Beer TM, Armstrong AJ, Rathkopf DE, et al. Enzalutamide in metastatic prostate cancer before chemotherapy.N Engl J Med 2014;371:424-433.

［8］Ryan CJ, Smith MR, de Bono JS, et al.Abiraterone in metastatic prostate cancer without previous chemotherapy.N Engl J Med 2013;368;138-148.

［9］Parker C, Nilsson S, Heinrich D, et al.Alpha emitter radium-223 and survival in metastatic prostate cancer.N Engl J Med 2013;369:213-223.

［10］Tannock IF, de Wit R, Berry WR, et al.Docetaxel plus prednisone or mitoxantrone plus prednisone for advanced prostate cancer.N Engl J Med 2004;351:1502-1512.

［11］Petrylak DP, Tangen CM, Hussain MH, et al. Docetaxel and estramustine compared with mitoxantrone and prednisone for refractory prostate cancer.N Engl J Med 2004;351:1513-1520.

［12］Tannock IF, Osoba D, Stockler MR, et al.

Chemotherapy with mitoxantrone plus prednisone or prednisone alone for symptomatic hormone-resistant prostate cancer: a Canadian randomized trial with palliative end points.J Clin Oncol 1996;14:1756-1764.
[13] Fizazi K, Carducci M, Smith M, et al.Denosumab versus zoledronic acid for treatment of bone metastases in men with castration-resistant prostate cancer: a randomised, double-blind study.Lancet 2011;377:813-822.
[14] NCCN Clinical Practice Guidelines in Oncology, V2.2015.Adult cancer pain.Available at: http://www.nccn.org/professionals/physician_gls/pdf/pain.pdf.Accessed Nov. 13, 2015.

第 152 章　非霍奇金淋巴瘤

治疗癌症……………………………Ⅱ级

Keith A. Hecht, PharmD, BCOP

学习目标：

完成该病例学习后，学生能够：

· 识别并描述非霍奇金淋巴瘤（NHL）的每个分期的特征、检查方法，以及相应的分期方法和分类系统。

· 治疗 NHL 的药物选择和替代方案。

· 确定治疗 NHL 药物导致的急性和慢性毒性反应，以及预防或治疗这些毒性反应的措施。

· 确定监测 NHL 患者药物治疗效果和毒性的参数。

· 为患者提供有关化疗方案方面的具体教育咨询服务。

患者介绍

■ 主诉

接下来如何治疗淋巴瘤？

■ 现病史

Homer Bunting，男，58 岁，因弥漫性大 B 细胞性淋巴瘤来肿瘤科就诊。患者除了长期高血压和慢性心力衰竭外，没有其他重大疾病。2 周前，患者因新出现了呼吸急促和发热（高达 38.2 ℃）来急诊进行治疗。随后住院接受进一步诊断和治疗。患者称在过去的几个月内体重减轻。体检结果发现呼吸音明显减弱（左侧比右侧更严重），以及左侧锁骨上有肿大无痛性淋巴结。可触及的最大的淋巴结直径约 2 cm。发现脾大。胸部 X 线检查发现左侧肺尖部有一个体积较大的异质性肿块，同时累及纵隔。考虑到患者有长时间的吸烟史，推测患者可能患有肺癌。对肿块进行 CT 引导性活检，病理检查结果显示细胞为淋巴瘤，但不能做出明确诊断。切除肿大的锁骨上淋巴结后做活检，病理检查结果表明肿瘤为弥漫性大非霍奇金 B 细胞淋巴瘤。肿瘤医生提供咨询服务并建议患者在门诊进行进一步诊断和治疗。

■ 既往史

· 高血压 10 年。

· 高胆固醇血症 5 年。

· 心功能分级：Ⅱ类心力衰竭 8 年。

■ 家族史

患者是 7 个兄弟姐妹中年龄最大的（有 4 个弟弟和 2 个弟妹），其弟弟妹妹身体状况都很好。有两个孩子，都很健康。父亲有晚期前列腺癌病史，63 岁去世。未发现其他恶性肿瘤家族史。

■ 个人史

患者是一家职业棒球场的招待员。患者吸烟史 32 年，每天 1 ～ 2 包烟。当被确诊为 HF 时，患者戒烟，并对在职业棒球场上吸烟者有意见。工作时，每晚喝 1 ～ 2 瓶啤酒。饮食大多为职业棒球场提供的工作餐，主要是热狗和香肠。患者自述摄入的蔬菜很少。结婚 34 年，由妻子陪同就诊。

■ 系统回顾

患者称有持续发热问题、体温 37.9 ～ 38.3 ℃（100.2 ～ 101 ℉），以及有咳嗽伴咯血问题。此外，患者自述自己有不明原因的体重减轻，在过去 3 个月体重减轻约 25 磅。患者无头痛、视力变化或昏厥。患者自述口腔处没有病变，也没有吞咽困难、流鼻血的症状。患者自述自己偶尔活动后会有呼吸困难，但其日常活动不受限制。无端坐呼吸、心动过速或四肢肿胀。无排尿烧灼痛、尿频、滴尿或血尿。未发现出血或淤伤。无输血史。

■ 用药史

· 赖诺普利 20 mg，PO，QD。
· 呋塞米 20 mg，PO，QD。
· 阿托伐他汀 20 mg，PO，QD，睡觉前口服。
· 埃索美拉唑 20 mg，PO，QD。
· 替马西泮 30 mg，PO，QD，睡觉前、需要时口服。
· 重组人红细胞生成素 40 000 单位，subQ，一周一次。

■ 过敏史

青霉素类（皮疹）。

■ 体格检查

全身

该患者为一个较瘦的白种男性，无明显痛苦。

生命体征

血压 145/100 mmHg，脉搏 95 bpm，呼吸频率 14 次 / 分，体温 37.9 ℃；体重 72 kg，身高 175.3 cm（5′9″）。

皮肤

未发现皮疹或痣。

五官检查

PERRLA；TMs 正常；扁桃体、腭或下颚未发现肿块；无口腔炎，缺失几颗牙齿，未发现牙龈炎。

颈部

柔软；无肿块；无 JVD；有锁骨上淋巴结切除活检后留有的小瘢痕。

胸部

双侧呼吸音减弱，左侧的减弱程度高于右侧；无喘息音、无湿啰音。

心血管系统

RRR；无 MRG。

腹部

柔软、NT/ND。在左肋边缘下方可触及脾脏。无肝大。肠鸣音正常。

生殖系统 / 直肠

男性外生殖器正常。

四肢

无水肿，温暖；双侧脉搏 2+。

神经系统

颅神经功能对称。面部肌肉运动对称，舌头在中线上。上颚对称。上肢运动平衡协调，未发现震颤。快速交替运动对称协调。四肢运动强度正常、对称。

淋巴结检查

耳前、耳后、颈部、锁骨上、锁骨下，以及腋窝处淋巴结检查未发现病变。腹股沟淋巴结触诊未发现异常。发现左锁骨上淋巴结切除活检后留有的小瘢痕。

■ 实验室检查

Na 132 mEq/L	Hgb 10.3 g/dL	AST 29 IU/L	Phos 4.0 mg/dL
K 4.6 mEq/L	Hct 30%	ALT 27 IU/L	尿酸 5.6 mg/dL
Cl 97 mEq/L	Plt $338 \times 10^3/mm^3$	Alk phos 75 IU/L	PT 12.0 s
CO_2 26 mEq/L	WBC $9.9 \times 10^3/mm^3$	LDH 623 IU/L	aPTT 21.7 s
BUN 20 mg/dL	Neutros 70%	T. bili 0.6 mg/dL	
SCr 0.7 mg/dL	Bands 2%	T. prot 6.3 g/dL	
Glu 112 mg/dL	Lymphs 18%	Alb 3.7 g/dL	
	Monos 9%		
	Eos 1%		

■ 胸部 CT

左胸和纵隔内发现一个较大叶样异质性肿块，肿块位于左肺尖和横膈处。

■ 胸部 X 线片

左侧肺尖处发现体积较大的异质性肿块，累及纵隔。

■ 肿瘤病理学

弥漫性大细胞淋巴瘤，B 细胞型；$CD20^+$，$CD45^+$，$CD3^-$。

■ 初步诊断

弥漫性大细胞淋巴瘤。进一步的检查包括双侧 BM 活检、PET 扫描、HIV 检测、腹部 CT 和根据患者长期高血压史进行心功能基线功能检查。

■ 临床过程

骨髓活检结果为淋巴瘤阴性。PET 扫描结果显示有多个葡萄糖摄取量增加的病灶；脾脏、纵隔和左侧锁骨上淋巴结的葡萄糖摄取量增加。HIV 检测结果为阴性。腹部 CT 检查结果显示左上腹有一个体积较大的异质性软组织肿块，这可能是先前在左胸发现肿块的延续。肿块向纵隔下方转移到胰腺尾部。在胰腺头部附近还有一个直径 4 cm 的低密度肿块。脾大。脉造影术（MUGA）扫描结果显示 LVEF 45%。

■ 初步诊断

弥漫性大 B 细胞淋巴瘤，Ⅲ期；IPI 评分为 2。

问题

问题识别

1.a 确定该患者长期药物治疗相关问题。

1.b 有哪些临床和其他信息表明患者患有 NHL？

1.c 解释说明该患者使用的分期方法，以及如何确定肿瘤分期。

1.d 该患者的哪些实验室和临床特征可能会影响该患者的预后？如何确定 IPI？

预期治疗结果

2. 该患者的治疗目标是什么？

治疗方案

3. 哪些化疗方案可用于 NHL 治疗？

最佳的治疗方案

4.a 治疗该 NHL 患者的最合适的药物有哪些？请说明这些药物的名称、剂型、给药时间和疗程？

4.b 还应采取哪些干预措施来控制该患者的其他并发症？

4.c 哪些非药物疗法可能对该患者有用？

结果评价

5.a 如何评价该 NHL 患者化疗方案的疗效？

5.b 该化疗方案有哪些急性不良反应，针对这些不良反应须监测哪些参数？

5.c 可以选择哪些药物来预防或应对化疗药物产生的急性毒性作用？

5.d 化疗方案可能产生的迟发性毒性反应有哪些，如何检测及如何预防？

患者教育

6. 你会向患者提供关于治疗 NHL 药物方面的哪些教育咨询服务？

■ 临床过程（第 1 部分）

患者对前几个疗程的耐受性良好，只有轻度的恶心和呕吐。对患者的降压药物治疗方案进行了调整，增加赖诺普利的剂量至 40 mg/d，继续使用呋塞米 20 mg/d，使其血压达到收缩压平均需要 20 秒和舒张压平均需要 70 秒。空腹血脂检查，在治疗目标范围内。在完成第 4 个疗程后 1 周，患者因高热［体温 38.5 ℃（101.3 ℉）］、咳嗽、呼吸困难、吸气疼痛和疲劳来急诊就诊。实验室检查结果显示中性粒细胞绝对值（ANC）为 $0.352 \times 10^3/mm^3$。患者以疑似肺炎及中性粒细胞减少性发热而入院进行诊断和治疗。血培养和痰培养结果均为阴性。患者使用广谱抗生素治疗 3 天后退热。完成了 14 天疗程的 IV 抗生素治疗后，中性粒细胞减少症得到解决，患者出院。患者在住院诊断其淋巴瘤过程中进行了影像学检查。PET 和 CT 扫描结果显示患者的药物疗效很好。

随访问题

在随后的化疗过程中，应采取什么措施来预防中性粒细胞减少性发热？

■ 临床过程（第 2 部分）

患者顺利完成了既定化疗疗程，没有发生问题。18 个月后，患者因呼吸困难加重而住院治疗，发现肿瘤复发，后返回肿瘤科进行诊治。

■ 自学任务

1. 干细胞移植在治疗进行性 NHL 中的作用是什么？

2. 有哪些治疗方案可用于治疗弥漫性大 B 细胞淋巴瘤复发？

3. 如果患者有乙型肝炎病史，应该进行哪些诊断性检查？应考虑什么样的化学免疫疗法来治疗弥漫性大 B 细胞淋巴瘤？

临床要点

在治疗侵袭性 NHL（如弥漫性大 B 细胞淋巴瘤）时，中枢神经系统性预防治疗的作用是有争议的。大脑肿瘤复发风险增加的特征包括鼻窦或睾丸受累时的初始表现，以及乳酸脱氢酶升高合并多处结节外部位受累。中枢神经系统预防性治疗方案包括鞘内或大剂量静脉注射甲氨蝶呤。

参考文献

［1］Cheson BD, Fisher RI, Barrington SF, et al. Recommendations for initial evaluation, staging, and response assessment of Hodgkin and non-Hodgkin lymphoma:The Lugano classification.J Clin Oncol 2014;32:3059-3067.

［2］Zhou Z, Sehn LH, Rademaker AW, et al.An enhanced International Prognostic Index (NCCN-

IPI) for patients with diffuse large B–cell lymphoma treated in the rituximab era.Blood 2014;123:837-842.

[3] Fisher RI, Gaynor ER, Dahlberg S, et al. Comparison of a standard regimen (CHOP) with three intensive chemotherapy regimens for advanced non–Hodgkin's lymphoma.N Engl J Med 1993;328:1002-1006.

[4] Coiffier B, Thieblemont C, Van Den Neste E, et al. Long–term outcome of patients in the LNH–98.5 trial, the first randomized study comparing rituximab–CHOP to standard CHOP chemotherapy in DLBCL patients: a study by the Groupe d' Etudes des Lymphomes de l' Adulte.Blood 2010;116:2040-2045.

[5] Basser RL, Green MD.Strategies for prevention of anthracycline cardiotoxicity.Cancer Treat Rev 1993;19:57-77.

[6] Procrit [Package Insert] .Horsham, Pennsylvania, Janssen Products LP, 2013.

[7] Smith TJ, Bohlke K, Lyman GH, et al. Recommendations for the use of WBC growth factors:American Society of Clinical Oncology clinical practice guideline update.J Clin Oncol 2015;33:3199-3212.

[8] Hesketh PJ, Bohlke K, Lyman GH, et al. Antiemetics:American Society of Clinical Oncology Focused Guideline Update.J Clin Oncol 2015;64:3635-3640.

[9] Ganz WI, Sridhar KS, Ganz SS, et al.Review of tests for monitoring doxorubicin–induced cardiomyopathy.Oncology 1996;53:461-470.

[10] Flowers CR, Seidenfeld J, Bow EJ, et al. Antimicrobial prophylaxis and outpatient management of fever and neutropenia in adults treated for malignancy:American Society of Clinical Oncology clinical practice guideline.J Clin Oncol 2013;31(6):794-810.

第153章　霍奇金淋巴瘤

消防员……………………… Ⅰ级

Cindy L. O' Bryant, PharmD, BCOP
Ashley Glode, PharmD, BCOP

学习目标：

完成该病例学习后，学生能够：

- 认识霍奇金淋巴瘤（HL）常见的症状、体征。
- 讨论治疗HL的药物疗法和其他替代疗法。
- 确定治疗HL药物导致的急性和慢性毒性反应，以及预防、治疗、监测这些毒性反应的措施。
- 确定监测HL患者药物治疗疗效和毒性的参数。
- 为患者提供HL化疗的教育咨询服务。

患者介绍

■ 主诉

我一直有盗汗、发热的情况，且最近感到更累了。我的胸部开始增大，在过去几周更大了。

■ 现病史

Mike McCaffrey，男，27岁，因盗汗、发热、疲劳1个月和体重下降9 kg就诊。患者以前在金融行业工作，但渴望转行，正接受面试和体能测试以进入当地消防部门。他曾是大学的一名志愿消防员，但在择业时错过了消防员这一职业。无呼吸急促，并认为疲惫主要是运动量增加导致。患者妻子也注意到患者胸部有一个肿块，且在过去2周逐渐变大。患者最初认为胸部肿块为非职业联盟的篮球比赛中肘部撞到胸部导致的。纵隔的超声检查显示有一个淋巴结直径约为11 cm。体检发现左、右两侧锁骨上淋巴结肿大。切除淋巴结后进行活检显示为典型性HL，结节硬化（NS）亚型。

■ 既往史

无。

■ 家族史

患者的父母和一个兄弟（也是一名消防队员）身体状况良好。祖父死于结肠癌。

■ 个人史

在金融行业工作，现在正参加当地消防中队的培训。社交场合饮酒，每周约喝2瓶啤酒。不吸烟。不吸食毒品。已婚，希望有个孩子。

■ 用药史

布洛芬400 mg，PO，每4～6小时一次，疼痛/发热时口服。

■ 过敏史

NKDA。

■ 系统回顾

过去一个月里，患者有发热、盗汗、疲劳和体重减轻约9 kg等问题。

无视力改变、头痛、呼吸急促、胸痛、恶心、呕吐、腹泻、便秘或泌尿系统症状。无情绪低落，也没有失去活动兴趣。患者ECOG评分为1分。

■ 体格检查

全身

患者看起来很健康，无明显痛苦。

生命体征

血压128/72 mmHg，脉搏62 bpm，呼吸频率16次/分，体温37.6 ℃；体重87 kg，身高180.3 cm（5′11″）。

皮肤

柔软，在上胸部中段、脖子正下方，有软组织弥散性肿胀；无红斑或发热；无皮疹。

五官检查

PERRLA；EOMI；TMs 正常。

淋巴结

左右侧锁骨上淋巴结肿大。纵隔内触及肿块。未触及其他淋巴结。

胸部

呼吸节律正常；听诊正常。

心血管系统

RRR，无 JVD、杂音、奔马律。

腹部

柔软，有压痛，无肿块；肠鸣音正常。

生殖系统 / 直肠

男性生殖器正常；愈创木脂法大便检查呈阴性。

肌肉骨骼 / 四肢

无水肿。

神经系统

A & O×3；CN Ⅱ～Ⅻ正常；其他检查未发现病灶。

■ 实验室检查

Na 137 mEq/L	Hgb 13.1 g/dL	AST 19 IU/L	PT 12.9 s
K 4.1 mEq/L	Hct 39.3%	ALT 22 IU/L	aPTT 27.1 s
Cl 103 mEq/L	Plt 310 × 10^3/mm^3	Alk phos 74 IU/L	Phos 3.1 mg/dL
CO_2 24 mEq/L	WBC 10.9 × 10^3/mm^3	LDH 372 IU/L	Mg 1.2 mEq/L
BUN 14 mg/dL	Neutros 80.5%	T. bili 0.4 mg/dL	尿酸 7.5 mg/dL
SCr 0.7 mg/dL	Lymphs 13.2%	T. prot 7.7 g/dL	ESR 63 mm/h
Glu 82 mg/dL	Monos 5.4%	Alb 3.2 g/dL	
	Eos 0.9%		

■ 超声检查

左右两侧锁骨上有单独的、增大的异常淋巴结。右侧最大的结节大小为 2.1 cm × 1.4 cm × 1.8 cm，左侧最大结节为 1.7 cm × 0.9 cm × 1.1 cm。纵隔内有一个大淋巴结，大小为 10.7 cm × 6.4 cm × 8.7 cm。该结节内有实质性回声物质，且血流量大。

■ 肿瘤病理学

Reed–Sternberg 细胞鉴定分类为 HL、结节硬化（NS）亚型（图 153–1）。免疫组织化学：$CD15^+$、$CD30^+$、$CD20^-$、$CD45^-$。

■ PET/ 螺旋 CT 扫描

左右两侧锁骨上肿大淋巴结内代谢活动增强。纵隔中上部位有肿块，肺门周围有一串淋巴结发生肿大。双侧肺和心肌正常。肝、胃肠道和泌尿系统正常。骨髓内能量摄取量弥漫性增加；目前尚不清楚这是否是淋巴瘤。

■ 骨髓活检

双侧活检 HL 阴性。

■ 初步诊断

典型性 HL，结节硬化亚型，早期Ⅱ B，恶性肿瘤。

问题

问题识别

1.a 有哪些临床和其他信息表明患者患有 HL？

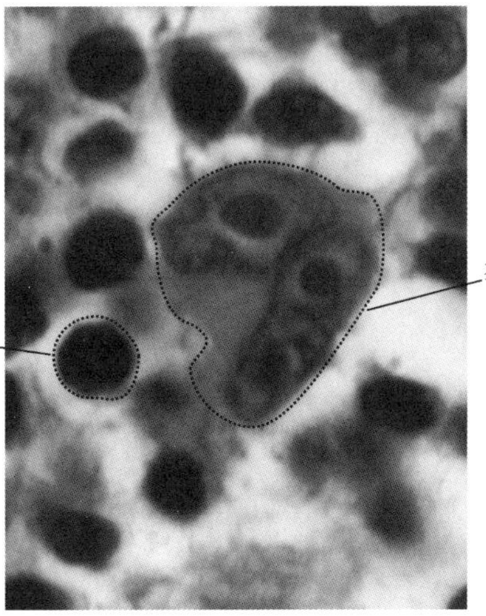

图 153–1　镜影细胞（中心）周围的淋巴细胞正常

（源自：National Cancer Institute.）

1.b 解释说明该患者肿瘤分期使用的分期方法，以及如何确定肿瘤分期。

预期治疗结果

2. 该患者的治疗目标是什么？

治疗方案

3. 可以采取哪些措施来解决患者的 HL 问题？

最佳的治疗方案

4.a 治疗该 HL 患者的最合适的药物有哪些？请说明这些药物的名称、剂型、剂量、给药时间和疗程。

4.b 该 HL 患者除了化疗这种治疗方法外，还可以采取其他治疗方法进行治疗吗？

结果评价

5.a 哪些临床和实验室指标可用来评价 HL 治疗效果，并监测和预防不良事件的发生？

5.b 该 HL 化疗方案可能会导致哪些急性不良反应？

5.c 有哪些临床或实验室参数可用来监测和预防与 HL 治疗有关的急性和长期不良反应？

患者教育

6. 为加强其依从性，确保治疗成功，并最大限度地减少不良反应的发生，应为 HL 患者提供哪些信息？

■ 临床过程

该患者在门诊接受治疗。患者在接受第 1 个化疗疗程的第 1 天，发生了急性恶心和呕吐。在第 1 疗程后的 5 天，患者发生了轻度黏膜炎和轻度便秘。医生要求患者保持良好的口腔卫生习惯，使用软毛牙刷，避免饮用、食用酒精和辛辣或酸性食品。他开始用漱口水（苯海拉明、利多卡因和氢氧化铝 / 氢氧化镁）进行漱口，一天 4 次。医生告知患者要摄入足够的水量、高纤维饮食和使用多库酯钠（用法：50 mg，PO，QD）治疗便秘。患者在门诊接受了第 2 ～ 4 疗程的化疗，没有发生问题。完成 4 个疗程化疗后，患者进行了 PET-CT 扫描检查以评价化疗效果，检查结果显示，化疗效果很好，Deauville 评分为 2。局部放疗后，又接受了 2 个疗程的化疗。随后复查发现患者病情缓解。

■ 随访问题

癌症治疗疗程完成后，患者应如何进行随访和长期监测？

■ 自学任务

1. 导致早期和晚期 HL 预后不良的因素有哪些，这些因素是如何影响治疗的？

2. 容易致吐的化疗药物会引起急性恶心和呕吐，请问止吐的方法有哪些？

3. 复发 HL 患者的抢救治疗方案是什么？

4. 造血干细胞移植在 HL 中的作用是什么？

临床要点

HL 可以通过化疗治愈，即使该疾病在晚期也可治愈。患者要想治愈，需要接受恰当的治疗。治愈是基于几个关键因素，包括通过用推荐的免疫染色进行 HL 类型的准确诊断、确定导致预后不良的因素，以及恰当的放、化疗联合方案。

参考文献

[1] Eichenauer DA, Engert A. Advances in the treatment of Hodgkin lymphoma.Int J Hematol 2012;96:535-543.

[2] Cheson BD, Fisher RI, Barrington SF, et al. Recommendations for initial evaluation, staging, and response assessment of Hodgkin and non-Hodgkin lymphoma: the Lugano classification.J Clin Oncol 2014;32:3059-3068.

[3] Connors JM. Hodgkin lymphoma: special challenges and solutions.Hematol Oncol 2015;33:21-24.

[4] NCCN Hodgkin Lymphoma Clinical Practice Guidelines in Oncology (Version V.2.2015). Available at: http://www.nccn.org.Accessed January 14, 2016.

[5] Gordon LI, Hong F, Fisher RI, et al.Randomized phase Ⅲ trial of ABVD versus Stanford V with or without radiation therapy in locally extensive and advanced-stage Hodgkin lymphoma: an intergroup study coordinated by the Eastern Cooperative Oncology Group (E2496).J Clin Oncol 2013;31:684-691.

[6] von Tresckow B, Plutschow A, Fuchs M, et al.Dose-intensification in early unfavorable Hodgkin's lymphoma: final analysis of the German Hodgkin study group HD14 trial.J Clin Oncol 2012;30:907-913.

[7] NCCN Antiemesis Clinical Practice Guidelines in Oncology (Version V.2.2015).Available at: http://www.nccn.org.Accessed January 14, 2016.
[8] NCCN Myeloid Growth Factors Clinical Practice Guidelines in Oncology (Version V.1.2015). Available at: http://www.nccn.org.Accessed January 14, 2016.
[9] Schaapveld M, Aleman BM, van Eggermond A, et al.Second cancer risk up to 40 years after treatment for Hodgkin's lymphoma.N Engl J Med 2015;373:2499-2511.
[10] Hodgson DC.Long–term toxicity of chemotherapy and radiotherapy in lymphoma survivors: optimizing treatment for individual patients.Clin Adv Hematol Oncol 2015;13:103-112.

第 154 章　卵巢癌

家庭关系……………………… Ⅱ级

Amber E. Proctor, PharmD
William C. Zamboni, PharmD, PhD

学习目标：

完成该病例学习后，学生能够：

- 认识卵巢癌的症状和体征。
- 说明与卵巢癌有关的遗传因素。
- 为新发卵巢癌和复发卵巢癌患者推荐合适的药物治疗方案。
- 说明聚乙二醇脂质体多柔比星在治疗卵巢癌中的用法，以及可能的药理优势。
- 了解治疗卵巢癌的化疗药物的剂量限制和常见的毒性反应。

患者介绍

■ 主诉

我对化疗比较担忧。我有几个叔叔曾经化疗过，化疗使他们变得很虚弱。甚至有 1 位因不良反应而住院治疗。我不希望这些发生在我身上。

■ 现病史

Edith Hillebrand，女，56 岁，ⅢB 期（T2cN1M0）严重浆膜上皮性卵巢腺癌术后 1 周来女性肿瘤科就诊。1 个月前，患者因 3 天内左下肢（LLE）疼痛、红肿进行性加重去其 PCP 处诊治。医生对左下肢进行多普勒超声检查。结果表明，患者腘静脉内有 DVT，且累及髂静脉。其最近一次体检是在 15 个月前。医生对其完整的病史资料进行了收集，并进行了体格检查，确定了左附件内有一个肿块，且有腹痛、腹胀和体重增加。腹部和盆腔 CT 扫描结果显示盆腔内有一个体积较大的软组织肿块。实验室检查结果显示，CA-125 水平为 490 IU/mL。

妇科肿瘤医生对患者进行了剖腹探查、经腹筋膜外全子宫及双附件切除术（TAH BSO）、网膜切除术、双侧盆腔和主动脉周围淋巴结清扫术。进入腹腔时，发现少量腹腔积液。左侧卵巢内发现并切除一个大小为 15 cm × 5 cm × 10 cm 的肿块。切除盆腔外多个小肿瘤结节（≤ 2 cm）。整个网膜和周围都发生了粘连。外科手术结束后，外科医生发现患者的手术效果很好。将腹腔积液、腹膜冲洗液、左附件肿块、左右卵巢、盆腔和主动脉周围的多个淋巴结、网膜送往实验室进行病理学检查。

对左、右卵巢的大体检查结果显示，每个卵巢都有很多粘连，其中有广泛性的坏死区域。在显微镜下对每个卵巢进行了连续性片段性检查，结果显示肿瘤细胞有多个突起，破坏性地渗透通过基质（2 级）。根据上述信息，诊断为 ⅢB（T2cN1M0）浆液性卵巢上皮腺癌。

■ 既往史

- 甲状腺功能减退 30 年。
- HTN 22 年。
- 2 型糖尿病 17 年。
- 血脂异常 15 年。
- GERD 10 年。

■ 家族史

已婚 37 年，有 2 个孩子，儿子 35 岁、女儿 32 岁。其父 72 岁时死于心肌梗死，其母 66 岁时死于卵巢癌。其有两个叔叔（年龄分别为 80 岁和 76 岁）患有结肠癌，仍健在。

■ 个人史

每晚吃饭时喝一杯红酒。吸烟史 20 年，每天一包，25 年前戒烟。未使用娱乐性药物。

■ 用药史

· 布洛芬 200 mg，每次 1 ～ 2 片，PO，每 6 小时一次，头痛 / 肌肉痛时使用（OTC）。
· 左甲状腺素 0.1 mg，PO，QD。
· 泮托拉唑 40 mg，PO，QD。
· 阿托伐他汀 40 mg，PO，QD。
· 二甲双胍 1000 mg，PO，BID。
· 格列本脲 10 mg，PO，BID。
· 赖诺普利 40 mg，PO，QD。

■ 过敏史

· 青霉素（儿童时期出现荨麻疹）。
· 可待因（“酸胃”）。

■ 系统回顾

最近有些疲倦，且在过去 2 个月呈进行性恶化。患者自称成年后的大部分时间都在减肥，过去 4 个月里体重增加了 10 kg，且自己比平常更困倦，一晚上需要睡眠 9 ～ 10 小时，但是记不起来什么时候开始发生这种变化的。由于最近诊断出癌症，感到很担忧，因此情绪低落。自述偶尔有头痛（每月 1 次以下），使用非处方药布洛芬缓解。无视力、嗅觉、听觉和味觉方面的变化。患者还称自己有便秘和皮肤干燥问题。

■ 体格检查

全身

患者看起来与其实际年龄相符。在科室检查时，患者显得很焦虑。

生命体征

血压 135/85 mmHg，脉搏 110 bpm，呼吸频率 18 次 / 分，体温 37.0 ℃；身高 170.2 cm（5′7″），体重 70 kg。

皮肤

无红斑、皮疹、淤斑或淤点。

淋巴结

无颈部或腋窝淋巴结肿大。

五官检查

PERRLA、EOMI；TMs 正常；眼底检查正常；OP 干燥。

乳房

无肿块、无泌乳、无淋巴结病变；乳头或皮肤无变化。

心血管系统

RRR，无 M/R/G。

肺部

双侧 CTA 。

腹部

柔软、无压痛；无 HSM。外科伤口愈合良好；无渗出或红斑；用抗生素软膏绷带（4 cm × 4 cm）覆盖。

生殖系统 / 直肠

女性生殖器正常；血红素（–）；深褐色粪便；无直肠壁压痛或肿块。

四肢

无 C/C/E。既往深静脉血栓形成导致左下肢红肿；未发现溃疡。

神经系统

CN Ⅱ～Ⅻ 正常；双侧膝关节以下触觉和针刺觉减弱；双侧脚趾振动觉下降。

■ 实验室检查

Na 140 mEq/L	Hgb 12.8 g/dL	AST 25 IU/L
K 3.4 mEq/L	Hct 31%	ALT 40 IU/L
Cl 99 mEq/L	Plt 135 × 10^3/mm^3	T. bili 0.7 mg/dL
CO_2 24 mEq/L	WBC 5.2 × 10^3/mm^3	Alb 4.0 units/L
BUN 20 mg/dL	Neutros 60%	CA 125 490 IU/mL
SCr 1.1 mg/dL	Bands 3%	
Glu 135 mg/dL	Lymphs 30%	
Ca 9.8 mg/dL	Monos 5%	
Mg 2.0 mg/dL	Eos 1%	
Phos 3.5 mg/dL	Basos 1%	

■ 尿常规

白细胞 1 ～ 5 个 /hpf、红细胞 0 个 /hpf、酮类物质 1+、蛋白 1+、pH 5.0。

■ 基因检查结果

血液样本的 DNA 分析结果显示患者 *BRCA1* 基因突变为阳性。

■ 评估 / 计划

Hillebrand 夫人，56 岁，浆液性卵巢上皮腺癌晚期Ⅲ B（T2cN1M0）。由训练有素的妇科肿瘤医生为患者做手术，手术效果好，后来患者来该科室进行后续诊治。根据肿瘤诊断阶段和复发风险，提出一线化疗方案。

问题

问题识别

1.a 该患者的药物治疗相关问题有哪些？

1.b 哪些信息（体征、症状、实验室检查结果）表明患者患有卵巢癌及卵巢癌的严重程度？

1.c 该患者的卵巢癌处于哪个阶段，以及该阶段卵巢癌会对治疗的选择产生什么样的影响？

1.d 行初次肿瘤细胞减灭术后，残留肿瘤的大小有什么意义？

预期治疗结果

2. 该患者治疗的目标是什么？

治疗方案

3.a 患者的基因检测结果会对治疗选择和预后产生什么影响？

3.b 该患者的一线化疗方案是什么？

3.c 与腹腔内（IP）治疗有关的具体毒性问题和饮食问题有哪些？

3.d 贝伐单抗在一线治疗中的作用是什么？

最佳的治疗方案

4.a 你为该患者推荐什么样的一线化疗方案和辅助治疗措施？

4.b 无论你是否推荐静脉注射卡铂治疗癌症，均应使用卡尔弗特方程计算达到目标 AUC 剂量 5 mg/（mL · min）所需卡铂的量。

■ 临床过程（第 1 部分）

患者和肿瘤医生同意在第 1 天（疗程是 21 天）开始静脉注射多烯紫杉醇和卡铂治疗卵巢癌，共 4 个疗程，该治疗为一线疗法。

结果评价

5. 你将会如何监测疗效和不良作用？

■ 临床过程（第 2 部分）

完成了 6 个疗程的多烯紫杉醇 75 mg/m^2（超过 1 小时）和卡铂 AUC 6（超过 1 小时）静脉注射给药，均在每个疗程（共 21 天）的第 1 天用药。患者的耐受性非常好，不需要减量，也不需要延迟。在治疗过程中，患者血清 CA125 水平缓慢下降，在 6 个疗程后的第 3 周 CA125 为 12 IU/mL。在完成第 4 个疗程和第 6 个疗程后，根据她的 CA125 水平和 CT 扫描结果未发现异常，认为完成了临床治疗。每个月进行一次 CA125 水平测定。

患者教育

6. 对于该阶段，应向该患者提供什么样的治疗信息？

■ 临床过程（第 3 部分）

从治疗中断的第 1 个月开始每个月测定的 CA125 水平分别是 8 IU/mL、10 IU/mL、14 IU/mL、20 IU/mL、30 IU/mL、43 IU/mL 和 88 IU/mL。在治疗中止后的第 8 个月内进行的 CT 扫描结果显示，盆腔内有一个肿块（6 cm × 5 cm × 4 cm），起自腹膜后腔，到达胰头，直径 2 cm。CA125 为 150 IU/mL，其余实验室检查结果正常。该患者诊断为复发性卵巢癌。

随访问题

1.CA125 水平升高后，复发早期就进行治疗，而不是出现复发症状后再进行延迟治疗，这种做法是否有效？

2. 可以采取哪些措施来解决该患者的癌症复发问题？

3. 你会推荐哪些化疗方案来治疗局部复发性卵巢癌？说出你的理由。

■ 临床过程（第 4 部分）

决定在每个疗程 28 天的第 1 天开始静脉注射卡铂 AUC 5 和聚乙二醇脂质体多柔比星 30 mg/m^2 治疗。接受了 2 个疗程的卡铂和聚乙二醇脂质体多柔比星治疗。在第 3 个疗程开始前进行的放射影像学检查，结果显示未发现疾病有进展。在第 3 个疗程治疗过程中，患者称自己有穿鞋方面的问题，走路足部疼痛。在体检时，患者足部红肿、皲裂。患者共完成 3 个疗程的卡铂加聚乙二醇脂质体多柔比星治疗，每个疗程后均测定 CA125 水平，分别是 155 IU/mL、158 IU/mL 和 160 IU/mL。

随访问题

4. 聚乙二醇脂质体多柔比星治疗会导致哪些潜在的不良反应，需要监测和对患者进行教育吗？

■ 临床过程（第 5 部分）

第 4 疗程的化疗推迟了 2 周，皮肤病变解决后，才开始该疗程的治疗。但是，在完成第 4 个疗程后进行影像学检查时，发现疾病在恶化，重新测量了 CA125 为 288 IU/mL。

随访问题

5. Hillebrand 夫人从她的朋友那里打听到有某些抗癌药物的针对性更强。现在是否应使用靶向作用强的药物来治疗该患者复发且对卡铂耐药的卵巢癌？

6. 挽救疗法的种类有哪些？适合该患者的疗法有哪些？说出你的理由。

■ 自学任务

1.IV（静脉给药）和 IP（腹膜内给药）这两种给药方式在药理学方面各自的优势是什么？

2. 为什么残瘤的大小对腹膜内给药这种给药方式很重要？

3. 对紫杉醇和多烯紫杉醇过敏的可能原因是什么?

4. 晚期卵巢癌患者进行巩固化疗后，发生反应，且反应完全，之后的维持治疗会有哪些问题?

5. 细胞色素 P450 3A4/5 的多态性会对多烯紫杉醇治疗卵巢癌产生什么样的影响?

临床要点

Hillebrand 夫人采取的是先手术、后化疗的方案，但是有些患者的病情或身体状况不允许他们采取这种治疗方式，请问适合这类患者的治疗方法有哪些? 对于年龄较大或身体状况较差的患者，其中一个方法是新辅助化疗。新辅助化疗是指在进行主要的治疗方法之前，也就是做手术之前采取的一种治疗方法，目的在于减小肿瘤体积、增加治愈的机会。新辅助化疗通过减小肿瘤体积、减少失血、减少手术过程中输血而简化手术过程，同时还可以降低手术并发症的风险和缩短手术时间。

参考文献

[1] The NCCN Clinical Practice Guidelines in Oncology™ Ovarian Cancer (Version 2.2015). © 2015 National Comprehensive Cancer Network Inc. Available at:NCCN.org.Accessed November 23, 2015.To view the most recent and complete version of the NCCN guidelines, go online to NCCN.org.

[2] Boyd J, Sonoda Y, Federici MG, et al. Clinicopathologic features of BRCA-linked and sporadic ovarian cancer.JAMA 2000;283:2260-2265.

[3] Ozols RF, Bundy BN, Greer BE, et al.Gynecologic Oncology Group.Phase Ⅲ trial of carboplatin and paclitaxel compared with cisplatin and paclitaxel in patients with optimally resected stage Ⅲ ovarian cancer: a gynecologic oncology group study.J Clin Oncol 2003;21:3194-3200.

[4] du Bois A, Luck HJ, Meier W, et al. Arbeitsgemeinschaft Gynakologische Onkologie Ovarian Cancer Study Group.A randomized clinical trial of cisplatin/paclitaxel versus carboplatin/paclitaxel as first-line treatment of ovarian cancer.J Natl Cancer Inst 2003;95:1320-1329.

[5] Vasey PA, Jayson GC, Gordon A, et al.Scottish Gynaecological Cancer Trials Group. Phase Ⅲ randomized trial of docetaxel-carboplatin versus paclitaxel-carboplatin as first-line chemotherapy for ovarian carcinoma.J Natl Cancer Inst 2004;96:1682-1691.

[6] Armstrong DK, Bundy B, Wenzel L, et al. Gynecologic Oncology Group.Intraperitoneal cisplatin and paclitaxel in ovarian cancer.N Engl J Med 2006;354:34-43.

[7] Perren TJ, Swart AM, Pfisterer J, et al.A phase 3 trial of bevacizumab in ovarian cancer.N Engl J Med 2011;365:2484-2496.

[8] Burger RA, Brady MF, Bookman MA, et al. Incorporation of bevacizumab in the primary treatment of ovarian cancer.N Engl J Med 2011;365(26):2473-2483.

[9] Rustin GJ, van der Burg ME, Griffin CL, et al.Early versus delayed treatment of relapsed ovarian cancer (MRC OV05/EORTC 55955): a randomised trial. Lancet 2010;376:1155-1163.

[10] Wagner U, Marth C, Largillier R, et al.Final overall survival results of phase Ⅲ GCIG CALYPSO trial of pegylated liposomal doxorubicin and carboplatin vs paclitaxel and carboplatin in platinum-sensitive ovarian cancer patients.Br J Cancer 2010;107:588-591.

[11] Pujade-Lauraine E, Hilpert F, Weber B, et al. Bevacizumab combined with chemotherapy for platinum resistant recurrent ovarian cancer:The AURELIA open-label randomized phase Ⅲ trial. J Clin Oncol 2014;32:1302-1308.

[12] Kim G, Ison G, McKee AE, et al.FDA approval summary: olaparib monotherapy in patients deleterious germline BRCA-mutated advanced ovarian cancer treated with three or more lines of chemotherapy.Clin Cancer Res 2015;21(19):4257-4261.

第155章　急性淋巴细胞白血病

Ian 体重意外减轻…………………………Ⅱ级

Deborah A. Hass, PharmD, BCOP, BCPS

学习目标：

完成该病例学习后，学生能够：

· 解释急性淋巴细胞白血病（ALL）患者化疗后实验室检查结果代表的意义。
· 说明 ALL 患者化疗时所需要的辅助药物和支持护理措施。
· 了解治疗中性粒细胞减少性发热的药物。
· 明确成年 ALL 患者的主要治疗方法。
· 说明成年 ALL 患者需要进行常规性预防给药的原因。

患者介绍

■ 主诉

偶有出汗、头晕、进行性虚弱，以及活动时呼吸困难 1 个月。

■ 现病史

Ian Hamilton，男，58 岁，有糖尿病、高脂血症、高血压病史，因偶有出汗、头晕、进行性虚弱，以及活动时呼吸困难 1 个月就诊。过去 9 个月，体重减轻 40 磅（18.1 kg）；最近一直多吃东西，但体重每周减少 2 磅（0.9 kg）。3 天前，在外院进行的流式细胞术检查，结果显示有未成熟 B 细胞，与淋巴细胞性白血病细胞一致。患者为正细胞性贫血（血红蛋白 9.9 g/dL）。由于体重减轻，偶尔有腹痛和胃“翻腾”感，在院外进行了胸部 / 腹部 / 骨盆 CT 检查，但医疗记录中未见这方面的记录。无腹泻，但患者曾发生一次干呕。胸部 X 线检查未发现异常。该患者曾服用捷诺达（Janumet，西格列汀二甲双胍片）治疗 2 型糖尿病，但由于开始体检，患者便不再服用该药物，血糖为 100 ～ 130 mg/dL（5.6 ～ 7.2 mmol/L）。

■ 既往史

· 2 型糖尿病。
· HTN。
· 血脂异常。

■ 家族史

父亲 60 岁查出心肌梗死、78 岁查出白血病，不久就去世了。母亲患有心脏病、皮肤癌、不明原因的胃肠道恶性肿瘤，以及最近诊断出淋巴瘤。他有 5 个兄弟和 2 个姐妹。有一个兄弟 18 岁诊断为霍奇金淋巴瘤，48 岁去世。另一个兄弟患有多发性硬化症。其他兄弟姐妹都很健康。

■ 个人史

不吸烟、不喝酒、不吸食毒品。其职业为处理垃圾的卡车司机，有 3 个孩子，和妻子一起生活。

■ 用药史

无。

■ 过敏史

NKDA。

■ 系统回顾

· 体质：有出汗、疲劳、厌食和体重减轻问题。
· 五官检查阴性。
· 呼吸系统：有呼吸困难。
· 心血管系统：阴性。
· 消化系统：有恶心和腹痛。
· 泌尿生殖系统：阴性。
· 血红素 / 淋巴：阴性。
· 肌肉骨骼：阴性。

· 神经系统：有头晕和虚弱。

■ 体格检查

全身

A & O × 3；NAD。

生命体征

血压 124/58 mmHg，脉搏 106 bpm，呼吸频率 18次/分，体温37.2 ℃；体重100.8 kg，身高180.3 cm（5′11″），SpO_2 98%（室内空气）。

皮肤

正常，无皮疹。

五官检查

EOMI，无巩膜黄染，无结膜苍白。

颈部/淋巴结

颈部无 LAD。

肺部/胸部

双侧 CTA，无湿啰音、无喘息、无干啰音。

心血管系统

RRR；S_1 和 S_2 正常；无杂音、摩擦音或奔马律。

腹部

柔软、肥胖、NT/ND、肠鸣音正常。

生殖系统/直肠

延期检查。

肌肉骨骼/四肢

无 CCE。

神经系统

上肢/下肢双侧肌力为 5/5。

■ 实验室检查

Na 137 mEq/L	Hgb 9.9 g/dL	AST 16 IU/L
K 4.1 mEq/L	Hct 27.2%	ALT 10 IU/L
Cl 100 mEq/L	MCV 93.5 μmm^3	T. bili 0.5 mg/dL
CO_2 28 mEq/L	RDW 17.1%	Alb 3 g/dL
BUN 19 mg/dL	Plt 95 × $10^3/mm^3$	Fe 23 mcg/dL
SCr 1.2 mg/dL	WBC 7.1 × $10^3/mm^3$	TIBC 252 mcg/dL
Glu 93 mg/dL	Segs 35%	T. sat 35%
	Bands 0.2%	铁蛋白 159 ng/L
	Lymphs 5.2%	TSH 3.3 μIU/mL
	Monos 8.6%	PSA 0.52 ng/mL
	Myelos 1.6%	B_{12} 311 ng/mL
	Blasts 49%	叶酸 9.5 ng/mL

■ 外周血流式细胞检查

大量的异常母细胞，约 49% 的白细胞表达 CD45。母细胞具有前 B 细胞表型，表达 CD19、CD22、CD34、CD38、HLA-DR 和末端脱氧核苷酸转移酶（TdT）。约 59% 的母细胞表达 CD20。母细胞不表达表面 IG、T 细胞相关抗原和髓系抗原。成熟的淋巴细胞包括正常的 T 细胞和 B 细胞。

■ 诊断和治疗计划

1.B 淋巴母细胞性白血病（费城染色体阴性）：

· 获得乳酸脱氢酶/尿酸。

· 骨髓活检。

· 脉造影术扫描。

· 置入中央导管。

· 获得院外 CT 检查结果。

· 急性白血病检查项目。

2. 2 型糖尿病（虽然最近不再使用控制血糖的药物，血糖仍然控制良好）：

· Accuchecks 血糖仪，一天 3 次。

· 糖尿病饮食。

· 进行尿检查看有无蛋白尿；患者最近服用过 ACE 抑制剂，但已停止服用。院外测量 SCr 为 0.9 ～ 1.2 mg/dL。

3. 恶心：

· 昂丹司琼，恶心时使用。

4. 高血压：

· 患者最近因体重下降而停止服用抗血压药物；但会监测血压，必要时会重新开始服用药物。

5. 血小板减少症：

· 输血使血小板水平高于 10.0 × $10^3/mm^3$。

6. 贫血：

· 输血使血红蛋白水平高于 8 g/dL。

7. 液体电解质、营养（FEN）：

· 糖尿病饮食如上。

· 使 K ＞ 4 mEq/L，Mg ＞ 2 mg/dL。

8. 静脉血栓栓塞（VTE）预防性给药：

· 预防心脏病猝死。

临床过程

在住院第 2 天，患者进行了骨髓（BM）活检、脉造影术（MUGA）（EF = 60%）和 PICC 置管。活检结果如下：

抽吸和活检大部分细胞是原始母细胞，有纤细的染色质，细胞质有许多明显空泡。核仁不是很突出，流式细胞术检查结果显示该细胞是一个未成熟的肿瘤 B 细胞。此外，免疫组织化学检查发现 TdT 强表达。大约一半的肿瘤细胞这种 CD20 强表达蛋白的表达能力较弱。

WHO 分类：B 淋巴母细胞性白血病。

患者开始服用以下药物：

- 泮托拉唑缓释片 40 mg，PO，QD。
- 昂丹司琼 8 mg，PO，每 8 小时一次，PRN。
- 静脉持续滴入 0.9% 生理盐水。
- 别嘌呤醇 300 mg，PO，QD。

PICC 置管恢复后，根据患者的基础资料身高 180 cm，体重 100.8 kg and BSA = 2.2 m^2，开始 R-HyperCVAD 给药方案。

化疗

■ 方案 1

- 在第 1 ～ 3 天，静脉滴注环磷酰胺 300 mg/m^2（660 mg），每 12 小时一次，每次滴注超过 3 小时，共给 6 次。
- 在环磷酰胺结束后 12 小时，静脉滴注美司钠 600 mg/m^2（1320 mg），IV，在第 1 ～ 3 天滴注时间超过 24 小时。
- 长春新碱 2 mg，IV，在第 4 天、第 11 天滴注。
- 多柔比星 50 mg/m^2（110 mg），IV，在第 4 天滴注。
- 地塞米松 40 mg，在第 1 ～ 4 天、第 11 ～ 14 天口服。
- 利妥昔单抗 375 mg/m^2（825 mg）、IV，第 1 天滴注（为防止肿瘤症状恶化，患者第 1 天没有滴注）。

■ 方案 2

根据患者耐受性和疾病进展情况，下面方案有 6 ～ 8 个疗程，1 个疗程为 21 天，根据患者当时的体重计算出该患者所需药物剂量：

- 甲氨蝶呤 200 mg/m^2、IV，时间 2 小时以上，之后剂量为 800 mg/m^2，滴注时间超过 22 小时。
- 四氢叶酸 25 mg、每 6 小时一次，口服，甲氨蝶呤滴注完成后开始服用，当甲氨蝶呤 ＜ 0.05 μmol/mL 时停止服用。
- 阿糖胞苷 3000 mg/m^2、IV，每 12 小时一次，一次 2 小时以上，第 2 ～ 3 天滴注。
- 甲泼尼龙 50 mg、IV，一天 2 次，第 1 ～ 3 天滴注。

■ 中枢神经系统预防性给药

- 甲氨蝶呤 12 mg，鞘内给药，第 2 天给药。
- 阿糖胞苷 100 mg，鞘内注射，第 8 天给药。

根据中枢神经系统疾病发生的风险及化疗方案进行重复给药。方案 1 和方案 2 中都要进行中枢神经系统的预防性给药。

■ 化疗中的其他药物

- 恩丹西酮注射液 8 mg，IV 推注，每 12 小时一次。
- 氟康唑 400 mg，PO，每天给药。
- 阿昔洛韦 400 mg，PO，每 12 小时一次。
- 普鲁氯嗪 1 mg，IV 推注，每 6 小时一次，PRN。
- 普鲁氯嗪 10 mg，PO，每 6 小时一次，PRN。
- 劳拉西泮 0.5 mg，PO，每 6 小时一次，PRN。

临床过程

■ 第 2 天化疗

血糖保持 90 mg/mL，今天早上测量值为 77 mg/mL。患者称自己没有低血糖症状。昨天患者开始糖尿病性饮食，且患者能够一直接受。因为最近体重减轻，患者的胰岛素抵抗不像之前那样严重。继续监测血糖水平。如果患者血糖水平下降到 70 mg/mL 以下，降血糖目的就达到了。

■ 第 3 天化疗

患者有轻度恶心，但食欲好，饮食情况不错；建议患者发生呕吐时，使用止吐药来止吐。患者能够接受鞘内化疗。过夜后，没有发生急性毒性反应。

■ 第 4 天化疗

患者体温升高至 38.3 ℃（101 ℉）。无呼吸道、泌尿系统或其他系统症状。开始使用头孢吡肟 2 g，IV，Q8H 进行治疗。

■ 第 5 天化疗

患者还有恶心问题，但没有呕吐。他能够接受一些固体食物，但胃口与之前相比差了很多。称当天早上发生过两次水样腹泻，便中不带血，但之后没再发生过腹泻。

■ 第 6 天化疗

患者称其胃口在好转，但还有恶心问题，只是稍微改善，没有呕吐。没有再发生腹泻。过夜后，没有发生急性毒性反应。当天，患者接受利妥昔单抗［用法：375 mg/m^2（825 mg），IV］治疗。

■ 第 7 天化疗

患者称昨天滴注利妥昔单抗时，发生了寒战。服用对乙酰氨基酚 650 mg，PO 及苯海拉明 50 mg，IV 对症处理。之后，患者感觉好多了。当天患者没有其他症状。患者称这两天自己只有便秘问题，也还有恶心问题，但能够摄入普通食物，不发生呕吐。过夜后，没有发生急性毒性反应。

■ 第 8 天化疗

患者称昨天一整天打嗝严重到无法入睡。他称打嗝与上腹不适有关。上腹部有疼痛问题，疼痛程度为 7/10，无放射痛，既不是尖锐痛，也不是钝痛，像是一种“打结”样疼痛。他也感到饱腹感和膨胀感。当他站起来走动时，感觉好一点，当打嗝声停止后，饱腹感和膨胀感减弱。没有腹泻和呕吐。患者还有恶心，但吃饭时不发生呕吐。昨天排出少量粪便。过夜后，没有发生急性毒性反应。

■ 第 15 天化疗

患者出院回家。告知患者，有发烧、感染征兆时，打电话给血液科医生；远离那些发生感染的人，如上呼吸道病毒感染者；远离拥挤人群，不要做园艺。这是为了减少感染的风险。患者 6 天后返回医院进行第 2 疗程的化疗。患者回家后，医生给患者开具的处方有：

· 氟康唑 400 mg，PO，每天给药。
· 阿昔洛韦 400 mg，PO，每 12 小时一次。
· 普鲁氯嗪 10 mg，PO，每 6 小时一次，PRN。

问题

问题识别

1.a 列出与患者药物治疗有关的问题。该化疗方案可能会对糖尿病产生什么影响?

1.b 为什么患者在开始化疗之前要用别嘌呤醇?

预期治疗结果

2.a 该患者的药物治疗的短期目标是什么?

2.b 患者将接受第 4 疗程的药物治疗，化疗方案是 R-HyperCVAD，大剂量甲氨蝶呤和阿糖胞苷交替使用。该患者药物治疗的长期目标是什么?

治疗方案

3.a 有哪些非药物疗法可能对该患者有用?

3.b 有哪些可行的药物治疗方案可用于治疗该患者的 ALL？

最佳的治疗方案

4.a 为什么患者要开始服用氟康唑和阿昔洛韦?

4.b 为什么还没有出现中枢神经系统病变征兆，就开始进行鞘内化疗?

4.c 如果最初的治疗方案失败了，使用问题 3.b. 中所提到的其他治疗方法，请简要说明该方法的最佳给药方案。

结果评价

5. 哪些实验室参数和诊断性检查表示诱导性化疗有效?

患者教育

6.a 诱导性化疗有利弊，应该向患者提供哪些相关信息?

6.b 假设患者不明白为什么要经过这么多疗程的化疗，解释为什么他不能只接受一个疗程的化疗。

■ 自学任务

1. 探讨集落刺激因子在预防和治疗 ALL 患者相关并发症中的价值。

2. 讨论用于确定 ALL 患者完全缓解还是部分缓解的判断标准。

3. 请解释与 ALL 疾病有关的疾病稳定和疾病发展这两个术语的意思。

临床要点

ALL 一线治疗药物中必须包含蒽环类衍生物、长春碱和皮质类固醇这些主要药物。白血病细胞缺乏内源性天冬酰胺，因此门冬酰胺酶也可以用于治疗 ALL。从大肠杆菌（E. Coli）中提取的左旋门冬酰胺酶在美国已经淘汰。现在的生产方法是聚乙二醇合成和从欧文菌中提取。费城染色体阳性的 ALL 患者除了使用 R-HyperCVAD 诱导性化疗方案外，还可以使用 BCR-ABL 酪氨酸激酶抑制剂，如伊马替尼或达沙替尼进行治疗。

参考文献

［1］Kantarjian H, Thomas D, O’ Brien S, et al.Long-term follow-up results of hyperfractionated cyclophosphamide, vincristine, doxorubicin, and dexamethasone (Hyper-CVAD), a dose-intensive regimen, in adult acute lymphocytic leukemia. Cancer 2004;101:2788-2801.

[2] Thomas DA, Cortes J, O' Brien S, et al.Hyper-CVAD program in Burkitt's-type adult acute lymphoblastic leukemia.J Clin Oncol 1999;17:2461-2470.

[3] Freifeld AG, Bow EJ, Sepkowitz KA, et al.Clinical practice guideline for the use of antimicrobial agents in neutropenic patients with cancer:2010 Update by the Infectious Diseases Society of America.Clin Infect Dis 2011;52(4):e56-e93.

[4] Wetzler M, Sanford BL, Kurtzberg J, et al.Effective asparagine depletion with pegylated asparaginase results in improved outcomes in adult acute lymphoblastic leukemia:Cancer and Leukemia Group B Study 9511.Blood 2007;109:4164-4167.

第 156 章　慢性粒细胞白血病

在费城也不总是晴天……………………………Ⅱ级

Alexandra Shillingburg, PharmD, BCOP
Aaron Cumpston, PharmD, BCOP

学习目标：

完成该病例学习后，学生能够：

- 确定慢性粒细胞性白血病（CML）的症状和体征。
- 确定决定 CML 预后的重要指标。
- 讨论新诊断的 CML、难治性或复发性 CML 的治疗方法，并推荐合适的治疗方法。
- 选择合适的参数来监测治疗 CML 的疗效和潜在不良反应。
- 为患者提供治疗 CML 的药物剂量、给药时间、坚持治疗的重要性，以及药物常见的不良反应等方面的教育咨询服务。
- 讨论 CML 一线治疗药物发生耐药的可能机制，并制定相应的治疗策略。

患者介绍

■ 主诉

我来这里是为背部疼痛进行检查，另外，最近我感觉很累且腹部隐隐作痛。

■ 现病史

Carl Boyd，男，55 岁，5 年前曾因受伤导致背部慢性疼痛；他来诊所是为了进行年检。患者称过去 3 个月有左腹部不适，腹部饱胀，食欲减退，活动量很小。进一步询问后，他称，过去 2 个月还有间歇性盗汗，现在发生的频率更高了。

■ 既往史

- 慢性背痛。
- 儿童时期发生哮喘，上次哮喘在 21 岁。
- 16 年前行阑尾切除手术。

■ 家族史

父亲 66 岁死于心肌梗死。母亲 71 岁，患有骨质疏松症、抑郁症和胃食管反流病。他有一个妹妹，52 岁，在缅因州生活，身体健康，没有疾病。祖父患有前列腺癌，但死亡原因与前列腺癌无关。患者没有亲生孩子。

■ 个人史

已婚，有一个继子，19 岁，在国外上大学。患者在当地一家护理机构当护工，但他告知妻子他是税务会计。他不吸烟，但会在社交场合饮酒。患者没有吸食毒品史。

■ 用药史

- 复合维生素，PO，QD。
- 环苯扎林 10 mg，PO，BID，需要时服用。
- 布洛芬 800 mg，PO，TID，需要时服用。
- 羟考酮 10 mg，每 6 小时一次，需要时服用。

■ 过敏史

目前没有过敏史（NKA）。

■ 系统回顾

患者虚弱和疲倦程度增加，经常出现盗汗、活动时轻度呼吸急促、肌肉骨骼整体疼痛，以及左上腹部（LUQ）疼痛。无出血、头痛、视力改变、恶心、呕吐、胸痛、皮疹、四肢麻木刺痛或泌尿系统症状。

■ 体格检查

全身

白种男性患者，看起来与真实年龄相符，无明显病容。

生命体征

血压122/60 mmHg，脉搏63 bpm，呼吸频率20次/分，体温 36.3 ℃；体重 77.5 kg，身高 180 cm，疼痛等级0级。

皮肤

皮肤温暖干燥、无皮疹、无破损。

五官检查

头部无创伤、大小正常；耳鼻喉（ENT）无红斑或充血；黏膜湿润；结膜正常；PERRLA 鼻窦无分泌物、压痛。嘴唇、牙齿、牙龈均无压痛。

颈部

无 JVD、无甲状腺肿大。

淋巴结

颈部、锁骨上方、腋窝，以及腹股沟无淋巴结肿大。

肺部

呼吸时双侧可听到弥散性哮鸣音。

心血管系统

心律齐，心率正常；S_1 和 S_2 正常；收缩杂音2/6。

腹部

有触痛；在 LUQ 触及脾尖。肠鸣音正常。无肝大。

直肠

延期检查。

肌肉骨骼 / 四肢

步态正常，四肢屈曲和伸展未受限；四肢肌力均为 5/5；无青紫或水肿；无滑膜炎或关节积液。

神经系统

大体正常；CN Ⅱ～Ⅻ正常；A & O × 3。

精神系统：

情感、行为、记忆、思想内容、判断力和言语能力均正常。

■ 实验室检查

Na 139 mEq/L	Hgb 10.3 g/dL	AST 24 IU/L	Ca 8.2 mg/dL
K 3.7 mEq/L	Hct 33.8%	ALT 38 IU/L	Mg 2.2 mEq/L
Cl 105 mEq/L	Plt 470 × 10^3/mm^3	Alk phos 72 IU/L	Phos 3.8 mg/dL
CO_2 27 mEq/L	WBC 123 × 10^3/mm^3	LDH 950 IU/L	尿酸 6.5 mg/dL
BUN 28 mg/dL	PMNs 53%	T. bili 0.6 mg/dL	LAP 未检出
SCr 0.8 mg/dL	Bands 13%	T. prot 6.9 g/dL	Metas 10%
Glu 92 mg/dL	Lymphs 7%	Alb 3.5 g/dL	Eos 4%
Retic 2.3%	Myelos 9%		Basos 4%

■ 骨髓活检

由于粒细胞的大量增殖，骨髓内明显充满了细胞（基本上 100% 的都是细胞）。粒细胞系列明显左移；然而，母细胞数量没有增加，也没有发现棒状小体或明显的异型增生。红细胞前体细胞略有下降，巨核细胞明显增加，许多体积较小，有分叶的细胞明显增加。铁储存量下降，有网状蛋白轻度纤维化。外周血和骨髓中嗜酸性粒细胞和嗜碱性粒细胞增多。FISH 分析结果显示 BCR–ABL1 有重排。

细胞遗传学研究显示 9 号和 22 号染色体的长臂发生异位［t（9 q；22 q）］（费城染色体），95% 的恶性细胞为费城染色体阳性（图 156–1）。这些信息符合 CML 特征，形态学特征表明患者处于 CML 慢性期（CML–CP）。

问题

问题识别

1.a 患者病史中的哪些信息与 CML 的诊断一致？

1.b 说明 CML 病情的自然进展过程。

1.c 列出表明慢性期 CML 预后不良的因素。

预期治疗结果

2. 该患者的长期治疗目标是什么？

治疗方案

3. 该新发 CML 患者可采取哪些非药物和药物疗法进行治疗？

最佳的治疗方案

4. 考虑到患者的所有影响因素后，说明最佳的初始治疗方案。

结果评价

5. 说明分析监测疗效和毒性反应的参数。

患者教育

6. 在治疗前，应该为患者提供哪些教育咨询服务？

■ 临床过程

患者开始使用你提出的治疗方案进行治疗。2 周后复诊，WBC 计数为 34 × 10^3/mm^3。4 周后复诊，WBC 计数为 9 × 10^3/mm^3。经过 3 个月的治疗，患者的 WBC 计数稳定在 8.2 × 10^3/mm^3，但细胞基因方面

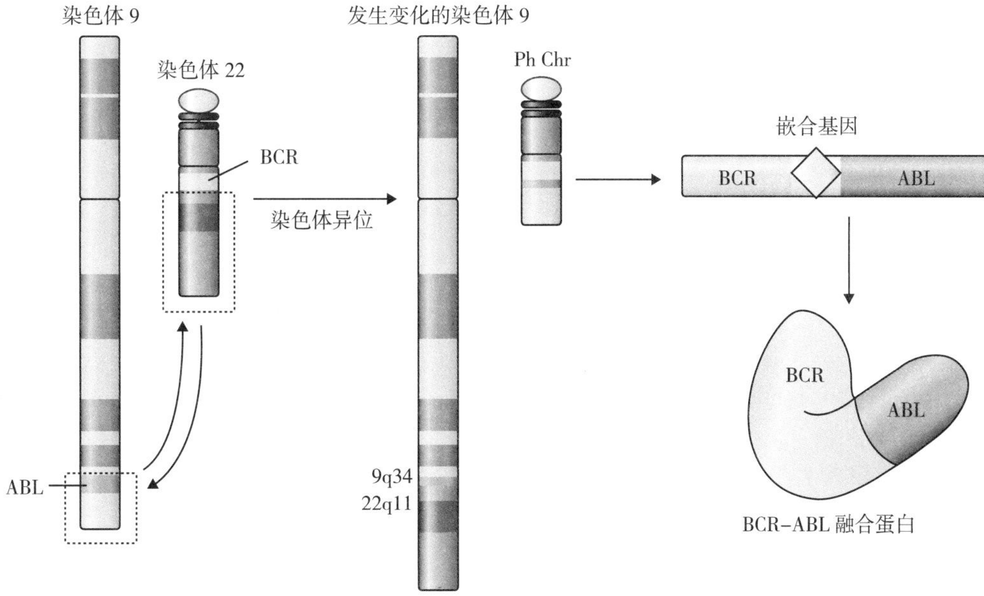

费城染色体（Ph）是将 ABL 癌基因与 BCR 基因连接的 9 号和 22 号染色体易位的结果，该融合基因编码翻译为一个独特的融合蛋白，使细胞活跃。

图 156-1　与慢性粒细胞性白血病有关的染色体易位

（获许可后转载自：MORIN P J, TRENT J M, COLLINS F S, Vogelstein B. Cancer genetics.In:KASPER D L, FAUCI A S, HAUSER S L, LONGO D L, JAMESON J L, LOSCALZO J, eds.Harrison's Principles of Internal Medicine, 19th Ed.New York, McGraw-Hill, 2015.）

变化非常小，骨髓活检结果显示 70% 的费城染色体阳性细胞处于中期。6 个月后，患者对化疗仍然有反应，且反应完全，但细胞遗传学反应很小，有 60% 的费城染色体阳性细胞处于中期。分子分析（费城染色体 PCR 检测）也显示费城染色体细胞没有较大反应。因为患者反应性不是很好，所以进行了基因突变检测，发现 *Y253F* 发生突变。另外，患者开始使用伊马替尼治疗，且发现眶周围有轻度水肿、中度疼痛和恶心。患者今天来诊所与医疗小组讨论进一步的治疗方案。

■ 随访问题

1. 伊马替尼产生耐药的可能机制是什么？

2. 对于该患者而言，伊马替尼（用法：400 mg，PO，QD）的疗效不是很好，需要换药，请问符合条件的其他药物有哪些？

3. 鉴于患者使用伊马替尼效果不好，比较达沙替尼、尼洛替尼、博舒替尼和帕纳替尼在疗效和毒性反应方面的异同。

4. 患者应该停止酪氨酸激酶抑制剂（TKI）的治疗和维持缓解状态，还是应该进行终身治疗？

5. 如果患者 *T315I* 基因发生突变，如何调整治疗方案？

■ 自学任务

1. 说明 CML 患者治疗后，血液和细胞遗传学方面的反应标准（完全反应、部分反应、反应小和无反应），包括 WBC 计数、脾大和费城染色体阳性的骨髓细胞百分比。

2. 如果患者怀孕，其治疗方案应如何调整？

3. 讨论为 *T315I* 突变患者制定治疗方案的过程。

临床要点

慢性 CML 患者一般不进行基因突变检测，除非患者对伊马替尼的反应性差，或是没有反应，因为患者在没有产生耐药性的情况下，偶尔才会出现基因突变。

参考文献

［1］O' Brien SG, Guilhot F, Larson RA, et al.IRIS investigators.Imatinib compared with interferon and low-dose cytarabine for newly diagnosed chronic-phase chronic myeloid leukemia.N Engl J Med

2003;348:994-1004.

[2] Deininger M, O' Brien SG, Guilhot F, et al. International randomized study of interferon vs STI571 (IRIS) 8–year follow up: sustained survival and low risk for progression or events in patients with newly diagnosed chronic myeloid leukemia in chronic phase (CML–CP) treated with imatinib. ASH Annual Meeting Abstracts 2009;114:1126.

[3] Jabbour E, Kantarjian HM, Saglio G, et al.Early response with dasatinib or imatinib in chronic myeloid leukemia:3–year follow–up from a randomized phase 3 trial (DASISION).Blood 2014;123:494-500.

[4] Larson RA, Hochhaus A, Hughes TP, et al.Nilotinib vs imatinib in patients with newly diagnosed Philadelphia chromosome–positive chronic myeloid leukemia in chronic phase:ENESTnd 3–year follow–up.Leukemia 2012;26:2197-2203.

[5] Rea D. Management of adverse events associated with tyrosine kinase inhibitors in chronic myeloid leukemia.Ann Hematol 2015;94(Suppl 2):S149-S158.

[6] Hochhaus A, Kantarjian HM, Baccarani M, et al. Dasatinib induces notable hematologic and cytogenetic responses in chronic–phase chronic myeloid leukemia after failure of imatinib therapy. Blood 2007;109:2303-2309.

[7] Baccarani M, Deininger MW, Rosti G, et al. European LeukemiaNet recommendations for the management of chronic myeloid leukemia:2013. Blood 2013;122(6):872-884.

[8] Cortes JE, Kantarjian HM, Brümmendorf TH, et al. Safety and efficacy of bosutinib (SKI–606) in chronic phase Philadelphia chromosome–positive chronic myeloid leukemia patients with resistance or intolerance to imatinib.Blood 2011;118:4567-4576.

[9] Cortes JE, Kim DW, Pinilla–Ibarz J, et al.A phase 2 trial of ponatinib in Philadelphia chromosome–positive leukemias.N Engl J Med 2013;369:1783-1796.

[10] Cortes J, Lipton JH, Rea D, et al.Phase 2 study of subcutaneous omacetaxine mepesuccinate after TKI failure in patients with chronic–phase CML with T315I mutation.Blood 2012;120:2573-2580.

第157章　肾癌

分子疗法……………………………Ⅱ级

Daniel J. Crona, PharmD, PhD
Jessica J. Auten, PharmD, BCPS, BCOP

学习目标：

完成该病例学习后，学生能够：

- 评估转移性肾癌患者的一线治疗方法。
- 根据转移性肾癌患者的具体情况和治疗方案，制定个体化监测方案。
- 为复发性或进行性转移性肾癌患者提供合适的药物选择进行治疗。
- 向转移性肾癌患者提供有关靶向治疗的适当详细的教育咨询服务。

患者介绍

■ 主诉

肾癌有哪些治疗方法？

■ 现病史

Morgan Shepherd，女，65岁，3个半月前因背部疼痛、咳嗽和体重减轻去其初级保健医生处就诊。患者一开始认为自己患有肾盂肾炎，使用抗生素进行治疗，但没有效果，几天后，患者发生严重血尿。随后患者转诊到泌尿科进行诊疗，超声检查发现肾脏中有一个肿块。胸部、腹部和骨盆的CT扫描结果显示，左上肾盂部位有一个直径为7 cm的肿瘤且双侧肺有几个结节。将其转诊到附近的癌症中心进行进一步诊疗。肾脏肿块的针刺活检发现肿块细胞为肿瘤细胞，但样本太小和异质性，需要进行组织学检查。为了缓解不断加重的症状，进一步检查肿块的具体病理组织学类型，她进行了左肾根治性切除术。病理学检查结果显示为肾癌，明确了细胞病理学类型。

6周后，也就是现在，患者从手术中恢复过来，解决了背部疼痛和血尿问题。她在门诊预约了肿瘤医生。术后CT扫描结果显示肺部出现了转移灶（数量或大小没有变化）。她希望通过系统性疗法来治疗转移性肾癌，并希望与肿瘤医生探讨具体可行的治疗方案。

■ 既往史

- 高血压。
- 血脂异常。

■ 家族史

母亲75岁时死于心肌梗死并发症，父亲73岁时死于肺栓塞。有一个弟弟，58岁，患有哮喘，无其他疾病。无癌症家族史。

■ 个人史

Shepherd夫人已婚40年，生活幸福。她有一个儿子，已成年，33岁，身体健康。患者有较长时间的吸烟史（25年，每天一包烟），但5年前戒烟。患者超重（BM1 29.3 kg/m^2）。

■ 用药史

- 氢氯噻嗪25 mg，PO，QD。
- 依那普利5 mg，PO，QD。
- 阿托伐他汀10 mg，PO，QD。

■ 过敏史

NKDA。

■ 系统回顾

没有发热或畏寒；无头痛；无恶心或呕吐；自从手术后感觉很虚弱。

■ 体格检查

全身

白种女性，发育良好、营养状况良好，未发现其他疾病。

生命体征

血压 130/84 mmHg，脉搏 64 bpm，呼吸频率 18次/分，体温 37.0 ℃；体重 82.4 kg，身高 167.6 cm（5′6″），BSA 1.96 m^2。

皮肤

肤色为橄榄色。肾切除部位完全愈合。

五官检查

PERRLA，EOMI；咽部正常。

颈部/淋巴结

柔软；无淋巴结病变；甲状腺无肿块。

肺部/胸部

肺部左上叶有轻度哮鸣音。

心血管系统

RRR；S_1 和 S_2 正常，无 MRG。

腹部

柔软、NT/ND、BS（+）。

生殖系统/直肠

延期检查。

四肢

无杵状指、青紫或水肿。

神经系统

A & O×3；CN Ⅱ～Ⅻ正常；所有 DTRs 2+；运动和感觉神经正常；巴宾斯基征（–）。

■ 实验室检查

Na 137 mEq/L	Hgb 12 g/dL	WBC 6.1 × 10^6/mm^3	T. bili 0.8 mg/dL
K 4.0 mEq/L	Hct 36%	Neutros 66%	AST 25 IU/L
Cl 99 mEq/L	Plt 325 × 10^3/mm^3	Bands 4%	ALT 27 IU/L
CO_2 25 mEq/L		Lymphs 26%	Alk phos 125 IU/L
BUN 20 mg/dL		Monos 4%	Alb 3.8 g/dL
SCr 2.0 mg/dL			LDH 220 IU/L
Glu 75 mg/dL			Ca 8.5 mg/dL
			Mg 2.0 mg/dL

■ 初步诊断

该65岁的转移性透明细胞肾癌患者行原发性肿瘤根治性肾切除术后，来肿瘤科复诊。肺部有多个几毫米大小的转移性病灶；然而，这并不能表明这些病灶是新发病灶。简而言之，根据肺功能检查结果（FVC 和 FEV_1 值低于预测值的65%），SCr 值为 2.0 mg/dL，患者身体状况较差，不适合进行高剂量 IL–2 治疗。此外，她还与肿瘤医生讨论了监测方法，目前放弃了系统性疗法。然而，她希望了解关于药物疗法方面的内容。

问题

问题识别

1. 患者病例中哪些信息（如症状、体征和实验室检查结果）表明患者患有肾癌？同时，列出患者病史中可能决定肾癌严重程度的因素。

预期治疗结果

2. 该患者药物治疗的目标是什么？

治疗方案

3. 可作为该患者一线疗法的药物和非药物疗法有哪些？

最佳的治疗方案

4. 考虑到患者的所有影响因素后，说明最佳的初始治疗方案。

结果评价

5. 哪些临床和实验室指标可用来评价治疗结果，并监测和预防不良事件发生？

患者教育

6. 在开始治疗前，你会为患者提供什么样的教育咨询服务？

■ 临床过程

Shepherd 夫人采用你所制定的治疗方案进行治疗，且肺部转移性病灶得到部分改善。产生的不良反应包括高血压（最高血压为 160/95 mmHg）、手–足部皮肤反应、皮肤轻微泛黄、头发褪色和周围水肿。增加依那普利的剂量，每天增加 10 mg 来控制高血压。

不幸的是，经过9个月的治疗，今天复查的 CT 扫描结果显示癌症还在发展。患者表示希望继续治疗，并在这里咨询了二线疗法。

■ 随访问题

1. 鉴于这种情况。患者可采用的治疗方法有哪些？说出你的理由。

2. 你将如何监测你所推荐的治疗方法产生的潜在的不良反应？

3. 对于你提出的新方案，你会向患者提供什么样的教育咨询服务？

4. 如果患者也接受了一种强肝酶 CYP3A4 诱导剂进行治疗，你将如何调整治疗方案？如果是

CYP3A4 强效抑制剂呢？

■ 自学任务

1. 探讨免疫疗法在转移性肾癌中的作用。

2. 在做完局部肾癌手术后，若进行辅助治疗，辅助治疗起什么作用？

3. 肿瘤组织学在转移性肾癌的治疗方法选择中的作用是什么？

临床要点

传统的细胞毒性化疗药物和放疗对大多数转移性肾癌患者无效，因此，从前治疗转移性肾癌的方法很有限，直到 10 年前才有了多种治疗方法。此外，细胞因子治疗（干扰素或大剂量 IL-2）有毒性，且很少会有持久性缓解的效果。通过对有关肾癌发病机制中的分子机制的深入了解，人们研制出了 8 个靶向药物，针对 VEGF 或 mTOR 途径上的信号机制达到治疗肾癌的目的，并获得批准。但是，使用一线靶向制剂治疗后，患者的癌症还在发展，所以患者还需要采用二线、三线，甚至四线药物进行治疗。

参考文献

[1] Hutson TE, Lesovoy V, Al-Shukri S, et al.Axitinib versus sorafenib as first-line therapy in patients with metastatic renal-cell carcinoma: a randomised open-label phase 3 trial.Lancet Oncol 2013;14:1287-1294.

[2] Sternberg CN, Davis ID, Mardiak J, et al.Pazopanib in locally advanced or metastatic renal cell carcinoma: results of a randomized phase Ⅲ trial.J Clin Oncol 2010;28:1061-1068.

[3] Motzer R, Hutson TE, Cella D, et al.Pazopanib versus sunitinib in metastatic renal-cell carcinoma. N Engl J Med 2013;369:722-731.

[4] Motzer RJ, Hutson TE, Tomczak P, et al.Overall survival and updated results for sunitinib compared with interferon alfa in patients with metastatic renal cell carcinoma.J Clin Oncol 2009;27:3584-3590.

[5] Rini BI, Halabi S, Rosenberg JE, et al.Bevacizumab plus interferon alfa compared with interferon alfa monotherapy in patients with metastatic renal cell carcinoma:CALGB 90206.J Clin Oncol 2008;26:5422-5428.

[6] Hudes G, Carducci M, Tomczak P, et al. Temsirolimus, interferon alfa, or both for advanced renal-cell carcinoma.N Engl J Med 2007;356:2271-2281.

[7] Motzer RJ, Escudier B, Oudard S, et al.Efficacy of everolimus in advanced renal cell carcinoma: a double-blind, randomized, placebo-controlled phase Ⅲ trial.Lancet 2008;372:449-456.

[8] Rini BI, Escudier B, Tomczak P, et al.Comparative effectiveness of axitinib versus sorafenib in advanced renal cell carcinoma (AXIS): a randomised phase 3 trial.Lancet 2011;378:1931-1939.

[9] Motzer RJ, Escudier B, McDermott DF, et al. Nivolumab versus everolimus in advanced renal-cell carcinoma.N Engl J Med 2015;373:1803-1813.

[10] Choueiri TK, Escudier B, Powles T, et al. Cabozantinib versus everolimus in advanced renal-cell carcinoma.N Engl J Med 2015;373:1814-1823.

第 158 章　黑色素瘤

你已经暴露于危险因素……………………… Ⅱ级

Jamie Poust, PharmD, BCOP
Sarah Norskog, PharmD

学习目标：

完成该病例学习后，学生能够：

- 确定黑色素瘤的危险因素。
- 确定治疗转移性黑色素瘤的治疗方案。
- 为接受转移性黑色素瘤治疗的患者准备教育咨询服务方面的信息。
- 讨论黑色素瘤的预防方法。

患者介绍

■ 主诉

我最近走路上班时总是感到呼吸急促。

■ 现病史

Douglas Kenney，男，52 岁，白种人，因活动性呼吸急促、呼吸困难而就诊。无胸痛和咯血。患者称现在自己需停下来喘口气，才能步行一个街区。他通常每天步行 10 个街区上下班，发现过去 2～4 周呼吸急促进行性加重。2 个月前，澳大利亚旅行回国后，经诊断发现左下肢有一个血栓形成。4 年前诊断为Ⅱ A 期黑色素瘤（T3 N0 M0）。

■ 既往史

- GERD。
- 2 型糖尿病。
- 2 个月前，经诊断，发现左下肢处有深静脉血栓形成。
- 4 年前诊断：黑色素瘤（Ⅱ A 期，表浅扩散型，Breslow 厚度为 1.2 cm）；左下背部曾做过切除术——前哨淋巴结活检，未发现黑色素瘤。

■ 家族史

患者是其兄弟姐妹中年龄最大的，有 2 个妹妹，都健在，其中一个患有 2 型糖尿病。母亲，74 岁，有基底细胞癌、皮肤黑色素瘤和心脏病病史。父亲 71 岁时，因肺炎去世。

■ 个人史

患者是一名建筑师，已婚，有一个女儿（17 岁）。有吸烟史，大学 4 年每天吸半包烟。他在社交场合饮酒，不吸食毒品。

■ 用药史

- 兰索拉唑 30 mg，PO，QD。
- 格列吡嗪 10 mg，PO，QD。
- 二甲双胍 1000 mg，PO，BID。
- 依诺肝素 100 mg，SC，BID。

■ 过敏史

NKDA。

■ 系统回顾

无发热、畏寒、寒战和胸痛；有呼吸急促和运动性呼吸困难（DOE）。

■ 体格检查

全身

轻度超重的白种男性，轻度呼吸窘迫。

生命体征

血压 129/72 mmHg，脉搏 92 bpm，呼吸频率 22 次 / 分，体温 37.8 ℃；体重 102.2 kg，身高 177.8 cm（5′10″）。

皮肤

皮肤白皙，躯干处有多个散在分布的发育不良性黑素细胞痣；左下背部有黑色素瘤手术切口，已经痊愈。腹部和大腿上的小淤斑与注射依诺肝素有关。

五官检查

PERRLA、EOMI；巩膜正常；咽正常。

颈部 / 淋巴结

柔软、无淋巴结病变、无肿块。

肺部 / 胸部

左肺基底部呼吸音减弱。

心血管系统

RRR；无 MRG。

腹部

NTND；BS（+）。

生殖系统 / 直肠

延期检查。

肌肉骨骼 / 四肢

ROM 和感觉正常；LLE 比 RLE 略长。

神经系统

A & O × 3；颅神经正常；感觉神经正常。

■ 实验室检查

Na 135 mEq/L	Hgb 15.8 g/dL	WBC 5.6 × 10^6/mm^3	T. bili 1.1 mg/dL
K 4.1 mEq/L	Hct 46%	Neutros 68%	AST 22 IU/L
Cl 100 mEq/L	RBC 5.2 × 10^6/mm^3	Bands 3%	ALT 28 IU/L
CO_2 25 mEq/L	Plt 322 × 10^3/mm^3	Eos 1%	Alk phos 165 IU/L
BUN 9 mg/dL		Lymphs 26%	Alb 4.2 g/dL
SCr 1.0 mg/dL		Monos 2%	LDH 187 IU/L
Glu 75 mg/dL			Ca 8.5 mg/dL
			Mg 2.1 mg/dL
			PO_4 3.6 mg/dL

■ 胸部 CT

无肺栓塞，左下肺发现两个结节，是转移病灶；左下肺还发现有少到中度的胸腔积液。

■ 腹部 CT

肝右叶可见病灶转移，是实体瘤。

■ CT 引导下肺活检

从左下叶取出的组织经活检是黑色素瘤转移病灶。肿瘤组织检测结果显示 $BRAF^{V600}$ 野生型 DNA。

■ 初步诊断

该 52 岁男性患者，黑色素瘤复发，转移到肝脏和肺部，导致活动性呼吸急促和呼吸困难，需要治疗。

问题

问题识别

1.a 列出与患者药物治疗有关的问题。

1.b 有哪些信息（症状、体征和实验室检查结果）表明患者患有黑色素瘤?

1.c 引起该患者黑色素瘤的危险因素有哪些?

预期治疗结果

2. 该患者黑色素瘤的治疗目标是什么?

治疗方案

3.a 哪些治疗方案对该患者有用?

3.b 有哪些非药物疗法可能对该患者有用?

最佳的治疗方案

4. 治疗转移性黑色素瘤的方案（包括药物名称、剂型、剂量、给药时间和疗程）是什么?

结果评价

5. 哪些临床和实验室指标可用来评价治疗结果，并监测和预防不良事件的发生?

患者教育

6. 关于治疗转移性黑色素瘤的药物方面，你会向患者提供哪些教育咨询服务?

■ 案例其他问题

患者的女儿担心她也有可能会患上黑色素瘤。黑色素瘤应如何预防?

■ 自学任务

1. 伊匹木单抗导致的免疫介导的不良反应，你如何处理?

2.DVT 抗凝治疗的时间是多长?

3. 区分正常痣与异常痣的 ABCDE 方法是什么，即如何简单区分正常痣与异常痣?

临床要点

测定Ⅳ期血清乳酸脱氢酶（LDH）值对于判断预后有重要意义。对Ⅳ期患者而言，LDH 水平正常时，1 年总体生存率为 65%，而 LDH 水平异常时，则只有 32%。

参考文献

[1] Balch CM, Gershenwald JE, Soong S, et al.Final version of 2009 AJCC melanoma staging and classification.J Clin Oncol 2009;27:6199-6206.

[2] NCCN Clinical Practice Guidelines in Oncology. Melanoma v.1.2016.Available at: www.nccn.org. Accessed November 1, 2015.

[3] Robert C, Long GV, Brady B, et al.Nivolumab in previously untreated melanoma without BRAF mutation.N Engl J Med 2015;372:320-330.

[4] Weber JS, D' Angelo SP, Minor D, et al.Nivolumab versus chemotherapy in patients with advanced melanoma who progressed after anti–CTLA–4 treatment (CheckMate 037): a randomized, controlled, open–label, phase 3 trial.Lancet Oncol 2015;16:375-384.

[5] Robert C, Schachter J, Long GV, et al. Pembrolizumab versus ipilimumab in advanced melanoma.N Engl J Med 2015;372:2521-2532.

[6] Robert C, Ribas A, Wolchok JD, et al.Anti–programmed–death–receptor–1 treatment with pembrolizumab in ipilumumab–refractory advanced melanoma: a randomized dose–comparison cohort of a phase 1 trail.Lancet 2014;384:1109-1117.

[7] Postow M, Chesney J, Pavlick AC, et al.Nivolumab and ipilimumab versus ipilimumab in untreated melanoma.N Engl J Med 2015;372;2006-2017.

[8] American Cancer Society.Melanoma Skin Cancer. Available at http://www.cancer.org/acs/groups/cid/documents/webcontent/003120–pdf.pdf.Accessed November 1, 2015.

第 159 章　造血干细胞移植

药物越多，药物相互作用就越多……………………………Ⅲ级

Teresa C. Kam, PharmD, BCOP

学习目标：

完成该病例学习后，学生能够：

- 了解用于同种异体干细胞移植（SCT）的免疫抑制剂产生的毒性反应。
- 将免疫抑制剂导致的不良反应与其他药物导致的不良反应区分开。
- 免疫抑制剂会产生毒性反应，制定解决这类毒性反应的治疗方案。

患者介绍

■ 主诉

患者在门诊随访复诊，有震颤和头痛问题。因血脂异常和高血压，其初级保健医生最近进行诊疗后调整了用药方案。

■ 现病史

Jacob Weber，男，45 岁，因高危性 AML 做了异体造血干细胞移植，且供者与患者没有关系，人类白细胞抗原（HLA）配型后 75 天，患者来骨髓移植（BMT）科进行诊治。治疗方案中的药物包括塞替哌（5 mg/kg，静脉注射，每隔 12 个小时一次 ×3 次）和环磷酰胺（60 mg/kg，IV，Q24H×2 次），他的慢性移植物抗宿主病（GVHD）预防给药方案中从第 3 天开始给药他克莫司和西罗莫司。因患者有中性粒细胞减少性发热、急性肾损伤、黏膜炎和腹泻而使治疗过程复杂化。约 6 周前出院时，这些并发症已得到解决。2 周前，他发生了皮疹和腹泻，经诊断是 2 级急性 GVHD。他开始使用泼尼松（用法：1 mg/kg，90 mg，BID，口服）进行治疗，氟康唑换为泊沙康唑（用法：300 mg，QD，口服）。PCP 为患者增加了吉非罗齐（用法：600 mg，BID，口服）来控制血脂。

今天，患者的主要问题是活动时，如打字或拿杯子时，有头痛和震颤。出院时，医生给患者开具的药物包括他克莫司（用法：口服，BID，剂量 2 mg）和西罗莫司（用法：口服，QD，剂量 2 mg）。

■ 既往史

高危 AML，用伊达比星和阿糖胞苷进行诱导性治疗，然后使用大剂量阿糖胞苷治疗一个疗程。患者出院时，诊断出高血压，开始用氨氯地平控制血压。之前使用阿托伐他汀来控制血脂，最近又加上吉非罗齐。

■ 家族史

已婚，有两个孩子。父亲因动脉粥样硬化性心脏病去世。

■ 用药史（用药超过 75 天）

- 泊沙康唑 300 mg，PO，QD。
- 艾美拉唑 40 mg，PO，QD。
- 他克莫司 2 mg，PO，BID。
- 泼尼松 90 mg，PO，BID。
- 伐昔洛韦 500 mg，PO，BID。
- 氨氯地平 10 mg，PO，QD。
- 普鲁氯嗪 10 mg，PO，每 8 小时一次，恶心呕吐时使用。
- 西罗莫司 2 mg，PO，QD。
- 氨苯砜 100 mg，PO，QD。
- 阿托伐他汀 10 mg，PO，QD。
- 吉非罗齐 600 mg，PO，BID。

· 1% 曲安奈德药膏——局部涂抹胸部和肩部，一天两次。

■ 过敏史

磺胺类药物（荨麻疹）。

■ 系统回顾

患者活动时，有运动性震颤，且进行性加重。

日常活动如打字和饮酒时，患者也有头部钝痛，大约一周前出现。

■ 体格检查

全身

患者为一个 WDWN 白种男性。

生命体征

血压 158/76 mmHg，脉搏 92 bpm，体温 37.4 ℃；室内空气条件下，氧饱和度 98%；体重 90 kg；身高 177.8 cm（5′10″）。

五官检查

黏膜湿润。

皮肤

胸部和肩部有红疹。

颈部 / 淋巴结

柔软；无淋巴结病变。

肺部

无哮鸣音、无干啰音、无湿啰音。

心血管系统

RRR；正常；无 M/R/G。

腹部

轻微膨胀、右上腹压痛、肝脏轻度增大。

四肢

双侧下肢为 Ⅰ～Ⅱ级水肿。

神经系统

A & O × 3。

■ 实验室检查

Na 132 mEq/L	Hgb 8.8 g/dL	T. bili 0.9 mg/dL
K 3.0 mEq/L	Hct 28%	Alb 2.9 g/dL
CL 112 mEq/L	Plt 110 × 10^3/mm^3	空腹低密度脂蛋白未知
CO_2 19 mEq/L	WBC 4.1 × 10^3/mm^3	空腹 HDL 46 mg/dL
BUN 22 mg/dL	AST 55 IU/L	空腹 Trig 800 mg/dL
SCr 1.1 mg/dL	ALT 61 IU/L	他克莫司 19.6 ng/mL（目标值 5～10 ng/mL）
Glu 124 mg/dL	Alk phos 222 IU/L	西罗莫司 20.5 ng/mL（目标值 5～10 ng/mL）
Mg 1.2 mg/dL	LDH 70 IU/L	

■ 初步诊断

新发性震颤、头痛、低钾血症、低镁血症和高甘油三酯血症。

问题

问题识别

1.a 导致患者发生震颤和头痛最可能的原因是什么？

1.b 患者发生高甘油三酯血症的可能原因是什么？

1.c 导致低钾血症和低镁血症的可能原因是什么？

预期治疗结果

2. 该患者的治疗目标是什么？

治疗方案

3. 治疗血脂异常的方案有哪些？

最佳的治疗方案

4.a 说明治疗血脂异常的药物治疗方案。

4.b 简要说明该患者免疫抑制剂给药方案应如何进行调整。

4.c 应该采取什么给药方案来解决该患者的电解质紊乱问题？

4.d 预防性给药方案如果需要调整，如何进行调整？

结果评价

5. 你应该监测哪些参数来评价疗效和不良反应？

患者教育

6. 应该向患者及其家属 / 护工提供什么样的教育咨询服务？

■ 随访问题

1. 在同种异体干细胞移植后，预防治疗移植物抗宿主病的方法有哪些？

2. 在同种异体干细胞移植后，患者应选择哪些疫苗接种，以及具体的接种计划是什么？

■ 自学任务

1. 哪些疾病适合进行同种异体干细胞移植（SCT）治疗？

2. 异体骨髓移植除了会导致本病例中所涉及的并发症外，还会发生什么其他问题，请列出来。

临床要点

同种异体 SCT 通常与多种疾病、药物相互作用有关，需要仔细评估判断，防止毒性反应进一步加重。

参考文献

[1] Glotzbecker B, Duncan C, Alyea E, Campbell B, Soiffer R. Important drug interactions in hematopoietic stem cell transplantation: what every physician should know.Biol Blood Marrow Transplant 2012;18:989-1006.

[2] Rosenbeck LL, Kiel PJ, Kalsekar I, et al.Prophylaxis with sirolimus and tacrolimus ± antithymocyte globulin reduces the risk of acute graft-versus-host disease without an overall survival benefit following allogeneic stem cell transplantation.Biol Blood Marrow Transplant 2011;17:916-922.

[3] Cutler C, Logan BR, Nakamura R, et al.Tacrolimus/sirolimus vs tacrolimus/methotrexate for graft-versus-host disease prophylaxis after HLA-matched, related donor hematopoietic stem cell transplantation: results of Blood and Marrow Transplant Clinical Trials Network Trial 0402.Blood (ASH Annual Meeting Abstracts) 2012;120:abstract 739.

[4] Griffith ML, Savani BN, Boord JB.Dyslipidemia after allogeneic stem cell transplantation: evaluation and management.Blood 2010;116:1197-1204.

[5] Ullmann AJ, Lipton JH, Vesole DH, et al. Posaconazole or fluconazole for prophylaxis in severe graft-versus-host disease.N Engl J Med 2007;356:335-347.

[6] Tomblyn M, Chiller T, Einsele H, et al.Guidelines for preventing infectious complications among hematopoietic cell transplantation recipients: a global perspective.Biol Blood Marrow Transplant 2009;15:1143-1238.

第18篇　营养与营养失调

第160章　肠外营养

克服障碍……………………………Ⅲ级

Michael D. Kraft, PharmD, BCNSP
Melissa R. Pleva, PharmD, BCPS, BCNSP

学习目标：

完成该病例学习后，学生能够：

- 说明肠道阻塞是如何导致营养、体液和电解质紊乱的。
- 根据患者主观和客观资料判断营养不良的严重程度。
- 了解肠外营养（PN）患者有关营养不良的并发症（如再喂养综合征），以及避免或治疗此类并发症的措施。
- 根据患者的营养诊断和其他主客观资料，制定个体化的肠外营养方案。
- 为住院接受肠外营养的患者提供监测参数，以及疗效和不良反应的评价方法。

患者介绍

■ 主诉

我肚子疼，吃不下饭，也无法喝水。

■ 现病史

Steven Brown，男，49岁，有腹部疝、高血压、血脂异常和2型糖尿病病史，且熟悉消化外科医疗服务程序。今天早上，因腹痛、恶心、呕吐和不能耐受摄入食物来急诊就诊。大约2个月前，患者因腹内疝和小肠嵌顿进行了剖腹、小肠切除术和一期吻合术。术后因出现吻合口瘘、腹膜炎和脓毒血症，使治疗复杂化，患者住院3周后才出院回家。过去4天，患者腹痛进行性加重，无法忍受摄入的任何食物。患者最近一次排便是在6天前。与2个月前手术前相比，体重减轻了25磅（约11 kg）。患者出院后，由于食欲不振和摄入食物很有限，体重减少了约14磅（约6.5 kg）。

消化外科手术小组决定让Brown先生住院治疗。入院后，进行了腹部CT扫描，检查结果表明小肠发生扩张，这表明患者有小肠梗阻（SBO），未发现吻合口瘘或脓肿。该手术小组认为，小肠梗阻可能是由之前手术导致粘连引起的。

■ 既往史

- 腹疝。
- 高血压。
- 血脂异常。
- 2型糖尿病。

■ 手术史

2个月前因小肠嵌顿性腹疝进行了剖腹、小肠切除及一级吻合术治疗。

■ 家族史

母亲患有糖尿病，父亲患有高血压、冠心病。

■ 个人史

已婚，与妻子一起生活，是建筑工人。每周摄入2～3瓶酒精性饮料；有25年吸烟史，每天一包，2年前戒烟。

■ 系统回顾

患者感到口渴，没有食欲。称中度腹痛、恶心、呕吐。称腹部有痉挛性绞痛，且腹胀得厉害。6天没有排气、排便；过去 2 天排尿频次不高，小便颜色很暗，浓度高。当患者快速站起来时，会感觉头晕和眩晕。无畏寒、发热或其他部位疼痛。

■ 入院前所服用药物

· 阿托伐他汀 40 mg，PO，QD，睡觉前服用。
· 氢氯噻嗪 25 mg，PO，QD。
· 美托洛尔 50 mg，PO，BID。
· 格列本脲 / 二甲双胍 10 mg/1000 mg，PO，BID，餐时服用。

■ 过敏史

NKDA。

■ 体格检查

全身

非裔美国人，因腹痛不适看起来营养不良。

生命体征

血压 96/60 mmHg，脉搏 108 bpm，呼吸频率 18 次 / 分，体温 37.7 ℃；体重 71 kg（2 个月手术，手术前体重为 83 kg），身高 180 cm（71″）。

皮肤

干燥，某些地方有鳞屑；皮肤饱满程度差。

五官检查

PERRLA、EOMI、巩膜无黄染、结膜正常、口干、咽部正常，发现颞叶萎缩、眼睛凹陷、眉骨有些凸出，且发现肌肉和皮下脂肪有中重度萎缩。

肺部 / 胸部

双侧 CTA 和鼓音；双侧肩胛骨突出。

心血管系统

RRR；无杂音。

腹部

膨出，肠鸣音减弱（几乎没有）；整个腹部有弥散性压痛。

生殖系统 / 直肠

无病灶，内部无肿块。

肌肉骨骼 / 四肢

青紫（–）、水肿（–）、双侧足背和胫后动脉搏动为 2+，发现肌肉和皮下脂肪中到重度萎缩，特别是大肌肉群（肱二头肌、肱三头肌和股四头肌）。

神经系统

A & O × 3；CN Ⅱ ～Ⅻ 正常；四肢肌力均为 5/5；感觉神经正常，反射神经对称，脚趾感觉减弱。

■ 实验室检查（入院时）

Na 132 mEq/L	Hgb 12.1 g/dL	AST 24 IU/L	Ca 8.2 mg/dL
K 3.3 mEq/L	Hct 35.9%	ALT 21 IU/L	Mg 1.4 mEq/dL
Cl 94 mEq/L	Plt 334 × 10^3/mm^3	Alk phos 41 IU/L	Phos 2.6 mg/dL
CO_2 34 mEq/L	WBC 7.5 × 10^3/mm^3	GGT 45 IU/L	PT 12.0 s
BUN 17 mg/dL		T. bili 0.9 mg/dL	INR 0.8
SCr 0.5 mg/dL		T. prot 4.9 g/dL	
Glu 142 mg/dL		Alb 2.9 g/dL	

■ 放射学检查

CT 扫描结果显示，小肠扩张是小肠梗阻造成的；未发现吻合口瘘；未发现脓肿。

■ 初步诊断

该 49 岁男性患者有腹疝、高血压、血脂异常和 2 型糖尿病病史，2 个月前，因嵌顿疝进行了剖腹探查、小肠切除术和吻合术。因腹痛、恶心、呕吐及不能耐受摄入的食物而来就诊。患者的症状和 CT 扫描结果表明患者患有小肠梗阻。患者病史和体检资料表明患者出现了营养不良。

■ 临床过程

鉴于他最近进行了腹部手术、体重严重减轻及营养不良，手术小组决定采用保守疗法来治疗小肠梗阻。（患者很可能由于之前的手术发生了炎症和粘连，再做一场手术可能会进一步加重炎症，增加并发症发生的风险，如粘连、瘘管）。该患者只能使用非口服药物，现在家里只有口服药物。给患者插入鼻胃管进行胃肠减压，并插入 PICC 进行肠外营养和 IV 给药。该小组给患者静脉滴注一瓶 1000 mL 正常生理盐水，以 100 mL/h 速度滴入。一旦启动肠外营养，患者恢复后，IV 给药要减少，滴入量保持在 100 mL/h。手术小组获得营养和药物方面的肠外营养建议。

问题

问题识别

1.a 有哪些临床和实验室数据表明该患者有营养不良问题？说明营养不良的类型和严重性，并说明患者营养不良的原因。

1.b 小肠梗阻如何导致营养不良？该小肠梗阻患者还会有哪些营养失调（如液体、电解质和微量营养素）的问题？

1.c 列出该患者药物治疗相关问题，以及与营养、液体和电解质有关的问题。

1.d 血清白蛋白作为判断急性疾病患者营养状况的标志物有哪些不足？

1.e 你还应该获得哪些有关营养评估数据，为什么？

预期治疗结果

2. 该患者药物治疗和营养支持疗法的目标是什么？

治疗方案

3. 该患者营养支持方案是什么？是否应当进行肠外营养？说出你的理由。

最佳的治疗方案

4.a 解决患者药物相关问题，以及液体、电解质、酸碱问题的方法是什么？

4.b 该患者每天摄入的卡路里（kcal/kg）、蛋白质（g/kg）和水（mL 或 mL/kg）的量应该是多少？

4.c 制定该患者肠外营养目标，包括总容量（mL /d）和滴入速率（mL/h）、氨基酸（g/d）、葡萄糖（g/d）和 IV 脂肪乳剂（IVFE；g/d）。考虑问题 4.b 中涉及的目标，以及先前发现潜在营养问题（问题 1.c）。

4.d 你如何为该患者提供肠外营养？多快才能达到目标滴入速度？说出你的理由。

4.e 在肠外营养开始时，还需要监测哪些参数？

结果评价

5.a. 应监测哪些参数来评估肠外营养在该患者中的有效性和安全性？监测的频率应该是多少？

5.b. 你应该监测哪些具体参数来评价该患者的营养状况？

患者教育

6. 在住院期间，应该向患者和家属提供有关肠外营养的哪些教育咨询服务？

■ 临床过程

为 Brown 先生提供保守疗法，包括让其肠道休息、给予肠外营养、鼻胃管（NG）减压和支持性护理。4～5 天后，患者的症状改善，肠鸣音恢复，也排气了。在住院第 7 天，患者的小肠开始蠕动，医生团队让患者摄入食物，让食物在肠道中蠕动，并逐渐减少肠外营养。

■ 随访问题

该患者肠外营养应该如何逐渐减少，直至完全停止？根据该患者食物的摄入情况，制定逐渐减少肠外营养的方案。

■ 自学任务

1.Brown 先生有可能发生再喂养恢复综合征。什么是再喂养恢复综合征？该综合征的症状、体征和可能的并发症有哪些？如何预防？如果出现了有关症状、体征，如何治疗？

2. 术后严重营养不良的患者还会发生哪些具体的术后并发症？术前营养支持会对术后营养不良和术后并发症的发生风险产生什么样的影响？

3. 计算每天滴入 70% 葡萄糖、10% 氨基酸和 20% 静脉脂肪乳剂（IVFE）所需要的液体量，并计算出该患者每天所需要的肠外营养量。

4. 使用计算出的每日所需要的氨基酸、葡萄糖和 IVFE 的量，确定该患者可能需要的肠外营养最小量。假设这是 10% 氨基酸溶液、70% 葡萄糖溶液和 20% IVFE 的混合液，计算 100 mL 中所有微量营养素和添加剂的量。

临床要点

再喂养综合征会导致包括死亡在内的严重并发症。这在营养性急症中很少见。治疗中重度营养不良的黄金经验法则是在开始营养支持（肠外营养、肠内营养，甚至是摄入食物）时，“少量摄入，逐渐少量增加”，避免并发症发生，在开始营养支持及在治疗过程中积极纠正血清电解质异常（特别是磷、钾和镁）。

良好控制血糖，避免高血糖和低血糖，可以降低发病率和死亡率。之前有文献数据表明，为重症监护室患者注射胰岛素严格控制血糖（血糖 80～110 mg/dL），能够降低死亡率。但是，在控制高血糖的同时，避免低血糖的发生是一件很困难的事，严重低血糖会增加患者的发病率和死亡率。随后的研究和荟萃分析与之前的研究结论不同。最近的指南认为接受营养支持的住院成年患者血糖值应控制在 140～180 mg/dL，避免出现高血糖（> 180 mg/dL）、低血糖（< 70 mg/dL）和血糖值较大波动。

参考文献

[1] White JV, Guenter P, Jenson G, et al.Consensus statement:Academy of Nutrition and Dietetics

and American Society for Parenteral and Enteral Nutrition:Characteristics recommended for the identification and documentation of adult malnutrition (undernutrition).JPEN J Parenter Enteral Nutr 2012;36:275-283.

[2] Kudsk KA, Tolley EA, DeWitt RC, et al. Preoperative albumin and surgical site identify surgical risk for major postoperative complications. JPEN J Parenter Enteral Nutr 2003;27:1-9.

[3] Kraft MD, Btaiche IF, Sacks GS.Review of the refeeding syndrome.Nutr Clin Pract 2005;20:625-633.

[4] Foster NM, McGory ML, Zingmond DS, Ko CY.Small bowel obstruction: a population-based appraisal.J Am Coll Surg 2006;203:170-176.

[5] Brown KA, Dickerson RN, Morgan LM, et al.A new graduated dosing regimen for phosphorus replacement in patients receiving nutrition support. JPEN J Parenter Enteral Nutr 2006;30:209-214.

[6] The American Society for Parenteral and Enteral Nutrition.Task Force for the Revision of Safe Practices for Parenteral Nutrition.Safe practices of parenteral nutrition.JPEN J Parenter Enteral Nutr 2004;28:S39-S70.

[7] Boullata JI, Gilbert K, Sacks G, et al.A.S.P.E.N. clinical guidelines:Parenteral nutrition ordering, order review, compounding, labeling, and dispensing.JPEN J Parenter Enteral Nutr 2014;38:334-377.

[8] Ayers P, Adams S, Boullata J, et al.A.S.P.E.N. parenteral nutrition safety consensus recommendations.JPEN J Parenter Enteral Nutr 2014;38:296-333.

[9] McMahon MM, Nystrom E, Braunschweig C, et al. A.S.P.E.N. Clinical Guidelines: nutrition support of adult patients with hyperglycemia.JPEN J Parenter Enteral Nutr 2013;37:23-36.

第161章　成人肠内营养

肠道检查……………………………Ⅲ级

Carol J. Rollins, MS, RD, PharmD, BCNSP
Amanda E. Shearin, PharmD, BCPS

学习目标：

完成该病例学习后，学生能够：

- 列出肠内营养（EN）的禁忌证。
- 为肠内营养患者计算蛋白质、卡路里和液体量。
- 推荐适当的肠内营养配方和给药途径。
- 为达到预期的营养目标，避免并发症发生，制定监测方案。
- 制定适当的通过导管给药的方案，包括推荐其他剂型的替代药物来代替不能粉碎剂型药物。

患者介绍

Craig Bake，男，47岁，转诊到营养科，进行诊疗，可能需要肠外营养。患者转诊时的病史资料：3天前入院，有恶心、呕吐和腹痛，尤其是上腹部和左上腹部。持续的恶心和腹痛；24小时内无呕吐。目前除了能喝几口水外，患者不能通过消化道摄入任何营养物质。

问题

问题识别

1.a 还需要采集哪些信息来评估患者状况，为制定营养支持计划提供依据？

1.b 什么时候可进行营养干预？

1.c 基于风险与效益方面的考虑，该患者是否应该考虑进行肠外营养？

临床过程

在经过适当的程序后，你将获得患者以下的增加信息。

■ 现病史

Baker先生是在入院前约1周，开始出现恶心和上腹部/左上腹部疼痛症状（根据患者讲述）。他认为"这些症状就像过去一样，自己就痊愈了"，随后，他开始感到虚弱和头晕。在入院前的一天，他曾多次呕吐，最后他找一位朋友把他送到了急诊。病史资料显示，过去8个月，患者共发生5次恶心和腹痛症状。之前，疼痛不是很严重，只持续了几天；有恶心，但没有呕吐；没有虚弱或头晕。因为过去疼痛能自行缓解，因此他没有去医院进行治疗。

在急诊，为Baker先生体内滴注了0.9%生理盐水6 L以缓解脱水问题；然后以150 mL/h的滴速滴入5%/0.45%氯化钠+20 mEq/L氯化钾溶液。急诊CT检查扫描显示，胰管近端发生水肿，可能有狭窄和一个小的胰腺假性囊肿。

身高182.8 cm，体重：没有入院前体重资料；住院第2天体重为84 kg。患者称，4个月前住院时体重掉了几磅，但后来体重"又恢复到了170～175磅"（77.1～79.4 kg），该体重水平已经保持了好多年。

■ 既往史

- HTN。
- GERD。
- 4个月前，进行了PE，且使用华法林4 mg，口服。

■ 家族史

母亲8年前死于脑卒中，有糖尿病和高血压病史。父亲健康，是一名汽车技工。根据患者讲述，其父亲的健康问题是“骨头酸痛”，以及在工作时需要佩戴眼镜。据患者所知，四个兄弟都很健康。

■ 个人史

离婚；与前妻及两个成年子女都没有联系。他在一家汽车配件店工作，全职。进行 PE 治疗前，他每周吸烟约两包，15 年前，每天吸两包，现在吸烟量下降；下班后，喝一瓶啤酒，聚会时偶尔会酗酒（每年几次）。雇主给患者上了私人健康保险。根据该病例的管理人员讲述，该保险的覆盖范围是口服药物，但住院和家庭保险遵循保险 A 和 B 部分。

■ 系统回顾

根据今日的医生说明：

- 体质：中度疼痛和恶心。
- 耳鼻喉：无视力改变或眼痛。无耳鸣或耳痛。无咽喉痛。吞咽没有问题。
- 心血管系统：无气短、劳力性呼吸困难、胸痛。
- 呼吸系统：无咳嗽、无痰。
- 消化系统：上腹部和左上腹部持续性疼痛；使用芬太尼贴剂后缓解，但疼痛范围扩大。无呕吐或腹泻；有间歇性恶心和轻 / 中度便秘。
- 泌尿生殖系统：无夜尿症或血尿。
- 肌肉骨骼：腹痛（+）；无肌肉酸痛或骨痛。
- 皮肤：无皮疹、结节或瘙痒。右足跟部红肿、温热；今天送检培养。Baker 先生称在来急诊之前，很可能踩到了玻璃杯碎片而摔倒。
- 神经系统：无头痛、头晕、步态不稳或癫痫发作。
- 内分泌系统：血糖在 100 ～ 160 mg/dL 范围内。
- 血液系统 / 淋巴结：最近未输血，无淋巴结肿大。

■ 用药史

- 琥珀酸美托洛尔片 200 mg，PO，QD。
- 硫酸吗啡即释片 4 mg，PO，每 2 小时一次，PRN。
- 芬太尼透皮贴剂 50 mcg，每 72 小时更换一次。
- 兰索拉唑 15 mg，PO，每天早晨服用。
- 比沙可啶片 5 mg，PO，QHS。
- 莫西沙星 400 mg，PO，QD，PO，疗程 7 天（今天开始服用）。
- 华法林 5 mg，PO，QD。

■ 过敏史

NKDA。

■ 体格检查

全身

发育良好的白种人；警觉和亲和力强。

生命体征

血压 144/88 mmHg，脉搏 88 bpm。呼吸频率 20 次 / 分；体温 37.1 ℃；体重 84 kg。

皮肤

无结节、肿块或皮疹；无淤斑或淤点。右手有静脉通路装置。

五官检查

PERRLA；EOMs 正常。巩膜无黄染。无口腔溃疡；舌头大小正常。

颈部

颈部柔软；甲状腺无肿大或肿块。

淋巴结

颈部、锁骨上方、腋窝，以及腹股沟无淋巴结病变。

心血管系统

RRR，无奔马律、摩擦音和杂音。

肺部

正常。

腹部

有触痛；未触及肿块；无膨出。

生殖系统 / 直肠

延期检查。

肌肉骨骼 / 四肢

无杵状指或青紫；双侧踝部水肿 1+；骶骨水肿 2+；脊椎无压痛、肋脊角无压痛。

神经系统

颅神经正常；DTRs 活跃对称。

■ 内镜检查报告

昨天：由于胰管周围有肿胀和水肿，逆行胰胆管造影（ERCP）无法进入胰管；虽然看不到，但疑似狭窄。此时，无法放置支架。建议 2 ～ 3 周后再做 CT 检查，确定是适合植入 ERCP 支架还是做手术。患者除了喝几口水外，还是不能自己进食。

■ 实验室检查

见图 161–1。

Na 140 mEq/L	Hgb 8.5 g/dL	WBC $11.9 \times 10^3/mm^3$	AST 23 IU/L	T. chol 239 mg/dL
K 3.9 mEq/L	Hct 26.7%	Segs 67%	ALT 34 IU/L	Trig 105 mg/dL
Cl 109 mEq/L	RBC $2.65 \times 10^6/mm^3$	Bands 14%	Alk phos 287 IU/L	Ca 7.9 mg/dL
CO_2 26 mEq/L	Plt $265 \times 10^3/mm^3$	Lymphs 17%	LDH 154 IU/L	Mg 1.9 mg/dL
BUN 7 mg/dL	MCV 104 μm^3	Monos 2%	T. bili 0.9 mg/dL	Phos 3.5 mg/dL
SCr 0.9 mg/dL			T. prot 7.1 g/dL	淀粉酶 462 mg/dL
Glu 147 mg/dL			Alb 2.6 g/dL	酯酶 591 mg/dL

图 161–1　实验室检查结果

■ 其他

外周血涂片：红细胞大小不等 3+、异形红细胞 2+、巨红细胞增多 2+、小红细胞增多 1+、中性粒细胞过渡分化。

■ 初步诊断

急性胰腺炎伴假性囊肿，可能是胰管狭窄导致的，可能与酒精摄入有关。对食物的耐受性差；每天只能摄入少量水（每天 150 ～ 200 mL）。根据胃肠科病史资料，Baker 先生还不能自己进食，只能摄入少量水。

问题识别（续）

1.d 列出该患者的药物治疗问题。

1.e 哪些信息表明患者有营养不良的问题及其严重程度？

1.f 该患者营养不良的类型和程度是什么？有哪些证据支持你的初步诊断？

预期治疗结果

2.a 该患者营养支持的目标是什么？

2.b 可能会对患者的其他疾病产生什么样的影响？

治疗方案

3.a 除了专门的营养支持之外，还有哪些方法可改善该患者的营养状况？

3.b 给予营养支持的途径有哪些，以及为什么有些给药途径适合该患者，为什么有些给药途径不适合该患者？

3.c 推迟侵入性治疗（支架或手术治疗狭窄）几周会增加患者在院外进行持续营养支持的可能性。根据现有的信息，该患者是否可以在家里进行肠内营养治疗？回忆患者在家治疗时保险的覆盖范围。

最佳的治疗方案

4.a 估算该患者的蛋白质、卡路里和液体的需求量。

4.b 最适合该患者的肠内营养配方（如高分子和单体）是什么？

4.c 经导管喂养的给药方案是什么？

4.d 假设在进行导管喂养期间，还需要使用当前所使用的药物，这些药物如何服用？

结果评价

5. 需要用哪些临床和实验室参数来评估疗效，检测和（或）预防不良反应？

患者教育

6. 为加强其依从性，确保治疗成功，并最大程度地减少不良反应的发生，你可以为肠内营养（EN）患者提供哪些信息？

■ 临床过程

医疗队研究有关急性胰腺炎营养支持方面的相关文献后，与患者讨论 EN 疗法。患者同意插入导管进食，使用鼻空肠管进行给药，肠内营养配方为能量密度为 1.2 cal/mL，蛋白质 55 g/L，渗透压力为 300 mOsm/kg 的聚合配方，滴 8 小时，然后将滴速调整到 70 mL/h。在进行 EN 疗法的第 2 天，进行了基本新陈代谢检测，结果显示电解质在正常范围内。WBC 降低到 $10.6 \times 10^3/mm^3$，75 % 为分叶核中性粒细胞，9 % 为杆状核中性粒细胞，14 % 为淋巴细胞，以及 2 % 为单核细胞。在进行 EN 疗法的第 3 天，基本新陈代谢检测，结果显示检测值稳定，且前白蛋白为 16 mg/dL。已确定好出院回家的计划，最后安排出院且完成最后的 EN。患者的饮食仍然受到限制，只能摄入少量水（每天 240 mL），2 ～ 3 周后再做一次 CT 检查以评估小的胰腺假性囊肿，为下周可能的胰管狭窄手术提供依据。

■ 自学任务

1. 从你目前随访的患者中选出一位，为该患者制定经导管给药的方案。患者服用的有些药物不能碾碎服用时，需要调换其他剂型的药物，并根据相应的剂型调整剂量。

2. 为真正患者提供有关导管给药的教育咨询服务，也可以与同学做模拟性的教育咨询服务。

3. 从你目前随访的患者中选出一位，假设其所使用的全部药物都换成了经导管输入给药，确定山梨醇在体内的累积剂量。

4. 确定与肠道再喂养综合征有关的代谢变化，以及说明该并发症风险的特点。

临床要点

经导管输入药物时经常会导致导管堵塞；因此，尽可能避免通过导管给药。如果患者能口服药物，就尽量口服。

参考文献

[1] White JV, Guenter P, Jensen G, Malone A, Schofield M. Academy of Nutrition and Dietetics Malnutrition Work Group; A.S.P.E.N. Malnutrition Task Force; A.S.P.E.N. Board of Directors. Consensus statement of the Academy of Nutrition and Dietetics/American, Society for Parenteral and Enteral Nutrition: characteristics recommended for the identification and documentation of adult malnutrition (undernutrition).J Acad Nutr Diet 2012;112:730-738.

[2] Mirtallo JM, Patel M. Overview of parenteral nutrition.In:Mueller CM, ed.The A.S.P.E.N. Adult Nutrition Support Core Curriculum, 2nd ed.Silver Spring, MD, American Society for Parenteral and Enteral Nutrition; 2012:234-244.

[3] McClave SA, Martindale RG, Vanek VW, et al. Guidelines for the provision and assessment of nutrition support therapy in the adult critically ill patient.Section K. Acute pancreatitis.J Parenter Enteral Nutr 2009;33:277-316.

[4] Parrish CR, Krenitsky J, McClave SA.Pancreatitis. In:Mueller CM, ed.The A.S.P.E.N. Adult Nutrition Support Core Curriculum, 2nd ed.Silver Spring, MD, American Society for Parenteral and Enteral Nutrition; 2012:472-490.

[5] Wojtylak FR, Hamilton K,.Reimbursement for home nutrition support.In:Ireton-Jones CS, DeLegge MH, eds.Handbook of Home Nutrition Support. Burlington, MA, Jones and Bartlett Learning, 2007:389-412.

[6] Mascarenhas MR, Divito D, McClave S. Pancreatic disease.In:Merritt R, ed.The A.S.P.E.N. Nutrition Support Manual, 2nd ed.Silver Spring, MD, American Society for Enteral and Parenteral Nutrition; 2005:211-230.

[7] Bankhead R, Boullata J, Brantley S, et al.Enteral nutrition practice recommendations.J Parenter Enteral Nutr 2009;33:122-167.

[8] Makola D, Krenitsky J, Parrish C, et al.Efficacy of enteral nutrition for the treatment of pancreatitis using standard enteral formula.Am J Gastroenterol 2006;101:2347-2355.

[9] Burkhardt O, Stass H, Thuss U, et al.Effects of enteral feeding on the oral bioavailability of moxifloxacin in healthy volunteers.Clin Pharmacokinet 2005;44:969-976.

[10] Rollins CJ.Drug-nutrient interactions in patients receiving enteral nutrition.In:Boullata JI, Armenti VT, eds.Handbook of Drug-Nutrient Interactions. Totowa, NJ, Humana Press, 2009:515-552.

第 162 章　肥胖

恢复单身了，我又回到了 23 岁（是指 BMI 方面）……………………… Ⅱ级

Dannielle C. O'Donnell, BS, PharmD

学习目标：

完成该病例学习后，学生能够：

- 了解与肥胖有关的疾病。
- 计算身体质量指数（BMI），并能够使用腰围来确定患者患与肥胖相关疾病的风险。
- 为肥胖患者制定药物治疗方案和治疗策略。
- 为患者提供有关减肥药物的好处、可能的不良反应，以及药物相互作用等方面的教育咨询服务。

患者介绍

■ 主诉

我经历了痛苦的离婚过程。我想我已经准备好了，试着从上一段婚姻中走出来，和别人去约会，重新开始。但是我一直靠吃东西来缓解因为离婚和离婚法律程序方面的压力。我现在这个体型，谁来看我一眼呢？我可能又要开始抽烟了。吸烟能够让我瘦下来。

■ 现病史

Francine Mallory，女，35 岁，过去几年，体重飞速增长。她感觉最好的时候，是 55 kg，那时她 23 岁，在这个年龄结婚。她称自己在上大学时，还是一个"胖乎乎的"孩子，在大学体育馆做运动后让自己"变得更健康"。也是在那个时候她开始抽烟。她和她的前夫以前均吸烟，但她在 27 岁时戒烟，因为这时他们想要孩子，希望家里是无烟环境。她记得自己戒烟时的沮丧，在不吸烟的 6 个月里，体重增加了 12 kg。她"疯狂地锻炼"，在 29 岁怀孕之前，体重下降了 7 kg。虽然她在怀孕期间，有过妊娠糖尿病和体重过度增加（27 kg）问题，但最终生下一个健康的婴儿。分娩后，高血糖问题解决了，而且在喂养孩子期间，体重飞速下降，她感到很高兴，而且体重稳定在比怀孕前体重多 8 kg 的水平，而且她称"无论如何也减不掉这 8 kg。我在工作和家庭之间奔波，根本没时间锻炼"。现在离婚的压力和离婚导致的忙碌生活又导致体重增加。她现在与她 5 岁的孩子生活在一起。她称自己已经开始减肥，但她感到很饿，最终会狼吞虎咽地摄取食物，没有时间去健身房锻炼，也没有钱参加包括专门膳食的高级套餐服务。她从同事那里买了一些"草药"，帮助缓解一天工作结束后的饥饿问题，但患者认为香烟比草药便宜。为了省钱并考虑单身母亲生活工作很繁忙，她一般在"为孩子提供免费食物"的地方吃东西（即每周的周一晚上是自助餐、周三晚上是煎饼、另外一天是外卖）。

■ 既往史

- 妊娠糖尿病（GDM）。
- 痔疮。
- 失眠。
- 紧张性头痛。
- 离婚后调整障碍。

■ 家族史

母亲 62 岁时患上心肌梗死；父亲 67 岁时死于恶性心律失常（MVA）。外祖母患有糖尿病，62 岁时去世。她称她的母亲和外祖母都是"大骨架"，她家族的女性都有体重方面的问题。其他家庭成员未患过严重疾病，她 5 岁的孩子已经是"一个非常胖

的男孩了”。她认为是他父亲的问题，因为孩子父亲照看孩子时，就带孩子去吃垃圾食品，而且让电视和电子游戏来陪伴孩子。

■ 个人史

她是单身母亲，还要工作，之前吸过烟（一天一包，共 9 年）。6 年前戒烟。不是静脉药物滥用者。她以前主要通过锻炼减肥成功，但现在不锻炼了。

■ 膳食

从未接受过烹饪、膳食营养方面的专业指导。她膳食中纤维含量低，饱和脂肪、糖类和卡路里高。

■ 用药史

· 泰诺安，用于催眠，一周 1 ～ 2 次。
· 安那苏 HC，PRN。
· 布洛芬 600 mg，PO，一天 1 ～ 2 次，头痛、膝关节 / 髋关节头痛时使用。
· 西酞普兰 20 mg，PO，QD。
· 不知名的用于减肥的“草药”，3 个月前停用。

■ 过敏史

抗生素（皮疹）。

■ 系统回顾

患者称自己现在很疲惫，而且有时会哭泣，患者认为是离婚导致的，而且患者知道自己目前的饮食状况和体重是“不可取的”，虽然 2 个月前，西酞普兰的使用量从 10 mg 增加到 20 mg，悲伤情绪减轻了。无感冒或不耐热症状；皮肤、毛发或指甲无变化；无紧张；无易激惹；无嗜睡；无肌肉疼痛或虚弱；无心悸；无腹泻或便秘；无多尿；无烦渴；无胸痛或呼吸急促。尽管患者感到疲惫，但是她还是难以入睡，一直处于清醒状态，且感到“烦躁”。她称自己长时间走路、站立和久坐后，偶尔会有右膝关节和髋关节疼痛和僵硬。无暴食或绝食。

■ 体格检查

全身

患者没有疾病，但看起来很累，而且看起来比实际年龄大。她外表整洁，衣着得体。

生命体征

血压 148/88 mmHg（与之前的诊断性检查结果一致），脉搏 80 bpm，呼吸频率 16 次 / 分，体温 36.4 ℃；体重 80 kg，腰围 100 cm，身高 160.0 cm（5′3″）。

皮肤

温暖，毛发正常分布。无明显病变或色素改变。

五官检查

NC/AT；PERRLA；EOMI；TMs 正常。

心血管系统

RRR；S_1 和 S_2 正常；无杂音、摩擦音或奔马律。

肺部

双侧 CTA & P。

腹部

肥胖，皮肤上有多个条纹；NT；ND；肠鸣音阳性；未触及肿块。

生殖系统 / 直肠

盆腔和直肠检查推迟。

四肢

下肢静脉曲张。双侧足部脉搏 2+。右侧膝关节有轻度捻发音。无关节肿胀或压痛。

神经系统

A & O × 3；CN Ⅱ～Ⅻ 正常；闭目直立试验（–）；感觉和运动神经正常；肱三头肌肌腱和 DTR 2+；巴宾斯基征（–）。

■ 实验室检查（空腹）

Na 138 mEq/L	AST 24 IU/L
K 3.9 mEq/L	TSH 0.5 mIU/mL
Cl 96 mEq/L	空腹血脂水平：
CO_2 26 mEq/L	T. chol 208 mg/dL
BUN 13 mg/dL	LDL–C 109 mg/dL
SCr 1.0 mg/dL	HDL–C 38 mg/dL
Glu 115 mg/dL	Trig 305 mg/dL

■ 初步诊断

该中年女性患者有肥胖、肥胖并发症。并发症包括：高血压（今天经过 2 次测量后做出的诊断）、血脂和空腹血糖异常（代谢综合征）。膝部和髋关节部疼痛可能表明肥胖引起了早期关节炎，也有可能是肥胖加重了关节炎。睡眠质量差可能表明患者有睡眠呼吸暂停综合征。因为患者有 GDM 病史，因此患者几年后患 2 型糖尿病的风险增加。体重减轻会降低患者患 2 型糖尿病的风险并能改善血压、血脂，甚至有可能改善关节炎和睡眠症状。

问题

问题识别

1.a 列出该患者的药物治疗问题。

1.b 计算该患者的 BMI 值。通过使用 BMI 和其他肥胖指标，对患者的肥胖进行分类并说明风险高低。

1.c 有哪些信息（症状、体征和实验室检查结果）表明患者有肥胖问题及其严重程度？

1.d 该患者的某些问题是药物造成的吗？

1.e. 患者的哪些疾病症状并不是导致患者肥胖的主要原因或次要原因？

预期治疗结果

2. 该患者肥胖的治疗目标是什么？

治疗方案

3.a 有哪些非药物疗法可能对该患者有用？

3.b 有哪些药物（非处方药或处方药）可用于治疗该患者的肥胖问题？

最佳的治疗方案

4.a 治疗该患者的肥胖问题最适合的药物有哪些，说明其药物名称、剂型、剂量、给药时间和疗程并说明原因？

4.b 如果最初的治疗方案失败，还有哪些合适的治疗方案？

结果评价

5. 哪些临床和实验室指标可用来评价治疗结果，并监测和预防不良事件的发生？

患者教育

6. 为加强其依从性，确保治疗成功，并最大限度地减少不良反应的发生，你可以向患者提供哪些一般的药物信息？

■ 临床过程

24 周后，Mallory 夫人来该科室进行第 2 次复查随访。现在她每天晚上在家里锻炼，每天晚上 30 分钟（通常一周有 4 个晚上锻炼），通常是等孩子睡觉后，跟着视频进行锻炼。她也有一个计步器，并尽可能每天走 1 万步。虽然在外吃饭的次数仍然很多，但她已在膳食上做出显著不同的选择，增加了瘦肉的摄入，减少了碳水化合物和饱和脂肪的摄入，并减少了加工食品和甜点的摄入。她已经不再摄入含糖饮料（甜茶、汽水），并成功坚持她的饮食计划，且在她儿子睡觉后，不再摄入任何东西。如果她实在是想喝茶，她会用其他物质来代糖，给自己做些热茶，吃一些年糕。她将每天食物的摄入量记录在计步器应用程序上，而且她发现将所吃的东西及其吃东西时间记下来很有用。

第 1 次随访复查时体重减轻了 4%，从那以后，3 个月内，她又减轻了一部分体重。现在体重为 72.5 kg，腰围为 96 cm。空腹血糖（FBG）现在为 102 mg/dL，空腹血脂水平中总胆固醇为 202 mg/dL、LDL-C 110 mg/dL、HDL-C 45 mg/dL，以及甘油三酯为 235 mg/dL。血压升高到 142/82 mmHg，6 个月前，患者开始使用赖诺普利 10 mg/d 控制高血压。

她称自己严格执行调整后的生活方式，现在她的整体精神状况得到了很大程度改善。她已经注意到她的衣服明显宽松了，但过去 2 周体重没有任何变化，她感到很沮丧，一点都不喜欢现在的样子。她想知道是否还可以采取其他措施来减肥或是使用胃束带来减肥。患者很高兴血压和血糖得到了改善，但是胆固醇并没有得到改善，患者感到很沮丧。她想知道是否可以喝一些“来自巴拉圭的草药蒲公英茶”来帮助她减肥。她同事就在卖这些减肥的草药。

■ 随访问题

1. 如果需要调整减肥方案，如何调整？

2. 你将如何为患者提供有关减肥茶方面的教育咨询服务？

3. 针对此时的血脂、葡萄糖和（或）血压的变化，是否需要调整给药方案，如果需要的话，如何调整？现在是否需要服用某种药物来预防或治疗糖尿病？

■ 自学任务

1. 列出身高 – 体重图表或 BMI 在判断肥胖程度方面的局限性。测量身体脂肪最准确的方法是什么，为什么这种方法不常用？

2. 假设你是一家医院药物与治疗委员会的成员。阐明抗肥胖药好处是否多于不良反应，如果是的话，治疗方案中应加入哪种减肥药。

3. 编写一份常见的用于减肥的草药和膳食补充剂，说明这些药物的减肥效果，并列出其安全性和有效性。

列出已经在美国和欧盟上市后又退市的用于减肥的各种处方药，并说明这些药物退市的原因。

临床要点

据报道，车前草与奥利司他联合用药后会减少奥利司他单独用药时产生的胃肠道不良反应，减少其排便次数、降低胃肠道症状的严重程度，如油性粪便和渗漏。

参考文献

[1] Jensen MD, Ryan DH, Apovian CM, et al. 2013 AHA/ACC/TOS guideline for the management of overweight and obesity in adults: a report of the American College of Cardiology/American Heart Association Task Force on Practice Guidelines and The Obesity Society.Circulation 2013;63(25 Pt B):2985-3023.

[2] Apovian CM, Aronne LJ, Bessesen DH, et al. Pharmacological management of obesity: an Endocrine Society clinical practice guideline.J Clin Endocrinol Metab 2015;100(2):342-362.

[3] Gonzalez–Campoy JM, St. Jeor ST, Castorino K, et al. Clinical practice guidelines for healthy eating for the prevention and treatment of metabolic and endocrine diseases in adults:Cosponsored by the American Association of Clinical Endocrinologists/the American College of Endocrinology and the Obesity Society.Endocr Pract 2013;19(Suppl 3):1-82.

[4] Toplak H, Woodward E, Yumuk V, et al. 2014 EASO position statement on the use of anti–obesity drugs.Obes Facts 2015;8(3):166-174.

[5] Dunican KC, Adams NM, Desilets AR.The role of pramlintide for weight loss.Ann Pharmacother 2010;44:538-545.

第19篇 补充和替代疗法

第163章 膳食补充剂及相关案例（Ⅲ级）

Cydney E. McQueen, PharmD

致读者

虽然过去几年中，许多膳食补充剂的使用量不再增加或是在减少（维生素D和鱼肝油除外），许多患者仍对膳食补充剂代替处方药和OTC药，或是作为处方药和OTC药的补充感兴趣。患者越来越想了解这些药物的潜在的益处和风险，很希望药剂师和其他医疗卫生保健者为他们提供者这方面的信息，据此做出判断。

作为医疗服务的一部分，临床医生有义务避免这些药物与患者所使用的药物发生相互作用，有义务防止这些药物不安全地用于某些患者，因为患者的其他疾病状态可能是这些药物的禁忌证。对于处方药和OTC药而言，这比较简单；因为对处方药和OTC的了解和研究都比较多，对大多数问题和风险都理解得比较透彻。如果给患者开具了禁忌药，我们需要保证患者不会服用这种药物。而对于膳食补充剂而言，往往没有足够的信息让我们对风险做出清晰明确的判断。即使已知膳食补充剂不安全，或是对于患者来讲有风险，我们也无法阻止患者服用，因为我们无法控制患者获得补充剂的来源。所以，我们只能向患者提供尽可能多的教育咨询服务，尽最大可能提高这类产品的效果，尽可能降低不良反应的发生风险。

本书中有关膳食补充剂方面的问题

主要是在有关膳食补充剂在医疗决策过程中改善健康状况方面的问题，这些问题在本书的“临床过程”部分已解决。我们假设已经获得患者病史和目前药物方案等必要信息。

1. 膳食补充剂在改善健康状况方面的已知或是假设的机制是什么?

- 对于处方药而言，这可能是一个很愚蠢的问题，但对于很多膳食补充剂而言，我们只了解很少一部分药理学机制。特别是植物补充剂，非常复杂，可能有多个药理学机制，这些药理学机制可能协同而达到预期效果，但也有可能这些机制恰好相反，或是没有关联性。如果没有或是很少有膳食补充剂对人类的有效性或安全性方面的资料时，我们应该在体外试验和动物实验资料的基础上做推断，从而为患者提供合理的信息或指导。例如，如果有研究表明某种植物提取液能够改善组织对葡萄糖的摄取，我们就可以推断人类使用这种提取液后也有可能会改善组织对葡萄糖的摄取。如果有研究表明使用磺酰脲类药物或其他降血糖药物不宜同时服用膳食补充剂，即使还没有病例研究或临床试验研究方面的相关药物相互作用的报道，我们也可以告知患者这方面的问题。根据药物相互作用发生的风险，在现实生活中，如果你觉得风险不是很高，你可以这样讲，“如果你使用该补充剂，使用后的前2周，你需要测血糖，因为该补充剂可能会与你所使用的药物产生相互作用”；如果你觉得风险很高，你可以这样讲，“该补充剂对你不安全”。

2. 临床试验数据对有效性的影响有多大？

· 当临床试验结果表明补充剂有疗效，这有可能表明该补充剂与处方药相比，发生不良反应的风险低。当有效性方面的证据缺乏或是相互矛盾时，患者病情的严重性在衡量风险与益处方面就更加重要了。例如，如果患者想通过服用补充剂治疗普通感冒或足癣，若补充剂没啥效果，对患者来讲，可能也没啥危害，患者很可能只需要那么一段时间，然后使用相应的药物来治疗上述症状即可。但是，如果患者患有严重高血压，使用补充剂治疗没有效果的话，这可能反而会增加心血管事件的风险。

3. 安全性方面的问题如何解决？

· 这个问题与作用机制有关：当缺乏长期临床试验方面的信息时，关于安全性方面的决定应该根据基础科学研究和孤立病例报告来做推断。必须牢记的是，安全性问题可能强调过度，也有可能强调不到位，因此这类信息（和合理建议）会迅速发生变化。例如，通常认为生姜会增加出血的风险。每天摄入 4 g 以上时，就会增加出血的风险，如果低于上述剂量时，不会增加出血的风险。但是，如果患者有其他严重疾病（如凝血障碍）或是使用某些药物（如使用华法林或长期使用 NSAID 药物）即使使用低剂量的生姜也会增加出血的风险。需要牢记的是，患者在手术的前 10 ~ 14 天，需停止所有补充剂，减少药物相互作用和出血的发生风险。

4. 这类药物是否要考虑质量方面的问题？

· 下列 2 个问题与“质量”有关。首先，补充剂是否是“正确的”补充剂，也就是说，该补充剂与临床试验中所使用的补充剂在疗效强度上是否一致，或是与临床试验中使用的补充剂在标准上是否一致？其次，补充剂是否是“优质产品”，也就是说，该补充剂中是否包含标签中所涉及的物质，以及是否受到污染？第 1 个问题可通过密切关注可靠的信息资源和临床试验、阅读产品标签，来确保所选择的补充剂符合标准、强度，以及在合适剂量下产生相应的疗效，没有毒性。这两种极端情况都发生过。第 2 个问题最好的解决方案是建议患者从参加质量监测认证项目的厂家购买补充剂，或是购买第三方实验室检测过的补充剂。质量监测认证项目首选美国药典膳食补充剂认证项目（USP's Dietary Supplement Verification Program），但是 UL（承销商的实验室）和 NSF 国际也能够进行 cGMP 审计和认证。消费者可以从下列网站查询到有关第三方实验室的信息，包括 ConsumerLab.com 和 Labdoor.com。

· 某些补充剂更容易出现某些质量问题，更有可能会发生某些风险。例如，褪黑素通常是人工合成的，但有一些产品是从自然物质中提取的，一般是从牛脑腺垂体中提取。因为脑垂体在大脑中，因此提取褪黑素时，可能会携带上少量的朊病毒蛋白，该蛋白会导致牛海绵状脑病，也就是俗称的疯牛病。

5. 这种补充剂对该患者是不是合适的治疗选择？

· 不同的患者可能是基于不同的动机尝试用补充剂进行治疗。如果有临床研究或基础研究认为某种补充剂有益处，接下来需要考虑的是患者对补充剂疗效的期望，以及患者对补充剂疗效和安全性的自我监测问题。例如，一个绝经后的女性患者，一周经历 10 次严重的热潮，希望通过使用补充剂来完全解决这个问题，该患者在使用补充剂后很有可能会很失望，而另一个女性患者也有一周经历 10 次严重热潮的问题，她只是希望通过补充剂来降低潮热发作的频率，或是缓解其严重程度，使用同样产品后，该患者可能会很满意。期望必须适当，因为只有少数补充剂会产生与处方药一样快速强大的疗效。

6. 如果患者想使用补充剂，你会为患者提供什么样的咨询服务，以最大限度地提高该补充剂的疗效，最大限度地减少不良反应发生？

· 提供咨询服务中所覆盖的信息应与处方药所覆盖的信息相同，包括剂量、给药时间、疗程、不良反应和相互作用。然而，因为补充剂通常缺乏或是很少有关于不良反应和相互作用方面的资料，因此，很有可能不会向患者提供这方面的信息。最好告知患者如果发生意想不到的情况或是有异常情况发生时，要联系其医生进行治疗。这为患者提供了保护措施，也有利于对补充剂相关风险做评估，有助于增加补充剂有关知识。

- 在提供咨询服务时要注意特异性问题。例如，如果患者要使用银杏叶（*Ginkgo biloba*），需要告知患者在使用银杏叶期间，注意不要让自己受伤，因为银杏叶会增加出血的风险。出于安全性方面的考虑，告知患者最好不要使用某种补充剂，而患者仍然要使用时，特异性就显得更重要了。
- 此外，还应该包括其他类型的信息，如提供处方药和 OTC 药咨询服务时一般不会涉及的问题：使用合适的补充剂及高质量的产品。对于植物补充剂而言，一般需要获得此类补充剂的具体信息，如提取物的标准化含量（例如，标准化的锯棕榈应该是 160 mg 的提取液，内含 85% ～ 95% 脂肪酸和甾醇，每天两次）。对于非植物补充剂而言，要具体说明该补充剂的具体盐种类（例如，硫酸氨基葡萄糖单一用药在疗效方面的研究要多于盐酸氨基葡萄糖盐，因此首选硫酸氨基葡萄糖）。

获得目前可靠的有关膳食补充剂方面的信息

只有信息充分时，才能对是否服用补充剂做出合理决定。然而，有关膳食补充剂的电子和纸质信息库中有很多信息不完整，甚至错误，因此，可靠的信息来源至关重要。在本节末尾提供了比较可靠的信息资源，医疗卫生工作者应该知道在遇到新的信息资源时，哪些信息可以参考，哪些信息没有必要参考。应牢记以下问题和经验法则：

- 不要参考药厂发布或提供的信息资源，因为他们的主要目的是为了销售产品。
- 调查发布信息的作者或来源；信息实际上是由训练有素的专业人士制作的，还是由写手制作的？
- 建议是否是在仔细分析高质量的临床试验研究基础上做出的？仅根据试验结果做出的建议往往不可取，因为有的试验设计上有很大缺陷，或试验没有按照设计方案严格执行，该试验研究得出的结论也不可靠。
- 所有警告（有关相互作用、禁忌证或不良反应）信息是基于理论、动物或人体试验基础上，还是仅仅基于可靠的人体试验或病例报告？如果缺乏高质量的研究报告，或是缺乏人体试验方面的数据，就可以根据理论数据（根据体外试验或是理论性作用机制）或动物实验数据，为患者提供有关安全方面的警告，让患者能够安全用药，虽然这样做在一开始似乎不符合直觉。当然，这些警告信息通常不会很强烈。如果在体外组织培养中发现某种补充剂影响组织对葡萄糖的利用，某位患者也开始服用这种补充剂，我们就可以提出警告，增加测量血糖的频率；如果有病例研究表明有 2 位患者在使用该补充剂后，血糖紊乱，这时，就应该提出严重警告，建议患者不要再使用该补充剂。
- 该信息资源是否一直在更新？因为补充剂方面的信息变化很快，所以出版时间很重要。例如，2000 年 2 月出版的一本关于研究草药毒理学方面的著作，论据充分，其中一个章节是关于圣约翰草（St. John’s wort，SJW）的，的内容已过时，原因是圣约翰草（SJW）对细胞色素 P-450 3A4 影响的最新信息是在 2000 年 1 月。

建议的信息资源

■ 文献检索策略

最重要的资源之一是一个综合性的文献搜索引擎，因为在这里你可以检索到最新的信息。虽然建议使用多个索引系统（如 Medline 和 EMBASE）来进行检索，但医学院学生和医疗卫生工作者通常是在 Medline 中检索，不在其他地方检索。因此，必须掌握全面的检索策略，如下所述：

- 因为相关文章可能是不完全的或错误的索引，所以检索词不应该限于 MESH（或 EMTREE）上的术语，增加其他的检索关键词，确保正确检索。例如，要检索锯棕榈（saw palmetto），MESH 术语是 *Serenoa*，通用名是 saw palmetto，植物学上的名称是 *Serenoa repens*，另外一个植物名称是 *Sabul serrulata*。还要考虑到检索中的错误拼写问题，将“saw palmeto”写错可能不常见，但是将“ginkgo”（银杏）错误拼写为“gingko”（白果）却很常见。将这些术语用“OR”连接起来，然后进行检索，可以优化检索结果，找到相关文章。

· 检索相关疾病状态和意思相近术语。举例，将“BPH”“benign prostatic hyperplasia”（良性前列腺增生）“prostatic hyperplasia”（前列腺增生）“prostate hypertrophy”（前列腺肥大）和“prostatic hypertrophy”（前列腺肥大）这些词语作为 MESH（或 EMTREE）术语和关键词进行检索。也可以检索症状或结果测量术语，如“尿潴留”或“排尿率”。

· 药物和疾病状态相结合后进行检索，如果发现检索结果很多，根本看不完，可以做出一些限制。对于临床决策而言，最有用的文献类型是临床试验、循证综述、荟萃分析和系统评价。有关膳食补充剂方面的动物实验和人体试验的文献很多，因此，建议信息不应仅仅限于“人体试验”，因为这种限制可能会基于索引忽略合适的文献。

■ 电子数据库资源

可供购买的电子数据库包括：

· 天然药物综合数据库（www.naturaldatabase.com）。该数据库是天然药物方面最全面的数据库，包括各种单药和方剂。该数据库包含临床和基础医学方面的循证性建议和摘要，这些文献定期审查和更新。该网站也可以方便地检索补充剂与药物之间相互作用方面的文献。个人和机构均可购买。也有消费者版本。

· ConsumerLab.com（www.consumerlab.com）。这是一个检测膳食补充剂的第三方实验室。检测膳食补充剂的含量、溶剂和污染物是否与标签中标注的相符。未给出临床建议；该网站的主要作用是帮助消费者选择高质量的产品。然而，有一本描述有关草药和补充剂方面内容补品的“百科全书”，因为缺乏循证方面的内容，且也不清楚多长时间更新，所以这本书只能作为“复查”工具。价格不是很贵（每年约 40 美元），适合消费者使用。

免费电子数据库包括：

· 全国膳食补充剂卫生研究院卫生信息网站：（http://ods.od.nih.gov/HealthInformation/），这是个政府网站，从该网站可连接到几个有关膳食补充剂使用技巧和案例资料方面的资源。

· 纪念斯隆 – 凯特林癌症中心综合医学服务网站（http://www.mskcc.org/mskcc/html/1979.cfm），包括一个单独的补充剂的数据库。该数据库主要是癌症患者使用补充剂的内容。患者人群使用膳食补充剂和替代性药物治疗的概率很高。该网站还包括补充剂与化疗药物之间相互作用方面的内容，且这方面的内容比其他资源更丰富。

· 膳食补充剂研究计算机访问网站（Computer Access to Research on Dietary Supplements，CARDS）（https://ods.od.nih.gov/Research/CARDS_Database. aspx），该数据库是由联邦资助的有关补充剂临床试验方面的数据库。

· PubMed 膳食补充剂子集（https://ods.od.nih.gov/Research/PubMed_Dietary_Supplement_Subset.aspx）。将会自动检索 Medline 中有关膳食补充剂方面的文献。该子数据库主要是关注植物在医疗方面的应用，所以该数据库比其他农业相关文献数据库更容易检索到草药方面的内容。

· 膳食补充剂标签数据库（The Dietary Supplement Label Database，DSLD）（http://dsld.nlm.nih.gov/dsld/）于 2013 年营运。这是美国国家医学图书馆和膳食补充剂办公室的一个项目，从该数据库中可检索到美国市场上正在销售的，以及已经淘汰的标签信息。在收集药物的历史或是当患者询问包括多种成分的某个牌子的药物时很有用。

■ 纸质信息资源

由于纸质信息资源在时间方面的滞后性，所以一般不是很推荐使用这类资源。可根据上面列出的评估标准来评价纸质信息资源，确定其实用性。

案例 26：血脂异常

■ 大蒜和鱼肝油可用于治疗血脂异常

临床过程

Thorngrass 夫人已经在服用大蒜胶囊进行治疗，但她不知道大蒜胶囊治疗哪种疾病，也不清楚它的剂量。因为你正在调整她目前的药物治疗方案，你需要调查该患者是否适合继续服用大蒜胶囊。如果 Thorngrass 夫人开始服用他汀类药物，她就不能吃红曲米。红曲米是一种用于调节血脂异常的常用补充剂，因为它含有洛伐他汀的类似物 mevacolin K，两者同时服用会导致重复治疗。该患者可以服用鱼肝油来缓解其症状吗？

■ 随访问题

大蒜

1. 膳食补充剂在改善健康状况方面的已知或是假设的机制是什么？

2. 临床试验数据对有效性的影响有多大？

3. 安全性方面的问题如何解决？

4. 这类药物是否要考虑质量方面的问题？

5. 这种补充剂对该患者是不是合适的治疗选择？

6. 如果患者想使用补充剂，你会为患者提供什么样的咨询服务，以最大限度地提高该补充剂的疗效，最大限度地减少不良反应发生？

鱼肝油 /Ω-3 脂肪酸

1. 膳食补充剂在改善健康状况方面的已知或是假设的机制是什么？

2. 临床试验数据对有效性的影响有多大？

3. 安全性方面的问题如何解决？

4. 这类药物是否要考虑质量方面的问题？

5. 这种补充剂对该患者是不是合适的治疗选择？

6. 如果患者想使用补充剂，你会为患者提供什么样的咨询服务，以最大程度地提高该补充剂的疗效，最大限度地减少不良反应发生？

参考文献

[1] Khoo YSK, Aziz A. Garlic supplementation and serum cholesterol: a meta-analysis.J Clin Pharm Ther 2009;34:133-145.

[2] Mathew BC, Prasad NV, Prabodh R. Cholesterol-lowering effect of organosulphur compounds from garlic: a possible mechanism of action.Kathmandu Univ Med J 2004;2(2):100-102.

[3] Zeng T, Zhang C-L, Zhao X-l, Xie K-Q. The role of garlic on the lipid parameters: a systematic review of the literature.Crit Rev Food Sci Nutr 2013;53:215-230.

[4] Hosseini A, Hosseinzadeh H. A review on the effects of Allium sativum (Garlic) in metabolic syndrome.J Endocrinol Invest 2015;38:1147-1157.

[5] Shouk R, Abdou A, Shetty K, et al.Mechanisms underlying the antihypertensive effects of garlic bioactives.Nutr Res 2015;34:106-115.

[6] Dhawan V, Jain S. Garlic supplementation prevents oxidative DNA damage in essential hypertension. Mol Cell Biochem 2005;275:85-94.

[7] Ried K, Toben C, Fakler P. Effect of garlic on serum lipids: an updated meta-analysis.Nutr Rev 2013;71(5):282-299.

[8] Ried K. Garlic lowers blood pressure in hypertensive individuals, regulates serum cholesterol, and stimulates immunity: an updated meta-analysis and review.J Nutr 2016;146(2):389S-396S.

[9] Rohner A, Ried K, Sobenin IA, et al.A systematic review and metaanalysis on the effects of garlic preparations on blood pressure in individuals with hypertension.Am J Hyperten 2015;28(3)414-423.

[10] Xiong XJ, Wang PQ, Li SJ, et al.Garlic for hypertension; a systematic review and meta-analysis of randomized controlled trials.Phytomed 2015;22:352-361.

[11] Ried K, Travica N, Sali A. The effect of aged garlic extract on blood pressure and other cardiovascular risk factors in uncontrolled hypertensives: the AGE at Heart trial.Integrated Blood Press Cont 2016;9:9-21.

[12] Matsumoto S, Nakanishi R, Li D, et al.Aged garlic extract reduced low attenuation plaque in coronary arteries of patients with metabolic syndrome in a

prospective randomized double-blind study.J Nutr 2016;146(2):427S-432S.

[13] Borrelli F, Capasso R, Izzo AA.Garlic (Allium sativum L.): adverse effects and drug interactions in humans.Mol Nutr Food Res 2007;51:1386-1397.

[14] Cho H-J, Yoon I-S. Pharmacokinetic interactions of herbs with cytochromeP450 and p-glycoprotein.Evid Based Complement Altern Med 2015:736431.

[15] Fetterman Jr JW, Zdanowicz MM. Therapeutic potential of n-3 polyunsaturated fatty acids in disease.Am J Health Syst Pharm 2009;66:1169-1179.

[16] Siriwardhana N, Kalupahana NS, Moustaid-Moussa N. Health benefits of n-3 polyunsaturated fatty acids: eicosapentaenoic acid and docosahexaenoic acid.Adv Food Nutr Res 2012;65:211-222.

[17] Adkins Y, Kelley DS.Mechanisms underlying the cardioprotective effects of omega-3 polyunsaturated fatty acids.J Nutr Biochem 2010;21:781-792.

[18] Schmidt S, Willers J, Stahl F, et al.Regulation of lipid metabolism-related gene expression in whole blood cells of normo- and dyslipidemic men after fish oil supplementation.Lipids Health Dis 2012;11:172

[19] Schmit S, Stahl F, Mutz K-O, Scheper T, Hahn A, Schuchardt JP.Different gene expression profiles in normo- and dyslipidemic men after fish oil supplementation: results from a randomized controlled trial.Lipids Health Dis 2012;11:105.

[20] Puglisi MJ, Hasty AH, Saraswathi V. The role of adipose tissue in mediating the beneficial effects of dietary dish oil.J Nutr Biochem 2011;22:101-108.

[21] Lewis A, Lookinland S, Beckstrand RL, et al. Treatment of hypertriglyceridemia with omega-3 fatty acids: a systematic review.J Am Acad Nurse Pract 2004;16(9):384-395.

[22] Hartweg J, Farmer AJ, Perera R, et al.Meta-analysis of the effects of n-3 polyunsaturated fatty acids on lipoproteins and other emerging lipid cardiovascular risk markers in patients with type 2 diabetes.Diabetologia 2007;50(8):1593-1602.

[23] Eslick GD, Howe PRC, Smith C, Priest R, Bensoussan A. Benefits of fish oil supplementation in hyperlipidemia: a systematic review and meta-analysis.Int J Cardiol 2009;136:4-16.

[24] Pirillo A, Catapano AL.Omega-3 polyunsaturated fatty acids in the treatment of hypertriglyceridaemia.Intl J Cardiol 2013;7(2 Suppl 1):S16-S20.Available at: http://dx.doi.org/10.1016/j.ijcard.2013.06.040.

[25] Leslie MA, Cohen CJA, Liddle DM, et al.A review of the effect of omega-3 polyunsaturated fatty acids on blood triacylglycerol levels in normolipidemic and borderline hyperlipidemic individuals.Lipids Health Dis 2015;14:53.

[26] GISSI-Prevenzione Investigators.Dietary supplementation with n-3 polyunsaturated fatty acids and vitamin E after myocardial infarction: results of the GISSI-Prevenzione trial.Lancet 1999;354:447-455.

[27] Khawaja OA, Gaziano JM, Djoussé L. N-3 fatty acids for prevention of cardiovascular disease.Curr Athersler Rep 2014;16450.

[28] Minihane AM. Fish oil omega-3 fatty acids and cardio-metabolic health, alone or with statins.Eur J Clin Nutr 2013;67:536-540.

[29] Lichtenstein AH, Appel LJ, Brands M, et al.Diet and lifestyle recommendations revision 2006: a scientific statement from the American Heart Association Nutrition Committee.Circulation 2006;114:82-96.

[30] Lovaza [package insert].Liberty Corner, NJ:Reliant Pharmaceuticals, Inc; August 2007. Available at: www.lovaza.com.Accessed May 2016.

[31] Khandelwal S, Demonty I, Jeemon P, et al. Independent and interactive effects of plant sterols

and fish oil n–3 long–chain polyunsaturated fatty acids on the plasma lipid profile of mildly hyperlipidaemic Indian adults.Br J Nutr 2009;02:722-732.

[32] Foran SE, Flood JG, Lewandrowski KB.Measurement of mercury levels in concentrated over–the–counter fish oil preparations: is fish oil healthier than fish?Arch Pathol Lab Med 2003;127(12):1603-1605.

[33] Smutna M, Kruzikova K, Marsalek P, Kopriva V, Svobodova Z. Fish oil and cod liver as safe and healthy food supplements.Neuroendocr Lett 2009;30(Suppl 1):156-162.

[34] Hajeb P, Selamat J, Afsah–Hejri L, et al.Effect of supercritical fluid extraction on the reduction of toxic elements in fish oil compared with other extraction methods.J Food Protection 2015;78(1):172-179.

[35] Melanson SF, Lewandrowski EL, Flood JG, et al. Measurement of organochlorines in commercial over–the–counter fish oil preparations: implications for dietary and therapeutic recommendations for omega–3 fatty acids and a review of the literature.Arch Pathol Lab Med 2005;129:74-77

[36] United States Pharmacopeia.Listing of dietary supplements enrolled in the Dietary Supplement Verification Program.Available at: http://www.usp.org/usp–verification–services/usp–verified–dietary–supplements verified–supplements. Accessed May 2016.

案例 40：恶心与呕吐

■ 生姜可用于治疗恶心和呕吐

临床过程

当讨论 Jones 先生的止吐方案时，他说："我记得我妹妹在乘船旅行时，曾经服用生姜来预防晕船，而我的表弟几年前在进行化疗时也用过姜。用姜来止吐对我有效果吗？"

■ 随访问题

生姜

1. 膳食补充剂在改善健康状况方面的已知或是假设的机制是什么？

2. 临床试验数据对有效性的影响有多大？

3. 安全性方面的问题如何解决？

4. 这类药物是否要考虑质量方面的问题？

5. 这种补充剂对该患者是不是合适的治疗选择？

6. 如果患者想使用补充剂，你会为患者提供什么样的咨询服务，以最大限度地提高该补充剂的疗效，最大限度地减少不良反应发生？

参考文献

[1] Lete I, Alluė J. The effectiveness of ginger in the prevention of nausea and vomiting during pregnancy and chemotherapy.Integr Med Insights 2016;11:11-17.

[2] Giacosa A, Morazzoni P, Bombardelli E, et al. Can nausea and vomiting be treated with ginger extract?Eur Rev Med Pharmacol Sci 2015;19:1291-1296.

[3] Walstab J, Krüger D, Stark T, et al.Ginger and its pungent constituents non–competitively inhibit activation of human recombinant and native 5–HT3 receptors of enteric neurons.Neurogastroenterol Motil 2013;25:439-448, e302.

[4] Pillai AK, Sharma KK, Gupta YK, Bakshi S. Antiemetic effect of ginger powder versus placebo as an add–on therapy in children and young adults receiving high emetogenic chemotherapy.Pediatr Blood Cancer 2011;56:234-238.

[5] Ryan JL, Heckler CE, Roscoe JA, et al.Ginger (Zingiber officinale) reduces acute chemotherapy–induced nausea: a URCC CCOP study of 576 patients.Support Care Cancer 2012;20:1479-1489.

[6] Lee J, Oh H. Ginger as an antiemetic modality for chemotherapy–induced nausea and a systematic review and meta–analysis.Oncol Nurs Forum 2013;40(2):163-170.

[7] Marx WM, Teleni L, McCarthy AL, et al.Ginger

(Zingiber officinale) and chemotherapy–induced nausea and vomiting: a systematic literature review. Nutr Rev 2013;71(4):245-254.

[8] Young HY, Liao JC, Chang YS, et al.Synergistic effect of ginger and nifedipine on human platelet aggregation: a study in hypertensive patients and normal volunteers.Am J Chin Med 2006;34:545-551.

案例 69：帕金森病

■ 辅酶 Q10 可用于治疗帕金森病

临床过程

Farmer 女士在来复诊前约 1 个月，已经开始使用辅酶 Q10。不像卡瓦和黎豆可能会加重患者的症状，或引起其他安全问题，辅酶 Q10 可能确实会缓解帕金森病。Farmer 女士是否应该继续服用该补充剂？

■ 随访问题

1. 膳食补充剂在改善健康状况方面的已知或是假设的机制是什么？

2. 临床试验数据对有效性的影响有多大？

3. 安全性方面的问题如何解决？

4. 这类药物是否要考虑质量方面的问题？

5. 这种补充剂对该患者是不是合适的治疗选择？

6. 如果患者想使用补充剂，你会为患者提供什么样的咨询服务，以最大限度地提高该补充剂的疗效，最大限度地减少不良反应发生？

参考文献

[1] Morris G, Anderson G, Berk M, Maes M. Coenzyme Q10 depletion in medical and neuropsychiatric disorders: potential repercussions and therapeutic implications.Mol Neurobiol 2013;48:883-903.

[2] Littarru GP, Tiano L. Clinical aspects of coenzyme Q10: an update.Nutrition 2010;26:250-254.

[3] Isobe C, Abe T, Terayama Y. Levels of reduced and oxidized coenzyme Q–10 and 9–hydroxy–2’–deoxyguanosine in the cerebrospinal fluid of patients with living Parkinson’s disease demonstrate that mitochondrial oxidative damage and/or oxidative DNA damage contributes to the neurodegenerative process.Neurosci Lett 2010;469:159-163.

[4] Mischley LK, Allen J, Bradley R. Coenzyme Q10 deficiency in patients with Parkinson’s disease.J Neurol Sci 2012;318:72-75.

[5] Shults C, Oakes D, Kieburtz K, et al.Effects of coenzyme Q10 in early Parkinson’s disease.Arch Neurol 2002;59(10):1541-1550.

[6] Muller T, Buttner T, Gholipour A, Kuhn W. Coenzyme Q10 supplementation provides mild symptomatic benefit in patients with Parkinson’s disease.Neurosci Lett 2003;341(3):201-204.

[7] The NINDS NET–PD Investigators.A randomized clinical trial of coenzyme Q10 and GPI–1485 in early Parkinson disease.Neurology 2007;68:20-28.

[8] Storch A, Jost WH, Vieregge P, et al.Randomized, double–blind, placebo–controlled trial on symptomatic effects of coenzyme Q10 in Parkinson disease.Arch Neurol 2007;64:E1-E7.

[9] Seet RC–S, Lim ECH, Tan JJH, et al.Does high–dose coenzyme Q10 improve oxidative damage and clinical outcomes in Parkinson’s disease?Antioxid Redox Signal 2014;21(2):211-217.

[10] The Parkinson Study Group QE3 Investigators.A randomized clinical trial of high–dosage coenzyme Q10 in early Parkinson disease.JAMA Neurol 2014;71(5):543-552.

[11] Smith RAJ, Murphy MP.Animal and human studies with the mitochondria–targeted antioxidant MitoQ.Ann NY Acad Sci 2010;1201:96-103.

[12] Snow BJ, Rolfe FL, Lockhart MM, et al.A double–blind, placebo–controlled study to assess the mitochondria–targeted antioxidant MitoQ as a disease–modifying therapy in Parkinson’s disease. Mov Dis 2010;25(11):1670-1674.

案例 72：偏头痛

■ 款冬与野甘菊可用于预防偏头痛

临床过程

Miller 女士在讨论戊酸疗法的可能替代疗法时，听说有一个朋友也患有偏头痛，但这位朋友了解一些用于预防偏头痛的草药。她想询问的是，是否有草药类的产品来代替她目前使用的处方药。只要“自然”疗法能够减少偏头痛的发作频次，Miller 女士更喜欢使用比较“自然”的疗法。

■ 随访问题

款冬与野甘菊

1. 这类补充剂在改善健康状况方面的已知或是假设的作用机制是什么？

2. 临床试验数据对有效性的影响有多大？

3. 有关安全性方面的信息有哪些？

4. 这类药物是否要考虑质量方面的问题？

5. 该患者是否可服用从该类产品进行治疗？

6. 如果患者想使用款冬或野甘菊，你会为患者提供什么样的咨询服务，以最大限度地提高该补充剂的疗效，最大限度地减少不良反应发生？

7. 款冬和野甘菊中的哪一个更适合 Miller 女士？

参考文献

[1] Sutherland A, Sweet BV.Butterbur: an alternative therapy for migraine prevention.AJHP 2010;67:705-711.

[2] Agosti R, Duke RK, Chrubasik JE, Chrubasik S. Effectiveness of Petasites hybridus preparations in the prophylaxis of migraine: a systematic review. Phytomedicine 2006;13:743-746.

[3] Horak S, Koschak A, Stuppner H, Streissnig J. Use-dependent block of voltage-gated Cav2.1 Ca2+ channels by petasins and eudesmol isomers.J Pharmacol Exp Ther 2009;330:220-226.

[4] Utterback G, Zacharias R, Timraz S, Mershman D. Butterbur extract: prophylactic treatment for childhood migraines.Compl Ther Clin Pract 2014;20:61-64.

[5] Lipton RB, Göbel H, Einhäupl KM, et al.Petasites hybridus root (butterbur) is an effective preventative treatment for migraine.Neurology 2004;63:2240-2244.

[6] Diener HC, Rahlfs VW, Danesch U. The first placebo-controlled trial of a special butterbur root extract for the prevention of migraine: reanalysis of efficacy criteria.Eur Neurol 2004;51:89-97.

[7] Rajapakse T, Pringsheim T. Nutraceuticals in migraine: a summary of existing guidelines for use. Headache Curr 2016;56(4):808-816.

[8] Loder E, Burch R, Rizzoli.The 2012 AHS/AAN guidelines for prevention of episodic migraine: a summary and comparison with other recent clinical practice guidelines.Headache 2012;52:930-945.

[9] Giles M, Ulbricht C, Khalsa KP, Kirkwood CD, Park C, Basch E. Butterbur: an evidence-based systematic review by the Natural Standard Research Collaboration.J Herb Pharmacother 2005;5:119-143.

[10] Anderson N, Meier T, Borlak J. Toxicogenomics applied to cultures of human hepatocytes enabled an identification of novel Petasites hybridus extracts for the treatment of migraine with improved hepatobiliary safety.Toxicol Sci 2009;112:507-520.

[11] Wang YP, Yan J, Fu PP, Chou MW.Human liver microsomal reduction of pyrrolizidine alkaloid N-oxides to form the corresponding carcinogenic parent alkaloid.Toxicol Lett 2005;155:411-420.

[12] Avula B, Wang YH, Wang M, et al.Simultaneous determination of sesquiterpenes and pyrrolizidine alkaloids from the rhizomes of Petasites hybridus (L.) G.M. et Sch. and dietary supplements using UPLC-UV and HPLC-TOF-MS methods.J Pharm Biomed Anal 2012;70:53-63.

[13] Calhoun AH, Hutchinson S. Hormonal therapies for menstrual migraine.Curr Pain Headache Rep 2009;13:381-385.

[14] Materazzi S, Benemei S, Fusi C, et al.Parthenolide inhibits nociception and neurogenic vasodilatation in the trigeminovascular systems by targeting the TRPA1 channel.Pain 2013;154:2750-2758.

[15] Magni P, Ruscica M, Dozio E, et al.Parthenolide inhibits the LPS–induced secretion of IL–6 and NF–κB nuclear translocation in BV–2 microglia. Phytother Res 2012;26(9):1405-1409.
[16] Jager AK, Krydsfeldt K, Rasmussen HB.Bioassay–guided isolation of apigenin with GABA–benzodiazepine activity from Tanacetum parthenium.Phytother Res 2009;23(11):1642-1644.
[17] Pittler MH, Ernst E. Feverfew for preventing migraine.Cochrane Database Syst Rev 2000;(3):CD002286.
[18] Pfaffenrath V, Diener HC, Fischer M, et al.The efficacy and safety of Tanacetum parthenium (feverfew) in migraine prophylaxis—a double–blind, multicentre, randomized placebo–controlled dose-response study.Cephalalgia 2002;22:523-532.
[19] Diener HC, Pfeffenrath V, Schnitker J, Friede M, et al.Efficacy and safety of 6.25 mg t.i.d. feverfew CO_2–extract (MIG–99) in migraine prevention—a randomized, double–blind, multicentre, placebo–controlled study.Cephalalgia 2005;25:1031-1041.
[20] Ferro EC, Biagini AP, da Silva ÍEF, et al.The combined effect of acupuncture and Tanacetum parthenium on quality of life in women with headache: randomized study.Acupunct Med 2012;30:252-257.
[21] Unger M, Frank A. Simultaneous determination of the inhibitory potency of herbal extracts on the activity of six major cytochrome P450 enzymes using liquid chromatography/mass spectrometry and automated online extraction.Rapid Commun Mass Spectrom 2004;18:2273-2281.

案例 78：严重抑郁症

■ 圣约翰草可用于治疗抑郁症

临床过程

Flowers 夫人明白，她现在必须停止使用一直服用的圣约翰草，因为圣约翰草与处方药米氮平和炔雌酮有药物相互作用，但她想知道假如一开始有抑郁症时就使用圣约翰草是否会对她的病情有帮助。

■ 随访问题

1. 膳食补充剂在改善健康状况方面的已知或是假设的机制是什么？

2. 临床试验数据对有效性的影响有多大？

3. 安全性方面的问题如何解决？

4. 这类药物是否要考虑质量方面的问题？

5. 这种补充剂对该患者是不是合适的治疗选择？

6. 如果患者想使用补充剂，你会为患者提供什么样的咨询服务，以最大限度地提高该补充剂的疗效，最大限度地减少不良反应发生？

参考文献

[1] Russo E, Scicchitano F, Whalley BJ, et al. Hypericum perforatum: pharmacokinetic, mechanism of action, tolerability, and clinical drug-drug interactions.Phytother Res 2014;28:643-655.
[2] Crupi R, Abusamra YAK, Spina E, Calapai G. Preclinical data supporting/refuting the use of Hypericum perforatum in the treatment of depression.CNS Neurol Dis Drug Targ 2013;12(4):474-486.
[3] Wang Y, Shi X, Qi Z. Hypericin prolongs action potential duration in hippocampal neurons by acting on K+ channels.Br J Pharmacol 2010;159(7):1402-1407.
[4] Butterweck V. Mechanism of action of St. John's wort in depression:What is known?CNS Drugs 2003;17:539-562.
[5] Vance KM, Ribnicky DM, Hermann GE, et al. St. John's wort enhances the synaptic activity of the nucleus of the solitary tract.Nutrition 2014;30:S37-S42.
[6] Schrader E. Equivalence of St. John's wort extract (Ze 117) and fluoxetine: a randomized, controlled study in mild-moderate depression.Int Clin Psychopharmacol 2000;15:61-68.
[7] Szegedi A, Kohnen R, Dienel A, Kieser M. Acute treatment of moderate to severe depression with

Hypericum extract WS 5570 (St. John's wort): randomized controlled double blind non-inferiority trial versus paroxetine.BMJ 2005;333:503-506.

[8] Bjerkenstedt L, Edman GV, Alken RG, Mannel M. Hypericum extract LI 160 and fluoxetine in mild to moderate depression.Eur Arch Psych Clin Neurosci 2005;255:40-47.

[9] Randlov C, Mehlsen J, Thomsen CF, et al.The efficacy of St. John's wort in patients with minor depressive symptoms or dysthymia—a double-blind placebo-controlled study.Phytomedicine 2006;13:215-221.

[10] Hypericum Depression Trial Study Group.Effect of Hypericum perforatum (St. John's wort) in major depressive disorder.JAMA 2002;287:1807-1814.

[11] Sarris J, Fava M, Schweitzer I, Mischoulon D. St. John's wort (Hypericum perforatum) versus sertraline and placebo in major depressive disorder: continuation data from a 26-week RCT. Pharmacopsychiatry 2012;45:275-278.

[12] Rapaport MH, Nierenberg AA, Holand R, Dording C, Schettler PJ, Mischoulon D. The treatment of minor depression with St. John's wort or citalopram: failure to show benefit over placebo.J Psychiatr Res 2011;45:931-941.

[13] Anghelescu IG, Kohnen R, Szegedi A, Klement S, Kieser M. Comparison of Hypericum extract WS 5570 and paroxetine in ongoing treatment after recovery from an episode of moderate to severe depression: results from a randomized multicenter study.Pharmacopsychiatry 2006;39:213-219.

[14] Kaspar S, Volz HP, Möller HJ, Dienel A, Kieser M. Continuation and long-term maintenance treatment with Hypericum extract WS® _5570 after recovery from an acute episode of moderate depression—a double-blind, randomized, placebo-controlled long-term trial.Eur Neuropsychopharmacol 2008;18:803-813.

[15] Gastpar M, Singer A, Zeller K. Comparative efficacy and safety of a once-daily dosage of Hypericum extract STW3-VI and citalopram in patients with moderate depression: a double-blind, randomized, multicenter, placebo-controlled study.Pharmacopsychiatry 2006;39:66-75.

[16] Singer A, Schmit M, Hauke W, Stade K. Duration of response after treatment of mild to moderate depression with Hypericum extract STW 3-VI, citalopram, and placebo.Phytomedicine 2011;11:739-742.

[17] Shelton RC.St. John's wort (Hypericum perforatum) in major depression.J Clin Psychol 2009;70(Suppl 5):23-27.

[18] Sarris J. St. John's wort for the treatment of psychiatric disorders.Psychiatr Clin N Am 2013;36:65-72.

[19] Mannel M, Kuhn U, Schmidt U, Ploch M, Murck H. St. John's wort extract LI160 for the treatment of depression with atypical features—a double-blind, randomized, and placebo-controlled trial.J Psychiatr Res 2010;44:760-767.

[20] Rahimi R, Abdollahi M. An update on the ability of St. John's wort to affect the metabolism of other drugs.Expert Opin Drug Metab Toxicol 2012;8(6):691-708.

[21] Beckman SE, Sommi RW, Switzer J. Consumer use of St. John's wort: a survey on effectiveness, safety, and tolerability.Pharmacotherapy 2000;20(5):568-574.

[22] Kasper S, Gastpar M, Möller H-J, et al.Better tolerability of St. John's wort extract WS 5570 compared to treatment with SSRIs: a reanalysis of data from controlled clinical trials in acute major depression.Int J Clin Psychopharmacol 2010;25:204-213.

[23] Kolding L, Pedersen LH, Henriksen TB, Olsen J, Grzeskokwiak LE.Hypericum perforatum use during pregnancy and pregnancy outcome.Reprod Toxicol 2015;58:234-237.

案例 80：广泛性焦虑障碍

■ 卡瓦可用于治疗焦虑

临床过程

Johnson 先生对治疗其焦虑症药物的不良反应，以及他是否能负担得起这些药物的问题也表示了担忧。他说，他读了很多关于卡瓦的资料，认为“该药对焦虑症真的有效”。Johnson 先生说：“也许我上次使用的产品是劣质产品，这就是为什么它在治疗焦虑症方面没有什么效果，而且对胃造成了伤害。我是否应该再买一个质量更好的产品试试？”

■ 随访问题

1. 膳食补充剂在改善健康状况方面的已知或是假设的机制是什么？

2. 临床试验数据对有效性的影响有多大？

3. 安全性方面的问题如何解决？

4. 这类药物是否要考虑质量方面的问题？

5. 这种补充剂对该患者是不是合适的治疗选择？

6. 如果患者想使用补充剂，你会为患者提供什么样的咨询服务，以最大限度地提高该补充剂的疗效，最大限度地减少不良反应发生？

参考文献

[1] Singh YN, Singh NN.Therapeutic potential of kava in the treatment of anxiety disorders.CNS Drugs 2002;16:731-743.

[2] Boonen G, Ferger B, Kuschinsky K, et al.Influence of genuine kavapyrone enantiomers on the GABA-A binding site.Planta Med 1998;64:504-506.

[3] Sarris J, LaPorte E, Schweitzer I. Kava: a comprehensive review of efficacy, safety, and psychopharmacology.Aust NZ J Psychiatry 2011;45:27-35.

[4] Sarris J, Kavanagh DJ.Kava and St. John's wort: current evidence for use in mood and anxiety disorders.J Altern Complement Med 2009;15:827-836.

[5] Pittler M, Ernst E. Efficacy of kava extract for treating anxiety: systematic review and meta-analysis.J Clin Psychopharmacol 2000;20:84-89.

[6] Pittler M, Ernst E. Kava extract versus placebo for treating anxiety.Cochrane Database Syst Rev 2003;1:CD003383.

[7] Witte S, Loew D, Gaus W. Meta-analysis of the efficacy of the acetonic kava-kava WS®1490 in patients with non-psychotic anxiety disorders. Phytother Res 2005;19:183-188.

[8] Woelk H, Kapoula S, Lehrl S, et al.Treatment of patients suffering from anxiety.Double-blind study: kava special extract versus benzodiazepines.Z Allegemeinmed 1993;69:271-277.

[9] Boerner RJ, Sommer H, Berger W, et al.Kava-kava extract LI 150 is as effective as opipramol and buspirone in generalised anxiety disorder— an 8-week randomized, double-blind multi-centre clinical trial in 129 out-patients.Phytomedicine 2003;10:38-49.

[10] Sarris J, Kavanagh DJ, Byrne G, et al.The kava anxiety depression spectrum study (KADSS): a randomized, placebo-controlled crossover trial using an aqueous extract of Piper methysticum. Psychopharmacology 2009;205:399-407.

[11] Sarris J, Stough C, Bouseman CA, et al.Kava in the treatment of generalized anxiety disorder.A double-blind, randomized, placebo-controlled study.J Clin Psychopharmacol 2013;33(5):643-648.

[12] Baker JD.Tradition and toxicity: evidential cultures in the kava safety debate.Social Stud Sci 2011;41(3):361-384.

[13] Teschke R, Sarris J, Glass X, Schulze J. Kava, the anxiolytic herb: back to basics to prevent liver injury?Br J Clin Pharmacol 2011;71(3):445-448.

[14] Kuchta K, Schmidt M, Nahrstedt A. German kava ban lifted by court: the alleged hepatotoxicity of kava (Piper methysticum) as a case of ill-defined herbal drug identity, lacking quality control, and misguided regulatory politics.Planta Med 2015;81(18):1647-1653.

[15] Stevinson C, Huntley A, Ernst E. A systematic

review of the safety of kava extract in the treatment of anxiety.Drug Saf 2002;25:251-261.
[16] Sarris J, LaPorte E, Scholey A, et al.Does a medicinal dose of kava impair driving?A randomized, placebo-controlled, double-blind study.Traffic Injury Prevent 2013;14:13-17.
[17] Mathews JM, Etheridge AS, Valentine JL, et al.Pharmacokinetics and disposition of the kavalactone kawain: interaction with kava extract and kavalactones in vivo and in vitro.Drug Metab Dispos 2005;33:1555-1563.
[18] Gurley BJ, Swain A, Hubbard MA, et al.Supplementation with goldenseal (Hydrastis canadensis), but not kava kava (Piper methysticum), inhibits human CYP3A activity in vivo.Clin Pharmacol Ther 2008;83:61-69.
[19] Maya D, Schneider Y, Wan DW, et al.Blame it on the kava?Am J Gastroenterol 2015;110(Suppl 1):S364.

案例 84：2 型糖尿病：新发疾病

■ 鱼肝油、肉桂和 α－硫辛酸可用于治疗 2 型糖尿病

临床过程

在与 Giuliani 先生讨论他的糖尿病问题时，他说一个邻居也患有糖尿病，这位邻居告诉他，她没有吃药控制血糖，只是调整饮食，摄入糖尿病饮食，并吃肉桂和一些所谓的“α－硫辛酸”来控制血糖。他还说，他读过一些文章，说鱼油对糖尿病也有好处。Giuliani 先生问他是否也应该借鉴上述方法来帮助自己控制血糖。

■ 随访问题

1. 鱼肝油、肉桂和 α－硫辛酸在改善健康状况方面的已知或是假设的作用机制是什么？

2. 临床试验数据对有效性的影响有多大？

3. 有关安全性方面的信息有哪些？

4. 鱼肝油、肉桂和 α－硫辛酸是否要考虑质量方面的问题？

5. 该患者是否可以服用鱼肝油、肉桂或 α－硫辛酸进行治疗？

6. 如果患者想使用鱼肝油、肉桂和 α－硫辛酸，你会为患者提供什么样的咨询服务，以最大限度地提高该补充剂的疗效，最大限度地减少不良反应发生？

参考文献

[1] Fetterman Jr JW, Zdanowicz MM. Therapeutic potential of n-3 polyunsaturated fatty acids in disease.Am J Health Syst Pharm 2009;66:1169-1179.
[2] Balk EM, Lichtenstein AH, Chung M, et al.Effects of omega-3 fatty acids on serum markers of cardiovascular disease risk: a systematic review. Atherosclerosis 2006;189(1):19-30.
[3] Schmidt S, Willers J, Stahl F, et al.Regulation of lipid metabolism-related gene expression in whole blood cells of normo- and dyslipidemic men after fish oil supplementation.Lipids Health Dis 2012;11:172.
[4] Schmit S, Stahl F, Mutz K-O, Scheper T, Hahn A, Schuchardt JP.Different gene expression profiles in normo- and dyslipidemic men after fish oil supplementation: results from a randomized controlled trial.Lipids Health Dis 2012;11:105.
[5] Puglisi MJ, Hasty AH, Saraswathi V. The role of adipose tissue in mediating the beneficial effects of dietary dish oil.J Nutr Biochem 2011;22:101-108.
[6] Kabir M, Skurnik G, Naour N, et al.Treatment for 2 mo with n-3 polyunsaturated fatty acids reduces adiposity and some atherogenic factors but does not improve insulin sensitivity in women with type 2 diabetes: a randomized controlled study.Am J Clin Nutr 2007;86:1670-1679.
[7] Zheng J-S, Huang T, Yang, J, Fu Y-Q. Marine n-3 polyunsaturated fatty acids are inversely associated with risk of type 2 diabetes in Asians: a systematic review and meta-analysis.PLos One 2012;7(9):e44525.
[8] Rudkowska I. Fish oils for cardiovascular disease: impact on diabetes.Maturitas 2010;67:25-28.
[9] Strand E, Pedersen ER, Svingen GFT, et al.Dietary intake of n-3 long-chain polyunsaturated fatty

acids and risk of myocardial infarction in coronary artery disease patients with or without diabetes mellitus: a prospective cohort study.BMC Med 2013;11:216.

[10] Hartweg J, Perera R, Montori VM, Dinneen SF, Neil AHAWM, Farmer AJ.Omega-3 polyunsaturated fatty acids (PUFA) for type 2 diabetes mellitus.Cochrane Database Syst Rev 2008;1:CD003205.

[11] Lichtenstein AH, Appel LJ, Brands M, et al.Diet and lifestyle recommendations revision 2006: a scientific statement from the American Heart Association Nutrition Committee.Circulation 2006;114:82-96.

[12] Mostad IL, Bjerve KS, Bjorgaas MR, Lydersen S, Grill V. Effect of n-3 fatty acids in subjects with type 2 diabetes: reduction of insulin sensitivity and time-dependent alterations from carbohydrate to fat oxidation.Am J Clin Nutr 2006;84:540-550.

[13] Rafehi H, Ververis K, Karagiannis TC.Controversies surrounding the clinical potential of cinnamon for the management of diabetes.Diab Obes Metab 2012;14:493-499.

[14] Medagama AB.The glycaemic outcomes of cinnamon, a review of the experimental evidence and clinical trials.Nutr J 2015;14:108.

[15] Lu Z, Jia Q, Wang R, et al.Hypoglycemic activities of A- and B-type procyanidin oligomer-rich-extracts from different cinnamon barks. Phytomedicine 2011;18:298-302.

[16] Leach MJ, Kumar S. Cinnamon for diabetes mellitus.Cochrane Database System Rev 2012;9:CD007170.

[17] Akilen R, Tsiami A, Devendra D, Robinson N. Cinnamon in glycaemic control: systemic review and meta analysis.Clin Nutr 2012;31:609-615.

[18] Davis PA, Yokoyama W. Cinnamon intake lowers fasting blood glucose: meta-analysis.J Med Food 2011;14(9):884-889.

[19] Akilen R, Tsiami A, Devendra D, Robinson N. Glycated haemoglobin and blood pressure-lowering effect of cinnamon in multi-ethnic type 2 diabetic patients in the UK: a randomized, placebo-controlled, double-blind clinical trial. Diabetic Med 2010;27:1159-1167.

[20] Lu T, Sheng H, Wu J, et al.Cinnamon extract improves fasting blood glucose and glycosylated hemoglobin level in Chinese patients with type 2 diabetes.Nutr Res 2012;32:408-412.

[21] Allen RW, Schwartzman E, Baker WL, et al. Cinnamon use in type 2 diabetes: an updated systematic review and meta-analysis.Ann Fam Med 2013;11(5):452-459.

[22] Wickenberg J, Lindstedt S, Berntorp K, et al. Ceylon cinnamon does not affect postprandial plasma glucose or insulin in subjects with impaired glucose tolerance.Br J Nutr 2012;107:1845-1849.

[23] Beejmohum V, Peytavy-Izard M, Mignon C, et al. Acute effect of Ceylon cinnamon extract on postprandial glycemia: alpha-amylase inhibition, starch tolerance test in rats, and randomized crossover clinical trial in healthy volunteers.BMC Complement Altern Med 2014;14:351.

[24] Chase CK, McQueen CE.The use of cinnamon in diabetes.Am J Health Syst Pharm 2007;64:1033-1035.

[25] Kamenova P. Improvement of insulin sensitivity in patients with type 2 diabetes mellitus after oral administration of alpha-lipoic acid.Hormones 2006;5(4):251-258.

[26] Rochette L, Ghibu S, Muresan A, Vergely C. Alpha-lipoic acid: molecular mechanisms and therapeutic potential in diabetes.Can J Physiol Pharmacol 2015;93:1021-1027.

[27] Reljanovic M, Reichel G, Rett K, et al.Treatment of diabetic polyneuropathy with the antioxidant thioctic acid (α-lipoic acid): a two year multicenter randomized double-blind placebo-controlled trial (ALADIN II).Free Radic Res 1999;31:171-179.

[28] Zeigler D, Ametov A, Barinov A, et al.Oral treatment with alpha-lipoic acid improves

symptomatic diabetic polyneuropathy.Diab Care 2006;29:2365-2370.

[29] Ziegler D, Low PA, Litchy WJ, et al.Efficacy and safety of antioxidant treatment with alpha-lipoic acid over 4 years in diabetic polyneuropathy.Diab Care 2011;34:2054-2060.

[30] Ansar H, Mazloom Z, Kazemi F, Hajazi N. Effect of alpha-lipoic acid on blood glucose, insulin resistance, and glutathione peroxidase of type 2 diabetic patients.Saudi Med J 2011;32(6):584-588.

[31] Porasuphatana S, Suddee S, Nartnampong A, et al.Glycemic and oxidative status of patients with type 2 diabetes mellitus following oral administration of alpha-lipoic acid: a randomized double-blinded placebo-controlled study.Asia Pac J Clin Nutr 2012;21(1):12-21.

[32] de Oliveira AM, Rond ó PHC, Luzia LA, D' Abronzo FH, Illison VK.The effects of lipoic acid and α-tocopherol supplementation on the lipid profile and insulin sensitivity of patients with type 2 diabetes mellitus: a randomized, double-blind, placebo-controlled trial.Diab Res Clin Pract 2011;92:253-260.

[33] Segermann J, Hotze A, Ulrich H, Rao GS.Effect of alpha-lipoic acid on the peripheral conversion of thyroxine to triiodothyronine and on serum lipid-, protein- and glucose levels.Arzneimittel Forschung 1991;41(12):1294-1298.

案例 96：更年期症状管理

■ 用于缓解更年期症状的黑升麻和大豆

临床过程

Peterson 夫人正在考虑停用激素，因为她有乳腺癌家族史的危险因素，但仍然希望缓解潮热问题，因此她想了解更多的其他疗法相关信息。她听说乳腺癌女性患者不应该使用黑升麻，但她的一位朋友也有乳腺癌家族史，她在医生的推荐下已经使用黑升麻 9 个月，缓解了更年期症状，尽管她必须每 6 个月进行一次实验室检查。Peterson 夫人问，使用黑升麻或大豆是否是帮助她控制潮热症状的一个合适的方法。

■ 随访问题

1. 这类补充剂在改善健康状况方面的已知或是假设的作用机制是什么？

2. 临床试验数据对有效性的影响有多大？

3. 有关安全性方面的信息有哪些？

4. 这类补充剂是否要考虑质量方面的问题？

5. 该患者是否可服用该类产品进行治疗？

6. 如果患者想使用黑升麻和大豆来缓解更年期症状，你会为患者提供什么样的咨询服务，以最大限度地提高该补充剂的疗效，最大限度地减少不良反应发生？

参考文献

[1] Butt DA, Deng LY, Lewis JE, et al.Minimal decrease in hot flashes desired by postmenopausal women in family practice.Menopause 2007;14:203-207.

[2] Powell SL, Gödecke T, Nikolic D, et al.In vitro serotonergic activity of black cohosh and identification of Nώ-methylserotonin as a potential active constituent.J Agric Food Chem 2008;56:11718-11726.

[3] Borrelli F, Izzo AA, Ernst E. Pharmacological effects of Cimicifuga racemosa.Life Sci 2003;73:1215-1229.

[4] Johnson TL, Fahey JW.Black cohosh: coming full circle?J Ethnopharmacol 2012;141:775-779.

[5] Wuttke W, Jarry H, Haunschild J, et al.The non-estrogenic alternative for the treatment of climacteric complaints; black cohosh (Cimicifuga or Actaea racemosa).J Ster Biochem Mol Biol 2014;139:302-310.

[6] Ruhlen RL, Haubner J, Tracy JK, et al.Black cohosh does not exert an estrogenic effect on the breast.Nutr Cancer 2007;59:269-277.

[7] Fritz H, Seely D, McGowan J, et al.Black cohosh and breast cancer: a systematic review.Integer Cancer Ther 2014;13(1):12-29.

[8] Frei-Kleiner S, Schaffner W, Rahlfs VW, et al.

Cimicifuga racemosa dried ethanolic extract in menopausal disorders: a double-blind placebo-controlled clinical trial.Maturitas 2005;51:397-404.

[9] Borrelli F, Ernst E. Black cohosh (Cimicifuga racemosa) for menopausal symptoms: a systematic review of its efficacy.Pharmacol Res 2008;58:8-14.

[10] Palacio C, Masi G, Mooradian AD.Black cohosh for the management of menopausal symptoms.A systematic review of clinical trials.Drugs Aging 2009;26:23-36.

[11] Leach MJ, Moore V. Black cohosh (Cimicifuga spp.) for menopausal symptoms.Cochrane Database Syst Rev 2012;9:CD007244.

[12] Shams T, Setia MS, Hemmings R, McCusker J, Sewitch Clampi A. Efficacy of black cohosh-containing preparations on menopausal symptoms: a meta-analysis.Altern Ther 2010;16:36-44.

[13] Beer A-M, Osmers R, Schnitker J, et al.Efficacy of black cohosh (Cimicifuga racemosa) medicines for treatment of menopausal symptoms—comments on major statements of the Cochrane Collaboration report 2012 "black cohosh (Cimicifuga spp.) for menopausal symptoms (review)" .Gynecol Endocrinol 2013;29(12):1022-1025.

[14] Wuttke W, Seidlova-Wuttke D. News about black cohosh.Maturitas 2012;71;92-93.

[15] Schellenberg R, Saller R, Hess L, et al.Dose-dependent effects of the Cimicifuga racemosa extract Ze 450 in the treatment of climacteric complaints: a randomized, placebo-controlled study.Evid Based Complement Altern Med 2012:260301.

[16] Drewe J, Zimmermann C, Zahner.The effect of a Cimicifuga racemosa extracts Ze 450 in the treatment of climacteric complaints—an observational study.Phytomedicine 2013;20:659-666.

[17] Mohannad-Alizadeh-Charandabi S, Shahnazi M, Nahaee J, Bayatipayan S. Efficacy of black cohosh (Cimicifuga racemosa L.) in treating early symptoms of menopause: a randomized clinical trial.Chin Med 2013;8(1):20.

[18] Jiang K, Jin Y, Huang L, et al.Black cohosh improves objective sleep in postmenopausal women with sleep disturbance.Climacteric 2015;18:559-567.

[19] Pockaj BA, Gallagher JG, Loprinzi CL, et al.Phase Ⅲ double-blind, randomized, placebo-controlled crossover trial of black cohosh in the management of hot flashes:NCCTG trial N01CC.J Clin Oncol 2006;24(18):2836-2841.

[20] Rostock M, Fischer J, Mumm A, Stammwitz U, Saller R, Bartsch HH.Black cohosh (Cimicifuga racemosa) in tamoxifen-treated breast cancer patients with climacteric complaints—a prospective observational study.Gynecol Endocrinol 2011;27(1):844-848.

[21] Rebbeck TR, Troxel AB, Norman S, et al.A retrospective case-control study of the use of hormone-related supplements and association with breast cancer.Int J Cancer 2007;120:1523-1528.

[22] Obi N, Chang-Claude J, Berger J, et al.The use of herbal preparations to alleviate climacteric disorders and risk of postmenopausal breast cancer in a German case-control study.Cancer Epidemiol Biomark Prev 2009;18(8):2207-2213.

[23] Raus K, Brucker C, Gorkow C, Wuttke W. First-time proof of endometrial safety of the special black cohosh extract (Actaea or Cimicifuga racemosa extract) CR BNO 1055.Menopause 2006;13(4):678-691.

[24] McKenzie SC, Rahman A. Bradycardia in a patient taking black cohosh.Med J Aust 2010;193:479-481.

[25] Dinman S. Black cohash [sic] : a contraindication in general anesthesia.Plastic Surg Nursing 2006;26:42-43.

[26] Borrelli F, Ernst E. Black cohosh (Cimicifuga racemosa): a systematic review of adverse events. Am J Obstet Gynecol 2008;199:455-456.

[27] Teschke R, Schwarzenboeck A, Schmidt-

Taenzer W, Wolff A, Hennermann K-H. Herb induced liver injury presumably caused by black cohosh; a survey of initially purported cases and herbal quality specifications.Ann Hepatol 2011;11(3):249-259.

[28] Teschke F, Bahre R, Fuchs J, Wolff A. Black cohosh hepatotoxicity: quantitative causality evaluation in nine suspected cases.Menopause 2009;16(5):956-965.

[29] Teschke F, Bahre R, Genthner A, et al.Suspected black cohosh hepatotoxicity— challenges and pitfalls of causality assessment.Maturitas 2009;63:302-314.

[30] Naser B, Schnitker J, Minkin MJ, Garcia de Arriba S, Nolte K-U, Osmers R. Suspected black cohosh hepatotoxicity: no evidence by meta-analysis of randomized controlled clinical trials for isopropanolic black cohosh extract.Menopause 2022;18(4):366-375.

[31] Enbom E, Le MD, Oesterich L, Rutgers J, French SW.Mechanism of hepatotoxicity due to black cohosh (Cimicifuga racemosa): histological, immunohistochemical and electron microscopy analysis of two liver biopsies with clinical correlation.Exp Mol Pathol 2014;96:279-283.

[32] Setchell KDR, Brown N, Lydeking-Olsen E. The clinical importance of the metabolite equol—a clue to the effectiveness of soy and it's isoflavones. J Nutr 2002;132:3577-3584.

[33] North American Menopause Society.The role of soy isoflavones in menopausal health: report of The North American Menopause Society/Wulf H. Utian Translational Science Symposium in Chicago, IL (October 2010).Menopause 2011;18(7):732-753.

[34] Villaseca P. Non-estrogen conventional and phytochemical treatments for vasomotor symptoms: what needs to be known for practice.Climacteric 2012;15:115-124.

[35] Duncan AM, Underhill KE, Xu X, et al.Modest hormonal effects of soy isoflavones in postmenopausal women.J Clin Endocrinol Metab 1999;84:3479-3484.

[36] Ginsburg J, Prelevic GM. Lack of significant hormonal effects and controlled trials of phyto-oestrogens.Lancet 2000;355:163-164.

[37] Schmidt M, Arjomand-Wölkart K, Birkhäuser MH, et al.Consensus: soy isoflavones as a first-line approach to the treatment of menopausal vasomotor complaints.Gynecol Endocrinol 2016;32(6):427-430.

[38] Jacobs A, Wegewitz U, Sommerfeld C, Grossklaus R. Efficacy of isoflavones in relieving vasomotor menopausal symptoms—a systematic review.Mol Nutr Food Res 2009;53:1084-1097.

[39] Howes LG, Howes JB, Knight DC.Isoflavone therapy for menopausal flushes: a systematic review and meta-analysis.Maturitas 2006;55:203-211.

[40] Taku K, Melby MK, Kronenberg F, Kurzer MS, Messina M. Extracted or synthesized soybean isoflavones reduce menopausal hot flash frequency and severity: systemic review and meta-analysis of randomized controlled trials.Menopause; 2012;19(7):776-790.

[41] Ghazanfarpour M, Sadeghi R, Roudsari RL.The application of soy isoflavones for subjective symptoms and objective signs of vaginal atrophy in menopause: a systematic review of randomized controlled trials.J Obstet Gynecol 2016;36:160-171.

[42] Tranche S, Brotons C, de la Pisa BP, et al.Impact of a soy drink on climacteric symptoms: an open-label, crossover, randomized clinical trial.Gynecol Endocrinol 2016:32(6):477-482.

[43] Ma D-F, Qin L-Q, Wang P-Y, Katoh R. Soy isoflavone intake increases bone mineral density in the spine of menopausal women: meta-analysis of randomized controlled trials.Clin Nutr 2008;27:57-64.

[44] Zheng X, Lee S-K, Chun OK.Soy isoflavones and osteoporotic bone loss: a review with an emphasis on modulation of bone remodeling.J Med Food

2016;19(1):1-14.
[45] Kwak HS, Park SY, Kim MG, et al.Marked individual variation in isoflavone metabolism after a soy challenge can modulate the skeletal effect of isoflavones in premenopausal women.J Korean Med Sci 2009;24:867-873.
[46] Taku K, Melby MK, Kurzer MS, Mizuno S, Watanabe S, Ishimi Y. Effects of soy isoflavone supplements on bone turnover markers in menopausal women: systematic review and meta-analysis of randomized controlled trials.Bone 2010;47:413-423.
[47] Ricci E, Cipriani S, Chiaffarino F, Malvezzi M, Parazzini F. Soy isoflavones and bone mineral density in perimenopausal and postmenopausal western women: a systematic review and meta-analysis of randomized controlled trials.J Women's Health 2010;19(9):1609-1617.
[49] Wei P, Liu M, Chen Y, Chen D-C. Systematic review of soy isoflavone supplements on osteoporosis in women.Asian Pac J Trop Med 2012;5(3):243-248.
[50] Divi RL, Chang HC, Doerge DR.Anti-thyroid isoflavones from soybean: isolation, characterization, and mechanisms of action. Biochem Pharmacol 1997;54:1087-1096.
[51] van Duursen MB, Nijmeijer SM, de Morree ES, de Jong PC, van den Berg M. Genistein induces breast cancer-associated aromatase and stimulates estrogen-dependent tumor cell growth in in vitro breast cancer model.Toxicology 2011;89(2-3)67-73.

案例 98：良性前列腺增生

■ 非洲刺李可用于治疗良性前列腺增生

临床过程

作为医疗团队中的药师，你需要进行文献检索，查看锯棕榈在良性前列腺增生方面的使用方法。你会发现有的报告认为膳食补充剂会改善、也会恶化勃起功能障碍问题。另外，你会从文献中发现，锯棕榈只适合轻中度良性前列腺增生患者。根据上述信息，你不应该建议患者使用锯棕榈缓解良性前列腺增生症状。但是，因为该患者正在咨询天然药物方面的信息，而你对这方面的信息进行了文献检索，而且可能有这种可能会缓解良性前列腺增生症状又不会影响勃起功能障碍的天然药物。非洲刺李是否合适，是否应该考虑一下？

■ 随访问题

1. 膳食补充剂在改善健康状况方面的已知或是假设的机制是什么？

2. 临床试验数据对有效性的影响有多大？

3. 安全性方面的问题如何解决？

4. 这类药物是否要考虑质量方面的问题？

5. 这种补充剂对该患者是不是合适的治疗选择？

6. 如果患者想使用补充剂，你会为患者提供什么样的咨询服务，以最大限度地提高该补充剂的疗效，最大限度地减少不良反应发生？

参考文献

[1] Suter A, Saller R, Riedi E, Heinrich M. Improving BPH symptoms and sexual dysfunctions with a saw palmetto preparation?Results from a pilot trial. Phytother Res 2013;27:218-226.
[2] Boyle P, Robertson C, Lowe F, Roehrborn C. Updated meta-analysis of clinical trials of Serenoa repens extract in the treatment of symptomatic benign prostatic hyperplasia.Br Urol 2004;93:751-756.
[3] Tacklind J, MacDonald R, Rutks I, et al.Serenoa repens for benign prostatic hyperplasia.Cochrane Database Syst Rev 2012;12:CD001423.
[4] Scaglione F. How to choose the right Serenoa repens extract.Eur Urol Suppl 2015;14:e1464-e1469.
[5] Quiles MT, Arbós MA, Fraga A, et al.Antiproliferative and apoptotic effects of the herbal agent Pygeum africanum on culture prostate stromal cells from patients with benign prostatic hyperplasia (BPH). Prostate 2010;70:1044-1053.
[6] Papaioannou M, Schleich S, Roell D, et al.NBBS isolated from Pygeum africanum bark exhibits androgen antagonistic activity, inhibits AR nuclear

translocation and prostate cancer cell growth.Invest New Drugs 2010;28:729-743.

[7] Roell D, Baniahmad A. The natural compounds atraric acid and N-butylbenzene-sulfonamide as antagonists of the human androgen receptor and inhibitors of prostate cancer cell growth.Mol Cell Endocrinol 2011;332:1-8.

[8] Edgar AD, Levin R, Constantinou CE, Denis L. A critical review of the pharmacology of the plant extract of Pygeum africanum in the treatment of LUTS.Neurourol Urodynam 2007;26:458-463.

[9] Shenouda NS, Sakla MS, Newton LG, et al.Physterol Pygeum africanum regulates prostate cancer in vitro and in vivo.Endocrine 2007;31:72-81.

[10] Breza J, Dzurny O, Borowka A, et al.Efficacy and acceptability of Tadenan® _(Pygeum africanum extract) in the treatment of benign prostatic hyperplasia (BPH): a multicentre trial in central Europe.Cur Med Res Opin 1998;14:127-139.

[11] Chatelain C, Autet W, Brackman F. Comparison of once and twice daily dosage forms of Pygeum africanum extract in patients with benign prostatic hyperplasia: a randomized, double-blind study, with long-term open label extension.Urology 1999;54:473-478.

[12] Ishani A, MacDonald R, Nelson D, Rutks I, Wilt TJ.Pygeum africanum for the treatment of patients with benign prostatic hyperplasia: a systematic review and quantitative meta-analysis.Am J Med 2000;109:654-664.

[13] Wilt T, Ishani A, Mac Donald R, Rutks I, Stark G. Pygeum africanum for benign prostatic hyperplasia.Cochrane Data Syst Rev 2002;(1):CD001044.

案例 105：骨关节炎

■ 氨基葡萄糖硫酸盐、盐酸氨基葡萄糖和软骨素可用于治疗骨关节炎

临床过程

在与 Kansella 先生讨论多种治疗方案时，他说：“这可能看起来很傻，但我有一个邻居，比我年长几岁，几年前两侧膝关节都患有很严重的关节炎，但在服用氨基葡萄糖和软骨素药片后，疼痛几乎缓解。他甚至又开始打高尔夫了！是否有方法能够缓解我的疼痛问题？”

■ 随访问题

1. 这类补充剂在改善健康状况方面的已知或是假设的作用机制是什么？

2. 这类补充剂临床试验数据对其有效性判断的影响有多大？

3. 安全性方面的问题如何解决？

4. 这类补充剂是否要考虑质量方面的问题？

5. 该患者是否可以服用这类补充剂进行治疗？

6. 如果患者想使用补充剂，你会为患者提供什么样的咨询服务，以最大限度地提高该补充剂的疗效，最大限度地减少不良反应发生？

参考文献

[1] Nagaoka I, Igarashi M, Sakamoto K. Biological activities of glucosamine and its related substances. Adv Food Nutr Res 2012;65:337-352.

[2] Henrotin Y, Mobasheri A, Marty M. Is there any scientific evidence for the use of glucosamine in the management of human osteoarthritis?Arthritis Res Ther 2012;14:201. doi:10.1186/ar3657.

[3] Volpi N. Anti-inflammatory activity of chondroitin sulphate: new functions from an old natural molecule.Inflammopharmacology 2011;19:299-306.

[4] Martel-Pelletier J, Farran A, Montell E, et al. Discrepancies in composition and biological effects of different formulations of chondroitin sulfate. Molecules 2015;20:4277-4289.

[5] Calamia V, Mateos J, Fern á ndez-Puente P, et al.A pharmacoproteomic study confirms the synergistic effect of chondroitin sulfate and glucosamine.Sci Rep 2014;45069.

[6] Lee YH, Woo J-H, Choi SJ, et al.Effect of glucosamine or chondroitin sulfate on the osteoarthritis progression: a meta-analysis. Rheumatol Int 2010;30:357-363.

[7] Bruyére O, Altman RD, Reginster J-Y. Efficacy and safety of glucosamine sulfate in the management of

osteoarthritis: evidence from real-life setting trials and surveys.Semin Arthritis Rheum 2016;45:S12-S17.
[8] Wandel S, Ju · ni P, Tendal B, et al.Effects of glucosamine, chondroitin, or placebo in patients with osteoarthritis of hip or knee: network meta-analysis.BMJ 2010;34:c4675.
[9] Sawitzke AD, Shi H, Finco MF, et al.Clinical efficacy and safety of glucosamine, chondroitin sulfate, their combination, celecoxib or placebo taken to treat osteoarthritis of the knee:2-year results from GAIT.Ann Rheum Dis 2010;69:1459-1464.
[10] Hochberg Mc.Structure-modifying effects of chondroitin sulfate in knee osteoarthritis: an updated meta-analysis of randomized placebo-controlled trials of 2-year duration.Osteoarthritis Cart 2010;18:S28-S31.
[11] Gabay C, Medinger-Sadowski C, Gascon D, et al.Symptomatic effects of chondroitin 4 and chondroitin 6 sulfate on hand osteoarthritis. Arthritis Rheum 2011;63(11):3383-3391.
[12] Hochberg MC, Martel-Pelletier J, Monfort J, et al.Combined chondroitin sulfate and glucosamine for painful knee osteoarthritis: a multi-centre, randomized, double-blind, non-inferiority trial versus celecoxib.Ann Rheum Dis 2016;75:37-44.
[13] Provenza JR, Shinjo SM, Silva JM, et al.Combined glucosamine and chondroitin sulfate, once or three times daily, provides clinically relevant analgesia in knee osteoarthritis.Clin Rheumatol 2015;34:1455-1462.
[14] Mazieres B, Combe B, Phan Van A, et al. Chondroitin sulfate in osteoarthritis of the knee: a prospective, double-blind, placebo-controlled multicenter clinical study.J Rheumatol 2001;28:173-181.
[15] Villacis J, Rice TR, Bucci LR, et al.Do shrimp-allergic individuals tolerate shrimp-derived glucosamine?Clin Exp Allergy 2006;36:1457-1461.

案例 108：过敏性鼻炎

■ 柴蜂斗叶提取物可用于治疗过敏性鼻炎

临床过程

James 的母亲非常担心处方药导致的嗜睡症状，因为 James 应该做作业时，常常很困。Patrick 夫人使用柴蜂斗叶提取物预防偏头痛，而且听说该药物能够有效地缓解过敏症状。她问是否可以让 James 使用该药物。

■ 随访问题

1. 膳食补充剂在改善健康状况方面的已知或是假设的机制是什么？
2. 临床试验数据对有效性的影响有多大？
3. 安全性方面的问题如何解决？
4. 这类药物是否要考虑质量方面的问题？
5. 这种补充剂对该患者是不是合适的治疗选择？
6. 如果患者想使用补充剂，你会为患者提供什么样的咨询服务，以最大限度地提高该补充剂的疗效，最大限度地减少不良反应发生？

参考文献

[1] Thomet OA, Schapowal A, Heinisch IV, et al.Anti-inflammatory activity of an extract of Petasites hybridus in allergic rhinitis.Int Immunopharmacol 2002;2:997-1006.
[2] Brattström A, Schapowal A, Maillet I, et al. Petasites extract Ze 339 (PET) inhibits allergen-induced Th2 responses, airway inflammation and airway hyperreactivity in mice.Phytother Res 2010;24:680-685.
[3] Dumitru AF, Shamji M, Wagenmann M, et al. Petasol butanoate complex (Ze 339) relieves allergic rhinitis-induced nasal obstruction more effectively than desloratadine.J Allergy Clin Immunol 2011;127:1515-1521.
[4] Lee DKC, Haggart K, Robb FM, Lipworth BJ.Butterbur, a herbal remedy, confers complementary anti-inflammatory activity in asthmatic patients receiving inhaled corticosteroids. Clin Exp Allergy 2004;34:110-114.

[5] Giles M, Ulbricht C, Khalsa KP, Kirkwood CD, Park C, Basch E. Butterbur: an evidence-based systematic review by the Natural Standard Research Collaboration.J Herb Pharmacother 2005;5:119-143.
[6] Guo R, Pittler MH, Ernst E. Herbal medicines for the treatment of allergic rhinitis: a systematic review.Ann Allergy Asthma Immunol 2007;99:483-495.
[7] Schapowal A. Treating intermittent allergic rhinitis: a prospective, randomized, placebo and antihistamine-controlled study of butterbur extract Ze 339.Phytother Res 2005;19:530-537.
[8] Schapowal A. Randomised controlled trial of butterbur and cetirizine for treating seasonal allergic rhinitis.BMJ 2002;324:144-146.
[9] Lee DK, Gray RD, Robb FM, et al.A placebo-controlled evaluation of butterbur and fexofenadine on objective and subjective outcomes in perennial allergic rhinitis.Clin Exp Allergy 2004;34:646-649.
[10] Nebel S, Kobi C, Zahner C. Effective treatment of early allergic and late inflammatory symptoms of allergic rhinitis with Ze 339 (Tesalin®): results of a non-interventional observational study.Planta Med 2014;80:16.
[11] Danesch UC.Petasites hybridus (butterbur root) extract in the treatment of asthma—an open trial. Altern Med Rev 2004;9:54-62.
[12] Anderson N, Meier T, Borlak J. Toxicogenomics applied to cultures of human hepatocytes enabled an identification of novel Petasites hybridus extracts for the treatment of migraine with improved hepatobiliary safety.Toxicol Sci 2009;112:507-520.
[13] Wang YP, Yan J, Fu PP, Chou MW.Human liver microsomal reduction of pyrrolizidine alkaloid N-oxides to form the corresponding carcinogenic parent alkaloid.Toxicol Lett 2005;155:411-420.

案例 125：流感

■ 用于治疗流感的接骨木莓

临床过程

Kharitonov 先生要出院，他很感谢你，并承诺会遵医嘱。他说因为他儿子的婚礼即将到来，他很担心将流感传染给他人，“我在俄罗斯的表亲告诉我，他们通过使用接骨木莓糖浆来预防季节流感。这能够预防我妻子感染上这种流感吗？”

■ 随访问题

1. 膳食补充剂在改善健康状况方面的已知或是假设的机制是什么？

2. 临床试验数据对有效性的影响有多大？

3. 安全性方面的问题如何解决？

4. 这类药物是否要考虑质量方面的问题？

5. 该患者或患者的妻子能够使用接骨木莓糖浆来治疗或预防流感吗？

6. 如果患者想使用补充剂，你会为患者提供什么样的咨询服务，以最大限度地提高该补充剂的疗效，最大限度地减少不良反应发生？

参考文献

[1] Ulbricht C, Basch E, Cheung L, et al.An evidence-based systematic review of elderberry and elderflower (Sambucus nigra) by the Natural Standard Research Collaboration.J Dietary Suppl 2014;11(1):80-120.
[2] Krawitz C, Abu Mraheil M, Stein M, et al.Inhibitory activity of a standardized elderberry liquid extract against clinically-relevant human respiratory bacterial pathogens and influenza A and B viruses. BMC Complement Altern Med 2011;11:16.
[3] Kinoshita E, Hayashi K, Katayama H, et al.Anti-influenza virus effects of elderberry juice and its fractions.Biosci Biotechnol Biochem 2012;76(9):1633-1638.
[4] Ivanova D, Tasinov O, Kiselova-Kaneva Y. Improved lipid profile and increased serum

antioxidant capacity in healthy volunteers after Sambucus nigra L. fruit infusion consumption.Int J Food Sci Nutr 2014;65(6):740-744.

[5] Murkovic M, Abuja PM, Bermann AR, et al.Effects of elderberry juice on fasting and postprandial serum lipids and low-density lipoprotein oxidation in healthy volunteers: a randomized, double-blind, placebo-controlled study.Eur J Clin Nutr 2004;58:244-249.

[6] Zakay-Rones Z, Varsano N, Zlotnik M, et al. Inhibition of several strains of influenza virus in vitro and reduction of symptoms by an elderberry extract (Sambucus nigra L.) during an outbreak of influenza B Panama.J Altern Complement Med 1995;1:361-369.

[7] Zakay-Rones Z, Thom E, Wollan T, et al. Randomized study of the efficacy and safety of oral elderberry extract in the treatment of influenza A and B virus infections.J Int Med Res 2004;32:132-140.

[8] Rauš K, Pleschka S, Klein P, et al.Effect of an Echinacea-based hot drink versus oseltamivir in influenza treatment: a randomized, double-blind, double-dummy, multicenter, noninferiority clinical trial.Curr Therapeutic Res 2015;77:66-72.

[9] Tiralongo E, Wee SS, Lea RA.Elderberry supplementation reduces cold duration and symptoms in air-travellers: a randomized, double-blind placebo-controlled clinical trial.Nutrients 2016;8(4):182.

[10] Curtis PJ, Kroom PA, Hollands WJ, et al. Cardiovascular disease risk biomarkers and liver and kidney function are not altered in postmenopausal women after ingesting and elderberry extract rich in anthocyanins for 12 weeks.J Nutr 2009;139:2266-2271.

附　录

附录 A　换算系数与人体测量学 *

换算系数

■ SI 单位制

很多国家都使用 SI 单位，主要用于表示临床实验室和血清的药物浓度。与质量单位（如微克，micrograms）不同，SI 系统使用的是摩尔（mol）来表示物质的量。1 摩尔的溶液是指 1 L 溶液中包含 1 摩尔（以克表示物质的分子质量）的溶质。下面的公式可用于将质量单位转换为摩尔质量（将 mcg/mL 转化为 μmol/L，将 mg/mL 转化为 mmol/L 或将 ng/mL 转化为 nmol/L）。

微摩尔每升（Micromoles per Liter，μmol/L）

$$\mu mol/L=\frac{药物浓度（mcg/mL）\times 1000}{药物分子质量（g/mol）}$$

毫当量（Milliequivalents）

1 当量是指物质的量为 1 克的氢；1 毫当量为 1 当量的 1/1000。

毫当量每升（Milliequivalents per Liter，mEq/L）：

$$mEq/L=\frac{盐重量（g）\times 离子价\times 1000}{盐分子质量}$$

$$盐重量（g）=\frac{mEq/L\times 盐分子质量}{离子价\times 1000}$$

■ 等价换算（表 A–1，表 A–2）

表 A–1　选定离子的重量

盐	mEq/g 盐	mg 盐 /mEq
碳酸钙（$CaCO_3$）	20.0	50.0
氯化钙（$CaCl_2\cdot 2H_2O$）	13.6	73.5
葡庚糖酸钙（$Ca[C_7H_{13}O_8]_2$）	4.1	245.2
葡萄糖酸钙（$Ca[C_6H_{11}O_7]_2\cdot H_2O$）	4.5	224.1
乳酸钙（$Ca[C_3H_5O_3]_2\cdot 5H_2O$）	6.5	154.1
葡萄糖酸镁（$Mg[C_6H_{11}O_7]_2\cdot H_2O$）	4.6	216.3
氧化镁（MgO）	49.6	20.2
硫酸镁（$MgSO_4$）	16.6	60.2
七水硫酸镁（$MgSO_4\cdot 7H_2O$）	8.1	123.2
乙酸钾（$K[C_2H_3O_2]$）	10.2	98.1
氯化钾（KCl）	13.4	74.6
柠檬酸钾（$K_3[C_6H_5O_7]\cdot H_2O$）	9.2	108.1
碘化钾（KI）	6.0	166.0
醋酸钠（$Na[C_2H_3O_2]$）	12.2	82.0
三水醋酸钠（$Na[C_2H_3O_2]\cdot 3H_2O$）	7.3	136.1
碳酸氢钠（$NaHCO_3^-$）	11.9	84.0
氯化钠（NaCl）	17.1	58.4
枸橼酸钠（$Na_3[C_6H_5O_7]\cdot 2H_2O$）	10.2	98.0
碘化钠（NaI）	6.7	149.9
乳酸钠（$Na[C_3H_5O_3]$）	8.9	112.1
硫酸锌（$ZnSO_4\cdot 7H_2O$）	7.0	143.8

表 A–2　选定离子的化合价和原子量

物质	电解质	化合价	分子量
钙	Ca^{2+}	2	40.1
氯	Cl^-	1	35.5
镁	Mg^{2+}	2	24.3
磷酸根（pH = 7.4）	HPO_4^-（80%） $H_2PO_4^-$（20%）	1.8	96.0[a]
钾	K^+	1	39.1
钠	Na^+	1	23.0
硫酸	SO_4^-	2	96.0[a]

注：[a] 磷的分子量仅为 31，硫的分子量仅为 32.1。

* 本附录来自 ANDERSON P O, KNOBEN J E, TROUTMAN W G, et al . Handbook of Clinical Drug Data[M].10th ed. New York,McGraw–Hill, 2002:1053–1058，并已获得许可。

■ 阴离子间隙

阴离子间隙是血浆中未测定的阴离子（UA）与未测定的阳离子（UC）浓度间的差值。一般用于评价酸碱平衡紊乱性疾病。随着内源性物质（如磷酸盐、硫酸盐、乳酸和酮酸）或外源性物质（如水杨酸、青霉素、乙二醇、乙醇和甲醇）血浆浓度的增加，阴离子间隙会越大。计算阴离子间隙的公式如下：

$$阴离子间隙 = (Na^+ + K^+) - (Cl^- + HCO_3^-)$$

或

$$阴离子间隙 = Na^+ - (Cl^- + HCO_3^-)$$

第 1 个公式的正常值为 11 ～ 20 mmol/L，第 2 个公式的正常值为 7 ～ 16 mmol/L。注意阴离子间隙值是在上限值和下限值之间的一个波动值。

■ 温度

华氏度转换为摄氏度：（℉ － 32）× 5/9 = ℃

摄氏度转换为华氏度：（℃ × 9/5）+ 32 = ℉

摄氏度转化为开氏度：℃ + 273 = °K

■ 热量

1 kcal = 1000 kcal = 4.184 kJ

1 kJ = 239 kcal

■ 重量与测量

公制重量单位换算

1 千克（kilogram，kg）= 1000 克

1 克（gram，g）= 1000 毫克

1 毫克（milligram，mg）= 0.001 克

1 微克（microgram，mcg）= 0.001 毫克

1 纳克（nanogram，ng）= 0.001 微克

1 皮克（picogram，pg）= 0.001 纳克

1 飞克（femtogram，fg）= 0.001 皮克

公制容积单位换算

1 升（liter，L）= 1000 毫升

1 分升（deciliter，dL）= 100 毫升

1 毫升（milliliter，mL）= 0.001 升

1 微升（microliter，μL）= 0.001 毫升

1 纳升（nanoliter，nL）= 0.001 微升

1 皮升（picoliter，pL）= 0.001 纳升

1 飞升（femtoliter，fL）= 0.001 微微升

药材重量单位换算

1 英分（∋）= 20 格令（gr）

60 格令（gr）= 1 打兰（ʒ）

8 打兰（ʒ）= 1 盎司（fl ℥）

1 盎司（℥）= 480 格令

12 盎司（℥）= 1 磅（lb）

药材体积单位换算

60 量滴（♏）= 1 液量英钱（fl ʒ）

8 液量英钱（fl ʒ）= 1 液量盎司（fl ℥）

1 液量盎司（ft ℥）= 480 量滴

16 液量盎司（fl ℥）= 1 品脱（pt）

常衡当量

1 盎司（oz）= 437.5 格令

16 盎司（oz）= 1 磅（lb）

重量 / 容积当量

1 mg/dL = 10 mcg/mL

1 mg/dL = 1 mg%

1 ppm = 1 mg/L

换算当量

1 克（g）= 15.43 格令

1 格令（gr）= 64.8 毫克

1 盎司（℥）= 31.1 克

1 盎司（oz）= 28.35 克

1 磅（lb）= 453.6 克

1 千克（kg）= 2.2 磅

1 毫升（mL）= 16.23 量滴

1 量滴（♏）= 0.06 毫升

1 液量盎司（fl oz）= 29.57 毫升

1 品脱（pt）= 473.2 毫升

0.1 毫克 = 1/600 格令

0.12 毫克 = 1/500 格令

0.15 毫克 = 1/400 格令

0.2 毫克 = 1/300 格令

0.3 毫克 = 1/200 格令

0.4 毫克 = 1/150 格令

0.5 毫克 = 1/120 格令

0.6 毫克 = 1/100 格令

0.8 毫克 = 1/80 格令

1 毫克 = 1/65 格令

公制长度当量

2.54 厘米 = 1 英寸

30.48 厘米 = 1 英尺

1.6 千米 = 1 英里

人体测量学

■ 肌酐清除率公式

肾功能稳定患者肌酐清除率的计算公式

Cockcroft–Gault 公式

成人（18 岁及以上）:

$$\text{CLcr（男性）} = \frac{(140-\text{年龄})\times \text{体重}}{Cr_s \times 72}$$

$$\text{CLcr（男性）} = 0.85\times \text{上述值}^{\dagger}$$

CLcr 为肌酐清除率（mL/min），Cr_s 为血清肌酐浓度（mg/dL），年龄以年为单位，体重以公斤为单位。

儿童（1 ～ 18 岁）:

$$\text{CLcr} = \frac{0.48\times \text{身高}\times \text{BSA}}{Cr_s \times 1.73}$$

BSA 为体表面积（m^2），CLcr 为肌酐清除率（mL/min），Cr_s 为血清肌酐浓度（mg/dL），身高的单位为厘米。

测定尿液中肌酐清除量的计算公式

$$\text{CLcr（mL/min）} = \frac{U\times V^{\ddagger}}{P\times T}$$

U 表示尿液标本中肌酐浓度（与 P 的单位相同），V 表示尿量（mL），P 表示尿液收集期中段的血清肌酐浓度（与 U 单位相同），T 表示以分钟计数的尿液收集时间（例如，6 小时 = 360 分钟；24 小时 = 1440 分钟）。

用于计算肾小球滤过率的 MDRD 公式（肾脏疾病研究中需要调整膳食）

常规标准 MDRD 公式［只能用于不需要使用同位素稀释质谱法（isotope dilution mass spectrometry，IDMS）进行校准的肌酐测量］。

当肌酐浓度单位为 mg/dL：

$$X = 186\ \text{肌酐浓度}^{-1.154}\times \text{年龄}^{-0.203}\times \text{常数}$$

当肌酐浓度单位为 μmol/L：

$$X = 32\,788\times \text{肌酐浓度}^{-1.154}\times \text{年龄}^{-0.203}\times \text{常数}$$

X 表示肾小球滤过率（glomerular filtration rate，GFR），对于男性来讲，常数为 1；对于女性来讲，常数为 0.742，非裔美国人（African Americans）的常数为 1.21。肌酐浓度单位 μmol/L 转化为浓度单位 mg/dL 时，需要除以 88.4。

IDMS 校准性 MDRD 方程（只能用于需要 IDMS 校准的肌酐浓度测定）

当肌酐浓度单位为 mg/dL:

$$X = 175\times \text{肌酐浓度}^{-1.154}\times \text{年龄}^{-0.203}\times \text{常数}$$

当肌酐浓度单位为 μmol/L：

$$X = 175\times (\text{肌酐浓度}/88.4)^{-1.154}\times \text{年龄}^{-0.203}\times \text{常数}$$

X 表示肾小球滤过率，对于男性来讲，常数为 1；对于女性来讲，常数为 0.742，非裔美国人（African Americans）的常数为 1.21。

■ 理想体重（Ideal body weight，IBW）

IBW 是在一定身高条件下，一个非肥胖人的期望体重值。下面的 IBW 公式和各种人寿保险表格都可以用来估算 IBW。文献中描述的计算肥胖患者剂量的方法是基于 IBW 的。

成人（18 岁以上）:

IBW（男性）= 50 +［2.3 ×（英寸身高 −5）］

IBW（女性）= 45.5 +［2.3 ×（英寸身高 −5）］

IBW 的单位是千克。

儿童（1 ～ 18 岁）:

身高在 5 英尺以下（不包括 5 英尺）的:

$$\text{IBW} = \frac{\text{身高}^2\times 1.65}{1000}$$

IBW 的单位是千克，身高的单位是厘米。

身高在 5 英尺以上的:

IBW（男性）= 39 +［2.27 ×（英寸身高 −5）］

IBW（女性）= 42.2 +［2.27 ×（英寸身高 −5）］

参考文献

［1］Cockcroft DW, Gault MH.Prediction of creatinine clearance from serum creatinine.Nephron 1976;16:31-41.

† 一些研究表明，如果校正因子不是 0.85，该公式对女性的预测准确性更好。

‡ U × V 等于收集尿液期间的肌酐产生量，在稳定状态下，理想体重（IBW）男性的肌酐产生量范围应是每天 20 ～ 25 mg/kg，理想体重女性的肌酐产生量范围应是每天 15 ～ 20 mg/kg。如果尿液中的肌酐产生量低于正常值的下限，提示尿液收集不足，肌酐清除率将被低估。

[2] Traub SI, Johnson CE.Comparison of methods of estimating creatinine clearance in children.Am J Hosp Pharm 1980;37:195-201.
[3] Levey AS, Bosch JP, Lewis JB, et al.A more accurate method to estimate glomerular filtration rate from serum creatinine: a new prediction equation.Modification of Diet in Renal Disease Study Group.Ann Intern Med 1999;130:461-470.
[4] Devine BJ.Gentamicin therapy.Drug Intell Clin Pharm 1974;8:650-655.

附录 B　常用的实验室检查

表 B-1 是按字母顺序排列的一些血清或血浆（除非有特殊说明）的常见实验室检查及其正常参考范围。不同的实验室参考值不同，所以读者应当参考每个机构所使用的已发布的参考值范围。对于某些检查来讲，会同时报告 SI 单位和传统单位。

表 B-1　常见实验室检查和正常参考范围

实验室检查	传统单位	换算系数	SI 单位
酸性磷酸酶			
男性	2 ～ 12 U/L	16.7	33 ～ 200 nkat/L
女性	0.3 ～ 9.2 U/L	16.7	5 ～ 154 nkat/L
活化部分凝血活酶时间（aPTT）	25 ～ 40 s		
促肾上腺皮质激素（ACTH）	15 ～ 80 pg/mL 或 ng/L	0.2202	3.3 ～ 17.6 pmol/L
丙氨酸转氨酶（ALT，SGPT）	7 ～ 53 IU/L	0.01667	0.12 ～ 0.88 μkat/L
白蛋白	3.5 ～ 5.0 g/dL	10	35 ～ 50 g/L
白蛋白 : 肌酐比值（尿液）			
正常	肌酐< 30 mg/g		
微量白蛋白尿	肌酐 30 ～ 300 mg/g		
蛋白尿	肌酐> 300 mg/g		
或	或		
正常			
男性	肌酐< 2.0 mg/mmol		
女性	肌酐< 2.8 mg/mmol		
微量白蛋白尿			
男性	肌酐 2.0 ～ 20 mg/mmol		
女性	肌酐 2.8 ～ 28 mg/mmol		
蛋白尿			
男性	肌酐> 20 mg/mmol		
女性	肌酐> 28 mg/mmol		
醛固酮			
仰卧姿势	< 16 ng/dL	27.7	< 444 pmol/L
站立姿势	< 31 ng/dL	27.7	< 860 pmol/L
碱性磷酸酶			
10 ～ 15 年	130 ～ 550 IU/L	0.01667	2.17 ～ 9.17 μkat/L
16 ～ 20 年	70 ～ 260 IU/L	0.01667	1.17 ～ 4.33 μkat/L
大于 20 年	38 ～ 126 IU/L	0.01667	0.13 ～ 2.10 μkat/L

续表

实验室检查	传统单位	换算系数	SI 单位
甲胎蛋白（AFP）	< 15 ng/mL	1	< 15 mcg/L
α_1 抗胰蛋白酶	80 ～ 200 mg/dL	0.01	0.8 ～ 2.0 g/L
阿米卡星，治疗	峰值 15 ～ 30 mg/L	1.71	峰值 25.6 ～ 51.3 μmol/L
	谷值≤ 8 mg/L		谷值≤ 13.7mg/L
阿米替林	80 ～ 200 ng/mL 或 mcg/L	3.4	272 ～ 680 nmol/L
氨（等离子）	15.33 ～ 56.20 mcg NH_3/dL	0.5872	9 ～ 33 μmol NH_3/L
淀粉酶	25 ～ 115 IU/L	0.01667	0.42 ～ 1.92 kat/L
雄烯二酮	50 ～ 250 ng/dL	0.0349	1.7 ～ 8.7 nmol/L
血管紧张素转换酶	15 ～ 70 U/L	16.67	250 ～ 1167 nkat/L
阴离子间隙	7 ～ 16 mEq/L	1	7 ～ 16 mmol/L
抗双链 DNA	阴性		
抗甲型肝炎病毒抗体	阴性		
抗乙型肝炎核心抗原抗体	阴性		
抗乙型肝炎表面抗原抗体	阴性		
抗丙型肝炎病毒抗体	阴性		
抗 Sm 抗体	阴性		
抗核抗体（ANA）	阴性		
载脂蛋白 A-1			
男性	95 ～ 175 mg/dL	0.01	0.95 ～ 1.75 g/L
女性	100 ～ 200 mg/dL	0.01	1.0 ～ 2.0 g/L
载脂蛋白 B			
男性	50 ～ 110 mg/dL	0.01	0.5 ～ 1.10 g/L
女性	50 ～ 105 mg/dL	0.01	0.5 ～ 1.05 g/L
天门冬氨酸转氨酶（AST, SGOT）	11 ～ 47 IU/L	0.01667	0.18 ～ 0.78 μkat/L
β_2- 微球蛋白	< 0.2 mg/dL	10	2 mg/L
碳酸氢盐	22 ～ 26 mEq/L	1	22 ～ 26 mmol/L
胆红素			
总胆红素	0.3 ～ 1.1 mg/dL	17.1	5.13 ～ 18.80 μmol/L
直接胆红素	0 ～ 0.3 mg/dL	17.1	0 ～ 5.1 μmol/L
间接胆红素	0.1 ～ 1.0 mg/dL	17.1	1.71 ～ 17.1 μmol/L
出血时间	3 ～ 7 min		
血气（动脉）			
pH	7.35 ～ 7.45	1	7.35 ～ 7.45
PaO_2	80 ～ 105 mmHg	0.133	10.6 ～ 14.0 kPa
$PaCO_2$	35 ～ 45 mmHg	0.133	4.7 ～ 6.0 kPa
HCO_3^-	22 ～ 26 mEq/L	1	22 ～ 26 mmol/L
氧饱和度	≥ 95%	0.01	0.95

续表

实验室检查	传统单位	换算系数	SI 单位
血尿素氮	8～25 mg/dL	0.357	2.9～8.9 mmol/L
B 型利钠肽（BNP）	0～99 pg/mL	1	0～99 ng/L
尿素氮：肌酐比值	10：1～20：1		
C 肽	0.51～2.70 ng/mL	330	170～900 pmol/L
		0.33	或 0.172～0.900 nmol/L
C- 反应蛋白	＜0.8 mg/dL	10	＜8 mg/L
CA125	＜35 U/mL	1	＜35 kilounits/L
CA15-3	＜30 U/mL	1	＜30 kilounits/L
CA19-9	＜37 U/mL	1	＜37 kilounits/L
CA27-29	＜38 U/mL	1	＜38 kilounits/L
钙			
总	8.6～10.3 mg/dL	0.25	2.15～2.58 mmol/L
	4.3～5.16 mEq/L	0.50	2.15～2.58 mmol/L
离子化	4.5～5.1 mg/dL	0.25	1.13～1.28 mmol/L
	2.26～2.56 mEq/L	0.50	1.13～1.28 mmol/L
卡马西平，治疗量	4～12 mg/L	4.23	17～51 μmol/L
血红蛋白（非吸烟者）	＜2%	0.01	＜0.02
癌胚抗原（CEA）			
非吸烟者	＜2.5 ng/mL	1	＜2.5 mcg/L
吸烟者	＜5 ng/mL		＜5 mcg/L
心肌肌钙蛋白 I（见肌钙蛋白 I）	变量 ng/mL	1	变量 mcg/L
CD4 淋巴细胞计数	总淋巴细胞的 31%～61%		
CD8 淋巴细胞计数	总淋巴细胞的 18%～39%		
脑脊液（CSF）			
压力	75～175 mm H_2O		
葡萄糖	40～70 mg/dL	0.0555	2.2～3.9 mmol/L
蛋白	15～45 mg/dL	0.01	0.15～0.45 g/L
白细胞	＜10/mm^3		
血浆铜蓝蛋白	18～45 mg/dL	10	180～450 mg/L
		0.063	1.1～2.8 μmol/L
氯	97～110 mEq/L	1	97～110 mmol/L
胆固醇			
期望值	＜200 mg/dL	0.0259	＜5.18 mmol/L
高临界值	200～239 mg/dL	0.0259	5.18～6.19 mmol/L
高	≥240 mg/dL	0.0259	≥6.2 mmol/L
绒毛膜促性腺激素（β-hCG）	＜5 milliunits/mL	1	＜5 U/L
氯氮平	最低值 300～350 ng/mL 或 mcg/L	3.06	918～1071 nmol/L

续表

实验室检查	传统单位	换算系数	SI 单位
CO_2 浓度	22 ～ 30 mEq/L	1	22 ～ 30 mmol/L
补体 3（C3）	70 ～ 160 mg/dL	0.01	0.7 ～ 1.6 g/L
补体 4（C4）	20 ～ 40 mg/dL	0.01	0.2 ～ 0.4 g/L
铜	70 ～ 150 mcg/dL	0.157	11 ～ 24 μmol/L
皮质醇（早晨空腹）	5 ～ 25 mcg/dL	27.6	138 ～ 690 nmol/L
皮质醇（游离，尿液）	10 ～ 100 mcg/d	2.76	28 ～ 276 nmol/d
肌酸激酶			
男性	30 ～ 200 IU/L	0.01667	0.50 ～ 3.33 μkat/L
女性	20 ～ 170 IU/L	0.01667	0.33 ～ 2.83 μkat/L
MB 分数	0 ～ 7 IU/L	0.01667	0.0 ～ 0.12 μkat/L
肌酐清除率（CLcr）（尿液）	85 ～ 135 mL/（min · 1.73 m^2）	0.00963	0.82 ～ 1.3 mL/s/m^2
肌酐			
男性 4 ～ 20 年	0.2 ～ 1.0 mg/dL	88.4	18 ～ 88 μmol/L
女性 4 ～ 20 岁	0.2 ～ 1.0 mg/dL	88.4	18 ～ 88 μmol/L
男性（成人）	0.7 ～ 1.3 mg/dL	88.4	62 ～ 115 μmol/L
女性（成人）	0.6 ～ 1.1 mg/dL	88.4	53 ～ 97 μmol/L
环孢素			
肾移植	100 ～ 300 ng/mL 或 mcg/L	0.832	83 ～ 250 nmol/L
心脏、肝脏或胰腺移植	200 ～ 350 ng/mL 或 mcg/L	0.832	166 ～ 291 nmol/L
隐球菌抗原	阴性		
二聚体	< 250 ng/mL	1	< 250 mcg/L
地西帕明	75 ～ 300 ng/mL 或 mcg/L	3.75	281 ～ 1125 mmol/L
地塞米松抑制试验（隔夜）	上午 8:00 皮质醇低于 5 mcg/dL	0.0276	< 0.14 μmol/L
DHEAS			
男性	170 ～ 670 mcg/dL	0.0271	4.6 ～ 18.2 μmol/L
女性			
绝经前	50 ～ 540 mcg/dL	0.0271	1.4 ～ 14.7 μmol/L
绝经后	30 ～ 260 mcg/dL	0.0271	0.8 ～ 7.1 μmol/L
地高辛，治疗量	0.5 ～ 1.0 ng/mL 或 mcg/L	1.28	0.6 ～ 1.3 nmol/L
红细胞计数（血液），见红细胞计数			
红细胞沉降率（ESR）			
魏氏法（Westergren）			
男性	0 ～ 20 mm/h		
女性	0 ～ 30 mm/h		
温氏法（Wintrobe）			
男性	0 ～ 9 mm/h		
女性	0 ～ 15 mm/h		

续表

实验室检查	传统单位	换算系数	SI 单位
红细胞生成素	2 ～ 25 mIU/mL	1	2 ～ 25 IU/L
雌二醇			
男性	10 ～ 36 pg/mL	3.67	37 ～ 132 pmol/L
女性	34 ～ 170 pg/mL	3.67	125 ～ 624 pmol/L
乙醇，法定中毒	≥ 50 ～ 100 mg/dL	0.217	10.9 ～ 21.7 mmol/L
	≥ 0.05% ～ 0.1%	217	
乙琥胺，治疗量	40 ～ 100 mg/L 或 mcg/mL	7.08	283 ～ 708 μmol/L
Ⅷ因子或Ⅸ因子			
严重血友病	＜ 1 IU/dL	0.01	＜ 0.01 U/mL
中度血友病	1 ～ 5 IU/dL	0.01	0.01 ～ 0.05 U/mL
轻度血友病	＞ 5 IU/dL	0.01	＞ 0.05 U/mL
正常成人水平	60 ～ 140 IU/dL	0.01	0.60 ～ 1.40 U/mL
铁蛋白			
男性	20 ～ 250 ng/mL	1	20 ～ 250 mcg/L
女性	10 ～ 150 ng/mL	1	10 ～ 150 mcg/L
纤维素降解产物（FDP）	2 ～ 10 mg/L		
纤维蛋白原	200 ～ 400 mg/dL	0.01	2.0 ～ 4.0 g/L
叶酸（血浆）	3.1 ～ 12.4 ng/mL	2.266	7.0 ～ 28.1 nmol/L
叶酸（红细胞）	125 ～ 600 ng/mL	2.266	283 ～ 1360 nmol/L
促卵泡激素（FSH）			
男性	1 ～ 7 mIU/mL	1	1 ～ 7 IU/L
女性			
卵泡期	1 ～ 9 mIU/mL	1	1 ～ 9 IU/L
中期	6 ～ 26 mIU/mL	1	6 ～ 26 IU/L
黄体期	1 ～ 9 mIU/mL	1	1 ～ 9 IU/L
绝经后	30 ～ 118 mIU/mL	1	30 ～ 118 IU/L
游离甲状腺素指数（FT_4I）	6.5 ～ 12.5		
γ 谷氨酰转移酶（GGT）	0 ～ 30 IU/L	0.016 67	0 ～ 0.5 μkat/L
胃泌素（空腹）	0 ～ 130 pg/mL	1	0 ～ 130 ng/L
庆大霉素，治疗量	峰值 4 ～ 10 mg/L	2.09	峰值 8.4 ～ 21.0 μmol/L
	谷值≤ 2 mg/L		谷值≤ 4.2 mg/L
球蛋白	2.3 ～ 3.5 g/dL	10	23 ～ 35 g/L
葡萄糖（空腹，血浆）	65 ～ 109 mg/dL	0.0555	3.6 ～ 6.0 mmol/L
葡萄糖，2 小时血液（PPBG）	＜ 140 mg/dL	0.0555	＜ 7.8 mmol/L
粒细胞计数	（1.8 ～ 6.6）$\times 10^3$/μL	10^6	（1.8 ～ 6.6）$\times 10^9$/L
生长激素（空腹）			
男性	＜ 5 ng/mL	1	＜ 5 mcg/L

续表

实验室检查	传统单位	换算系数	SI 单位
女性	< 10 ng/mL	1	< 10 mcg/L
结合珠蛋白	60 ～ 270 mg/dL	0.01	0.6 ～ 2.7 g/L
HBeAg	阴性		
HBsAg	阴性		
HBV DNA	阴性		
血细胞压积			
男性	40.7% ～ 50.3%	0.01	0.407 ～ 0.503
女性	36.1% ～ 44.3%	0.01	0.361 ～ 0.443
血红蛋白（血液）			
男性	13.8 ～ 17.2 g/dL	10	138 ～ 172 g/L
		交替 SI:0.62	8.56 ～ 10.67 mmol/L
女性	12.1 ～ 15.1 g/dL	10	121 ～ 151 g/L
		交替 SI:0.62	7.5 ～ 9.36 mmol/L
糖化血红蛋白	4.0% ～ 6.0%	0.01	0.04 ～ 0.06
肝素			
通过鱼精蛋白滴定法	0.2 ～ 0.4 mcg/mL		
通过 Xa 因子分析	0.3 ～ 0.7 mcg/mL		
高密度脂蛋白（HDL）胆固醇	> 35 mg/dL	0.0259	> 0.91 mmol/L
同型半胱氨酸	3.3 ～ 10.4 μmol/L		
布洛芬			
治疗量	10 ～ 50 mcg/mL	4.85	49 ～ 243 μmol/L
中毒量	100 ～ 700 mcg/mL 或更高	4.85	485 ～ 3395 μmol/L 或更高
丙咪嗪，治疗量	100 ～ 300 ng/mL 或 mcg/L	3.57	357 ～ 1071 nmol/L
免疫球蛋白 A（IgA）	85 ～ 385 mg/dL	0.01	0.85 ～ 3.85 g/L
免疫球蛋白 G（IgG）	565 ～ 1765 mg/dL	0.01	5.65 ～ 17.65 g/L
免疫球蛋白 M（IgM）	53 ～ 375 mg/dL	0.01	0.53 ～ 3.75 g/L
胰岛素（空腹）	2 ～ 20 microunits/mL 或 milliunits/L	7.175	14.35 ～ 143.5 pmol/L
国际标准化比值（INR），治疗量	2.0 ～ 3.0（某些指征时 2.5 ～ 3.5）		
铁			
男性	45 ～ 160 mcg/dL	0.179	8.1 ～ 31.3 μmol/L
女性	30 ～ 160 mcg/dL	0.179	5.4 ～ 31.3 μmol/L
铁结合能力（总计）	220 ～ 420 mcg/dL	0.179	39.4 ～ 75.2 μmol/L
铁饱和度	15% ～ 50%	0.01	0.15 ～ 0.50
乳酸（等离子）	0.7 ～ 2.1 mEq/L	1	0.7 ～ 2.1 mmol/L
	6.3 ～ 18.9 mg/dL	0.111	
乳酸脱氢酶	100 ～ 250 IU/L	0.01667	1.67 ～ 4.17 μkat/L
铅	< 25 mcg/dL	0.0483	< 1.21 μmol/L

续表

实验室检查	传统单位	换算系数	SI 单位
白细胞计数	（3.8 ～ 9.8）× 10^3/μL	10^6	3.8 ～ 9.8 μ10^9/L
利多卡因，治疗量	1.5 ～ 6.0 mcg/mL 或 mg/L	4.27	6.4 ～ 25.6 μmol/L
脂肪酶	＜ 100 IU/L	0.01667	1.7 μkat/L
锂，治疗量	0.5 ～ 1.25 mEq/L	1	0.5 ～ 1.25 mmol/L
低密度脂蛋白（LDL）胆固醇			
期望值	＜ 130 mg/dL	0.0259	＜ 3.36 mmol/L
高临界值	130 ～ 159 mg/dL	0.0259	3.36 ～ 4.11 mmol/L
高风险	≥ 160 mg/dL	0.0259	≥ 4.13 mmol/L
黄体生成素			
男性	1 ～ 8 milliunits/mL	1	1 ～ 8 U/L
女性			
卵泡期	1 ～ 12 milliunits/mL	1	1 ～ 12 U/L
中期	16 ～ 104 milliunits/mL	1	16 ～ 104 U/L
黄体期	1 ～ 12 milliunits/mL	1	1 ～ 12 U/L
绝经后	16 ～ 66 milliunits/mL	1	16 ～ 66 U/L
淋巴细胞计数	（1.2 ～ 3.3）× 10^3/μL	10^6	（1.2 ～ 3.3）× 10^9/L
镁	1.3 ～ 2.2 mEq/L	0.5	0.65 ～ 1.10 mmol/L
	1.58 ～ 2.68 mg/dL	0.411	0.65 ～ 1.10 mmol/L
平均红细胞容积	80.0 ～ 97.6 μm^3	1	80.0 ～ 97.6 fL
单核细胞计数	（0.2 ～ 0.7）× 10^3/μL	10^6	（0.2 ～ 0.7）× 10^9/L
去甲替林，治疗量	50 ～ 150 ng/mL 或 mcg/L	3.8	190 ～ 570 nmol/L
脑钠肽前体（NT-ProBNP，见 Pro-BNP）			
渗透压摩尔浓度（血清）	275 ～ 300 mOsm/kg	1	275 ～ 300 mmol/kg
渗透压摩尔浓度（尿液）	250 ～ 900 mOsm/kg	1	250 ～ 900 mmol/kg
甲状旁腺激素，正常	10 ～ 60 pg/mL 或 ng/L	0.107	1.1 ～ 6.4 pmol/L
甲状旁腺素，N 端	8 ～ 24 pg/mL 或 ng/L		
甲状旁腺激素，C- 端	50 ～ 330 pg/mL 或 ng/L		
苯巴比妥，治疗量	15 ～ 40 mcg/mL 或 mg/L	4.31	65 ～ 172 μmol/L
苯妥英，治疗量	10 ～ 20 mcg/mL 或 mg/L	3.96	40 ～ 79 μmol/L
磷酸	2.5 ～ 4.5 mg/dL	0.323	0.81 ～ 1.45 mmol/L
血小板计数	（140 ～ 440）× 10^3/μL	10^6	（140 ～ 440）× 10^9/L
钾（等离子）	3.3 ～ 4.9 mEq/L	1	3.3 ～ 4.9 μmol/L
前白蛋白（成人）	19.5 ～ 35.8 mg/dL	10	195 ～ 358 mg/L
扑米酮，治疗量	5 ～ 12 mcg/mL 或 mg/L	4.58	23 ～ 55 μmol/L
Pro-BNP	小于 125 pg/mL 或 ng/L	0.118	小于 14.75 pmol/L
普鲁卡因胺，治疗量	4 ～ 10 mcg/mL 或 mg/L	4.23	17 ～ 42 μmol/L
黄体酮			

续表

实验室检查	传统单位	换算系数	SI 单位
男性	13 ～ 97 ng/dL	0.0318	0.4 ～ 3.1 nmol/L
女性			
卵泡期	15 ～ 70 ng/dL		0.5 ～ 2.2 nmol/L
黄体期	200 ～ 2500 ng/dL		6.4 ～ 79.5 nmol/L
催乳素	＜ 20 ng/mL	1	＜ 20 mcg/L
前列腺特异性抗原（PSA）	＜ 4 ng/mL	1	＜ 4 mcg/L
蛋白，总计	6.0 ～ 8.0 g/dL	10	60 ～ 80 g/L
凝血酶原时间（PT）	10 ～ 12 s		
奎尼丁，治疗量	2 ～ 5 mcg/mL 或 mg/L	3.08	6.2 ～ 15.4 μmol/L
放射性碘摄取量（RAIU）	2 小时内小于 6%		
红细胞（RBC）计数（血液）			
男性	（4 ～ 6.2）× 10^6/μL	10^6	（4 ～ 6.2）× 10^{12}/L
女性	（4 ～ 6.2）× 10^6/μL	10^6	（4 ～ 6.2）× 10^{12}/L
怀孕			
第 1 个三月期	（4 ～ 5）× 10^6/μL	10^6	（4 ～ 5）× 10^{12}/L
第 2 个三月期	（3.2 ～ 4.5）× 10^6/μL	10^6	（3.2 ～ 4.5）× 10^{12}/L
第 3 个三月期	（3.0 ～ 4.9）× 10^6/μL	10^6	（3.0 ～ 4.9）× 10^{12}/L
产后	（3.2 ～ 5）× 10^6/μL	10^6	（3.2 ～ 5.0）× 10^6/L
红细胞分布宽度（RDW）	11.5% ～ 14.5%	0.01	0.115 ～ 0.145
网织红细胞计数			
男性	总红细胞计数 0.5% ～ 1.5%	0.01	0.005 ～ 0.015
女性	总红细胞计数的 0.5% ～ 2.5%	0.01	0.005 ～ 0.025
视黄醇结合蛋白（RBP）	2.7 ～ 7.6 mg/dL	10	27 ～ 76 mg/L
类风湿因子（RF）效价	阴性		
水杨酸，治疗量	150 ～ 300 mcg/mL 或 mg/L	0.00724	1.09 ～ 2.17 mmol/L
	15 ～ 30 mg/dL	0.0724	
钠	135 ～ 145 mEq/L	1	135 ～ 145 mmol/L
他克莫司			
肾移植	6 ～ 12 ng/mL 或 mcg/L		
肝移植	4 ～ 10 ng/mL 或 mcg/L		
胰腺炎	10 ～ 18 ng/mL 或 mcg/L		
骨髓移植	10 ～ 20 ng/mL 或 mcg/L		
睾酮（总计）			
男性	300 ～ 950 ng/dL	0.0347	10.4 ～ 33.0 nmol/L
女性	20 ～ 80 ng/dL		0.7 ～ 2.8 nmol/L
睾酮（游离）			
男性	9 ～ 30 ng/dL	0.0347	0.31 ～ 1.04 nmol/L

续表

实验室检查	传统单位	换算系数	SI 单位
女性	0.3 ～ 1.9 ng/dL		0.01 ～ 0.07 nmol/L
茶碱			
治疗量	5 ～ 15 mcg/mL 或 mg/L	5.55	28 ～ 83 μmol/L
中毒量	20 mcg/mL 或 mg/L，或更高	5.55	≥ 111 μmol/L
凝血酶时间	20 ～ 24 s		
甲状腺球蛋白	< 42 ng/mL	1	< 42 mcg/L
甲状腺球蛋白抗体	阴性		
甲状腺素结合球蛋白（TBG）	1.2 ～ 2.5 mg/dL	10	12 ～ 25 mcg/L
促甲状腺激素（TSH）	0.35 ～ 6.20 microunits/mL	1	0.35 ～ 6.20 milliunits/L
促甲状腺激素受体抗体（TSH Rab）	0 ～ 1U/mL		
甲状腺素（T_4）			
总	4.5 ～ 12.0 mcg/dL	12.87	58 ～ 155 nmol/L
游离	0.7 ～ 1.9 ng/dL	12.87	9.0 ～ 24.5 pmol/L
甲状腺素指数，游离（FT_4I）	6.5 ～ 12.5		
TIBC 见铁结合能力（总计）			
妥布霉素，治疗量	峰值 4 ～ 10 mcg/mL 或 mg/L	2.14	8.6 ～ 21.4 μmol/L
	谷值≤ 2 mcg/mL	2.14	≤ 4.28 μmol/L
转铁蛋白	200 ～ 430 mg/dL	0.01	2.0 ～ 4.3 g/L
转铁蛋白饱和度	30% ～ 50%	0.01	0.30 ～ 0.50
甘油三酯（空腹）	< 160 mg/dL	0.0113	< 1.8 mmol/L
三碘甲状腺原氨酸（T_3）	45 ～ 132 ng/dL	0.0154	0.91 ～ 2.70 nmol/L
三碘甲状腺原氨酸（T_3）树脂吸收	25% ～ 35%		
肌钙蛋白 I	< 0.6 ng/mL	1	< 0.6 g/L
尿酸	3 ～ 8 mg/dL	59.48	179 ～ 476 μmol/L
尿检（尿液）			
pH	4.8 ～ 8.0		
比重	1.005 ～ 1.030		
蛋白	阴性		
葡萄糖	阴性		
酮类化合物	阴性		
RBC	每个低倍视野 1 ～ 2		
WBC	每个低倍视野 3 ～ 4		
丙戊酸，治疗量	50 ～ 100 mcg/mL 或 mg/L	6.93	346 ～ 693 μmol/L
万古霉素，治疗 CNS 时的治疗量	峰值 20 ～ 40 mcg/mL 或 mg/L	0.690	峰值 14 ～ 28 μmol/L
	谷值 5 ～ 20 mcg/mL 或 mg/L	0.690	谷值 3 ～ 14 μmol/L
	谷值 15 ～ 20 mcg/mL 或 mg/L	0.690	谷值 10 ～ 14 μmol/L
维生素 A（视黄醇）	30 ～ 95 mcg/dL	0.0349	1.05 ～ 3.32 μmol/L

续表

实验室检查	传统单位	换算系数	SI单位
维生素 B_{12}	180～1000 pg/mL	0.738	133～738 pmol/L
1, 25 二羟基维生素 D_3	20～76 pg/m	2.4	48～182 pmol/L
25-羟基维生素 D_3	10～50 ng/mL	2.496	25～125 nmol/L
维生素E	0.5～2.0 mg/dL	23.22	12～46 μmol/L
WBC计数	（4～10）$\times 10^3/\mu L$ 或（4～10）$\times 10^3/mm^3$	10^6	（4～10）$\times 10^9/L$
白细胞分类（外周血）			
多形核中性粒细胞（PMNs）	50%～65%		
带状粒细胞	0～5%		
嗜酸性粒细胞	0～3%		
嗜碱性粒细胞	1%～3%		
淋巴细胞	25%～35%		
单核细胞	2%～6%		
白细胞分类（骨髓）			
多形核中性粒细胞（PMNs）	3%～11%		
带状粒细胞	9%～15%		
晚幼粒细胞	9%～25%		
中幼粒细胞	8%～16%		
早幼粒细胞	1%～8%		
原始粒细胞	0～5%		
嗜酸性粒细胞	1%～5%		
嗜碱性粒细胞	0～1%		
淋巴细胞	11%～23%		
单核细胞	0～1%		
锌	60～150 mcg/dL	0.153	9.2～23.0 μmol/L

[该表已经获得准许，可进行复制转载。来源：CHISHOLM-BURNS M A, WELLS B G, SCHWINGHAMMER T L, et al.(eds). Pharmacotherapy Principles and Practice. New York, McGraw-Hill, 2008.]

附录 C

第 1 部分：常用医学缩略语

注：本附录第 1 部分中的很多医学缩写词在本书中都用到了。更多缩略词请访问 www.medilexicon.com 和其他网站。

A & O	警觉的和有辨别能力的（alert and oriented）
A & P	听诊和叩诊（auscultation and percussion）；前和后（anterior and posterior）；诊疗计划（assessment and plan）
A & W	身体状况良好（alive and well）
A1C	血红蛋白（hemoglobin A1C）
aa	每个 [of each（*ana*）]
AA	再生障碍性贫血（aplastic anemia）；匿名戒酒会（Alcoholics Anonymous）
AAA	腹主动脉瘤（abdominal aortic aneurysm）
AAL	前腋线（anterior axillary line）
AAO	清醒的、警觉的和有辨别能力的（awake, alert, and oriented）
AAP	美国儿科学会（American Academy of Pediatrics）
ABC	绝对带状核细胞计数（absolute band count）；绝对嗜碱性粒细胞计数（absolute basophil count）；穿刺、活检和细胞学检查（aspiration, biopsy, and cytology）；人工 β 细胞（artificial beta cells）
Abd	腹部（abdomen）
ABG	动脉血气（arterial blood gases）
ABI	踝臂指数（ankle brachial index）
ABP	动脉血压（arterial blood pressure）
ABW	实际体重（actual body weight）
ABx	抗生素（antibiotics）
AC	饭前 [before meals（*ante cibos*）]
ACC	美国心脏病学院（American College of Cardiology）
ACE	血管紧张素转换酶（angiotensin–converting enzyme）
ACEI	血管紧张素转换酶抑制剂（angiotensin–converting enzyme inhibitor）
ACG	美国胃肠病学学院（American College of Gastroenterology）
ACL	前交叉韧带（anterior cruciate ligament）
ACLS	高级心脏生命支持（advanced cardiac life support）
ACR	白蛋白：肌酐比（albumin:creatinine ratio），美国风湿病学院（American College of Rheumatology）
ACS	急性冠状动脉综合征（acute coronary syndrome）

ACT	活化凝血时间（activated clotting time）
ACTH	肾上腺皮质激素（adrenocorticotropic hormone）
AD	阿尔茨海默病（alzheimer's disease），右耳 [right ear（*auris dextra*）]
ADA	美国糖尿病协会（American Diabetes Association）；腺苷脱氨酶（adenosine deaminase）
ADE	药物不良反应（或事件）［adverse drug effect （or event）］
ADH	抗利尿激素（antidiuretic hormone）
ADHD	注意缺陷多动障碍（attention–defcit hyperactivity disorder）
ADL	日常生活活动能力（activities of daily living）
ADR	药物不良反应（adverse drug reaction）
AED	抗癫痫药物［antiepileptic drug（s）］
AF	心房颤动（atrial fibrillation）
AFB	抗酸杆菌（acid–fast bacillus）； 主动脉股动脉旁路（aortofemoral bypass）；吸入异物（aspirated foreign body）
Afeb	发热（afebrile）
AFP	甲胎蛋白（ α –Fetoprotein）
A/G	白蛋白 / 球蛋白比值（albumin–globulin ratio）
AGA	美国胃肠道协会（American Gastoenterological Association）
AGE	急性病毒性胃肠炎（acute viral gastroenteritis）
AHA	美国心脏协会（American Heart Association）
AI	主动脉瓣功能不全（aortic insufficiency）
AIDS	获得性免疫缺陷综合征（acquired immunodeficiency syndrome）
AKA	膝上截肢（above–knee amputation）；酒精性酮症酸中毒（alcoholic ketoacidosis）；所有已知的过敏（all known allergies）；也称为（also known as）
AKI	急性肾损伤（acute kidney injury）
ALD	酒精性肝病（alcoholic liver disease）
ALFT	肝功能检验异常（abnormal liver function test）
ALK	间变性淋巴瘤激酶（anaplastic lymphoma kinase）
ALL	急性淋巴细胞白血病（acute lymphocytic leukemia）；急性母淋巴细胞白血病（acute lymphoblastic leukemia）
ALP	碱性磷酸酶（alkaline phosphatase）
ALS	肌萎缩性脊髓侧索硬化症（amyotrophic lateral sclerosis）
ALT	丙氨酸转氨酶（alanine aminotransferase）
AMA	违反医嘱（against medical advice）；美国医学协会（American Medical Association）；抗线粒体抗体（antimitochondrial antibody）
AMI	急性心肌梗死（acute myocardial infarction）
AML	急性髓细胞白血病（acute myelogenous leukemia）
Amp	安瓿（ampule）
AMPA	α – 氨基 -3- 羟基 -5- 甲基 4- 异噁唑丙酸（ α –amino–3–hydroxy–5–methyl–4–isoxazolepropionic acid）
ANA	抗核抗体（antinuclear antibody）
ANC	绝对中性粒细胞计数（absolute neutrophil count）
ANLL	急性非淋巴细胞白血病（acute nonlymphocytic leukemia）

Anti–CCP	抗环瓜氨酸肽抗体（anticyclic citrullinated peptide）
AODM	成人发病糖尿病（adult onset diabetes mellitus）
A & O × 3	对人、空间和时间具有辨别能力（awake and oriented to person, place, and time）
A & O × 4	对人、空间、时间和情景具有辨别能力（awake and oriented to person, place, time, and situation）
AOM	急性中耳炎（acute otitis media.）
AP	前后的（anteroposterior）
APACHE	急性生理学与慢性健康评价（Acute Physiology and Chronic Health Evaluation）
APAP	对乙酰氨基酚（n– 乙酰 –p– 乙酰氨基苯酚）[acetaminophen （*N*–acetyl–*p*–aminophenol）]
aPTT	活化部分凝血活酶时间（activated partial thromboplastin time）
ARB	血管紧张素受体拮抗剂（angiotensin receptor blocker）
ARC	艾滋病相关综合征（AIDS–related complex）
ARDS	成人呼吸窘迫综合征（adult respiratory distress syndrome）
ARF	急性肾衰竭（acute renal failure）；急性呼吸衰竭（acute respiratory failure）；急性风湿热（acute rheumatic fever）
AROM	主动活动范围（active range of motion）
AS	左耳 [Left ear（*auris sinistra*）]
ASA	阿司匹林（乙酰水杨酸）[aspirin （acetylsalicylic acid）]
ASCVD	动脉粥样硬化性心血管疾病（atherosclerotic cardiovascular disease）
ASD	房间隔缺损（atrial septal defect）
ASH	间隔不对称性肥厚（asymmetric septal hypertrophy）
ASHD	动脉硬化心脏病（arteriosclerotic heart disease）
AST	天门冬氨酸转氨酶（aspartate aminotransferase）
ATG	胸腺球蛋白（antithymocyte globulin）
ATN	急性肾小管坏死（acute tubular necrosis）
AU	每个耳朵 [each ear（*auris uterque*）]
AV	动静脉的（arteriovenous）；房室的（atrioventricular）
AVM	动静脉畸形（arteriovenous malformation）
AVR	主动脉瓣置换术（aortic valve replacement）
AWMI	前壁心肌梗死（anterior wall myocardial infarction）
BAC	血液酒精浓度（blood alcohol concentration）
BAL	支气管肺泡灌洗（bronchioalveolar lavage）
BBB	束支性传导阻滞（bundle branch block）；血脑屏障（blood–brain barrier）
BC	血培养（blood culture）
BCACP	注册门诊护理药师（Board Certified Ambulatory Care Pharmacist）
BCG	卡介苗（Bacillus Calmette Guerin）
BCNP	注册核放射药师（Board Certified Nuclear Pharmacist）
BCNSP	注册营养支持药师（Board Certified Nutrition Support Pharmacist）
BCNU	卡莫司汀（carmustine）
BCOP	注册肿瘤药师（Board Certified Oncology Pharmacist）
BCP	避孕药（birth control pill）

BCPP	注册精神病药师（Board Certified Psychiatric Pharmacist）
BCPS	注册药物治疗专家（Board Certified Pharmacotherapy Specialist）
BCR–ABL	断点群集区域－阿贝尔森（breakpoint cluster region–abelson）
BE	钡灌肠（barium enema）
BID	每日两次 [twice daily（*bis in die*）]
BKA	膝盖以下截肢（below–knee amputation）
BM	骨髓（bone marrow）；肠道运动（bowel movement）
BMC	骨髓细胞（bone marrow cells）
BMD	骨密度（bone mineral density）
BMR	基础代谢率（basal metabolic rate）
BMT	骨髓移植（bone marrow transplantation）
BNP	脑钠肽（brain natriuretic peptide）
BP	血压（blood pressure）
BPD	支气管肺发育不良（bronchopulmonary dysplasia）
BPH	良性前列腺增生（benign prostatic hyperplasia）
bpm	每分钟跳动数（beats per minute）
BPRS	精神病评分表（Brief Psychiatric Rating Scale）
BR	卧床（bedrest）
BRBPR	直肠鲜红血（bright red blood per rectum）
BRM	生物反应调节剂（biological response modifier）
BRP	浴室要求（bathroom privileges）
BS	肠鸣音（bowel sounds）；呼吸音（breath sounds）；血糖（blood sugar）
BSA	体表面积（body surface area）
BSO	双侧输卵管、卵巢切除术（bilateral salpingo–oophorectomy）
BTFS	乳腺肿瘤冰冻切片（breast tumor frozen section）
BUN	血尿素氮（blood urea nitrogen）
BV	细菌性阴道病（bacterial vaginosis）
Bx	活检（biopsy）
C & S	菌培养和敏感性（culture and sensitivity）
CA	癌症（cancer）；钙（calcium）
CABG	冠状动脉搭桥术（coronary artery bypass graft）
CAD	冠状动脉疾病（coronary artery disease）
CAH	慢性活动性肝炎（chronic active hepatitis）
CAM	补充和替代药物（complementary and alternative medicine）
CAPD	持续性非卧床腹膜透析（continuous ambulatory peritoneal dialysis）
CAT	copd 评估试验（copd assessment test）
CBC	全血细胞计数（complete blood count）
CBD	胆总管（common bile duct）
CBG	毛细血管血气（capillary blood gas）；糖皮质激素结合球蛋白（corticosteroid binding globulin）

CBT	认知行为疗法（cognitive-behavioral therapy）
CC	主诉（chief complaint）
CCA	钙通道拮抗剂（calcium channel antagonist）
CCB	钙通道阻滞剂（calcium channel blocker）
CCE	杵状指（clubbing）、青紫（cyanosis）和水肿（edema）
CCK	缩胆囊素（cholecystokinin）
CCMS	清洁中段尿（clean catch midstream）
CCNU	洛莫司汀（lomustine）
CCPD	连续循环腹膜透析（continuous cycling peritoneal dialysis）
CCT	中央角膜厚度（central corneal thickness）
CCU	冠心病监护病房（coronary care unit）
CD	克罗恩病（crohn's disease）
CDAD	艰难梭状芽孢杆菌相关性腹泻（*clostridium difficile*–associated diarrhea）
CDC	疾控中心（Centers for Disease Control and Prevention）
CEA	癌胚抗原（carcinoembryonic antigen）
CF	囊性纤维化（cystic fibrosis）
CFS	慢性疲劳综合征（chronic fatigue syndrome）
CFU	集落形成单位（colony–forming unit）
CHD	冠心病（coronary heart disease）
CHF	充血性心力衰竭（congestive heart failure）
CHO	碳水化合物（carbohydrate）
CHOP	环磷酰胺（cyclophosphamide）；羟基柔红霉素盐酸盐 [hydroxydaunorubicin （阿霉素，doxorubicin）]；长春新碱 [Oncovin（vincristine）] 和泼尼松（prednisone）
CI	心脏指数（cardiac index）
CK	肌酸激酶（creatine kinase）
CKD	慢性肾脏疾病（chronic kidney disease）
CKD–EPI	慢性肾脏疾病 – 流行病学合作（Chronic Kidney Disease—Epidemiology Collaborati）
CKD–MBD	慢性肾脏病 – 电解质和骨骼紊乱（chronic kidney disease—mineral and bone disorder）
CLcr	肌酐清除率（creatine clearance）
CLL	慢性淋巴细胞白血病（chronic lymphocytic leukemia）
CM	肋缘（costal margin）
CMG	膀胱内压测量图（cystometrogram）
CML	慢性髓细胞白血病（chronic myelogenous leukemia）
CMV	巨细胞病毒（cytomegalovirus）
CN	颅神经（cranial nerve）
CNS	中枢神经系统（central nervous system）
c/o	主诉（complains of）
CO	心脏输出量（cardiac output）；一氧化碳（carbon monoxide）
COC	复方口服避孕药（combined oral contraceptive）

COLD	慢性阻塞性肺病（chronic obstructive lung disease）
COMT	儿茶酚 -O- 甲基转移酶（catechol-O-methyl transferase）
COPD	慢性阻塞性肺病（chronic obstructive pulmonary disease）
CP	胸痛（chest pain）；脑瘫（cerebral palsy）
CPA	肋膈角（costophrenic angle）
CPAP	持续气道正压通气（continuous positive airway pressure）
CPK	肌酸磷酸激酶（creatine phosphokinase）
CPP	脑灌注压（cerebral perfusion pressure）
CPR	心肺复苏（cardiopulmonary resuscitation）
CR	完全缓解（complete remission）
CRF	慢性肾衰竭（chronic renal failure）；促皮质素释放因子（corticotropin-releasing factor）
CRH	皮质激素释放激素（corticotropin-releasing hormone）
CRI	慢性肾功能不全（chronic renal insufficiency）；导管相关感染（catheter-related infection）
CRNA	持证注册麻醉护师（Certified Registered Nurse Anesthetist）
CRNP	持证注册护士（Certified Registered Nurse Practitioner）
CRP	C- 反应蛋白（C-reactive protein）
CRTT	持证呼吸疗法技术员（Certified Respiratory Therapy Technician）
CS	中心供应（central supply）
CSA	环孢素（cyclosporine）
CSC	校正后血清钙（corrected serum calcium）
CSF	脑脊液（cerebrospinal fluid）；集落刺激因子（colony-stimulating factor）
CSWS	脑性耗盐综合征（cerebral salt wasting syndrome）
CT	计算机断层扫描（computed tomography）；胸腔引流管（chest tube）
CTA	双侧肺部听诊呼吸音清晰（clear to auscultation）
CTB	停止呼吸（cease to breathe）
cTnI	心肌肌钙蛋白 I（cardiac troponin I）
CTZ	化学感受器触发带（chemoreceptor trigger zone）
CV	心血管（cardiovascular）
CVA	脑血管意外（cerebrovascular accident）；肋脊角（costovertebral angle）
CVAT	肋脊角压痛（costovertebral angle tenderness）
CVC	中心静脉导管（central venous catheter）
CVP	中心静脉压（central venous pressure）
CVVH-DF	连续性血液透析滤过（continuous venovenous hemodiafiltration）
Cx	培养（culture）；宫颈（cervix）
CXR	胸部 x 线（chest x-ray）
CYP	细胞色素 p-450 酶（cytochrome P-450 enzymes）
D & C	扩张宫颈和刮宫术（dilatation and curettage）
d4T	司他夫定（stavudine）
D_5NS	5% 葡萄糖与生理盐水的混合液（5% Dextrose in normal saline）

D_5W5	5% 葡萄糖液（% Dextrose in water）
DAA	直接作用抗病毒药物（direct acting antivirals）
DAS	疾病活动性评分（disease activity score）
DBP	舒张压（diastolic blood pressure）
D/C	停药（discontinue）；排出（discharge）
DCC	直流电转复（direct current cardioversion）
ddC	扎西他滨（zalcitabine）
ddI	地达诺新（didanosine）
DES	己烯雌酚（diethylstilbestrol）
DEXA	双能 X 线骨密度测定（dual–energy X–ray absorptiometry）
DI	尿崩症（diabetes insipidus）
DIC	弥散性血管内凝血（disseminated intravascular coagulation）
Diff	不同的（differential）
DIOS	远端肠梗阻综合征（distal intestinal obstruction syndrome）
DIP	远端指间关节（distal interphalangeal）
DJD	退行性关节病（degenerative joint disease）
DKA	糖尿病酮症酸中毒（diabetic ketoacidosis）
DKD	糖尿病性肾病（diabetic kidney disease）
dL	分升（deciliter）
DM	糖尿病（diabetes mellitus）
DMARD	疾病修饰抗风湿药物（disease–modifying antirheumatic drug）
DNA	脱氧核糖核酸（deoxyribonucleic acid）
DNR	拒绝心肺复苏术（do not resuscitate）
DO	骨科医生（doctor of osteopathy）
DOA	到院死亡（dead on arrival）；入院日期（date of admission）；作用时间（duration of action）
DOAC	直接口服抗凝剂（direct oral anticoagulant）（也见 NOAC）
DOB	出生日期（date of birth）
DOE	劳力性呼吸困难（dyspnea on exertion）
DOT	直接观察疗法（directly observed therapy）
DP	足背动脉（Dorsalis Pedis）
DPGN	弥漫性增生性肾小球肾炎（diffuse proliferative glomerulonephritis）
DPI	干粉吸入器（dry powder inhaler）
DRE	数字化直肠检查（digital rectal examination）
DRG	诊断相关类别组（diagnosis–related group）
DRSP	问题严重性每日记录（daily record of severity of problem）
DS	双强度（double strength）
DSM	精神疾病诊断和统计手册（Diagnostic and Statistical Manual of Mental Disorders）
DSHEA	膳食补充剂健康与教育法 [Dietary Supplement Health and Education Act（1994）]
DST	地塞米松抑制试验（dexamethasone suppression test）

DTIC	达卡巴嗪（dacarbazine）
DTP	白喉－破伤风－百日咳（diphtheria-tetanus-pertussis）
DTR	深层肌腱反射（deep–tendon reflex）
DVT	深静脉血栓形成（deep–vein thrombosis）
Dx	诊断（diagnosis）
DXA	双能 X 线吸收计量法 [dual–energy X–ray absorptiometry （dexa）]
eAG	估计平均血糖（estimated average glucose）
EBL	内镜下皮圈结扎（endoscopic band ligation）
EBV	爱泼斯坦－巴尔病毒（Epstein–Barr virus）
EC	肠溶包衣（enteric–coated）
ECF	扩充护理设施（extended care facility）
ECG	心电图（electrocardiogram）
ECMO	体外膜肺（extracorporeal membrane oxygenator）
ECOG	美国东部肿瘤协作组（Eastern Cooperative Oncology Group）
ECT	电痉挛治疗法（electroconvulsive therapy）
ED	勃起功能障碍（Emergency Department）
EEG	脑电图（electroencephalogram）
EENT	眼、鼻、喉、眼（eyes, ears, nose, throat）
EF	射血分数（ejection fraction）
EGD	食管、胃、十二指肠镜检查（esophagogastroduodenoscopy）
EGFR	表皮生长因子受体（epidermal growth factor receptor）
EIA	酶免疫分析法（enzyme immunoassay）
EKG	心电图（electrocardiogram）
EMG	肌电图（electromyogram）
EML4–ALK	棘皮动物微管相关蛋白样 4- 间变性淋巴瘤激酶（echinoderm microtubule–associated protein–like 4–anaplastic lymphoma kinase）
EMS	急诊医疗（emergency medical services）
EMT	急诊医疗技术员（emergency medical technician）
Endo	气管内的（endotracheal）；内窥镜检查（endoscopy）
EOMI	眼球外运动（或肌肉）正常 [extraocular movements （or muscles） intact]
EPO	红细胞生成素（erythropoietin）
EPS	锥体外系症状（extrapyramidal symptoms）
EPT	早孕试验（early pregnancy test）；快速性伙伴疗法（expedited partner therapy）
ER	雌激素受体（estrogen receptor）；急诊室（emergency room）
ERCP	内镜逆行胰胆管造影（endoscopic retrograde cholangiopancreatography）
ERT	雌激素替代疗法（estrogen replacement therapy）
ESKD	终末期肾病（end–stage kidney disease）
ESLD	终末期肝病（end–stage liver disease）
ESA	红细胞刺激剂（erythropoiesis–stimulating agent）

ESR	红细胞沉降率（erythrocyte sedimentation rate）
ESRD	终末期肾脏病（end–stage renal disease）
ESWL	体外冲击波碎石（extracorporeal shockwave lithotripsy）
ET	气管内的（endotracheal）
ETOH	乙醇（ethanol）
EVL	内镜下静脉曲张结扎术（endoscopic variceal ligation）
FB	指宽（finger-breadth）；异物（foreign body）
FBDSI	功能性肠紊乱严重指数（Functional Bowel Disorder Severity Index）
FBS	空腹血糖（fasting blood sugar）
FDA	食品药品监督管理局（Food and Drug Administration）
FDC	固定剂量复方制剂（fixed dose combinations）
FDP	纤维素降解产物（fibrin degradation products）
FEF	用力呼气流量［forced expiratory flow（rate）］
FEM–POP	股动脉 – 腘动脉（femoral-popliteal）
FE_{NA}	钠排泄分数（fractional excretion of sodium）
FE_{V1}	1 秒内用力呼气量（forced expiratory volume in 1 second）
FFP	新鲜冰冻血浆（fresh frozen plasma）
FH	家族史（family history）
FiO_2	吸入氧浓度（fraction of inspired oxygen）
FISH	荧光原位杂交（fluorescence in situ hybridization）
fL	飞升（femtoliter）
FM	面罩（face mask）
FOBT	粪便潜血试验（fecal occult blood test）
FOC	额 – 枕围（fronto-occipital circumference）
FODMAPs	发酵寡糖 –，双糖和单糖和多糖（fermentable oligo-, di- and monosaccharides and polyols）
FOI	跳跃性思考（flight of ideas）
FPG	空腹血糖（fasting plasma glucose）
FPIA	荧光偏振免疫分析（fluorescence polarization immunoassay）
FRAX	骨折风险评估工具（fracture risk assessment tool）
FSH	促卵泡激素（follicle-stimulating hormone）
FTA	荧光梅毒抗体（fluorescent treponemal antibody）
f/u	随访（follow-up）
FUDR	氟尿苷（floxuridine）
FUO	不明原因发热（fever of unknown origin）
Fx	骨折（fracture）
G6PD	葡萄糖 –6– 磷酸脱氢酶（glucose-6-phosphate dehydrogenase）
GABA	γ – 氨基丁酸（γ -aminobutyric acid）
GABHS	A 组 β- 溶血性链球菌（group A beta-hemolytic streptococcus）
GAD	广泛性焦虑障碍（generalized anxiety disorder）

GB	胆囊（gallbladder）
GBS	B 组链球菌（group B *streptococcus*）；格林 – 巴利综合征（Guillain-Barré syndrome）
GC	淋球菌（gonococcus）
G–CSF	粒细胞集落刺激因子（granulocyte colony–stimulating factor）
GDM	妊娠糖尿病（gestational diabetes mellitus）
GE	胃食管的（gastroesophageal）；肠胃病学（gastroenterology）
GERD	胃食管反流病（gastroesophageal reflux disease）
GFR	肾小球滤过率（glomerular filtration rate）
GGT	γ – 谷氨酸（γ –Glutamyltransferase）
GGTP	γ – 谷氨酰转肽酶（γ –Glutamyl transpeptidase）
GI	胃肠道（gastrointestinal）
GM–CSF	粒细胞 – 巨噬细胞集落刺激因子（granulocyte–macrophage colony–stimulating factor）
GN	肾小球性肾炎（glomerulonephritis）；受过正规训练的护士（Graduate Nurse）
gr	谷物 [drops（*grain*）]
GT	胃造口术胃导管（gastrostomy tube）
gtt	滴（guttae）
GTT	葡萄糖耐受试验（glucose tolerance test）
GU	胃溃疡（gastric ulcer）、泌尿生殖的（genitourinary）
GVHD	移植物抗宿主病（graft–versus–host disease）
GVL	移植物抗白血病（graft–versus–leukemia）
Gyn	妇科学（gynecology）
H & H	血红蛋白和红细胞压积（hemoglobin and hematocrit）
H & P	病史和体检结果（history and physical examination）
HA 或 H/A	头痛（headache）
HAART	高活性抗反转录病毒治疗（highly active antiretroviral therapy）
HAM–D	汉密尔顿抑郁评级量表（Hamilton Rating Scale for Depression）
HAV	甲型肝炎病毒（hepatitis A virus）
Hb, Hgb	血红蛋白（hemoglobin）
HbA_{1C}	血红蛋白 A1C（hemoglobin A1C）
HBeAg	乙型肝炎早期抗原（hepatitis B early antigen）
HBIG	乙型肝炎免疫球蛋白（hepatitis B immune globulin）
HBP	高血压（high blood pressure）
HBsAg	乙型肝炎表面抗原（hepatitis B surface antigen）
HBV	乙型肝炎病毒（hepatitis B virus）
HC	氢化可的松（hydrocortisone）；家庭护理（home care）
HCC	肝细胞癌（hepatocellular carcinoma）
HCG	人绒毛膜促性腺激素（human chorionic gonadotropin）
HCM	恶性肿瘤性高钙血症（hypercalcemia of malignancy）
HCO_3^-	碳酸氢盐（bicarbonate）

Hct	血细胞压积（hematocrit）
HCTZ	氢氯噻嗪（hydrochlorothiazide）
HCV	丙型肝炎病毒（hepatitis c virus）
Hcy	同型半胱氨酸（homocysteine）
HD	霍奇金病（hodgkin’s disease）；透析（hemodialysis）
HDL	高密度脂蛋白（high-density lipoprotein）
HE	肝性脑病（hepatic encephalopathy）
HEC	高催吐剂风险化疗（high-emetic-risk chemotherapy）
HEENT	五官（头、眼、耳、鼻、喉）（head, eyes, ears, nose, and throat）
HEPA	高效分子空气（high-efficiency particulate air）
HF	心力衰竭（heart failure）
HFA	氢氟烷烃（hydrofluoroalkane）
H. flu	流感嗜血杆菌（*haemophilus influenzae*）
HGH	人类生长激素（human growth hormone）
HH	裂孔疝（hiatal hernia）
HHS	高血糖高渗状态（hyperosmolar hyperglycemic state）
Hib	流感嗜血杆菌疫苗（haemophilus influenzae type b）
HIV	人体免疫缺陷病毒（human immunodeficiency virus）
HJR	肝颈静脉回流（hepatojugular reflux）
HL	霍奇金淋巴瘤（hodgkin lymphoma）
HLA	人白细胞抗原（human leukocyte antigen）；人淋巴细胞抗原（human lymphocyte antigen）
HMG-CoA	羟甲基戊二酰辅酶 A 还原酶（hydroxy-methylglutaryl coenzyme A）
H/O	病史（history of）
HOB	床头（head of bed）
HPA	下丘脑 – 垂体轴（hypothalamic-pituitary axis）
HPF	高倍视野（high power field）
HPI	现病史（history of present illness）
HPV	人乳头状瘤病毒（human papilloma virus）
HR	心率（heart rate）
HRQOL	健康相关生活质量（health-related quality of life）
HRT	雌激素替代疗法（estrogen replacement therapy）
HS	睡前 [at bedtime（*hora somni*）]
HSCT	造血干细胞移植（hematopoietic stem cell transplantation）
HSM	肝脾增大（hepatosplenomegaly）
HSV	单纯疱疹病毒（herpes simplex virus）
HTN	高血压（hypertension）
HVPG	肝静脉契压（hepatic venous pressure gradient）
Hx	病史（history）
I & D	切口和引流（incision and drainage）

I & O　输入与输出（intake and output）
IABP　动脉内气囊泵（intra-arterial balloon pump）
IBD　炎症性肠病（inflammatory bowel disease）
IBS　肠易激综合征（irritable bowel syndrome）
IBS-C　便秘性肠易激综合征（irritable bowel syndrome with constipation）
IBS-D　腹泻性肠易激综合征（irritable bowel syndrome with diarrhea）
IBS-SSS　肠易激综合征症状严重程度评分（Irritable Bowel Syndrome Symptom Severity score）
IBW　理想体重（ideal body weight）
ICD　植入式心律除颤器（implantable cardioverter defibrillator）
ICP　颅内压（intracranial pressure）
ICS　肋间隙（intercostal space）
ICU　重症监护室（intensive care unit）
ID　识别（identification）；传染性疾病（infectious disease）
IDDM　胰岛素依赖型糖尿病（insulin-dependent diabetes mellitus）
IFN　干扰素（interferon）
Ig　球蛋白（immunoglobulin）
IgA　免疫球蛋白 A（Immunoglobulin A）
IgD　免疫球蛋白 D（Immunoglobulin D）
IHC　免疫组织化学（immunohistochemistry）
IHD　缺血性心脏病（ischemic heart disease）
IJ　颈内静脉（internal jugular）
IM　肌内的（intramuscular）；传染性单细胞增多症（infectious mononucleosis）
IMV　间歇式强制通气（intermittent mandatory ventilation）
INH　异烟肼（isoniazid）
INR　国际标准化比值（international normalized ratio）
IOP　眼内压（intraocular pressure）
IOR　参考意见（ideas of reference）
IP　腹腔内的（intraperitoneal）
IPG　阻抗容积描记术（impedance plethysmography）
IPI　国际预后指数（international prognostic index）
IPN　间质性肺炎（international prognostic index）
IPPB　间歇正压呼吸（intermittent positive pressure breathing）
IPS　特发性肺炎综合征（idiopathic pneumonia syndrome）
IRB　机构审查委员会（Institutional Review Board）
ISA　内部交感神经活动（intrinsic sympathomimetic activity）
ISDN　硝酸异山梨酯（isosorbide dinitrate）
ISH　单纯收缩期高血压（isolated systolic hypertension）
ISMN　单硝酸异山梨醇（isosorbide mononitrate）
IT　鞘内的（intrathecal）

ITP	特发性血小板减少性紫癜（idiopathic thrombocytopenic purpura）
IU	国际单位（international unit）
IUD	宫内节育器（intrauterine device）
IV	静脉（intravenous）；罗马数字Ⅳ（roman numeral IV）；第 4 类受控物质的符号（Symbols for Class 4）
IVC	下腔静脉（inferior vena cava）；静脉造影（intravenous cholangiogram）
IVDA	静脉注射药物滥用（intravenous drug abuse）
IVF	静脉输液（intravenous fluids）
IVIG	静脉注射免疫球蛋白（intravenous immunoglobulin）
IVP	静脉注射肾盂造影图（intravenous pyelogram）；静脉推注（intravenous push）
IVPB	借道静脉输液法（intravenous piggyback）
IVSS	静脉单独路径（intravenous soluset）
IWMI	下壁心肌梗死（inferior wall myocardial infarction）
JODM	青少年发病的糖尿病（juvenile-onset diabetes mellitus）
JRA	青少年类风湿性关节炎（juvenile rheumatoid arthritis）
JVD	颈静脉扩张（jugular venous distention）
JVP	颈静脉压（jugular venous pressure）
K	钾（potassium）
kcal	千卡（kilocalorie）
KCL	氯化钾（potassium chloride）
KDIGO	肾脏疾病（Kidney Disease）改善整体健康状况（Improving Global Outcomes）
KOH	氢氧化钾（potassium hydroxide）
KRAS	大鼠同源肉瘤病毒癌基因（kirsten rat sarcoma viral oncogene homolog）
KUB	肾脏（kidney）、输尿管（ureters）和膀胱（bladder）
KVO	保持静脉开放（keep vein open）
L	升（liter）
LAD	左前降支（left anterior descending）；左轴偏差（left axis deviation）
LAO	左前斜位（left anterior oblique）
LAP	白细胞碱性磷酸酶（leukocyte alkaline phosphatase）
LBBB	束支传导阻滞（left bundle branch block）
LBP	背痛（low back pain）
LCM	左肋边（left costal margin）
LDH	乳酸脱氢酶（lactate dehydrogenase）
LDL	低密度脂蛋白（low-density lipoprotein）
LE	下肢（lower extremity）
LES	食管下端括约肌（lower esophageal sphincter）
LFT	肝功能检查（liver function test）
LHRH	促黄体激素释放激素（luteinizing hormone-releasing hormone）
LIMA	左乳内动脉（left internal mammary artery）
LLE	左下肢（left lower extremity）

LLL	左下叶（left lower lobe）
LLQ	左下象限（腹部）[left lower quadrant （abdomen）]
LLSB	左下胸骨边界（left lower sternal border）
LMD	当地医生（local medical doctor）
LMP	上次月经期（last menstrual period）
LMWH	低分子量肝素（low molecular weight heparin）
LOA	思维散漫（looseness of association）
LOC	意识丧失（loss of consciousness）；选择泻药（laxative of choice）
LOS	住院时间（length of stay）
LP	腰椎穿刺（lumbar puncture）
LPF	低倍镜视野（low–power field）
LPN	注册执业护士（licensed practical nurse）
LPO	左后斜（left posterior oblique）
LPT	领有执照的理疗师（licensed physical therapist）
LR	乳酸林格氏（lactated ringer's）
LS	腰骶的（lumbosacral）
LTCF	长期护理设施（long–term care facility）
LUE	左上肢（left upper extremity）
LUL	左上叶（left upper lobe）
LUQ	左上象限（left upper quadrant）
LVEF	左心室射血分数（left ventricular ejection fraction）
LVH	左心室肥厚（left ventricular hypertrophy）
MAOI	单胺氧化酶抑制剂（monoamine oxidase inhibitor）
MAP	平均动脉压（mean arterial pressure）
MAR	用药记录（medication administration record）
mcg	微克（microgram）
MCH	平均血红蛋白含量（mean corpuscular hemoglobin）
MCHC	平均红细胞血红蛋白浓度（mean corpuscular hemoglobin concentration）
MCL	锁骨中线（midclavicular line）
MCP	掌指的（metacarpophalangeal）
MCV	平均红细胞容积（mean corpuscular volume）
MD	医生（medical doctor）
MDI	计量吸入器（metered–dose inhaler）
MDRD	肾病性膳食改善（modified diet in renal disease）
MEFR	最大呼气流速（maximum expiratory flow rate）
mEq	毫当量（milliequivalent）
mg	毫克（milligram）
MHC	主要组织相容性复合体（major histocompatibility complex）
MI	心肌梗死（myocardial infarction）；二尖瓣功能不全（mitral insufficiency）

MIC	最小抑菌浓度（minimum inhibitory concentration）
MICU	医疗重症监护病房（medical intensive care unit）
MIDAS	偏头痛致残评定量表（migraine disability assessment）
mL	毫升（milliliter）
MM	多发性骨髓瘤（multiple myeloma）
MMA	甲基丙二酸（methylmalonic acid）
MMEFR	最大呼气中期流速（maximal midexpiratory flow rate）
MMR	麻疹－腮腺炎－风疹（measles–mumps–rubella）
MMSE	简明精神状态检查量表（mini mental state examination）
MOM	镁乳（泻药，milk of magnesia）
MoCA	蒙特利尔认知评估量表（montreal cognitive assessment）
MPV	平均血小板容积（mean platelet volume）
MRG	杂音/摩擦音/奔马律（murmur/rub/gallop）
MRI	磁共振成像（magnetic resonance imaging）
MRSA	耐甲氧西林金黄色葡萄球菌（Methicillin–resistant *Staphylococcus aureus*）
MRSE	耐甲氧西林表皮葡萄球菌（Methicillin–resistant *Staphylococcus epidermidis*）
MS	心理状态（mental status）；二尖瓣狭窄（mitral stenosis）；肌肉骨骼（musculoskeletal）；多发性硬化症（multiple sclerosis）；硫酸吗啡（morphine sulfate）
MSE	心理状态检查（mental status exam）
MSM	男同性恋（men who have sex with men）
MSW	社会工作专业硕士（master of social work）
MTD	最大耐受剂量（maximum tolerated dose）
MTP	跖趾的（metatarsophalangeal）
MTX	甲氨蝶呤（methotrexate）
MUD	相合无血缘供体（matched unrelated donor）
MUGA	多门电路控制采集法（multiple gated acquisition）
MVA	机动车辆事故（motor vehicle accident）
MVI	复合维生素（multivitamin）
MVR	二尖瓣置换术（mitral valve replacement）；二尖瓣反流（mitral valve regurgitation）
MVS	二尖瓣狭窄（mitral valve stenosis）；运动、血管和感觉（motor, vascular, and sensory）
NAAT	核酸扩增试验（nucleic acid amplification test）
NAD	无急性（或明显）窘迫［no acute （or apparent） distress］
NAFLD	非酒精性脂肪肝病（nonalcoholic fatty liver disease）
NASH	非酒精性脂肪性肝炎（nonalcoholic steatohepatitis）
N/C	不用职工缴款的养老金计划（noncontributory）；鼻导管（nasal cannula）
NC/AT	头部正常/无创伤（normocephalic/atraumatic）
NDDI–E	癫痫患者神经功能障碍量表（neurological disorders depression inventory for epilepsy）
NG	鼻饲的（nasogastric）
NGT	鼻胃管（nasogastric tube）

NGTD	迄今无菌生长（菌培养）［no growth to date （on culture）］
NHL	非霍奇金淋巴瘤（non-hodgkin's lymphoma）
NIDDM	非胰岛素依赖型糖尿病（non-insulin-dependent diabetes mellitus）
NIH	国立卫生研究院（National Institutes of Health）
NKA	无已知过敏史（no known allergies）
NKDA	无已知药物过敏史（no known drug allergies）
NL	正常（normal）
NMDA	n- 甲基 -d- 天门冬氨酸（n-methyl-d-aspartate）
NNRTI	非反转录酶抑制剂（nonnucleoside reverse transcriptase inhibitor）
NOAC	非华法林（也称新的或非维生素 k）型口服抗凝剂［nonwarfarin （also new, novel, or non-vitamin k） oral anticoagulant］
NOS	未另行说明的（not otherwise specified）
NPH	中性鱼精蛋白锌胰岛素（neutral protamine hagedorn）；正常颅压脑积水（normal pressure hydrocephalus）
NPN	非蛋白氮（nonprotein nitrogen）
NPO	禁食 [nothing by mouth（*nil per os*）]
NRAS	神经母细胞瘤 ras 病毒（v-ras）同源致癌基因［neuroblastoma ras viral （v-ras） oncogene homolog］
NRTI	核苷类反转录酶抑制剂（nucleoside reverse transcriptase inhibitor）
NS	神经外科（neurosurgery）；生理盐水（normal saline）
NSAID	非甾体类抗炎药（nonsteroidal antiinflammatory drug）
NSCLC	非小细胞肺癌（nonsmall cell lung cancer）
NSR	窦性心律，且心率正常（normal sinus rhythm）。
NSS	生理盐水溶液（normal saline solution）
NSVD	自然分娩（normal spontaneous vaginal delivery）
NTG	硝酸甘油（nitroglycerin）
NT/ND	无压痛 / 无膨出（nontender/nondistended）
N/V	恶心与呕吐（nausea and vomiting）
NVD	恶心 / 呕吐 / 腹泻（nausea/vomiting/diarrhea）；颈静脉扩张（neck vein distention）；非瓣膜心脏病（nonvalvular disease）；盘上新血管形成（neovascularization of the disk）
NYHA	纽约心脏协会（new york heart association）
O & P	卵子和寄生虫（ova and parasites）
OA	骨关节炎（ova and parasites）
OB	妇产科（obstetrics）
OBS	器质性脑综合征（organic brain syndrome）
OCD	强迫症（obsessive-compulsive disorder）
OCG	口服胆囊造影（oral cholecystogram）
OCT	光学相干断层扫描（ocular coherence tomography）
OD	右眼 [right eye（*oculus dexter*）]；过量（overdose）；验光医生（Doctor of Optometry）
OGT	口服葡萄糖耐受试验（oral glucose tolerance test）

OHTx	原位心脏移植术（orthotopic heart transplantation）
OIH	阿片诱导性痛觉过敏（opioid–induced hyperalgesia）
OLTx	原位肝移植（orthotopic liver transplantation）
OME	渗出性中耳炎（otitis media with effusion）
ONJ	颚骨坏死（osteonecrosis of the jaw）
OOB	下床（out of bed）
OPD	门诊（outpatient department）
OPG	眼球体积描记法（ocular plethysmography）
OPV	口服脊髓灰质炎疫苗（oral poliovirus vaccine）
OR	手术室（operating room）
ORT	口服补液治疗（oral rehydration therapy）
OS	左眼[left eye（*oculus sinister*）]
OSA	阻塞性睡眠呼吸暂停（obstructive sleep apnea）
OT	职能治疗（occupational therapy）
OTC	非处方药（over–the–counter）
OU	双眼（oculus uterque）
P	脉冲（pulse），计划（plan）、叩诊（percussion）、压力（pressure）
P & A	叩诊和听诊（percussion and auscultation）
P & T	峰值和谷值（peak and trough）
PA	医生助理（physician assistant）；前后的（posterior–anterior）；肺动脉（pulmonary artery）
PAC	房性期前收缩（premature atrial contraction）
$PaCO_2$	动脉二氧化碳张力（arterial carbon dioxide tension）
PAH	肺动脉高压（pulmonary arterial hypertension）
PaO_2	动脉氧张力（arterial oxygen tension）
PAOP	肺动脉闭塞压（pulmonary artery occlusion pressure）
PARP	多聚二磷酸腺核糖聚合酶（poly adp ribose polymerase）
PAT	阵发性房性心动过速（paroxysmal atrial tachycardia）
PBI	蛋白结合碘（protein–bound iodine）
PBSCT	外周血干细胞移植（peripheral blood stem cell transplantation）
PC	餐后[after meals（*post cibum*）]
PCA	患者自控性镇痛法（patient–controlled analgesia）
PCI	经皮冠状动脉介入治疗（percutaneous coronary intervention）
PCKD	多囊性肾病（polycystic kidney disease）
PCN	青霉素（penicillin）
PCOS	多囊卵巢综合征（polycystic ovarian syndrome）
PCP	初级保健医生（Primary Care Physician）；苯环己哌啶（phencyclidine）；卡氏肺孢子虫菌肺炎[*Pneumocystis*（*carinii*）*jiroveci pneumonia*]
PCWP	肺毛细血管楔压（pulmonary capillary wedge pressure）
PDA	动脉导管未闭（patent ductus arteriosus）

PDE	磷酸二酯酶（phosphodiesterase）
PE	体格检查（physical examination）；肺动脉栓塞（pulmonary embolism）
PEEP	呼气末正压（positive end-expiratory pressure）
PEFR	最大呼气流速（peak expiratory flow rate）
PEG	经皮内镜胃造瘘（percutaneous endoscopic gastrostomy）；聚乙二醇（polyethylene glycol）
PERLA	瞳孔大小相等、有光反射和调节反射（pupils equal, react to light and accommodation）
PERRLA	瞳孔大小相等、圆形、有光反射和调节反射（pupils equal, round, and reactive to light and accommodation）
PET	正电子发射计算机断层扫描（positron emission tomography）
PFT	肺功能检查（pulmonary function test）
pH	氢离子浓度（hydrogen ion concentration）
PharmD	药学博士（doctor of pharmacy）
PHQ	患者健康问卷（patient health questionnaire）
PI	首席调查员（principal investigator）；蛋白酶抑制剂（protease inhibitor）
PICC	外周导入中心静脉置管（peripherally inserted central catheter）
PID	盆腔炎（pelvic inflammatory disease）
PIP	近端指间关节（proximal interphalangeal）
PKU	苯丙酮尿（phenylketonuria）
PMD	私人医生（private medical doctor）
PMH	既往史（past medical history）
PMI	心尖搏动最强点（point of maximal impulse）
PMN	多形核白细胞（polymorphonuclear leukocyte）
PMS	经前期综合征（premenstrual syndrome）
PNC-E	坏死后性肝硬化 - 酒精（postnecrotic cirrhosis-ethanol）
PND	阵发性夜间呼吸困难（paroxysmal nocturnal dyspnea）
PNH	阵发性睡眠性血红蛋白尿（paroxysmal nocturnal hemoglobinuria）
PO	口服 [by mouth（*per os*）]
POAG	原发性开角型青光眼（primary open-angle glaucoma）
POD	术后日（postoperative day）
POS	多囊卵巢综合征（polycystic ovarian syndrome）
PP	患者简介（patient profile）
PPBG	餐后血糖（postprandial blood glucose）
ppd	每天几包（packs per day）
PPD	纯化蛋白衍生物（purified protein derivative）
PPE	个人防护设备（personal protective equipment）
PPH	精神病史（past psychiatric history）
PPI	质子泵抑制剂（proton pump inhibitor）
PPN	静脉营养（peripheral parenteral nutrition）
pr	经直肠（per rectum）
PR	黄体酮受体（progesterone receptor）；部分缓解（partial remission）

PRA 群体反应性抗体（panel-reactive antibody）；血浆肾素活性（plasma renin activity）

PRBC 浓缩红细胞（packed red blood cells）

PRN 必要时 [when necessary；as needed（*pro re nata*）]

PSA 前列腺特异性抗原（prostate-specific antigen）

PSCT 外周血干细胞移植（peripheral stem cell transplant）

PSE 门脉体循环性脑病（portal systemic encephalopathy）

PSH 手术史（past surgical history）

PSVT 阵发性室上性心搏过速（paroxysmal supraventricular tachycardia）

PT 凝血酶原时间（prothrombin time）；理疗（physical therapy）；患者（patient）；胫后（posterior tibial）

PTA 住院前（prior to admission）

PTCA 经皮冠状动脉腔内成形术（percutaneous transluminal coronary angioplasty）

PTE 肺动脉血栓栓塞（pulmonary thromboembolism）

PTH 甲状旁腺激素（parathyroid hormone）

PTHrP 甲状旁腺激素相关肽（parathyroid hormone-related peptide）

PTSD 创伤后应激障碍（posttraumatic stress disorder）

PTT 部分凝血活酶时间（partial thromboplastin time）

PTU 丙硫氧嘧啶（propylthiouracil）

PUD 消化性溃疡病（peptic ulcer disease）

PVC 心室早发性收缩（premature ventricular contraction）

PVD 周围性血管疾病（peripheral vascular disease）

Q 每 [every（*quaque*）]

QA 质量保证（quality assurance）

QD 每天 [every day（*quaque die*）]

QI 质量改进（quality improvement）

QID 一天 4 次 [four times daily（*quater in die*）]

QNS 数量不足（quantity not sufficient）

QOD 两天一次（every other day）

QOL 生命质量（quality of life）

QOLIE 癫痫患者的生活质量（Quality of Life in Epilepsy）

QS 数量充足（quantity sufficient）

R & M 常规和微观（routine and microscopic）

RA 类风湿性关节炎（rheumatoid arthritis）；右心房（right atrium）

RADT 快速抗原检测试验（rapid antigen detection test）

RAIU 放射性碘摄取（radioactive iodine uptake）

RANKL 核因子 -κβ 配体受体激动剂（receptor activator of nuclear factor-κβ ligand）

RAO 右前斜（right anterior oblique）

RBBB 右束支传导阻滞（right bundle branch block）

RBC 红细胞（red blood cell）

RCA 右冠状动脉（right coronary artery）

RCM	右肋缘（right costal margin）
RDA	推荐的日摄取量（recommended daily allowance）
RDP	随机供者血小板（random donor platelets）
RDS	呼吸窘迫综合征（respiratory distress syndrome）
RDW	红细胞体积分布宽度（red cell distribution width）
REM	快速眼球运动（rapid eye movement）
RES	网状内皮系统（reticuloendothelial system）
RF	类风湿因子（rheumatoid factor）；肾衰竭（renal failure）；风湿热（rheumatic fever）
Rh	血液中 rh 因子（rhesus factor in blood）
RHD	风湿性心脏病（rheumatic heart disease）
RLE	右下肢（right lower extremity）
RLL	右下叶（right lower lobe）
RLQ	右下象限（腹部）[right lower quadrant （abdomen）]
RLS	下肢不宁综合征（restless legs syndrome）
RML	右中叶（right middle lobe）
RN	注册护士（registered nurse）
RNA	核糖核酸（ribonucleic acid）
R/O	排除（rule out）
ROM	活动范围（range of motion）
ROS	系统回顾（range of motion）
RPGN	急进性肾小球肾炎（rapidly progressive glomerulonephritis）
RPh	注册药剂师（registered pharmacist）
RPR	快速血浆反应素（rapid plasma reagin）
RR	呼吸频率（respiratory rate）；康复室（recovery room）
RRR	心律齐、心率正常（regular rate and rhythm）
RRT	注册呼吸治疗师（registered respiratory therapist）
RSV	呼吸道合胞病毒（respiratory syncytial virus）
RT	放射治疗（radiation therapy）
RTA	肾小管性酸中毒（renal tubular acidosis）
RTC	复诊（return to clinic）
RT-PCR	反转录 - 聚合酶链反应（reverse transcriptase-polymerase chain reaction）
RUE	右上肢（right upper extremity）
RUL	右上叶（right upper lobe）
RUQ	右上象限（腹部）[right upper quadrant （abdomen）]
RVH	右心室肥厚（right ventricular hypertrophy）
S_1	第一心音（first heart sound）
S_2	第二心音（second heart sound）
S_3	第三心音（心室奔马律）[third heart sound （ventricular gallop）]
S_4	第四心音（心房奔马律）[fourth heart sound （atrial gallop）]

SA	窦房的（sinoatrial）
SAAG	血清腹水 - 白蛋白梯度（serum ascites–albumin gradient）
SAD	季节性情感障碍（seasonal affective disorder）
SAH	蛛网膜下腔出血（subarachnoid hemorrhage）
SaO_2	动脉氧饱和度（arterial oxygen percent saturation）
SBE	亚急性细菌性心内膜炎（subacute bacterial endocarditis）
SBFT	小肠钡剂造影（small bowel follow–through）
SBGM	血糖自我监测（self blood glucose monitoring）
SBO	小肠梗阻（small bowel obstruction）
SBP	收缩压（systolic blood pressure）；自发性细菌性腹膜炎（spontaneous bacterial peritonitis）
SC	皮下（subcutaneous）；锁骨下（subclavian）
SCID	重症综合性免疫缺陷（severe combined immunodeficiency）
SCLC	小细胞肺癌（small cell lung cancer）
SCr	血清肌酐（serum creatinine）
SDP	单采血小板（single donor platelets）
SEM	收缩期喷射性杂音（systolic ejection murmur）
SG	比重（specific gravity）
SGOT	血清谷草转氨酶（serum glutamic oxaloacetic transaminase）
SCT	干细胞移植（stem cell transplantation）
SGPT	血清谷丙转氨酶（serum glutamic pyruvic transaminase）
SH	个人史（social history）
SIADH	抗利尿激素分泌不当综合征（syndrome of inappropriate antidiuretic hormone se）
SIDS	婴儿猝死综合征（sudden infant death syndrome）
SIMV	同步间歇式强制通气（synchronized intermittent mandatory ventilation）
SIRS	全身炎症反应综合征（systemic inflammatory response syndrome）
SJS	史蒂文斯·约翰逊综合征（stevens–johnson syndrome）
SL	舌下（sublingual）
SLE	系统性红斑狼疮（systemic lupus erythematosus）
SMBG	血糖的自我监测（self–monitoring of blood glucose）
SNF	高级护理机构（skilled nursing facility）
SNRI	5- 羟色胺和去甲肾上腺素再摄取抑制剂（serotonin–norepinephrine reuptake inhibitor）
SNS	交感神经系统（sympathetic nervous system）
SOS	肝窦阻塞综合征（sinusoidal obstruction syndrome）
SOB	呼吸急促（shortness of breath）；床侧（side of bed）
S/P	病后状态（status post）
SPEP	血清蛋白电泳（serum protein electrophoresis）
SPF	防晒系数（sun protection factor）
SPS	聚磺苯乙烯（sodium polystyrene sulfonate）
SRI	5- 羟色胺再摄取抑制剂（serotonin reuptake inhibitor）

SRMD	应激相关的黏膜损伤（stress-related mucosal damage）
SSKI	碘化钾饱和溶液（saturated solution of potassium iodide）
SSRI	选择性 5- 羟色胺再摄取抑制剂（selective serotonin reuptake inhibitor）
STAT	立即；马上（immediately; at once）
STD	性传播疾病（sexually transmitted disease）
STI	性传播感染（sexually transmitted infection）
SUP	应激性溃疡的预防（stress ulcer prophylaxis）
SV	每搏输出量（stroke volume）
SVC	上腔静脉（superior vena cava）
SVR	室上性节律（supraventricular rhythm）；体循环血管阻力（systemic vascular resistance）
SVRI	体循环血管阻力指数（systemic vascular resistance index）
SVT	室上性心动过速（supraventricular tachycardia）
SW	社会工作者（social worker）
SWI	外科伤口感染（surgical wound infection）
Sx	症状（symptoms）
T	温度（temperature）
T & A	扁桃体切除术和增殖腺切除术（tonsillectomy and adenoidectomy）
T & C	血型和血交叉（type and crossmatch）
TAH	经腹全子宫切除术（total abdominal hysterectomy）
TB	肺结核（tuberculosis）
TBG	甲状腺结合球蛋白（thyroid-binding globulin）
TBI	全身放疗（total body irradiation）；外伤性颅脑损伤（traumatic brain injury）
T. bili	总胆红素（total bilirubin）
T/C	细看（to consider）
TCA	三环类抗抑郁药（tricyclic antidepressant）
TCN	四环素（tetracycline）
TED	血栓栓塞病（thromboembolic disease）
TEE	经食管超声心动图（transesophageal echocardiogram）
TEN	中毒性表皮坏死松解症（toxic epidermal necrolysis）
TENS	经皮神经电刺激（transcutaneous electrical nerve stimulation）
TFT	甲状腺功能检查（thyroid function test）
TG	甘油三酯（triglyceride）
THA	全髋关节置换术（total hip arthroplasty）
THC	四氢大麻酚（tetrahydrocannabinol）
TIA	短暂性脑缺血发作（transient ischemic attack）
TIBC	总铁结合力（total iron-binding capacity）
TID	一天三次 [three times daily（*ter in die*）]
TIH	肿瘤性高钙血症（tumor-induced hypercalcemia）
TIPS	经颈静脉肝内门体静脉分流术（transjugular intrahepatic portosystemic shunt）

TKA	全膝关节置换术（total knee arthroplasty）
TKI	酪氨酸激酶抑制剂（tyrosine kinase inhibitor）
TLC	治疗性生活方式改变（therapeutic lifestyle changes）
TLI	全身淋巴组织照射（total lymphoid irradiation）
TLS	肿瘤溶解综合征（tumor lysis syndrome）
TM	鼓膜（tympanic membrane）
TMJ	颞颌关节（temporomandibular joint）
TMP/SMX	甲氧苄啶 / 磺胺甲噁唑（trimethoprim-sulfamethoxazole）
TMs	鼓膜（tympanic membranes）
TNF	肿瘤坏死因子（tumor necrosis factor）
TnI	肌钙蛋白Ⅰ（心脏）［troponin Ⅰ（cardiac）］
TnT	肌钙蛋白 T（troponin T）
TNTC	数量太多（too numerous to count）
TOD	靶器官损伤（target organ damage）
TPN	全肠道外营养（total parenteral nutrition）
TPR	温度、脉搏、呼吸（temperature, pulse, respiration）
T. prot	总蛋白（total protein）
TSH	促甲状腺激素（thyroid-stimulating hormone）
TSS	中毒性休克综合征（toxic shock syndrome）
TTP	血栓性血小板减少性紫癜（thrombotic thrombocytopenic purpura）
TUIP	经尿道前列腺切开术（transurethral incision of the prostate）
TURP	经尿道前列腺切除术（transurethral resection of the prostate）
Tx	治疗（treat; treatment）
UA	尿检（urinalysis）；尿酸（uric acid）
UC	溃疡性结肠炎（ulcerative colitis）
UCD	常见儿科病（usual childhood diseases）
UDS	尿液药物筛查（urine drug screen）
UE	上肢（upper extremity）
UFC	尿游离皮质醇（urinary free cortisol）
UFH	普通肝素（unfractionated heparin）
UGI	上消化道（upper gastrointestinal）
UOQ	外上象限（upper outer quadrant）
UPDRS	帕金森病统一评分量表（Unified Parkinson's Disease Rating Scale）
UPT	妊娠尿检（urine pregnancy test）
URI	上呼吸道感染（upper respiratory infection）
USP	美国药典（United States Pharmacopeia）
UTI	泌尿道感染（urinary tract infection）
UV	紫外线（ultraviolet）
VA	退伍军人事务（Veterans' Affairs）

VAMC	退伍军人事务医疗中心（Veterans' Affairs Medical Center）
VBL	静脉曲张带结扎（variceal band ligation）
VDRL	性病研究实验室（Venereal Disease Research Laboratory）
VF	室颤（ventricular fibrillation）
VL	病毒载量（viral load）
VLDL	极低密度脂蛋白（very low-density lipoprotein）
VNA	探访护士协会（Visiting Nurses' Association）
VO	口头医嘱（verbal order）
VOD	静脉闭塞病（veno-occlusive disease）
VP-16	依托泊苷（etoposide）
V_A/Q	通气 / 灌注（ventilation/perfusion）
VRE	耐万古霉素肠球菌（Vancomycin-resistant *Enterococcus*）
VS	生命体征（vital signs）
VSS	生命体征稳定（vital signs stable）
VT	室性心动过速（ventricular tachycardia）
VTE	静脉血栓栓塞（venous thromboembolism）
WA	醒着时（while awake）
WBC	白细胞（white blood cell）
W/C	轮椅（wheelchair）
WDWN	身体发育良好，营养状况良好（well-developed, well-nourished）
WHO	世界卫生组织（world health organization）
WNL	在正常范围内（within normal limits）
W/U	体检（work-up）
Y-BOCS	耶鲁 - 布朗强迫症量表（Yale-Brown Obsessive-Compulsive Scale）
yo	岁（year-old）
yr	年（year）
ZDV	齐多夫定（zidovudine）

第 2 部分：避免易引起误解的缩写、符号和剂量名称，预防用药错误

表 C-1 中的缩写、符号和剂量表已通过 ISMP 国家医学错误报告系统（ISMP National Medication Errors Reporting Program，ISMP MERP）认证。这些缩写、符号和剂量表示经常被误解，且会带来医疗事故。在进行医学信息交流时绝不能犯这些错误。信息交流包括内部通讯、电话 / 口头处方、计算机生成标签、药品储存箱的标签、用药记录、药房和处方计算机订单输入等。

表 C-1　ISMP 易出错缩写、符号和剂量名称

缩写	欲表达的意义	误解	纠正
μg	微克（microgram）	被误解为 “mg”	应使用 “mcg”
AD, AS, AU	右耳、左耳、双耳	被误认为 OD, OS, OU（右眼、左眼、双眼）	使用“右耳”“左耳”或“双耳”
OD, OS, OU	右眼、左眼、双眼	被误认为 AD, AS, AU（右耳、左耳、双耳）	使用“右眼”“左眼”或“双眼”
BT	就寝时间	误解为“BID”（一天两次）	使用 “bedtime”
cc	立方厘米	误解为“U”（单位）	使用 “mL”
D/C	出院（discharge）或停药（discontinue）	如果 D/C（意在“出院”）被误解为“停药”，很有可能会让患者提前停止一系列出院后所需要服用的药物。	使用“discharge”和“discontinue”
IJ	注射（injection）	误解为“IV（静脉注射）”或“intrajugular（颈静脉内的）”	使用 “injection”
IN	intranasal（鼻内的）	误解为 "IM" 或 “IV”	使用 “intranasal”或“NAS”
HS	half-strength（一半强度）	误解为 bedtime（就寝时间）	使用“half-strength”
hs	at bedtime, hours of sleep（上床睡觉时间）	误解为 half-strength（一半强度）	使用“bedtime”
IU**	国际单位（international unit）	误认为 IV（静脉的）或 10	使用 “units”
o.d. 或 OD	once daily（一天一次）	误解为是“右眼（oculus dexter，OD）”，而误将口服液体药物使用在右眼	使用“daily”
OJ	橙汁（orange juice）	误认为是 OD 或 OS（右眼或左眼）；可能会导致用橙汁稀释的药物使用到眼部	使用 “orange juice”
Per os	口服（by mouth, orally）	“os” 会被误解为“左眼（oculus sinister，OS）”	使用“PO”“by mouth,”或“orally”

续表

缩写	欲表达的意义	误解	纠正
q.d. 或 QD**	每天（every day）	误认为是 q.i.d.，尤其是“q”的后面或其尾部带被误认为是“i”	使用“daily”
qhs	晚上就寝时间	误认为是“qhr”或每小时一次	使用“nightly”
qn	晚上或睡觉时（nightly or at bedtime）	误认为是“qh”（每小时）	使用“nightly”或“at bedtime”
q.o.d. 或 QOD**	两天一次（every other day）	如果“o”写得不是很规范，会误认为“q.d.”（每天 1 次）或“q.i.d.”（一天 4 次）	使用“every other day”
q1d	一天一次（daily）	误认为是 q.i.d.（一天 4 次）	使用“daily”
q6PM 等	每天下午 6 点（every evening at 6 pm）	误认为每 6 小时一次	使用“daily at 6 pm”或“6 pm daily”
SC, SQ, sub q	皮下（subcutaneous）	SC 误解为 SL（舌下，sublingual）；SQ 误解为一天 5 次［“5 every”］；将“sub q”中的“q”误解为“every”［例如，一支肝素的使用方法是术前 2 小时皮下（“sub q 2 hours before surgery”），被误解为术前每 2 小时一次］	使用 Use “subcut”或“subcutaneously”
ss	滑动(胰岛素)(sliding scale[insulin])或 ½（药师）	误认为是“55”	拼写出“sliding scale;”使用“one-half”或“½”
SSRI	滑动常规胰岛素（sliding scale regular insulin）	误解为选择性 5- 羟色氨酸再摄取抑制剂（selective-serotonin reuptake inhibitor）	拼写出“sliding scale（insulin）”
SSI	滑动胰岛素（sliding scale insulin）	误解为浓碘溶液（卢戈碘）［Strong Solution of Iodine（Lugol's）］	
i/d	一天一次（one daily）	误认为是“tid”（一天 3 次）	使用“1 daily”
TIW 或 tiw	一周 3 次（3 times a week）	误认为是“一天 3 次”（“3 times a day”）或“一周 2 次”（“twice in a week”）	使用“3 times weekly”
U 或 u**	单位（unit）	误认为是 0 或 4，导致剂量几十倍的增加（如将 4 U 误认为是“40”，或将 4 u 误认为“44”）；误认为“cc”，以容积给药，而不是以单位给药（如将 4 u 误认为 4 cc）	使用“unit”
UD	按医嘱（“ut dictum”）	误认为是单位剂量（如将地尔硫䓬 125 mg IV 滴注，“UD”误解为整个单位剂量全部静脉滴注）	使用“as directed”

剂量名称和其他信息	欲表达的意义	误解	纠正
小数点后加零（如 1.0 mg）**	1 mg	如果看不见小数点，误认为 10 mg	在表达剂量中的整数时，不要加小数点后面的零
光写小数点（如 .5 mg）**	0.5 mg	如果看不见小数点，误认为 5 mg	当剂量小于一个剂量时，小数点前面要写上零
mg. 或 mL. 等在缩写在后面写句号	mg mL	该句号没有必要，如果书写不规范，可能会被误认为数字 1。	使用 mg、mL 等，不要写句号

续表

剂量名称和其他信息	欲表达的意义	误解	纠正
药物名称和剂量写在一起（尤其是当药物的名称最后以“l”结尾时，可能带来问题，如普萘洛尔（Inderal）40 mg，卡马西平（Tegretol）300 mg	普萘洛尔 40 mg（Inderal 40 mg） 卡马西平 300 mg（Tegretol 300 mg）	误认为 Inderal 140 mg 误认为 Tegretol 1300 mg	药物名称、剂量和计量单位之间留有足够的空间
剂量名称和其他信息	欲表达的意义	误解	纠正
剂量数值和剂量单位写在一起（如 10 mg, 100 mL）	10 mg 100 mL	将“m”误认为一个零或两个零，可能使剂量增加 10 倍或 100 倍	剂量数值和剂量单位之间要留有足够的空间
表示大剂量时，未正确使用逗号隔开（如“100000 单位”；“1000000” 单位）	100,000 单位 1,000,000 单位	将“100000”误认为 10,000 或 1,000,000； 将“1000000”误认为 100,000	当剂量数值在 1000 以上时，要使用逗号，或是千、万、百万这些词来增加可读性。
药物名称缩写	欲表达的意义	误解	纠正
为了避免混淆，在进行医疗信息交流时，不要使用药物名称缩写。药物名称缩写会造成药物错误的例子包括：			
APAP	对乙酰氨基酚（acetaminophen）	无法将该缩写认为是 acetaminophen（对乙酰氨基酚）	用药物全称
ARA A	阿糖腺苷（vidarabine）	误认为是阿糖胞苷（cytarabine，ARA C）	用药物全称
AZT	齐多夫定（zidovudine，Retrovir）	误认为硫唑嘌呤（azathioprine）或氨曲南（aztreonam）	用药物全称
CPZ	普鲁氯嗪（Compazine，prochlorperazine）	误认为是氯丙嗪（chlorpromazine）	用药物全称
DPT	哌替啶 - 异丙嗪 - 氯丙嗪（Demerol-Phenergan-Thorazine）	误认为白喉 - 百日咳 - 破伤风疫苗（diphtheria-pertussis-tetanus）	用药物全称
DTO	稀释阿片酊（Diluted tincture of opium）或脱臭阿片酊（deodorized tincture of opium，Paregoric）	误认为是阿片酊（阿片酊）	用药物全称
HCl	盐酸（hydrochloric acid）或盐酸盐（hydrochloride）	误认为是氯化钾（"H" 被误认为 "K"）	使用完整的药物名称，除非药物是药物盐类
HCT	氢化可的松（hydrocortisone）	误认为氢氯噻嗪（hydrochlorothiazide）	用药物全称
HCTZ	氢氯噻嗪（hydrochlorothiazide）	误认为是氢化可的松（见 HCT 250 mg）	用药物全称
$MgSO_4$**	硫酸镁（magnesium sulfate）	误认为是硫酸吗啡（morphine sulfate）	用药物全称
MS, MSO_4**	硫酸吗啡（morphine sulfate）	误认为是硫酸镁（magnesium sulfate）	用药物全称
MTX	甲氨蝶呤（methotrexate）	误认为米托蒽醌（mitoxantrone）	用药物全称
PCA	普鲁卡因胺（procainamide）	误认为是自控镇痛泵（patient controlled analgesia）	用药物全称
PTU	丙硫氧嘧啶（propylthiouracil）	误认为巯嘌呤（mercaptopurine）	用药物全称

续表

剂量名称和其他信息	欲表达的意义	误解	纠正
T3	泰勒诺 3 号可待因（Tylenol with codeine No. 3）	误认为是碘塞罗宁（liothyronine）	用药物全称
TAC	曲安奈德（triamcinolone）	误认为丁卡因（tetracaine）、肾上腺素（Adrenalin）或可卡因（cocaine）	用药物全称
TNK	替奈普酶（TNKase）	误认为 "TPA"	用药物全称
$ZnSO_4$	硫酸锌（zinc sulfate）	误认为是硫酸吗啡（morphine sulfate）	用药物全称
药物名称中的词根	**欲表达的意义**	**误解**	**纠正**
"硝基" 静脉滴注（"Nitro" drip）	硝酸甘油静脉滴注液体（nitroglycerin infusion）	误作为硝普钠静脉滴注液体（sodium nitroprusside infusion）	用药物全称
"Norflox"	诺氟沙星（norfloxacin）	误认为是枸橼酸邻甲苯海拉明（Norflex）	用药物全称
"IV Vanc"	静脉用万古霉素（intravenous vancomycin）	误认为是厄他培南（Invanz）	用药物全称
Symbols	欲表达的意义	误解	纠正
ʒ	打兰（Dram）	将打兰的符号误认为 "3"	使用国际公制单位系统
♏	量滴（Minim）	将量滴的符号误认为 "mL"	使用国际公制单位系统
×3 d	持续 3 天（For three days）	误认为 3 个剂量（"3 doses"）	使用 "for three days"
>和<	大于和小于（Greater than and less than）	误认为相反的意思；误使用错误符号；将 "< 10" 误认为 "40"	使用 "greater than" 或 "less than"
/（斜线标记）	分开两个剂量或表示 "每"	将其误认为数字 1（如将 "25 units/10 units" 误认为 "25 units 和 110" units）	在分开两个剂量时，使用每（"per"），不要使用斜线
@	在（At）	误认为 "2"	使用 "at"
&	和（And）	误认为 "2"	使用 "和"（"and"）
+	加（Plus 或 and）	误认为 "4"	使用 "和"（"and"）
°	小时（Hour）	误认为一个零（如将 q2° 误认为 q 20）	使用 "hr", "h" 或 "hour"
Φ 或 Ø	零，空符号	误认为 4、6、8 和 9	使用 0 或零，或用完整单词来描述

注：** 表示这些缩写和符号在联合委员会（The Joint Commission）中的"最低危险程度"（"minimum list"）名单中，但这些缩写和符号也在该机构 2004 年 1 月 1 日生效的 "不能使用名单"（"Do Not Use"）中。有关联合委员会方面的更多信息，请访问 www.jointcommission.org 。

获得安全用药实践研究所（Institute for Safe Medication Practices，www.ismp.org）许可进行转载，地址：200 Lakeside Drive; Suite 200, Horsham, PA 19044–2321。

通过 1–800–FAIL–SAF(E) 或网站 www.ismp.org 将医学错误或未遂事故报告给 ISMP 药学错误报告系统（Medication Errors Reporting Program，MERP）。

附录D　案例问题的回答示例

示例 1

第 43 章　小儿胃肠炎

你应该在家尝试一件事……………………………Ⅱ级

William McGhee, PharmD
Laura M. Panko, MD, FAAP

案例摘要

9 个月大的女婴有 3 天的呕吐、腹泻和其他症状，其年轻的母亲将其送到急诊就诊。体检和实验室检查发现患者有轻度脱水问题。初步诊断为病毒性胃肠炎。医学生应该明白补液和补充电解质是治疗急性腹泻的有效措施。以碳水化合物为基础的口服补液疗法（Oral rehydration therapy，ORT）是治疗小儿腹泻性轻中度脱水的主要方法。如果看护人员能够得到适当的指导，补液治疗可以在家进行，这样会降低去急诊的可能性或是减少住院天数。严重脱水需要静脉滴注补液。补完液后，为患者提供与其年龄相符的饮食是改善腹泻的重要措施。虽然现在有止泻和止吐药物，但其疗效有限，而且会造成不良反应，最重要的是，这些药物的使用可能会让人们忽略补液和补充电解质。顽固性呕吐患者若使用口服补液疗法无效，到急诊后则需要使用昂丹司琼止吐。人们家中应该有备用的口服补液盐溶液，一旦有患者发生呕吐和腹泻就可以在家里开始治疗。在免疫接种普遍的国家中，有两种口服轮状病毒疫苗可显著降低轮状病毒性腹泻的发病率和死亡率。随着公共卫生机构的支持增加，疫苗的使用率和疗效会继续提高。

问题

问题识别

1.a 列出与患者药物治疗有关的问题。

（1）该患者患有典型的病毒性胃肠炎和腹泻。病毒性胃肠炎和腹泻在小儿中很常见。病毒性胃肠炎和腹泻的发病高峰为出生后 6 ～ 24 个月，以急性呕吐发作且停止呕吐后水样腹泻进行性加重为特征。许多病毒都会导致病毒性胃肠炎，但轮状病毒和诺瓦克病毒是导致病毒性胃肠炎的最常见原因。2006 年和 2008 年美国推出了两种治疗病毒性胃肠炎的轮状病毒疫苗。在此之前，轮状病毒是导致儿科胃肠炎的最常见原因，每年导致 5 岁以下儿童中的 55 000 ～ 70 000 人住院治疗，20 万人去急诊治疗，40 万人在门诊治疗。在美国，轮状病毒性胃肠炎导致的死亡率非常低，每年导致 20 ～ 60 人死亡。在全球范围内，轮状病毒腹泻在过去 30 年内的发病率逐渐增加。2008 年，5 岁以下的儿童的死亡人数约为 45 万，占腹泻性死亡人数的 37%，占 5 岁以下全部死亡人数的 5%。

（2）目前，诺瓦克病毒是导致美国胃肠炎的主要原因。每年，诺瓦克病毒导致 1900 万～ 2100 万人发生胃肠炎，导致 10% ～ 15% 的 5 岁以下儿童发生严重胃肠炎，5.6 万～ 7.1 万人住院治疗，570 ～ 800 人死亡（后面这个数据指的是儿童和老人）。此外，在美国和欧洲，诺瓦克病毒导致的胃肠道疾病占 50%。

（3）轮状病毒通过粪 - 口途径传播，医院和日托机构是该病毒常见的传播区域。进入肠道的病毒感染小肠细胞，就会导致细胞损伤或死亡，刷状缘消化酶减少，最终导致肠道感染。暴露 48 小时后，被感染的孩子就会有发热、呕吐和腹泻症状。发热和呕吐通常在 1 ～ 2 天内消退，但腹泻还会持续几天，进而导致严重脱水。脱水和相应的电解质流失是导致胃肠炎发病的主要原因。营养状况较差的儿童有发生其他并发症的风险。大约 65% 的住院和 85% 的腹泻相关死亡发生在出生后第 1 年内。

（4）诺瓦克病毒通过粪 - 口途径、呕吐物 - 口腔、按触受污染的表面及受污染的食物和水传播。该病毒的传染性非常强，少量病毒就会致病。疾病的特点是突然呕吐、水样腹泻、腹部绞痛和恶心，还可能发生发热和身体酸痛。症状持续时间 1 ～ 3 天，小儿、老人和住院患者症状持续时间可能更长。长期使用的设施、学校、游船这些地方可能会因为食物和水源污染引起该传染病暴发。诺瓦克病毒感染后并不会导致长期免疫。

（5）患者有中度脱水［在极短时间内体重从 9.0 kg（19.8 磅）减低到 8.2 kg（18.0 磅），下降 9%］，且有临床资料和实验室检查结果表明患者有脱水伴代谢性酸中毒。

1.b 哪些信息（症状、体征和实验室检查结果）表明患者患有胃肠炎及其严重程度？

（1）表 43–1 是评价脱水程度的工具，有助于对脱水程度进行分类。在临床上，脱水可分为轻度、中度和重度，但一个孩子不太可能完全处于某个类型。当孩子不完全属于某个类型时，就选择最符合的类型。心理状态、皮肤饱满程度、黏膜和眼睛等变化是评价脱水程度的重要指标，因为这些指标比其他体征和症状在评价脱水方面更合适，相关性更好。

（2）评价脱水程度最准确的指标是实际体重下

表 43–1　所有年龄段儿童脱水方面的临床评估指南

参数	轻度	中度	重度
体重下降（%）	3 ～ 5	6 ～ 9	≥ 10
体液流失（mL/kg）	30 ～ 50	50 ～ 100	＞ 100
休克阶段	即将发生	代偿性的	失代偿性的
心率	正常	增加	增加
血压	正常	正常	正常到下降
呼吸频率	正常	正常	增加
皮肤饱满程度	正常	下降	“饱满”
前囟门	正常	凹陷	凹陷
毛细管填充率（s）	＜ 2	2–3	＞ 3
黏膜	轻度干燥	干燥	干燥
哭泣	正常 / 没有	没有	没有
眼部外观	正常	眼眶下陷	眼眶深度下陷
心理状态	正常	正常到无精打采	正常到昏睡到昏迷
尿量	轻度下降	＜ 1 mL/（kg · h）	＜ 1 mL/（kg · h）
尿比重	1.020	1.025	＞ 1.035
BUN	正常上限	升高	高
血液 pH	7.40 ～ 7.22	7.30 ～ 6.92	7.10 ～ 6.8
干渴程度	轻度增加	中度增加	非常干渴或患者昏睡，无法判断

降程度。幸运的是，患者5天前来就诊，当时就称了体重；实际体重下降0.8 kg（或1.8磅或9%），表明中度脱水。

（3）根据病史记录，患者有3天的发热、呕吐和急性腹泻发作史，这增加了体液的流失量，且尿不湿用量减少也验证了这一点。

（4）患者上托儿所，且托儿所的几个同伴最近也有相似疾病，这更验证了患者有可能患上小儿胃肠炎。孩子们是发生了感染，但无症状的孩子和传播情况就不清楚了。此外，患者去急诊的当天，其母亲也出现腹部不适和水样大便。

（5）体检时，患者处于昏睡状态，但可以叫醒，其精神状态正常，因此，患者脱水状态不可能是重度。患者皮肤饱满程度为轻度“膨胀”，毛细血管会在2～3 s内充盈。舌头和嘴唇都比较干燥，且眼泪很少。眼睛中度下陷，前囟门凹陷。患者有呼吸急促和心动过速的问题。

（6）实验室检查结果显示患者有代谢性酸中毒[总二氧化碳（CO_2）为14 mEq/L，血Cl为113 mEq/L]，尿检结果显示尿比重为1.029（表明是中度脱水）。尿液中酮类为2+，表明患者为低热量膳食状态，有脂肪分解。血清钠为137 mEq/L，表明患者是等渗脱水（血清钠在30～150 mEq/L时，为等渗状态），BUN为23 mg/dL，轻度升高。

预期治疗结果

2. 该患者药物治疗的目标是什么？

（1）脱水的药物治疗目标包括逆转脱水，恢复正常尿量，维持足够营养。

（2）补液和补充电解质是有效治疗的重要步骤。这对于预防水、电解质、酸碱平衡紊乱很重要。

（3）恢复与年龄相符的饮食有助于确保营养足够和减少排便量。同时，能够进一步降低病死率和减少住院天数。

（4）其他次要目标包括缓解症状，消除导致腹泻的其他病因。

治疗方案

3.a 有哪些非药物疗法可能对该患者有用？

（1）以碳水化合物为基础的ORT疗法是治疗小儿轻中度腹泻导致的液体和电解质流失的主要方法。使用ORT疗法时，可不考虑患者年龄、病原体或一开始的血清钠浓度。ORT效果好坏的基础在于葡萄糖－钠协同转运的情况。葡萄糖－钠协同转运是指葡萄糖从肠腔转运吸收到血液的过程中，钠盐（和其他有机分子）也一并转运吸收。一旦这些分子被吸收，水分随这些分子也被吸收。购买到的任何口服补液盐产品都可以用来给其他方面正常的儿童补液。这些产品是根据生理学原理配置，且接近等渗，可避免不必要的液体流动。该类产品与其他不具有生理功能的透明液体不同，透明液体很常见，但不能够治疗脱水。避免使用的液体包括可乐、姜汁、苹果汁、鸡汤和运动饮料。该患者有治疗不当的地方，因为患者除了摄入ORS（Pedialyte®），还摄入了包括水、可乐和稀释苹果汁在内的各种液体。这些液体电解质浓度非常低，且苏打水和果汁由于葡萄糖浓度高，会导致高渗透压（表43–2为市场上的ORS产品和其他用于ORT治疗的常见各种饮品）。轻中度急性病毒性胃肠炎（AGE）患者的补液首选ORS。但对于年龄小的孩子来讲，由于ORS是咸的，味道不好，很难让他们喝下去。最近的产品口味测试表明，在稻米（Enfalyte®）溶液中添加三氯蔗糖可以显著改善口感。Pedialyte®和儿童Electrolyte®这两种ORS包含三氯蔗糖，因此，要比以大米为基础的溶液口感更好。

（2）尽早给孩子投喂与其年龄相符的食物。以碳水化合物为基础的ORT疗法在补液和补充丢失电解质方面非常有效，但在改善粪便量或缩短腹泻持续时间方面却没有什么效果，因此，不建议家长选择这类ORT。患者在开始补液后要尽早摄入食物（开始补液4～6小时内）。及早投喂会缩短腹泻的持续时间，大约缩短0.5天。因此，需要补液的腹泻儿童在完成ORT治疗后，应当立即摄入与年龄相符的饮食。与单独采用ORT疗法相比，合适的ORT与早期摄入跟年龄相符的食物则不受饮食限制，不会加重轻中度腹泻的症状，但会减少粪便的排出量。对于母乳喂养的婴儿来讲，持续哺乳能够降低腹泻的次数和腹泻量，缩短轮状病毒性腹泻的持续时间，在正常喂食间隔期间要注意同时采用ORT疗法，确保有足够的液体摄入。另外，大部分喝奶粉的婴儿也能够很好地耐受。对于那些不能耐受的婴儿，在腹泻期间，可换成以大豆为基础的配方豆粉。年龄稍大的孩子在完成ORT后，可恢复与其年龄相符的正常饮食。

（3）ORT治疗原则涉及两个阶段：①补液期：在这个阶段，应通过合适的ORS补充液体和电解质；②在补液结束后（对于持续性腹泻和呕吐，有必要使用ORT持续性补液），摄入与年龄相符的饮食。虽然美国儿科协会（American Academy of Pediatrics，AAP）及疾病控制预防中心（CDC）发表的指南和其他研究表明对于轻中度腹泻婴儿和儿童来讲，最好选择合适的ORT，至少在ORT和IV静脉滴入选择方面。两者被选择的概率是相等的。但是在美国医疗卫生工作者还存在过度使用IV补液、补液时间过长、给患者提供年龄相符饮食的时间延后及不恰当地停止ORT治疗的问题，尤其对于那些正在呕吐的儿童。应该加强医疗卫生工作者的继续教育工作，强调与IV补液相比口服补液的优势，以及ORT在治疗脱水方面的重要性。

3.b 有哪些可行的药物治疗方案可用于治疗该患者的腹泻？

（1）现在已经有可用于治疗小儿胃肠炎的止泻药物。治疗的目的在于缩短腹泻持续时间，减少大便次数和量，减少电解质的流失速度，缓解不适症状。然而，虽然现在有很多止泻药物，但目前还没有在治疗小儿胃肠炎导致的急性腹泻方面有确切疗效并可作为治疗这类腹泻常规药物的药品。这些止泻药物的疗效还需进一步证实，循证指南并不推荐使用止泻药来治疗病毒导致的急性腹泻。这些药物有多种机制；他们可能的优缺点如下：

1）抗动力药（阿片类药物及阿片与抗胆碱类药物的联合用药）能够抑制胃肠蠕动，增加肠道容量和体液潴留。洛哌丁胺和ORT能够明显减少排便量，但是这种减少没有统计学意义。洛哌丁胺有非常严重的不良反应（嗜睡、呼吸抑制、精神状态改变、肠梗阻、腹胀）。抗胆碱药物（如阿托品或溴美喷酯）会导致口干，这会干扰临床上对脱水状况的判断。小孩对抗胆碱药物的毒不良反应很敏感。抗动力药物会加重志贺菌性痢疾、抗生素相关性肠炎和大肠埃希菌（Escherichia coli）O157：H7导致的腹泻。最重要的是，依赖止泻药物可能会将注意力从ORT和儿童的早期喂养这些合适的治疗方法转移到使用疗效不是很确切的止泻药物上来。美国儿科协会（AAP）也不建议使用止泻药物来治疗小儿急性腹泻，因为这些药物疗效有限，支持疗效方面的科学依据不足，还有毒不良反应。

2）抑制分泌药物（水杨酸亚铋）在治疗急性腹泻中可能起到辅助作用。水杨酸亚铋会抑制由霍乱和大肠杆菌毒素导致的肠道分泌，减少水样便的排便次数、排便量，减少ORT的需要量。然而，这类药物的疗效有限，且需要每4小时给药一次。此外，患儿可能还会吸收水杨酸（其对雷氏综合征的影响未知）。AAP不建议使用抑制分泌药物来治疗小儿急性腹泻，因为这些药物疗效有限，而且还有毒不良反应。

3）吸收药物（聚卡波非）能够与细菌毒素和水结合，但其疗效仍未得到证实。该类药物在缩短腹泻时间，减少排便次数，以及总排便量方面并没有确切结论。这类药物的毒性并不是我们需要关注的，重点是这类药物可能会吸收营养物质、酶和药物。AAP不建议使用这类药物来治疗小儿急性腹泻，因为这些药物疗效很有限。

（2）益生菌产品是指包含活的微生物[包含的活菌通常是乳酸杆菌（Lactobacillus）、双歧杆菌（Bifidobacterium）和链球菌属（Streptococcus）]能够改变患者菌群，对身体有益处的口服补充剂或食物。益生菌被广泛使用，而且越来越多的人在使用，这类产品在超市、零售店和网上都有销售。2014年，益生菌产品的零售额达300亿美元，预计还会增长。使用益生菌产品有一个担忧，那就是AGE患者不是在医疗专业人士的指导下使用。益生菌是能够发酵的厌氧菌，它们能够产生乳酸。给予适量益生菌后，能够通过产生抗菌物质，减少致病菌对肠细胞的黏附，抑制毒素产生，抑制肠道内致病菌和（或）刺激特异性免疫球蛋白A相关性免疫反应，治疗腹泻性疾病。

有多个荟萃分析显示，益生菌在治疗急性胃肠炎，尤其是由轮状病毒引起的胃肠炎方面，已经从替代药物发展成具有循证依据的药物。最近一个荟萃分析对63个研究（其中56个研究是以小儿为研究对象）中的8000个患者进行了分析。研究结论如下：①益生菌可显著缩短腹泻持续时间，约缩短24小时；②益生菌可显著降低持续时间超过3天的腹泻的风险；③益生菌可显著减少第2天的排便次数，约减少1次；④益生菌无药物不良反应。作者认为，“益生菌与补液疗法在一起治疗急性感染性腹泻方面既安全，又有明确的疗效，能够缩短腹泻持续时间，减少排便次数”。经广泛研究，在治疗腹泻方面结论一致的益生菌包括乳酸杆菌（Lactobacillus GG，LGG）和布拉酵母菌（Saccharomyces boulard Ⅱ），这两种菌在治疗轮状病毒相关性腹泻方面可能有效。

根据荟萃分析和其他近期试验研究结果，益生菌在治疗急性病毒性胃肠炎（AGE）方面的疗效有限，但指南指出可以使用益生菌治疗。欧洲儿童胃肠病学、肝病和营养/欧洲儿童传染病学会发布的指南认为“益生菌在治疗腹泻方面能够起到辅助作用”。已证实适量益生菌与补液疗法能够有效地治疗儿童AGE。AAP认为发达国家健康儿童的随机对照试验为益生菌治疗儿童急性胃肠炎的效果提供了依据，且得出这样的结论：有证据支持在急性胃肠炎早期应用益生菌（特别是LGG）会缩短腹泻持续时间，约1天。

然而，并非所有的专家都支持广泛使用益生菌来治疗AGE，有些人认为还存在这样一些问题，即是否有足够的证据支持将益生菌用于治疗AGE，且纳入治疗指南中，特别是在门诊环境中，因为绝大多数AGE患者都是在门诊进行治疗。有关在门诊环境中治疗儿童AGE的研究很少。此外，美国和许多其他国家在轮状病毒疫苗的推广上已经改变了AGE的流行病学特征。益生菌在住院患者方面的最大成功在于它能够治疗轮状病毒AGE，在治疗其他AGE方面的疗效如诺瓦克病毒AGE的疗效还未证实。益生菌的广泛使用还存在其他问题。益生菌是否能够带来预期疗效与菌株和剂量有关。迄今为止，乳酸杆菌是最有效的益生菌。虽然一般认为益生菌是安全的，但有报告称免疫力低下的患者在使用益生菌后发生了菌血症和真菌血症。此外，也许更重要的是，因为益生菌被归类为营养品，FDA无权对益生菌的生产或其纯度做有关标准方面的规定，也无权对其进行监管。所以，益生菌产品含量的差异性非常大，有的配方甚至不含菌。因此，基于这些考虑，在使用益生菌治疗小儿胃肠炎方面必须谨慎对待。只有益生菌适量且证实有临床疗效时，益生菌才能用于治疗小儿急性腹泻，对于这点，公众和大部分医生都不太清楚。除了补液治疗外，患者在使用益生菌进行辅助治疗时要谨慎。医生在治疗腹泻时，不要偏离了重点，治疗儿童腹泻最有效的疗法是给予合适的ORT，以及早期给予合适的食物。总之，益生菌能够缩短腹泻持续时间（约24小时），并显著降低持续时间（超过3天以上腹泻发生的风险）。然而，对于益生菌的使用必须谨慎对待，还需要更多的研究来明确益生菌的作用，尤其是在轮状病毒疫苗应用10多年后，以及在门诊环境中应用。益生菌标准的建立，以及剂量、治疗方案的标准化（完全了解益生菌仅仅能够缩短腹泻持续时间）将会扩大益生菌在急性胃肠炎中的应用。注意：逆转脱水状态和使用益生菌（OPRS）仍然是治疗AGE的标准化方法。

（3）止吐药物广泛应用于呕吐脱水患者，虽然人们现在逐渐地不再推荐使用这种药物。这种药物可用来减少呕吐，改善脱水严重程度，改善呕吐患者使用ORT后的疗效。在儿童胃肠炎呕吐中，最常使用的止吐药物是昂丹司琼，几乎垄断（≥97%的急诊医生都选择使用昂丹司琼）。还没有证据证实其他大多数止吐药物的疗效。在美国，成本分析结果显示，昂丹司琼会降低成本，符合条件的儿童给药后，会减少静脉给药的可能性，约30 000次，减少住院次数约7220次，每年节省社会成本6560万美元。最近的一项Cochrane分析（10个试验，1479个研究对象，涉及5种药物的治疗方案，包括地塞米松、茶苯海明、格拉司琼、甲氧氯普安和昂丹司琼）显示，有明确证据表明口服或静脉使用昂丹司琼后会显著降低患者呕吐的风险，以及降低即刻入院率和静脉补液的风险。昂丹司琼与腹泻持续时间延长有关，但并不会增加腹泻导致的第2次入住急诊的风险。值得注意的是，其他止吐药物除了格拉司琼外，都没有证据表明它们的疗效，其价值有限。虽然根据该Cochrane分析和之前的研究报告得出结论，医疗保健政策制定者认为昂丹司琼只能用于某些患者，即轻中度脱水且无法控制呕吐的患者，只有加拿大儿科协会建议昂丹司琼可适用于年龄在6～12个月的轻中度急性胃肠炎、呕吐无法控制或无法使用ORT的儿童。然而，最近一项有关昂丹司琼疗效方面的研究显示，儿科急诊医生称86%口服补液失败的患者都会使用昂丹司琼来止吐。因此，有证据表明当小儿发生轻中度急性胃肠炎无法控制呕吐时，可以选择使用昂丹司琼。有明确证据表明昂丹司琼的使用会减少呕吐次数，降低IV补液和即刻住院的风险。因为昂丹司琼会使QT间期延长，口服一次剂量的昂丹司琼的安全性最近也有研究。最近对FDA和全球自动诊断资料档案库（ADR）数据库的查阅发现没有报告称口服一次剂量的昂丹司琼会导致心律失常。因此，口服一次剂量的昂丹司琼是安全的。

（4）建议给发展中国家营养不良的急性腹泻儿童补锌。在发展中国家，儿童缺锌一方面是腹泻造成的，另一方面是腹泻儿童之前就缺乏动物食品的摄入，膳食中过量摄入植物酸抑制了锌的吸收或者食物摄入不足。口服锌补充剂有离子吸收和抑制分泌作用，能缩短腹泻持续时间和改善腹泻的严重程度。腹泻的严重程度由排便量和排便次数决定。有多个已经发表的荟萃分析研究均支持让AGE儿童使用锌补充剂。最近有19个随机对照试验（RCT）对锌补充剂和安慰剂进行了比较研究，其研究对象是1个月到5岁的儿童。大部分儿童来自锌缺乏很常见的发展中国家。对于年龄大于6个月的儿童，补锌会减少腹泻的持续时间并降低持续7天以上腹泻的发生风险。但是，对于年龄小于6个月的儿童，补锌并不会减少腹泻的持续时间，甚至可能会增加持续7天以上腹泻的发生风险。因此，对于年龄在6个月以上的发展中国家儿童，补锌有益于AGE的治疗。联合国儿童基金会（UNICEF）和世界卫生组织（WHO）建议，在发展中国家，腹泻儿童除了需要ORT外，还需要补锌，这种做法每年可挽救400 000个生命。对于营养状况良好的胃肠炎儿童是否使用锌补充剂进行治疗，现在还没有充分的证据。

最佳的治疗方案

4.a 治疗该患者的最恰当药物有哪些？这些药物的名称、剂型、剂量、给药时间和疗程是什么？

脱水儿童的治疗方法主要是根据脱水程度来确定。根据脱水的严重程度，现在有四种治疗方案。

◆ 有腹泻，但没有脱水者。应该以10 mL/kg的剂量补充ORT来弥补粪便中持续损失的电解质和水分。因为ORT补充剂比较咸，有些患儿无法摄入。这类患者比较少，可以为这类患者提供口味多样的补充剂。如果患者能够摄入水分及与年龄相适合的食物，这足以满足身体的液体需求并弥补生病期间液体和电解质的损失，那就不需要进行ORT治疗。婴儿应继续母乳喂养或给予常规的配方奶粉进行喂养。年龄大点的孩子通常可以喝全脂牛奶，摄入食物种类可以不受限，但应与年龄相适应。

◆ 轻度脱水的腹泻患者（体重减少3% ~ 5%）使用ORT进行补液，在4小时内以50 mL/kg的剂量补充。以2小时的间隔对脱水状态重新评估，重新计算需摄入的ORT的液体体积。排一次便则应以10 mL/kg的剂量补充因粪便和呕吐损失的液体和电解质；估计呕吐所造成的液体和电解质损失量，据此补充ORT补充剂。呕吐的儿童一般都可以耐受ORT补充剂，但是需要以每1 ~ 2分钟摄入5 ~ 10 mL（1 ~ 2勺）这种小剂量摄入。补液完成后，应该立即给患儿摄入食物，根据前面描述的喂养指南进行喂养。

◆ 中度脱水的腹泻患者（体重减少6% ~ 9%）虽然将患者送到急诊治疗，但ORT治疗仍然是用于纠正中度脱水的首选，且ORT可以在家操作。与IV补液相比，ORT效果相同，但是能够更快速实施。在开始4小时内，以100 mL/kg的剂量进行ORT疗法治疗，可纠正脱水，弥补持续性的液体和电解质损失（排一次便，以10 mL/kg的剂量补充，同时补充因呕吐导致的损失，如上所述）。每个小时都要评估补液情况，调整ORT补液剂量。需要密切监督，但这可以在家里做。快速恢复血容量有助于纠正酸中毒和增加组织灌注。补液完成后，要立即恢复适合年龄的饮食。

◆ 严重脱水的腹泻患者（体重减少≥10%）严重脱水和失代偿性休克应该通过IV等渗溶液进行补液以恢复血容量。胃肠炎患儿治疗不充分时可出现脱水，甚至是会导致危及生命的严重脱水，这是一种很危急的状况，尤其是对于婴幼儿患者来讲。患儿可能会发生休克，应转诊到急诊室进行治疗。在15 ~ 30分钟内（如果发生失代偿性休克时间应该更短）应该摄入生理盐水或乳酸钠林格注射液20 mL/kg。每次补液完毕后，都要评估患者的状态。重复补液，补液总量可能会达到80 mL/kg。当血压、心率恢复到正常，外周脉搏变强，皮肤灌注恢复时，就可以停止等渗溶液输入了。排尿量是说明血容量恢复的最好指标，至少应达到1 mL/（kg·h）。如果患者对快速IV补液没有反应，可以考虑患者有其他可能的疾病，包括感染性休克、中毒性休克综合征、心肌炎、心肌病、心包炎及其他。当患者状况稳定后，可开始ORT治疗。根据上述指南，评估一下患者补液结束后的脱水状况，然后继续进行治疗。需要一直保持IV补液，直至不再需要。ORT补液结束后，可立即恢复与年龄相符的饮食，根据前面讲述的指南进行。

4.b 现有轮状病毒疫苗的功效和安全记录是什么，它们对轮状病毒引起的腹泻的预防作用怎么样？

（1）每年，轮状病毒性疾病导致发展中国家约450 000名儿童死亡，且全球范围内三分之一的腹泻住院都是轮状病毒引起的。目前，轮状病毒疫苗是降低全球范围内轮状病毒疾病发病率和死亡率的最有效手段。轮状病毒疫苗比较安全，很少有不良反应。根据WHO和其他权威机构建议，一些国家广泛推广轮状病毒疫苗后，大大减少了轮状病毒性疾病给国家造成的负担。1999年，开始在全球范围内推广使用轮状病毒疫苗，以减少轮状病毒性胃肠炎给世界造成的卫生负担。但是第1批轮状病毒疫苗（Rotashield®）使肠套叠的发病风险（第1个剂量的1周后发生）增加了30倍，而使此次推广受挫。随后，在美国有两种口服轮状病毒疫苗获批，有证据表明这两种疫苗不会显著增加肠套叠的发病风险。

◆ 2006年，口服的人-牛轮状病毒活疫苗RotaTeq®（RV5）上市。该疫苗包含了5种重组轮状病毒株，用于预防G1、G2、G3和G4血清型病毒导致的胃肠炎，且经证实该疫苗在预防这些常见血清型病毒导致的轮状病毒性腹泻方面是有效的。需要分3次进行免疫接种，分别是在出生后的第2个月、4个月、6个月进行接种（第1次接种可提前到出生后6周，但最晚在出生后14周6天就需要开始接种，最后一次接种的最大年龄是在出生后8个月）。该疫苗是一种液体型疫苗，1个剂量是2 mL，装在一个塑料管中，不需要配制。

◆ 2008年，Rotarix®（RV1）在美国上市。该疫苗包含一个人轮状病毒株（RIX4414），对G1、G2、G3和G9血清型有效。在孩子出生后的第2个月、4个月给予2个剂量的疫苗（第1次接种可提前到出生后6周，第2次接种最晚在出生后8个月完成）。该疫苗是一小瓶冻干疫苗，需要预口服稀释剂稀释后使用。在尖端有乳胶，对乳胶过敏的患者避免使用。

（2）审批前有11个随机对照试验研究对146 000个婴儿进行了研究，其中有3个随机对照试验对RV5进行了研究，7个对RV1进行了研究。没有发现这两种疫苗会导致肠套叠的发生风险增加。上市后有关数据显示婴幼儿在接种现有疫苗后肠套叠的发病率轻度增加，据报告称每30 000～100 000个婴幼儿接种就会发生1例肠套叠病例。肠套叠在第1次或第2次接种后的第1个星期内发生的可能性最大。应该指出的是，这种风险比Rotashield®的疫苗导致的风险低。疫苗预防轮状病毒胃肠炎的效果在74%～87%，预防严重性胃肠炎的效果在85%～98%。这两种疫苗都能够减少住院率，减少去急诊及医院的风险。RV1轮状病毒疫苗已经被几个拉丁美洲国家和欧洲国家纳入免疫规划，并开始实施。据报道在巴西和墨西哥，疫苗可使每年因腹泻住院的次数减少80 000，死亡人数减少1300。最新的全球经验数据报告称，RV1和RV5疫苗接种规划降低了患儿严重腹泻的发病率，降低了48%～77%。有关RV5轮状病毒疫苗有效性的报道资料来自美国城市人口大数据。该疫苗有效性的病例对照研究是在一家大型儿科医院采用主动监测的方法进行的。这项研究发现，3次接种RV5疫苗能够降低85%～89%的急诊、住院风险，能够完全预防会导致住院的严重胃肠炎。有必要继续监测轮状病毒疫苗接种后的有效性，以确定随着儿童年龄的增长，疫苗的免疫力是否在消退。另外，也需要进行长期监测疫苗接种后的情况，以确定轮状病毒疫苗对轮状病毒流行病学的影响，评价轮状病毒疫苗对轮状病毒株的影响。疫苗对人体的保护作用有可能会减弱。最近，美国和其他国家的监测发现，腹泻儿童粪便样本中的RV5疫苗重组毒株会引起腹泻性疾病。

（3）AAP推荐美国的婴幼儿进行轮状病毒疫苗的常规接种，但没有说明是选择RV5还是RV1疫苗最好。如果一种疫苗没有效果，两种疫苗可以联合接种，但是如果其中一次接种的是RV5疫苗，那么需要完成三次接种，疫苗接种才算完成。在这三次接种中，这两种疫苗可以相互替代。

结果评价

5.a 为评估治疗是否达到预期的治疗效果，应监测哪些临床和实验室参数？

（1）适当治疗后，生命体征应该恢复正常。同时发生的发热、躁动、疼痛或呼吸道疾病可能是生命体征异常导致的。轻度脱水的第1体征通常是心动过速（表43–1）。酸中毒程度和体液流失的增加，会导致呼吸频率增加、呼吸变深（呼吸过度）。低血压通常是严重脱水的第1体征。

（2）中枢神经系统变化通常可以逆转。轻度脱水不会导致中枢神经系统变化；某些患者中度脱水时会无精打采；严重脱水时，患者会有严重的嗜睡或烦躁。

（3）皮肤和黏膜变化及毛细管充血延迟应该恢复正常。黏膜应该湿润而不应该干燥（所有程度的脱水中都会发现黏膜干燥）。毛细血管正常充血时间为＜2秒。轻度脱水的毛细血管充血时间正常，中度脱水中毛细血管充血时间为2～3秒，严重脱水时充血时间＞3秒。皮肤弹性应该正常。轻度脱水时，皮肤弹性没有变化；中度脱水时皮肤弹性下降；严重脱水时，患者皮肤上会有“隆起”样变化。前囟门不应再凹陷。中度和严重脱水会发生前囟门凹陷。

（4）眼睛看起来正常。轻度脱水时，眼睛不会发生变化；中重度脱水时，会没有眼泪，双眼下陷。

（5）临床症状检查完成后，应该进行实验室检查。小儿胃肠炎导致的大部分脱水都是等渗性脱水，没必要测定血清电解质。然而，某些中度脱水患者（其病史和体格检查与常见胃肠炎症状不一致）、那些长期不恰当摄入低渗或高渗液体患者（表43–2），以及所有严重脱水患者都需要测定血清电解质。

（6）尿量和尿比重应该恢复到正常。一般而言，儿童的正常尿量＞1 mL/（kg·h）。随着脱水严重程度的增加，尿量进行性减少，且尿比重也增加。中度脱水和重度脱水时，尿液会减少到＜1 mL/（kg·h）（表43–1）。轻度脱水时，尿比重为1.020；中度脱水时，尿比重为1.025；重度脱水时，尿比重最高。要补充足够的液体，让尿量和尿比重恢复到正常水平。在补液期间，应定时评估其肺部呼吸音。肺部呼吸音应该清晰，无杂音。肺部出现湿啰音，说明补液过多，在继续补液之前，需要评估患者的临床状况。

表43–2　市场上销售的口服补液盐溶液（ORS）和常见饮料中的成分

溶液	CHO（gm/L）	钠（mmol/L）	钾（mmol/L）	氯（mmol/L）	碱（mmol/L）	渗透压（mOsm/L）
ORS						
WHO 2002	13.5	75	20	65	30	245
WHO 975	20	90	20	80	30	311
ESPGHN	16	60	20	60	30	240
含糖及电解质的液体（Enfalyte®）	30	50	25	45	34	200
含糖及电解质的液体（Pedialyte®）	25	45	20	35	30	250
含糖及电解质的液体（Rehydralyte®）	25	75	20	65	30	305
含糖及电解质的液体（CeraLyte®）	40	50～90	20	N/A	30	220
常用的饮料（不适合治疗腹泻）						
苹果汁	120	0.4	44	45	N/A	730
可口可乐®	112	1.6	N/A	N/A	13.4	650

注：CHO：碳水化合物（carbohydrate）；ESPGHN：欧洲儿科胃肠病学、血液学与营养协会（European Society of Pediatric Gastroenterology, Hepatology and Nutrition）；gm：克（gram）；mmol：毫摩尔（millimoles）；mOsm：毫渗克分子（milliosmoles）；WHO：世界卫生组织（World Health Organization）。

患者教育

6. 你可以为患者提供哪些信息，以加强其依从性，确保治疗成功，并最大限度地减少不良反应发生？

（1）小儿胃肠炎性腹泻治疗应该从家里开始进行。在家可以一直进行补充 ORS 治疗（尤其在一些农村地区和医疗服务不足的城市社区，在这些地方医疗保健服务的获得可能会延迟），但需要在医生的指导下进行。在第 1 次去看新生儿时，有时医生会指导新生儿父母如何给孩子补液。对从互联网上获得的信息要慎重。现有网上很多有关儿科胃肠炎 ORT 补液方面的信息与医学指南上的有关规定不一致。

（2）治疗前，要对腹泻患儿做医学评估。另外，对腹泻和发热的患儿进行评估时，应该排除其他严重疾病。

（3）在家早期补液治疗会降低并发症（包括严重脱水和营养不良）的发生率，以及降低去看医生或去急诊的风险。

（4）市场上各种 ORSs 都可以用来给孩子进行补液治疗。然而，仅仅补液不会缩短腹泻持续时间，也不会减少粪便的排泄量。补液结束后，需要早期喂养，这样会缩短腹泻持续时间，缩短时间多达半天。

（5）补液结束后，口服补液和早期喂养同时进行，是治疗腹泻的有效手段。这样有利于纠正脱水，改善营养状况，减少粪便量。

（6）呕吐时，也可以使用口服补液进行治疗。少量口服液持续性摄入（每 1 ～ 2 分钟摄入一两勺口服液体），在一个小时内的补液量达 10 盎司。如果孩子想一次摄入大量液体，一定要抵制住孩子这种渴望，要少量多次摄入。否则，还会发生呕吐。

（7）如果患者在口服补液后（如上所述），仍然呕吐，且看起来发生了严重脱水，要联系家庭医生，医生可能会建议将患儿送到 ER，通过 IV 进行补液治疗。

（8）带血性腹泻（痢疾）只进行口服补液治疗是不够的。如果发生痢疾，请联系你的医生。

（9）在治疗小儿胃肠炎时，没有必要采取其他治疗方法（包括止泻药、止吐药和抗生素）。大部分患儿在口服补液后，症状就会改善，一般不需要使用止吐和止泻药物。如果呕吐无法控制，要联系医生，使用昂丹司琼来进行止吐。如果患儿开始腹泻后就开始使用益生菌进行治疗，可缩短腹泻的持续时间。然而，不应该使用益生菌替代 ORS 补液疗法。患儿不呕吐后，就要开始正常饮食。

（10）正确的洗手、换纸尿裤方法，以及良好的个人卫生习惯都有助于预防将轮状病毒传染给其他家庭成员。

（11）另外，应该停止将患儿送到托儿所，直至不再腹泻。

参考文献

[1] Fischer TK, Viboud C, Parashur U, et al. Hospitalizations and deaths from diarrhea and rotavirus among children < 5 years of age in the United States, 1993-2003.J Infect Dis 2007;195:1117-1125.

[2] Tate JR, Burton AH, Boschi-Pinto C, et al. 2008 estimate of worldwide rotavirus-associated mortality in children younger than 5 years before the introduction of universal rotavirus vaccination programs: a systematic review and meta-analysis. Lancet Infect Dis 2012;12:136-141.

[3] Centers for Disease Control and Prevention. Updated norovirus outbreak management and disease prevention guidelines.MMWR Morb Mortal Wkly Rep 2011;60(3):1-15.

[4] Allen SJ, Martinez EG, Gregorio GV, Dans LF.Probiotics for treating acute infectious diarrhea. Cochrane Database Syst Rev 2010;(11):CD003048. doi:10.1002/14651858.CD003048.pub3.

[5] Guarino A, Albano F, Ashkenazi S, et al.European Society for Paediatric Gastroenterology, Hepatology, and Nutrition/European Society for Paediatric Infectious Diseases evidence-based guidelines for the management of acute gastroenteritis in children in Europe.J Pediatr Gastroenterol Nutr 2008;46(Suppl 2):S81-S122.

[6] Freedman SB, Steiner MJ, Chan KJ.Oral ondansetron administration in emergency departments to children with gastroenteritis:

an economic analysis.PLoS Med 2010;7(10): e10000350. doi:10.1371/journal/pmed.1000350.

[7] Carter B, Fedorowicz Z. Antiemetic treatment for acute gastroenteritis in children: an updated Cochrane systematic review with meta-analysis and mixed treatment comparison in a Bayesian framework.BMJ Open 2012;2:e000622. doi:10.1136/bmjopen-2011-000622.

[8] Nunez J, Liu DR, Nager AL.Dehydration treatment practices among pediatrics-trained and non-pediatrics trained emergency physicians.Pedatric Emergency Care 2012;28:322-328.

[9] Freedman SB, Uleryk E, Rumantir M, Finkelstein Y. Ondansetron and the risk of cardiac arrhythmias: a systematic review and postmarketing analysis. Annals of Emergency Medicine 2014;64:19-25.

[10] Boom JA, Tate JE, Sahni LC, et al.Effectiveness of pentavalent rotavirus vaccine in a large urban population in the United States.Pediatrics 2010;125:e199-e207. doi:10.1542/peds.2012-3804.

示例 2

第 137 章　糖尿病足部感染

将那个发生感染的趾甲剪掉……………………… Ⅱ级

Renee-Claude Mercier, PharmD, BCPS-AQ ID, PhC, FCCP
Paulina Deming, PharmD, PhC

案例摘要

患者 67 岁，西班牙裔人，2 型糖尿病控制不良，而且还有其他严重并发症，有一个内嵌趾甲发生了感染，导致右足发生严重红斑和肿胀，且右足伤口处有脓性分泌物。体格检查和实验室检查结果发现，白细胞升高、ESR 和发热，这表明蜂窝织炎导致了全身感染。对感染部位进行了切开和引流处理，且组织送到实验室进行培养。在培养结果和药敏结果出来之前，必须要开始抗生素的经验性治疗。依据患者发生的并发症，以及伤口大小和严重程度给予抗生素治疗。因为该伤口发生的是急性感染，致病菌很可能是革兰阳性需氧菌［很有可能是金黄色葡萄球菌（*Staphylococcus aureus*）］。然而，鉴于伤口的位置（足底）、大小和严重程度，恶臭的引流液，及患者患有的糖尿病问题，应该选择能够同时治疗革兰阴性菌和厌氧菌的广谱抗生素治疗。该患者确实有医院获得性耐甲氧西林金黄色葡萄球菌（hospital-acquired methicillin-resistant *S. aureus*，HA-MRSA）感染的危险因素（最近有住院行为和慢性疾病），应考虑使用治疗该致病菌的抗生素进行经验性治疗。组织培养结果为金黄色葡萄球菌（*S. aureus*，MRS）和脆弱拟杆菌（*Bacteroides fragilis*）阳性。因此，应选择抗菌谱更窄的抗生素来进行治疗。这些抗生素包括万古霉素、口服或肠外利奈唑胺或特地唑胺联合治疗厌氧菌的抗生素药物（甲硝唑或克林霉素）。二线药物包括达托霉素、特拉万星、头孢洛林、奥利万星或达巴万星联合治疗厌氧菌的抗生素药物（甲硝唑或克林霉素）。该感染的治疗时长是 2 ～ 3 周，患者在门诊完成治疗后才可以出院回家。虽然肠外治疗有多种药物可供选择，或是有口服药物（利奈唑胺或特地唑胺）可供选择，在门诊就可以完成治疗，但我们需要注意患者的社会和经济状况。对于该患者来讲，控制好血糖并给患者提供教育咨询服务，让患者更好地护理足部是综合治疗方案中的重要内容。

问题

问题识别

1.a 列出与患者药物治疗有关的问题。

（1）该糖尿病患者右足的蜂窝织炎和感染也需要治疗。

（2）A1C 为 11.8%（目标值低于 7%）和高血糖高渗状态表明患者的 2 型糖尿病控制不良。由于患者的 SCr 值为 2.4 mg/dL，因此，该患者不能使用二甲双胍，二甲双胍是其禁忌证。然而，在水合作用下，患者的肾功能可能得到了改善，需要对其进行监测。

（3）但患者在服药方面的依从性差，而且在家监测血糖的依从性也较差。

（4）糖尿病性肾病导致了肾功能不全，据此，可能要对抗生素的剂量进行调整。

（5）高脂血症可选择使用阿托伐他汀进行治疗。

（6）酗酒史；患者可能有肝功能不全，因此，使用甲硝唑时，注意可能会引起双硫仑反应。

（7）趾甲的真菌感染需要治疗。

（8）语言障碍导致需要其他额外资源（如翻译人员）来优化对患者的教育咨询服务。

（9）患者最近去国外旅行，目的地是墨西哥，在这个国家，抗生素的使用不受管控，抗生素耐药性非常高。患者可能自己买药进行了自我药疗，导致产生了耐药性较强的致病菌。

1.b 哪些信息（症状、体征和实验室检查结果）表明患者有感染问题?

（1）右足红肿痛。

（2）蜂窝织炎进行引流后，有恶臭的脓液流出。

（3）足部水肿 2+，且逐渐加重。

（4）WBC 计数升高（$17.3 \times 10^3/mm^3$）。

（5）X 线显示从第1跖骨到足中部有明显的肿胀，疑似蜂窝织炎。

1.c 该患者发生感染的危险因素有哪些?

（1）该患者的趾甲内嵌，想自己治疗。

（2）该患者血糖控制不良。

（3）X 线显示足部有血管钙化，表明血液供应减少。

（4）双侧下肢感觉减弱。

（5）足部护理不到位（有真菌感染和趾甲过长问题）。

（6）最近住过院并去过墨西哥（水纯度低）旅游。

1.d 导致该患者发生感染的可能微生物有哪些?

（1）分离需氧菌：金黄色葡萄球菌、链球菌 spp.、肠球菌 spp.、奇异变形杆菌、大肠埃希杆菌、克雷伯菌、铜绿假单胞菌；

（2）分离厌氧菌：消化链球菌和脆弱杆菌。

预期治疗结果

2. 该患者治疗的目标是什么?

（1）根治细菌。

（2）预防足部感染发展为骨髓炎，避免进行截肢。

（3）尽可能多地保留正常的肢体功能。

（4）提高对糖尿病的控制。

（5）预防感染并发症的发生。

治疗方案

3.a 有哪些非药物疗法可能对该患者有用?

（1）对伤口进行需氧菌和厌氧菌的进一步培养。

（2）由经验丰富的足病医生对其足部伤口进行治疗（切开与引流，对伤口进行清创，修剪趾甲并对患者进行有关足部护理的教育咨询服务），以及还需要理疗师对其进行治疗（涡流疗法、伤口清创、助步器或拐棍的最小负重走路指导）。

（3）卧床休息、最小负重、腿部抬高并控制水肿。

（4）为患者提供伤口护理、糖尿病控制的重要性、血糖仪使用、遵从服药方案及糖尿病患者足部护理等方面的教育咨询服务。

3.b 有哪些可行的经验性药物治疗方案可用于治疗该患者的糖尿病足部感染?

（1）根据 2012 年糖尿病足部感染诊断与治疗的临床实践指南，足部感染程度不同（轻度、中度和重度），治疗方法也不同。

轻度：局部感染只涉及皮肤和皮下组织，无全身症状。红斑直径＞0.5 cm 且 ≤ 2 cm。

◆ 只有足部轻度感染且没有并发症时，口服抗菌药物可能就足够了。可以优先考虑下列药物，因为这些药物对金黄色葡萄球菌（S. aureus）和链球菌（Streptococcus spp.）的针对性强。

（2）阿莫西林 / 克拉维酸单一疗法。

（3）双氯西林。

（4）克林霉素。

（5）头孢氨苄。

（6）左氧氟沙星。

如果需要治疗耐甲氧西林金黄色葡萄球菌，可以使用多西环素或甲氧苄啶 / 磺胺甲噁唑（治疗链球菌的活性还不确定）。

虽然这些药物能够治疗大部分致病菌，需要注意的是，除了左氧氟沙星，还没有其他抗生素可用来治疗铜绿假单胞菌。

中度：局部感染，且红斑直径＞2 cm，或病变累及的部位深入皮肤以下组织，且没有全身炎症反应体征（systemic inflammatory response signs，SIRS）。

重度：局部感染，有全身炎症反应体征，至少涉及下面 2 个体征：

◆ 体温＞38 ℃或＜36 ℃。

◆ 心率＞ 90 bpm。

◆ 呼吸频率＞ 20 次 / 分或 $PaCO_2$ ＜ 32 mmHg。

◆ WBC 计数＞ 12 000 个 /μL 或＜ 4000 个 /μL 或有≥ 10% 未成熟形态细胞。

（7）对于中度感染而言，可使用口服药物进行治疗或是一开始就采用肠外疗法，而对于重度感染而言，应考虑肠外给药进行治疗。需要使用能够覆盖甲氧西林敏感金黄色葡萄球菌、链球菌、大肠杆菌和专性厌氧菌的药物。可以进行 IV 滴注单一疗法的是：

◆ 哌拉西林 / 他唑巴坦。

◆ 亚胺培南 / 西司他丁。

◆ 美罗培南。

◆ 多利培南。

◆ 可使用头孢吡肟或左氧氟沙星治疗；然而，考虑到可能有专性厌氧菌的感染，可增加甲硝唑或克林霉素以治疗专性厌氧菌的感染。左氧氟沙星并不是治疗金黄色葡萄球菌的理想药物。

（8）这些药物很有可能会覆盖包括厌氧菌和铜绿假单胞菌在内的所有致病菌。然而，亚胺培南 / 西司他丁是一种很强的 β- 内酰胺酶诱导剂，因此与其他药物一起治疗时，需要首先使用亚胺培南 / 西司他丁进行治疗。

下列药物也可进行 IV 给药，但这些药物并不能治疗铜绿假单胞菌：

◆ 氨苄西林 / 舒巴坦。

◆ 厄他培南。

◆ 头孢西丁或头孢替坦。

◆ 第 3 代头孢菌素（头孢曲松 / 头孢噻肟）联合 IV 克林霉素。

（9）克林霉素 IV 联合氨曲南或氟喹诺酮类抗生素（环丙沙星或左氧氟沙星）口服或 IV 可用于治疗对青霉素过敏的重度感染患者。推荐莫西沙星用于中度感染治疗，该药物的优势有：一天服用一次；无须根据肾功能对剂量进行调整；且抗菌谱较大，能够治疗专性厌氧菌。

（10）在某些情况下，有可能是 MRSA 造成的感染。导致糖尿病性足部感染的 MRSA 有两种亚型：社区获得性耐甲氧西林金黄色葡萄球菌（CA-MRSA）和医院获得性耐甲氧西林金黄色葡萄球菌（HA-MRSA）。HA-MRSA 的危险因素比较确定（包括住院时间延长史或住在养老院、抗菌药物使用史、留置导管、压疮、手术或透析），而 CA-MRSA 的危险因素不能确定。与 HA-MRSA 相比，CA-MRSA 对抗生素更敏感。

（11）如果怀疑致病菌是 HA-MRSA，可采用万古霉素 IV、达托霉素 IV、利奈唑胺或特地唑胺口服或 IV、头孢洛林 IV、达巴万星 IV 或奥利万星 IV 来进行治疗。HA-MRSA 伤口感染的高危人群包括：a. 有 HA-MRSA 感染 / 局部感染的既往史；b. 鼻腔分泌物 HA-MRSA 培养为阳性；c. 近期有住院延长（在一年内）或入住重症监护室的病史；d. 经常服用广谱抗生素和（或）长期使用广谱抗生素。这类患者可以给予上述抗生素进行经验性治疗，如果是革兰阴性菌和厌氧菌，则需要其他药物治疗。

（12）如果 CA-MRSA 是主要关注的问题，抗生素给药方案中应包括能够治疗 HA-MRSA 的药物：克林霉素、磺胺甲噁唑 / 甲氧苄啶或多西环素或米诺环素。

（13）糖尿病患者一般要避免使用氨基糖苷类抗生素，因为这类抗生素会增加糖尿病肾病和肾衰竭的发生风险。

（14）美国食品药品监督管理局已经批准 0.01% 贝卡普勒明凝胶用于治疗糖尿病导致的下肢和足部溃疡。贝卡普勒明是一种基因工程获得的血小板源性生长因子制剂。血小板源性生长因子是体内产生的一种蛋白质，能够促进糖尿病性溃疡愈合。贝卡普勒明凝胶一般用作辅助疗法，治疗糖尿病性溃疡的主要方法是控制感染和伤口护理。一项临床试验结果表明，与安慰剂凝胶组相比，贝卡普勒明凝胶和良好的伤口护理联合治疗能够显著增加糖尿病性溃疡完全愈合的概率，贝卡普勒明组与安慰剂凝胶组的愈合率分别为 50% 和 35%。贝卡普勒明凝胶能够显著减少糖尿病性溃疡愈合所需要的时间，使愈合时间缩短 32%（约缩短 6 周）。使用贝卡普勒明凝胶、安慰剂凝胶，以及仅采用有效溃疡护理的的糖尿病、患者中的感染和蜂窝组织炎等不良事件的发生率相似。需要进一步研究评估哪些患者最适合使用贝卡普勒明凝胶进行治疗，特别是考虑到该药物的成本后（写这本书时，平均批发价每管 1104.68 美元，一管 15 g）。

3.c 在为该患者提供医疗服务时，应当考虑什么样的经济和社会因素？

（1）因为患者过去服药的依从性差，需要为患者提供简化的药物方案（有可能的话，单一药物疗法或给药频次尽可能减少）。

（2）患者主要首选诊所进行治疗。该诊所成为该患者选择未来治疗方案的一个重要考虑因素。

（3）如果认为该患者有必要接受伤口护理和在家 IV 疗法，医疗团队必须确保有医生或护士到患者家里提供有关帮助。

最佳的治疗方案

4. 为该患者提供一个初始的治疗感染的经验性药物治疗方案。

（1）糖尿病足部感染会涉及皮肤及更深层次的皮肤结构。此外，蜂窝织炎和硬结面积超过 20 cm^2（4 cm × 5 cm）。因为该伤口为急性感染，所以最有可能导致感染的微生物是革兰阳性需氧菌［特别是金黄色葡萄球菌（*S. aureus*）］。但是，考虑到伤口的位置（足底）、恶臭分泌物、大小和严重性，以及患者患有糖尿病，感染也有可能由革兰阴性菌和厌氧菌引起。该患者确实有医院获得性耐甲氧西林金黄色葡萄球菌感染的危险因素（最近有住院行为和慢性疾病），应考虑使用治疗该致病菌的抗生素进行经验性治疗。发生严重糖尿病足部感染时，建议首先启动经验 IV 治疗，该患者就是这种情况。

（2）该患者有多种经验性治疗方案来治疗糖尿病足部感染。要根据成本和药物的有效性选择抗菌治疗方案。还需要根据患者的肾功能情况来调整给药方案。根据患者体重（患者体重低于理想的体重）调整后，其肌酐清除率为 25 mL/min，在选择经验性用药方案时，还要考虑到患者抗生素耐药性、之前的培养结果和易感性结果。

（3）适合该患者的所有用药方案都包含两种以上的抗生素（一个用于治疗 HA-MRSA 和其他革兰阳性菌，其他的一两个药物用于治疗革兰阴性菌和厌氧菌）。最好将药物数量限制在 2 个以内，这样有助于医生给药，提高患者的依从性，降低药物成本和药物毒性。

（4）为治疗 HA-MRSA，最好选下列药物之一：

◆ 万古霉素 1 g，IV，每 48 小时一次（或其他给药方案，让万古霉素的谷值浓度达到 10 ~ 15 mg/L）。

◆ 或利奈唑胺 600 mg，PO，每 12 小时一次。

◆ 或特地唑胺 200 mg，PO，每 24 小时一次。

◆ 或达托霉素 240 mg，IV，每 48 小时一次，该药物为二线药物。

◆ 特拉万星 10 mg/kg（600 mg），每 48 小时一次，该药物为二线药物。

◆ 头孢洛林 200 mg，每 12 小时一次，该药物为二线药物（治疗一些常见的革兰阴性菌）。

◆ 达巴万星 1125 mg，IV，滴注时间超过 30 分钟，单剂量治疗，该药物为二线药物。

◆ 奥利万星 1200 mg，IV，滴注时间超过 30 分钟，单剂量治疗，该药物为二线药物。（虽然还没有研究指明严重肾损害时，即 CrCl < 30 mL/min 时需要调整剂量）。

（5）治疗革兰阴性菌和厌氧菌的药物，最好选择下列药物之一（有指征表明患者有肾功能障碍时，需要调整剂量）：

◆ 哌拉西林 / 他唑巴坦 2.25 g，IV，每 6 小时一次。

◆ 氨苄西林 / 舒巴坦 3 g，IV，每 8 小时一次。

◆ 厄他培南 500 mg，IV，每 24 小时一次。

◆ 亚胺培南 / 西司他丁 250 mg，IV，每 6 小时一次。

◆ 美罗培南 1 g，IV，每 12 小时一次。

◆ 或多利培南 250 mg，IV，每 12 小时一次。

（6）治疗革兰阴性菌和厌氧菌，且需要根据患者肾功能情况调整给药剂量的 IV 药物包括：克林霉素或甲硝唑与三代或四代头孢菌素（头孢他啶或头孢吡肟）、氨曲南或氟喹诺酮类联合用药。然而，这样给药方案中就会包括 3 个药物（包括治疗 HA-MRSA 的抗生素），与单药物或双药物给药方案相比，其成本增加，服药也更不方便，且不良反应也增加［例如，克林霉素和头孢类抗生素比其他抗生素更容易导致艰难芽孢杆菌（*Clostridium difficile*）性结肠炎］。

结果评价

5.a 哪些临床和实验室指标可用来评价治疗结果，并监测不良反应?

（1）无论选择何种药物，治疗的主要终点是症状、体征改善和避免截肢。

（2）观察肿胀、硬结和红斑是否减少。适当抗菌治疗和清创术 72 ～ 96 小时后，症状、体征会改善。

（3）能体现治疗有效的症状、体征（雾状引流液减少且有新瘢痕组织的形成），7～14天后会观察到症状、体征改善。

（4）第1周，每48～72小时获得一次WBC计数和各类WBC计数，如果愈合＜1周，一直观察到WBC计数恢复到正常水平，之后，每周观察一次，直至治疗结束。监测需要一直进行，因为很多抗生素（如氨苄西林/舒巴坦和万古霉素）都会导致中性粒细胞减少。

（5）高剂量万古霉素（谷值目标值为15～20mg/L）会使发生肾功能障碍的风险增加，且该患者已经有肾功能损害问题，使用高剂量万古霉素会增加肾功能障碍的发生风险。建议每周例行检查SCr水平，预防万古霉素相关肾毒性和耳毒性的发生。如果肾功能恶化，万古霉素会在体内累积，导致耳毒性。每周需要测定万古霉素谷值水平，确保万古霉素达到谷值水平（10～15 mg/L）。

（6）ESR和CRP是治疗过程中判断炎症情况的标志物。每周都需要确定基线水平，且需要确定治疗结束后的正常水平值，以及阳性结果的预测因素。

（7）在开始的3～5天每天需询问患者，以便于发现与药物或输液有关的少见不良反应，之后每周询问一次。

5.b 如果培养结果显示致病菌为MRSA和脆弱拟杆菌（*B. fragilis*），该患者应该使用哪些抗生素进行治疗？

（1）一旦有了培养结果，说明所涉及的微生物为病原体参与了感染过程，治疗时需要针对该特定的微生物进行治疗。

◆ 一般选择IV给药方式的万古霉素来治疗MRSA导致的皮肤和软组织感染，因为万古霉素在这方面效果好、患者的耐受性好，而且价格便宜。

◆ 利奈唑胺在治疗MRSA导致的皮肤和软组织感染的效果方面至少等同于万古霉素，其优势在于利奈唑胺可口服给药，但价格比较贵。患者使用利奈唑胺进行治疗时，每周需获得一次CBC计数，因为利奈唑胺会引起血小板减少症，这时需要停药（0.3%～10.0%）。

◆ 达托霉素是脂肽类抗生素，批准用于治疗由MRSA等敏感微生物导致的具有并发症的皮肤和软组织感染。该药物价格不贵，一般用于预防耐药性产生。

◆ 特拉万星批准用于治疗由MRSA等敏感微生物导致的具有并发症的皮肤和软组织感染。特拉万星相当贵，会导致肾功能障碍，一般用于治疗耐药菌或作为一线药物治疗失败后的选择。

◆ 头孢洛林批准用于治疗由MRSA等敏感微生物导致的具有并发症的皮肤和软组织感染。能够治疗肠杆菌，但不能治疗厌氧菌，并产生超广谱β-内酰胺酶（ESBL）、头孢菌素酶（AMP C）或肺炎克雷伯菌碳青霉烯酶（KPC）的菌株和铜绿假单胞菌（*P. aeruginosa*）。每天至少需要给药2次，但是缺乏治疗糖尿病足部感染方面的研究资料，该药物可用于一线药物治疗失败的患者。

◆ 达巴万星和奥利万星批准用于治疗革兰阳性菌导致的皮肤和软组织急性感染，给药方式为IV，且是单剂量治疗。这两种药物都不能够治疗革兰阴性菌感染。奥利万星滴注时间需超过3个小时，而达巴万星滴注时间需超过30分钟。这两种药物的耐受性非常好，奥利万星比达巴万星具有更多的药物相互作用和实验室相互作用。另外，Chavez先生的CrCl为25 mL/min，奥利万星还没有在Chavez先生这类患者中使用的相关资料。这两种药物都非常贵。

（2）这两种药物都不能治疗厌氧菌，因此，需要增加甲硝唑或克林霉素进行治疗。这两种药物都可以通过口服或肠外给药的方式给药。如果患者再次饮用酒精，甲硝唑可能会导致双硫仑反应。克林霉素会增加艰难芽孢杆菌（*C. difficile*）结肠炎的发生风险。

◆ 替加环素不仅能够治疗MRSA，且能够治疗脆弱拟杆菌造成的感染。然而，只有其他治疗方法无效时，才能使用替加环素，因为该药物在治疗糖尿病足感染中的效果不如其他药物好。

5.c 为住院期间的患者制定治疗混合感染的最佳药物治疗方案。

（1）患者能够选择的药物缩窄到万古霉素（1 g，IV，每48小时一次）。3个剂量后，万古霉素谷值应该达到≥10 mg/L。这时需要添加甲硝唑（500 mg，PO，每8小时一次）用于治疗脆弱拟杆菌。

（2）应该每天评估患者的感染情况，从肿胀、硬结和红斑的变化等方面进行评价。如果一开始体温升高，每天至少测量2次体温；如果一开始WBC

计数升高，需每天测量WBC计数值。适当抗菌治疗和清创术后72～96小时，患者体征和实验室参数会得到改善。如果肿胀和红斑的面积增加，或患者对治疗的反应没有达到预期，有必要扩大治疗范围，增加治疗革兰阴性菌的药物。患者对治疗的反应往往与患者本身的因素有关，有时需要治疗7～10天，患者体征和实验室参数才有可能得到改善。

（3）治疗的持续时间具有争议性。最近的指南建议抗生素疗法应该使用至感染症状、体征完全消失，而不是伤口完全愈合。糖尿病患者的伤口愈合一般很慢。对于严重感染来讲，抗生素疗法总疗程至少应持续2～3周。

（4）患者退热24～48小时后，体征改善，患者对治疗有反应（肿胀、红肿、脓性引流减少；白细胞、ESR或CRP恢复正常），且通过适当教育患者（和家属）或通过家庭医疗服务方法，确保患者出院回家后伤口能够护理好，这时患者可以出院。

5.d 为出院后的患者制定药物治疗方案，以完成治疗。

（1）最后阶段的治疗是IV还是口服给药，一般是根据临床经验来选择的，因为目前治疗糖尿病足部感染的长期临床试验还很少。

（2）对于该患者来讲，持续使用IV给药方式的万古霉素可能是最好的选择。选择该药物患者可以在妻子或女儿的帮助下在家输液或是去家庭输液诊所进行，应根据患者的经济情况来选择。该患者的这种情况，应该有出院方案，确保顺利过渡到门诊治疗。

（3）在治疗过程中，患者应去复诊，一周至少一次，以评估治疗的有效性和安全性。每次复诊，都要测定CBC计数，评估万古霉素导致中性粒细胞减少或血小板减少的情况。还应该检测SCr值，如果肾功能变化大，应该调整万古霉素剂量或是停用该药物，换为对肾功能没有损害的药物。ESR或CRP是炎症标志物，能够反映患者对治疗的反应，每周应测量一次ESR或CRP。

患者教育

6. 为加强其依从性，确保治疗成功，并最大限度地减少不良反应的发生，你可以向BN患者提供哪些信息？

（1）您应每周去诊所一次，确保抗生素对病情有帮助。您来诊所复诊时，我们会抽血，判断药物的不良反应情况。

（2）万古霉素应该缓慢滴入，滴注时间应超过1～2小时，预防快速滴入导致的潮红和血压下降。

（3）服药期间如果出现少见的不良反应，如皮疹、呼吸急促、听力下降、耳鸣或尿量减少，应联系您的医生或我。

（4）滴注部位出现疼痛、红肿或肿胀，请联系您的家庭医生。

（5）您要避免饮酒，因为饮酒可能会导致您出现严重脸红、呼吸困难、头痛、心率加快、心律不齐、低血压、恶心和呕吐，这是万古霉素与甲硝唑出现了严重的相互作用导致。

（6）注：应该让患者明白糖尿病足部感染可能会导致骨髓炎和肢体截肢。同时要将联系方式（电话号码和地址）提供给患者，便于在患者在治疗过程中出现少见的不良反应或感染恶化或是患者有问题时联系。让患者坚持来该诊所复诊是该患者成功治愈的关键因素之一，复诊对成功治愈患者很重要。

参考文献

[1] Lipsky BA, Berendt AR, Cornia PB, et al. 2012 Infectious Diseases Society of America clinical practice guideline for the diagnosis and treatment of diabetic foot infections.Clin Infect Dis 2012;54:132-173.

[2] Levin ME.Management of the diabetic foot: preventing amputation.South Med J 2002;95:10-20.

[3] Ech á niz-Aviles G, Velazquez-Meza ME, Vazquez-Larios Mdel R, Soto-Noguer ó n A, Hern á ndez-Dueñas AM. Diabetic foot infection caused by community-associated methicillin-resistant Staphylococcus aureus (USA300).J Diabetes 2015;7(6):891-892.

[4] Lipsky BA, Cannon CM, Ramani A, et al.Ceftaroline fosamil for treatment of diabetic foot infections: the CAPTURE study experience.Diabetes Metab Res Rev 2015;31(4):395-401.

[5] Lipsky BA, Tabak YP, Johannes RS, Vo L, Hyde L, Weigelt JA.Skin and soft tissue infections in

hospitalised patients with diabetes: culture isolates and risk factors associated with mortality, length of stay and cost.Diabetologia 2010;53:914-923.

[6] Liu C, Bayer A, Cosgrove SE, et al.Clinical Practice Guidelines by the Infectious Diseases Society of America for the Treatment of Methicillin-Resistant Staphylococcus aureus infections in Adults and Children.Clin Infect Dis 2011;52:1-38.

[7] Martí-Carvajal AJ, Gluud C, Nicola S, et al.Growth factors for treating diabetic foot ulcers. Cochrane Database Syst Rev 2015;(10):CD008548. doi:10.1002/14651858.CD008548.pub2.

[8] Guillamet CV, Kollef MH.How to stratify patients at risk for resistant bugs in skin and soft tissue infections?Curr Opin Infect Dis 2016;29(2):116-123.

[9] Weigelt J, Itani K, Stevens D, Lau W, Dryden M, Knirsch C. Linezolid versus vancomycin in the treatment of complicated skin and soft tissue infections.Antimicrob Agents Chemother 2005;46:2260-2266.

[10] Nicolau DP, Stein GE.Therapeutic options for diabetic foot infections: a review with an emphasis on tissue penetration characteristics.J Am Podiatr Med Assoc 2010;100:52-63.